Hefte zur Zeitschrift „Der Unfallchirurg"

Herausgegeben von:
L. Schweiberer und H. Tscherne

249

Springer
Berlin
Heidelberg
New York
Barcelona
Budapest
Hong Kong
London
Mailand
Paris
Tokyo

58. Jahrestagung

der Deutschen Gesellschaft für Unfallchirurgie e.V.

16.-19. November 1994, Berlin

Kongreßthemen: Wissenschaftliches Programm – Kriterien und Verläufe der nicht operativ abwartenden Therapie von Verletzungen der Körperhöhlen und des Schädels – Komplikationen der Kallusdistraktion – Die instabilen Frakturen und Luxationsfrakturen des Humeruskopfes – Schaftfrakturen an Oberschenkel und Unterarm des Kindes – Schockmediatoren und ihre Bedeutung in der Therapiesteuerung – Verletzung der oberen Halswirbelsäule – Was ist gesichert in der Therapie des chronischen Knorpelschadens? – Auswirkungen des Gesundheitsstrukturgesetzes auf die Unfallchirurgie – Experimentelle Unfallchirurgie I bis III – Kuratorium ZNS; Fahreignung und Fahrschulung bei Rückenmarks- und Hirnverletzten – Vorlesungen – Arbeitsgemeinschaft Arthroskopie – Arbeitsgemeinschaft Sportmedizin I; Der Sportler, der andere Patient?– Arbeitsgemeinschaft Sportmedizin II; Der Sportler, die andere Therapie? – Arbeitsgemeinschaft Becken – Arbeitsgemeinschaft Wunde, Wundheilung, Weichteilschaden – Arbeitsgemeinschaft Kindertraumatologie, Kniegelenksnahe ossäre Verletzungen im Kindesalter – Arbeitsgemeinschaft Scoring– Arbeitsgemeinschaft Laserchirugie – Arbeitsgemeinschaft EDV und Qualitätskontrolle. Ist die Fraktur des oberen Sprunggelenks als Tracer-Diagnose geeignet? Schlußveranstaltung – Fortbildungskurse

---

Präsident: A. Rüter

Zusammengestellt von K. E. Rehm

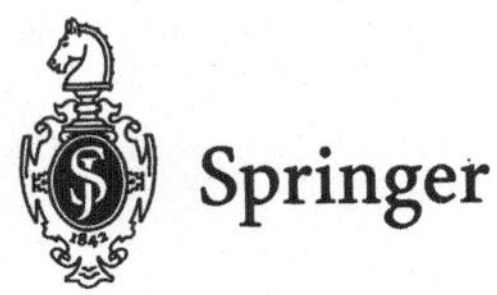

Springer

Reihenherausgeber

Professor Dr. Leonhard Schweiberer
Direktor der Chirurgischen Universitätsklinik München-Innenstadt
Nußbaumstraße 20, D-80336 München

Professor Dr. Harald Tscherne
Medizinische Hochschule, Unfallchirurgische Klinik
Konstanty-Gutschow-Straße 2, D-30625 Hannover

Deutsche Gesellschaft für Unfallchirurgie:

Geschäftsführender Vorstand 1994:

Präsident: Prof. Dr. A. Rüter
1. Vizepräsident: Prof. Dr. U. Holz
2. Vizepräsident: Prof. Dr. G. Muhr
Generalsekretär: Prof. Dr. J. Probst
Schatzmeister: Prof. Dr. P. Hertel

Schriftführer und Zusammenstellung des Berichts:

Prof. Dr. med. K. E. Rehm
Klinik für Unfall-, Hand- und Wiederherstellungschirurgie
Joseph-Stelzmann-Straße 9, D-50924 Köln

Mit 374 Abbildungen

ISBN-13:978-3-540-59045-3 e-ISBN-13:978-3-642-85198-8
DOI: 10.1007/978-3-642-85198-8

CIP-Eintrag beantragt

Satz: Fa. M. Masson-Scheurer, 66424 Homburg
Herstellung: PRO EDIT GmbH, 69126 Heidelberg
SPIN: 10496164 24/3130-5 4 3 2 1 0 - Gedruckt auf säurefreiem Papier

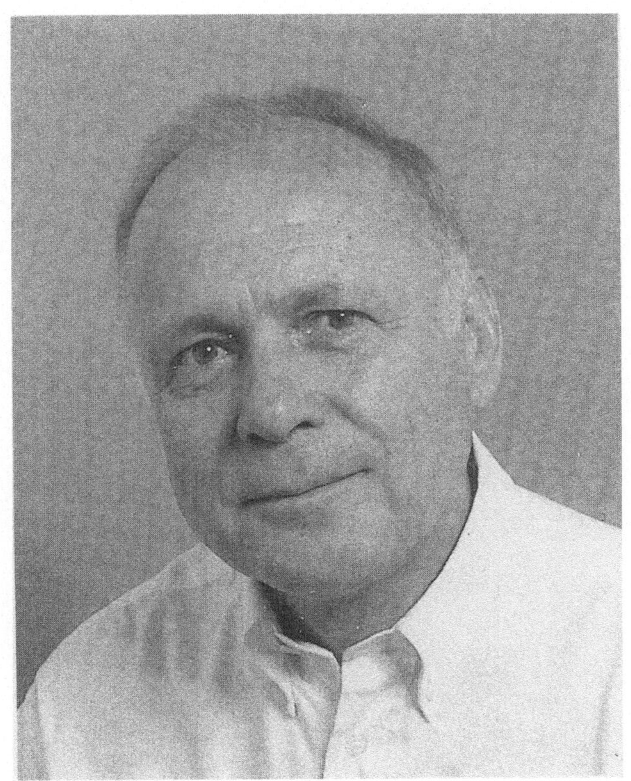

PROF. DR. A. RÜTER

Vorwort

Der diesjährige Kongreßbericht legt auf über 900 Seiten wieder einmal Zeugnis ab über die Aktualität dieses traditionsreichen Schwerpunkts der Chirurgie, den raschen Wandel durch Erneuerung des Wissens und die einschneidenen Veränderungen durch politische Einflüsse. Die Auswirkungen des GSG auf unser berufliches Umfeld sind gerade absehbar, aber keinesfalls abgeschlossen. Dagegen sind die Auswirkungen einer Fehldiagnose auf die Literatur unseres Jahrhunderts, wie im Festvortrag von Herrn Professor Virchow geistreich analysiert, ein humorvoller Teil der Medizingeschichte.

Der Abschnitt Experimentelle Unfallchirurgie zeigt Aspekte für die Zukunft auf. Den gegenwärtigen Standard dokumentiert dagegen der abgesetzte Fortbildungsteil, der auch für Kollegen in der Weiterbildung gedacht ist. Hier sind neben immer wiederkehrenden Aktualisierungen der sonografischen und arthroskopischen Möglichkeiten auch elementare Grundlagen unseres Fachs im Kurs über Repositionstechniken lesenswert.

Wenn Sie den Kongreßbericht unserer Gesellschaft diesmal etliche Monate früher als bisher in Händen halten, so wird Ihnen hoffentlich die Erinnerung an den Kongreß im November 94 noch gegenwärtig sein. Bis zum nächsten Kongreß haben Sie nun noch ausreichend Zeit zum Aufarbeiten und Nachlesen.

An erster Stelle geht unser Dank an die Autoren, die die Notwendigkeit einer unmittelbaren Publikation verstanden haben und durch Abgabe ihrer Manuskripte zu Kongreßende unterstützten.

Der Schriftführer bedankt sich beim Präsidenten, Professor Axel Rüter und dessen Kongreßsekretär Herrn Privatdozent Braun für den unermüdlichen Einsatz, doch noch so viel wie möglich Manuskripte beizubringen.

Ganz besonders hilfreich hat Herr Schwaninger und seine Mitarbeiter mit Unterstützung einer neuen Mannschaft beim Springer-Verlag dazu beigetragen.

Aber es ist auch ein Preis zu zahlen für das rasche Erscheinen: Ein – wenn auch verschwindend geringer – Teil der Abbildungen mußte verworfen werden, da sie in keinem reproduktionsfähigen Zustand waren und die Autoren kurzfristig keine besseren Vorlagen bieten konnten. Nur unbedingt erforderliche Vorlagen wurden umgezeichnet.

Der Qualitätsanspruch konnte auch nicht in allen Fällen bei einer einheitlichen Orthografie medizinischer Fachwörter und bei den Literaturverzeichnissen konsequent eingefordert werden. Der wissenschaftlichen Verwendbarkeit tut dies keinen Abbruch.

Klaus E. Rehm
Schriftführer

Axel Rüter
Präsident 1994

Inhaltsverzeichnis

Referentenverzeichnis

* Beitragsbeginn

Wissenschaftliches Programm

Begrüßung und Eröffnung durch den Präsidenten

Prof. Dr. A. Rüter

Hochverehrte Gäste, lieben Kolleginnen und Kollegen aus dem In- und Ausland!

Lange Zeit hieß es in Wien: Wo Brahms ist, kann Billroth nicht weit sein.

Nach dieser wunderschönen Wiedergabe des 1. und 4. Satzes des C-Moll-Streichquartettes von Johannes Brahms, das dieser im Sommer 1873 Theodor Billroth widmete, eröffne ich die 58. Jahrestagung der Deutschen Gesellschaft für Unfallchirurgie im Gedenken an diesen großen Chirurgen, dessen Todestag sich am 06. Februar zum 100sten Mal jährte.

Theodor Billroth war und bleibt ein Meilenstein in der Entwicklung der Chirurgie. Seine Leistungen auf die Magenchirurgie und die nach ihm benannten Resektionsverfahren zu beschränken und ihn somit zu einem „Visceralchirurgen" zu stempeln, bedeutet das Wesentliche seines Lebenswerkes zu verkennen. Seine Feststellung von 1882:

„Die erfolgreiche Behandlung einer offenen Fraktur verschafft mir größere Genugtuung als die schwierigste Bauchoperation", hören wir Unfallchirurgen in tiefer innerer Zustimmung natürlich besonders gern. Sie macht ihn auch zu einem unserer Väter. Aber jede auch nur teilweise Vereinnahmung dieses chirurgischen Urgesteins für einen der heutigen Schwerpunkte verstellt den Blick für Billroth's fundamentale Leistungen für die Chirurgie und darüber hinaus für die gesamte Medizin. Dies sind die Forderung und Einführung von pathophysiologischen Grundlagen für jede Therapie und Operationsplanung, die Bereitschaft zur Zusammenarbeit und zum offenen wissenschaftlichen Gespräch mit chirurgischen und nichtchirurgischen Kollegen und – aktueller denn je – die Verpflichtung zur Qualitätskontrolle.

Seine Empfehlung „Lassen Sie das Beobachtete recht in Ihr Innerstes eindringen, lassen Sie sich davon recht erwärmen und davon so erfüllen, daß Sie immer wieder daran denken müssen, dann wird auch die rechte Lust und Freude an der Chirurgie über Sie kommen" ist eine Empfehlung auch für die diesjährige Jahrestagung der Deutschen Gesellschaft für Unfallchirurgie.

Hefte zu „Der Unfallchirurg", Heft 249
Zusammengestellt von K. E. Rehm

Mit Freude sehe ich unter uns einen Senator sowie zahlreiche Ehrenmitglieder und korrespondierende Mitglieder unserer Gesellschaft, die ich herzlich begrüße.

Wir haben die Ehre, Vertreter der Berliner Universitäten bei uns zu haben. Seien Sie herzlich willkommen. Besonders begrüße ich Herrn Prof. Gaethgens, Vizepräsident der Freien Universität Berlin.

In enger Verbundenheit unserer Gesellschaft zur Stadt Berlin begrüße ich die Vertreter aus Politik und öffentlichem Leben dieser Stadt und hierbei in besonderer Weise Herrn Gesundheitssenator Dr. Luther.

Leider kann ich den Generalsekretär der Deutschen Gesellschaft für Chirurgie, Herrn Prof. Hartel heute nicht bei uns willkommen heißen. Er hält zur Zeit eine Laudatio auf Prof. Häring, kommt aber ab morgen zu uns.

Geradezu ein Heimspiel hat der amtierende Präsident der Deutschen Gesellschaft für Chirurgie, unser unfallchirurgischer Kollege und Freund, Prof. Hierholzer, an den ich ebenso wie an den kommenden Präsidenten, Prof. Pichlmayr, einen herzlichen Willkommensgruß richte.

Ich begrüße in kollegialer Verbundenheit den Präsidenten des Berufsverbands der Deutschen Chirurgen, Herrn Prof. Hempel. Alle diese Kollegen haben in den letzten Monaten mit uns ein schwieriges, aber gutes Stück Weges zurückgelegt, über das noch zu sprechen sein wird.

Es ist mir eine persönliche Freude, unter den uns verbundenen Orthopäden den Past-Präsident der Deutschen Gesellschaft für Orthopädie, Herrn Prof. Puhl, bei uns zu sehen.

Mit besonderem Dank für einen erfolgreichen Kampf gegen seinen Terminkalender begrüße ich den Präsidenten der Bundesärztekammer, Herrn Dr. Vilmar.

Frau Hannelore Kohl, die Schirmherrin des Kuratoriums ZNS hat in einem sehr freundschaftlichen Brief, für den ich mich an dieser Stelle gerne offiziell bedanke, unter Hinweis auf Terminschwierigkeiten ihr Kommen offengelassen.

Als Vertreter des Kuratoriums ist Herr Prof. Mayer, der seit Jahren die enge Verbindung zu unserer Gesellschaft sicher stellt, heute bei uns. Herzlich willkommen.

Mein Gruß gilt dem geschäftsführenden Arzt des Bundesverbandes der für die Berufsgenossenschaften tätigen Ärzte, Herrn Dr. Volk, mit dem mich seit Jahren eine enge Zusammenarbeit im Präsidium dieses Verbandes verbindet.

Es ist mir eine große Ehre und Freude, Herrn Prof. Virchow, der uns nachher das Vergnügen seines Festvortrages schenkt, bei uns zu haben.

Wir bereiten einen herzlichen Empfang den Vertretern der ausländischen Gesellschaften. Ich freue mich, speziell zahlreiche Präsidenten der unter dem Dach des Zentraleuropäischen Unfallkongresses zusammengeschlossenen wissenschaftlichen Vereinigungen heute unter uns zu sehen.

Die für beide Seiten tragende Bedeutung der Zusammenarbeit wird durch die Anwesenheit von Herrn Kleinherne, Vorsitzender des Vorstandes des Hauptverbandes der gewerblichen Berufsgenossenschaften und Herrn Dr. Greiner, dem stellvertretenden Hauptgeschäftsführer dieses Verbandes unterstrichen. Ich heiße Sie herzlich willkommen.

An die Worte des Grußes an unsere Aussteller schließe ich diejenigen des Dankes an. Die Deutsche Gesellschaft für Unfallchirurgie weiß, daß die Repräsentanz Ihrer

Firmen an unserer Jahrestagung nicht nur auf merkantilen Überlegungen beruht, sondern auch Ausdruck ihrer Unterstützung ist.

Ich freue mich über das Interesse zahlreicher Vertreter der Medien und heiße Sie bei uns willkommen. Wir wären, nicht aus Eitelkeit, sondern aus Gründen der Zusammenarbeit mit unseren Patienten dankbar, wenn die täglichen detaillierten Berichte über Unfälle und Katastrophen in einem gewissen, und sei es auch bescheidenen, Umfang durch ebenso kontinuierliche Berichte über die Leistungen und Erfolge des Faches ergänzt würden, das täglich versucht, die menschlichen und ökonomischen Folgen solcher Ereignisse zu minimieren.

Einen persönlichen Wunsch sehe ich durch die Anwesenheit so vieler junger Kollegen erfüllt. Seien Sie auch bei diesem Teil der Tagung besonders herzlich willkommen.

Schließlich gilt mein besonderer Gruß den zahlreichen Organisatoren und Helfern in dem breiten Spektrum der Kongreßvorbereitung und Durchführung. Danken kann ich Ihnen allerdings erst, wenn wir den Samstag katastrophenfrei erreicht haben.

Bevor ich nun Herrn Dr. Luther zu seinem Grußwort bitte, verabschieden wir das Brandis-Quartett mit nochmals herzlichem Dank und höchster Anerkennung.

Grußworte

Dr. Peter Luther

Senator für Gesundheit der Stadt Berlin

Sehr geehrter Herr Professor Rüter, sehr verehrte Gäste, meine Damen und Herren!

Ich freue mich, Sie in diesen historischen Tagen, in denen wir den fünften Jahrestag der Maueröffnung begehen, zu Ihrer Jahrestagung in Berlin begrüßen zu dürfen.

Ganz bewußt und in hoher politischer Verantwortung hat sich die Deutsche Gesellschaft für Unfallchirurgie 1973 entschlossen, mit ihren Jahrestagungen nach Berlin zu gehen. Sie haben diese Tradition nicht nur bis zur Wende konsequent fortgesetzt, sondern sich entschlossen, auch weiterhin an die Spree zu fahren.

Seit vielen Jahren nutzen Sie diese Tagung neben der fachlichen Diskussion für eine Standortbestimmung an die von Ihnen selbst gestellten hohen Anforderungen an die Aus-, Fort- und Weiterbildung in Ihrem hochspezialisierten Fachbereich der Medizin. Dabei sehen Sie den Schwerpunkt Ihres volkswirtschaftlich und epidemiologisch bedeutsamen Handelns nicht allein in der Erkennung sowie operativen und nichtoperativen Behandlung von Verletzungen, sondern darüber hinaus auch in Prävention, Nachsorge und Rehabilitation. Dies zeugt von Ihrer großen humanitären Verantwortung. Dank Ihrer Bemühungen und der bemerkenswert fruchtbaren Entwicklungen in Ihrem Fachgebiet in den letzten dreißig Jahren wurde es beispielsweise erst möglich, daß heute 80% der schweren Einzelverletzungen ohne Funktionsverluste ausgeheilt werden. Das ist umso bemerkenswerter, wenn man bedenkt, daß diese Verletzungen früher zu Invalidität, Amputation oder gar Tod geführt haben. Auch in der Unfallrettung, in der Schockforschung und -bekämpfung und in der Primärversorgung Mehrfachverletzter hat die deutsche Unfallchirurgie bedeutende Erfolge zu verzeichnen. Im internationalen Vergleich ist sie führend.

In diesem Sinne wünsche ich den Teilnehmerinnen und Teilnehmern dieser Jahrestagung produktive Diskussionen und einen ergiebigen Erfahrungsaustausch.

Ich wünsche aber auch, daß Sie Gelegenheit finden werden, die Veränderungen in dieser Stadt wahrzunehmen und festzustellen, daß der Prozeß zur Herstellung der Einheit in der Deutschen Hauptstadt sichtbare Fortschritte gemacht hat.

Als Unfallchirurgen wissen Sie natürlich am besten, wie schwierig und kompliziert es mitunter sein kann, bis ein Bruch zusammenwächst, wie viele Anstrengungen

Hefte zu „Der Unfallchirurg", Heft 249
Zusammengestellt von K. E. Rehm

unternommen werden müssen, bis Funktionen wiederhergestellt sind. Doch ich denke, der Kallus ist schon recht fest. Trotz aller Unwegsamkeiten ist es uns in den zurückliegenden 4 Jahren der Zusammenführung der ehedem getrennten Gesundheitssysteme gelungen, die gesundheitliche Versorgung der Bevölkerung im ambulanten und im stationären Bereich zu jedem Zeitpunkt dieses Prozesses mit hoher Qualität zu sichern. Hieran werden wir schrittweise weiterarbeiten, sind wir doch der großen Tradition der Medizin in Berlin verpflichtet.

Ich wünsche Ihnen eine erfolgreiche Tagung und interessante Tage in unserer Stadt.

Der Präsident

Herr Dr. Luther vielen Dank, wenn Sie uns sagen, daß Sie uns jedes Jahr hier mit Freude begrüßen. Ebenso sagen wir, daß wir uns freuen, daß Sie den Kontakt mit uns halten. Wenn es die wirtschaftlichen Entwicklungen erlauben, werden wir gerne Gäste Ihrer Stadt bleiben.

Darf ich nun Herrn Kollegen Vilmar zu seinem Grußwort bitten.

Dr. med. Karsten Vilmar

Präsident der Bundesärztekammer und des Deutschen Ärztetages

Herr Präsident, liebe Kolleginnen und Kollegen,

es ist mir eine große Freude, auch dieses Jahr allen Teilnehmerinnen und Teilnehmern zur 58. Jahrestagung der Deutschen Gesellschaft für Unfallchirurgie, seien sie aus Deutschland oder aus unseren europäischen Nachbarländern oder dem weiteren Ausland die herzlichen Grüße der Bundesärztekammer zu überbringen, und ihren Beratungen einen erfolgreichen Verlauf zu wünschen, vor allem den Ergebnissen auch die gebührende Beachtung in der Öffentlichkeit und bei den politischen Entscheidungsträgern zu schenken. Dieser Kongreß findet ja in einer spannenden Zeit statt, einen Tag nach der Kanzlerwahl, während der Regierungsbildung für die neue Legislaturperiode. Doch die neue Legislaturperiode ist keineswegs leichter, sondern wahrscheinlich schwieriger geworden und auch das Gesundheitswesen steht an einem Scheideweg. Das Gesundheitsstrukturgesetz war zwar ein wirtschaftlicher Erfolg. Aber es hat natürlich nicht die gesundheitspolitischen Probleme gelöst. Es hat eine ökonomische Sofortbremsung gebracht. 10 Milliarden hat man bei den Krankenkassen im letzten Jahr erwirtschaftet. Nach einem Defizit von 10 Milliarden vorher macht das 20 Milliarden. Aber wie das bei Sofortbremsungen und plötzlichen Abbremsungen ist, es hat aber auch etliche Kontusionen gegeben und manche Läsionen werden wahrscheinlich erst später erkannt, zumal ja der früher oft bewährte parteipolitische Airbag nicht funktioniert hat. Im Zusammenhang mit politischen Parteien verbietet sich natürlich von Luftsack zu sprechen, deswegen Airbag. Es ist nun aber für die kommende Legislaturperiode deshalb eine 3. Stufe wiederum angekündigt worden für eine Strukturreform im Gesundheitswesen. Ich hoffe, daß diese 3. Stufe nicht zu einer Stolperstufe wird in Anbetracht der unterschiedlichen Mehrheiten im Bundesrat und Bundestag, sondern daß wir jetzt diese Möglichkeit haben, die Strukturen so zu gestalten, daß sie auch langfristig Bestand haben. Wir sollten deshalb den Bundesgesundheitsminister beim Wort nehmen. Er hat zu einer Ideensammlung aufgerufen, um diese wirkliche Reform dann in den kommenden Jahren durchzusetzen. Der Sachverständigenrat für die konzertierte Aktion im Gesundheitswesen wird im Mai und Juni d.J. seine Vorstellungen vorlegen. Es sind aber auch andere mit Vorstellungen an die Öffentlichkeit getreten, nicht nur die Ärzteschaft, sondern auch Krankenkasse etc. Die Vorstellungen divergieren selbstverständlich. Aber ich hoffe, daß es uns in Gesprächen gelingt, vernünftige Lösungen zu erarbeiten. Der 97. Deutsche Ärztetag hat insbesondere im Mai 1994 dazu aufgerufen, die Grundprinzipien Eigenverantwortung, Subsidiarität und Solidarität in Zukunft wieder zu beachten. Denn nur diese Grundprinzipien werden auch in Zukunft die Leistungsfähigkeit unseres Gesundheitswesens sichern können. Nur diese Grundprinzipien sind letztendlich die Gewähr dafür, daß wir in Zukunft eine Rationierung von Gesundheitsleistungen vermeiden können, eine Rationierung, die bei offenen Grenzen unweigerlich zur 2-Klassen-Medizin führen müßte, weil Begüterte die Leistungen dann im Ausland wahrnehmen würden. Die deutsche Ärzteschaft spricht sich also gegen Rationierung aus, aber selbstverständlich für Rationalisierung. Es muß wieder Konzentration auf das Notwendige, Zweckmäßige und Ausreichende erfolgen, wie es auch im Gesundheitsstrukturgesetz und jetzt ja im SGB V steht. Eine Wunschzettelmedizin dagegen ist in Zukunft undenkbar und sollte auch verhindert werden, auch wenn die Krankenkassen 1996 in einen Wettbewerb eintreten. Denn dieser Wettbewerb sollte ja nicht zu Lasten der Versicherungen, sondern zum Nutzen der Versicherten geführt werden. Selbstverständlich müssen wir auch die geänderten Rahmenbedingungen unserer Volkswirtschaft beachten, denn erst dadurch werden ja die wirtschaftlichen Grundlagen für unseren Sozialstaat gesichert. Wir hoffen also, daß sich hier die Vernunft durchsetzt, auch wenn wir es in Zukunft de facto mit einer großen Koalition zu tun haben. Aber es könnte ja eine große Koalition der Vernunft werden. Dabei muß die Politik aber auch beachten, daß die Selbstverwaltung in unserem Staat kein Instrument zur Durchsetzung politischer Wunschvorstellung ist. Das gilt auch für die ärztliche Selbstverwaltung. Auch sie ist keine staatliche Auftragsverwaltung, die dann vor allen Dingen die unbequemen politischen Forderungen gegenüber Mitgliedern durchsetzen soll. Dieses kann und wird nicht funktionieren. Selbstverwaltung ist nämlich dazu da, daß der in ihr vertretene besondere Sachverstand auch wirksam werden und die Dinge dann sachverständig regeln kann. Der Vorwurf, Selbstverwaltung sei zu langsam, ist unberechtigt, denn wenn etwas medizinisch wissenschaftlich in unserem Fall oder anders sachverständig geregelt werden soll, benötigt dies oft Zeit. Man kann es nicht überstürzt machen. Wir wehren uns in der Selbstverwaltung dagegen jeden populistischen Unsinn sofort gegenüber den Mitgliedern durchzusetzen. Wir werden uns dem entgegenstellen. Selbstverwaltung erfordert natürlich auch ein Zusammenspiel mit anderen Selbstverwaltungen. Auch dies ist ganz klar. Vor allem auf wichtigen Gebieten, die neu auf uns zukommen werden wir in Zukunft auch noch stärker das Prinzip der Selbstverwaltung vertreten müssen. Ich denke hier insbesondere an das Thema der Qualitätssicherung.

Hier ist leider durch die Gesetzgebung und die Kompetenzregelungen in der Bundesrepublik Deutschland mit der Zuordnung des Gesundheitswesens an die Länder ein Wirrwarr entstanden bei sowohl landesgesetzlichen Regelungen und damit die Qualitätssicherungsmaßnahmen der Ärztekammern als auch die Qualitätssicherungsvorschriften des Sozialgesetzbuches die über den Krankenkassenbereich vom Bund geregelt werden können, nicht immer miteinander in Einklang zu bringen sind. Unsere Bitte an die Gesetzgeber geht dahin, in der kommenden Legislaturperiode bei der Neuordnung auch diese Überschneidung und Reibungsflächen zu verhindern und vernünftig zu regeln. Es ist für die ärztliche Selbstverwaltung schwer erträglich, wenn jetzt kürzlich die deutsche Krankenhausgesellschaft und die gesetzlichen Krankenversicherungen Rahmenempfehlungen vereinbart haben zur Qualitätssicherung bei Fallpauschalen, bei der die Ärzteschaft nur am Rande noch erwähnt wird. Es ist ebenso unsinnig zweierlei verschiedene Qualitätssicherungen vorzustellen für gleiche Tatbestände wie das beim ambulanten Operieren geschehen ist. Wir stehen auf dem Standpunkt, daß bei gleichen Tatbeständen auch gleiche Qualitätssicherungsmaßnahmen gelten müssen, unabhängig davon, ob die Operation in der Praxis, in einem Operationszentrum oder im Krankenhaus stattfindet. Dafür werden wir uns einsetzen. Bei der Qualitätssicherung sind aber auch eine ganze Reihe von Mißverständnissen dadurch entstanden, daß Unterschiedliches darunter verstanden wird. Die Krankenkassen wollen einige wenige Parameter haben, die mit Ja oder Nein zu beantworten sind, um quasi eine wirtschaftliche Kontrolle ausführen zu können. Die Deutsche Krankenhausgesellschaft hat die Vorstellung, daß die Qualitätssicherung weit in den Pflegebereich bis zur Zufriedenheit des Patienten gehen muß und bei uns geht es in erster Linie um medizinisch wissenschaftliche Probleme und Parameter, die ermittelt werden müssen, um mit der Überqualitätssicherung langfristig durch Ursachenanalyse und Fehleranalyse eine Qualitätsverbesserung zu erreichen. Ich meine, wir müssen mit allem Nachdruck darauf bestehen, daß dieses in Qualitätssicherungsmaßnahmen immer berücksichtigt wird, gleichgültig von wem sie veranstaltet werden. Eines muß mit Sicherheit auch festgestellt werden. Die Qualitätssicherung oder die Qualitätskontrolle sollte nie als ökonomische Zwangsjacke mißbraucht werden. Wir werden also heftige Auseinandersetzungen in der Sache haben. Ich meine aber, daß wir aber im Gesundheitswesen dennoch Partner bleiben müssen, auch in unterschiedlichen Funktionen und nicht zu Gegnern werden dürfen. Und in diesem Sinne hoffe ich, daß die Forderungen der deutschen Ärzteschaft bei der künftigen Gestaltung unseres Gesundheitswesens sich in den politischen Entscheidungen wiederfinden, damit es uns gemeinsam gelingt, unser auch international anerkannt hohes Niveau des Gesundheitswesens zu erhalten, die Leistungsfähigkeit und auch die Finanzierbarkeit zu sichern und damit den Menschen in Deutschland und auch in Europa als Beispiel ein Leben in sozialer Sicherheit in Gesundheit, in Frieden und Freiheit zu ermöglichen. Ich hoffe, daß auch diese 58. Jahrestagung der Deutschen Gesellschaft für Unfallchirurgie dafür wieder einen Beitrag leistet und daß auch die deutschen Unfallchirurgen in großer Geschlossenheit mit der Gesamtärzteschaft diese eigentlich allen Ärzten gemeinsamen Ziele in der Öffentlichkeit und gegenüber der Politik vertreten. Ich wünsche der Tagung einen guten Verlauf. Danke sehr.

Der Präsident

Herr Dr. Vilmar, haben Sie vielen Dank.

Kraft Amt mußte ich mich ja im letzten Jahr bemühen, diese Dinge, die Herr Vilmar gerade angesprochen hat, etwas zu verstehen. Ich muß sagen, es ist eigentlich fast nicht möglich. Wenn gelegentlich fehlende Unterstützungen angemahnt werden, so ist die Ursache hierfür häufig einfach ein Mangel an Information, an Durchblick, was eigentlich zur Entscheidung ansteht und von unseren Repräsentanten diskutiert wird. Wir Unfallchirurgen sind natürlich besonders dankbar, daß wir in einem Unfallchirurgen den Vertreter der Deutschen Ärzteschaft in diesen Gremien haben und hoffen, daß das was zu gewinnen ist, von Ihnen für uns gewonnen wird. Vielen Dank, daß Sie bei uns sind.

Totenehrung

Meine sehr verehrten Damen und Herrn,

zu den ernsten Pflichten eines Präsidenten gehört es, an die Namen derjenigen Kollegen zu erinnern, die im Laufe des letzten Jahres von uns gegangen sind oder von deren Tod wir im letzten Jahre erfahren haben. Wenn auch für den Arzt der Umgang mit dem Tod zwar nicht zu den täglichen, aber doch zu den häufigen Obliegenheiten gehört, so ist es doch immer wieder ein ganz anderes und ganz persönliches Erleben, wenn dieses Schicksal einen Kollegen oder gar einen befreundeten Kollegen trifft. Mit besonderer Bestürzung haben wir im Sommer erfahren, daß Herr Prof. Friedebold von uns gegangen ist. Prof. Friedebold ist ja nicht nur Ehrenmitglied dieser Gesellschaft seit 1984, er war ihr Präsident 1973, sondern er ist für alle, die ihn beruflich oder persönlich kennengelernt haben, ein herausragender Repräsentant der Deutschen Gesellschaft für Unfallchirurgie, fachlich besonders qualifiziert durch seine Doppelausbildung und Doppelfunktion als Orthopäde und Chirurg. Jeder, der die Möglichkeit hatte, ihn fachlich zu hören, und darüber hinaus das Glück hatte ihn persönlich zu kennen, wird ihn immer sicher in seinen Gedanken behalten. Zahlreiche Mitglieder unseres Präsidiums hatten sich zusammgefunden, um ihn auf seinem letzten Wege zu begleiten. Wir werden uns bemühen, im Gedenken an unseren Freund, mit Familie Friedebold, Kontakt zu halten.

Darf ich Sie bitten, sich im ehrenden Angedenken an unsere verstorbenen Mitglieder zu erheben.

Prof. Dr. Paul BERNETT, München
Dr. Ferdinand BÖWERING, Königstein
Dr. Hans-Joachim FELDHAUS, Ratingen
Prof. Dr. Günther FRIEDEBOLD, Berlin
Prof. Dr. Hermann FRANKE, Nürnberg
Dipl.-Psych. Hans-Werner FUCHS, Bremen
Prof. Dr. Jürgen GELDMACHER, Erlangen
Dr. med. Dr. med. dent. Eberhard GISCHLER, Karlshafen
Dr. Eberhard HAMPEL, Kronsberg
Prof. Dr. Eskandar HEDAYATI, Gedern
Dr. Waldemar HELLPAP, Berlin
Dr. med. Franz-Adolf HENRICH, Essen
Dr. med. Volkmar KRÖNER, Gera
Dr. Klaus MECHSNER, Berlin
Prof. Dr. Werner MOHR, Hamburg
Dr. med. Hans OTT, Würzburg
Prof. Dr. Friedrich PAMPUS, Leinfelden-Echterdingen
Dr. med. Ernst RAUSCH, Köln
Dr. Bernd SCHNEIDER, Ochtrup
Dr. Hans SCHRANK, Berlin
Dr. Michael SCHREIBER sen., München
Med. Dir. Dr. med. Ernst TEUSCH, Nürnberg
Dr. med. Heinz VIEHBAHN

Eröffnungsansprache des Präsidenten

Meine sehr verehrten Damen und Herrn,

an dieser Stelle und zu diesem Anlaß sind von Präsidenten der Deutschen Gesellschaft für Unfallchirurgie schon oft fundierte, ja philosophische Reden über das Wesen des Arztes, seine Stellung in der Gesellschaft und die Bedeutung der Unfallchirurgie in medizinischer wie sozio-ökonomischer Hinsicht gehalten worden. Auch ich hätte gerne durch solche Ausführungen Intellekt und Belesenheit demonstriert. Die sich häufenden und brisanter werdenden Probleme des täglichen Lebens in unserem Beruf lassen hierfür aber, zumindest zur Zeit, keinen Platz. Nicht erst die Erfahrungen aus dem Untergang der Titanic lehren, daß es nicht gut ist, wenn man in der Belle Etage – wenn ich das Präsidium unserer Gesellschaft einmal dort ansiedeln darf – sich den schönen Künsten hingibt, während im Maschinenraum – und das ist unser täglicher Arbeitsbereich – schon das Wasser steht.

Was sind nun diese Themen, die in den letzten Monaten, ja Tagen, uns, das Präsidium der Deutschen Gesellschaft für Unfallchirurgie und ganz sicher auch Sie, die in dieser Unfallchirurgie Tätigen, beschäftigt und belastet haben? Auf die gesamte Vielfalt der Auswirkung des Gesundheitsstrukturgesetzes auf unseren Beruf möchte ich heute nicht eingehen. Hier werden in der Sitzung am Donnerstag Nachmittag besonders berufene Sachkenner die verschiedenen Aspekte beleuchten und danach zur Diskussion zur Verfügung stehen.

Uns alle berühren darüber hinaus und im einzelnen die Entwicklung des ICPM-Schlüssels, die Fragen von Sonderentgelten und Fallpauschalen, Anforderungen und Möglichkeiten der Qualitätskontrolle und vor allem die Weiterbildungsordnung. Lassen Sie mich den aktuellen Stand ersterer Fragen skizzieren und dann etwas ausführlicher auf die Weiterbildungsordnung und das durch diese beeinflußte Zusammenleben der chirurgischen Schwerpunkte eingehen.

ICPM

Die internationale Klassifikation der Procedures in Medicine, jetzt aus autorenrechtlichen Gründen Operationsschlüssel genannt, wird wesentlicher Anteil an der zukünftigen Berechnung von Pflegesätzen, Sonderentgelten und Fallpauschalen haben. Die sachgerechte Erfassung und Berücksichtigung unserer Leistungen ist daher ein essentielles Anliegen jedes Unfallchirurgen und unserer Gesellschaft. Die erste deutsche

Hefte zu „Der Unfallchirurg“, Heft 249
Zusammengestellt von K. E. Rehm

Fassung von 1992, erstellt durch die Friedrich-Wingert-Stiftung, wurde unseren Leistungen in keiner Weise gerecht. Zwischenzeitlich ist die gesamte Koordination und Neufassung von Dimdi, einer dem Bundesgesundheitsministerium angegliederten Behörde, in Kooperation mit der Wingert-Stiftung übernommen worden. Gerade in den letzten Wochen konnten von den Vertretern unserer Gesellschaft Abstimmungsgespräche mit den Orthopäden in den sich berührenden Punkten abgeschlossen werden, so daß wir heute in einem gemeinsamen Konzept mit den Visceralchirurgen einerseits und den Orthopäden andererseits unsere Forderungen vertreten können und diese Gruppe auch ernst genommen wird. An dieser Stelle ist es nötig den Herren Kollegen Stürmer und Meenen ganz offiziell sehr herzlich für ihren Sprung auf den schon abfahrenden Zug und die dann rasch, konsequent und erfolgreich geleistete Arbeit für die Unfallchirurgie zu danken.

Fallpauschalen und Sonderentgelte

Diese beiden Finanzierungsmodelle kommen ab 01.01.1996 obligatorisch zur Anwendung. Für die Unfallchirurgie sind Fallpauschalen bisher vorgesehen für die Behandlung der Schenkelhalsfraktur, sowohl durch Osteosynthese wie Prothese, Prothesenwechsel, Frakturen des oberen Sprunggelenkes der Typen B und C sowie Metallentfernungen von großen Röhrenknochen. Die Höhe der Vergütung wurde nach den Unterlagen von 12 Erhebungskliniken zusammen mit von der Regierung beauftragten Institutionen, wie dem Deutschen Krankenhausinstitut und dem Institut für Gesundheitswesen, vereinbart. Nach dem Urteil dieser Kliniken sind die abgeschlossenen Pauschalen fair und tragfähig, so lange ein gemischtes Krankengut von jung und alt, internistisch gesund oder polymorbid, frischverletzt oder voroperiert zur Behandlung kommt und nicht infolge der Vorauswahl problemloser Fälle in einigen Krankenhäusern für andere nur die Problembehandlungen bleiben.

Während die Fallpauschalen sich auf die gesamte Behandlung beziehen, betreffen die Sonderentgelte nur den operativen Eingriff. Bisher ist vorgesehen, solche Sonderentgelte dem Krankenhausträger wahlweise für dieselben Diagnosen anzubieten wie die Fallpauschalen. Sinnvoll erscheint dabei die Wahl des Sonderentgeltes bei allen Patienten, die in 2 Kliniken behandelt werden, wobei der operierenden Klinik dann dieses zufällt.

Qualitätskontrollen

In seinen Züricher Jahren schrieb Billroth:

„Die Wege sich über eigenen Erfahrungen klar zu werden, sind nicht schwer zu finden. Von jedem Kranken muß mit pedantischer Strenge eine Krankengeschichte geführt werden. Sollten nach Abschluß eines oder mehrerer Jahre die erworbenen Erfahrungen zusammengestellt werden, so müssen über alle Kranken, welche nicht völlig geheilt das Spital verließen (und die Zahl dieser Individuen ist in jedem Spitale sehr groß) Nachrichten eingezogen werden. Kann man das schließliche Resultat nicht angeben, so bleiben die errungenen Erfahrungen sehr unvollkommen."

und

„die Statistik ist eine Methode, und zwar für die praktische Heilkunde einer der wichtigsten, um die Wahrheit zu erforschen. Wenn man sich daran macht, seine Erfahrungen behuf statistischer Verwendung zu ordnen, dann wird man recht inne, wie schief sich doch die eigenen Anschauung über das Erlebte gestaltet, wie unser eigenes Leben in unserem Kopfe immer Dichtung und Wahrheit gemischt enthält."

Diese Feststellungen gelten uneingeschränkt weiter. Wir alle wissen, daß ein definitives Behandlungsergebnis nach den meisten, gerade schwereren Verletzungen und damit die Qualität der Versorgung häufig frühestens am Ende des 2. Jahres ausreichend beurteilt werden kann. Nach § 137 SGB sind wir Ärzte zur Qualitätssicherung verpflichtet. Die Kassen haben diese Forderung zwar verbal übernommen, weigern sich aber, zumindest bisher, hierfür Ausgaben anzuerkennen und zu vergüten. Nun wird dies aber im Rahmen der Einführung der Fallpauschalen auch für die Kassen verpflichtend, wobei zunächst gedacht ist, diese Pflicht auf die mit den Fallpauschalen erfaßten Diagnosen zu beschränken. Grundlage ist der Gedanke, die Auswirkung dieser Finanzierungsmodelle auf die Qualität der ärztlichen Versorgung zu kontrollieren. Bisher nehmen 6 Kammerbereiche für bestimmte Verletzungsbilder an solchen Kontrollen teil.

Allgemeingültige Instrumentarien, unter denen solche Qualitätskontrollen erfolgen sollen, werden derzeit erst entwickelt. Es gibt sehr energische Vorstöße der Deutschen Krankenhausgesellschaft, die Qualitätskontrolle in anderen Kammerbereichen an ihre Geschäftsstellen zu binden. Dadurch würde die Mitgliedschaft in der Krankenhausgesellschaft zur Pflicht und diese dadurch erheblich aufgewertet.

Bisher ist daran gedacht, zur Finanzierung dieser Kontrollen die Fallpauschale um 8,-- DM pro Patient anzuheben, wobei diese Summe für eine ausgedehnte Dokumentation des Primärbefundes, der Behandlung, des Verlaufes und des Endergebnisses ausreichen soll. Im Gegensatz dazu rechnet man heute in den USA, daß für eine sinnvolle Dokumentation pro 300 Betten 20 Vollzeitkräfte beschäftigt werden müssen. Uns Unfallchirurgen bleibt bei jedem Kontrollmodell die Pflicht, immer wieder darauf hinzuweisen, daß, anders wie in manchen anderen Disziplinen, die Ergebnisse unseres Tuns nicht mit Beendigung des Krankenhausaufenthaltes oder allenfalls einer 3-Monats-Kontrolle zu beurteilen sind. Wir bieten ebenso konsequent unsere Mithilfe und unseren Sachverstand bei der Erstellung problemgerechter Vorschläge an.

Das Haus der Chirurgie

Aber lassen Sie mich nur auf unser zentrales Problem zu sprechen kommen:

Das Haus der Chirurgie und das Zusammenleben in ihm unter den Richtlinien der neuen Weiterbildungsordnung.

Der Weg bis zu ihrer Verabschiedung 1992 erforderte von den Vertretern unseres Schwerpunktes einen Einsatz, der nicht hoch genug eingeschätzt werden kann, da er gleichzeitig mit konsequenter überzeugender Agrumentation wie mit größtem Fingerspitzengefühl erfolgen mußte. Diese Weiterbildungsordnung ist für uns umso wichtiger, da die Bundesärztekammer wiederholt die Auffassung bestätigt hat, daß sie diese auch zur Regelung der Berufsausübung einsetzen wird. Somit kommt ihr Auswirkungen auf die Struktur der Krankenhäuser zu. Bisher ist die Weiterbildungsordnung nur von den Landesärztekammern Bayern und Sachsen in Kraft gesetzt worden. Die Deutsche Gesellschaft für Unfallchirurgie hat allen Kammern Berater angeboten.

Nun haben wir also zumindest de facto die erwünschte Weiterbildungsordnung mit ihrer Gliederung der Chirurgie in 4 gleichrangige Schwerpunkte und sind nun in der Versuchung, dem geistreichen Zyniker Shaw zuzustimmen: „Es gibt im Leben zwei wirkliche Enttäuschungen. Die eine ist, wenn sich ein Herzenswunsch nicht erfüllt und die andere ist, wenn er sich erfüllt und man sieht, was man sich eigentlich so sehr gewünscht hat." Das viel beschworene gemeinsame Haus der Chirurgie konnte nur durch den Willen zur Gemeinsamkeit aller der jetzigen chirurgischen Schwerpunkte vor dem Einsturz bewahrt werden. Die Unfallchirurgie hatte ganz wesentlichen Anteil an dieser Stützaktion. Sie stellt auch heute einen der beiden tragenden Pfeiler dar. Wir werden daher allen Bestrebungen, dieses Haus in eine Herrenetage und geduldete Gesindezimmer aufzuteilen, entschieden und anhaltend entgegentreten.

Dieses Haus ist gedacht als Gewächshaus, in dem dem Generalsekretär der Deutschen Gesellschaft für Chirurgie, sofern sie sich als Dachorganisation aller 4 chirurgischen Schwerpunkte versteht, die Aufgabe des Gärtners zukommt. Nun gehört es zu den Pflichten eines Gärtners, alle ihm anvertrauten Pflanzen gleichmäßig zu hegen und zu pflegen und hierbei die jahrhundertelange Erfahrung zu berücksichtigen, daß nur die Pflanze kräftige Früchte trägt, deren falsche Triebe rechtzeitig zurückgeschnitten wurden.

So ein friedvolles und gedeihliches Miteinander in einem Haus macht für den einzelnen eine definierte, von anderen erkennbare und von ihm selbst mit Leben erfüllte Position notwendig. Es bedarf also auch für uns einer Standortbestimmung. Ohne Zweifel ist die Unfallchirurgie die Mutter der Chirurgie. Die ersten erhaltenen Beweise chirurgischen Handelns geben Zeugnis von der Therapie schwerer Schädelverletzungen, das erste größere Lehrbuch der Chirurgie „Das Feldbuch der Wundarzney" veröffentlicht 1517 von Hans von Gersdorff beschäftigt sich mit der Behandlung von Verletzungen. Die Chirurgie der Krankheiten kam erst später hinzu und muß sich, um Probst zu zitieren, anders als die Unfallchirurgie, nicht ständig mit neuen, aus den Erscheinungen der Zeit hervorgehenden Schäden beschäftigen. In den Kriegen Zentraleuropas wurde, bedingt durch sich änderndes Kriegsgerät, die Verletzungschirurgie von immer neuen Problemen herausgefordert. Hinzu kam im Zeitalter der zunehmenden Industrialisierung die Aufgabe der Versorgung von Arbeitsunfällen. In den letzten Jahren erwuchsen durch die Motorisierung mit immer schnelleren Fahrzeugen bei zunehmender Verkehrsdichte, das In-Mode-Kommen von Motorrädern – aber auch Fahrrädern – sowie die riskanter werdenden Techniken im breitgefächerten Freizeitsport der Unfallchirurgie in kurzen Abständen sich ändernde, zum Teil völlig neue Aufgaben. Diese Verletzungen betreffen zum größten Teil junge, am Anfang, allenfalls in der Mitte ihres Erwerbslebens stehende Menschen. Deren Behandlung mit den besten heute zur Verfügung stehenden Methoden durch Ärzte, die in der Unfallchirurgie spezialisiert und hochqualifiziert sind, wird dadurch neben allen humanitären Aspekten zu einer volkswirtschaftlichen Notwendigkeit. Auf diesem Wege sind der Unfallchirurgie der letzten Jahren durch die Entwicklung und Anwendung problembezogener Techniken und Taktiken sowohl in der Verhütung, vor allem aber in der Behandlung von Verletzungen, beachtliche Schritte gelungen. An dieser Stelle sei auf die um fast 1/4 zurückgegangene Zahl von Unfalltoten bei ansteigender Zahl der Gesamtunfälle hingewiesen. Neuere Erkenntnisse in der Pathophysiologie des Polytraumas und die hieraus entwickelten Behandlungsstrategien haben vielen jungen Menschen das Leben gerettet. Die Kombination von Weichteilchirurgie und Kallusdistraktion erlaubte in letzter Zeit die Rate posttraumatischer Osteitiden mit ihren bekannten Konsequenzen für Behandlungsdauer, Behandlungskosten und verbleibender Behinderung in einem bis vor wenigen Jahren unvorstellbaren Maße zu senken.

Daumen und Zeigefinger sind für jeden Chirurgen, auch den Unfallchirurgen, wertvollste Instrumente. Man kann sie u.a. dazu benutzen, um mit gestrecktem Zeigefinger und abgespreiztem Daumen auf andere zu zeigen und dabei untätig in eine lamentierende Depression zu fallen.

Man kann Daumen und Zeigefinger aber auch dazu benutzen, sich – das hohe Auditorium verzeihe mit die Banalität – an die eigene Nase zu fassen. Ein Schwerpunkt innerhalb der Chirurgie begründet sich nicht daraus, daß er anspruchsvoll eingefordert wird. Er rechtfertigt sich nur, wenn der Vertreter dieses Schwerpunktes in diesem über besondere, über das Maß seiner chirurgischen Kollegen hinausgehende Kenntnisse, Erfahrungen und praktische Fertigkeiten verfügt, diese ständig aktualisiert und in die Behandlung des Patienten einbringt. Nun fühlen wir uns diskussionslos verpflichtet, einem Verletzten die bestmögliche Behandlung zukommen zu lassen. Dies ist häufig nur unter konsiliarischer Mitwirkung erfahrener Spezialisten aus anderen Bereichen erzielbar und es gilt, wie Pannike formuliert: „Unzweifelhaft hilft dem Unfallverletzten die Selbstüberschätzung des Generalisten ebenso wenig wie die Selbstüberschätzung des Spezialisten“. Womit sich der Punkt, an dem der Unfallchirurg einen Spezialisten zur verantwortungsgerechten Bewältigung der Gesamtaufgabe zur Hilfe heranzieht, vor dem Hintergrund von Kompetenz, Engagement und Trainingshaltung von Ort zu Ort, von Haus zu Haus, ganz unterschiedlich darstellen kann. Viele der hierbei evtl. entstehenden Zuständigkeitsprobleme lösen sich von selbst, wenn wir in unseren Entscheidungen und Ansprüchen auf die frühere Formulierung unserer Berufsmaxime zurückgreifen:

„Salus aegroti – Suprema lex“

von Ordinarii, Primarii oder Sekretarii ist hier nicht die Rede.

Eine noch praktikablere Entscheidungshilfe gibt der 4. Absatz des Hipokratischen Eides, den wir ja alle einmal geschworen haben. „Bei einem Steinkranken werde ich niemals den Schnitt machen, sondern ihn den Männern überlassen, die ihn berufsmäßig ausüben“. Dies muß für die Bewohner des Hauses der Chirurgie zeitbezogen heißen: „Ich werde nichts selbst unternehmen, was ein anderer besser kann.“

Wir wissen von vielen strukturierten Kliniken, daß die aktuelle Betreuung eines Verletzten viel effektiver und reibungsloser vonstatten geht, als man dies nach den vielen Grundsatzdiskussionen in und zwischen den Präsidien einzelner chirurgischer Fachgesellschaften erwarten sollte. Unser Kollege Artur Schnitzler hat gesagt: „Weltgeschichte ist die Verschwörung der Diplomaten gegen den gesunden Menschenverstand.“ Ist die Strukturgeschichte der Chirurgie, in deren Entwicklung wir ja eben eine stürmische Zeit durchleben, die Verschwörung der Funktionäre gegen den gesunden Chirurgenverstand? Viele von uns sind in solchen Entscheidungsgremien tätig. Wir sollten uns diese Frage öfters selbst vorlegen.

Unter Berücksichtigung des oben Gesagten und der für jeden Chirurgen verpflichtenden selbstkritischen Beurteilung seines persönlichen Spektrums versteht sich die Unfallchirurgie heute nicht ausschließlich als Behandlungsspezialität, sondern darüber hinaus als Organisationsaufgabe. Ihr Stellenwert entscheidet sich nicht an der Frage, wer die relativ einfachen chirurgischen Handreichungen einer Ligatur der Milzgefäße oder einer Tamponade des rechten Oberbauches ausführt. Der Unfallchirurg ist vielmehr der Begleiter des Verletzten vom Unfallort bis zum Abschluß der Rehabilitation, der stets den gesamten gemeinsam zu gehenden Weg im Auge behält. Natürlich stimmen wir der berechtigten Forderung allenfalls hinzuziehender Disziplinen zu, für ihren Teil der Behandlung die fachliche, aber damit auch forensische Verantwortung zu übernehmen. Dem Unfallchirurgen bleibt dessen ungeachtet die Zuständigkeit und Verantwortung für die Koordination aller diagnostischen und therapeutischen Schritte. Diese Aufgabe ist für ihn auch in der Weiterbildungsordnung verankert. Alle Versuche, die Aufgaben und Zuständigkeiten der Unfallchirurgie auf die Verletzungen des Stütz- und Bewegungsapparates oder gar, wie neulich geschehen, auf dessen knöcherne Strukturen zurückzudrängen, sind tiefe Schnitte in das Fleisch der Chirurgie. Solche Bestrebungen fördern die Entwicklung einer Unfall-Orthopädie. An diese wäre dann fast jedes 2. chirurgische Bett abzugeben, die Anästhesie übernähme die Führung des Polytraumatisierten und alle, aufgrund ihrer Größe nicht strukturierbaren chirurgischen Kliniken müßten geschlossen werden, da es keine Chirurgen mehr gäbe, die für die Aufgaben dieser Position ausreichend ausgebildet sind.

Nun kann ich Ihnen heute mit gewissem Optimismus berichten, daß diese Probleme und Gefahren von unseren visceralchirurgischen Partnern erkannt worden sind und es so scheint, als würde nun eine einvernehmliche Lösung mit uns nachdrücklich angestrebt.

Vor 4 Wochen fand ein erstes Gespräch zwischen Vertretern des Präsidiums der Deutschen Gesellschaft für Chirurgie und unserem Präsidium, vertreten durch unseren Generalsekretär und mich statt. Dieses beschäftigte sich mit der Frage der Zuständigkeiten innerhalb einer unterteilten Klinik. Wenige Tage später fand ein bestätigendes Gespräch in einem größeren Kreise statt. Was wurde einvernehmlich vereinbart? Bezüglich der Betreuung von Unfallverletzten unter Einschluß der Polytraumatisierten ist der Unfallchirurg organisatorisch für die gesamte Betreuung zuständig und verantwortlich. Die ärztliche Zuständigkeit geht gegebenenfalls in Teilbereichen an den Spezialisten eines anderen Schwerpunktes über.

Außerdem ist geplant, bei generellen Strukturproblemen ad hoc-Kommissionen aus beiden Präsidien einzuberufen.

Meine sehr verehrten Kolleginnen und Kollegen, dies sind sozusagen noch druckfeuchte Entwürfe, die der exakten Formulierung und der Zustimmung durch die einzelnen Fachgesellschaften in diesem Haus der Chirurgie bedürfen. Meines Erachtens läßt sich aber schon heute sagen, daß diese Entwicklung wesentlichen Forderungen der Deutschen Gesellschaft für Unfallchirurgie gerecht wird und wir unter Gutwilligen mit dieser Struktur, die ja dem tatsächlichen Vorgehen in den meisten reibungslos arbeitenden strukturierten Klinik entspricht, leben, wirken und notfalls auch argumentieren können.

Wirtschaftliche Sicherung unseres Nachwuchses

Ich komme nun auch noch auf ein anderes, unsere Zukunft bedrohendes Thema.

Auch ohne gegen das von Kassen und Politikern immer nur im Rahmen von Einkommensbeschränkungen bemühte ärztliche Ethos zu verstoßen, ist es erlaubt, auch auf die Entwicklung der materiellen Seite unseres Berufes zu sprechen zu kommen. In den USA stehen derzeit einige Traumazentren vor der Schließung, da junge Ärzte gerade in diesem Zweig der Medizin die Relation von Aufwand zu Einkommen in besonderem Maße mißachtet sehen und in ruhigere Tätigkeiten ausweichen. Wir werden die führenden Positionen mit qualifizierten und engagierten jüngeren Chirurgen auf Dauer nur besetzen können, wenn diese für ihren weit über die Gewohnheiten der Gesellschaft hinausgehenden Einsatz von Zeit, Verantwortung und Lernfleiß unter Zurückstellung von Freizeit, Familie und Hobbys, also all dem, was man heute, irriger Weise unter Ausschluß der Arbeit, als „Lebensqualität" zusammenfaßt, auch eine dem Durchschnitt der Gesellschaft überragende finanzielle Anerkennung erhalten.

Hier aber stoßen wir auf den Neid. Die Feststellung von Robert Lembke, „Neid ist der Schatten, den der Erfolg wirft" klingt zwar tröstlich, nährt aber nicht. Der Punktwertverfall bringt zahlreiche unserer niedergelassenen Kollegen weit über eine ausschließliche Gewinnschmälerung hinaus in akute Existenzprobleme. Die Begehrlichkeit der Krankenhausträger und der nun paradoxerweise von der Rückführung von Privathonoraren begünstigten gesetzlichen Krankenkassen scheint unersättlich.

Heute haben die Verträge, die unseren jungen Kollegen angeboten werden, eine Form angenommen, die nicht mehr akzeptabel ist. Abgaben von 75% und gar die Verpflichtung, bei defizitärer Krankenhauswirtschaft mit dem gesamten Einkommen zu bürgen, können nicht mehr hingenommen werden. Eine Änderung dieser Tendenzen werden wir aber nicht durch Argumente und Berechnungen erreichen. Wir werden die Zukunftschancen und damit die zum Erhalt jeder Klinik dringend notwendige Motivation gerade unserer qualifizierten Mitarbeiter vielmehr nur sichern können, wenn sich alle zur Übernahme einer Chefarztposition fähigen Oberärzte in einer Vereinigung zusammenfinden, ihrerseits einen Mustervertrag ausarbeiten und diesen ihren Bewerbungen beilegen. Dies macht allerdings nur Sinn, wenn sie sich dann untereinander zuverlässig verpflichten, keine Stelle anzunehmen, die diesen Mindestanforderungen nicht genügt. Die Situation für ein solches Vorgehen ist nicht ungünstig, da es für den Krankenhausträger angesichts kommender Fallpauschalen erstmals von finanziellem Interesse ist, einen guten Chirurgen einzustellen, d.h. einen Chirurgen, der komplikationsarm operiert und die Patienten so behandelt, daß sie nach kurzer Hospitalisationszeit wieder entlassen werden können. Auf die Bedeutung des einzelnen Chirurgen als „Prognostischer Faktor" hat Hermanek bereits vor Jahren hingewiesen. Die Mulitzenter-Darmkrebsstudie von Hohenberger und Herfarth haben dies mit eindrücklichen Zahlen unterstrichen. Es muß dem Krankenhausträger also klar werden, daß es erstmals in seinem eigensten Interesse ist, wenn durch die Wahl des besten verfügbaren Chirurgen Komplikationsraten und Verweildauer niedrig gehalten werden können. Über diesen Weg spart er viel mehr Geld als über restriktive Chefarztverträge. Wir sollten diese Entwicklung nützen.

Meine Damen und Herren, die nächsten Jahre bergen wichtige und interessante Entwicklungen für die Unfallchirurgie. Wir müssen hierbei eingestehen, daß politisch-administrative Aufgaben uns leitende Ärzte allmählich zumindest zeitlich annähernd in gleicher Weise in Anspruch nehmen wie fachliche Fragen. Wir müssen uns beiden Aufgaben stellen.

Der vor 2 Jahren erstellte Rohbau der Weiterbildungsordnung muß nun in Details vervollständigt und mit Leben erfüllt werden. Die Gespräche der letzten Wochen lassen uns für die Zukunft bei der Bewältigung der vielen gemeinsamen Aufgaben auf ein problemorientiertes partnerschaftliches Verhältnis zwischen den chirurgischen Schwerpunkten hoffen.

Wenn sich die jetzt abzeichnenden Verständigungen tatsächlich mit Leben erfüllen, wird die Deutsche Gesellschaft für Unfallchirurgie gerne zuverlässig und kraftvoll ihrer Aufgabe als eine der tragenden Stützen des gemeinsamen Hauses der Chirurgie nachkommen.

Ich danke Ihnen für Ihre Aufmerksamkeit.

Ehrungen

Verleihung der Ehrenmitgliedschaft

Der Präsident

Ich habe nun die große Ehre und die besondere persönliche Freude, unseren Präsidenten des Jahres 1987, Herrn Prof. Eugen Kuner, zu mir zu bitten.

Sehr geehrter Herr Kuner, lieber Eugen,

das Präsidium der Deutschen Gesellschaft für Unfallchirurgie hat in seiner Sitzung am 17.06.1994 einstimmig beschlossen, Dich zu ihrem Ehrenmitglied zu ernennen. Ich gratuliere Dir hierzu sehr herzlich.

Deine Leistungen für die Deutsche Unfallchirurgie und ihre wissenschaftliche Gesellschaft sind mannigfaltig. Auf Deine erfolgreiche Präsidentschaft hatte ich schon hingewiesen. Die AO-Kurse in Freiburg, unverändert attraktiv und von gleichbleibender Qualität, gehören zusammen mit den Bochumer Kursen zum Rüstzeug der meisten angehenden Chirurgen in Deutschland. Sie sind für junge Unfallchirurgen eine Conditio sine qua non.

Von dem breiten wissenschaftlichen Arbeitsspektrum Deiner Klinik seien stellvertretend nur die Publikationen über die Unfallchirurgie im Kindesalter genannt. Besonders dankbar ist Dir die Deutsche Gesellschaft für Unfallchirurgie aber auch dafür, daß Du in Freiburg nun seit 2 Jahrzehnten eine hocheffektive Unfallchirurgie in offensichtlich reibungsloser Zusammenarbeit mit anderen chirurgischen Schwerpunkten praktizierst und damit auch in diesem wichtigen Gesichtspunkt eine beispielhafte Rolle übernommen hast.

Die Urkunde trägt den Text:

Die Deutsche Gesellschaft für Unfallchirurgie ernennt

Herrn Prof. Dr. Eugen H. Kuner,

Ärztlicher Direktor der Abteilung Unfallchirurgie der Chirurgischen Universitätsklinik Freiburg/Breisgau in dankbarer Anerkennung seiner außerordentlichen Verdienste um die Unfallchirurgie zu Ihrem Ehrenmitglied.
Liebenstein, den 17. Juni 1994.

Hefte zu „Der Unfallchirurg", Heft 249
Zusammengestellt von K. E. Rehm

Prof. E. Kuner

Lieber Herr Präsident, verehrter Herr Generalsekretär, sehr geehrte Herren des Präsidiums, meine Damen und Herren!

Die Ehrenmitgliedschaft unserer Gesellschaft ist für mich eine ganz große Ehre. Ich danke vor allem Ihnen, Herr Präsident, und den Herren des Präsidiums sehr herzlich. Ich empfinde sie auch als Auszeichnung der Freiburger Klinik, in der schon immer die Unfallchirurgie sehr gepflegt wurde. Ich nennen nur die Namen Lexer, Rehn, Krauss und Weller. Gleichzeitig sehe ich in der Ehrenmitgliedschaft unserer Gesellschaft auch eine Auszeichnung für meine früheren und jetzigen Mitarbeiter und ganz besonders für meine Lehrer – Ewald Weisschedel, Martin Allgöwer, Hermann Krauss und Robert Schneider, dem ich die Hüftchirurgie verdanke.

Das glückliche Zusammentreffen dieser hohen Ehre mit meinem 25jährigen Dienstjubiläum an der Freiburger Klinik macht sie für mich besonders wertvoll. Ich danke Ihnen sehr.

Preisverleihungen

Verleihung der Dieffenbach-Büste

Der Präsident

Darf ich nun Herrn Prof. Tscherne auf die Bühne bitten. Die Deutsche Gesellschaft für Unfallchirurgie verleiht seit 1982 die Johann-Dieffenbach-Büste als ehrenvolle Auszeichnung für wissenschaftliche Verdienste um die Unfallheilkunde. Hierbei ist in der Stiftungsurkunde festgehalten, daß diese Büste keinen Alterspreis, sondern eine besondere Anerkennung für anhaltende aktive Leistung darstellen soll. So versteht es sich fast von selbst, daß das Präsidium unserer Gesellschaft in seiner Sitzung vom 17.06.1994 einstimmig dem Vorschlag zustimmte, die Arbeit von Herrn Prof. Harald Tscherne in dieser Weise auszuzeichnen.

Sehr geehrter Herr Tscherne, lieber Harald,

Du weißt, daß es für mich eine besondere Freude ist, daß diese Verleihung gerade in diesem Jahr stattfindet und ich daher zu ihrem Übermittler werde. Ein bißchen macht dies aber auch Sinn, da wohl kaum einer der hier Anwesenden schon so viele Jahre mit Dir und Deiner lieben Frau verbunden ist. Die wissenschaftliche Bekanntschaft und rasch auch persönliche Freundschaft rührt aus dem Gleichenberger AO-Kurs 1970. Seit dieser Zeit beobachte ich mit Freude und Anerkennung, aber – man soll unter Freunden ehrlich sein – auch einer kleinen Prise Neid Deinen beruflichen Weg und Dein wissenschaftliches Werk, das darzustellen, in diesem Kreise hieße Eulen nach Athen zu tragen. Laß Dir herzlich zu dieser hochverdienten Auszeichnung gratulieren, die die Anerkennung Deiner Arbeit durch unsere Gesellschaft demonstriert.

Die Urkunde trägt den Text:

Die Deutsche Gesellschaft für Unfallchirurgie verleiht aus Anlaß ihrer 58. Jahrestagung am 16.09.1944 in Berlin auf einstimmigen Entschluß des Präsidiums Herrn Prof. Dr. Harald Tscherne, Direktor der Unfallchirurgischen Klinik der Medizinischen Hochschule Hannover, in dankbarer Anerkennung seiner außerordentlichen Verdienste die Johann-Friedrich-Dieffenbach-Büste.
Liebenstein, den 17. Juni 1994.

Hefte zu „Der Unfallchirurg", Heft 249
Zusammengestellt von K. E. Rehm

Prof. H. Tscherne

Sehr geehrter Herr Präsident, meine Damen und Herren,

mein Dank für diese hohe Auszeichnung gilt Ihnen, sehr geehrter Herr Präsident, lieber Axel, und dem Präsidium der DGU.

Mit der Johann-Friedich-Dieffenbach-Büste zeichnet die DGU wissenschaftliche Verdienste aus. Gerade in einem Fach wie der Unfallchirurgie kann diese Leistung nicht von einem Einzelnen erbracht werden. Wir Unfallchirurgen sind keine Einzelkämpfer, weder in unserer täglichen klinischen Arbeit, noch in der Forschung. Unfallchirurgie ist Teamwork.

Und so sehe ich in dieser Ehrung eine Auszeichnung der wissenschaftlichen und klinischen Leistung, die im Laufe von nunmehr 24 Jahren von den Mitgliedern der Unfallchirurgie der Medizinischen Hochschule Hannover gemeinsam erbracht wurde.

Mit Freude und Dankbarkeit, aber auch mit Stolz und Genugtuung, beobachte ich das erfolgreiche Wirken früherer Mitarbeiter als Kliniker, Forscher und Akademischer Lehrer getreu dem Vorbild Johann Friedrich Dieffenbach's.

Ihnen und meinen jetzigen Mitarbeitern fühle ich mich in Dankbarkeit verbunden. Mit dieser Ehrung werden auch sie ausgezeichnet. Sie sollten die Freude darüber mit mir teilen. Mir aber wird dieser Tag ein Ansporn sein, mein Wissen und Können weiterhin in die Dienste der Unfallchirurgie zu stellen. Herzlichen Dank, Herr Präsident.

Verleihung der korrespondierenden Mitgliedschaft

Der Präsident

In derselben Sitzung des Präsidiums wurde einstimmig dem Vorschlag zugestimmt, Herrn Prof. Chris Colton, Nottingham, England, zum korrespondierenden Mitglied zu ernennen. Herr Prof. Colton ist seit Jahren, nicht zuletzt über die AO, der Kontinental-Europäischen Unfallchirurgie eng verbunden. Er ist und war Präsident zahlreicher englischer und internationaler Fachgesellschaften, ist derzeit wieder Präsident der Englischen Gesellschaft für Orthopädie und Traumatologie und gewählter Präsident der AO-Stiftung für die Jahre 1997 und 1998 in Nachfolge von Herrn Weller. Aus terminlichen Gründen – das United Kingdom ist zwar nicht mehr sehr mächtig, aber immer noch sehr weitverstreut und Herr Colton präsidiert zur Stunde noch ein Treffen in Australien – ist es ihm nicht möglich, heute zur Verleihung hier bei uns in Berlin zu sein. Er wird uns aber eine Darstellung seines breiten Wissens, aber auch seiner Eloquenz und seiner persönlichen Herzlichkeit in seiner Vorlesung am Freitagnachmittag über „The History of Fracture Care for the last 5000 years" geben. Im empfehle Ihnen einen Besuch gleichwohl zur wissenschaftlichen Bereicherung wie zum persönlichen Genuß.

Wir freuen uns sehr, daß Herr Colton sofort und offensichtlich mit Freude diese korrespondierende Mitgliedschaft angenommen hat und hoffen, somit unsere Kontakte zu den englischsprachigen Kollegen, die wir ja über den Atlantik seit Jahren intensiv pflegen, nun auch über den Kanal vertiefen zu können.

Verleihung des Hans-Liniger-Preises

Der Präsident

Wir kommen nun zur Verleihung des Hans-Liniger-Preises. Ich darf Herrn Kollegen Regel zu mir bitten.

Die Deutsche Gesellschaft für Unfallchirurgie verleiht auf Beschluß des Präsidiums den Hans-Liniger-Preis 1994 an den Herrn Priv. Doz. Dr. med. Gerhard Regel, Unfallchirurgische Klinik der Medizinischen Hochschule Hannover für seine wissenschaftliche Arbeit: „Die unspezifische Immunabwehr nach schweren Trauma und ihre Bedeutung für den generalisierten Zellschaden und das Multiorganversagen". Berlin, den 15. November 1994.

Herr Regel, ich gratuliere Ihnen sehr herzlich zu diesem Preis.

Preis der Vereinigung der Berufsgenossenschaftlichen Kliniken (Herbert-Lauterbach-Preis)

Der Präsident

Traditionsgemäß wird bei dieser Eröffnungsveranstaltung auch der Herbert-Lauterbach-Preis vergeben. Bis zur Wiederherstellung der deutschen Einheit bestand die Vereinigung Berufsgenossenschaftlicher Kliniken, die diesen Preis stiftet aus den Trägern von 7 Berufsgenossenschaftlichen Unfallkliniken, einer Klinik für Berufskrankheiten und 2 Unfallbehandlungszentren. Nun sind die Träger von zwei im Bau befindlichen Unfallkliniken und zwar der Berufsgenossenschaftlichen Unfallkliniken in Berlin und in Halle sowie die Klinik für Berufskrankheiten in Falkenstein im Vogtland hinzugekommen.

Die im Jahre 1968 gegründete Vereinigung will nach ihrer Satzung auch zur Förderung der wissenschaftlichen Arbeit auf dem Gebiet der Unfallmedizin und der Rehabilitation beitragen. Aus Anlaß des 100jährigen Bestehens der gesetzlichen Unfallversicherung im Jahr 1985 hat daher die Mitgliederversammlung der VBGK die Stiftung eines Preises für besondere wissenschaftliche Leistungen auf dem Gebiet der Unfallmedizin beschlossen.

Der Preis wurde nach dem langjährigen Hauptgeschäftsführer des Hauptverbandes der gewerblichen Berufsgenossenschaften, Dr. Herbert Lauterbach, benannt. Dr. Lauterbach war Ehrenmitglied der Deutschen Gesellschaft für Unfallchirurgie, wodurch die enge Verbindung unserer Gesellschaft mit den Berufsgenossenschaften zum Ausdruck kommt.

Der Preis, der in diesem Jahr zum achten Male verliehen wird, ist mit 10.000 DM dotiert. Er wird nun von Herrn Winter, dem Vorsitzenden der Vereinigung übergeben.

Herr Winter, Vorsitzender der Vereinigung Berufsgenossenschaftlicher Kliniken

Sehr geehrter Herr Präsident, sehr geehrte Damen und Herren,

ich möchte zunächst dafür danken, den Preis der Vereinigung Berufsgenossenschaftlicher Kliniken im Rahmen dieser Eröffnungsveranstaltung zur 58. Jahrestagung der Deutschen Gesellschaft für Unfallchirurgie überreichen zu können.

Das Preisrichterkollegium hat aus zehn eingereichten Arbeiten einmütig die Arbeit von

Herrn Dr. med. Thomas Mittlmeier von der Chirurgischen Klinik und Poliklinik im Klinikum Großhadern der Ludwig-Maximilians-Universität München als die preiswürdigste beurteilt. Die Mitgliederversammlung der Vereinigung Berufsgenossenschaftlicher Kliniken hat sich dieses Votum zu eigen gemacht.

Ich darf Sie nun, Herr Dr. Mittlmeier bitten, in meine Nähe auf das Podium zu kommen.

Sehr geehrter Herr Mittlmeier,

ich habe die Ehre, Ihnen im Namen der Mitgliederversammlung der Vereinigung Berufsgenossenschaftlicher Kliniken den diesjährigen Herbert-Lauterbach-Preis zu überreichen. Zuvor möchte ich aus dem Text der Urkunde und der Kurzbegründung des Preisrichterkollegiums folgendes wiedergeben:

Die Vereinigung Berufsgenossenschaftlicher Kliniken verleiht an Herrn Dr. Mittlmeier den Herbert-Lauterbach-Preis 1994. Die Arbeit von Herrn Dr. Mittlmeier, Erfassung und Bewertung der Gehfunktion nach komplexem Rückfußtrauma, stellt auf anschauliche Art und Weise dar, wie mit dem vorgelegten Analyseverfahren die funktionelle Beurteilung von posttraumatischen Zuständen wesentlich verbessert und erweitert werden kann. Hervorzuheben ist auch der mit der Methode verbundene präventive Aspekt. Mit dem Verfahren können Ernährungsstörungen und daraus ableitbare Komplikationen im Frühstadium erkannt werden. Herr Dr. Mittlmeier, ich übergebe Ihnen die Urkunde mit eingeheftetem Scheck und gratuliere zu dieser Arbeit und der damit verbundenen Auszeichnung ganz herzlich. Ich möchte allerdings auch damit verbinden, daß Sie dazu beitragen, zu motivieren bis hin zum Ansporn, daß weitere besondere wissenschaftliche Leistungen auf dem Gebiet der Unfallmedizin eingereicht werden können. Vielen herzlichen Dank.

Darf ich Ihrer Jahrestagung noch viel Erfolg wünschen. Nochmals schönen Dank.

Festvortrag

Der Präsident

Meine Damen und Herren,

ich habe nun, ich weiß jetzt schon, auch im Sinne von vielen von Ihnen, die große Freude, Herrn Prof. Virchow zu seinem Festvortrag zu bitten. Es ist mir nicht nur eine Freude, Herr Virchow, daß Sie hier sind, sondern auch eine große Beruhigung. Vor allem von Freunden hörte ich in den letzten Tagen: „Du kannst erzählen was Du willst, Herrn Virchow wird es gelingen, daß dieser Tag in guter Erinnerung bleibt." Herr Virchow war seit 1964, über 27 Jahre, Ärztlicher Direktor der Hochgebirgsklinik Davos-Wolfgang. Er lebt seit 1981 im unruhigen Ruhestand. Über sich selbst schrieb er mir: „Ich war primär eigentlich Tuberkuloge, dann Pneumologe, Internist mit Teilgebiet Lungen- und Bronchialkunde, Asthamatologe und Allergologe mit großem immnunologischem Interesse. Die mir von meinen Kollegen am häufigsten gestellt Frage, auch in allen Examina, die ich richtig zu beantworten wußte, ist die nach dem Verwandschaftsgrad zum alten, großen berühmten Virchow. Also dem Berliner Pathologen, dem Medizinpapst unter dessen Zepter die deutsche Medizin Weltgeltung besaß. Ich bin mit ihm wenig verwandt. Mein Großvater, wie Rudolf Virchow noch in Schäffelbein in Pommern geboren, war ein Neffe des alten Virchow."

Herr Virchow, einige Ihrer Rahmendaten kennen wir jetzt. Darf ich Sie nun um Ihren Vortrag bitten.

Festvortrag

1924–1994: Siebzig Jahre DER ZAUBERBERG – Über Vorder- und Hintergründiges eines großen Romans

Ch. Virchow

Herr Präsident, meine sehr verehrten Damen und Herren,

ich danke für die Einführungsworte Ihres Präsidenten und den unerwartet freundlichen Empfang und fürchte: der Vorschußlorbeeren fast ein wenig zuviel. Werde ich Sie nicht enttäuschen? Denn ich frage mich in Ihrer Gegenwart voller Bedenken: Ist DAVOS für Sie überhaupt noch mit der Vergangenheit des Ortes und nicht in erster Linie mit der Abkürzung **AO** zu verbinden? Wie wird es in Zukunft sein? Ihre Fachdisziplin und die AO-Organisation sind nicht zu unterschätzen. Zu Beginn einige Erläuterungen für die Besucher dieser Tagung, für alle Mitglieder der DGU, für den späteren, unbefangenen Leser, der die Zusammenhänge nicht kennt:

Die Deutsche Gesellschaft für Unfallchirurgie besitzt vielfältige Bedingungen zu Davos und seinen chirurgischen Forschungsinstituten, zum AO-Zentrum und dessen Ablegern. (AO steht für Arbeitsgemeinschaft für Ossifikationsfragen.) Kaum ein Unfallchirurg, der den Ortsnamen Davos nicht kennt. Unzählige Unfallchirurgen, die den Ort besucht und (nicht zur Kur, sondern zu Kursen) in ihm verweilt haben. Der amtierende Präsident der Gesellschaft hat es für gut erachtet, den Besuchern der diesjährigen Tagung einen Einblick in die „Medizin- und Literaturhistorie" von Davos zu geben. Denn trotz AO-Zentrum, trotz World Economic Forum, trotz der zahlreichen Asthma- und Allergiekliniken, trotz des Instituts für Asthma- und Allergieforschung, trotz des dominierenden Skisports: Davos, diese höchstgelegene Stadt Europas, die noch vor 130 Jahren ein entlegenes und armes Bauerndorf war und zu einem der berühmtesten Kurorte der Welt aufstieg, wäre ohne die Tuberkulose nie zu ihrer heutigen Bedeutung gelangt. So wird Davos, dieses Phänomen, in erster Linie immer noch mit einem der berühmtesten Tuberkulose-Romane der Weltliteratur identifiziert. Sie wissen es längst oder haben es schon erraten: Ihr Präsident hat mich gebeten, Ihnen von Davos und dem ZAUBERBERG zu erzählen. Ich komme diesem Wunsche gern nach, weil ich die einstige Sphäre und einige der Akteure noch kennengelernt habe. Was ich berichte, beschränkt sich auf Weniges, wenn auch Gewichtiges, auf Vorder- und Hintergründiges dieses großen Romans. In einigen Abschnitten sind meine Ausführungen recht persönlicher und ärztlicher Natur und im wesentlichen für ärztliche Zuhörer gedacht, die den dickleibigen Roman gelesen haben – vor allem für jene, die an der Lektüre Vergnügen fanden. – „Und somit fangen wir an".

Hefte zu „Der Unfallchirurg", Heft 249
Zusammengestellt von K. E. Rehm

Es ist 70 Jahre her, daß THOMAS MANNs Roman DER ZAUBERBERG erschien. Ende September 1924 hatte der Autor unter die letzten Zeilen des Manuskripts sein FINIS OPERIS gesetzt; schon zwei Monate später war der Roman im Buchhandel erhältlich. Die Erstausgabe trägt als Datum die Jahreszahl 1925 – ein verlegerischer Kunstgriff, der länger anhaltende Neuheit gewährleisten sollte. Das war nicht nötig, denn die erste Auflage war sofort vergriffen. Schon Anfang Dezember 1924 wurde „das dritte Zehntausend vorbereitet“[1] und im Februar 1925 konnte Thomas Mann einem Freund berichten, er habe „an Eintrittsgeldern in“ sein „mystisch-humoristisches Kabinett schon einige siebzigtausend Mark verdient“ und sich „einen hübschen sechssitzigen Fiat-Wagen“[2] angeschafft. Der Erfolg ist dem ZAUBERBERG verblieben; er ist in alle wichtigen Sprachen der Welt übersetzt, auch heute noch in jeder Buchhandlung, die auf sich hält, vorrätig und wird nach wie vor rege verkauft.

Die Leserschaft reagierte auf das Erscheinen des Romans anfangs unterschiedlich; die ersten Kritiken wurden von Medizinern verfaßt. Die Davoser – voran die Ärzteschaft – waren über das Buch und den Autor entsetzt (und fürchteten ideelle und wirtschaftliche Schädigung). Der alte TURBAN, jahrzehntelang (nach LOEFFLER) der „aufgeklärte Tuberkulose-Tyrann“ von Davos, nannte es das „dekadente Produkt einer dekadenten Zeit“, das „im Gesamtwerk des Dichters ein Paralipomenon bleiben würde“[3]. Die Ärzte, voran die Davoser, sahen lange Zeit nur „den Vordergrund“ des Romans, „die Kritik der Sanatoriumstherapie“[4]. Die kritische Beurteilung überwog und hielt sich lange. Kaum eine deutschsprachige, medizinisch-wissenschaftliche Fachzeitschrift verzichtete auf eine Besprechung dieses belletristischen Buches und auf die meist ablehnende Stellungnahme. Später mehrten sich die positiven Stimmen. Man erkannte den erzieherischen und philosophischen Sinngehalt des Buches und riet zur Versöhnlichkeit. Thomas Mann selbst antwortete seinen Kritikern in dem Essay „Vom Geist der Medizin“, der als offener Brief an den Herausgeber der DEUTSCHEN MEDIZINISCHEN WOCHENSCHRIFT[5] gerichtet war und dort veröffentlich wurde. Ich zitiere daraus:

> „Den Standard-Dialog von der Krankheit hat man das Buch genannt. Es geschah nicht in sehr lobenswerter Weise, aber ich akzeptiere das Wort. Die ideelle Schändlichkeit der Krankheit wird fühlbar gemacht, aber auch im Lichte eines mächtigen Erkennungsmittels wird sie gezeigt und als der geniale Weg zum Menschen und zur Liebe. Durch Krankheit und Tod, durch das passionierte Studium des Organischen, durch medizinisches Erleben also, ließ ich meinen Helden, soweit seiner verschmitzten Einfalt das möglich ist, zum Vorgefühl einer neuen Humanität gelangen. Und ich sollte Medizin und ärztlichen Stand verunglimpft haben?“[6]

Das Rauschen, das „Der ZAUBERBERG“ im medizinischen Blätterwald auslöste, war für ein belletristisches Werk ganz ungewöhnlich, – und glücklicherweise bald vergessen. Eher rief der medizinisch-orientierte Roman das Interesse des Mediziners bis hin zur Bewunderung hervor.

Der Zauberberg – Medizin und Literatur

Das Buch selbst gehört in den grossen Zusammenhang „Medizin und Literatur". Ein vielfältiges Thema, unerschöpflich und schier nicht abzuhandeln. Als erstes sei die Frage erlaubt: „Ist der Mediziner verpflichtet, mit Literatur, mit großer Literatur vertraut zu sein?" Ich möchte die Frage entschieden bejahen. Hören Sie unsere Kritiker der modernen Medizin:

> Die Medizin habe uns Ärzte von der Krankheit und vom Kranken getrennt. Die moderne, von der Technik dominierte Medizin erwecke den Anschein, Krankheit sei lediglich ein Defekt, den es zu beheben gelte, womit sich die Bedeutung des Lebens und vor allem des Todes in unserem Dasein grundsätzlich wandele. Fürsorge würde zur Dienstleistungstechnik. Die Medizinstudenten seien in dem Sinne zu fördern, daß sie sprechen, schreiben und kommunizieren lernen und nicht verlernen.

Ich erwähne nur einiges und meine: Der die Literatur verschmähende, der unbelesene Mediziner beraubt sich eines immensen Korrektivs der heute üblichen Ausbildung, er beraubt sich vieler Anregungen für sein ärztliches Tun, für Trost, für ärztliches Helfen beim Leben und Sterben. Den ZAUBERBERG, dieses immer noch faszierende Buch, diesen durchkonstruierten Roman, diese mit Humor beseelte Synthese von Poesie und Bildungsgut sollte er lesen, nicht nur wegen seiner nuancenreichen Prosa. Denn der ZAUBERBERG ist – wie wohl kein anderer Roman der Weltliteratur – auch der Roman einer Krankheit, ein Tuberkuloseroman und ganz und gar medizinisch orientiert. Die Medizin prägt den realen Vordergrund des Romans und bestimmt auch die Diskussionen über das Kranksein und das Leben, die Liebe, den Tod. Zu den Hauptfiguren des Romans zählen Kranke und Ärzte. Die Beziehungen zwischen Ärzten und Kranken sind für alles Geschehen unerläßlich und bergen Grundthema und Witz des Romans in sich. Und schließlich ist der ZAUBERBERG ein Bildungs- und Erziehungsroman, der mancherlei Einsichten in zeitlose geistes- und naturwissenschaftliche Fragen und in politische und soziale Anliegen der 20er Jahre vermittelt.

Der Vordergrund des Romans – das Sanatoriumsmilieu

Als ich im Oktober 1959, als junger Facharzt für Lungenkrankheiten (das hieß vor 35 Jahren: als Tuberkulosespezialist) nach Davos kam, war von der ZAUBERBERG-Sphäre noch einiges zu spüren. Das Sanatorium Wolfgang, in das ich als Mitarbeiter eintrat, hatte manche Eigenheiten von einst bewahrt. Zwar standen in zunehmender Zahl Medikamente, die gegen die Erreger der TBC wirksam waren, zur Verfügung, aber wegen der Resistenzentwicklung der Mykobakterien und der vielen Nebenwirkungen hatten Ärzte wie Betroffene erste nachteilige Erfahrungen mit den Tuberkulostatika gemacht. Die „strenge Freiluftliegekur" galt als oberstes therapeutisches Gebot und es dauerte noch Jahre, bis sie aufgegeben wurde. Dank der sich ständig verbessernden Chemotherapie näherte sich die TBC-Ära dann doch ihrem Ende. Aus dem Sanatorium, dessen Leitung ich übernommen hatte, wurde eine Fachklinik für unspezifische, (d.h. nicht-tuberkulöse) Atemwegserkrankungen – und aus mir: der Leiter der höchstgelegenen europäischen Asthmaklinik und ein Asthmaspezialist.

Kaum in Davos angekommen begann ich, nach den Spuren des ZAUBERBERGS zu suchen, und erfuhr zu meiner Verwunderung, daß viele Davoser auf Buch und Autor nicht gut zu sprechen waren. Über die Ereignisse, die Hintergründe, die zum ZAUBERBERG geführt hatten, hatte niemand schriftlich berichtet. Es gab keine wirklich umfassende Interpretation und auch keine medizinhistorische Betrachtung. So habe ich in Davos und andernorts – so gut ich konnte – Erkundigungen eingezogen und brachte manches in Erfahrung: KATIA MANN, der Ehefrau des Dichters, wurde Anfang 1912 geraten, sich zur Ausheilung eines mit leicht erhöhten Temperaturen einhergehenden Lungenleidens für einige Zeit ins Hochgebirge zu begeben. Sie kam Anfang 1912 nach Davos, wohnte mit ihrer Mutter einige Tage im Hotel Rätia und im Hotel Splendid, wollte eigentlich zu TURBAN ins Parksanatorium, wählte dann aber das modernere, von JESSEN geleitete Waldsanatorium, in dem sie Mitte März 1912 aufgenommen wurde und bis zum 25. September des gleichen Jahres weilte. (Das alles ist in den Fremden-Listen der Davoser Blätter[7] aus dem Jahre 1912 nachzuverfolgen.) Thomas Mann hat seine Frau vom 15. Mai bis 12. Juni 1912 in Davos besucht und in der Villa am Stein gewohnt. KATIA MANN berichtet in ihren „ungeschriebenen Memoiren“:

> „Mein Mann ... war von dem ganzen Milieu so impressioniert, auch von allem, was ich ihm so erzählte, daß er gleich daran dachte, über Davos eine Novelle zu schreiben, quasi als groteskes Nachspiel und Gegenstück zum „Tod in Venedig“[8].

Die Niederschrift des „Zauberbergs“ hat Thomas Mann am 9. September 1913 begonnen, während der Kriegsjahre die Arbeit an dem Romanwerk unterbrochen und erst Ende April 1919 wieder aufgenommen.

Die in den ersten Kapiteln des Romans beschriebenen Begebenheiten entsprechen den Erlebnissen Thomas Manns bei seinem Aufenthalt im Mai/Juni 1912[9]. In seiner oft zitierten ZAUBERBERG-Vorlesung in Princeton hat Thomas Mann 1939 berichtet, daß die katarrhalische Erkrankung der oberen Luftwege und die darauffolgende Untersuchung beim Chefarzt der Anstalt, wie sie im „Zauberberg“ als Abenteuer des Helden geschildert werden, seine eigenen Erfahrungen widerspiegele:

> „Der Chef, der, wie Sie sich denken können, meinem Hofrat BEHRENS in Äußerlichkeiten ein wenig ähnlich sah, beklopfte mich [...] Der Arzt versicherte mir, ich würde sehr klug handeln, mich für ein halbes Jahr hier oben in die Kur zu begeben, und wenn ich seinem Rat gefolgt wäre, wer weiß, vielleicht läge ich noch immer dort oben“[10].

An einen Freund schrieb er zu der Zeit: „...so daß der Professor mich schon profitlich lächelnd für offenbar tuberkulös und einer längeren Kur bedürftig erklärte“[11]. Katia Mann erzählt:

> „Das schrieb mein Mann unserem Hausarzt nach München, und der schrieb ihm zurück: Ich kenne Sie doch ganz genau, Sie wären der erste, der bei einer Untersuchung in Davos nicht irgendeine Stelle gehabt hätte. Kommen Sie nur gleich zurück. Sie haben in Davos gar nichts zu suchen“[12].

Wir wissen, daß sich der Autor an diesen Rat gehalten hat.

Und wenige Worte zu Davos, dem Nobel-Kurort von dazumal, der mit der heutigen Stadt im Hochgebirge kaum noch zu vergleichen ist. Greifen wir zurück auf das Jahr 1912. Innerhalb weniger Jahrzehnte war Davos zu einem Mekka der Tuberkulosekranken geworden. Den annähernd 30000 Kranken, die in diesem Jahr in dem „offenen Kurort" betreut wurden, standen Kurhäuser, Hotels, Pensionen und erste Volksheilstätten offen; in Privathäusern wurden Zimmer oder Wohnungen an Kranke vermietet. In Betten oder auf Liegestühlen wurde die strenge Freiluftliegekur exerziert. Konzentrieren wir uns auf den 22. März 1912. Katia Mann ist vor wenigen Tagen in das moderne, erst im Vorjahr eröffnete Waldsanatorium, – in vielem Vorbild für das „Internationale Sanatorium Berghof" – eingetreten. Die Davoser Blätter[13] geben Auskunft über die Gästeschar, die fürwahr ganz „international" war. Von den 73 bis 76 im Sanatorium weilenden Personen waren 70 vermutlich Kranke; hinzu kamen Familienangehörige und private Bedienstete. Unter den Patienten überwiegen 35 Deutsche, dichtauf gefolgt von den 29 Kranken aus russischen Landen. Daneben sind Holländer, Schweden, Österreicher und Ungarn, Engländer, Südamerikaner, Italiener, Griechen und nur eine Schweizerin Gäste des noblen Etablissements. Etliche Gäste tragen Namen, die im Zauberberg wiederzufinden sind. All das Gesagte soll dartun, daß sich der Autor die Sanatoriumswelt, diesen Vordergrund des Romans, vornehmlich in Davos aneignete, daß er hier eine Situation vorfand, die für ihn verführerisch war, die ihn reizte, sie zu schildern, daß er sich an Gegebenes hielt und das übernahm, was er sah, las oder erlebte.

Das trifft auch auf die mehrdeutig spezifische Sphäre und all die Absonderlichkeiten zu, die der Ohnmacht der Therapie, die keine kausale war, entsprangen. Medizinhistorisch verbürgt sind die Reaktionen der Kranken auf die Behandlung, die gängigen Vorurteile, wie die „besondere Konkupiszenz"[14] des Tuberkulosekranken, die vielgeübte Kritik und der übliche Klatsch, die einer „geschlossenen Anstalt" mit meist jüngeren Kranken beiderlei Geschlechts („fast lauter Jugend und keine Tugend") innewohnten. Gleiches gilt für die medizinischen Details, die durch Streben nach Genauigkeit gekennzeichnet sind. Fehler hat Thomas Mann nicht vermeiden können. Man fragt sich bei den vielen klinischen Angaben: Wurde er ständig beraten? Suchte und fand er einen Experten, den er ausschließlich befragen konnte? Das ergibt sich aus keiner Äußerung, aus keinem Vermerk. Er konsultierte seine Hausärzte und seine Arztfreunde. Die Schilderungen der Röntgenuntersuchung[15] und der damals verlangten hygienischen Maßnahmen sind zutreffend und eindrucksvoll. So waren die Kranken angehalten, ein Glasgefäß – den „Blauen Heinrich"[16] – bei sich zu tragen, in dem sie den Auswurf sammeln mußten; es wurde täglich desinfiziert. Auskultation und Perkussion werden ihrer Bedeutung gemäß beschrieben. Die Schilderung der Krankheitsprozesse, der Operationsverfahren und Krankheitshypothesen entspricht dem damaligen Kenntnisstand. Die in den Nobelsanatorien gepflegte, seltsam anmutende Übung, den Kranken jeweils ein Kleinbild ihrer Röntgen-Aufnahmen zur Verfügung zu stellen, greift der Autor ebenfalls auf; im ZAUBERBERG trägt der junge Held (Hans Castorp) in seinem Portefeuille sein Röntgen-Diapositiv wie einen „Ausweis", einen „Paß", wie eine „Mitgliedskarte"[17]. Daß der junge Held „das schwarze Glasplättchen"[18] seiner Geliebten, „das Innenportrait, das ohne Antlitz war"[19], als „Schattenpfand", als „Souvenir" empfängt und es auf eine „geschnitzte Miniaturstaffelei“[20] stellt, entspringt der Phantasie des Autors. „Das gläserne Angebinde“[21] wird im Roman zu einem Gleichnis von Eros und Thanatos, zu einem der vielen Sinnbilder der Gesamtidee des Romans. Und auch das stumme Fieberthermometer, das simulierende Patienten über die Höhe ihrer Temperatur im Unklaren lassen soll, ist keine dichterische Fiktion; die stumme Schwester [22 a, b, c] hat es gegeben. Ein Dr. MERCIER hat schon im Jahre 1896 eine solche Erfindung präsentiert: Die Glassäule allein, somit das eigentliche stumme Thermometer, wurde dem Patienten zum kurzfristigen Gebrauch überlassen; die Metallskala blieb in den Händen des Arztes. Nach erfolgter Messung schob der Arzt die Metallhülse über die Glassäule, brachte den Quecksilberpegel in Übereinstimmung mit dem Strich auf der Skala der Metallhülse und konnte so die Temperatur ablesen.

Thomas Mann hat sich oft (und wohl nicht immer zu Recht) gegen eine personelle Entschlüsselung seiner Romane gewandt. Viele Personen der Krankenwelt zeigten Ähnlichkeit mit Katia Manns Leidensgefährten, die mit ihr 1912 im Waldsanatorium in Davos oder später in Arosa[23] zusammen waren. Deutliche Anlehnung an Äußerlichkeiten und Gebaren einer damals noch lebenden Person erfolgte beim Entwerfen des Hofrats Behrens, dessen Vorbild der leitende Arzt des Waldsanatoriums, der spätere Geheimrat und königl. preussische Professor JESSEN[24], war. Die Übereinstimmung des Äußeren, der saloppen und manchmal redensartlichen Sprechweise, der Talente und Fähigkeiten dieses originellen Mannes mit der lebensvollen Figur des Hofrat Behrens war auch für weniger Eingeweihte nicht zu übersehen. Da die ausgeprägten Persönlichkeitsmerkmale dann noch symbolistisch und in ironischer Form gesteigert und dem Hofrat Behrens eine herrschende Rolle als „Rhadamanthys, Totenrichter und Teufelsknecht“ zugeteilt wurden, scheint es kein Wunder, daß sich Jessen gekränkt fühlte.

Vermutlich wollte Thomas Mann keine satirische Darstellung diese Arztes geben. Zahlreiche grobe Änderungen der Person und des Lebenslaufs erwecken den Eindruck, als hätte der Dichter sich bemüht, das Original unkenntlich zu machen. Aber die Persönlichkeit war so originell, daß sie erkennbar blieb. Die Entschlüsselung dieser Romanfigur war Thomas Mann stets unangenehm. Schon in seinem bereits erwähnten Essay „Vom Geist der Medizin“, der 1925 in der DMW[25] abgedruckt wurde, verwahrt er sich energisch dagegen, „den Chefarzt Hofrat Behrens mit der Person eines weit über Davos bekannten Lungenspezialisten zu identifizieren, und sollte auch Hofrat Behrens keineswegs das zynische Scheusal sein, das die Kritiker ... aus ihm machen, sondern sollte er in seiner melancholisch-schnodderigen Phantastik sogar zu den sympathischsten Gestalten des Buches gehören, so bin ich doch nicht nur mir selbst die Feststellung schuldig, daß die Beziehungen dieser meiner Romanfigur zu der realen Person jenes weit bekannten Spezialisten, wenn überhaupt vorhanden, jedenfalls außerordentlich oberflächlich sind“. Dem ältesten Sohn Jessens schrieb er im Juli 1947, daß „von einem Portrait in diesem Fall wegen der Veränderung, Steigerung, Stilisierung kaum die Rede sein“ könne, und daß er „immer verärgert und geängstigt“ sei, wenn die Leute sagen: „Das ist Professor Jessen“[26].

Wie steht es mit dem Ort der Handlung? Im Jahre 1912 war Thomas Mann nur vier Wochen in Davos und später vermutlich auf die Auskünfte seiner Ehefrau angewiesen. Erst vom 30. Januar bis zum 3. Februar 1921 hält er sich noch einmal in Davos auf und wohnt vier Tage im damaligen „Kurhaus“. An einen Freund schreibt er aus Davos: ...„an Ort und Stelle“ ... „Es ist mehr als kurios, die Realität, nachdem man sie lange vergeistigt, wieder vor sich haben“[27]. In seinem Tagebuch notiert er: „am 2.2. ... Besuch bei Jessen ... Anschließend Spaziergang zu dem ehemaligen Sanatorium Philippi. Ganz Auge –, wie in all den Tagen“[28].

So ist die Schilderung der Landschaft recht eindeutig, wenn auch von kleinen Irrtümern nicht frei. Wir erfahren gleich auf den ersten Seiten, daß unser Held auf der Reise nach Davos ist. Die Bahnfahrt folgt heute noch der gleichen Route wie dazumal und ist genau so reizvoll. Der Zug des Ankömmlings hält in Davos-Dorf. Das Sanatorium wird als „langgestrecktes Gebäude mit Kuppelturm, das vor lauter Balkonlogen von weitem löcherig und porös wirkte wie ein Schwamm“[29] beschrieben. Kein Zweifel, daß bei der Schilderung des Gebäudes, von Weg und Gelände das frühere Sanatorium Philippi und dessen Umgebung als Vorbild dienten. Später verwischt sich die Ortsschilderung; oft geht es von der östlichen herüber auf die westliche Talseite. Aus dem Sanatorium Philippi ist die Höhenklinik Valbella, aus dem Waldsanatorium, in dem Katia Mann betreut wurde, das Waldhotel Bellevue geworden. Viele räumliche Einzelheiten des Waldsanatoriums haben in dem Roman Platz gefunden.

Physiologie und Biologie im Zauberberg

Zahlreiche Textstellen im Roman lassen erkennen, daß sich der Autor, während er den ZAUBERBERG schrieb, intensiv mit medizinischen und biologischen Studien[30, 31, 32] befaßt hat. „Angeeignetes und anverwandeltes“ Lehrbuchwissen ist in fast allen Kapiteln des „Zauberbergs“ zu finden; in zwei Unterkapiteln hat es sich konzentriert. Der Abschnitt Humaniora ist voll von physiologischen „Auskünften“; der andere, mit dem Titel Forschungen, enthält (neben Physiologischem und Anatomischem) vorwiegend biologisches Wissen. Die Quellensuche drängte sich geradezu auf; sie hat ergeben, daß sich der Autor die physiologischen und biologischen Kenntnisse, die er beim Schreiben der beiden Unterkapitel (und an vielen anderen Stellen im Roman) verwandte, aus dem Physiologie-Lehrbuch von LUDIMAR HERMANN[33 a, b, 34] und der Allgemeinen Biologie von OSKAR HERTWIG[35 a, b] angeeignet hat. Ludimar Hermann, 1838 geboren, stammte aus Berlin. 1868 ging er als Professor für Physiologie nach Zürich, 1884 nach Königsberg; dort lehrte er bis zu seinem Tode im Jahre 1914. Die Allgemeine Biologie (1920) hat einen seinerzeit bekannten Gelehrten, zum Verfasser der, 1849 geboren, ab 1888 als Professor für vergleichende Anatomie und Direktor des damals neugegründeten anatomisch-biologischen Instituts in Berlin amtete. Lassen Sie mich aus seinem Lehrbuch ein Beispiel anführen. T. M. widmet sich auf einigen Seiten der „Anatomie“; der junge Held des Romans informiert sich über das Skelett: (ich zitiere – stark gekürzt – aus dem ZAUBERBERG)

> Denn hier fand er sich aufs merkwürdigste an seinen eigentlichen [...] Beruf [...] erinnert, [...]. Um irgend etwas zu lernen [...], hatte er auf Hochschulen dies und das von Statik, von biegungsfähigen Stützen, von Belastung und von der Konstruktion als einer vorteilhaften Bewirtschaftung des mechanischen Materials gelernt. Es wäre wohl kindlich gewesen, zu meinen, daß die Ingenieurwissenschaften, die Regeln der Mechanik auf die organische Natur Anwendung gefunden hätten, aber ebensowenig konnte man sagen, daß sie davon abgeleitet worden seien.

> Sie fanden sich einfach darin wiederholt und bekräftigt. Das Prinzip des Hohlzylinders herrschte im Bau der langen Röhrenknochen dergestalt, daß mit dem genauen Minimum von solider Substanz den statischen Ansprüchen Genüge geschah. Ein Körper, hatte Hans Castorp gelernt, der den Anforderungen gemäß, die durch Zug und Druck an ihn gestellt werden sollen, nur aus Stäben und Bändern eines mechanisch brauchbaren Materials zusammengesetzt wird, kann dieselbe Belastung ertragen wie ein massiver Körper des gleiches Stoffes. [...] Der Oberschenkelknochen war ein Kran, bei dessen Konstruktion die organische Natur durch die Richtung, die sie den Knochenbälkchen gegeben, auf ein Haar die gleichen Zug- und Druckkurven ausgeführt hatte, die Hans Castorp bei der graphischen Darstellung eines so in Anspruch genommenen Gerätes korrekterweise einzutragen gehabt hätte. Er sah es mit Wohlgefallen, denn er fand sich zum Femur [...] nun schon in dreierlei Verhältnis stehen: dem lyrischen, dem medizinischen und dem technischen ...“[36]

All diese Ausführungen entstammen keineswegs einer AO-Anleitung; sie sind (mit Ausnahme der letzten Zeilen) in poetischer „Anverwandlung“, teilweise wörtlich dem 19. Kapitel des Biologie-Lehrbuches von Oskar Hertwig entnommen, der auf die „äußeren Faktoren der mechanischen Entwicklung“ eingeht und schildert, wie „Druck, Zug etc.“ auf manche Gestaltungsprozesse bei Tieren, auf Form und Anordnung der Zellen, auf die Ausbildung des Skeletts, auf alle stützenden Gewebe einen wichtigen Einfluß ausüben.[37] Hertwig garniert seinen Text mit eindrücklichen Abbildungen. Text und Abbildungen verdankt Hertwig wiederum Arbeiten von HERMANN VON MEYER aus den Jahren 1867 und 1873.

Und nun zum Hintergrund des Romans. DER ZAUBERBERG als Erziehungs- und Bildungsroman, als „Wilhelm Meisteriade“, ist so vielfältiger Natur; ich will und kann nur eingehen auf den realen Hintergrund des Sanatoriumromans: auf die Erkrankung der Ehefrau des Dichters, auf das „Tuberkuloseleiden“ Katia Manns. Schon 1960 habe ich mich (um auf Umwegen an die Kronzeugin zu gelangen) schriftlich mit einigen Fragen an die älteste Tochter Thomas und Katia Manns, ERIKA MANN, gewandt, die meinen Brief an ihre Mutter weitergegeben hatte. Meine Fragen waren liebensürdig (aber nicht sehr detailliert) beantwortet worden. Im März 1966 hatte ich das „Medizinhistorische(s) um den ZAUBERBERG“ in noch sehr unvollständiger Form zusammengetragen, anläßlich des Kongresses der Bundesärztekammer in Davos ein entsprechendes Referat gehalten und den überarbeiteten Vortrag im Deutschen Ärzteblatt[38] publiziert. Etliche Tageszeitungen hatten Auszüge veröffentlicht. Namhafte Philologen rieten mir, die Ereignisse genauer zu untersuchen und bis ins Detail auszuführen.

Ich war auf weitere Auskünfte von Katia Mann angewiesen und habe sie im August 1966 gebeten, sie besuchen zu dürfen. Im Dezember des gleichen Jahres habe ich sie in Kilchberg aufgesucht und wurde freundlich empfangen. Schon bei der Begrüßung sagte sie zu mir: „Es ist richtig, daß Sie mich besuchen, denn ohne mich wäre DER ZAUBERBERG nicht geschrieben worden“. Aus dem Besuch entwickelte sich zunächst ein Schriftverkehr. Im Frühsommer des folgenden Jahres rief sie mich aus Klosters an, bat mich um meinen medizinischen Rat, machte der Klinik und später meiner Familie einen Besuch. Im März 1968 war sie erneut in Klosters. Damals habe ich einen „Besuch der alten Dame“ angeregt und für diesen Plan den damaligen

Landammann und den Direktor des Kurvereins gewinnen können. (Mit dem ZAUBERBERG waren beide nicht recht vertraut). Das war vor 26 Jahren. Katia Mann besuchte (fast 85jährig) ihre ehemalige Leidensstätte, das frühere Waldsanatorium in Davos Platz. Schöne Stunden und ein einzigartiges literarisches Ereignis, da die Leidensgeschichte des jungen Helden im Roman in vielen Einzelheiten der Krankengeschichte Katia Manns entspricht. Es war: „HANS CASTORP in Davos". Presse und Fernsehen waren aufgeboten worden. Über den amüsanten und versöhnlichen Besuch wurde vielerorts berichtet.[39]

1967 hatte ich bei der damals 84jährigen Katia Mann eine Lungenübersichtsaufnahme anfertigen lassen. Von alten tuberkulösen Veränderungen keine Spur. Das hatte mich verwundert. Verkalkung nur – wie man es häufig bei älteren Menschen sieht – in den Tracheal- und tief hinabreichend in den Bronchialknorpeln. Nun – es gibt auch tuberkulöse Infiltrate, die ohne Chemotherapie vollständig ausheilten. Im April 1970 erhielt ich von ihr einen ungewöhnlich dicken und gewichtigen Brief, den ich voller Neugier öffnete. Er enthielt *„in einem gefütterten Briefumschlag"* – so wird es auch im Zauberberg beschrieben[40] – drei alte kleinformatige Röntgenbilder, zumindest zwei davon aus dem Jahre 1912, 9 x 12 cm groß; Sie können sich meine Überraschung vorstellen. Denn kein Zweifel! Ich hielt ein Zeugnis des Jahres 1912, einen Beweis für den Hintergrund, für den Ursprung eines Romans der Weltliteratur, das Vorbild für das „gläserne Angebinde" Hans Castorps in Händen. Aber damit kein Ende, denn Katia Mann schrieb dazu:

„Anbei schicke ich Ihnen ein drolliges Kuriosum, eine Röntgenaufnahme aus dem Jahre 1912. Sie können sie ja mit der von Ihnen hergestellten vergleichen. Ich hatte immer den Verdacht, daß sie keinerlei bedeutende Defekte aufweist."

Fürwahr, das traf zu. Es war nicht ein, es waren drei Bilder, eins davon zerbrochen, alle technisch einwandfrei und durchaus beurteilbar. Ich habe mich bedankt und mitgeteilt, daß die Röntgenbilder wie auch das im Jahre 1967 angefertigte Röntgenbild keine pathologischen Veränderungen aufweisen und daß es für einen Arzt ein zwar seltsames, aber doch beruhigendes Gefühl sei, daß aus einer Fehldiagnose auch einmal ein literarisches Meisterwerk wie der ZAUBERBERG entstehen könne.

Beim Betrachten der Bilder drängten sich natürlich zahlreiche Fragen auf. Welchen Verdacht haben die behandelnden Ärzte, die namhaften Münchener Professoren FRIEDRICH VON MÜLLER und VON ROMBERG geäußert? Was hat der kundige Jessen zu dem Befund gesagt? Eine Kurdauer von 6 Monaten erscheint aus heutiger Sicht kaum gerechtfertigt. Wie war es gelungen, die alten Röntgenbilder zu erhalten? Diese und ähnliche Fragen habe ich Frau Katia Mann vorgelegt; bereitwillig antwortete sie mir und schrieb u.a.:

„Wieso jenes Bild bei den vielen Ortswechseln von Kontinent zu Kontinent erhalten blieb, während vieles Wertvollere abhanden kam, läßt sich nicht erklären; unsere Haushälterin, der es noch gelang, uns verschiedene Habe aus München nach Küssnacht zu schicken, hat es eben rein zufällig gefunden und beigelegt und ebenso zufällig hat es uns auf allen folgendem Umzügen begleitet. Daß meine Aufenthalte in Davos und Arosa auf einer Fehldiagnose beruhten (und somit auch DER ZAUBERBERG) kann man wohl nicht sagen. Ich war tatsächlich nicht ganz gesund, fiel aus einer schweren Bronchitis in die andere, hatte ständig erhöhte Temperaturen und nahm ab".

Bei einer Symptomatik dieser Art wurde vor mehr als 70 Jahren vorwiegend an die Tuberkulose gedacht und so auch bei Katia Mann. Und wenn man es sich leisten konnte, wurde man für einige Monate nach Davos oder Arosa geschickt. Die Tagebücher 1918–1921 Thomas Manns enthalten viele Anspielungen auf die Diagnose. Der Arzt hört etwas „rechts oben". Immer wieder werden Sputumuntersuchungen veranlaßt. Mit der uns heute zur Verfügung stehenden Diagnostik wäre man wahrscheinlich zum Schluß gekommen, daß es sich um eine Neigung zu immer wiederkehrenden heftigen katarrhalischen Affektionen (vermutlich ausgehend von den Nasennebenhöhlen) gehandelt hat, die die Patientin nicht gehindert, vielleicht sogar befähigt haben, das mehr als biblische Alter von 97 Jahren zu erreichen. Sie überlebte ihren Mann um 25 Jahre. An einer manifesten Tuberkulose hat Katia Mann nicht gelitten. Und mag es auch kurios klingen: DER ZAUBERBERG ist das Resultat einer übervorsorglichen, einer Verdachts-, einer Fehldiagnose. Aus ärztlicher Sicht besteht daran kein Zweifel.

Zitiert wird nach

Thomas MANN, Gesammelte Werke in dreizehn Bänden, Frankfurt am Main: S. Fischer 1974 [Thomas MANN, Ges. Werke; Band, Seitenzahl]

Thomas MANN, Tagebücher 1918–1921, Frankfurt am Main, S. Fischer Verlag 1979 [Thomas MANN, TB, Datum]

Thomas MANN an Ernst Bertram, 1910–1955, Verlag Günther Neske 1960 [Art der Mitteilung, Datum, B/Seitenzahl]

Katia MANN, Meine ungeschriebenen Memoiren; S. Fischer Verlag, Frankfurt a. M. (1974) [Katia MANN, Memoiren, Seitenzahl]

Zitate

1. Postkarte an E. Bertram vom 6. XII. 1924, B/S. 152
2. Brief an E. Bertram vom 4. II. 1925, B/S. 155
3. Turban, Karl; Paralipomena der Tuberkuloseforschung. Davoser Ferienkurs 1926. Münch. med. Wschr., Nr. 33 (1927) (siehe auch: Turban K, Lebenskampf, Die Selbstbiographie eines Arztes, S. 50, Praktische Tuberkulose-Bücherei, Georg Thieme Verlag, Leipzig (1935)
4. Thomas MANN, Ges. Werke XI, 613
5. Thomas MANN, Vom Geist der Medizin. Offener Brief an den Herausgeber der Deutschen Medizinischen Wochenschrift über den Roman „Der Zauberberg". Dtsch. med. Wschr. 51 (1925), 1205
6. Thomas MANN, Ges. Werke XI, 596
7. Fremden-Liste der Davoser Blätter vom 15. März ff.; 41 Jg. (1912)
8. Katia MANN, Memoiren, Seite 78
9. Thomas MANN, Ges. Werke XI, 604
10. Thomas MANN, Ges. Werke XI, 603
11. Die Briefe Thomas MANNs, Regesten und Register; Band I 1889–1933, 1912, Brief an Hans von Hülsen; S. 149; 12/29
12. Katia MANN, Memoiren; Seite 81
13. Fremden-Liste der Davoser Blätter vom 22. März 1912

14. Thomas MANN, Ges. Werke III, 576
15. Thomas MANN, Ges. Werke III, 301–307
16. Thomas MANN, Ges. Werke III, 112
17. Thomas MANN, Ges. Werke III, 337
18. Thomas MANN, Ges. Werke III, 604
19. Thomas MANN, Ges. Werke III, 485
20. Thomas MANN, Ges. Werke III, 604
21. Thomas MANN, Ges. Werke III, 540
22. a) Thomas MANN, Ges. Werke III, 125; b) Christoph Mörgeli, Ein Fieberthermometer in der Weltliteratur; SWISS MED 10 (1988) Nr. 3, S. 31 ff.; c) Geschäftsbericht von C. Fr. Hausmann, St. Gallen, 1896; II. Jahrgang, Nr. 5, S. 36 und 37: Ein stummer Thermometer [sic] nach Dr. A. Mercier
23. Katia MANN, Memoiren; Seite 79/80
24. Christian Virchow; Geheimrat Professor Dr. Friedrich Jessen und „Der Zauberberg"; Davoser Revue; 69 Jg., Nr. 3, 1994, S. 28–43
25. Dtsch. med. Wschr. 51 (1925), 1205 u. Thomas MANN, Ges. Werke XI, 592 (sh. 5.)
26. Brief vom 15. VII. 1947 an Dr. Sydney Jessen, in Privatbesitz, (siehe auch Regesten und Register Band IV, Nachträge, N 47/7)
27. Ansichtskarten an Ernst Bertram vom 1. II. 1921, B/S. 95
28. Thomas MANN, TB vom 6.2.1921
29. Thomas MANN, Ges. Werke III, 17
30. Christoph Schmidt, „... das Urtier, die Gastrula... Grundform der fleischgetragenen Schönheit"; Wirkendes Wort, Düsseldorf, 1987, Jg. 37, 6, S. 357–360
31. Manfred Eigen, „Stufen zum Leben", Serie Piper, Band 765, 1. Aufl. 1987, S. 10–13
32. Hans Wolfgang Bellwinkel, „Naturwissenschaftliche Themen im Werk von Thomas MANN"; Naturwissenschaftliche Rundschau, 1992, 45. Jg., 5, S. 174–183
33. a) Ludimar Hermann, Physiologie-Lehrbuch, 14. Aufl., Verlag von August Hirschwald, Berlin (1910); b) sh. auch Thomas MANN, TB vom 1. VIII. 1920
34. Christian Virchow, Medizin und Biologie in Thomas MANNs Roman „Der Zauberberg". Über physiologische und biologische Quellen des Autors. Erscheint in Thomas MANN-Studien, Vittorio Klosterman Verlag, Frankfurt am Main, 1955
35. a) Oskar Hertwig, Allgemeine Biologie, Fünfte verbesserte und erweiterte Auflage; Verlag von Gustav Fischer, Jena (1920); b) sh. auch Thomas MANN, TB vom 14. VII. u. 8. VIII. 1920
36. Thomas MANN, Ges. Werke III, 390/391
37. Oskar Hertwig, Allgemeine Biologie, 5. Aufl.; Kap. 19, S. 574–576 (sh. auch 35.)
38. Christian Virchow, Geschichten um den „Zauberberg", Dtsch. Ärzteblatt H.5, S. 263–265, und H. 6, S. 316–319; Deutsche Ärzte Verlag, Köln-Berlin, Febr. 1967
39. Christian Virchow, Wiedersehen mit dem „Zauberberg", Dtsch. Ärzteblatt, 67 Jg. Heft 1, S. 61–65; Deutsche Ärzte Verlag, Köln-Berlin, Januar 1970
40. Thomas MANN, Ges. Werke III, 540

Der Präsident

Lieber Herr Virchow, eigentlich habe ich diesem Applaus nichts mehr hinzufügen, denn er belegt, mit wie großem Genuß wir alle Ihre Ausführungen gehört haben. Ich kann mich eigentlich nicht daran erinnern, einmal so genußvoll meine Bildung erweitert zu haben. Auch meine Freunde haben Recht behalten. Es kann eigentlich dem Kongreß nicht mehr viel passieren. Durch Ihren Vortrag wird er allseits in bester Erinnerung bleiben. Dafür bedanke ich mich sehr herzlich bei Ihnen.

I. Kriterien und Verläufe der nicht operativ abwartenden Therapie von Verletzungen der Körperhöhlen und des Schädels

Vorsitz: O. Trentz, Zürich; K. H. Jungbluth, Hamburg

Stellenwert der Laparoskopie in der Diagnostik und Therapie des traumatisierten Abdomens

E. Eypasch, B. Bouillon, T. Tiling und H. Troidl

Kliniken der Stadt Köln, Chirurgische Klinik, Ostmerheimer Straße 200, D-51109 Köln

Amerikanische Chirurgen, die sich mit der Laparoskopie beim stumpfen und scharfen Bauchtrauma beschäftigt haben, kommen zu eher skeptischen Beurteilungen: Ivaturi warnt, daß Hohlorganverletzungen nicht erkennbar sind [7], Ochsener hält sie für ein Spielzeug, das die Chirurgen schnell wieder fallen lassen werden [10], Salvino sieht keinen Vorteil gegenüber der Peritoneallavage [13] und Frame [4] hält die Laparaskopie beim Bauchtrauma für überfordert. Der Hintergrund, auf dem die Laparoskopie beim stumpfen Bauchtrauma kritisch betrachtet werden muß, ist durch folgende Fakten charakterisiert:

1. Zur Epidemiologie und zum Verletzungsmuster beim Bauchtrauma liegen Studien mit großen Serien von Patienten sowohl aus dem deutschsprachigen Raum als auch aus den USA vor [1, 5–9, 11, 14].
2. Lavage und Ultraschall gelten als fest etablierte Verfahren [6, 11, 14–16].
3. Die Ultraschalluntersuchungen werden in amerikanischen und französischen Serien nicht in das diagnostische Konzept beim stumpfen Bauchtrauma eingebaut, weil die dortigen Chirurgen dieses Verfahren nicht beherrschen und aus organisatorischen Gründen nicht ausüben.

Stumpfes Bauchtrauma und Ultraschalluntersuchung

In zahlreichen großen Serien ist die Brauchbarkeit der Ultraschalluntersuchung beim stumpfen Bauchtrauma für die Erkennung von freier intraabdomineller Flüssigkeit dokumentiert (Tabelle 1). Je nach Selektionskriterien, die zur Einlieferung der Patienten in die jeweiligen Kliniken führen, haben zwischen 50 und 92% der Patienten keine freie Flüssigkeit im Bauch und damit zunächst keinen weiteren therapiebedürftigen Befund. Andererseits zeigen 8 bis 50% der Patienten freie intraabdominelle

Hefte zu „Der Unfallchirurg", Heft 249
Zusammengestellt von K. E. Rehm

Tabelle 1. Ergebnisse der Ultraschalluntersuchung beim stumpfen Bauchtrauma

Autor	Jahr	N	Prävalenz fr. Flüssigkeit	Negativer Befund	Laparotomie
Tiling	1989	808	12%	88%	13%
Grüessner	1989	71	49%	51%	49%
Hoffmann	1993	291	40%	60%	40%
Röthlin	1992	312	17%	83%	9%
Tso	1992	163	8%	92%	11%

Tabelle 2. Häufigkeit von Abdominalorganverletzungen beim stumpfen Bauchtrauma Befunde bei der Laparotomie in % der Patienten (n = 217)

Autor	Leber	Milz	Pankreas	Darm	Zwerchfell
Tiling	40	70	5	50	5
Grüessner	8	10	5	10	–
Hoffmann	37	71	2	7	3
Röthlin	25	63	–	20	5

Flüssigkeit, die in der großen Zahl der Fälle einer operativen Behandlung bedarf. Einzelne kleine Leber- oder Milzeinrisse können konservativ behandelt werden [5, 6, 11, 14–16].

Die Tabelle 2 zeigt, daß es sich bei den intraabdominellen Verletzungen im wesentlichen um Rupturen von Parenchymorganen (Leber, Milz) und nur in selteren Fällen um Verletzungen des Pankreas, des Dünn-, Dickdarms oder Magens sowie um Zwerchfellverletzungen handelt. Das Resümee dieser Studien ist, daß die Ultraschalluntersuchung eine Sensitivität von 81–100%, eine Spezifität von 97–100% sowie hohe positive und negative Vorhersage von 95% für das Kriterium freie Flüssigkeit hat. Intraabdominelle oder retroperitoneale Organverletzungen können jedoch nicht mit derartiger Genauigkeit erkannt werden.

Laparoskopie beim Bauchtrauma

Aufgrund der weiten Verbreitung der Ultraschalluntersuchung finden sich zur Zeit keine deutschen Studien über Laparoskopien beim Bauchtrauma. Es muß daher auf die englische Literatur zurückgegriffen werden, die in der Tabelle 3 dargestellt ist. Während die meisten Autoren den klinischen Verlauf zur Validierung des Laparoskopiebefundes einsetzen, benutzen Cuschieri [2] und Salvino [13] die Lavage in der Kontrollgruppe ihrer Studien. Berci, Wood und Salvino [1, 13, 17] führen sog. Minilaparoskopien mit 5 mm Trokaren und Optiken in Lokalanästhesie sowie unter intravenöser Sedierung durch. Die Untersuchungen finden im Aufwachraum oder in der chirurgischen Ambulanz statt. Die anderen Autoren praktizieren die Laparoskopie in

Tabelle 3. Studien zur Laparoskopie beim Bauchtrauma

Autor	Jahr	N	Negativer Befund [%]	Referenz-Methode	Laparotomie [%]	Technik
Berci	1983	106	54	Klinik	21	Minialap., Lok, Sed.
Wood	1988	150	53	Klinik	21	Minial., Lok., Sed.
Cuschieri	1988	55	49	Lavage	43	Minial., Lok., Sed.
Livingston	1992	39	25	Klinik	75	Laparosk., Vollnarkose
Salvino	1992	75	56	Lavage	13	Lap., Lok., Vollnarkose
Ivatury	1993	100	43	Klinik	54	Laparosk., Vollnarkose
Rossi	1993	30	30	Klinik	100	Laparosk., Vollnarkose

Minilap., Minilaparoskopie; Lok., Lokalanästhesie; Sed., Sedierung; Laparosk., Laparoskopie.

Vollnarkose über 10 mm Trokare und Optiken, die durch den Nabel eingeführt werden. Abhängig vom Design wurden in den Studien zwischen 13 und 100% der Patienten nach Durchführung der Laparoskopie dann auch laparotomiert. Die Aufschlüsselung der Ergebnisse der Laparoskopien nach Organen bzw. Regionen gestattet eine differenzierte Analyse (Tabelle 4).

Leberverletzungen

Leberverletzungen fanden sich in den Laparoskopieserien in ähnlicher Prävalenz wie bei den großen Ultraschallserien. Sämtliche Autoren kommentierten, daß eine Inspektion der Leberverletzung sowie eine Beurteilung der Blutungsdynamik durch die Laparoskopie möglich seien und daß gegebenenfalls die Indikationen zur Laparotomie gestellt werden kann.

Milzverletzungen

Im Gegensatz zu den Ultraschallserien (Tabelle 2), wo sich Milzverletzungen bei 10–70% der Patienten fanden, traten diese in den Laparoskopieserien nur bei bis zu 10% der Patienten auf. Dieses Ergebnis könnte dadurch bedingt sein, daß die Patienten mit einer klinisch relevanten, blutenden Milzruptur zu instabil waren, um eine Laparoskopie zu tolerieren.

Wie bei den Leberverletzungen kommentierten sämtliche Autoren, daß laparoskopisch die Inspektion einer kleinen blutenden Milzverletzung möglich sei und daß gegebenenfalls eine Indikation zur Laparotomie gestellt werden könnte. Livingston berichtet, daß sämtliche drei Milzverletzungen aufgrund der verdeckten Lage der Milz im linken Oberbauch nicht erkannt werden konnten [8].

Tabelle 4. Diagnostische Ergebnisse der Laparoskopie beim Bauchtrauma

	Prävalenz[a]	Ergebnis und Kommentar
Milzverletzungen		
Berci/Woo	10/106	Insp., Dynamik, Indikation zur Laparotomie
Cuschieri	3/ 29	Insp., Dynamik, Indikation zur Laparotomie
Livingston	3/ 39	*3 Läsionen nicht erkannt!*
Salvino	2/ 75	Insp., Dynamik, Indikation zur Laparotomie
Ivatury	3/ 100	Insp., Dynamik, Indikation zur Laparotomie
Rossi	1/ 30	Obligate Laparotomie
Leberverletzungen		
Berci/Wood	7/106	Insp., Dynamik, Indikation zur Laparotomie
Cuschieri	6/ 29	Insp., Dynamik, Indikation zur Laparotomie
Livingston	10/ 39	*2 Läsionen nicht erkannt!*
Salvino	20/100	Insp., Dynamik, Indikation zur Laparotomie
Rossi	9/ 30	*1 Läsion nicht erkannt!*
Magen,-Dünn-, Dickdarmverletzungen		
Berci/Wood	4/106	„Keine Diagnose möglich!"
Cuschieri	1/ 29	„Sicherer Ausschluß möglich"?
Livingston	11/ 39	*6 Läsionen nicht erkannt!* (Dünndarm: 4, Colon: 1, Appendix: 1)
Salvino	5/ 75	5 Läsionen nicht erkannt
Ivatury	10/100	*10 Läsionen nicht erkannt!* (Magen: 4, Dünndarm: 4, Colon: 2)
Rossi	18/ 30	*2 Läsionen nicht erkannt!* (Magen, Dünndarm) 16 Läsionen erkannt!
Retroperitonealverletzungen		
Berci/Wood	7/106	7 Retroperitonealhämatomie erkannt
Cuschieri	0/ 29	–
Livingston	2/ 39	1 Nieren, u. 1 Blasenverletzung erkannt
Salvino	1/ 75	1 Retroperitonealhämatom erkannt
Ivatury	7/100	7 Retroperitonealhämatome erkannt
Rossi	6/ 30	Pankreas (2): *1 Läsion nicht erkannt!* Duodenum (2): *1 Läsion nicht erkannt!* Ureter, Blase (4): *2 Läs. nicht erkannt!*
Zwerchfellverletzungen		
Berci/Wood	–	–
Cuschierie	–	–
Livingston	3/ 39	3 Läsionen erkannt
Salvino	6/ 75	6 Läsionen erkannt; 3 Läs. unerwartet!
Ivatury	17/100	17 Läsionen erkannt; 14 Läs. unerwartet!
Rossi	2/ 30	2 Läsionen erkannt

Insp., Inspektion; Dyn., Dynamik der Blutung; Läs., Läsion; [a] Anzahl der Patienten.

Retroperitoneale Verletzungen

Retroperitoneale Verletzungen waren in den Laparoskopieserien in bis zu 10% der Fälle vorhanden. Während Berci, Livingston, Salvino und Ivatori die seltenen Verletzungen an ihren retroperitonealen Hämatomen erkannten [1, 7, 8, 13], berichtete Rossi, daß er eine Pankreasverletzung, eine Duodenalverletzung sowie Ureter- und Blasenverletzungen im Retroperitoneum laparoskopisch nicht erkennen konnte [12]. Die Autoren bezweifeln daher die Eignung dieses Verfahrens speziell für die retroperitonealen Verletzungen.

Hohlorganverletzungen: Magen, Dünn- und Dickdarm

Je nach Selektion des Patientengutes kamen Hohlorganverletzungen in 4–60% der Patienten mit Bauchtraumen vor. Mit der Minilaparoskopietechnik hält Berci es für nicht möglich, Hohlorganverletzungen sicher zu erkennen [1]. Livingston berichtet über 6 unerkannte Darmläsionen [8]. In die gleichen Richtungen gehen Mitteilungen von Ivatur [7], der insgesamt zehn Verletzungen an Magen, Dünndarm oder Kolon nicht erkannte sowie von Rossi, der zwei Magen- und Dünndarmverletzungen in seiner Studie laparoskopisch übersah [12]. Diese übersehbare Schwäche der Laparoskopie muß jedoch durch die Mitteilung der Autoren kommentiert werden, daß sobald laparoskopisch eine offensichtliche Indikation zur Laparotomie gestellt wurde, auf eine weitere komplette Revision des gesamten Abdomens verzichtet wurde.

Zwerchfellverletzungen

Im Gegensatz zur Situation bei den Hohlorganverletzungen zeigte die Laparoskopie ihre klare Eignung zur Erkennung von Zwerchfellverletzungen. Während Salvino in seiner Studie alle 6 Zwerchfellläsionen eindeutig erkannte – die Lavage hatte 3 Läsionen unerkannt gelassen [13] –, konnte Ivaturi 17 Zwerchfellläsionen feststellen, von denen er 14 klinisch und aufgrund der bildgebenden Untersuchungen nicht erwartet hatte [7].

Eigenes diagnostisches Vorgehen und Ergebnisse

An unserer Klinik führen wir bei Patienten mit stumpfem und spitzem Bauchtrauma als Screeningmethode die Ultraschalluntersuchung durch [14]. Ergibt sich auch bei der wiederholten Ultraschalluntersuchung nur eine geringe Menge freier Flüssigkeit im Bauch, erfolgt als nächster diagnostischer Schritt die Computertomographie zur Feststellung von Organverletzungen. Kommt es im weiteren Verlauf unter regelmäßigen Ultraschallkontrollen, aber bei hämodynamisch stabilem Patienten zur Ansammlung von Flüssigkeit im Abdomen, so wird diese gezielt punktiert und auf Amylase und Lipase, Blutzellen sowie Pflanzenstoffe untersucht, um Magen-, Darm- und Parenchymorganverletzungen zu erkennen.

Mit dieser Strategie haben wir seit 1983 über 1000 Traumapatienten behandelt. In einer prospektiven Datensammlung im Jahr 1987 wurden 9 Patienten mit Darmverletzungen aus einem Kollektiv von 612 Traumpatienten erfaßt. Sämtliche 9 Patienten wurden unter der Indikation Blutung sofort notfallmäßig laparotomiert und wiesen weitere Verletzungen an Magen, Dünn- und Dickdarm sowie Milz und Pankreas auf. Daher stellten die Magen-Darm-Verletzungen im Rahmen des Polytrauma-Verletzungsmusters bei diesen Patienten kein diagnostisches Problem dar, wenn sie unter der Indikation Blutung im Bauchraum operiert wurden.

Parallel dazu haben wir im vergangenen 10-Jahres-Zeitraum 3 Patienten gesehen, die ein Bauchtrauma mit einer isolierten Dünndarmverletzung erlitten hatten. Diese Patienten wurden nicht notfallmäßig wegen einer Blutung laparotomiert. Sämtliche 3 Patienten fielen im weiteren Verlauf durch die Entwicklung eines akuten Abdomens auf und durch ultraschall-gezielte Punktion konnte Flüssigkeit zur Untersuchung gewonnen werden. Die 3 Patienten wurden laparotomiert und die Dünndarmrupturen wurden teils durch Naht, teils durch Resektion behandelt.

Zusammenfassung

Die Laparoskopie beim Bauchtrauma steckt eher noch in der Entwicklung, zumal sich auch trotz großer Erfahrungen bei anderen endoskopischen Operationen die meisten Operateure noch in der Lernkurve befinden. Der Gebrauch der Laparoskopie wird im deutschsprachigen Raum eingeschränkt durch das verbreitete, geeignete und nicht-invasive Screeningverfahren des Ultraschalls.

Differenziert nach den Organverletzungen ergibt sich eine deutliche Schwäche der Laparoskopie beim stumpfen oder scharfen Bauchtrauma für Hohlorgan- und Retroperitonealverletzungen, bei einer Eignung des Verfahrens zum Nachweis oder Ausschluß von Zwerchfellverletzungen.

Weitere in dieser Arbeit nicht diskutierte und noch durch Studien zu klärende Aspekte sind die hämodynamischen und respiratorischen Konsequenzen der Laparoskopie eines instabilen traumatisierten Patienten.

Die Laparoskopie eignet sich weniger als Screeningverfahren zur Beurteilung großer Patientenzahlen, hat jedoch ihren Platz bei umschriebenen abdominellen oder caudalen thorakalen Stichverletzungen zum Ausschluß einer Peritonealeröffnung und bei Verdacht auf Zwerchfellverletzungen. Die Patienten mit Hinweisen für eine Zwerchfellruptur (Beckenfraktur, unklarer Thorax-Röntgenbefund oder unklarer Ultraschallbefund) sollten schon heute eher großzügig laparoskopiert werden.

Literatur

1. Berci G, Dunkelman D, Michel SL, Sanders G, Wahlstrom E, Morgenstern L (1983) Emergency minilaparoscopy in abdominal trauma. Am J Surg 146:261–265
2. Cuschieri A, Hennessy TPJ, Stephens RB, Berci G (1988) Diagnosis of significant abdominal trauma after road traffic accidents: preliminary results of a multicentre trial comparing minilaparoscopy with peritoneal lavage. Ann Royal Coll Surg Engl 70:153–155

3. Federle MP, Crass RA, Jeffrey RB, Trunkey DD (1982) Computed tomography in blunt abdominal trauma. Arch Surg 117:645–650
4. Frame S Diskussion bei Salvino CK, Esposito TJ, Marshall WJ, Dries DJ, Morris RC, Gamelli RL (1993) The role of diagnostic laparoscopy in the management of trauma: a preliminary assessment. J Trauma 34:506–515
5. Grüessner R, Mentges B, Düber C, Rückert K, Rothmund M (1989) Sonography versus peritoneal lavage in blunt abdominal trauma. J Trauma 29:242–244
6. Hoffmann R, Nerlich M, Muggia-Sullam M, Pohlemann T et al. (1992) Blunt abdominal trauma in cases of multiple trauma evaluated by ultrasonography: a prospective analysis of 291 patients. J Trauma 32:452–458
7. Ivatury RR, Simon RJ, Stahl WM (1993) A critical evaluation of laparoscopy in penetrating abdominal trauma. J Trauma 34:822–828
8. Livingston DL, Tortella BJ, Blackwood J, Machiedo GW, Rush BF (1992) The role of laparoscopy in abdominal trauma. J Trauma 33:471–475
9. McAnena Moore EE, Marx JA (1990) Initial evaluation of the patient with blunt abdominal trauma. Surg Clin North Am 70:495–515
10. Ochsner MG, Rozycki GS, Lucente F, Wherry CD, Champion HR (1992) Prospective evaluation of thoracoscopy for diagnosing diaphragmatic injury in thoracoabdominal trauma: a preliminary report. J Trauma 34:704–710
11. Roethlin MA, Näf R, Amgwerd M, Candinas D, Frick T, Trentz O (1993) Ultrasound in blunt abdominal trauma. J Trauma 34:488–495
12. Rossi P, Mullins D, Thal E (1993) Role of laparoscopy in the evaluation of blunt abdominal trauma. Am J Surg 166:707–711
13. Salvino CK, Esposito TJ, Marshall WJ, Dries DJ, Morris RC, Gamelli RL (1993) The role of diagnostic laparoscopy in the management of trauma: a preliminary assessment. J Trauma 34:506–515
14. Tiling T, Bouillon B, Schmid A, Schweins M, Steffens H (1989) Ultrasound in blunt abdominal trauma. In: Border JR, Allgöwer M, Hansen ST Hrsg. (1990) Blunt multiple trauma Marcel Dekker Inc New York 1990, S. 415–433
15. Tso P, Rodriguez A, Cooper C, Militello P et al. (1992) Sonography in blunt abdominal trauma: a preliminary progress report. J Trauma 33:39–44
16. Waydhas C, Nast-Kolb D, Blahs U, Pfeifer KJ, Schweiberer L (1991) Abdominelle Sonographie versus Peritoneallavage in der Schockraumdiagnostik des Polytrauma. Chirurg 62:789–793
17. Wood D, Berci G, Morgenstern L, Paz-Partlow M (1988) Minilaparoscopy in blunt abdominal trauma. Surg Endosc 2:184–189

II. Komplikationen der Kallusdistraktion

Vorsitz: D. Wolter, Hamburg; G. Muhr, Bochum

Das Verfahren der Kallusdistraktion – eine neue Methode? Zur Geschichte der Extremitätenverlängerung und ihren Komplikationen

M. Wiedemann

Klinik für Unfall- und Wiederherstellungschirurgie, Zentralklinikum Augsburg, Stenglinstraße 2, D-86156 Augsburg

Die Geschichte der Kallusdistraktion ist vor allem die Geschichte der Verlängerungsoperationen nach Kriegsverletzungen, deform verheilten Oberschenkelfrakturen und Folgezuständen bei Poliomyelitis. Sie wurde geschrieben von Männern, die sich in bewundernswerter Art und Weise gegen den herrschenden chirurgischen, ja gesellschaftlichen Zeitgeist aufgelehnt haben und sich auch von zahlreichen, teilweise fatalen Rückschlägen nicht entmutigen ließen. Obwohl oft scharf von ihren Kollegen kritisiert, blieben doch einige dem noch unvollkommenen und in vielen Grundzügen unverstandenen Verfahren treu und ermöglichten so späteren Generationen mit deren weitaus besseren Möglichkeiten in einer besseren Zeit eine erfolgreiche Renaissance der faszinierenden Methode.

Das Primat der Behandlung in den ersten Jahrzehnten unseres Jahrhunderts lag in der absolut erreichbaren Verlängerung und den dabei auftretenden Veränderungen an Muskel, Gelenk, Nerv oder Gefäß. Die Abläufe in der interossären Zone wurden zwar registriert, aber die herrschenden Gesetze lange Zeit nicht erkannt. Lediglich Einzelbeobachtungen weisen auf eine bereits vorhandene Kenntnis biologischer Grundlagen hin. Die verfügbaren Arbeiten zeugen außerdem offen oder zwischen den Zeilen nicht nur vom Kampf der Behandler mit einer riskanten Operationstechnik oder dem Verlängerungsverfahren. Sie lassen auch das Leid vieler Patienten erahnen, die neben den – für heutige Vorstellung – erduldeten Foltermethoden allzuoft nach Behandlung deutlich schlechter dran waren als vorher.

In der frühen Phase verhinderte der schwierige Erfahrungsaustausch der Chirurgen eine suffiziente Entwicklung des Verfahrens. So waren eigentlich alle wirkenden Prinzipien in den dreißiger Jahren bekannt, das Wissen allerdings in Einzelportionen über die Zentren in Amerika, England, Deutschland, Italien und Frankreich verstreut. Erst in den fünfziger Jahren – Handlungsbedarf war durch die Invaliden des 2. Welt-

Hefte zu „Der Unfallchirurg“, Heft 249
Zusammengestellt von K. E. Rehm

krieges gegeben – gelang eine Gesamtschau der Dinge, allerdings in einem Sprachraum, der damals für die westliche Medizin unerreichbar war, so daß diese weitere dreißig Jahre warten mußten, bis die Kallusdistraktion ihren weltweiten Siegeszug antreten konnte.

Die Geschichte der Beinverlängerungen reicht bis ins letzte Jahrhundert zurück. So liest man bereits bei v. LANGENBECK 1869, HOPKINS und PENROSE 1889 und v. EISELSBERG 1897 über verschiedene Techniken, wobei es sich nach heutigem Verständnis meist um einzeitige Verlängerungsosteotomien handelte.

Wichtigster Ausgangspunkt für die moderne Verlängerungsbehandlung ist A. CODIVILLA aus Bologna, der erstmalig am 8. Juni 1904 im englischen Sprachraum (in Atlantic City) über sein Verfahren berichtete. In der Originalarbeit beschrieb er einen Nagelzuggipsverband, mittels dem er Patienten mit Coxa vara operativ behandelte (Abb. 1). Er bezeichnete das Verfahren als kontinuierliche Extension, es ist nach heutigem Verständnis jedoch eine ein- oder mehrzeitige Verlängerung. Zuerst wurde ein 5–6 mm dicker Nagel quer durch die Hacke getrieben, anschließend an diesem auf einem Schede – Eschbaumschen Extensionstisch durch intensive Kraftanwendung ein plötzlicher einmaliger Zug (25–75 kg) auf die schräge Meisselosteotomie in Femurschaftmitte ausgeübt. Der Patient wurde dann in einem zirkulären Thorax-, Becken-, Beingips fixiert, wobei der Fersenbeinnagel mittels zweier Metallbänder im Gips integriert war. Bei nicht ausreichender Verlängerung wurde der Gips auf Osteotomiehöhe durchtrennt und eventuell mehrfach (mit oder ohne Narkose) eine brüske Traktion ausgeübt. Der Fersenbeinnagel wurde nach 30 Tagen entfernt. Bei einmaliger Verlängerung (um bis zu 8 cm) wurden erhebliche nervale Schäden, sowie langdauernde nicht beherrschbare Krämpfe „wie beim Status epilepticus" beobachtet.

Der entscheidende Impuls Codivillas war die Traktionsübung mittels Fersenbeinnagel, womit zum einen eine große Kraft ausgübt, zum anderen die Nachteile der bisherigen Gipsextensionen (Kompressionsnekrosen an Knöchel und Rist) vermieden werden konnten. Ilizarov schrieb später, daß alle folgenden Arbeiten Modifikationen dieser – für unsere heutigen Vorstellungen – unbiologischen Technik von Codivilla darstellten. Die Idee hinter allem bliebe die gleiche. Codivillas Hauptanliegen bestand darin, die Widerstände der Weichteile überwinden zu können, ohne funktionelle

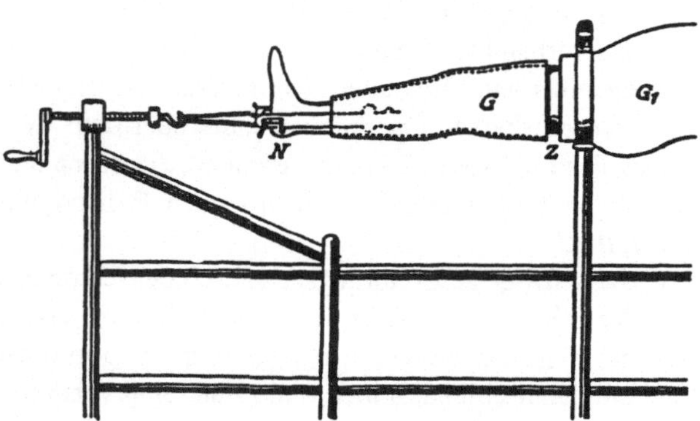

Abb. 1. Fersen-Nagelzuggipsverband nach Codicilla 1904

Nachteile herbeizuführen. Ihn beschäftigte die Antwort normalen Muskelgewebes auf graduelle Distraktion.

„The treatment by the surgeons of these cases has been determined rather by matter of habit, than by the exigencies required, as scientifically proved. It is now time that we should earnestly endeavour to free ourselves from blind and empiric custom, and discover the means of lenghtening the tissues to their greatest possible extent, while compatible with the maintenance of their physiologic functions. Even admitting that we possessed the knowledge which at present we have not, practically, we could not solve the problem with mathematical accuracy ... but we might at any rate arrive at some conclusion, which would serve to guide us, and help us to emerge from the darkness and uncertainity in which we at present are."

In den folgenden Jahren wurde Codivilla's Methode in Europa und Amerika bekannt und angewendet. Der erste Bericht über ein experimentelle Arbeit findet sich bei Paul B. MAGNUSON aus Chicago 1908, der an Hunden erfolgreich demonstrierte, daß eine einmalige Verlängerung von 5–7,5 cm ohne Schaden für die Weichteile durchgeführt werden kann. Magnuson selbst führte in den folgenden Jahren 14 Verlängerunsoperationen durch, wobei seine Patienten vor allem jung und bei bester Kondition sein mußten. Er beschrieb bei allen Patienten eine starke intra- und postoperative Schockwirkung, einer seiner Patienten starb in tabula. Erstmalig gab er eine Z-förmige Osteotomie nach Vornahme mehrerer Bohrlöcher und longitudinaler Eröffnung des Periosts an, die in den folgenden Jahrzehnten Standard wurde. Er wies auf den geringen Schaden hin, den diese Osteotomie an Periost und Endost setzt und erkannte damit deren biologische Potenz. Ungeachtet dessen verlängerte er in einer Sitzung um 5–7 cm, um dann die auseinanderweichenden Z-Schenkel mit Elfenbeinschrauben zu adaptieren und so die Länge halten zu können.

Albert E. FREIBERG aus Cincinnati empfahl 1911 mehrere Sitzungen (mit oder ohne Anäshtesie), um die Verkürzung der Weichteile, die bei den meist vorliegenden Poliomyelitiden das Hauptproblem darstellte, überkommen zu können. Er verwendete eine Op-Tisch mit eingearbeitetem Holm, einem Sattel gleich, um einen suffizienten Gegenzug ausüben zu können. Die distale Traktion wurde mit einer Schraube erreicht, eine Feder diente als Dynamometer, wobei die erforderlichen Kräfte zwischen 25–25 kg lagen.

O. LAMBRET aus Lille berichtete ebenfalls 1911 in einer in Paris erschienen Publikation über die „Prinzipien der Distraktion und Transfixation", wobei er seinen Zwei Pin Apparat jedoch nur bei Frakturen zur Extension anwendete.

OMBREDANNE führte 1913 eine schräge Osteotomie durch und verlängerte das Femur nach Fixation mit je einem Nagel diesseits und jenseits der Osteotomieebene langsam und graduell mit Hilfe eines seitlich angebrachten Apparates, bis 4 cm erreicht waren. Die revolutionierenden Neuheiten dieser Technik gerieten allerdings schnell in Vergessenheit, da der Veröffentlichung zum einen keine Zeichnung beigefügt war und zum anderen der Eingriff zu einer Osteomyelitis führte.

Fred J. FASSETT arbeitete seit 1913 in Seattle mit seinem Verfahren, wobei er intraoperativ in einem Zug um 3 cm verlängerte, anschließend Knochenspäne einbrachte und mit einer sog. Lane Platte stabilisierte. Er machte nach Auftreten schwerer Komplikationen folgende bemerkenswerte Äußerung: „With modern surgical technique, almost everything is possible, but not everything which is possible, is necessarily worth wile".

R. Tustall TAYLOR aus Seattle berichtete 1916 vor der American Orthopedic Society über seine neue Methode. Der Vortrag zeugt von seiner bereits großen Erfahrung mit Verlängerungsoperationen, durchgeführt in den letzten 10 Jahren. Nach Z-förmiger Osteotomie wurde ein zirkulärer Gips angelegt, dieser nach Abbinden durchtrennt und die beiden Hälften über 10 Tage, soweit vom Patienten toleriert, mit Hilfe von Gewindespindeln distrahiert. In den Distraktionsspalt wurden Magnesium- oder Elfenbeinblöcke eingebolzt. Schwerwiegende Infekte waren die Folge. Taylor favorisierte deshalb die Subtraktionsoperation am gesunden Bein. Zeitverlust und der nur geringere Längengewinn, sowie die Schmerzen und Komplikationen der Verlängerung stünden in keinem Verhältnis zu einem erreichten Vorteil.

Vittorio PUTTI hat in Italien die Ideen von Codivilla und Ombredanne aufgegriffen und seit 1918 weiterentwickelt. In einer Vorlesung vor der American Medical Association in Boston 1921 berichtete er über Verlängerungen des Femur, bestätigte die Notwendigkeit einer schonenden Osteotomie und einer graduellen, kontrollierten Verlängerungstechnik. Je ein oder zwei Pins wurden proximal und distal der Osteotomie ohne Vorbohren in beiden Cortices des Femur verankert. Nach Z-förmiger Osteotomie (von Femur und Kallus) sorgte ein unilateral montiertes teleskopierbares Rohr (sog. Osteoton), für die über 30 Tage graduell durchgeführte Distraktion (Abb. 2). Insgesamt konnten mit dieser Methode 10 Patienten behandelt werden, der mittlere Längengewinn betrug 8 cm, was einer täglichen Distraktionsstrecke von 2–3 mm entsprach.

Gerät und Technik Puttis sind hochaktuell und entsprechen heute geübter Technik mit einer unilateralen Fixateurmontage. Putti hat alle wichtigen Prinzipien erkannt, beschrieben, umgesetzt und einen Großteil heutigen Wissens vorweggenommen. Trotz ihrer revolutionierenden Neuerungen erlebte das Verfahren jedoch nicht die verdiente Verbreitung. Das lag zum einen an der mit diesem wenig rigiden Gerät nicht zu kontrollierenden Achsstellung, zum anderen daran, daß die Pins bei ver-

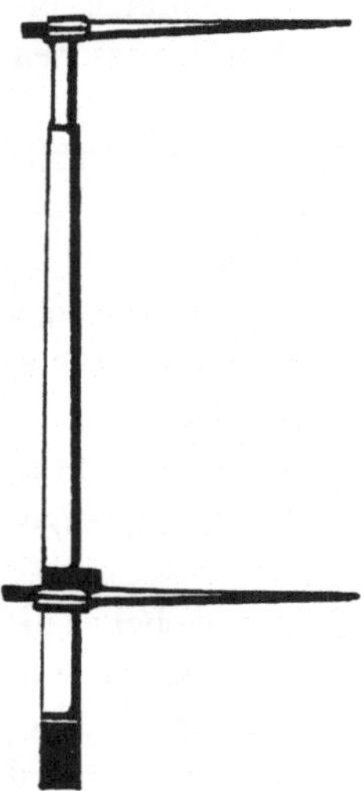

Abb. 2. Unilateraler Distraktionsapparat nach Putti (Osteoton) 1921

mehrtem Kraftaufbau aus dem Knochen dislozierten. Erst mit späteren Modifikationen, die Puttis Montage zum Rahmenfixateur komplettierten, wurde die Methode beherrschbarer. Putti selbst verließ seine Technik und distrahierte später unter Verwendung von Klavierdrähten und einer stationären Extenstionsvorrichtung im Bett mit anschließender Gipsruhigstellung.

Berichtet man über die Fortschritte der Beinverlängerung, muß man sich auch mit der Entwicklung des Extension mittels Nägeln oder Drähten befassen. In einer Buchpublikation von KLAPP und BLOCK (beide Schüler August Biers) 1930 findet sich darüber ein umfassender Abriß. Rudolf Klapp verwendete 1913 während des Balkankrieges erstmalige Drähte zur Extension, da kein anderes Mittel zur Verfügung stand. Erich HERZBERG über 1918 mittels eines Rahmens einen Zug auf Drähte aus und konnte zeigen, daß dies über einen längeren Zeitraum ohne Infekt möglich ist. Sog. Schienbeinextensionsapparate bestanden aus gespannten Drähten (Kirschner 1927) proximal und distal der Fraktur, sowie bilateralen Extensiosstangen, über die in verschiedenster Weise eine Reposition und auch Achskorrektur der Fragmente herbeigeführt werden konnte. Den heugiten Fixateuren ähneln vor allem die Nagel- oder Drahtdistraktionsapparate (Distraktionseinheiten) von Block (1923/25), Klapp (1929) oder HEMPEL (1929) (Abb. 3). Die Apparate waren für die stationäre Behandlung im Bett ausgelegt, mit einigen Methoden war allerdings auch eine Mobilisation an Stützen möglich. Obwohl sich in diesen Publikationen keine eindeutigen Hinweise

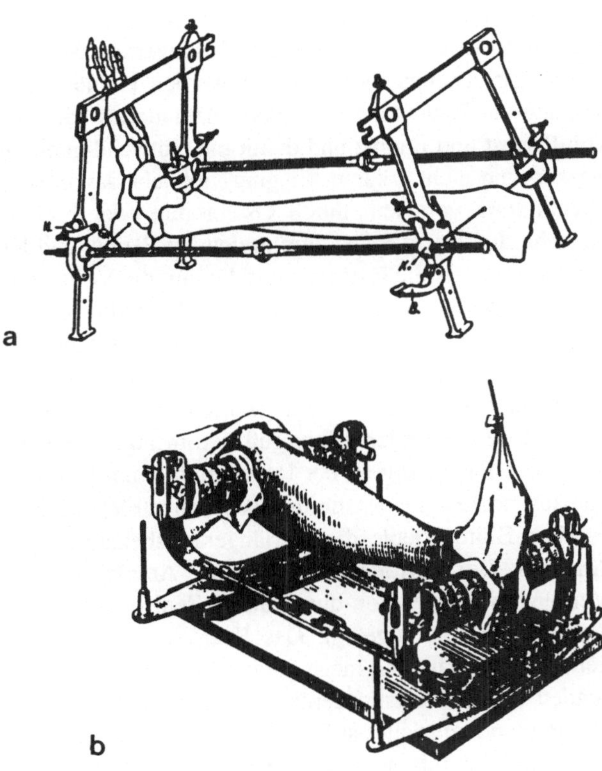

Abb. 3. a Drahtdistraktionsapparat nach Block 1925. **b** Distraktionsapparat nach Hempel 1929

auf echte Verlängerungen finden, haben sie entscheidenden Einfluß auch auf diese Entwicklung genommen.

Neben den bisher beschriebenen, eher mechanisch orientierten Prinzipien der Verlängerungsbehandlung gab es schon früh weitblickende Ärzte, die den biologischen Aspekt der Frakturheilung, aber auch der Verlängerung mehr in den Vordergrund rückten. Hier sind vor allem die fundamentalen Erkenntnisse August BIERS über die osteogene Potenz des Frakturhämatomes anzuführen. Er schrieb 1905: „Ebensogut kann der Bluterguß zusätzlich für die Heilung der Knochenbrüche sein, denn sie erfolgt ja immer unter dem Einfluß außerordentlich großer, zwischen und um den Bruch ergossener Blutmengen. Diese stellen also die natürlichen Verhältnisse für die Heilung eines Knochenbruches dar.“ Und fügte an anderer Stelle an: „Der Grund für die verzögerte Callusbildung ist mir jetzt klar: wir räumen die Blutergüsse aus und stillen sorgfältig die Blutung, also überall lehrt die Beobachtung: wo ein großer Bluterguß vorhanden ist, entsteht erhebliche Knochen- und Bindegewebsneubildung.“ Er bezeichnet diese Tatsache als Reiz des Knochenbruches zu metaplastischer Knochenbildung.

Bier zog Konsequenzen für seine klinisch-operative Tätigkeit. Er berichtete 1922 über die Verlängerung von Femora. Nach Durchtrennung von Periost, Kortikalis und Mark mit dem Meißel in einer Ebene wartete er erstmalig einige Tage bis zum Beginn der Distraktion, um den metaplastischen Reiz nach Knochenbruch auszunützen. Anschließend Distraktion unter Ausübung von Zug und Gegenzug am gleichen Knochen. Von den sieben Verlängerungen (3–7 cm) endeten 6 mit gutem Erfolg, obgleich Bier anführte, daß die angepeilte Verlängerung wegen unerträglicher Schmerzen und Ischiadicusläsionen nicht erreicht werden konnte. Trotz seiner grundlegenden Vorstellung zur Bedeutung des Frakturhämatomes hat Bier die knochenbildende Potenz von Periost und Endost und damit die Notwendigkeit zur Protektion deren vaskulärer Versorgung nicht erkannt. Er ging vielmehr davon aus, daß die metaplastische Knochenbildung von dem durch Osteotomie oder Fraktur „erregten“ Weichteilmantel ausgehe. In diesem Sinne durchtrennte er Periost und Knochen aufs genaueste und inspizierte jeweils die Osteotomiestelle, um die Vollständigkeit der Durchtrennung aller Gebilde auch beweisen zu können. Er bezeichnete den dann gebildeten Knochen als aperiostalen Kallus im Gegensatz zum Frakturkallus und beobachtete, daß bei dieser Art der Knochenbildung die Markhöhle nicht verschlossen, sondern im aperiostalen Regenerat primär als solche angelegt wird. Der neue Knochen baute sich schalenförmig um den zentralen Bluterguß herum auf. Die Knochenenden waren bei seinem Vorgehen nur gering an der Regeneratbildung beteiligt, was nach heutiger Sicht auf den ausgedehnten Devastierungsschaden zurückzuführen ist.

Eine Blüte erlebte die Verlängerungsbehandlung Mitte der zwanziger Jahre in Amerika. Der Vorreiter war Leroy C. ABBOTT aus St. Louis, der 1924 seine erste Verlängerungsoperation durchführte. Sein Interesse wurde 1921 nach Anhörung der Vorlesung Puttis angeregt. Das Krankengut (Jugendliche nach Poliomyelitis) hatte neben der Verkürzung meist noch weitere Deformitäten, die im Rahmen eines umfassenden Behandlungskonzeptes angegangen wurden. So sind einige der berichteten Komplikationen sicher auf die kontrakten und verkürzten Weichteile dieses Krankengutes zurückzuführen. Abbott übernahm das Osteoton von Putti für Verkürzungen des Unterschenkels, wobei er bald dessen Schwachpunkt, die unilaterale Fixation, beseitigte. Bei seiner Technik wurden zwei Bohrdrähte proximal und distal der Ostotomie durch den gesamten Querschnitt des Unterschenkels geführt und auf beiden Seiten mit teleskopierenden Rohren bzw. Gewindespindeln (analog zwei Osteotonen) verbunden, wodurch eine stabile Rahmenkonstruktion entstand. Nach Osteotomie, intraoperativer Distraktion um 1–2 cm und Beachtung einer postoperativen Wartezeit von 7–10 Tagen erfolgte die graduelle Distraktion (1,5–3 mm täglich) bis zur gewünschten Verlängerung (meist 5 cm).

Mit dieser sorgfältigen Arbeit wurde dem Nachahmer ein Kochbuch in die Hand gegeben und nahezu allen heutigen Prinzipien vorweggenommen. Das Verfahren wurden binnen kurzer Zeit Standard in Amerika. Abbott und Crego hatte bis 1930 73 Patienten operiert. Sie beobachteten jedoch in großer Zahl Früh- und Spätkomplikationen (Equinovalgus durch das disproportionale Verlängerungsverhalten der Unterschenkelweichteile mit Dissoziation im distalen Tibiofibulargelenk und Bewegungseinschränkungen im OSG – Flexionskontraktur des Kniegelenkes – Ante- oder Rekurvation der distrahierten Tibiafragmente – Schwächung der Muskulatur des Beines – Paralyse der Nn. peronaeus oder tibialis – Pin-Infekte, Drucknekrosen der Haut – aspetische und septische Fragmentnekrosen mit schweren Osteomyelitiden – Spätfrakturen). Nach Vornahme ausgedehnter anatomischer Studien versuchte Abbott, die Probleme des Weichteilwiderstandes durch eine exzessive Dissektion der straffen Faszien, des Periosts und der Membrana interossea unter Beachtung und Schonung der Knochendurchblutung zu lösen. Sämtliche Muskelursprünge am proximalen Unterschenkel wurden zuerst subperiostal abgelöst, in einem zweiten Eingriff folgte die eigentliche Verlängerungsoperation. Abbott nahm die Ergebnisse der italienischen Arbeiten der achtziger Jahre vorweg, die den Begriff der Kallusdistraktion prägten und nach Osteotomie bis zu zwei Wochen mit dem Distraktionsbeginn warteten. Er erkannte, daß Kallus durch Distraktion modifiziert werden kann.

Abbott machte die Verlängerungsoperation in Amerika hoffähig und so einfach, daß sie von breiten chirurgischen Kreisen angewendet wurde, allerdings ohne ausreichend kritische Auswahl von Patienten und ausreichend sichere Operations- und Verfahrenstechnik. So führte gerade die steigende Popularität zum schnellen Niedergang des Verfahrens, da dessen kritiklose Anwendung zu einer Reihe schwerster Komplikationen bis hin zur Amputation, Sepsis oder zum Exitus führte. Schnell wurde das Verfahren dann gerade von denen verdammt, die zu seinem Niedergang beigetragen hatten. Abbott selbst blieb – allerdings durchaus kritisch – seinem Verfahren treu und verwendete immer radikalere Dissektionsverfahren, die in seiner Hand zu akzeptablen Ergebnissen führten (1939). Allerdings propagierte er später die Verkürzung der Gegenseite, zu seiner Zeit als Epiphyseodese nach Phemister. Abbott 1939: „We emphasize that the operation of leg lengthening is and in all probability always will be, a major undertaking with the possibility of serious complications“ und „We believe that this is not an operation for the uninitiated and should be reserved for those whose experience renders them competent to perform this technically difficult and delicate procedure.“

In den dreißiger Jahren wurden weitere Modifikationen der Abbott Technik vor allem in den Vereinigten Staaten entwickelt, wobwei die Schwierigkeit, ohne qualifizierten Apparatebauer das notwendige komplizierte Instrumentarium zu bauen, im Vordergrund stand. Die Modifikationen dienten so vor allem einer Vereinfachung des

Gerätes: B. CARRELL aus Dallas, Texas 1928 praktizierte eine schonendere Osteotomie durch Schonung des Periosts und Druchbrechen der Gegenkortikalis. WHITE aus Greenville, verwendete 1930 Steinmann-Nägel, die in einen zirkulären Gips einmodelliert wurden. Nach dessen Durchtrennung wurden zwei Gewindespindeln eingebaut und anschließend distrahiert, wobei man für eine Verlängerung von 5 cm 30 Tage benötigte. White schaffte damit für breite Kreise die Möglichkeit, mit geringem Aufwand Verlängerungen durchführen zu können. Der Patient konnte erstmalig einen mobilen Apparat tragen und damit das Bett verlassen. Daneben besaß White bereits eine ausgezeichnete Vorstellung von den biologischen Grundlagen des Distraktionsverfahrens.

F. D. DICKSON und R. L. DIVELEY aus Kansas City verwendeten 1932 gespannte Kirschner-Drähte, die mit Halbbügeln gefaßt wurden, wodurch eine bessere Kontrolle der Achsenverhältnisse möglich war. Edward J. HABOUSH und Harry FINKELSTEIN aus New York stellten 1932 eine sehr interessante, wissenschaftlich fundierte Studie vor. Sie beobachteten nach Anwendung der Abbott Methode eine Reihe von schweren Komplikationen und zogen daraus vor allem den Schluß, daß eine radikale Dissektion der tiefen Strukturen die Fußdeformität nicht verhindere, vielmehr für das häufigere Regeneratversagen bzw. die Infekte verantwortlich ist. Nach Leichenversuchen entwickelten sie einen neuen Apparat und eine neue Technik, wobei die schonendere Dissektion der tiefen ridigen Strukturen auf einer anderen Höhe als die zirkuläre Durchtrennung des Periosts erfolgte, damit sich das Regenerat in einem Periostschlauch entwickeln konnte.

Roger ANDERSON aus Seattle verwendete seit 1935 hufeisenförmige Halbbügel für jeden Pin, wodurch eine bessere Rotationskontrolle möglich wurde. Edward L. COMPERE aus Chicago beschrieb 1936 die Komplikationen der Verlängerungsoperationen und stellte fest, daß jeder Operateur solche in großer Zahl zu verzeichnen hat, ja in vielen Fällen die Patienten nach Behandlung behinderter waren als vorher. Er dämpfte damit den vorherrschenden Enthusiasmus. Er erkannte außerdem das grundlegende Problem der Decaskularisation und gab Regeln für seine Vermeidung an. David M. BOSWORTH aus New York, berichtete 1931 und 1938 über die Knochendistraktion, wobei er diesen Begriff erstmalig verwendete. Er wies auf die Notwendigkeit einer ridigen Montage hin. Die Höhe der Osteotomie habe keinen Einfluß auf das Ergebnis, er schlug sogar die Durchführung einer zweiten Osteotomie vor, um den Distraktionsfaktor auf zwei Orte verteilen zu können. Eine radikale Fasziendissektion, wie von Abbott propagiert, hielt er nicht für erforderlich. In seinem Krankengut von 24 Patienten bemerkte er 3 Infekte, 3 verzögerte Knochenheilungen, 4 non unions, 5 Antekurvationen und in 6 Fällen eine Eversion des Fußes. In allen unkomplizierten Fällen entwickelte sich 6 Monate post Op eine neue Markhöhle.

Beveridge H. MOORE aus Chicago näherte sich 1941 nach Durchführung von 52 Operationen dem Thema auf kritische, wissenschaftlich objektive Art. („We have attempted to make this paper a scientific study rather than a sales talk for the operation.") Er untersuchte erstmalig den Vorteil, den der Patient selbst von einer Verlängerungsoperation hat. Er berichtete, daß er bei Nachuntersuchungen seiner Patienten nach einigen Jahren eine Reihe von Überraschungen, („not to say shocks") erlebt hat. Obgleich die seitengleiche Länge meist wiederhergestellt werden konnte, führten die durch das Verfahren hervorgerufenen Deformitäten (vor allem am Fuß) zur Entwicklung einer anderen Gangart unter Eversion des Fußes und Innenrotation im Kniegelenk. Zusammen mit der erheblichen Muskelschwäche führte die Verlängerungsoperation in den meisten Fällen nicht zu einem besseren Gehen. („Function must be regarded as the essence of the matter.“)

Alvia BROCKWAY und Samual Benjamin FOWLER beschrieben 1942 105 Verlängerungsoperationen, seit 1930 in Los Angeles durchgeführt. Sie verwendeten Abbotts Apparat und Technik in der Originalform und haben erstmalig ihre Patienten nachverfolgt und kritisch analysiert. In 87% waren die Ergebnisse gut oder befriedigend, wobei unter den 22% befriedigenden auch verspätete unions, Sequestrationen und Fuß- oder Kniedeformitäten subsummiert wurden. Bei den übrigen 13% war das Ergebnis schlechter als der präoperative Zustand. Insgesamt stellte sich passager oder dauernd bei 24 Patienten (also 22%) eine Osteomyelitis ein. „Leg lengthening will always entail certain hazard and there will probably be some poor results, but with the experience gained we feel that the hazards and poor results can be reduced to a creditable minimum“.

Ebenfalls 1942 machte A. GLUCKSMANN aus Cambridge nach in vitro Experimenten ein bemerkenswertes Statement zur Rolle des mechanischen Einflußes auf die Knochenbildung: „Tension stresses promote bone formation in osteogenic tissue in vitro and determine the pattern of osseus architecture“.

1944 entwickelte WITTMOSER einen Ringfixateur für die Verlängerung des Unterschenkels, der alle vorherigen mechanischen Probleme hätte lösen können und den heute verwendeten Geräten bis in die Einzelheiten gleicht (Abb. 4). Sein Lehrer Lorenz Böhler konnte jedoch das geniale Grundprinzip nicht erkennen und keinen Bezug zu den früheren Arbeiten, vor allem denen August Biers herstellen. Böhler kom-

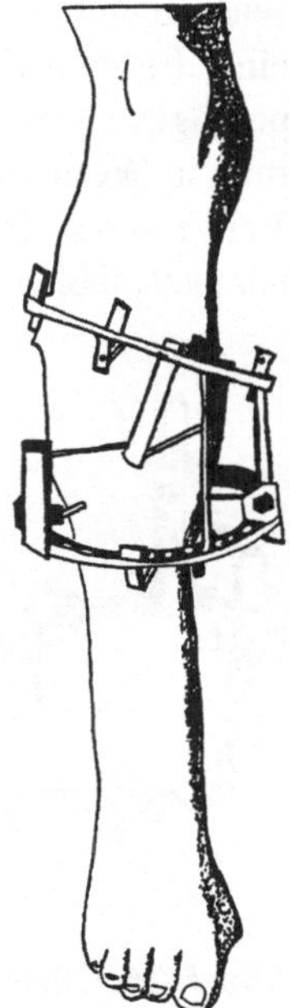

Abb. 4. Ringfixateur nach Wittmoser 1944

mentierte folgendermaßen: „Ihr Gerät sieht sehr schön aus, aber veröffentlichen sie es nicht. Man wird es sonst anwenden und dies würde ein größeres Unglück bedeuten.“

F. G. ALLAN aus Birmingham beschrieb 1950 seine Erfahrungen nach Verlängerungsoperationen bei 101 Patienten. Er berichtete von dem starken Wunsch der meisten Patienten, trotz der höheren Risikoquote zur Verlängerung und nicht zur Verkürzung der Gegenseite zu tendieren. Der Patient kehre dadurch zum Normalen zurück und werde nicht durch disproportionierte Verkürzung mißgestaltet. Allan verwendete ebenfalls eine schonendere Osteotomie und brach den Knochen nach unilateraler Meisselosteotomie auf der Gegenseite durch. Die Fragmente wurden mit gespannten Kirschner-Drähten in mehreren Ebenen gefaßt, wodurch eine bessere Achsenkontrolle möglich wurde. Gewindespindeln erzeugten zusammen mit den elastischen Kirschner-Drähten eine kontrollierte, progressive Distraktion. Der Apparat entsprach damit einer Modifikation dessen von Haboush und Finkelstein. Der tägliche Distraktionsschritt betrug 1,6 mm, bei Auftreten von Schmerzen wurde die Verlängerung sofort unterbrochen. Allan hielt eine exzessive Weichteildissektion nicht für erforderlich; nach seinen Erfahrungen ließen sich diese Probleme durch einen langsamen, sanften Distraktionsmodus beheben. Er erzielte bei allen Patienten eine knöcherne Heilung, seine Ergebnisse waren bestechend.

In Europa wurde das Verfahren vor allem von der Edinburgher Schule gepflegt. Zurückzuführen war dies auf W. A. COCHRANE, der die Technik von Abbott übernommen hatte und damit das Verbindungsglied zwischen Amerika und der alten Welt herstellte. Seit 1933 wurde damit in Edinburgh ohne wesentliche Komplikationen gearbeitet (Abb. 5). Sukzessive Veränderungen wurden eingeführt, mit denen W. Veitch ANDERSON und GREEN 1948 und 1951/52 an die Öffentlichkeit traten. Die häufig Valgusfehlstellung des Fußes führte zur Entwicklung der dann als Standard durchgeführten Schraubensynostose des distalen Tibiofibulargelenkes. Nach einem Schlüsselerlebnis 1954, als nach entsprechender Wartezeit die erfolgreiche Verlängerung in einer frischen Fraktur gelang, wurde eine schonendere perkutane Osteotomietechnik propagiert. Anderson hatte in den fünfziger und sechziger Jahren die größte Erfahrung in Westeuropa und Amerika und entwickelte die Extremitätenverlängerung trotz Verwendung eines sperrigen Apparates, der ein langes Krankenlager erzwang, zu einer akzeptablen Methode.

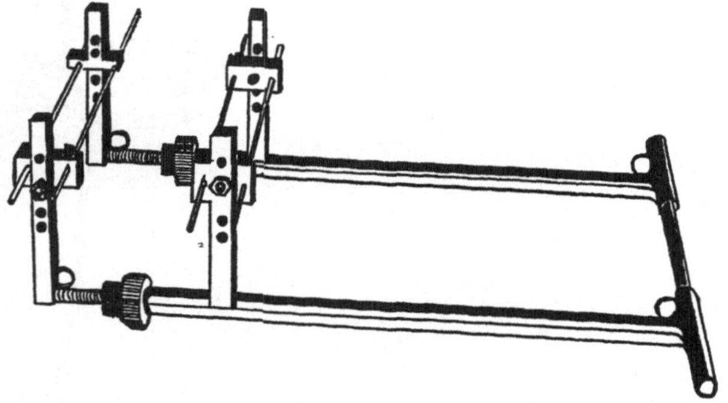

Abb. 5. Modifizierter Abbott Fixateur nach Anderson 1951

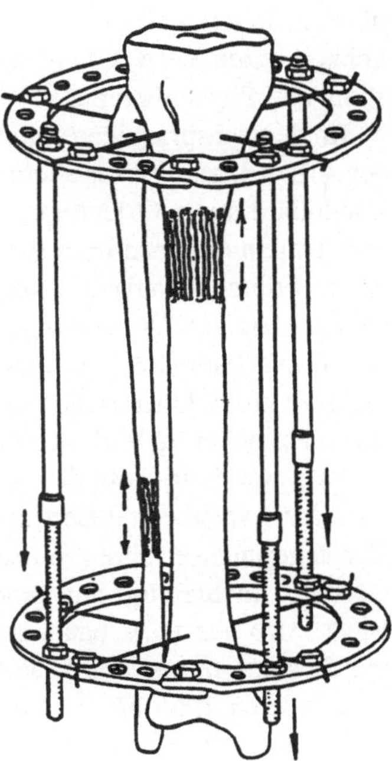

Abb. 6. Ringfixateur nach Ilizarov 1951

Gavril Abramovic ILIZAROV aus Kurgan in Rußland war der geniale Pionier von Knochenbiologie und Weichteilregeneration sowie der Entwickler verschiedener Modifikationen des Verfahrens, wie sie heute überall angewendet und anerkannt sind. Ihm gelang die Synthese der bereits bekannten Prinzipien, denen er eine Reihe von bedeutenden neuen hinzufügt. Er reizte mit seinem Verfahren, 1951 erstmalig bei der Behandlung eines durch Tuberkulose hervorgerufenen Knochendefektes angewendet, die biologische Potenz des Gewebes optimal aus und erreichte die direkte Bildung neuen Geflechtknochens durch Distraktion (das Prinzip der direkten desmalen Ossifikation wurde 1937 von Stefan KROMPECHER erstmalig beschrieben). Durch die Entwicklung seines modularen Ringfixateurs (Patent 1952) machte er das Verfahren exakt kontrollierbar und die Ergebnisse vorhersehbar, wobei die Einschränkungen für den Patienten deutlich geringer als bei bisherigen Prozeduren waren (Abb. 6). An einem riesigen Krankengut und durch zahllose wissenschaftlichen Arbeiten (über 1000 Arbeiten aus dem Institut Ilizarovs in Kurgan – Kniiekot) bewies und verfeinerte er ständig seine aufgestellten Prinzipien. Er prägte eine Generation von auf diesem Feld tätigen Chirurgen, über 20 Jahre nur im Osten Europas, seit Mitte der siebziger Jahre auf der ganzen Welt.

Die Prinzipien des Verfahrens:

Biologische Überlegenheit des Regenerates durch perkutane periost- und medullaschonende Kortikotomie, postoperative Wartezeit, mehrfach fraktionierte Distraktion von insgesamt 1 mm/Tag, Kompressions-, Distraktionsverfahren bei Vollbelastung – Ringfixateur unter Fassen der Fragmente mittels gespannter Kirschner-Drähte, wodurch eine Achsenkontrolle in sämtlichen Ebenen, sowie eine Korrektur auch multidirektionaler Deformitäten planbar wird – Entwicklung des Segmenttransportes für den Schaftdefekt – Vorteil für den Patienten, sowie Trophik und Gelenkbeweglichkeit durch Verwendung eines mobilen Gerätes mit der Möglichkeit von Vollbelastung und Physiotherapie.

Im deutschsprachigen Raum und später auch in den Staaten wurde bei Unkenntnis der Arbeit Ilizarovs vor allem die von WAGNER entwickelte Technik (transperiostale, -medulläre quere Osteotomie in Schaftmitte, tächlich Distraktion 1,5–2 mm mit monolateralem externen Fixateur, Spongiosatransplantation und Plattenosteosynthese) an einem breiten Krankengut angewendet. Diese Methode war technisch einfach, entsprach gängigen Vorstellungen und hatte große Vorteile bezüglich einer Frühmobilisation des Patienten. Sie ignorierte allerdings Weichteile und Biologie, beinhaltete mehrere große Operationen und führte zu einer großen Zahl von Spätkomplikationen (nach Paley bei 62 Verlängerungen 142 Komplikationen, davon 60 schwere).

PAIS war 1946 wohl der erste, der eine Distraktion über einen Marknagel durchgeführt hat (Angabe von Bertrand). KÜNTSCHER gab bereits 1950 und später 1972 zwei Verlängerungsverfahren (einzeitig unter Verwendung eines Femursegmentes der Gegenseite, mehrzeitig mit gradueller Distraktion) über den Marknagel an. Pierre BERTRAND aus Paris benützte 1948 einen oder zwei dünne Nägel während der Femurdistraktion, um eine Dislokation der Fragmente zu verhinern. BOST und LARSON verwendeten 1956 als intramedulläres Implantat einen Rush Pin. Die Verschiebung erreichten sie in einem Abbottschen Apparat. WASSERSTEIN verlängerte graduell über einen intramedullären Draht und füllte den Distraktionsspalt nach Verlängerung mit einem zylindrischen kortikalen Allograft.

Die Verlängerung unter Anwendung einer Epiphysendistraktion (mit akuter, subakuter Epiphyseolyse oder ohne Epiphyseolyse) wurde erstmalig 1958 von RING experimentell untersucht, später 1967 von ZAZIYALOV und PLASKIN, sowie Ilizarov 1969 an klinischen Fällen beschrieben, allerdings wieder verlassen. In Italien erlebte das Verfahren unter Minticelli und Spinelli in den siebziger und achtziger Jahren eine Renaissance.

De BASTIANI in Verona hat die Prinzipien Ilizarovs nach dessen Vortrag in den siebziger Jahren in Italien übernommen und auf einen monolateralen dynamisierbaren Fixateur übertragen. Er schuf Begriff und Technik der Kallotasis oder der Kallusdistraktion neu, indem er nach Osteotomie 14 Tage mit der Distraktion wartet, nachdem sich sicher neuer Kallus gebildet hat.

Zusammenfassend hat die Verlängerungsbehandlung der unteren Extremität einen schwierigen Weg durch die Geschichte beschritten, wobei – teilweise überlappend – folgende Stufen festzustellen sind:

- Einmalige intraoperative oder in großen Schritten mehrmalige Verlängerung durch Zug am Bein mittels Fersenbeinnagel (Codivilla, Putti)
- Graduelle Distraktion unter Verwendung stationärer Apparate und nach erheblicher Dissektion der Weichteile (Abbott, Allan)
- Technische Verbesserung der Distraktionsapparate und Einführung biologischer Operationsmethoden (Carrel, Haboush, Finkelstein, Bosworth, Anderson)
- Zusammenführung der bisher bekannten Prinzipien, wissenschlaftliche Deutung und breite Anwendung nach Entwicklung eines für alle Belange verwendbaren Apparates (Ilizarov)

- Verbreitung des Verfahrens nach Entwicklung eines einfachen Gerätes mit unbiologischer Technik (Wagner)
- Verlängerung durch Epiphysendistraktion
- Verlängerung über einen Marknagel (Pais, Bertrand)
- Breite Anwendung des Verfahrens, wissenschaftliche Aufarbeitung in neuerer Zeit.

Dieser historische Abriß beweist wie so oft, daß Vieles schon dagewesen ist. Er zwingt uns zu sehen, daß viel Arzt- und Patientenqual, viele Umwege bei besserer Kommunikation und weniger Eitelkeiten bis in unsere Zeit hinein, vermeidbar gewesen wären. Und wir befinden uns noch lange nicht am Endpunkt dieser dynamischen Entwicklung eines dynamischen Verfahrens. Überheblichkeit über Erreichtes ist nicht angebracht, es steht uns eher an, den Patient und dessen Bedürfnis, nicht nur dessen – oder unseren – Wunsch, immer wieder in den Mittelpunkt zu rücken. Daneben bleibt es unser Ziel, das komplikationsbeladene Verfahren durch Forschung und sorgfältige klinische Beobachtung zu optimieren, damit besser und kontrollierbarer zu machen und so Lehren aus den leidvollen Erfahrungen unserer chirurgischen Väter zu ziehen.

Komplikationen der Kallusdistraktion: Studienergebnisse aus Augsburg

S. Wagner[1], A. Rüter[1] und R. Brutscher[2]

[1] Klinik für Unfall- und Wiederherstellungschirurgie, Zentralklinikum Augsburg, Stenglinstraße 2, D-86156 Augsburg
[2] II. Chirurgische Klinik, Städtische Kliniken Darmstadt, Grafenstraße 9, D-64283 Darmstadt

Einleitung

Die Kallusdistraktion wird in der zentraleuropäischen Unfallchirurgie in den letzten Jahren zunehmend häufig eingesetzt. Das Verfahren ist mit verschiedenen Techniken der Knochenstabilisierung und Knochenverschiebung zu realisieren, in allen seinen Variationen aber diffizil. Es kann daher nicht komplikationsfrei sein. Mittlerweile bestehen so viele Erfahrungen, daß eine aussagefähige Bilanzierung von Art und Häufigkeit der hierbei auftretetenden Komplikationen angezeigt ist. Diese Information wird benötigt, um in unbefriedigenden Teilaspekten weiter forschen und entwickeln zu können, aber auch für die präoperative Patientenaufklärung, bei der die Patienten einerseits über die geplante Behandlung und ihre Erfolgschancen, andererseits aber über deren Komplikationen und Risiken umfassend unterrichtet werden müssen.

Hefte zu „Der Unfallchirurg", Heft 249
Zusammengestellt von K. E. Rehm

Material und Methoden

Von 1985 bis Juni 1994 wurden am Zentralklinikum Augsburg 66 Kallusdistraktionen durchgeführt. 31 Patienten mit einer Extremitätenverkürzung erfuhren eine Verlängerungs-Operation und 35 Patienten mit langstreckigen, posttraumatischen Knochendefekten wurden mit einer Segmentverschiebung behandelt.

Einer Verlängerung unterzogen sich 17 Frauen und 14 Männer im Durchschnittsalter von 29 Jahren. Eine Segmentverschiebung war dagegen bei 8 Frauen und 27 Männern im Alter von durchschnittlich 34 Jahren erforderlich.

Die Distraktion erfolgte 11mal am Oberschenkel, 19mal am Unterschenkel und in einem Fall auf beiden Etagen, die Verschiebung 8mal am Oberschenkel, 26mal am Unterschenkel und einmal am Unterarm.

Zur Verlängerung wurde am häufigsten der AO-Ringfixateur externe mit Druckspanner eingesetzt (10 bilateral, 5 unilateral). Bei 7 Patienten wurde über einen gleichzeitig eingebrachten Marknagel distrahiert, in 6 Fällen kam der Ringfixateur nach Ilizarov, 2mal ein Wagner-Apparat und einmal das Heidelberger Fixateursystem zur Anwendung.

Der Segmenttransport ließ sich 21mal nach dem Basler Modell mit Schanz' Schrauben, 12mal mit dem Augsburger Zugdrahtsystem und 2mal mit dem Ringfixateur bewerkstelligen.

Die Erfassung der Verlaufs- und Ergebnisdaten haben wir auf den Dokumentationsbögen der Arbeitsgruppe Kallusdistration der Deutschen Sektion der AO vorgenommen, Nachuntersuchungen durchgeführt und abschließend zusätzlich alle Patienten durchschnittlich 3 Jahre, frühestens aber 1 Jahr nach Vollbelastung zum Verlauf der eingetretenen Komplikationen befragt.

Bei der Bewertung der Probleme haben wir uns der Klassifikation nach Paley angeschlossen und diese etwas vereinfacht: Demnach wurden Schwierigkeiten, die vor Behandlungsabschluß gelöst werden konnten, als Hindernisse, und solche, die bis zu diesem Zeitpunkt nicht korrigiert waren oder nach Behandlungsende auftraten, als Komplikationen definiert.

Ergebnisse

Pininfekte kamen bei den Verlängerungen in etwa 1/4 der Fälle (7 von 31), bei den Segmentverschiebungen zu etwa 1/3 (13 von 35) während der Behandlung vor. Putride Weichteilinfekte außerhalb der Pinstellen traten überwiegen bei der Verschiebung auf (10 von 35) und waren dort dreimal auch über ein Jahr nach Vollbelastung noch persistierend. Eine Osteitis wurde bei beiden Methoden zum dauerhaften Spätproblem von jeweils zwei Patienten. Vorhersehbar und deshalb beeinflußbar ist das Problem der Achsenfehlstellung. Sie wird durch das Ungleichgewicht der am Knochen wirkenden Muskelkräfte oder durch ungleichmäßige Distraktion verursacht. Die Art der Fehlstellung hängt vom betroffenen Knochen und der Höhe der Kortikotomie ab. Osteotomien am proximalen Oberschenkel neigen zu Varus-, am proximalen Unterschenkel eher zu Valgusfehlstellungen, in den distalen Abschnitten gilt das Umgekehrte. Immer besteht jedoch die Neigung zur Antekurvation. Insgesamt sahen wir bei den Verlängerungen etwa in 1/5 Valgus- (6 von 31) und Varusfehlstellungen (7 von 31), von denen jeweils die Hälfte dauerhaft geblieben sind (3 bzw. 4).

Bei der Segmentverschiebung fand sich, abhängig von der Osteotomielokalisation, in etwa 10–20% eine Valgus- (4 von 35) oder Varusfehlstellung (6 von 35). Wiederum die Hälfte davon bedeuteten dauerhafte Komplikationen (2 bzw. 4).

Einen vorzeitigen Kallusdurchbau beobachteten wir einmal an der Tibia bei Verlängerung und dreimal bei Segmentverschiebung (einmal davon am Femur), immer aber an der proximalen Metaphyse. Die Ursache dieses Phänomens ist meist unklar, es müssen aber auch inkomplette Kortikotomien oder zu lange Intervalle bis zum Distraktionsbeginn im Einzelfall in Erwägung gezogen werden.

Ein Regeneratsversagen sahen wir in zwei Fällen bei Verschiebung am Unterschenkel, einen ausbleibenden Regeneratdurchbau einmal bei Verlängerung am Oberschenkel und fünfmal ausbleibenden Durchbau an der Docking site (3mal am US, 2mal am QS).

Die häufigsten Folgeeingriffe nach Kallusdistraktion waren bei Verlängerung der Fixateur externe-Umbau (11 von 31) und Wechsel auf einen Marknagel (5 von 31). Bei Segmentverschiebung dagegen war in 2/3 aller Fälle (22 von 35) eine Spongiosaplastik an der Docking site, häufig mit überbrückender Platte (10 von 35) oder Fixateur-Umbau (12 von 35) erforderlich.

Ein häufiges Problem bei Verlängerung sind Muskelkontrakturen und Bewegungseinschränkungen der Gelenke durch Distraktion der ungleich kräftigen Muskelgruppen um den zu verlängernden Knochen. Die Verlängerung am Unterschenkel führt häufig zur Spitzfußstellung und Kniebeugung, am Oberschenkel zur Hüft- und Kniebeugung. Eine Funktionsbeeinträchtigung der Gelenke um mehr als 15° wurde bei Oberschenkelverlängerung einmal an der Hüfte und siebenmal am Kniegelenk festgestellt. Im Spätergebnis fand sich noch dreimal eine Beeinträchtigung der Kniebeweglichkeit. Nach Unterschenkelverlängerung waren 1 Jahr nach Vollbelastung noch bei etwa 1/3 der Patienten (sechsmal am OSG, zweimal am Knie) Bewegungseinschränkungen festzustellen. In fünf Fällen war eine deutliche Spitzfußstellung entstanden.

Die Bewegungseinschränkung nach Segmentverschiebung ist dagegen weniger eine verfahrensspezifische Komplikation als vielmehr Folge der erheblichen Primärverletzung. Für verfahrensbedingte Bewegungseinschränkungen ist sicherlich häufiger die nicht immer vermeidbare Fixation von Sehnen und Muskulatur durch den Verschiebeapparat Ursache als die Veschiebung selbst.

Frakturen treten in seltenen Fällen intraoperativ durch gewaltsame Kortikotomietechnik auf, üblicherweise kommen sie aber nach Abnahme des Fixateurs in der Regeneratzone, an Pindurchtrittstellen oder an der Docking site zustande. So sind drei Frakturen am Unterschenkel nach Verlängerung und eine Fraktur in der Dockingzone aufgetreten.

Bei Untersuchung der aufgetretenen Nervenläsionen muß zwischen den primär intraoperativen Verletzungen während der Pinanlage oder Kortikotomie und dem sekundären Distraktionsschaden unterschieden werden. 66 Kallusdistraktionen führten insgesamt zu drei Nervenläsionen, nämlich zwei primären N. peroneus superficialis-Verletzungen und einem dauerhaften Distraktionsschaden des N. peroneus profundus.

Von einem Kompartmentsyndrom, meist als Folge einer Einblutung in die anteriore Loge nach Kortikotomie, waren nach beiden Verfahren jeweils zwei Patienten betroffen. Fasziotomien verhinderten dauerhafte Komplikationen.

Ein spezielles Hindernis des Zugdrahtsystems stellten Material-ab-/und -ausrisse dar. Vor allem in der Anfangsphase sahen wir Zugdrahtabrisse, die nach Verwendung geflochtener Drähte deutlich seltener auftraten. Fünfmal kam es zum Abriß des Zugdrahtes, zweimal zum Ausriß der Zugdraht-Befestigungsschrauben.

Diskussion

Während sich bei der Segmentverschiebung die Komplikationen weitestgehend auf den Knochen selbst oder den Verschiebeapparat beschränken, kommen bei der Extremitätenverlängerung noch Probleme durch die gleichzeitig stattfindende Verlängerung des Weichteilmantels hinzu. Zur Zeit müssen nach unseren Erfahrungen Hindernisse während der Behandlung etwa in folgender Häufigkeit in Kauf genommen werden:

Weichteilinfektionen: 20% bei Verlängerung, 35% bei Verschiebung
Knocheninfektionen: 5%
Fehlstellungen: 10–20%
Mangelnder Knochenneubau: 5%
Ausbleibender Knochenanschluß bei Verschiebung: 14%
Nervenschäden: 4%
Technische Probleme: 10%

Die Zahlen überlappen sich zum Teil, weil verschiedene Probleme gelegentlich denselben Patienten betreffen.

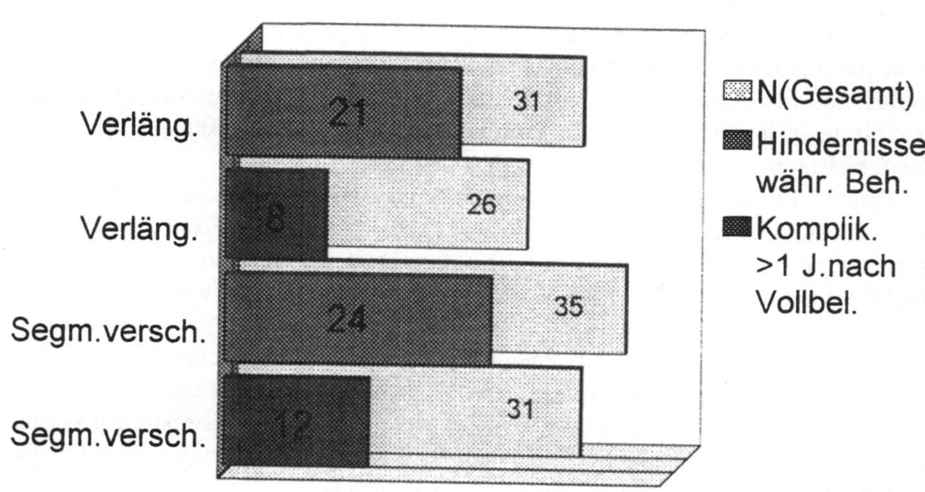

Abb. 1. Häufigkeit der Komplikationen während der Behandlung und frühestens ein Jahr nach Vollbelastung

rung bei Minderwuchs, vielmehr aber noch die sonst nicht selten drohende Amputation bei ausgedehnteren Knochendefekten vor Augen hält.

Literatur

1. Brunner U, Kessler S, Cordey J, Rahn B, Schweiberer L, Perren S (1990) Defektbehandlung langer Röhrenknochen durch Distraktionsosteogenese (Ilizarov) und Marknagelung. Unfallchirurg 93:244
2. Eldridge C, Bell D (1991) Problems with Substantial Lim Lengthening. Orthop Clin of NAm 4:625
3. De Bastiani G, Aldegheri R, Renzi-Brivio L (1987) Limb lengthening by callus distraction. J Pediatr Orthop 7:129
4. Giebel G (1992) Kallusdistraktion. In: Traumatologie Aktuell. Band V. Stuttgart – New York, Georg Thieme Verlag
5. Ilizarov G (1989) The Tension-Stress Effect on the Genesis and Growth of Tissues. Part I: The Influence of Stability of Fixation and Soft Tissue Preservation. Clin Orthop 238:249
6. Ilizarov G (1989) The Tension-Stress Effect on the Genesis and Growth of Tissues. Part II: The Influence of the Rate and Frequency of Distraction. Clin Orthop 239:263
7. Paley D (1990) Problems, Obstacles, and Complications of Limb Lengthening by the Ilizarov Technique. Clin Orthop 250:81
8. Regazzoni P (1989) Das Ilizarov – Konzept mit einem modularen Rohrfixateursystem. Operative Orthopädie und Traumatologie 2:90
9. Rüter A, Brutscher R (1989) Die Ilzarov – Kortikotomie und Segmentverschiebung zur Behandlung großer Tibiadefekte. Operative Orthopädie und Traumatologie 2:80

III. Die instabilen Frakturen und Luxationsfrakturen des Humeruskopfes

Vorsitz: J. Poigenfürst, Wien; E. Markgraf, Jena

Differentialtherapie proximaler Humerusfrakturen

D. Huten

Hôpital Bichat Blaude Benard, 46 rue Henri Huchard, F-76877 Paris Cedex 18

(Manuskript nicht eingegangen)

Humeruskopf C-Brüche beim jungen Patienten: Kann die Kopfnekrose vermieden werden?

S. Plaschy, A. Leutenegger und Th. Rüedi

Department Chirurgie, Kantonsspital Chur, Postfach, CH-7000 Chur

Wir gehen mit Kasperczyk und Tscherne einig, daß die proximalen Oberarmbrüche eine sehr inhomogene Gruppe von Frakturen darstellen, denen eigentlich nur die anatomische Lage gemeinsam ist. So sind rund 4/5 aller proximalen Humerusfrakturen wenig disloziert, eingekeilt und damit bewegungsstabil. Sie bieten weder diagnostisch noch therapeutisch Probleme und die funktionellen Ergebnisse nach konservativem Vorgehen sind beim vorwiegend geriatrischen Krankengut befriedigend. Dem gegenüber sind die komplexen mehrfragmentären, dislozierten oder gar luxierten Humeruskopfbrüche weit problematischer, sowohl in bezug auf Reposition und Fixation als auch punkto Prognose und funktionellem Resultat. Während die nach Neer „dislozierten" sog. 3- und 4-Part Frakturen bzw. AO Typ C2/3 Brüche von vielen Autoren als schicksalhaft – hoffnungslos betrachtet werden und deshalb entweder rein konservativ oder primär prothetisch versorgt werden – beide Therapiemodalitäten mit funktionell fraglichem Erfolg – häufen sich die Mitteilungen über erfolgreiche Operationstechniken, meist minimal invasiver Art mit bisher allerdings relativ kurzen Beobachtungszeiten (2–4/6/7/9/11).

Hefte zu „Der Unfallchirurg", Heft 249
Zusammengestellt von K. E. Rehm

Da wir in Chur als Folge des Wintersports doch relativ viele *jüngere* Patienten mit dislozierten Humeruskopfmehrfragment- und Stauchungsfrakturen des collum anatomicum vom Typ AO C2 und -3 beobachten, schien es von Interesse, das Schicksal dieses sehr speziellen Krankengutes über einen längeren Zeitraum zu verfolgen.

Krankengut

Seit 1980 haben wir insgesamt 82 Patienten mit dislozierten Humeruskopf-Brüchen chirurgisch versorgt und aufgrund unserer klinischen AO-Dokumentation jetzt untersucht. Wird dabei das Kollektiv auf Sportunfälle und jüngeren Patienten – unter 60 J. – eingeschränkt, so verbleiben noch 26 Patienten, die als Grundlage für diese Mitteilung dienen.

Diese 26 Patienten – 9 Frauen und 17 Männer – mit einem Durchschnittsalter von 43,6 J. (20–60 J.) verunfallten überwiegend beim Skisport zwischen 1980 und 1990. Als besonders typische Frakturform fanden sich mehrheitlich C2-Brüche mit Valguseinstauchung der Kopfkalotte auf den Humerusschaft, bei gleichzeitigem Ausbruch oder Abriß eines oder beider Tubercula, die durch Muskelzug hochtreten und die Gelenkfläche des Humueruskopfes überdecken, ein Bild das trefflich mit dem „Cornet de glace" verglichen wird. 3 Patienten wurden erst nach 2, 4 resp. 6 Tagen zur Operation zugewiesen, bei allen anderen erfolgte die Osteosynthese notfallmäßig innert weniger Stunden nach dem Unfall.

Operationsmethode

Während wir in den ersten zwei Jahren – 1980–1982 – noch mehrheitlich versuchten mittels T-Platten, meist in Kombination mit einer Zuggurtung, eine möglichst stabile Osteosynthese zu erreichen, so haben wir ab 1983 die Platte weggelassen und führen seither praktisch nur noch die Zuggurtungstechnik, kombiniert mit 3.5/4.0 Schrauben durch. Das typischerweise in Valgusstellung impaktierte schalenförmige Kopffragment wird dabei bewußt nicht vollständig anatomisch reponiert, sondern nur teilweise aufgerichtet, während die hochgetretenen Tubercula mit 1–2 vor dem Repositionsmanöver plazierten Zuggurtungsdrähten heruntergezogen werden. Autologe Spongiosa wird dabei nur bei größeren Defekten angewandt.

Die distale Verankerung des oder der Zuggurtungsdrähte erfolgt über den Schraubenkopf einer 3.5 mm Kortikalisschraube mit Unterlagsscheibe, wodurch eine zusätzliche Knochenfreilegung im Schaftbereich vermieden wird, wie sie sonst für die Drahtdurchführung durch ein Bohrloch notwendig ist. Eine bis zwei, selten mehrere 4.0 Spongiosaschrauben fixieren das Kopffragment zusätzlich. Schrauben mit durchgehendem Gewinde verhindern ein Nachaußenziehen des Kopfkalottenfragments. Wir geben dabei den Schrauben gegenüber Spickdrähten den Vorzug, da letztere doch eher die Tendenz haben sich zu lockern und zu wandern.

Dies alles geschieht über eine minimale Freilegung der Fraktur, um die von Gerber [5] eindrücklich dargestellte und ohnehin prekäre Durchblutung des Humeruskopfes nicht noch mehr zu kompromittieren. Um schonungsvoll zum weit lateral gelegenen

Tuberkulum majus zu gelangen, empfiehlt sich allerdings beim muskulösen Sportler den Ursprung des Musculus deltoideus am Schlüsselbein einzukerben.

Postoperativ wird der Arm zwar im Gilchristverband ruhiggestellt, es erfolgt aber ab sofort täglich 1–2 Mal eine zunächst passive Bewegungstherapie bis zur Schmerzgrenze – z.B. durch pendeln – später aktiv unterstützt aufgebaut wird.

In der ganzen Serie wurde an postoperativen Komplikationen lediglich ein oberflächlicher Wundinfekt sowie ein Wundserom vermerkt, die beide folgenlos ausheilten. Ein Patient erlitt beim Unfall infolge zusätzlicher Kopfverrenkung eine Plexusparese, die sich im Laufe eines Jahres weitgehend zurückbildete und bei einem weiteren Patienten wurde postprimär eine vorübergehende Axillarisparese festgestellt. Die durchschnittliche Hospitalisation betrug 7,5 Tage, wobei ein Patient mit gleichzeitiger petrochanterer Femurfraktur bis zur selbständigen Gehfähigkeit 35 Tage im Spital weilte und deshalb nicht mitgezählt wurde. Trotz sehr rascher Wiederaufnahme der Bewegungsübungen ist es in keinem Fall zu sekundären Fragmentverschiebungen gekommen.

1-Jahreskontrolle

Im Rahmen der routinemäßigen AO-Einjahreskontrolle, wie wir sie für alle unsere Frakturpatienten durchführen, konnten 22 Patienten persönlich nachuntersucht und geröntgt werden, während 3 Patienten den Fragebogen begleitet mit neuen Röntgenbildern zurücksandten. Nur 1 Patient wurde damals nicht erfaßt. Das subjektive Resultat nach durchschnittlich 14 Monaten wurde von 7 Patienten als sehr gut, entsprechend Schmerzfreiheit bei seitengleicher Funktion, bewertet, von 12 als gut und 5 als mäßig und nur einer bezeichnete das Ergebnis als schlecht. Schon zu diesem Zeitpunkt, rund ein Jahr nach Osteosynthese fanden sich allerdings in 10 Fällen radiologisch die ersten Zeichen einer beginnenden Kopfnekrose. 20 Patienten waren wiederum zu 100% arbeits- und meist auch sportfähig. 5 gaben eine um 20–30% reduzierte Arbeitskraft an, wobei Klinik und Radiologie keineswegs übereinstimmten.

Nachuntersuchung 1994

Heute, im Durchschnitt 8,8 Jahre nach dem Unfall, haben wir versucht dasselbe Patientenkollektiv möglichst vollständig und vor allem persönlich nachzuuntersuchen. Eine Patientin ist zwischenzeitlich an einem Malignom verstorben. 13 Patienten (oder die Hälfte) konnten bisher persönlich von uns untersucht und geröntgt werden. 6 Patienten haben den ausführlichen Fragebogen ausgefüllt und z.T. mit neueren Röntgenbildern zurückgeschickt, während bei 3 weiteren Patienten ein telefonisches Interview stattfand. Von 2 Patienten wissen wir von einem zwischenzeitlichen Bericht, daß sie ein schlechtes bzw. mäßiges Resultat haben, diese beiden Patienten wurden jetzt nicht erneut aufgeboten, so daß wir schließlich nur von einem überhaupt keine Angaben über sein derzeitiges Befinden haben. Allen Patienten wurde derselbe Fragebogen mit 14 detaillierten Fragen zugestellt oder es wurden ihnen die entsprechenden Fragen am Telefon gestellt. Um möglichst vergleichbare Resultate bezüglich Funktion zu erhal-

Tabelle 1. „SSRS" (Subject. Shoulder Rating Score)

max. 100 Punkte Punkte	Patienten
100	4
90–99	7
80–89	8
< 80	3
Ø 87,3	22

ten, haben wir zusätzlich die Fragen des SSRS (Subjectiv Shoulder Rating Score) der American Shoulder – Elbow Society beantworten lassen. Der SSRS ist sofern einfach einzusetzen, als er keine klinische Untersuchung beinhaltet wie z.B. der Constant-Score [1], dafür ist er aber sicherlich weniger aussagekräftig.

Die Auswertung dieser Langzeitnachkontrollen ergibt folgendes Bild:

Bei keinem der 22 erfaßbaren Patienten wurde ein künstlicher Humeruskopfersatz diskutiert oder durchgeführt. Zwischenzeitliche Komplikationen sind ebenfalls nicht aufgetreten. Bei zwei Patienten der „Plattenära" wurde anläßlich der vorzeitigen Plattenentfernung eine Zuggurtung durchgeführt, da die Fraktur noch nicht sicher verheilt erschien, alle andern Patienten wurden außer für die Metallentfernung nicht mehr an ihrer Schulter operiert.

Die Beurteilung des Behandlungserfolges durch den Patienten lautet: Sehr gut 4, gut 16, mäßig und schlecht je 1. 19 Patienten sind in ihrem angestammten Beruf wiederum voll arbeitsfähig, während 3 in beruflicher Beziehung Einschränkungen haben. Die Großzahl betreibt wiederum Sport, wenn auch nicht im selben Ausmaß wie vor dem Unfall, doch hat es eine Anzahl Skiläufer und auch Tennisspieler.

Betrachten wir den SSRS so ergibt sich folgendes Bild (Tabelle 1).

Bein einem Maximum von 100 Punkten – wobei nicht alle der 5 Kriterien – Schmerz, Bewegungsumfang, Schulterstabilität, berufliche und sportliche Aktivität sowie „Überkopfarbeit" – gleich bewertet sind, liegt der Durchschnittswert der 22 Befragten bei 87,3 Punkten, was gut mit der oben erwähnten subjektiven Beurteilung übereinstimmt.

Tabelle 2. „SSRS" (Subject. Shoulder Rating Score) (n = 22)

	Punkte max.	 durschn.
Schmerzen?	35	31,1
Bewegungsumfang?	35	30
Stabilität?	15	15
Berufl./Freizeit-Aktivität?	10	8,2
Überkopfarbeit?	5	3,2

Die Auswertung in bezug auf die einzelnen Kriterien (Tabelle 2) ergibt erstaunlich gute Durchschnittswerte, insbesondere was den Bewegungsumfang und die Schmerzen anbetrifft sowie die allgemeinen beruflichen und Freizeit-Aktivitäten.

Gegenüber diesen durchwegs günstigen klinischen Resultaten zeigen die Röntgenkontrollen ein wesentlich anderes Bild. Bei nahezu jedem Patienten sind radiologisch Spuren der schweren Verletzung erkennbar. 11, oder die Hälfte der nachkontrollierten Patienten, haben zumindest eine partielle Humeruskopfnekrose oder erhebliche Arthrose, die aber meist erstaunlich gut kompensiert wird und kaum Beschwerden verursacht. Vergleicht man dabei die subjektiven Angaben, den SSRS und die Röntgenbilder, so besteht kaum eine Korrelation zwischen Klinik und Radiologie.

Schlußfolgerungen

Diese Langzeitbeobachtungen (im Durchschnitt 8,8 Jahre) zeigen uns, daß der Beginn einer Humeruskopfnekrose radiologisch zwar bereits nach einem Jahr erkennbar ist, daß der Prozeß sich aber über viele Jahre hinziehen kann, ohne daß eigentliche Beschwerden oder größere funktionelle Behinderungen auftreten. Mit zunehmender Einschränkung der Beweglichkeit im Schultergelenk übernimmt das Schulterblatt und die gesamt Schultergürtel-Muskulatur diese Aufgabe, so daß der Patient kaum einer Behinderung bewußt wird. Nur so kann erklärt werden, daß die subjektiven Spätresultate bei diesem doch relativ jungen Patientenkollektiv mit sehr schwerer Verletzung und relativ vielen Kopf-Teilnekrosen so günstig ausfallen und bisher in keinem unserer Fälle eine sekundäre prothetische Versorgung zur Diskussion stand.

Es ist deshalb sicherlich vertretbar beim jüngeren Patienten mit C2- und C3-Frakturen am proximalen Humerus primär die Zuggurtungsosteosynthese mit oder ohne Schrauben bzw. Spickdrähten zu empfehlen. Voraussetzung ist eine schonungsvolle, minimal invasive Operationstechnik, wobei ein vollständige Aufrichtung des valgusimpaktierten Kopfkalottenfragmentes keineswegs notwendig ist, sofern die Tubercula genügend heruntergezogen werden.

Literatur

1. Constant RC (1991) Schulterfunktionsbeurteilung. Orthopädie 20:289
2. Cornell CN, Levine D, Pagnani MJ (1994) Internal Fixation of Proximal Humerus Fractures Using The Screw-Tension Band Technique. Journal of Orthopaedic Trauma 8:23–27
3. Darder A, Darder A Jr, Sanchis V, Gastaldi E, Gomar F (1993) Four Part Displaces Proximal Humeral Fractures: Operative Treatment Using Kirschner Wires and a Tension Band. Journal of Orthopaedic Trauma 7:497–505
4. Esser RD (1994) Treatment of Three- and Four-Part Fractures of the Proximal Humerus with a Modified Cloverleaf Plate. Journal of Orthopaedic Trauma 8:15–22
5. Gerber C, Schneeberger AG, Vinh TS (1991) The arterial vascularization of the humeral head. J Bone Surg [Am] 72:1486
6. Jakob RP, Miniaci A, Anson PS, Haberg H, Osterwalder A, Ganz R (1991) Four-part valgus impacted fractures of the proximal humerus. J Bone Joint Surg 73:295
7. Kasperczyk WJ, Engel M, Tscherne H (1993) Die 4-Fragment-Fraktur des proximalen Oberarms. Unfallchirurg 96:422–426

8. Neumann K, Muhr G, Breitfuß H (1992) Primärer Kopfersatz des dislozierten Oberarmfraktur. Orthopäde 21:140
9. Ochsner PE, Ilchmann Th (1991) Zuggurtungsosteosynthesen mit resorbierbaren Kordeln bei proximalen Humerusmehrfragmentbrüchen. Unfallchirurg 94:508–510
10. Plaschy S, Schai P, Imhoff A (1992) Erfahrungen und differentialtherapeutische Überlegungen bei Humeruskopffrakturen. Sonderdruck aus: Arthroskopie und Chirurgie der Schulter. Ferdinand Enke Verlag, Stuttgart
11. Rader CP, Keller HW, Rehm KE (1992) Die operative Behandlung disloziert 3- und 4-Segment-Frakturen des proximalen Humerus. Unfallchirurg 95:613–617

Stellenwert der Prothetik bei Frakturen und Luxationsfrakturen des Humeruskopfes

P. Habermeyer[1], A. Werner[1] und E. Wiedemann[2]

[1] Klinik für Orthopädische Chirurgie und Sportmedizin der Sporthilfe Württemberg e.V., Sportklinik Stuttgart, Taubenheimstraße 8, D-70372 Stuttgart (Bad Cannstatt)
[2] Chirurgische Klinik Innenstadt, Universität München, Nußbaumstraße 20, D-80336 München

Mit der Entwicklung einer Schulterprothese zur Behandlung von Humerus-Kopf-Frakturen, hat der New Yorker Orthopäde Dr. Charles Neer im Jahre 1952 den Grundstein für die moderne Schulterprothetik gelegt. Die aus einem Schaft mit darauf fest fixiertem Kopf bestehende Prothese, die in mehreren Schaft- und Kopfgrößen erhältlich war, wurde unverändert bis zum Jahre 1973 zur Anwendung gebracht. In jenem Jahr erfolgte die Einführung des „Neer-II" Systems. Dies bestand aus einem modifizierten Schaft, sowie abgeändertem Kopf-Design. Dazu kam eine Polyethylen-Pfannen-Komponente, welche den gleichen Radius wie die Kopfprothese aufwies.

Das „Neer-II" System gilt heute als weltweiter Standard.

Der heutige Stellenwert der Schulterprothetik ergibt sich aus seinen am Markt erzielten Verkaufszahlen. 1993 wurden in den USA 16.000 Schulterprothesen verkauft. Die Vergleichszahl für das Jahr 1993 lag in der Bundesrepublik Deutschland unter 1.000 verkauften Prothesen. Davon wurden zu 80% Hemi-Prothesen implantiert, der Anteil der Total-Prothesen liegt nach Herstellerangaben bei 20%.

Aus einer Nachfrage bei den führenden Herstellern[1] von Schulterprothesen ergibt sich für das Jahr 1994 eine Verkaufserwartung von 740 Implantaten (s. Tabelle 1).

Nach Einschätzung der Industrie verteilt sich das Verhältnis zwischen unfallchirurgischen und orthopädischen Kliniken in der Anwendung der Schulterprothese auf 1:1.

Aus dem Vergleich zwischen der USA und der BRD zeigt sich, daß die Schulterprothetik hierzulande noch in den Kinderschuhen steckt. Ziel dieses Beitrags soll es nun aber sein, unabhängig von dem heutigen Entwicklungszustand den tatsächlichen

---

[1] Mein Dank gilt den genannten Firmen für die unbürokratische und prompte Auskunft.

Hefte zu „Der Unfallchirurg", Heft 249
Zusammengestellt von K. E. Rehm

Tabelle 1. Verkaufserwartung Schulterprothetik in der BRD für 1994

3M	250
BIOMET	150
De PUY	120
ENDOTEC	110
LINK	80
OSTEO	30
Gesamt	740[a]

[a] Anteil an Totalprothesen 20%.

Stellenwert der Schulterprothetik im Rahmen der Traumatologie zu durchleuchten. Dieser ergibt sich primär aus der Indikation, aus dem zur Verfügung stehenden Implantat, deren Anwendung bezüglich der Operationstechnik und schließlich aus den durch die Prothetik zu erzielenden Resultaten.

Indikation zur Schulterprothetik in der Traumatologie

Die frische Fraktur

Im deutschsprachigen Raum gilt die Forderung nach dem Kopferhalt mittels Minimalosteosynthese. Der weichteilschonenden Rekonstruktion mittels Minimalosteosynthese sind jedoch frakturbedingt Grenzen gesetzt. Limitierender Faktor ist dabei die zu erwartende Durchblutungsstörung der Kopfkalotte. Diese ist abhängig von der Anzahl der Fragmente sowie vom Frakturverlauf. Frakturen durch den anatomischen Hals weisen eine deutlich höhere Nekroserate auf, als Frakturen durch den chirurgischen Hals. Luxationsfrakturen sowie schwer dislozierte Frakturen besitzen ebenso eine ungünstigere Prognose. Für Rekonstruktion und Retention gilt die Osteoporose als prognostisch ungünstiger Faktor.

Darüber hinaus bestimmt die Art der Operationsmethode das Schicksal der Frakturheilung. Münst und Kuner [4] veröffentlichten 1992 eine nochmals überarbeitet AO-Sammelstudie an 4-Fragment-Frakturen. Dabei wies die Plattenosteosynthese eine Nekroserate von 44,6%, hingegen die Minimalosteosynthese eine Nekroserate von 33,3% auf.

In der Akutsituation bei den dissoziierten oder luxierten 4-Fragment-Frakturen ergibt sich für den Chirurgen die Frage nach dem Kopferhalt oder nach dem unmittelba-

Tabelle 2. Prognostische Faktoren für die Ausbildung einer avaskulären Nekros (AVN)

- Anzahl der Fragmente
- Fragmentdislokation
- Zirkulationsstörung
- Höhe der Fraktur
- Osteoporose

Tabelle 3. Prostoperative Nekrose und Fehlstellung bei der 3- und 4-Fragment Fraktur

	Gruppe I Nekrose	Gruppe II Nekrose + Fehlstellung
Anzahl	13	12
Flexion	118 Grad	73 Grad
Abduktion	70 Grad	106 Grad
Schmerz	38%	84%

Gerber C., S.E.C.E.C. 1992 [1].

ren Kopfersatz durch Hemiarthroplastik. Der Stellenwert der Prothese muß nun dort gesucht werden, wo die konventionelle operative Versorgung versagt. Die Frage lautet also: „Gibt es intraoperativ neben den bekannten prognostischen Faktoren für den Operateur Anhaltspunkte, die ihn in situ die Entscheidung zum Kopferhalt oder prothetischem Ersatz erleichter?" Mit anderen Worten: „Was ist bei der operativen Rekonstruktion die Minimalanforderung an den Traumatologen, um ein noch zufriedenstellendes Ergebnis zu erzielen, welches im Vergleich mit der Frakturprothese ein ebenbürtiges Ergebnis erzielt?" Aus einem großen Kollektiv von operativ versorgten Humeruskopfmehrfragmentfrakturen, wurden die Ergebnisse von 25 Fällen mit postoperativer Nekrose und Fehlstellung bei der 3- und 4-Fragment-Fraktur nachuntersucht [1]. Dabei wurde unterschieden in die Gruppe I mit anatomisch korrekter Rekonstruktion, aber Ausbildung einer avaskulären Nekrose. Die Gruppe II wies neben der Nekrose auch eine Fragmentfehlstellung auf. In der Gruppe mit alleiniger Nekrose, war das Ergebnis deutlich dem Kollektiv mit Nekrose und Fehlstellung überlegen (s. Tabelle 3).

Insbesondere war die Schmerzkonstellation bei der Gruppe II sehr ausgeprägt. Als Resultat dieser Untersuchung kann gesagt werden, daß bei anatomischer Rekonstruktion bei 3- und 4-Fragmentfrakturen zwar eine avaskuläre Nekrose eintreten kann, welche jedoch vom Patienten hinsichtlich Funktionstüchtigkeit und Schmerz, als erträglich akzeptiert wird. Gelingt es jedoch intraoperativ nicht eine anatomische Rekonstruktion zu erzielen, so bedeutet dies für den Patienten nicht nur die Gefahr einer AVN, sondern darüber hinaus ein sehr unbefriedigendes Funktions- und Beschwerdebild. Aus dieser Untersuchung ergibt sich für die intraoperative Akutsituation die Empfehlung, immer dann eine primäre Hemiarthroplastik durchzuführen, wenn es nicht gelingt die 4-Fragmentfraktur anatomisch und ohne größere Weichteilschädigung zu rekonstruieren.

Der Stellenwert der Frakturprothetik muß auch gegenüber ihren Alternativen diskutiert werden. Die konservative Behandlung von dissoziierten 4-Fragmentfrakturen hat bei genauer Evaluation nach dem NEER-Score nur sehr unbefriedigende Ergebnisse erbracht. So fanden sich bei der Auswertung von 5 Behandlungsserien mit insgesamt 97 Patienten, welche einheitlich nach dem NEER-Score beurteilt worden waren, nur in 5% zufriedene Ergebnisse [2].

Ein sekundärer Kopfersatz nach primär konservativer Behandlung, ist in seinen Ergebnissen der primären Hemiprothese unterlegen [6, 7]. Bereits die frühsekundäre Kopfersatzoperation ist der primärprothetischen Versorgung unterlegen.

Eine Kochersche Humeruskopfresektion kann bei dem heutigen Stand der Technik nicht mehr als operativer Ausweg empfohlen werden. Die Entfernung der Kopfkalotte und der Tuberkula hinterläßt ein schmerzhaftes und völlig funktionsloses Schultergelenk mit einer Wackelsteife, welche für den Patienten eine schwerste Funktionsbehinderung darstellt. Ein sekundärer Wiederaufbau ist nahezu unmöglich, da sowohl das Knochenlager als auch die Ansätze der Rotatorenmanschette fehlen. In Übereinstimmung mit der Literatur [3, 5] ist die einfache Resektion des Humeruskopfes als verstümmelnde Maßnahme einzustufen und gilt als Kunstfehler!

Unter Abwägung aller Möglichkeiten ergibt sich heute folgende Empfehlung zur primären Implantation einer Humeruskopfprothese:

1. Die dislozierte 4-Fragmentfraktur
2. Die Humeruskopfimpression von mehr als 40% der Gelenkfläche
3. Die multifragmentäre Humeruskopfzertrümmerung
4. Der dislozierte 3-Fragmentbruch im höheren Alter bei Osteoporose.

Die veraltete Humeruskopffraktur

Bietet die frische Humeruskopffraktur noch einige Alternativen zur Hemiarthroplastik, so reduzieren sich die Ausweichmöglichkeiten bei der chronischen Humeruskopffraktur. Diese ist gekennzeichnet durch Fehlstellung und partielle oder komplette avaskuläre Nekrose.

Fehlstellungen der Tuberkula werden durch Korrekturosteotomie behoben. Umstellungsosteotomien sind auch dann indiziert, wenn Varus- oder Valgusfehlstellungen sowie Rotationsfehler vorliegen. Fehlstellungen von mehr als 30° können durch alleinige Korrekturosteotomie nicht mehr behoben werden.

Die Indikation zur Arthodese ergibt sich aus Tabelle 4:

Bei Vorliegen einer posttraumatischen Arthrose, mit oder ohne begleitender avaskulären Nekrose, ergibt sich heute die Indikation zum sekundären Humeruskopfersatz. Dabei sollte der Operationszeitpunkt vor Eintritt einer sich sekundär ausbildenden Pfannenarthrose, vor Auftreten von Dauerschmerzen und Weichteilkontraktur liegen. Ein zunehmender mechanischer Abduktions- und Außenrotationsverlust ist ein weiterer Anlaß für den prothetischen Ersatz (s. Tabelle 5).

Tabelle 4. Indikation zur Arthrodese bei der veralteten Humeruskopffraktur

- Nach Infekt
- Rotatorenmanschettenverlust
- Deltoideus-Insuffizienz
- Plexus- und/oder Axillaris Parese

Tabelle 5. Zeitpunkt zum sekundären prothetischen Ersatz bei der chronischen Humeruskopffraktur

Vor
– Pfannenarthrose
– Dauerschmerz
– Weichteilkontraktur
– ABD / AR-Verlust

Somit ergibt sich für die veraltete Humeruskopffraktur folgende Indikationstabelle für den prothetischen Ersatz:

1. Posttraumatische Arthrose
2. Posttraumatische avaskuläre Nekrose
3. Fragmentfehlstellung
4. Verhakte chronische Luxationsfraktur

Implantatwahl

Das 1973 entwickelte „Neer-II" System ist heute das Ausgangsmodell für eine Reihe von Neuentwicklungen, die die zunehmenden Erfolge des Schultergelenkersatzes begründen. Das „Neer-II" System als unverblockte kraftschlüssige Totalprothese, besteht aus einer Kopfprothese mit integriertem Schaftanteil, welche mit verschiedenen Schaftflächen, Schaftdicken und Kopfgrößen vorrätig ist, und einer Polyethylenpfannenkomponente. Der Krümmungsradius der Kopfkalotte und der Glenoidkomponente sind identisch (44 mm) konstruiert, was einerseits einen verbesserten Gelenkschluß ermöglicht, aber andererseits zu einer erhöhten Pfannenlockerung führt.

Die erste Generation von Neuentwicklungen (Biomet, Richards, Intermedics, Depuy, 3 M) weist nun abnehmbare, modulare Kalotten auf, die auf eine Schaft-, Hals-Komponente aufgesteckt werden. Gleichzeitig werden Kopflänge und Kopfdurchmesser variiert, wodurch bei einer größeren Vielfalt von Protheseköpfen ein weitgehend anatomiegerechter Form- und Gelenkschluß erreicht wurde. Das modulare Konzept besitzt zudem operationstechnische Vorteile bei der Implantation und Revision.

Eine zweite Generation (Endotec) berücksichtigt durch ein mehrfaches modulares System die konstruktiven Eigenheiten des Schultergelenkes. Der Prothesenschaft orientiert sich nicht mehr an der Diaphyse, sondern an der proximalen Metaphysenachse. Den individuellen Inklinationswinkel rekonstruiert man mit einem modularen Winkeladapter. Der Humeruskopfmittelpunkt ist gegenüber der proximalen Schaftachse sowohl nach medial als auch nach dorsal, d.h. doppelt exzentrisch versetzt. Durch Berücksichtigung einer vorgegebenen Halslänge und durch exzentrisches variables Aufstecken der Kopfkalotte, läßt sich dem kombinierten mediodorsalen „offset" Rechnung tragen.

Als jüngste Entwicklung für die frische Humeruskopffraktur kommt Anfang 1995 eine modulare Kopfprothese auf den Markt, welche als besonderes Konzeptionsmerkmal, anstatt einer Finne einen Abstützkorb zur Aufnahme der Tuberkula und von

Spongiosa aufweist. Hierdurch soll eine bessere Primärstabilität und Verankerungssicherheit für die Refixation der Tuberkula gegeben werden (Prof. Rüter, Augsburg).[2]

Die früher im deutschsprachigen Raum häufig zur Anwendung gekommene isoelastische Prothese (R. Mathys, Bettlach, Schweiz) entspricht aufgrund ihrer inadäquaten Konstruktionsmerkmale nicht mehr dem modernen Prothesenkonzept. Bei falscher Halslänge und fehlendem Inklinationswinkel ist der Kopf zu groß dimensioniert und die Tuberkulafixierung insuffizient. Dieses Prothesenmodell muß als obsolet eingestuft werden.

Ergebnisse nach Schultergelenkersatz in der Traumatologie

Die prothetische Versorgung der frischen 4-Fragmentfrakturen hat sich heute als eine erfolgreiche und zuverlässige Methode durchgesetzt. Aus einer Literaturübersicht über die Behandlungsergebnisse aus 9 verschiedenen Kliniken wurden bei 171 4-Fragmentfrakturen mit primär prothetischem Ersatz in 80% zufriedenstellende und gute Ergebnisse erzielt [2]. Bigliani und Mitarbeiter [2] veröffentlichten jüngst die Ergebnisse der Humeruskopfprothese bei der frischen 4-Fragmentfraktur. Mit einer mittleren Beobachtungszeit zwischen 2 und 8 Jahren kam es bei insgesamt 64 nachuntersuchten Patienten in einem Fall zu einem Infekt. Eine Schaftlockerung trat nie auf. Bei 4 Patienten kam es zu einer Dislokation des Tuberkulum majus. In 48,5% der Fälle wurden die Ergebnisse als exzellent, in 34% als zufriedenstellend und nur in 17% als unbefriedigend eingestuft. Die durchschnittlich erreichte aktive Flexion des Armes lag bei 127°.

In einem Beobachtungszeitraum von 4 Jahren wurden an der chirurgischen Klinik Innenstadt der LMU München 4-Fragmentfraktur im Rahmen einer Vergleichsstudie operiert. Die eine Hälfte erhielt primär einen prothetischen Ersatz, die andere Hälfte wurde durch Minimalosteosynthese offen rekonstruiert. Sowohl vom Frakturtyp, als auch vom Alter der Patienten waren die Patientenkollektive völlig identisch. In der prothetisch versorgten Gruppe ergaben sich in der Bewertung nach Neer durchschnittlich 66 Punkte, in der rekonstruierten Gruppe nur 58 Punkte. Der Unterschied zwischen beiden Kollektiven erklärt sich nicht aus dem durchschnittlich erreichten Bewegungsumfang, der annähernd identisch war. Der Schmerz und insbesonders die Gebrauchsfähigkeit der gebrochenen Schulter war bei den prothetisch versorgten Patienten deutlich besser.

Bei der vergleichenden Untersuchung zur Komplikationsrate bei der Schulterprothetik schwanken die Ergebnisse sehr stark in Abhängigkeit vom operierten Patientengut und der Anzahl der operierten Fälle. Erfahrungsgemäß liegen die Komplikationen bei der Frakturprothese über denen bei prothetischem Ersatz nach Omarthrose oder avaskulärer Nekrose. Andererseits kann in der Fraktursituation fast ausnahmslos auf einen Pfannenersatz verzichtet werden. Dies senkt die Komplikationsrate, da Lockerungen fast ausschließlich im Bereich der Kunstpfanne und weniger im Bereich der Schaftprothese auftreten.

[2] Bezugsquellennachweis: Fa. Hug, Umkirch/Freiburg.

In einem Zweijahreszeitraum wurden an der Sportklinik Stuttgart 51 Schulterprothesen implantiert, davon waren 23 Frakturprothesen. In 28 Fällen mußte aus anderen Gründen ein prothetischer Ersatz durchgeführt werden. Im Rahmen der Frakturversorgung kam es zu keinerlei perioperativen oder postoperativen Komplikationen. Insgesamt kam es in einem Fall zu einem tiefen Infekt, zu einer Pfannenlockerung und zu einer voll reversiblen Neuropraxie. Damit liegen die Gesamtkomplikationsrate bei 5,9%.

Aus einer Nachuntersuchung der BG-Klinik Bergmannsheil [6] aus dem Zeitraum 1983 bis 1990, bei insgesamt 29 Frakturprothesen, kam es in einem Fall zu einer Hämatomausräumung, in einem weiteren Fall zu einer Neuropraxie und einmal zur Prothesenluxation. Die Gesamtkomplikationsrate von 11% muß dennoch als niedrig eingestuft werden, berücksichtigt man, daß die ersten Erfahrungen damit in der ersten Hälfte der achtziger Jahre gewonnen wurden.

Zusammenfassung

Die Schulterprothetik hat heute ihren festen Stellenwert bei der 4-Fragment-Fraktur und den schweren Luxationstrümmerbrüchen, wenn sich unter Einbeziehung aller prognostischen Faktoren intraoperativ zeigt, daß eine anatomische Rekonstruktion nicht erzielt werden kann. Dann muß in gleicher Sitzung ein Verfahrenswechsel mit Implantation einer zementierten Humeruskopfprothese durchgeführt werden. Eine Ausnahme davon sehen wir bei jungen Patienten, bei denen wir unter allen Umständen die Rekonstruktion anstreben. Gute Resultate sind nur mit einer Frühversorgung möglich. Der Schlüssel zum Erfolg liegt in der unmittelbar postoperativ einzuleitenden Physiotherapie. Bei insgesamt niedriger Komplikationsrate gehört die Frakturversorgung mittels Hemiathroplastik heute zum Repertoir eines jeden Traumatologischen Zentrums. Periphere chirurgische Abteilungen mit limitierter Erfahrung auf diesem Gebiet sollten die Patienten in entsprechende Zentren weiterleiten.

Bei der chronischen Humeruskopffraktur mit avaskulärer Nekrose und Fehlstellung gibt es heute keine Alternativtherapie zum prothetischen Ersatz. Der Eingriff ist technisch sehr anspruchsvoll, führt aber in einem sehr hohen Prozentsatz zur Schmerzfreiheit und in einem ausreichenden Umfang zu einer Verbesserung der Schulterfunktion.

Die technische Entwicklung des Implantats hat mittlerweile eine anspruchsvolle Stufe erreicht, verbesserungswürdig ist jedoch das Instumentarium. Hier sind noch weitere Entwicklungsarbeiten zu leisten, um eine standardisierbare und leicht nachvollziebare Implantationstechnik zu gewährleisten. Ein weiterer Kritikpunkt bezieht sich auf die hohen Kosten des Implantats, welche nicht allein durch die Entwicklungskosten erklärt werden können.

Literatur

1. Berberat C, Gerber (1992) Posttraumatic avascular necrosis of the humeral head after 3- and 4-part fractures. Int Conference Shoulder and Elbow Surgery, Paris
2. Compito AC, Self EB, Bigliani LU (1994) Arthroplasty and acute shoulder trauma. Clin Orthop 307:27–36
3. Drobny T (1994) Zur Behandlung von posttraumatischen ossären Läsionen des Schultergelenkes. In: Simmen BR (Hrsg) Die Schulter in der Orthopädie. Eular, Basel:157–160
4. Münst, Kuner EH (1992) Osteosynthesen bei dislozierten Humeruskopffrakturen. Orthopäde 21(2):121–131
5. Neer CS (1990) Shoulder reconstruction. WB Saunders, Philadelphia
6. Neumann K, Muhr G, Breitfuss H (1992) Primärer Kopfersatz der dislozierten Oberarmkopffraktur. Orthopäde 21:140–147
7. Tanner MD, Cofield RH (1982) Prosthetic arthroplasty for fracture and fracture-dislocations of the proximal humerus. Clin Orthop 179:116–128

IV. Schaftfrakturen an Oberschenkel und Unterarm des Kindes

Vorsitz: L. van Laer, Basel; U. Pfister, Karlsruhe

Elastisch-stabile Nagelung der Oberschenkel- und Unterarmfrakturen des Kindes

J. Prevot

Chir. Péd., Hôpital d'Enfants, Rue du Vorvan, F-54511 Nancy

Die Osteosynthese der Frakturen langer Röhrenknochen des Kindes muß speziellen Gesetzmäßigkeiten gehorchen, die im Einklang mit dem Alter des Kindes sein müssen. Sie sind auf gut bekannte pathophysiologische Tatsachen begründet:

1. Das Periost stellt die essentielle Struktur für die Knochenheilung dar.
2. Das Frakturhämatom hat grundlegende Bedeutung. Aus seiner Umwandlung entsteht der Kallus.
3. Das osteogenetische Potential und Remodelling ist besser, wenn man eine geschlossene approximative Einrichtung der offenen Reposition und Plattenosteosynthese vorzieht.

In diesem Sinn verwenden wir seit 1979 vorgebogene elastische Nägel mit verschiedenen Durchmessern. Nagelungen sind bekanntermaßen seit längerer Zeit gebräuchlich im Sinne einer achsenausrichtenden Osteosynthese. Ein einziger oder zwei ungebogene Nägel können aber Frakturen nicht rotationsstabil fixieren. Schafft man dagegen mehrere Druckpunkte des Implantats mit dem Knochen, so kann man eine gute Stabilität erzielen. Die wichtigste Eigenschaft des benützten Metalls ist seine Elastizität. Die Nägel müssen also gebogen sein. Wenn das Metall über seine Elastizitätsgrenze hinaus verformt wird, wird die neue Form wieder stabil sein. So kann man das Implantat der Form des zu stabilisierenden Knochens anpassen und behält doch eine stabile Montage.

Zwei vorgebogene und elastisch verspannte Nägel bilden so eine feste und widerstandsfähige Osteosynthese, ohne das Periost und die ernährenden Gefäße zu schädigen. Gegen jede pathologische Abwinkelung tritt eine Gegenkraft auf. Sie bezieht sich auch auf Rotationskräfte, weil die Nägel in der Spongiosa der Metaphyse fixiert sind. Das Drehmoment wirkt entgegen der Federkraft der elastischen Nägel, so daß nach Beendigung der dislozierenden Bewegung es von selbst zur Rückstellung in die Ausgangsposition kommt.

Hefte zu „Der Unfallchirurg“, Heft 249
Zusammengestellt von K. E. Rehm

Da das Implantat in den Knochenenden befestigt ist, können die Bruchstücke ihre Einrichtungsposition nicht verlassen. Das sind die besten Voraussetzungen zur Heilung des Knochens. Zudem zeigte eine Untersuchung am Kaninchen, daß die Nagelung keine wesentliche Beeinträchtigung der Blutzirkulation des Markraums verursacht.

Dies sind die Grundlagen unserer Technik, die wir seit 1979 bei 695 Frakturen angewandt haben. Dabei fanden sich folgende Lokalisationen:

Femur	250
Tibia	54
Humerusschaft	45
Oberarmkopf und -hals	64
suprakondylärer Humerus	107
Radiusköpfchen und -hals	56
Unterarm	123

Davon betrachten wir nun nur die Oberschenkel- und Unterarmbrüche.

Oberschenkelfrakturen

Operationstechnik

Die Nägel bestehen aus Stahl oder besser aus Titan. Je nach Art des Knochens und Alter des Kindes variieren die Durchmesser zwischen 3 und 4 mm bei einer Länge von 50 cm. Eines der beiden Enden wird auf einer Länge von 2 cm um 45° abgewinkelt und schnabelförmig abgeflacht, ähnlich einem Hockeyschläger. Der Chirurg muß den Nagel zu Beginn der Operation vorbiegen. Dann erfolgt ein kleiner Hautschnitt von 2 cm Länge auf Höhe der unteren Metaphyse an der von der Fraktur am weitesten entfernten Stelle. Unter Bildwandlerkontrolle wird nun der Nagel eingeführt und vorgestoßen. Mit Hilfe eines Griffes kann oder muß eventuell der Chirurg den Nagel so drehen, daß die Reposition vervollständigt oder verbessert wird. Danach wird der Nagel in die dichte metaphysäre Spongiosa vorgestoßen. Der zweite Nagel wird auf der gegenüberliegenden Seite in gleicher Weise eingebracht.

Nachbehandlung

Normalwerweise ist keine Gipsimmobilisation erforderlich (in unserer Statistik 24 Gipse bei 250 Fällen). Aktive Bewegungsübungen werden sofort aufgenommen. Unbelastetes Gehen ist nach 8 Tagen und Teilbelastung nach 3 Wochen möglich. Die stationäre Verweildauer beträgt 8 Tage. Nach einem Monat kann der Schulbesuch wieder aufgenommen werden. Die Materialentfernung führen wir nach 3 bis 4 Monaten durch.

Kasuistik

Seit 1979 haben wir auf diese Weise 250 Oberschenkelfrakturen behandelt. Nach zwei Jahren konnten 189 erfaßt werden. Es handelte sich um 127 unkomplizierte Brüche, 104 polytraumatische Kinder und 22 pathologische Spontanfrakturen. Das Durchschnittsalter betrug 9,6 Jahre bei 157 Knaben und 82 Mädchen.

Folgende Frakturformen wurden beobachtet:

quer	25%
schräg	45%
spiralförmig	15%
multifragmentär	15%

Das technische Vorgehen war

bipolar aufsteigend	88%
unipolar absteigend	9%
bipolar gemischt	3%

Schließlich sei festgestellt, daß dies Eingriffe von 18 Fachärzten und 62 jungen Assistenten durchgeführt wurden.

Ergebnisse/Komplikationen

In allen Fällen wurde eine knöcherne Heilung ohne eine Refraktur beobachtet.

Folgende Komplikationen waren zu beklagen:

1. Probleme an der Einschlagstelle: Bei 20 Patienten mußten die Nägel nochmals gekürzt werden.
2. Sepsis: Bei einem Jungen mit Spina bifida kam es wegen schwerer Harnwegsinfektion zur Nagelentfernung und Gipsbehandlung.
3. Oberflächliche Infektion: Bei 3 Fällen kam es ohne weite Probleme zur Ausheilung.
4. Längendifferenz: In einer Serie von 99 Frakturen der Jahre 79–91 wurden wechselnde Differenzen je nach Frakturtyp festgestellt:

Querfraktur	+ 6 mm
Kurze Schrägfraktur	– 9 mm
Lange Schrägfraktur und Spinalfraktur	– 8 mm
Trümmerfraktur	– 13 mm
Etagenfraktur	+ 10 mm

Diese Differenzen entsprechen denen der konservativen Therapie.

5. Achsabweichungen:

   Varusfehlstellung bei 16%, im Durchschnitt 6,6° (4°–20°)
   Valgusfehlstellung bei 10%, im Durchschnitt 7° (3°–15°)

Antekurvation bei 8%, im Durchschnitt 11,5° (5°–25°)
Rekurvation bei 2%, im Durchschnitt 10° (5°–15°)

Diese Fehlstellungen werden spontan korrigiert innerhalb von 2 Jahren.

6. Rotationsfehler, nachuntersucht mit CT bei 135 Kindern, mindestens 2 Jahre nach dem Unfall:

> 5°:	2 Fälle
0°–5°:	35 Fälle
Kein Unterschied:	98 Fälle

7. Einsteifung des Kniegelenkes: 3 Fälle

Vermeidbare Fehler sind: asymmetrisches Biegen der Nägel, Verdrehen der Nägel, Kreuzen der Nägel auf Höhe der Fraktur.

Zum Schluß noch unsere Indikationen zur Versorgung der Femurfrakturen beim Kind nach dieser Methode: Alter zwischen 6 und 15 Jahren, polytraumatisierte Kinder, Spontanfrakturen.

Unterarmfrakturen

Pathologisch-anatomische Grundlagen

Die beiden Vorderarmknochen, verbunden durch die Membrana interossea, bilden einen viereckigen Rahmen, welcher um die Drehachse des Radius in Pro- und Supination rotiert werden kann. Im Fall einer Fraktur von Radius und Ulna sind die Seitenbegrenzungen dieses Rahmens zwar unterbrochen, die Membrana interossa bleibt aber im wesentlichen intakt. Dies gewährleistet, daß die Bewegungsumfänge der distalen Fragmente beider frakturierter Knochen erhalten bleiben, außer im Falle eines erzwungenen Manövers direkt von außen auf eines der beiden distalen Fragmente. Deshalb genügt es, pro Unterarmknochen einen einzigen Nagel zu verwenden, um die Stabilität des Knochen-Membran-Rahmens wiederherzustellen. Rotationen werden dadurch ebenfalls verhindert. Die Osteosynthese muß aus diesem Grunde beide Knochen miteinbeziehen. Würde nur einer der beiden genagelt, so hätte dies die Dislokation des anderen zur Folge. Rotationsfehlstellungen kommen nur vor, wenn während der Osteosynthese entsprechende Manöver von außen auf ein Fragment gemacht werden.

OP-Technik

Der Patient wird in Rückenlage gebracht und der Arm auf einen Armtisch gelagert. Die bevorzugt verwandten Nägel haben einen Durchmesser von 2,5 oder 3 mm. Der am meisten dislozierte Knochen wird in der Regel zuerst genagelt. Dies hat den Vorteil, daß er bei der Osteosynthese des zweiten Knochens nicht mehr hinderlich sein kann. Der Zugang zum Radius wird über die distale Metaphyse zwischen den Sehnen des langen und kurzen Daumenstreckers gemacht.

Vorzugsweise macht man eine Inzision von 5 mm Länge, um Sehnen und die sensiblen Äste des Nervus radialis mit Sicherheit schonen zu können. Unter Bildverstärkerkontrolle wird der abgeknickte Nagel bis in die Metaphyse vorgeschoben. Die Nagelung der Ulna geschieht in absteigender Richtung. Der Zugang wird auf der lateralen Facette des Olekranons unterhalb des Capitulum radiale humeri gemacht. Dadurch wird das Nagelende durch den Muskelbauch des M. anconeus geschützt. Nach Überbrückung der Fraktur wird dieser und der radiale Nagel in der Einschlagstelle gegenüberliegenden Metaphyse impaktiert. Zum Schluß werden beide Nägel umgebogen und gekürzt.

Nachbehandlung

Ein Gips ist nicht nötig, eine einfache Armtrageschlinge schützt ausreichend. Die freie Bewegung ist nach 3 Wochen erlaubt. Die Fraktur ist nach 6 Wochen vollständig konsolidiert.

Die Komplikationen bestehen hauptsächlich in einem durch die zu langen Nagelenden hervorgerufenen Reizzustand. Diese harmlose Erscheinung stört meist nur in der unmittelbaren postoperativen Phase und soll dem Patienten vorher erklärt werden.

Die Osteosynthesematerialentfernung soll nicht vor dem 8. postoperativen Monat erfolgen. Eine vorhergehende radiologische Kontrolle ist unumgänglich.

Kasuistik

Unter 1812 beobachteten Unterarmfrakturen innerhalb 13 Jahren haben wir 122 Patienten mit 125 Unterarmfrakturen mit der intramedullären elastisch-stabilen Nagelung behandelt. Bei 115 Fällen handelte es sich um eine isolierte Fraktur, nur 8 Patienten weisen noch andere Frakturlokalisationen auf.

Der Frakturverlauf war entweder transversal oder leicht schräg. Die Fraktur lag bevorzugt im mittleren Schaftdrittel, nur je 3 Fälle fanden sich im proximalen oder distalen Drittel. Alle Frakturen waren stark disloziert, bei 5 Patienten sogar offen. Bei 9 Kindern lagen vaskuläre oder neurologische Störungen vor. In einem Falle war der N. medianus vollständig durchtrennt und mußte mikroskopisch genäht werden. Bei den anderen 8 verschwand die Störung nach der Osteosynthese. Eine Kompartmentspaltung war nur in einem Falle erforderlich.

8mal wurde die offene Reposition an der Ulna und 6mal am Radius erforderlich. Bei allen diesen beobachteten wir eine verzögerte Konsolidierung, welche wir auf die Evakuation des Frakturhämatoms zurückführen.

Die durchschnittliche Hospitalisation betrug 5,5 Tage bei einer Schwankungsbreite zwischen 4 und 8 Tagen.

14 Patienten wurden durch einen etwas vorsichtigeren Operateur mit einem Gips für 4 Wochen ruhiggestellt.

Komplikationen

Wir beobachteten

- 6 Fälle mit Problemen wegen ungenügend gekürzter Nagelenden.
- 4 unbedeutende Achsenfehlstellungen, welche sich innerhalb eines Jahres korrigiert haben.
- 2 Einschränkungen von Pro- und Supination (10° und 12°). Im Verlauf sahen wir auch hier eine deutliche Regression.
- 1 Fall von Dysästhesie am Handrücken durch Verletzung eines sensiblen Radialisastes.
- 1 sekundäre Dislokation, welche einen zusätzlichen Gips notwendig machte, sowie 3 Refrakturen nach 5–6 Monaten. Dieser Umstand führte dazu, daß wir die Nägel nun erst nach 8 Monaten entfernen.
- 1 leichte Sepsis.

Ergebnisse

In 112 von 125 Fällen wurde die Frakturkonsolidierung innerhalb von 6 Wochen erreicht. Die Mobilisierung geschah bereits 2 Wochen zuvor, und es wurde weder Gips noch Physiotherapie notwendig. Folgeschäden sahen wir nicht.

Schlußfolgerung

Die intramedulläre elastisch-stabile Nagelung ist die Methode der Wahl bei kindlichen Femurschaftfrakturen und bei irreponiblen oder unter Gips dislozierten Unterarmfrakturen. Beim polytraumatisierten Kind wird die Indikation noch weiter gestellt. Die intramedulläre Nagelung stellt eine pyhsiologische Technik dar. Außer am Unterarm haben wir keine Refraktur gesehen. Aber auch hier ist die Refraktur sehr selten, ebenso wie bei der konservativen Therapie.

Zum Nachteil der Technik gehört die Notwendigkeit eines Röntgenbildverstärkers wegen der Gefahr für die Chirurgenhände. Dazu sind mehrere Studien durchgeführt worden. Die Strahlendosis ist bemerkenswert gering und abhängig von der Nähe zur Strahlenquelle. Selten jedoch befinden sich die Hände der Operateure in dieser Zone. Die Strahlenbelastung ist aber schlimmstenfalls gleich groß wie bei der konservativen Behandlung oder dem Gebrauch des Fixateur externe.

V. Freie Vorträge

Vorsitz: J. Probst, Murnau; M. Nerlich, Regensburg

Biokompatible Werkstoffe für die Unfallchirurgie: Neue Entwicklungen

E. Wintermantel

Lehrstuhl für Biokompatible Werkstoffe und Bauweisen, ETH Zürich, Wagistraße, CH-8952 Schlieren

(Manuskript nicht eingegangen)

Effizienzbetrachtung von Sicherheitsmaßnahmen

F. Zeidler

Mercedes-Benz AG, Postfach, D-71059 Sindelfingen

Am 29.04.1969 wurden per Erlaß des Innenministeriums von Baden-Württemberg zur Unterstützung der Daimler-Benz-Unfallforschung die bis dahin nur sporadisch durchgeführten Untersuchungen von Straßenverkehrsunfällen auf eine breitere und systematische Basis gestellt. Im Laufe der Jahre wurde durch weitere Erlasse das Erhebungsgebiet mehrmals erweitert.

Nach 25 Jahren Unfallforschung stehen schließlich ausreichende Daten zur Verfügung, aus denen sich die Effizienz von Sicherheitsmaßnahmen anschaulich ableiten läßt, ohne aufwendige statistische Methoden anwenden zu müssen.

Dem Frontalaufprallgeschehen galt als der häufigsten Unfallart mit den schwersten Folgen schon immer die größte Aufmerksamkeit. Dabei wurde bald klar, daß der damals in gesetzlichen Vorschriftsentwürfen beschriebene Aufprall gegen eine flache Wand nicht das reale Unfallgeschehen repräsentierte. Als Konsequenz wurde ein neues Prüfverfahren abgeleitet, der Aufprall gegen eine versetzte Barriere mit 40% Überdeckungsgrad der Fahrzeugfront. Erste Versuche wurden 1973 durchgeführt. Im

Hefte zu „Der Unfallchirurg", Heft 249
Zusammengestellt von K. E. Rehm

Laufe der Jahre wurde schließlich ein Paket von Sicherheitsmaßnahmen erarbeitet, das hier übersichtlich zusammengestellt ist.

Die wesentlichen Umfänge sind:

- Das Gabelträgerkonzept, das die beim Offset einseitig in den Vorbau eingeleiteten Längskräfte in die tragenden Komponenten der Fahrgastzelle (Tunnel, Boden, Seitenwand) weiterleitet.
- Der Querverband vor den Längsträgern, der dafür sorgt, daß auch die beim Offset-Aufprall nicht direkt beaufschlagte, stoßabgewandte Seite mit zur Energieaufnahme herangezogen wird.
- Optimierte Feinstruktur im Hinblick auf Vermeidung von den Kraftfluß beeinträchtigenden Störstellen in Form von Lackier-, Klips- oder Montagelöchern, Kabeldurchbrüchen etc. im Bereich hoher Crashbelastung.
- Gezielte Anordnung drucksteifer Aggregate zur Vermeidung von verformungsbehindernden Blockbildungen.
- Hartschaumelement im Fahrerfußraum zur Reduzierung der Belastungsspitzen der unteren Extremitäten.
- Optimierung der Gurtgeometrie auf allen Sitzplätzen durch manuelle oder automatische Höhenverstellung des Schultergurt-Umlenkpunktes und Befestigung eines oder beider Beckengurtverankerungen am Sitz, der Sitzkeile zur Verbesserung der Rückhaltung des Beckens aufweist.
- Gurtstraffer für Fahrer und Beifahrer zur Eliminierung der Gurtlose, um den Insassen früher an die Verzögerung der Fahrgastzelle zu koppeln (ride down benefit) und die Vorverlagerung zu reduzieren.
- Fahrerairbag zur Vermeidung von Kopfkontakten mit dem Lenkrad und zusätzlicher großflächiger Abstützung des Thorax.
- Verletzungsmildernd gestaltete Instrumententafel durch Polstermaßnahmen und weit zurückgesetzte Kontur zur Vermeidung von Kopfkontakten des Beifahrers, bzw. Beifahrerairbag zur großflächigen Abstützung des Oberkörpers und Reduzierung der Kopfrotation.
- Strukturmaßnahmen in Form von Tunnelüberbrückungen, Schottblechen in den seitlichen Längsträgern, Querträgern zwischen Vorderwandsäulen und unter den vorderen Sitzen sowie hochfeste Gestaltung der Säulen und deren Knotenverbindungen inclusive Schlösser und Scharniere des Türverbandes zur Reduzierung der Verformungen beim Seitenaufprall.
- Polstermaßnahmen im Bereich der Türen und energieabsorbierende Armlehne durch umschäumte Kunststoffträger mit Sollbruchstellen zur Reduzierung der Belastung von Becken und Thorax beim Seitenaufprall.
- Automatische Überrollbügel bei offenen Fahrzeugen und verstärkte Vorderwandsäulen zur Erhaltung von ausreichendem Freiraum bei Überschlägen.

Gemäß dem Regelkreis der Unfallforschung, in dem immer wieder verbesserte Fahrzeuge untersucht werden, kann die Wirksamkeit von Sicherheitsmaßnahmen überprüft werden.

Zum einen können dabei einzelne Maßnahmen auf ihre Wirksamkeit untersucht werden, wenn sie alleine eine deutliche Verbesserung bringen, zum anderen können

25 Jahre Unfallforschung

Verteilung der max. Verletzungsschwere

Frontalkollision
Fahrer nicht angegurtet

100 Fahrzeuge
BR 123

MAIS 0 | MAIS 1 | MAIS 2 | MAIS 3 | MAIS 4-6

relative Häufigkeit

100% | 80% | 60% | 40% | 20% | 0%

11-20 n=5 | 21-30 n=32 | 31-40 n=28 | 41-50 n=21 | 51-60 n=12 | 61-90 n=2

EES (km/h)

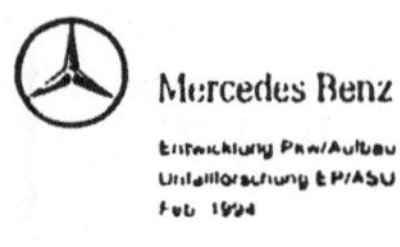

Abb. 1

ganze Fahrzeugbaureihen mit einer Reihe von Maßnahmen gegenübergestellt werden. Dabei bestehen folgende Probleme:

- Es muß wegen der Streuung eine ausreichende Fallzahl zur Verfügung stehen.
- Es müssen sinnvolle Ersatzgrößen für die Effizienz definiert werden, bei Unfällen also die Unfallfolgen in Form der Schwere und Anzahl der Verletzungen.
- Die Vergleichbarkeit der Untergruppen der Daten muß gewährleistet sein, d.h. Normalverteilung hinsichtlich anderer die Verletzungsschwere beeinflussender Parameter.

Der Vorteil der von der Automobilindustrie an einem Fahrzeugtyp durchgeführten Unfallforschung liegt in dem relativ homogenen Fallmaterial. Für eine Effizienzdarstellung müssen nur „vernünftige“ Parameter wie z.B. die AIS (Abbreviated Injury Scale von 1 bis 6 mit zunehmender Lebensbedrohlichkeit) für die Verletzungsschwere und die EES (Energy Equivalent Speed als Maß für die bei der Fahrzeugbeschädigung geleistete Deformationsarbeit) für die Unfallschwere ausgewählt werden und eine genügende Fallzahl für Vergleichsgruppen vorhanden sein. Beeindruckend ist die optisch bereits erkennbare Effizienz des Sicherheitsgurts für die Mercedes-Benz-Baureihe 123, von der damals genügend Material für nicht angegurtete (Abb. 1) und angegurtete (Abb. 2) Fahrer vorlag.

1986 wurde erstmals der Versuch unternommen, anhand des noch relativ geringen Fallmaterials die Effizienz des Fahrerairbags nachzuweisen. Diese Darstellungen wurden immer wieder aktualisiert. Aufgrund des langen Zeitraums für die Erhebung der Daten ergab sich die Schwierigkeit, die Effizienz von zwischenzeitlich neu eingeführten Sicherheitsmaßnahmen zu trennen, so daß teilweise wieder neue Untergruppen geschaffen werden mußten.

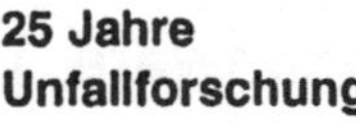

Verteilung der max. Verletzungsschwere

Frontalkollision
Fahrer angegurtet

165 Fahrzeuge
BR 123

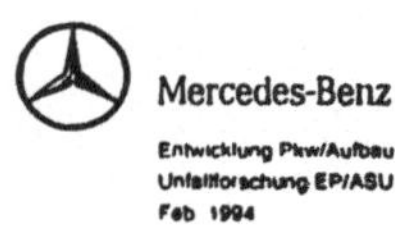

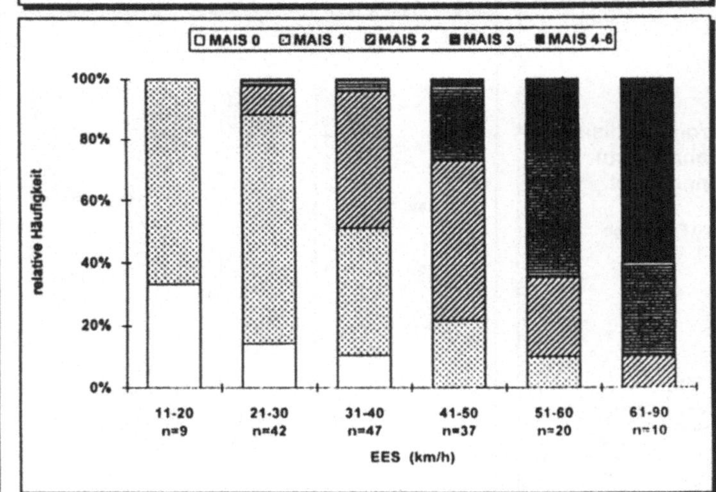

Abb. 2

Die folgenden Abbildungen zeigen die aktuellen Ergebnisse für Mercedes-Benz-Fahrzeuge, die im Prinzip strukturell bereits auf den Offset-Aufprall ausgelegt waren. Die Streuung dieser Ergebnisse ist insgesamt erheblich, da eine Normalverteilung der übrigen Parameter in den Gruppen gleicher EES mit zum Teil sehr geringen Fallzahlen gar nicht erwartet werden kann.

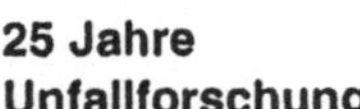

Kopf- und Halsverletzungen

Frontalkollision
Fahrer angegurtet
ohne Airbag

292 Fahrzeuge
neuere Baureihen

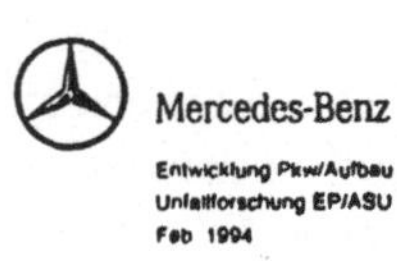

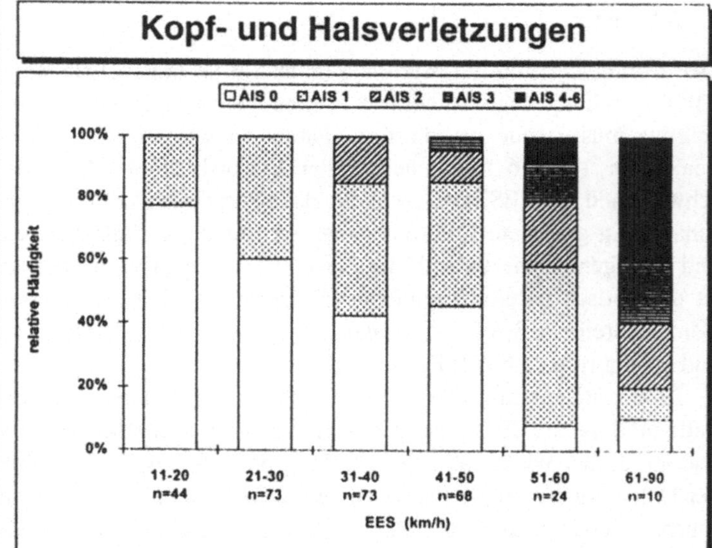

Abb. 3

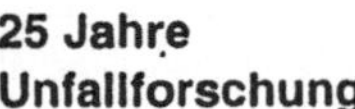

Frontalkollision
Fahrer angegurtet
mit Airbag

137 Fahrzeuge
neuere Baureihen

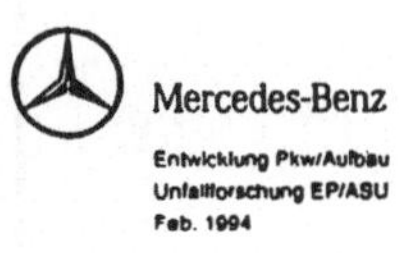

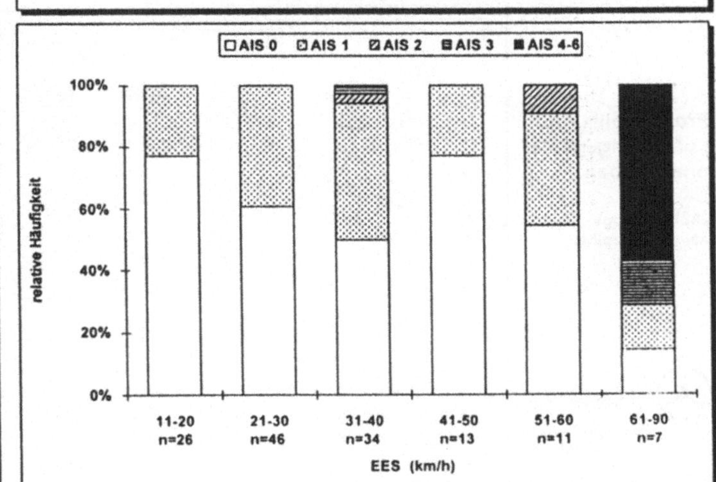

Abb. 4

Abbildung 3 und 4 zeigen im Vergleich, daß der Airbag die Schwere von Kopf- und Halsverletzungen im Bereich schwerer Unfälle deutlich reduziert. Hierzu ein Beispiel zweier vergleichbarer Unfälle (Aufprall MB S-Klasse gegen LKW mit EES 60 km/h): ohne Airbag offene Nasenbeintrümmerfraktur (AIS 2) des Fahrers durch direkten Kontakt mit dem Lenkradkranz, mit Airbag keinerlei Kopf- und Gesichtsverletzungen. Im Bereich der Katastrophenfälle dürfen aber keine „Wunder" erwartet werden.

Auf die Reduzierung der Schwere von Thoraxverletzungen, die anhand von Dummy-Meßwerten und der daraus berechneten Thoraxdeflektionsgeschwindigkeit (Viscous Criterion VC) erwartet wurde, kann aus den aktualisierten Ergebnissen nur im Bereich mittelschwerer und „leichter" Unfälle geschlossen werden, nicht jedoch im Bereich schwerer Unfälle (Abb. 5 und 6). Die Reduzierung schwerster Thoraxverletzungen im „katastrophalen" Bereich über EES 60 km/h könnte eventuell als Hinweis gewertet werden, daß bei sehr hohen Belastungen wiederum eine zusätzliche Schutzwirkung gegeben ist, allerdings sind hier die Fallzahlen zu klein. Darüber hinaus besteht gerade hier im Bereich tödlicher Traumen das bei allen Unfalluntersuchungen vorhandene grundsätzliche Problem, daß schwerste andere Verletzungen außer den tödlichen ohne Obduktion evtl. nicht erkannt werden.

Betrachtet man die Gesamtverletzungsschwere in Form der MAIS (maximale AIS der verletzten Person, Abb. 7 und 8), so wird ersichtlich, daß der Airbag in Verbindung mit Gurt- und Gurtstraffer – über den gesamten Unfallschwerebereich betrachtet – noch einen zusätzlichen Beitrag zur Reduktion der maximalen Verletzungsschwere des Fahrers leistet, der jedoch im Vergleich zur Gurteffizienz (Abb. 7 und 9) natürlich geringer ist.

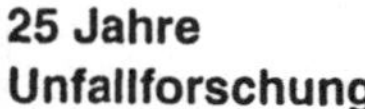

**Frontalkollision
Fahrer angegurtet
ohne Airbag**

292 Fahrzeuge
neuere Baureihen

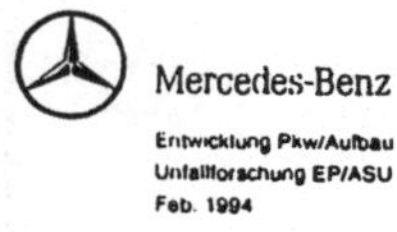

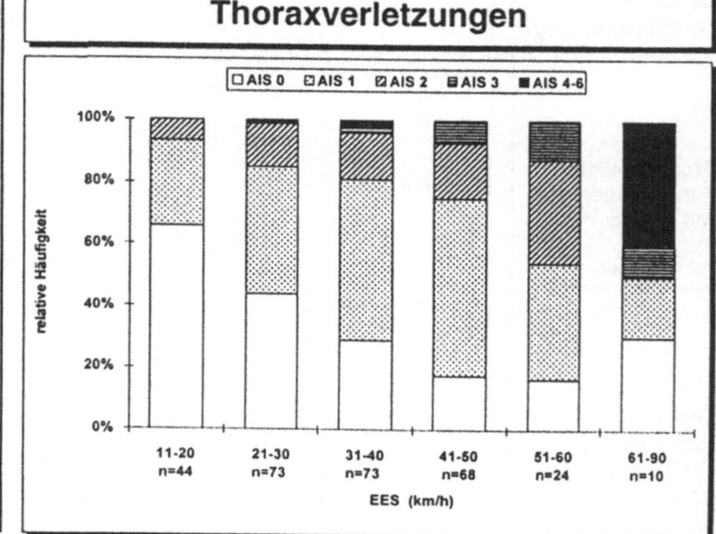

Abb. 5

Darüber hinaus bietet aber der von Mercedes-Benz eingesetzte Full-Size Bag mit 64 l Volumen auch dem unangegurteten Fahrer Schutz, allerdings nur in Frontalkollisionen, so daß die Sicherheitsgurtbenutzung nach wie vor unerläßlich ist. Die Abb. 9 und 10 zeigen den Vergleich der Verletzungsschwereverteilung mit und ohne Airbag für unangegurtete Fahrer (wegen zum Teil sehr geringer Fallzahlen mit erheblichem Vorbehalt).

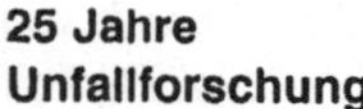

**Frontalkollision
Fahrer angegurtet
mit Airbag**

137 Fahrzeuge
neuere Baureihen

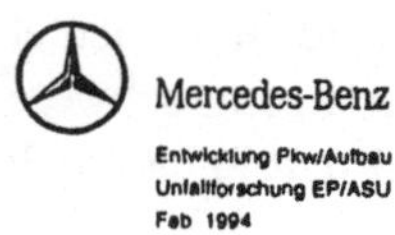

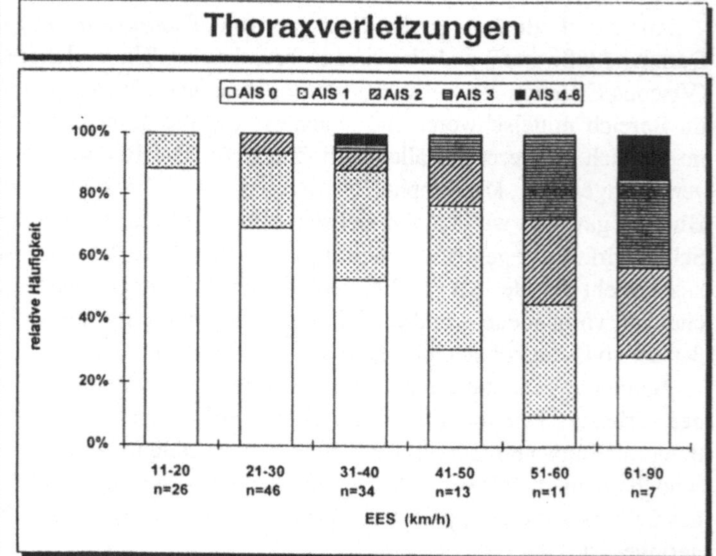

Abb. 6

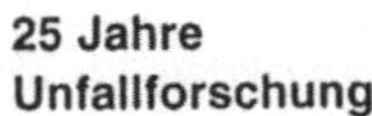

Verteilung der max. Verletzungsschwere

Frontalkollision
Fahrer angegurtet
ohne Airbagaus-
lösung

292 Fahrzeuge
neuere Baureihen

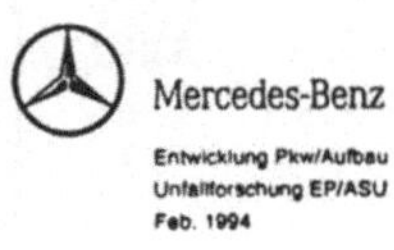

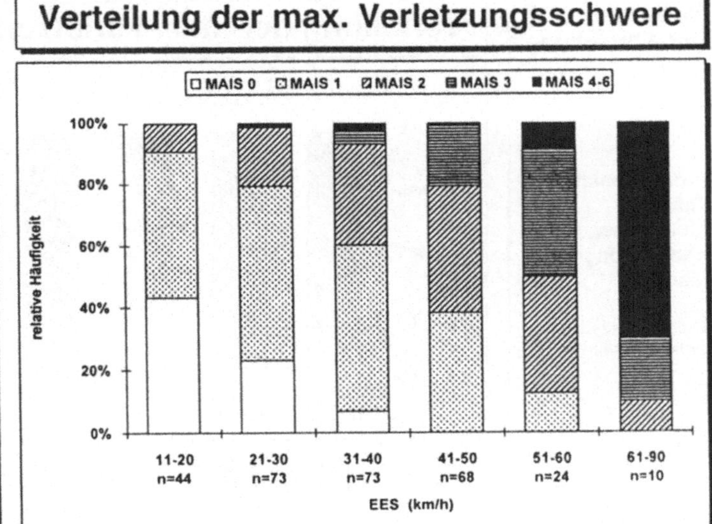

Abb. 7

Insgesamt bestätigt sich das Hauptziel der Fahrerairbagentwicklung bei Mercedes-Benz: die Reduktion der Schwere von Kopf- und Halsverletzungen angegurteter Fahrer bei schweren Frontalkollisionen.

Ein weiteres Beispiel für die Effizienz von einzelnen Sicherheitsmaßnahmen ist die Ausstattung der Fahrzeuge mit dem bereits erwähnten Hartschaumelement im

25 Jahre
Unfallforschung

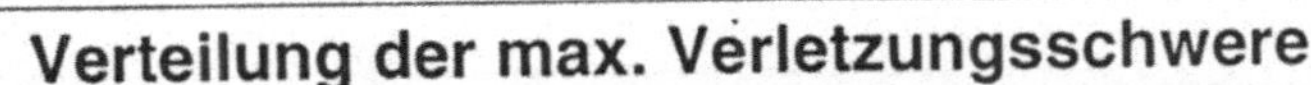

Frontalkollision
Fahrer angegurtet
mit Airbagaus-
lösung

137 Fahrzeuge
neuere Baureihen

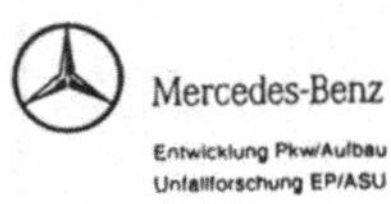

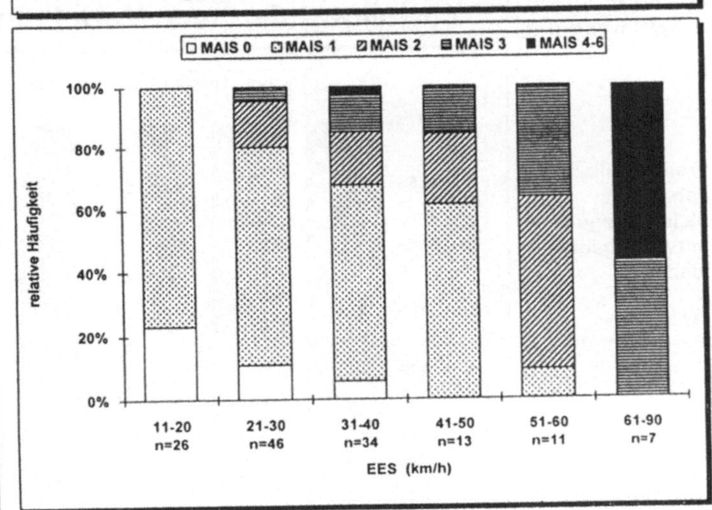

Abb. 8

25 Jahre
Unfallforschung

Frontalkollision
Fahrer
nicht angegurtet
ohne Airbagaus-
lösung

83 Fahrzeuge
neuere Baureihen

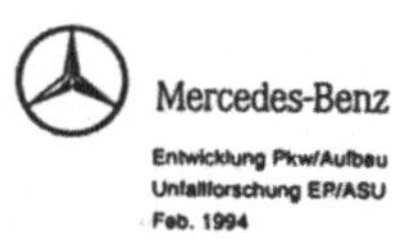

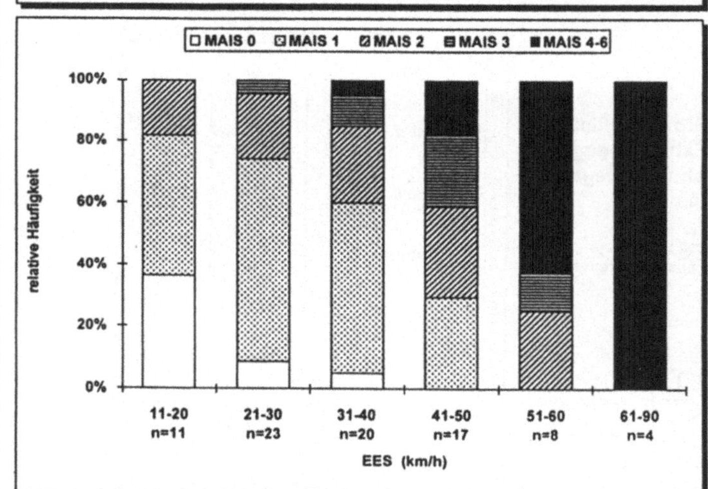

Abb. 9

Fußraum des Fahrers. Das Risiko von Fußverletzungen konnte allein durch diese Maßnahme erheblich verringert werden.

Anhand der Beispiele ist zu erkennen, daß Sicherheit aus dem Zusammenspiel zahlreicher Details in Verbindung mit einem sicheren Fahrzeugkonzept besteht. Daher ist es naheliegend, mit Hilfe einer Effizienzkontrolle das Sicherheitsniveau eines Gesamtfahrzeugs zu bewerten.

25 Jahre
Unfallforschung

Frontalkollision
Fahrer
nicht angegurtet
mit Airbagaus-
lösung

74 Fahrzeuge
neuere Baureihen

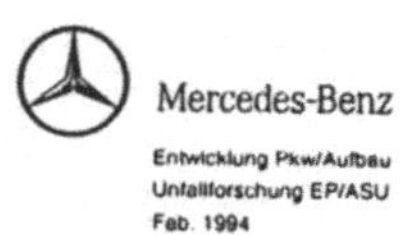

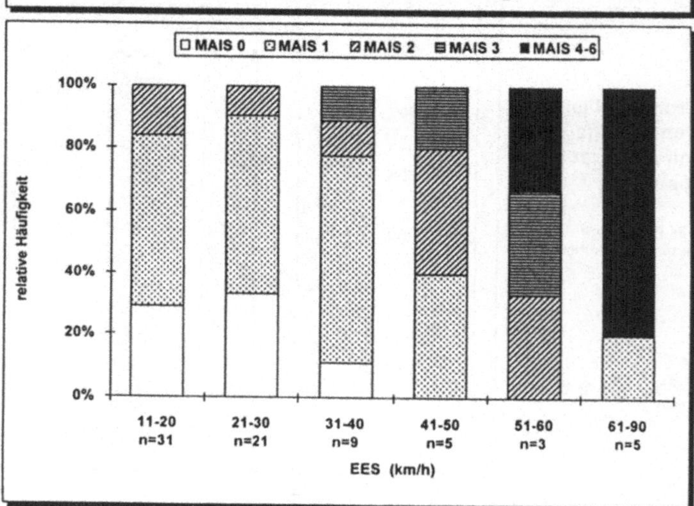

Abb. 10

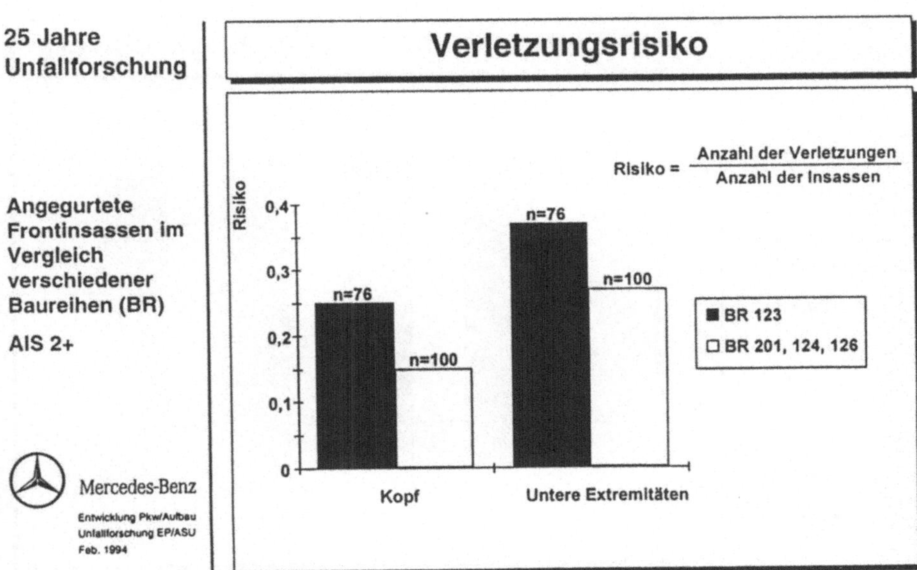

Abb. 11

Die folgenden Darstellungen zeigen sehr deutlich die Wirksamkeit der Summe der Verbesserungen einer Fahrzeuggeneration gegenüber dem Vorgänger:

Abbildung 11 zeigt die absolute Reduktion des Risikos, Verletzungen im Bereich des Kopfes und der unteren Extremitäten zu erleiden, während Abb. 12 die Reduktion der Gesamtverletzungsschwere zeigt. Als Unfallschwerebereich wurde hier der für

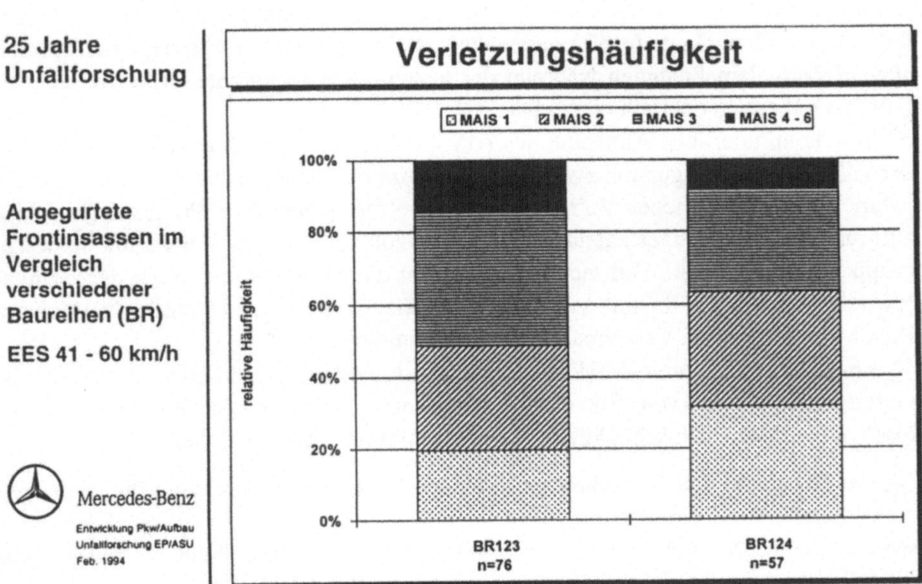

Abb. 12

25 Jahre Unfallforschung

Frontalkollisionen Fahrer in verschiedenen Baureihen (BR)

EES 41 - 60 km/h

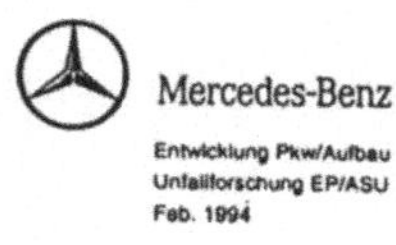

Verteilung der max. Verletzungsschwere

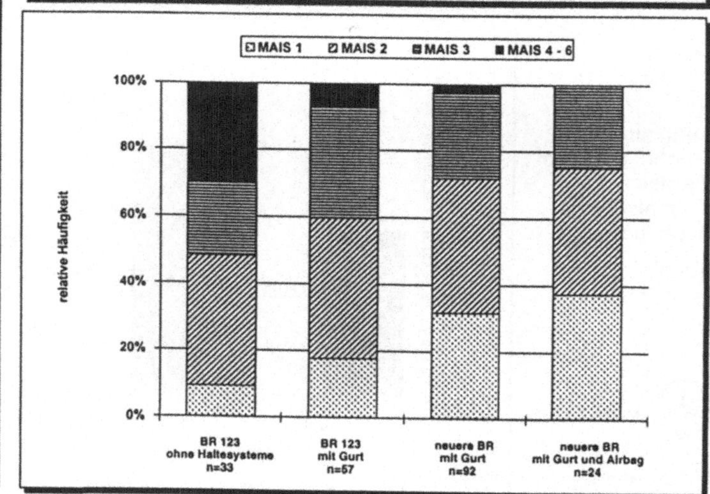

Abb. 13

Sicherheitsmaßnahmen bedeutsame Bereich schwerer Unfälle (ohne Katastrophenfälle, d.h. EES-Bereich 41–60 km/h) gewählt. Die mittlere Unfallschwere ist in beiden Gruppen gleich. Um das Fahrzeugkonzept alleine beurteilen zu können, sind Fälle mit Airbagauslösung in der Gruppe der neuen Fahrzeuggenerationen für diese Effizienzbetrachtung ausgeschlossen worden.

Zur Abschätzung der Gesamteffizienz aller Maßnahmen einschließlich Airbag sind in Abb. 13 für die EES-Klasse 41–60 km/h alle neueren Baureihen zusammengefaßt und der alten Baureihe 123 gegenübergestellt worden. Die Effizienz der Summe aller Sicherheitsmaßnahmen während der letzten zwei Jahrzehnte ist in diesem Unfallschwerebereich deutlich erkennbar:

Eine kontinuierliche Abnahme des AIS 2^{+}-Verletzungen um etwa ein Drittel und der AIS 3^{+}-Verletzungen um etwa die Hälfte. Am allerdeutlichsten ist jedoch die Abnahme lebensbedrohlicher Verletzungen (AIS 4^{4+}), wobei eine Prozentangabe hier aufgrund äußerst geringer Fallzahlen nicht sinnvoll ist. In dieser Verletzungsschweregruppe kann bereits ein Fall mehr oder weniger das Ergebnis stark verändern, zumal spektakuläre Einzelfälle mit schwersten Verletzungen aufgrund unterschiedlichster Randbedingungen bei Verkehrsunfällen immer möglich sind.

Aus dem in 25 Jahren Unfallforschung für die Passive Sicherheit mehrfach durchlaufenen Regelkreis von Erkenntnis, Maßnahme, Effizienzkontrolle und erneuter Maßnahme lassen sich schließlich folgende Schlußfolgerungen ziehen:

- Die Benutzung der Sicherheitsgurte ist unerläßliche Voraussetzung für den Insassenschutz.
- Eine Reduzierung des Gesamtverletzungsrisikos ist nur durch ein auf den Realunfall abgestimmtes Fahrzeugkonzept mit einem Bündel von Maßnahmen zu erreichen.

- Die Wirksamkeit von singulären Schutzmaßnahmen kann sich auch nur singulär für bestimmte Körperregionen auswirken.

In der letzten Darstellung (Abb. 13) wurde sichtbar, daß der zusätzliche Aufwand bei passiven Sicherheitsmaßnahmen für immer kleinere Fortschritte immer größer wird. Daher muß das mittelfristige Ziel für die nächsten Jahrzehnte darin liegen, den Unfall als Folge menschlichen Versagens mit Hilfe der sich rasch weiterentwickelten Elektronik zu vermeiden.

Physikalischer Hintergrund von Verletzungsmechanismen

F. Zeidler

Mercedes-Benz AG, Postfach, D-71059 Sindelfingen

Eine der wesentlichsten methodischen Fragen bei der Untersuchung von Straßenverkehrsunfällen war die Suche nach einem geeigneten Begriff der Unfallschwere, zunächst vor allem für den am häufigsten auftretenden Frontalaufprall, um die Verletzungsmechanismen durch deren physikalische Hintergründe zu beschreiben.

Die prinzipielle Erläuterung der physikalischen Gesetze und ihrer Bedeutung für die Entstehung und Vermeidung von Verletzungen zeigt die folgende Übersicht (Abb. 1). Darüber hinaus sind für spezielle Fälle ausführliche physikalische Betrachtungen erforderlich, die hier als Grundlage zum Verständnis besonders auffälliger Verletzungsfolgen erläutert werden sollen.

Als Sonderfall unter den schweren Frontalkollisionen erwies sich nämlich der Unfall mit Abgleiten (glance off), der in den siebziger Jahren Probleme hinsichtlich der Rekonstruktion bereitete und dem Begriff der Unfallschwere besonders unzugänglich war.

In [1] und [2] wurde daher ein neues Unfallrekonstruktionsverfahren mit Hilfe des EES (Energy Equivalent Speed) abgeleitet und international vorgestellt [3]. Mit der Gegenüberstellung von der Geschwindigkeitsänderung delta v (Δ v) und der EES wurden in die Auswirkungen des Abgleitvorgangs auf die Verletzungsmechanik der Insassen gezeigt [1, 4].

Unabhängig von den im Straßenverkehrsunfall gefundenen Ergebnissen (schwere Fußverletzungen bei leichten Kopf/Thorax-Verletzungen) läßt sich die Verletzungsmechanik anhand des bei Abgleitunfällen erheblichen Unterschieds von delta v und EES mit und ohne Intrusionen anschaulich an einer vereinfachten Prinzipdarstellung und eines einfachen Experiments erläutern. Die Zusammenhänge sind auch für die Frage der Airbagauslösung von Bedeutung.

Abbildung 2 zeigt theoretisch vereinfacht, wie sich bei einem Abgleitfall die Fahrzeugverzögerungskennlinie verändert. Delta v ergibt sich als Fläche unter der a(t)-Kurve durch den Integrationsvorgang.

Hefte zu „Der Unfallchirurg", Heft 249
Zusammengestellt von K. E. Rehm

Unfallforschung

Physikalische Gesetzmäßigkeiten beim Verkehrsunfall

Kinetische Energie

- Die Energie des Insassen entspricht dem Produkt aus seiner Körpermasse und dem Quadrat seiner Geschwindigkeit dividiert durch zwei.

Arbeitssatz

- Die physikalische Arbeit entspricht dem Produkt aus Kraft und Weg.

Konsequenz

- Die Bewegungsenergie des Insassen kann nur durch Krafteinwirkung über einen bestimmten Weg abgebaut werden.
- Der nutzbare Weg des Insassen setzt sich aus einem Teil der Fahrzeugdeformation und der Vorverlagerung im Haltesystem zusammen.
- Durch großflächige Abstützung und Polstermaterialien können lokale Kraftspitzen reduziert werden.

Mercedes-Benz
Entwicklung Pkw
EP/CFU Unfallforschung
02.12.1994

Abb. 1

25 Jahre Unfallforschung

EES = Energy Equivalent Speed

ΔV = Geschwindigkeitsänderung

Unterschied EES / ΔV

Aufprall ohne 'Abgleiten'

V = 50 km/h — V' = 0 km/h — EES = 50 km/h

a_{max1}; ΔV = 50 km/h; Δt_1; t

Kollisionspunkt und Endstellung

Deformationsenergie:
$$\frac{1}{2} \cdot M \cdot EES^2 = \frac{1}{2} \cdot M \cdot (V^2 - V'^2)$$

Aufprall mit 'Abgleiten'

V = 100 km/h — V' = 86,6 km/h — EES = 50 km/h

$a_{max2} = a_{max1}$; ΔV = 13,4 km/h; $\Delta t_2 < \Delta t_1$; t

Kollisionspunkt — Endstellung

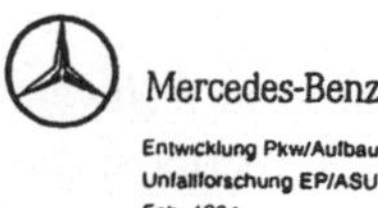

Entwicklung Pkw/Aufbau
Unfallforschung EP/ASU
Feb 1994

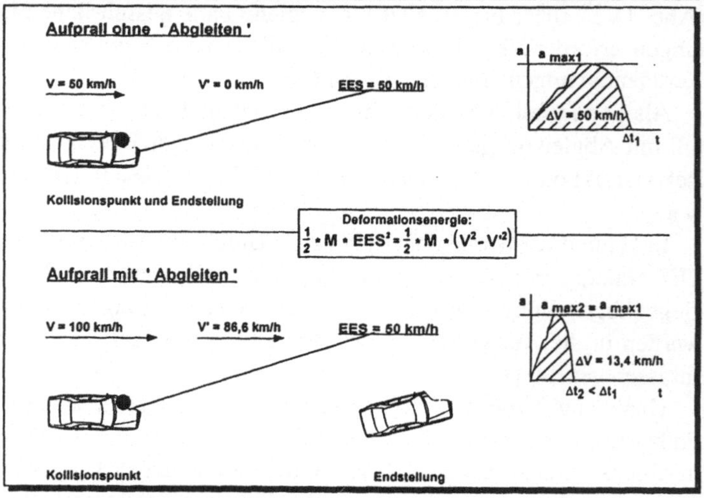

Abb. 2

25 Jahre
Unfallforschung

Pendelsimulation eines Realunfalls

Versuchsaufbau
für
Mastaufprall

Realunfall

$V_{rel} = 0$

V

$V_{rel} = 0$

V

Simulation
mit Pendel

1

2

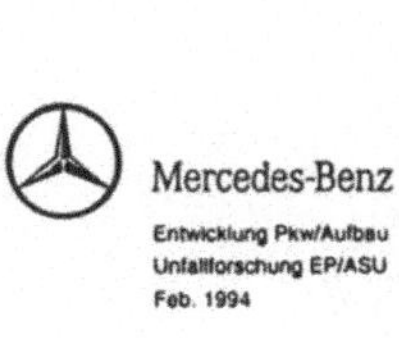

Abb. 3

Die Abb. 3–5 zeigen die Bildfolge eines schematisch vereinfachten Pendelexperiments, mit dessen Hilfe der Unterschied von EES und delta v am Beispiel eines Mastaufpralles mit und ohne Abbrechen des Mastes (physikalisch vergleichbar mit dem Abgleiteffekt) auf anschauliche Weise demonstriert werden kann. Ein energieabsorbierender Schaumkörper repräsentiert die Deformationszone des Fahrzeugs und damit die EES. Die Relativbewegung des starren Körpers im Pendelschlitten reprä-

25 Jahre
Unfallforschung

Aufprall
ohne Abbrechen
des Mastes

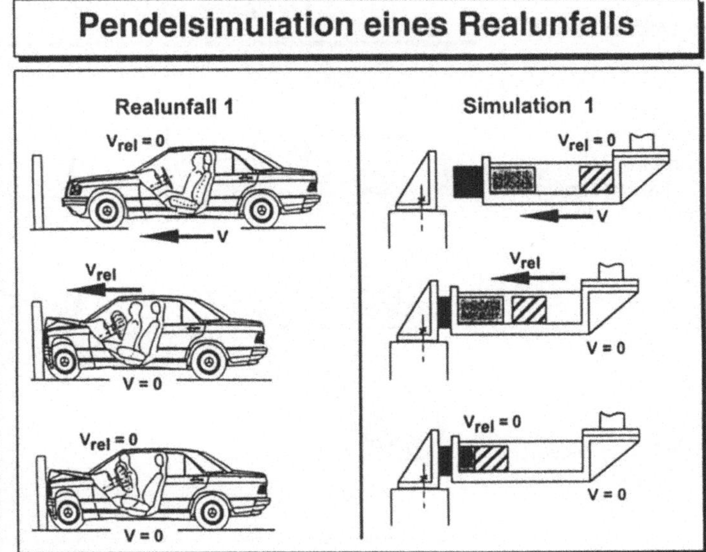

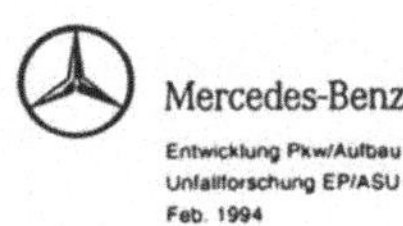

Abb. 4

25 Jahre
Unfallforschung

Pendelsimulation eines Realunfalls

Aufprall
mit Abbrechen
des Mastes

Realunfall 2

$V_{rel} = 0$

V

V_{rel}

V

$V_{rel} = 0$

V = 0

Simulation 2

$V_{rel} = 0$

V

V_{rel}

V

$V_{rel} = 0$

V = 0

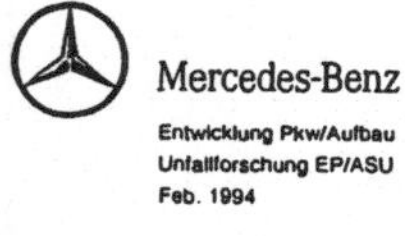

Mercedes-Benz
Entwicklung Pkw/Aufbau
Unfallforschung EP/ASU
Feb. 1994

Abb. 5

sentiert die Insassenbewegung. Der Schaumkörper im Pendelschlitten repräsentiert die Sekundäraufprallzone des nicht angegurteten Insassen. Die Deformation des Schaumkörpers zeigt somit die Gefährdung des Insassen an.

Der Vergleich aus unterschiedlichen Pendelhöhen zeigt schließlich, daß bei sonst identischer Versuchsanordnung ein Aufprall mit höherer Geschwindigkeit durch das

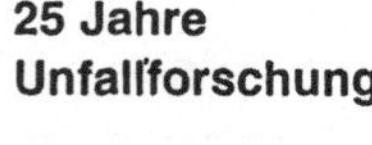

25 Jahre
Unfallforschung

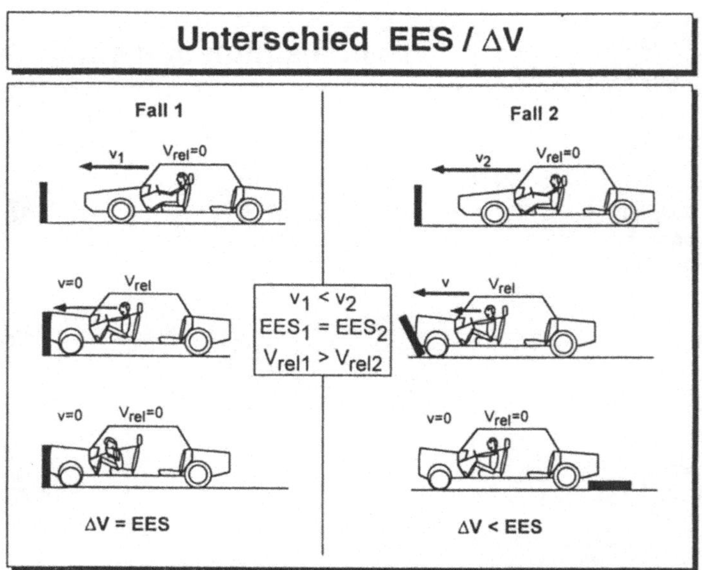

Ohne Intrusion in
die Fahrgastzelle

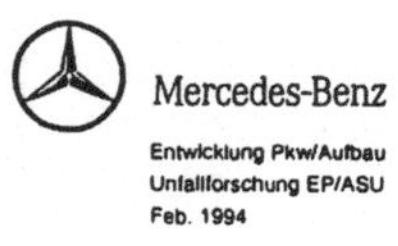

Mercedes-Benz
Entwicklung Pkw/Aufbau
Unfallforschung EP/ASU
Feb. 1994

Abb. 6

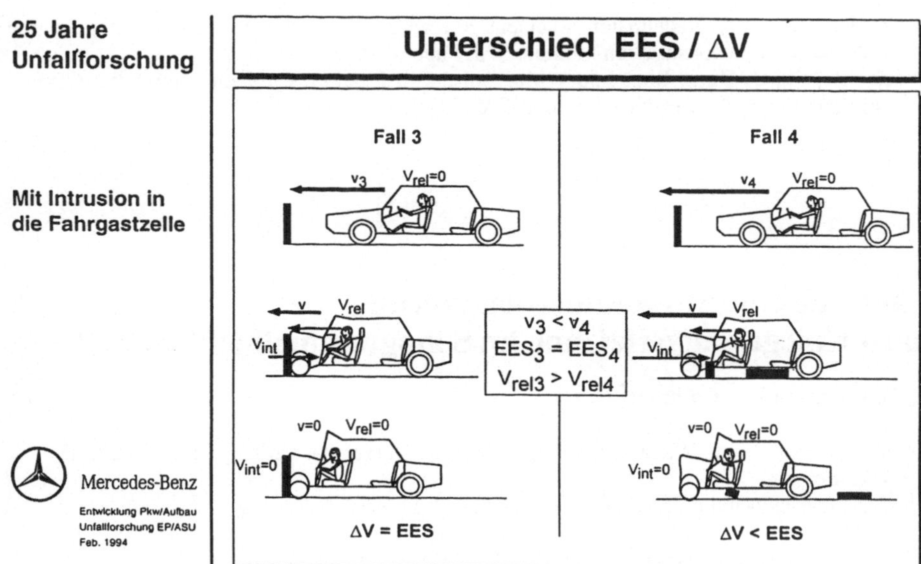

Abb. 7

Abbrechen des Mastes harmloser wird. Aufgrund der Harmlosigkeit dieses Aufpralles kann es trotz starker Fahrzeugbeschädigungen (d.h. hohe EES) zum Nichtauslösen des Airbags kommen, da der Airbagsensor den Verzögerungsverlauf über der Zeit integriert und damit eine Geschwindigkeitsänderung delta v bestimmt, die im Fall des Abbrechens oder Abgleitens geringer als die EES ist.

Um den Einfluß von Intrusionen bei Abgleitunfällen ähnlich anschaulich darzustellen, wurden in den Abb. 6 und 7 diese vier Fälle gegenübergestellt. Man erkennt, daß durch Abgleiten aufgrund der geringeren Geschwindigkeitsänderung delta v (Fall 2 und 4) die Belastung von Körperteilen, die im Haltesystem in der Fahrgastzelle gehalten werden, geringer ist, während Intrusionen im Abgleitfall die Belastung von Körperteilen, die von eindringenden Fahrzeugteilen getroffen werden, erhöhen.

Als Konsequenz aus den theoretischen Überlegungen und praktischen Ergebnissen aus den Realunfällen wurde schließlich im Laufe der 25jährigen Unfallforschung bei Mercedes-Benz ein Bündel von Maßnahmen entwickelt. Um die Effizienz dieser Maßnahmen überprüfen zu können, ist die Einstufung der Unfälle nach ihrer Schwere unerläßlich. Hierzu ist wiederum die Kenntnis der physikalischen Zusammenhänge unbedingt erforderlich.

Literatur

1. Zeidler: Die Analyse von Straßenverkehrsunfällen mit verletztenn Pkw-Insassen unter besonderer Berücksichtigung von versetzten Frontalkollisionen mit Abgleiten der Fahrzeuge. Verlag Information Ambs GmbH, 7634 Kippenheim/Germany
2. Burg, Zeidler (1980) EES – Ein Hilfsmittel zur Unfallrekonstruktion und dessen Auswirkungen auf die Unfallforschung. Der Verkehrsunfall, Heft 4

3. Zeidler, Schreier, Stadelmann: Accident Research and Accident Reconstruction by the EES-Accident Reconstruction Method. SAE Paper 850256
4. Zeidler, Stürtz, Burg, Rau: Injury Mechanisms in Head-on Collisions Involving Glance-Off. 25th Stapp Car Crash Conference, SAE 811025

Läßt sich eine Muskelfunktionsstörung nach Kniegelenkverletzung im Sonogramm objektivieren?

K. Börnert[1] und G. Fröhnert[2]

[1] Klinik für Unfall- und Wiederherstellungschirurgie, Universität Leipzig, Liebigstraße 20, D-04103 Leipzig
[2] Insitut für Angewandte Trainingswissenschaft e.V. Leipzig, D-Leipzig

Zur Verifizierung von neuromuskulären Störungen infolge Gelenkalteration bedarf es oft technisch aufwendiger und schwer interpretierbarer Meßverfahren (isokinetische Meßverfahren, EMG usw.). Aus diesem Grund hat sich in der Praxis das Erfassen von Extremitätenumfangsmaßen eingebürgert, darüber hinaus wird es von zahlreichen Autoren als Verfahren zur Verifizierung muskulärer Ausfälle, zur Objektivierung von Trainingseffekten im Sport, in der Rehabilitation und im Begutachtungsbereich angegeben (Debrunner 1978, Hüllemann 1983, Hollmann u. Hettinger 1990, Rompe u. Erlenkämper 1992).

Nach Untersuchungen von Humoller et al. 1952, Eichelberger et al. 1958 wird die Reduktion von Muskelgewebe durch eine Zunahme des Fettgewebes teilweise kompensiert, so daß Umfangsmessungen an Extremitäten nicht direkt über das Ausmaß der Muskelatrophie Auskunft geben können (in: Gutenbrunner 1990). Andererseits führt nach Freiwald (1992) Muskeltraining zu einem Schwund des Unterhautfettgewebes, wodurch wiederum die Genauigkeit der Meßergebnisse besonders bei Verlaufsuntersuchungen beeinträchtigt werden kann.

Da sich der Umfang aus dem Horizontalquerschnitt von Muskulatur, Bindegewebe, Fettgewebe und Knochen ergibt, wir jedoch ausschließlich den Zustand der Muskulatur beurteilen wollen, müssen wir die anderen Gewebe als Störgrößen betrachten.

Es ergaben sich aus dem Gesagten einige praxisrelevante Fragen und Probleme.

1. Wie aussagefähig sind Umfangsmessungen tatsächlich?
2. Welcher Zusammenhang besteht zwischen dem Muskelquerschnitt und dem Extremitätenumfang in der entsprechenden Höhe?
3. Sind direkte Methoden der Muskelquerschnittsbeurteilung ein praktikables Meßverfahren zur Beurteilung des neuromuskulären Systems?

Hefte zu „Der Unfallchirurg", Heft 249
Zusammengestellt von K. E. Rehm

Im Zusammenhang mit der Beantwortung dieser Fragen galt es zunächst, ein direktes Meßverfahren auszuwählen und eine Meßmethodik zu standardisieren.

Die Computertomographie zeigt abgesehen von dem Nachteil der Strahlenbelastung insbesondere bei Sportlern mit wenig Fett und Bindegewebe eine schlechte Abgrenzbarkeit der einzelnen Teile des M. quadriceps.

Die Kernspintomographie liefert zwar exakte Horizontalquerschnitte mit einem hohen Aussagewert, ist aber bei Verlaufsuntersuchungen zu kostenintensiv, so daß sie nur speziellen Fragestellungen vorbehalten bleibt.

So ist letztlich die Sonographie als objektives Meßverfahren vorhanden, das heute in allen orthopädischen, sporttraumatologischen und chirurgischen Praxen genutzt wird bzw. genutzt werden kann. Die Sonographie ist darüber hinaus kostengünstig und nicht strahlenbelastend.

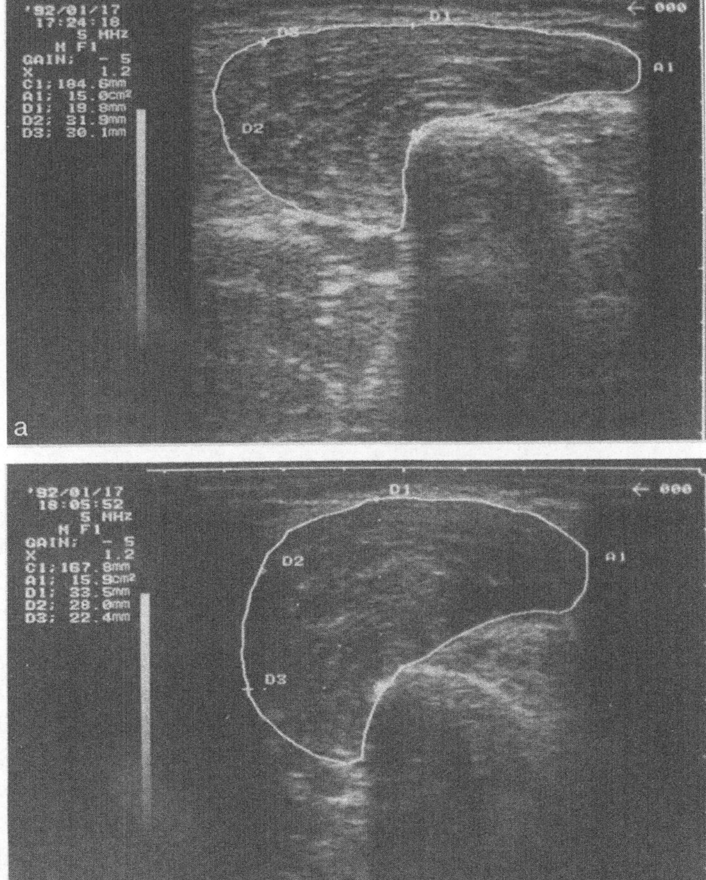

Abb. 1 a, b. Sonographischer Horizontalquerschnitt 10 cm über dem medialen Kniegelenkspalt zur Darstellung des M. vastus medialis im **a** entspannten Zustand und **b** bei isometrischer Kontraktion

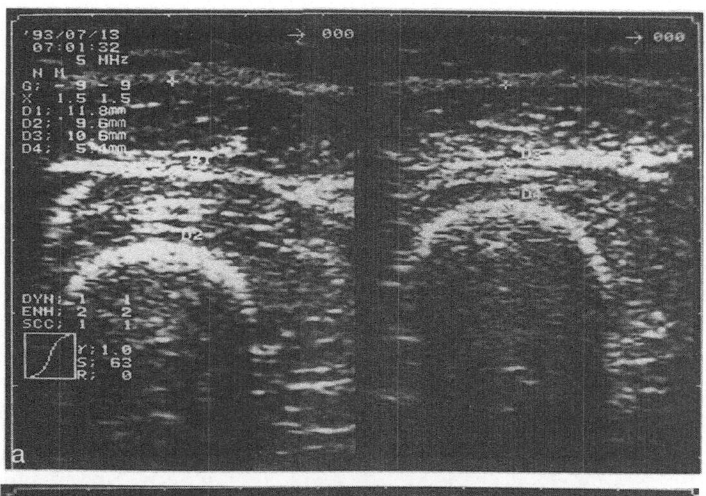

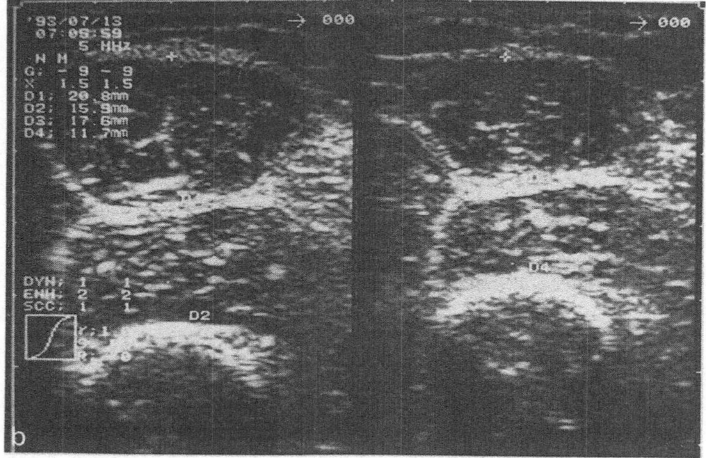

Abb. 2 a, b. Sonographischer Horizontalschnitt 20 cm über dem medialen Kniegelenkspalt im Rechts-Links-Vergleich zur Darstellung des M. rectus femoris und der M. vastus intermedius **a** im entspannten Zustand und **b** bei isometrischer Kontraktion

Ausgehend von den Tatsachen bisheriger Erkenntnisse, daß der M. vastus medialis am sensibelsten auf eine Schädigung des Kniegelenks reagiert (De Palma 1954, Czipott u. Herpai 1971, Dippold 1980, Müller 1982, Wirth 1984, Smillie 1985), sollte der erste Querschnitt diesen Muskel bestmöglich repräsentieren. Sonographische und kernspintomographische Untersuchungen zeigten im Versuch bei unterschiedlicher Größe der Probanden eine maximale Ausdehnung des Muskels im Horizontalquerschnitt in einer Höhe von ca. 10 cm über dem medialen Kniegelenkspalt.

Tiefere Abstände (5 cm über dem medialen Kniegelenkspalt) wurden in die Untersuchung nicht mit einbezogen. Freiwald (1992) konnte in seinen experimentellen Untersuchungen zeigen, daß posttraumatische bzw. postoperative Schwellungen und Ergüsse des Kniegelenkes zu einer Verfälschung dieser Werte führen. Dies entspricht auch eigenen Beobachtungen.

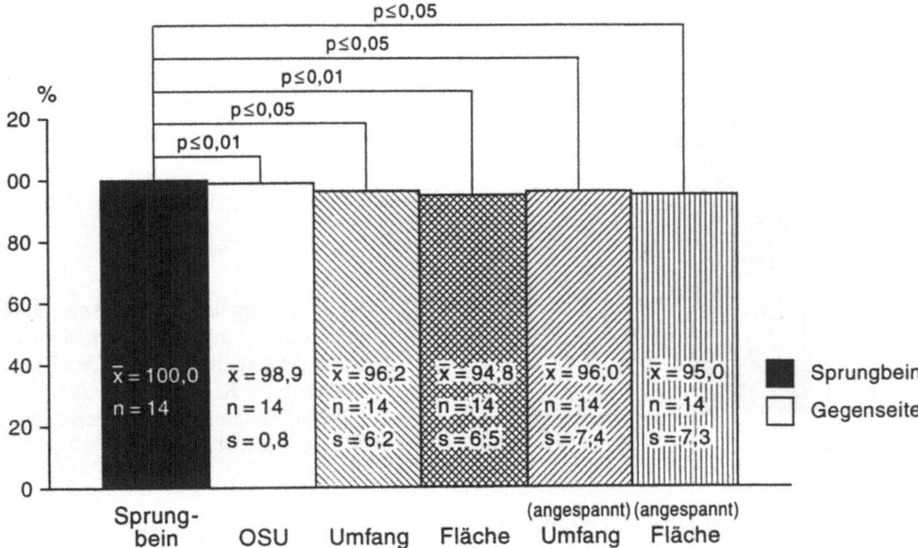

Abb. 3. Vergleich von Oberschenkelumfang, Querschnitt und Umfang des M. vastus medialis im sonographischen Horizontalschnitt 10 cm über dem medialen Kniegelenkspalt vom Sprungbein zur Gegenseite (Wert der Sprungbeinseite entspricht 100%)

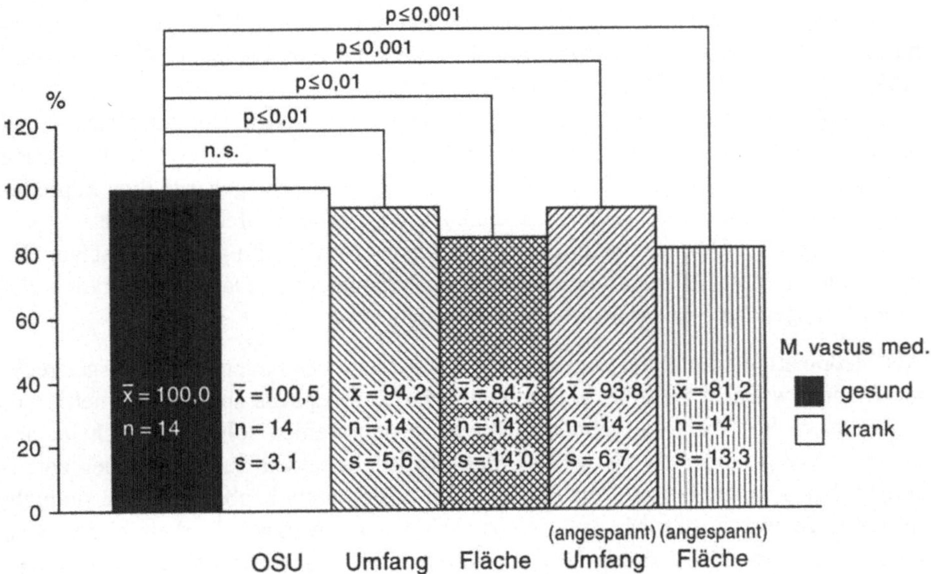

Abb. 4. Vergleich von Oberschenkelumfang, Querschnitt und Umfang des M. vastus medialis im sonographischen Horizontalschnitt 10 cm über dem medialen Kniegelenkspalt vom gesunden Bein zur Seite der Kreuzbandplastik (Wert der gesunden Seite entspricht 100%)

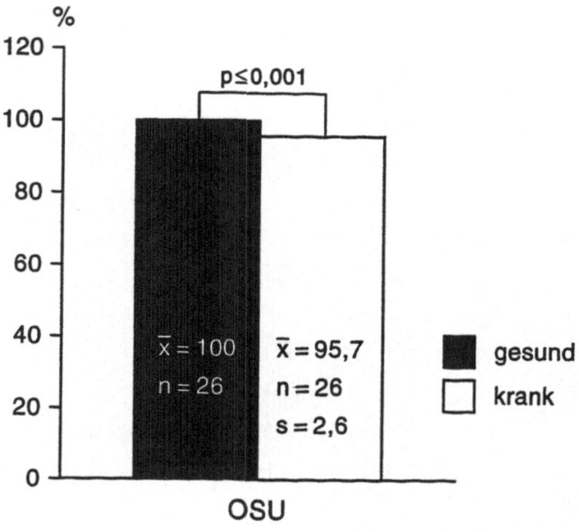

Abb. 5. Vergleich des Oberschenkelumfanges 20 cm über dem medialen Kniegelenkspalt vom gesunden Bein zur Seite der Kreuzbandplastik (Oberschenkelumfang der gesunden Seite entspricht 100%)

Als zweiter repräsentativer Meßpunkt zur Bestimmung des Oberschenkelumfangs haben wir uns für den Abstand von 20 cm über dem medialen Kniegelenkspalt entschieden. Grund dafür waren unsere Verlaufsuntersuchungen an Patienten nach Rekonstruktion des vorderen Kreuzbandes. Entgegen unserer Erwartung persistierte die Oberschenkelumfangsdifferenz an dieser Stelle am längsten und die Differenz war am größten. In dieser Höhe weist jedoch der m. vastus medialis bei weitem nicht mehr seine Maximalausdehnung auf.

Unsere ausgewählten Meßpunkte decken sich mit den Empfehlungen zur Bestimmung des Oberschenkelumfanges von Wessinghage und Zacher (1983), Freiwald (1992), Rompe u. Erlenkämper (1992).

Es gilt also, den M. vastus medialis im sonographischen Horizontalschnitt bei 10 cm reproduzierbar darzustellen. In Zusammenarbeit mit Berger (1994) wurden zunächst Dickenmessungn, Diagonal- und Querschnittmessungen auf ihre Reproduzierbarkeit überprüft. Es ergaben sich keine reproduzierbaren Meßergebnisse.

Umfangs- wie Flächenmessungen des M. vastus medialis im sonographischen Horizontalquerschnitt lieferten hingegen exakte reproduzierbare Daten und erfüllen alle Anforderungen der Standardisierbarkeit (Berger 1994).

Als Meßposition empfehlen wir dabei die Rückenlage des Patienten mit ausgestreckten Beinen, wobei sowohl bei entspanntem M. quadriceps als auch bei isometrischer Kontraktion der Oberschenkelmuskulatur gemessen werden sollte. Es erscheint uns insbesondere postoperativ als wichtig, den Muskel in beiden Zustandsformen darzustellen. Wir konnten bei zahlreichen Patienten postoperativ beobachten, daß sie nicht in der Lage waren, den Muskel zu kontrahieren. Im weiteren Verlauf bildete sich diese neuromuskuläre Störung langsam zurück. Die zurückkehrende aktive Kontraktionsfähigkeit des Muskels wurde im Sonogramm bereits zu einem Zeitpunkt sichtbar, der mit inspektorischen und palpatorischen Methoden nur erahnt werden konnte.

Während bei gesunden Probanden eine Korrelation zwischen Oberschenkelumfang und den Meßwerten des Muskels (Umfang und Fläche) besteht, findet sich dieser Zusammenhang bei Patienten nicht. Trotz eines seitengleichen Oberschenkelumfanges

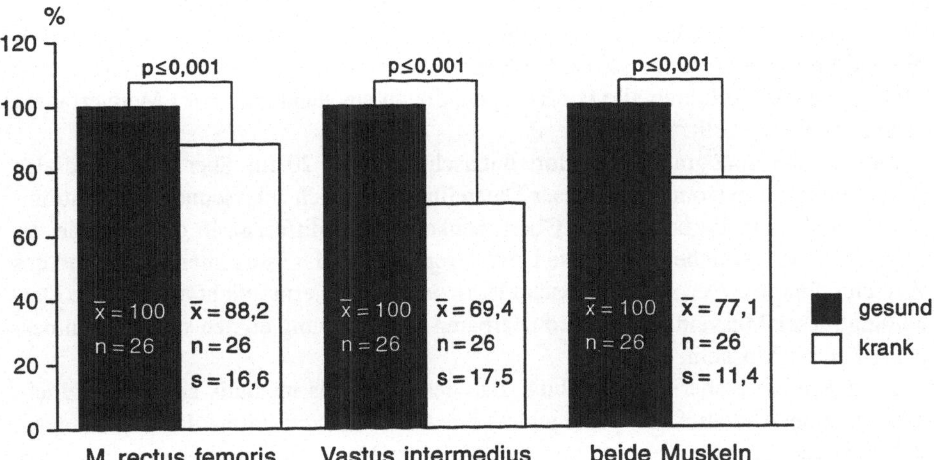

Abb. 6. Vergleich der Dicke des M. rectus femoris und M. vastus intermedius im sonographischen Horizontalschnitt 20 cm über dem medialen Kniegelenkspalt von der gesunden Seite zur Seite der Kreuzbandplastik (Wert der gesunden Seite entspricht 100%)

bestehen hier signifikante Unterschiede in den Muskelparametern Umfang und Fläche. Damit wird das Verfahren der Oberschenkelumfangmessung zur Beurteilung des Schlüsselmuskels (M. vastus medialis) fragwürdig. Es besteht trotz seitengleicher Oberschenkelumfangmessung (10 cm über dem medialen Kniegelenkspalt) immer die potentielle Möglichkeit einer Muskelfunktionsstörung im Sinne einer Hypotonie bzw. Atrophie. Wir empfehlen deshalb die sonographische Muskeldarstellung und Messung (Umfang und Fläche) im Seitenvergleich. Wir glauben damit ein Verfahren ge-

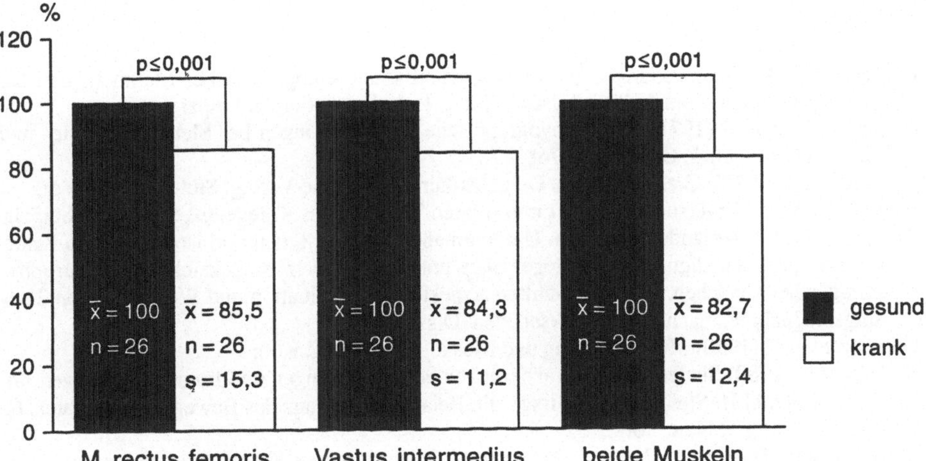

Abb. 7. Vergleich der Dicke des M. rectus femoris und des M. vastus intermedius bei isometrischer Kontraktion im sonographischen Horizontalschnitt 20 cm über dem medialen Kniegelenkspalt von der gesunden Seite zur Seite der Kreuzbandplastik (Wert der gesunden Seite entspricht 100%)

funden zu haben, das in der Praxis geeignet ist, den Muskel exakt zu beurteilen und die neuromuskuläre Störung zu verifizieren. Es ist nicht strahlenbelastend, kostengünstig und Sonographiegeräte stehen fast überall zur Verfügung. Letztlich zeigte Berger (1994), daß das Verfahren alle Forderungen, die an ein standardisiertes Meßverfahren gestellt werden, erfüllt.

Der zweite sonographische Horizontalschnitt wird 20 cm über dem medialen Kniegelenkspalt gewonnen. In dieser Darstellung fand sich sehr schnell das anatomische Korrelat für die bestehende Oberschenkelumfangsdifferenz in dieser Höhe. Es zeigt sich eine deutliche Hypotomie bzw. Atrophie des M. vastus intermedius und des M. rectus femoris. Der sonographische Horizontalschnitt ermöglicht eine exakte Darstellung dieser Muskeln. Zur reproduzierbaren Beschreibung eignen sich Dickenmessungen dieser Muskeln.

Entgegen der bisherigen Annahme, daß der M. vastus medialis am empflindlichsten auf eine Alteration des Kniegelenkes reagiert, zeigten unsere Untersuchungen, daß auch der M. rectus femoris und vor allem der M. vastus intermedius einer langdauernden neuromuskulären Störung unterliegt.

Bei der Mehrzahl der Patienten ist der Vastus intermedius stärker gestört als der M. rectus femoris.

Bei einigen Patienten weist der M. rectus femoris die größere Schädigung auf. Ob die Ursache für diesen Unterschied möglicherweise in einer differenten neuromuskulären Verschaltung liegt, werden weitere Untersuchungen zeigen müssen. Entscheidend für die Praxis ist, daß in der Rehabilitation bei Erkrankungen und Verletzungen des Kniegelenks dem Vastus intermedius mehr Bedeutung geschenkt werden muß. Zur Beurteilung des Vastus intermedius und des M. rectus fermoris schlagen wir sonographische Dickenmessungen im Horizontalschnitt 20 cm über dem medialen Kniegelenkspalt vor.

Literatur

Berger S (1994) Untersuchungen zur Standardisierbarkeit sonographischer Meßmethoden bei Störungen im neuromuskulären System Kniegelenk. Promotion A, Leipzig

Czipott B, Herpai S (1971) Elektromyographische Untersuchungen bei Meniscus-, Knie- und Bandverletzungen. Z Orthop 109:768–778

Debrunner HU (1978) Orthopädisches Diagnostikum. G Thieme Verlag, Stuttgart New York

Dippold A (1980) Untersuchungen zur muskulären Stabilität des Kniegelenkes. Diss B, Leipzig

Freiwald J (1992) Veränderungen von Umfangmaßen, isometrischen und isokinetischen Kraftwerten nach Schädigung des Kniegelenkes unter besonderer Berücksichtigung neurophysiologischer Ursachen. Zu ausgewählten Aspekten der Evaluation und Wertigkeit von Trainingsmaßnahmen nach Kniegelenkschäden. Diss Frankfurt

Gutenbrunner C (1990) Muskeltraining und Muskelüberlastung, Köln

Häggmark T (1980) Skelettmuskelveränderungen bei Verletzungen und Immobilisierungen. In: Cotta H, Krahl H, Steinbrück K (Hrsg) Die Belastungstoleranz des Bewegungsapparates. G. Thieme, Stuttgart New York, 152–164

Haus J, Halata H, Refior HJ (1992) Propriozeption im vorderen Kreuzband des menschlichen Kniegelenkes – morphologische Grundlagen. Z Orthop 130:484–494

Hettinger T (1983) Isometrisches Muskeltraining. G Thieme, Stuttgart New York

Hollmann W, Hettinger Th (1980) Sportmedizin, Arbeits- und Trainingsgrundlagen. Schattauer, Stuttgart New York

Hüllemann KD (1983) (Hrsg) Sportmedizin in Klinik und Praxis. G Thieme, Stuttgart New York

Kaiser G, Schmidt-Peter (1965) Zur Pathogenese der Quadicepsatrophie bei Meniskusläsionen. Arch Orthop Unfall Chir 57:275–283

Kannus P, Järinnen M, Johnson R, Renström P, Pope M, Beyrnon B, Nichols C, Kaplan M (1992) Function of quadriceps and harmstrings muscles in knee with chronic partial deficiency of the anterior cruciate ligament. The American Journal of Sports Medicine 20:162–168

Kleditsch J, Lange A (1978) Untersuchungen zur muskelstimulierenden Wirkung von Nieder- und Mittelfrequenzströmen sowie isometrischen Spannungsübungen. Med Sport 18:283–285

Mucha C, Schulz A (1991) Ergebnisse einer prospektiv kontrollierten Verlaufsstudie zum Effizienzvergleich einer physikalischen Kombinationstherapie gegen übungstherapeutische Monotherapie bei Atrophie der Oberschenkelmuskulatur. Phys Rehab Kur Med 1:29–32

Müller W (1982) Das Knie. Springer Verlag, Berlin Heidelberg New York

Palma de AF (1954) Disease of the knee. J G Lippincott, Philadelphioa London Montreal

Rompe G, Erlenkämper A (1992) Begutachtung der Haltungs- und Bewegungsorgane. G Thieme, Stuttgart New York

Sell S, Zacher J, Lack S, Goethe S (1992) Kniegelenkspropriozeption bei der chronischen. Akt Rheumatol 17:173–177

Smillie IS (1985) Kniegelenksverletzungen. F Enke, Stuttgart

Tibone JE, Antich TJ, Fauton GS, Moynes DR, Perry J (1986) Functional analysis of anterior cruciate ligament instability. The American Journal of Sports Medicine 14:276–284

Tönnis D (1965) Elektromyographische Befunde nach Gelenktraumen und Inaktivität. Beilageheft Z Orthop 100:321–330

Wessinghage D, Zacher J (1983) Messen, Maßband und Winkelmesser. Ciba Geigy GmbH

Wirth CJ, Jäger M, Kolb M (1984) Die komplexe vordere Knieinstabilität. G Thieme Verlag, Stuttgart New York

Ziegan J, Dippold A (1985) Charakteristische morphologische Veränderungen des M. vastus medialis bei Gonarthrosen (gonarthromuskuläres Gewebsmuster). Beitr Orthop Traumat 32:26–29

Neues Implantat zur Verriegelungsmarknagelung von Humerusschaftfrakturen

D. Loitz[1], W. Könnecker[1], H. Reilmann[1], Ch. Krettek[2] und H. Tscherne[2]

[1] Unfallchirurgische Klinik, Städtisches Klinikum Braunschweig, Holwedestraße 16, D-38118 Braunschweig

[2] Unfallchirurgische Klinik, Medizinische Hochschule Hannover, Konstanty-Gutschow-Straße 8, D-30625 Hannover

Die derzeitige Entwicklung bei der Behandlung aller Arten von Humerusschaftfrakturen zeigt einen Trend zur intramedullären Osteosynthese. Einschränkungen erfährt die vom Prinzip überzeugende Marknagelung jedoch durch Läsionen der Rotatorenmanschette bei proximaler Verriegelungs- oder Zugangstechnik. Zur Optimierung der intramedullären Osteosynthese wurde deshalb ein neuer Humerusverriegelungsnagel

Hefte zu „Der Unfallchirurg", Heft 249
Zusammengestellt von K. E. Rehm

entwickelt, Hauptcharakteristika des Implantates sind der distale Zugang und die proximale Verriegelung über Spreizkrallen.

Der ventral konvexe Nagel mit Längen von 200 bis 280 mm und einer Stärke von 7 mm wird üblicherweise in Bauchlage am proximalen Rand der Fossa olecrani eingebracht, der Markraum wird dabei nur eröffnet und nicht aufgebohrt. Proximal werden über eine im Nagel liegende Verlängerungsschraube zwei Spreizkrallen im Humeruskopf ausgebracht. Die distale Verriegelung erfolgt über ein Zielgerät.

Seit Januar 1993 wurden 40 Osteosynthesen von Schaftfrakturen unter Ausschluß des proximalen und distalen Viertels, auch mit offenem Weichteilschaden oder Nervenläsionen, durchgeführt. Eingeschlossen waren zwei pathologische Frakturen bei juveniler Knochenzyste bzw. bei Knochenmetastase sowie eine Pseudarthrose. Postoperativ erfolgte nach kurzer Ruhigstellung im Gilchrist-Verband eine frühfunktionelle Nachbehandlung mit sofortiger Krankengymnastik und Rotationsbewegungen ab der ditten Woche.

Die knöcherne Ausheilungszeit lag zwischen 6 und 9 Wochen. Infektionen wurden nicht beobachtet. Bei der Nachuntersuchung nach drei Monaten betrugen bei 84% der Patienten die kritischen Bewegungseinrichtungen Abduktion und Außenrotation mindestens 80% der Gegenseite, eine starke Bewegungseinschränkung von mehr als 50% oder ein Impingement-Syndrom wurden nicht beobachtet.

Als Komplikationen traten Instabilitäten sowie zweimal Brüche der Spreizkrallen auf. Zurückzuführen war dieses überwiegend auf eine anfangs fehlerhafte Operationstechnik sowie auf eine postoperative Überbelastung. Bei Osteoporose war einmal eine Instabilität und einmal eine proximale Nagelprotrusion zu beobachten. Insgesamt waren fünf Reosteosynthesen und eine vorzeitige Materialentfernung erforderlich. Durch Vermeidung extremer Belastungen wurde kein weiterer Materialbruch beobachtet. Die Serienproduktion dieses Prototypes wir ein verstärktes Krallensystem erhalten.

Die geschlossene Osteosynthese mit dem neuen Humerusverriegelungsnagel erwies sich als ein kompaktes und schonendes Operationsverfahren mit guten funktionellen Ergebnissen. Rotatorenmanschettenläsionen mit der Gefahr eine Impingementes werden durch den distalen Zugang vermieden. Im eigenen Vorgehen verwenden wir dieses Implantat derzeit als Routineverfahren bei einfachen und komplizierten Schaftfrakturen, wobei eine differenzierte Abgrenzung zur konservativen Therapie zu erarbeiten ist.

VI. Schockmediatoren und ihre Bedeutung in der Therapiesteuerung

Vorsitz: V. Bühren, Murnau; J. Sturm, Detmold

Cokommentar: K. Peter, München; K. Messmer, München

Schockmediatoren und ihre Bedeutung in der Therapiesteuerung*

E. Neugebauer[1], S. Dimmler[1], B. Bouillon[2], M. Krämer[2] und T. Tiling[2]

[1] Biochemische und Experimentelle Abteilung, Klinikum Merheim, Ostmerheimer Straße 200, D-51109 Köln
[2] Chirurgische Klinik, Klinikum Merheim, Ostmerheimer Straße 200, D-51109 Köln

Einleitung

Das schwere Trauma führt über die Aktivierung der körpereigenen Abwehrsysteme, dem *unspezifischen Immunsystem* mit seinen Kaskadensystemen (Komplement-, Kallikrein-, Kinin-, Gerinnungs- und Fibrinolysesystem) und den zellulären Komponenten (Makrophagen/Monozyten, neutrophile Granulozyten) sowie dem *spezifischen Immunsystem* (T-Zellen, B-Zellen) zur Freisetzung und Bildung einer Vielzahl verschiedener Mediatoren. Neben der Freisetzung/Bildung von inflammatorischen Mediatoren (TNFα, IL_1, Elastase etc.) kommt es parallel zur Bildung von Faktoren, welche die Immunantwort des zellulären und humoralen Immunsystems hemmen (z.B. Prostaglandin E_2, Leukotrien LTB_4) [2]. In der Summe entsteht eine Dysbalance der normalen Homöostasesysteme mit der Folge einer Ganzkörperentzündungsreaktion (SIRS = Systemic Inflammatory Response Syndrome) [8]. Gelingt es nicht, die Homöostase wiederherzustellen, kommt es abhängig von der Stärke der Noxe (z.B. Verletzungsschwere) und der genetischen oder erworbenen Prädisposition des Patienten als Folgereaktion zum Auftreten von Organkomplikationen (häufig am 4.–5. Tag nach dem Trauma) bis hin zum Multiorganversagen und Tod des Patienten.

Der Kliniker, durch die Vielzahl der Mechanismen eher verwirrt, stellt sich die berechtigte Frage, ob sich aus „Mediatorenverläufen“ inzwischen Erkenntnisse ableiten lassen, die er in seiner Entscheidung zur Therapie berücksichtigen muß, greift er doch durch zusätzlich operative und/oder intensivmedizinische Maßnahmen massiv in das komplexe Geschehen ein. Dieser Beitrag versucht auf der Basis unseres derzeitigen Wissens hierauf eine Antwort zu geben.

---

* Mit Unterstützung durch die Deutsche Forschungsgemeinschaft (DFG) NE 385/3–1.

Hefte zu „Der Unfallchirurg“, Heft 249
Zusammengestellt von K. E. Rehm

Mediatoren als Risiko- und/oder Prognosefaktoren beim Polytrauma

Mediatorenspiegel oder -verläufe müssen bei der Entscheidung zur Therapie (z.B. operativer Eingriff elektiv oder sekundär wegen einer auftretenden Komplikation) dann berücksichtigt werden, wenn sie als Risikofaktoren und/oder Prognosefaktoren gesichert sind. Gesichert heißt in diesem Fall, daß die Wahrscheinlichkeit für das Auftreten eines Ereignisses z.B. einer Komplikation bei Anwesenheit eines spezifischen Mediators höher ist, als bei Nichtanwesenheit. Je höher dieser Quotient ist, desto stärker ist die Assoziation. Zwischen der Beschreibung eines Mediators als Risikofaktor oder als Prognosefaktor bestehen entscheidende Unterschiede. In der Literatur werden die Begriffe häufig verwechselt oder synonym verwendent.

Aus epidemiologischer Sicht sind *Risikofaktoren*, Faktoren die mit einem erhöhten Risiko assoziiert sind, eine Erkrankung oder eine Komplikation zu bekommen. *Prognosefaktoren* sind dagegen solche Faktoren, die bei Vorliegen einer Erkrankung (Komplikation) mit dem Outcome (Tod, Überleben, Rekonvaleszenz) assoziiert sind (Abb. 1). Übertragen heißt dies, daß bestimmte Mediatorkombinationen beispielsweise als Risikofaktoren für das Auftreten eines Organversagens (z.B. Lungenfunktionsstörung, Leberinsuffizienz) anzusehen sind, sie aber für die Prognose (Tod/Überleben) keine Rolle mehr spielen. Dies läßt sich über Unterschiede im zeitlichen Auftreten von Mediatoren und deren Plasma- oder Gewebetechnik begründen. Ist einmal eine Organfunktionsstörung aufgetreten, kann das „Mediatormuster" für die Prognose völlig anders aussehen. Es ist aber auch möglich, daß die gleichen Mediatoren aber möglicherweise in anderen Konzentrationen sowohl als Risiko- als auch als Prognosefaktoren anzusehen sind. So ist z.B. das Alter des Patienten sowohl als Risiko- als auch als Prognosefaktor anzusehen. Betrachtet man Mediatoren getrennt, einmal als Risikofaktoren oder als Prognosefaktoren, lassen sich folgende Hypothesen aufstellen:

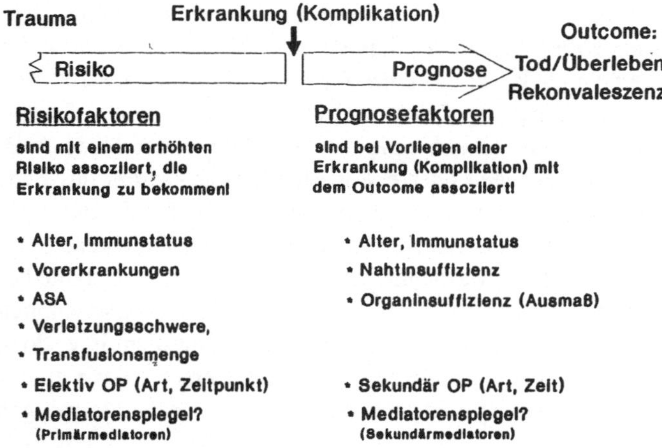

Abb. 1. Risiko und Prognose nach Polytrauma

Hypothesen 1: Mediatoren als Risikofaktoren	(i)	Ein Mediatorenmonitoring (individuell? Gruppe?) kann Patienten mit einem hohen Risiko für posttraumatische Komplikationen vorhersagen (* hohe Sensitivität und Spezifität)
	(ii)	Mediatorenveränderungen sind therapierbar
Hypothesen 2: Mediatoren als Prognosefaktoren	(i)	Mediatorenveränderungen sind therapierbar
	(ii)	Die Therapie nach Eintritt der Komplikation (Organversagen) beeinflußt das Outcome (Überleben/Tod)

Diese Hypothesen sollen anhand der bisher publizierten Studien überprüft werden.

Hypothese 1: Mediatoren als Risikofaktoren?

Mediatoren für die Vorhersage posttraumatischer Komplikationen

Die Mediatorliteratur zur Beschreibung von Veränderungen von Faktoren des spezifischen und unspezifischen Immunsystems nach einem Trauma ist umfangreich (Tabelle 1). Parameter des spezifischen Immunsystems werden meist supprimiert, während das unspezifische Immunsystem aktiviert wird.

Tabelle 1. Mediatoren als Risikofaktoren. Veränderungen von Parametern des spezifischen und unspezifischen Immunsystems nach einem Trauma [2]

Spezifisch	Unspezifisch
T- und B-Lymphozytenproliferation ↓	TNFalpha, IL-6 ↑
	PGE_2 ↑
IL-2, IL-3, INFgamma ↓	O_2-Radikale ↑
Expression von MHC II ↓	Elastase ↑
	Akutphaseporteine ↑
DHT Hauttestreaktivität ↓	C3a im Plasma ↑
	Neopterin ↑
IGM-Synth + Sekr. ↓	Kathepsin ↑
CD4/CD8 < 1	AT III, Fibronektin ↓
Lymphopenie	Laktoferin, Myeloperoxidase ↑

Einige Studien haben retrospektiv analysiert, ob sich charakteristische Mediatorenplasmaprofile oder Konzentrationsverläufe zur Differenzierung zwischen Patienten ohne Organversagen, mit Organversagen, aber Überleben und mit Organversagen aber Versterben, zeigen [6]. Diese Art der Analysen ist notwendig, um Hinweise auf mögliche Risikokonstellationen zu bekommen, die aber in einer prospektiven Studie zur Sicherung einer kausalen Assoziation überprüft werden müssen. Diese Überprüfung steht allerdings noch aus und ist gegenwärtig Gegenstand eines eigenen Forschungsvorhabens. Die Problematik hier zu gültigen Aussagen zu kommen ist exemplarisch für Mediatoren bei der Sepsis im „Handbook of Mediators in Septic Shock" [7] aufgezeigt und kann hier nicht weiter ausgeführt werden.

Geht man davon aus, daß bestimmte Mediatorenkonstellationen als Risikofaktoren für Organversagen gesichert werden können, stellt sich für den Kliniker die wichtige Frage, ob er durch Operation ein bestehendes Risiko noch erhöht oder ob er durch eine zeitlich aufgeschobene Operation oder einen kleineren Eingriff (z.B. Fixatur externe) das Risiko senken kann. Diese Frage ist derzeit nicht fundiert zu beantworten, da es äußerst schwierig ist, zwischen Mediatorveränderungen durch das primäre Trauma und sogenannten „sekundären Quellen" als Ursache für eine Mediatorfreisetzung zu differenzieren. Neben der chirurgischen Therapie kommen als sekundäre Quellen in Frage:

Eine fortbestehende lokale Gewebehypoxie bis zur endgültigen chirurgischen Versorgung, eine erhöhte intestinale Permeabilität, die Transfusion von Blut und Volumen und die Intensivtherapie selbst.

Neben dieser grundlegenden Problematik besteht z.Zt. noch die Schwierigkeit, daß zwar eine Vielzahl der Parameter mit den verschiedensten Meßmethoden qualitativ und quantitativ erfaßt werden können, allerdings nur ein kleiner Teil bisher als schnelle „Bedside Tests" verfügbar sind. Hierzu gehören der DHT-Hauttest zur Beurteilung des zellulären Immunstatus, Interleukin-6-Plasmaspiegel sowie die biochemischen Parameter Elastase, Neopterin, C-reaktives Protein, Laktat und ATIII. Selbst diese Parameter werden zur Zeit nur in speziell interessierten Zentren gemessen. Zu berücksichtigen ist zudem, daß diese Parameter nur im Verlauf und in bestimmten Kombinationen Vorhersagen mit einer ausreichend hohen Sensitivität und Spezifität erlauben [2, 12]. Hierzu sind weitere Studien dringend angezeigt.

Geht man davon aus, daß es mit Hilfe des Mediatormonitorings gelingt, Parameter zu identifizieren, die in der Kombination eine hohen Vorhersagegenauigkeit für das Auftreten einer Organkomplikation haben (Risikozustand), stellt sich die Frage, ob und durch welche therapeutischen Maßnahmen das Risiko gesenkt werden kann. Tabelle 2 faßt die möglichen Ansätze zusammen.

Therapeutische Möglichkeiten

Fest steht, daß eine chirurgische Maßnahme, abhängig von der Größe und Dauer des Eingriffs, die Immunreaktion negativ beeinflußt. Mehrere Studien weisen überdies nach, daß dies mit dem Auftreten von Infektionen und anderen Komplikationen korreliert ist [5]. Von den Möglichkeiten zur Senkung des Risikos nach einem Polytrauma durch den operativen Eingriff werden zur Zeit kontrovers diskutiert, ob eine

Tabelle 2. Therapeutische Möglichkeiten zur Beeinflussung von Mediatoren als Risikofaktoren nach Polytrauma

Therapeutische Möglichkeiten	Beispiele
→ Operation	
• Art des Eingriffes (minimal/maximal)	Fixateur externe, Femurmarknagelung, Plattenosteosynthese
• Dauer des Eingriffs	Operationstechnik
• Zeitpunkt des Eingriffs	primäre Stabilisierung oder frühsekundäre Versorgung
→ Hemmung der Inflammationskaskade	Glukokortikoide[a], rekombinante, humane SOD Mediatorantagonisten
→ Steigerung des Immunstatus	AT-III Gabe, Gamma Interferon-Therapie
→ Elimination toxischer Mediatoren	Hämofiltration?

SOD, Superoxiddismutase; AT-III, Antithrombin-III.
[a] Nur frühzeitige Gabe erfolgversprechend.

frühsekundäre Stabilisierung (2–4 Tage) (Becken, Wirbelsäule, Oberschenkel, Unterschenkel) Vorteile gegenüber der Primärstabilisierung hat [3, 10, 11, 12]. Befürworter der primären Stabilisierung argumentieren neben den Vorteilen für die Intensivpflege mit einer fortdauernden Freisetzung toxischer Mediatoren durch „Mikrotraumen" durch die in Extension unzureichend versorgte Femurfraktur. Dem gegenüber steht, daß hierdurch ein erhebliches Zusatztrauma im Sinne einer erneuten Freisetzung von Entzündungsmediatoren entsteht und die Erhohlungsphase zwischen dem 2. und 4. Tag nach der primären maximalen Aktivierung sämtlicher humoraler und zellulärer Systeme der günstigste Operationszeitpunkt ist. Abschließend läßt sich diese Kontroverse bis heute aufgrund fehlender prospektiver, kontrollierter Studien nicht klären.

Bei der Wahl des Osteosyntheseverfahrens ist zu berücksichtigen, daß je größer das Operationstrauma ist, desto stärker die postoperative Immunreaktion. Es hat sich beispielsweise gezeigt, daß die Verwendung einer primären Marknagel-Osteosynthese mit Aufbohren der Markhöhle im Rahmen der operativen Frühversorgung von Mehrfachverletzten mit einer pulmonalen Permeabilitätserhöhung verbunden ist. Vergleichende Untersuchungen, die den unterschiedlichen Einfluß alternativer Stabilisierungsverfahren wie Plattenosteosynthese und Fixateur externe auf die Lungen zeigen, stehen noch aus [9].

Neben den Möglichkeiten des Chirurgen stehen an weiteren therapeutischen (prophylaktischen) Maßnahmen die *Hemmung der Inflammationskaskaden* sowie die *Steigerung der Immunabwehr* zur Verfügung. Prospektive kontrollierte Studien wurden in diesem Bereich bisher nur wenige durchgeführt. Eine kürzlich publizierte prospektive, randomisierte Studie von Marzi et al. [4] untersuchte den Einfluß der rekombinanten humanen Superoxiddismutase (rh SOD) zur Verhinderung des Multiorganversagens beim Polytrauma [11]. Unter rh-SOD zeigte sich eine Verbesserung der kardiovaskulären und pulmonalen Funktion, eine Verkürzung der Intensivdauer (30

Tage auf 21 Tage) und eine Senkung der inflammatorischen Mediatorkonzentrationen (C-reaktives Protein, Elastase, Phospholipase A_2).

Gamma-Interferon ist nach Polytrauma bis 21 Tage nach dem Unfall erniedrigt. Da Prostaglandin E_2- (PGE_2) Spiegel nach Trauma erhöht sind, und Gamma-Interferon die PGE_2-Spiegel signifikant reduziert, sollte eine Gamma-Interferontherapie die Inzidenz von Komplikationen (Infektionen) vermindern und die Letalität senken. Mit dieser Ausgangshypothese zur Steigerung des Immunstatus führten Dires et al. [1] eine prospektive, randomisierte Studie mit Gamma-Interferon an 416 Patienten durch. Hauptergebnis dieser Studie war, daß die infektionsbedingte Letalitätsrate in der Gamma-Interferon-Gruppe signifikant ($p = 0.008$) geringer war (7 (3%) versus 18 (9%)), die Krankenhausaufenthaltsdauer aber 7 Tage länger in der Gamma-Interferon-Gruppe war. Diese Studie, wie auch die rh-SOD-Studie sind zwar vielversprechend, lassen aber eine endgültige Aussage zum gegenwärtigen Zeitpunkt nicht zu.

Hypothese 2: Mediatoren als Prognosefaktoren

Sehr viel schwieriger als die Beurteilung der Situation der Mediatoren als Risikofaktoren ist die Einschätzung der Bedeutung als Prognosefaktoren. Formuliert man die Hypothese, daß die Beeinflussung verschiedener Mediatoren nach Eintritt der Komplikation (Organversagen) das Outcome (Überleben, Tod, Rekonvaleszenz) verbessert, so muß man feststellen, daß hierfür weder in tierexperimentellen noch in klinischen Studien ein Nachweis erbracht wurde. Neuere Ansätze gehen deshalb dahin, das Risiko für das Eintreten einer Komplikation (septischer Schock, Organversagen) zu senken und nicht erst bei einer eingetretenen Komplikation zu therapieren.

Fazit

Versucht man die eingangs gestellte Frage zu beantworten, ob sich aus Mediatorverläufen nach einem Polytrauma inzwischen gesicherte Erkenntnisse ableiten lassen, die der Chirurg/Intensivmediziner in seiner Entscheidung zur Therapie berücksichtigen muß, muß dies zur Zeit noch mit nein beantwortet werden. Bisher sind nur wenige Mediatoren eindeutig als Risikofaktoren für das Auftreten von Komplikationen gesichert und Bedside-Tests stehen hierfür nur begrenzt zur Verfügung. Weitere experimentelle und klinische Studien sind dringend erforderlich, um hier Klarheit zu schaffen. Sicher ist hingegen, daß das Operationstrauma additiv die Mechanismen, die zur Ganzkörperentzündung (SIRS) führen, verstärken.

Literatur

1. Dries DJ, Gregory J, Jurkovich et al. (1994) Effect of Interferon Gamma on infection related death in patients with sever injuries. Arch Surg 129:1031–1041
2. Ertel W, Faist E (1993) Immunologisches Monitoring nach schwerem Trauma. Unfallchirurg 96:200–212

3. Goris RJA, Gimbreve JSF, van Niekerk JCM, Schoots FJ, Booy LHD (1982) Early osteosynthesis and prophylactic mechanical ventilation in the multitrauma patient. J Trauma 22:895
4. Marzi I, Bühren V, Schüttler A, Trentz O (1993) Value of superoxide dismutase for prevention of multiple organ failure after multiple trauma. J Trauma 35:110–120
5. Meakins JL (1991) Surgeons, Surgery, and Immunomodulation. Arch Surg 126:494–498
6. Nast-Kolb D, Waydhas Ch, Jochum M, Spannagl M, Duswald K-H, Schweiberer L (1990) Günstigster Operationszeitpunkt für die Versorgung von Femurschaftfrakturen beim Polytrauma? Chirurg 61:259–265
7. Neugebauer E, Holaday JW (eds) (1993) Handbook for Mediators in Septic Shock. CRC Press, Boca Raton, Ann Arbor, London Tokyo, pp 1–656
8. Neugebauer E, Dimmeler S, Lechleuthner A, Bouillon B (1994) Das Sepsis-Syndrom. In: Klinik der Gegenwart, Urban & Scwarzenberg Verlag VIII, 3:1–33
9. Obertacke U, Redl H, Schlag G, Schmit-Neuerburg K-P (1994) Lokale und systematische Reaktionen nach Lungenkontusion – eine experimentelle und klinische Studie. Hefte zu der Unfallchirurg (Schweiberer L, Tscherne H, Hrsg), Springer Verlag, Berlin Heidelberg New York, 240:1–92
10. Pape HC, Remmers D, Kleemann W, Goris JA, Regel G, Tscherne H (1994) Posttraumatic multiple organ failure – a report on clinical and autopsy findings. Schock 2:228–234
11. Sturm JA, Oestern HJ, Nerlich ML, Lobenhoffer P (1984) Die primäre Oberschenkelosteosynthese beim Polytrauma: Gefahr oder Gewinn für den Patienten? Langenbecks Arch Chir 364–325
12. Waydhas C, Nast-Kolb D, Kick M, Zettl C, Wiesholler J, Truka A, Jochum M, Schweiberer L (1994) Operationsplanung von sekundären Eingriffen nach Polytrauma. Unfallchirurg 97:494–498

VII. Verletzung der oberen Halswirbelsäule

Vorsitz: L. Kinzl, Ulm; O. Wörsdorfer, Fulda

Klassifikation der Verletzungen der oberen Halswirbelsäule

B. Jeanneret

Klinik für Orthopädische Chirurgie, Kantonsspital, Postfach, CH-9007 St. Gallen

Einführung

Eine allgemeingültige, mechanistische Klassifikation wie sie im Bereich der unteren Halswirbelsäule, der Brust- und Lendenwirbelsäule angewendet wird, ist im Bereiche der oberen Halswirbelsäule nicht möglich, weil jedes einzelne Bewegungssegment andere anatomische Gegebenheiten aufweist. Die Verletzungen jedes einzelnen Bewegungssegmentes müssen deshalb separat klassifiziert werden.

Frakturen der Okzipitalkondylen

Diese Verletzungen entstehen in der Regel im Rahmen eines heftigen Traumas mit Beteiligung des Halses und Kopfes, fast ausschließlich anläßlich eines Verkehrsunfalles. Sie werden nach Anderson und Montesano (1983) in 3 und nach Saternus (1987) in 6 Gruppen unterteilt. Eine Einteilung in 4 Gruppen scheint uns sinnvoll (Abb. 1).

- *Typ I* (Abb. 1 a): Diese Fraktur entsteht im Rahmen einer Schädelbasisfraktur welche sich von parietal nach medial zum Foramen magnum erstreckt und durch einen Kondylus okzipitalis in das Foramen magnum ausläuft. Sie ist stabil.
- *Typ II* (Abb. 1 b): Es handelt sich um eine Schädelbasisringfraktur, bei welcher ein oder beide Okzipitalkondylen mit einem Teil der Schädelbasis ringförmig abgerissen wurden.
- *Typ III* (Abb. 1 c): Dies sind isolierte Kompressionsfrakturen der Okzipitalkondylen. Obwohl das ipsilaterale Ligamentum alare funktionell insuffizient sein kann, ist die Fraktur stabil, da das kontralaterale Ligamentum alare sowie die Membrana tectoria intakt sind.
- *Typ IV* (Abb. 1 d): Abscher- oder Avulsionsfrakturen eines oder beider Okzipitalkondylen durch die Ligamenta alaria. Diese Verletzung muß im Rahmen einer

Hefte zu „Der Unfallchirurg", Heft 249
Zusammengestellt von K. E. Rehm

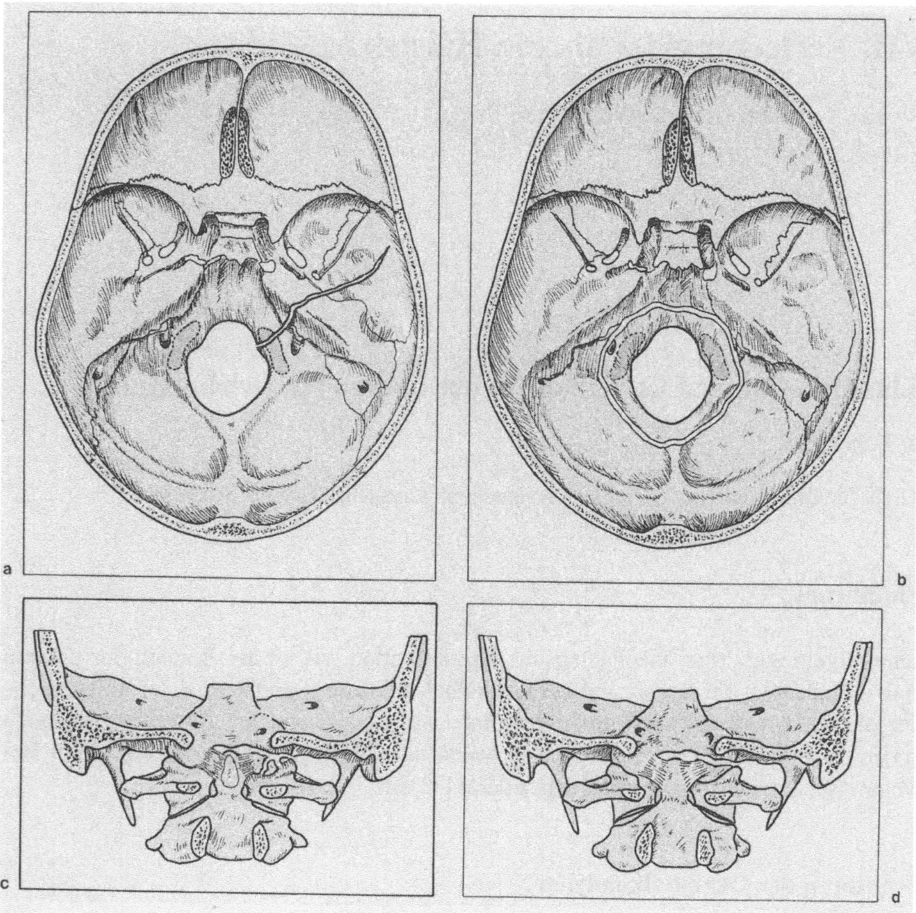

Abb. 1 a–d. Frakturen der Okzipitalkondylen. Erklärung s. Text[1]

möglichen atlanto-okzipitalen Dislokation gesehen werden und ist potentiell instabil.

Atlantookzipitale Dislokationen

Die traumatische atlantookzipitale Dislokation ist eine seltene Läsion mit meist sofortigem letalem Ausgang. Von Autos angefahrene Fußgänger sind für diese Verletzung besonders gefährdet. Wir unterscheiden vier Formen, welche rein ligamentärer Natur sein können oder aber auch mit einer Abrißfraktur eines oder beider Okzipital-

[1] Die Abbildungen stammen aus Jeanneret B: Verletzungen der Wirbelsäule/Obere Halswirbelsäule in Orthopädie in Praxis und Klinik, Band V/Teil 2, Witt AN, Rettig H und Schlegel KF (Hrg), 1994, Thieme Verlag, Stuttgart New York, und wurden mit Genehmigung des Thieme Verlags gedruckt.

kondylen oder mit einem Ausriß der Densspitze (Typ I Densfraktur) einhergehen können.

- *Typ I:* Die ventrale Dislokation ist die häufigste Verletzungsform.
- *Typ II:* Longitudinale Form mit Distraktion zwischen Okziput und Atlas, ohne ventrale oder dorsale Dislokation.
- *Typ III:* Dorsale Dislokation.
- *Typ IV:* Laterale Dislokation.

Atlasfrakturen

Atlasfrakturen machen zwischen 2 und 13% aller HWS-Verletzungen aus. In 30–50% der Fälle gehen die Atlasfrakturen mit einer Densfraktur einher. In Anlehnung an Gehweiler und Mitarb. (Gehweiler und Mitarb. 1976 und 1980) unterscheiden wir 5 Frakturtypen:

1. *Horizontale Fraktur des vorderen Atlasbogens*
2. *Bilaterale Fraktur des hinteren Atlasbogens.* In der Regel im Bereich des Sulcus der Arteria vertebralis lokalisiert.

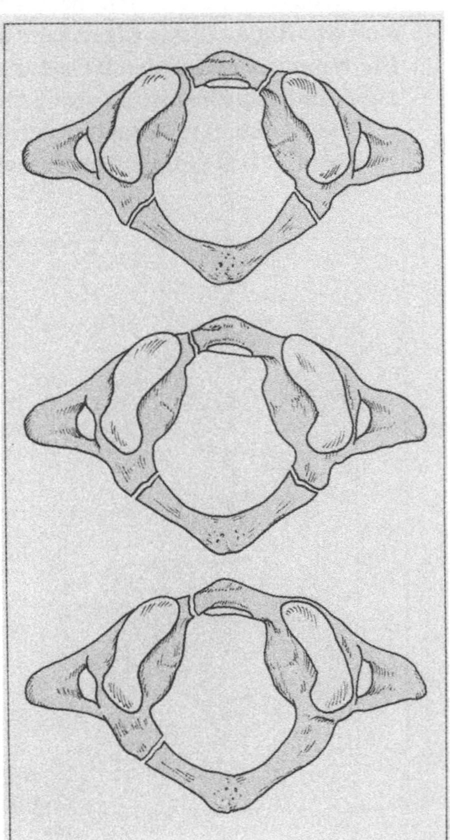

Abb. 2. Frakturverläufe bei den kombinierten Frakturen des vorderen und hinteren Atlasbogens. Erklärung s. Text

3. *Kombinierte Frakturen des vorderen und hinteren Atlasbogens* (Abb. 2), (sogenannte Jefferson-Frakturen [Jefferson 1920 und 1927]). Es können 4-Part Frakturen, häufiger aber 2- und 3-Part-Frakturen vorliegen. Diese Frakturen können ipsilateral oder kontralateral verlaufen und sogar eine Massa lateralis aussprengen. Auch kann die Fraktur durch die Massa lateralis selbst verlaufen und somit intraartikulär sein. Anläßlich der Sprengung des Atlasringes kann es zur Ruptur des Ligamentum transversum (oder zu seinem ossären Ausriß) kommen, wodurch eine instabile Verletzung entsteht.
4. *Fraktur der Massa lateralis selbst.* Eine Rarität.
5. *Fraktur des Processus transversus.* Diese Fraktur ist selten und entsteht in der Regel durch Faustschläge.

Atlanto-Axiale Instabilitäten

Die traumatisch bedingte ligamentäre Instabilität C1/2 ist selten (2.5% nach Gehweiler u. Mitarb. 1980). Es werden 3 Hauptformen unterschieden:

1. *Die ventrale atlanto-axiale Instabilität.* Diese Form der Instabilität bedingt mindestens eine Ruptur des Ligamentum transversum atlantis; beträgt die atlantodentale Distanz mehr als 3 mm beim Erwachsenen oder mehr als 5 mm beim Kind, muß eine Ruptur dieses Ligamentes angenommen werden.
2. *Die rotatorische atlanto-axiale Instabilität.* In Anlehnung an Fielding 1977 und 1987, unterscheiden wir 3 Typen (Abb. 3).
   - *Typ I* (Abb. 3 a): Reine rotatorische Dislokation ohne Ventralgleiten von C1 über C2. Das Ligamentum transversum atlantis ist intakt.

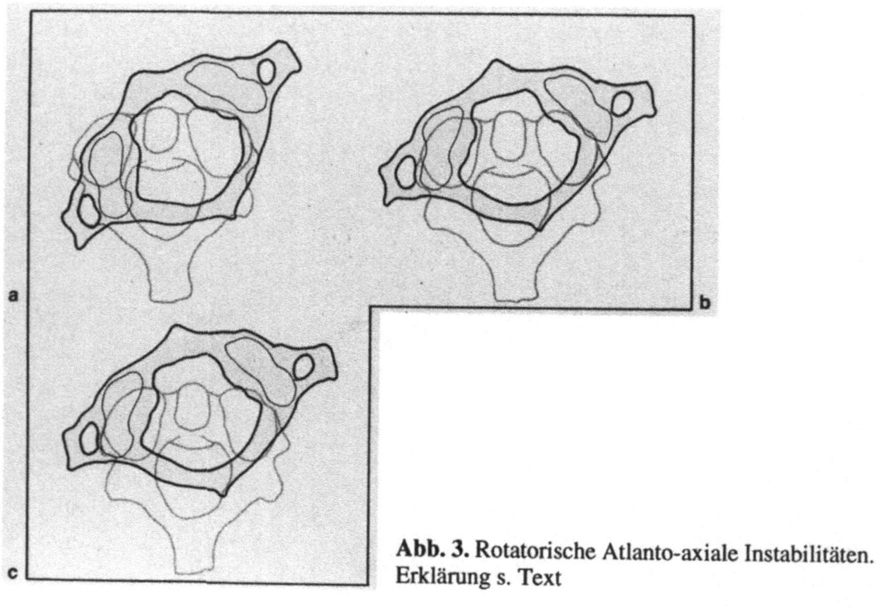

Abb. 3. Rotatorische Atlanto-axiale Instabilitäten. Erklärung s. Text

- *Typ II* (Abb. 3 b): Rotatorische Dislokation mit Vergrößerung der altantodentalen Distanz bis zu 5 mm. Beim Erwachsenen kann das Ligamentum transversum rupturiert sein.
- *Typ III* (Abb. 3 c): Rotatorische Dislokation mit Vergrößerung der atlantodentalen Distanz von mehr als 5 mm. Das Ligamentum transversum atlantis ist rupturiert.

3. *Die dorsale atlanto-axiale Dislokation.* Die dorsale Dislokation bei intaktem Dens ist eine extrem seltene Verletzung. Bis 1991 wurden lediglich 4 solche Fälle mit Überleben beobachtet.

Axisfrakturen

Der zweite Halswirbel weist zwei für diesen Wirbel typische Frakturen auf: die Densfraktur und die traumatische Spondylolisthesis C2. Da dieser Wirbel in seinem kaudalen Anteil anatomische Eigenschaften der unteren HWS aufweist, können hier auch für die unteren HWS typische Verletzungen beobachtet werden (Luxationen und Luxationsfrakturen C2/3). Letztere sollen hier jedoch nicht besprochen werden.

1. *Densfrakturen.* Nach Anderson und D'Alonzo 1974 teilen wir die Densfrakturen in 3 Typen ein (Abb. 4):

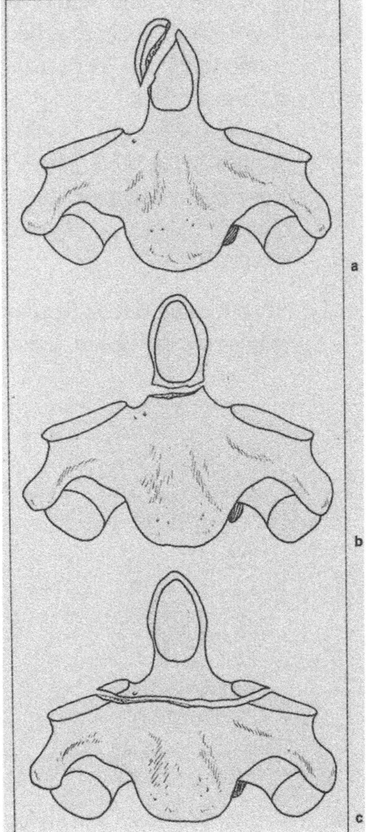

Abb. 4. Densfrakturen. Erklärung s. Text

- *Typ I* (Abb. 4 a): Fraktur der Densspitze: die Densspitze ist schräg und einseitig frakturiert. Sie wurde im Rahmen einer atlantookzipitalen Dislokation als Ausrißfraktur des Ligamentum alare gefunden und muß deshalb als Hinweis auf eine potentiell gefährliche atlantookzipitale Dislokation gewertet werden (Rasool und Govender 1987, Scott u. Mitarb. 1990).
- *Typ II* (Abb. 4 b): Die Fraktur ist im Processus odontoideus selbst lokalisiert und verläuft oberhalb des Überganges des Dens in den Axiskörper. Die Frakturoberfläche ist klein, die Pseudarthroserate bei dieser Fraktur entsprechend hoch.
- *Typ III* (Abb. 4 c): Die Fraktur verläuft im Sockel des Dens, d.h. im Axiskörper. Der Frakturverlauf im spongiösen Knochen erklärt die bessere Heilungstendenz dieser Fraktur mit einer Pseudarthroserate von 7% nach konservativer Behandlung (Anderson und d'Alonzo 1974). Die Fraktur reicht nicht selten nach lateral bis in die facies articularis superior der Axis. Auch der Abriß eines ganzen oberen Gelenkfortsatzes von C2 zusammen mit dem Dens ist möglich.

2. *Traumatische Spondylolisthesis C2.* Die traumatischen Spondylolisthesis C2 (7% aller HWS-Verletzungen), auch „Hangman's fracture" genannt, ist eine bilaterale Fraktur der Interartikularportion C2. Die Fraktur verläuft allerdings nicht selten asymmetrisch, teilweise oder ganz durch die Facies articularis sup. C2. In Anlehnung an Effendi und Mitarb 1981 unterscheiden wir 3 Frakturtypen (Abb. 5):
   - *Typ I* (Abb. 5 a): Stabile, nicht dislozierte Fraktur. Die Bandscheibe C2/3 ist intakt und die Verletzung stabil. Dieser Frakturtyp wird in 65% der Fälle nachgewiesen.
   - *Typ II* (Abb. 5 b): Nach ventral dislozierter Wirbelkörper C2 mit Läsion der Bandscheibe C2/3. Die Verletzung ist instabil. Dieser Frakturtyp wird in 28% der Fälle nachgewiesen.
   - *Typ III* (Abb. 5 c): Typ II Verletzung mit zusätzlich einseitig verhakter Luxation C2/3.

Darüber hinaus unterscheiden wir 3 Frakturverläufe (Abb. 6). Die traumatische Spondylolyse C2 kann symmetrisch intra- oder extraartikulär sein (Abb. 6 a),

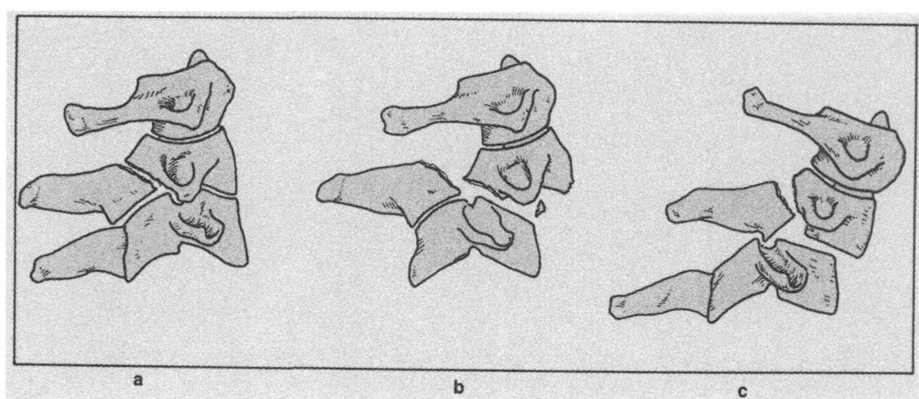

Abb. 5 a–c. Traumatische Spondylolisthesis C2. Erklärung s. Text

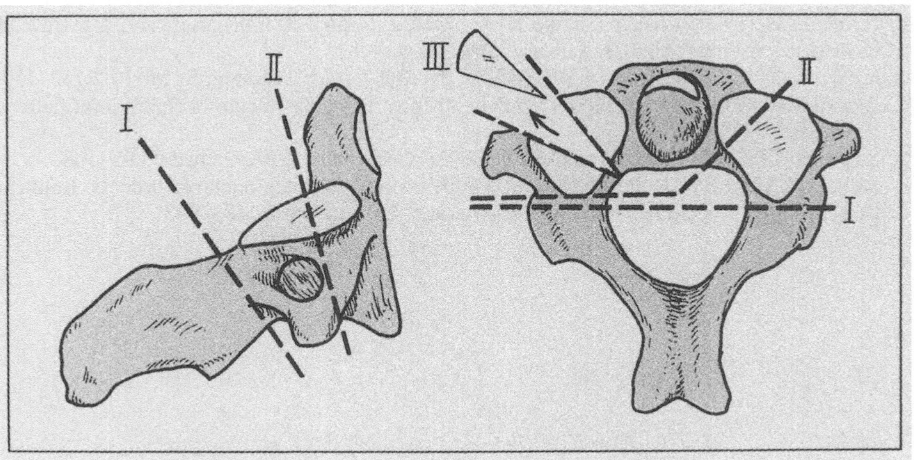

Abb. 6. Frakturverläufe bei der traumatischen Spondylolisthesis: C2. Erklärung s. Text

asymmetrisch und dann mindestens einseitig intraartikulär verlaufen (Abb. 6 b) oder mit einem Ausbruch eines Gelenkfragmentes einhergehen (Abb. 6 c).

3. *Axiskörperfrakturen.* Eigentliche Axiskörperfrakturen welche nicht im Rahmen einer Densfraktur oder einer Hangman Fraktur zu sehen sind, sind extrem selten. Jakim und Sweet haben 1988 über eine solche Fraktur berichtet, welche den Wirbelkörper horizontal separierte.

Literatur

1. Anderson LD, D'Alonzo RT (1974) Fractures of the odontoid process of the axis. J Bone Joint Surg 56-A:1663–1674
2. Anderson PA, Montesano PX (1988) Morphology and Treatment of Occipital Condyle Fractures. Spine 13:731–736
3. Effendi B, Roy D, Cornish B, Dussault RG, Lauring CA (1981) Fractures of the ring of the axis: a classification based on the analysis of 131 cases. J Bone Joint Surg 63B:319–327
4. Fielding JW (1987) Injuries to the upper cervical spine. Instr Course Lect 36:483–494
5. Fielding JW, Hawkins RJ (1977) Atlanto-axial rotary fixation. J Bone Joint Surg 59-A:37–44
6. Gehweiler JA, Duff DE, Martinez S, Miller MD, Clark WM (1976) Fractures of the atlas vertebra, Skeletal Radiol 1:97–102
7. Gehweiler JA, Osborne RL, Becker RF (1980) The radiology of vertebral trauma, WB Saunders Company, Philadelphia London Toronto
8. Jakim I, Sweet MB (1988) Transverse fracture through the body of the axis. J Bone Joint Surg 70-B:728–729
9. Jeanneret B (1994) Verletzungen der Wirbelsäule: Obere Halswirbelsäule in Orthopädie in Praxis und Klinik, Band V/Teil 2, Witt AN, Rettig H und Schlegel KF (Hrg), Thieme Verlag, Stuttgart New York

10. Jefferson G (1920) Fracture of the atlas vertebra. Report of four cases, and a review of those previously recorded. Br J Surg 407–422
11. Jefferson G (1927) Remarks on Fractures of the first cervical vertebra. Br Med J 2:153–157
12. Rasool MN, Govender S (1987) Traumatic dislocation of the atlanto-occipital joint (letter). S Afr Med J 72:295
13. Saternus KS (1987) Bruchformen des Condylus Occipitalis. Z Rechtsmed 99:95–108
14. Scott EW, Haid RW Jr, Peace D (1990) Type I fractures of the odontoid process: Implications for atlanto-occipital instability. Case report. J Neurosurg 72:488–492

VIII. Was ist gesichert in der Therapie des chronischen Knorpelschadens?

Vorsitz: H. Cotta, Heidelberg; G. Hierholzer, Duisburg

Chancen und Risiken der Therapie des chronischen Korpelschadens: Rationale Therapie oder Wunschdenken?

W. Puhl

RKU, Orthopädische Klinik, Oberer Eselsberg 45, D-89075 Ulm

Synoviale Gelenke stellen die mechanischen Verbindungsträger zwischen Teilen des knöchernen Skeletts dar. Sie sind für die Übertragung von Körper- und Lastgewichten verantwortlich und leisten überdies Beiträge zur mechanischen Stabilisierung des skelettalen Verbindungen. Ihre physiologischen Hauptaufgaben sind demnach vor allem mechanischer Art.

Die strukturelle Einheit des Gelenkes erfüllt verschiedene Funktionen, welche im komplexen Zusammenspiel diverser Gewebe zustande kommen. Die hauptsächlich beteiligten Gewebearten sind dabei der Gelenkknorpel, die Gelenkinnenhaut (Synovialmembran), das unter dem Knorpel liegende Knochengewebe sowie der umschließenden Kapsel – Bandapparat. Aufgrund der engen funktionellen Verknüpfung der beteiligten Gewebe ist auch bei pathologischen Prozessen selten nur eine Gewebeart allein beteiligt, sondern sie sind das Resultat von interferierendem Zusammenwirken der genannten Komponenten. Eine zentrale Rolle kommt dabei sowohl in der Physiologie als auch in der Pathologie der Gelenke dem hyalinen Knorpel zu [1–7].

Morphologie, Biochemie und molekulare Biomechanik des gesunden Knorpels

Gesunder artikulärer Knorpel ist ein avaskuläres, alymphatisches Gewebe, welches die epiphysären Enden langer Knochen in synovialen Gelenken bedeckt [8]. Das Gewebe ist nicht innerviert und hat keine Basalmembran [9]. Obwohl die Chondrozyten im Gewebe metabolisch sehr aktiv sind, teilen sie sich nach der Adoleszenz normalerweise nicht mehr.

Die Strukturorganisation des hyalinen Gelenkknorpels ist hochgradig anisotrop, d.h. klar gegliedert in Zonen (Tangentialzone, Übergangszone, Radiärzone und Kalk-

Hefte zu „Der Unfallchirurg", Heft 249
Zusammengestellt von K. E. Rehm

knorpelzone). Innerhalb jeder Zone weisen die Chondrozyten wie auch die kollagenen Fibrillen zonenspezifische Anordnungen und Durchmesser auf. So formen im adulten Gelenkknorpel die Typ II-Kollagenfibrillen Arkaden mit dickeren Fibrillen in den tieferen Schichten des Gewebes und feineren Fibrillen, die horizontal an der Oberfläche des Gewebes ausgerichtet sind [10–12]. Die Übergänge zwischen den Zonen bilden keine scharfen Grenzen, sondern eine fließende Änderung von Zusammensetzung und Struktur.

Chondrozyten werden als metabolisch funktionelle Knorpeleinheit angesehen, die letztlich isoliert von den Nachbarzellen für die Ausgestaltung und Aufrechterhaltung der extrazellulären Matrix (EZM) in ihrer unmittelbaren Umgebung verantwortlich sind [13]. Im adulten Gewebe machen die Zellen weniger als 5% des gesamten Gewebevolumens aus, der Rest ist extrazelluläre Matrix (95%). Die Hauptaufgabe der Chondrozyten besteht in der Produktion von EZM sowie der Kontrolle des Matrixmolekül turn overs.

Die Konzentration und das metabolische Gleichgewicht der verschiedenen EZM-Makromoleküle und ihre strukturellen Beziehungen und Interaktionen legen die biochemischen Eigenschaften und weitere Funktionen des Gelenkknorpels fest. Die EZM besteht aus hydrophilen, negativ geladenen Proteoglykan (PG)-Molekülen, welche einen Verbund mit Kollagenfasern bilden. Dieser Verbund wiederum ist mit Wasser und Ionen gesättigt. Die Schwelleigenschaften, die Flüssigkeit- und Ionentransportkapazität sowie die intrinsischen mechanischen Eigenschaften der Kollagen-Proteoglykan Matrix bilden die Grundlage der Deformationseigenschaften des artikulären Knorpels [14].

Wasser macht im Knorpel des Erwachsenen etwa 70% des gesamten Gewichts aus. Es ist dank der physikalischen Eigenschaften der makromolekularen Komponenten (Kollagenen, Proteoglykanen und nicht-kollagenen Glykoproteinen) eng an die ZEM gebunden.

Das Netz von Typ II *Kollagenfibrillen* sorgt für die Zugfestigkeit und ist wichtig für die Erhaltung von Volumen und Form des Gewebes [15]. Die Zugfestigkeit wird durch kovalente, intermolekulare Querverbindungen (cross links), die zwischen Typ II Kollagenmolekülen geknüpft werden, verstärkt [16]. Die cross links nehmen mit dem Alter zu.

Bis zu 100% des gesamten Kollagengehaltes in erwachsenem Knorpel setzt sich aus anderen Kollagentypen, den sogenannten „kleineren“ Kollagenen („minor“ collagens) zusammen, die zu der einzigartigen Funktion des Gewebes beitragen [17–20].

Proteoglykane (PGs) sind eine andere in der EZM des Knorpels vorkommende Molekülgruppe. Im Gelenkknorpel sind diese sehr hydrophilen Proteoglykane die Makromoleküle, die den meisten Raum füllen und sind in das fibrilläre Netzwerk der Kollagene in einer unterhydrierten (kompromierten) Form eingebettet. Sie geben dem Gelenkknorpel die Fähigkeit, reversible Deformationen durchzumachen [21, 22].

Die PG-Makromoleküle sind auf etwa 20% ihres maximalen Ausdehnungsvolumens in Lösung komprimiert und sind in der EZM nicht frei beweglich. Kollagenfibrillen formen ein dreidimensionales Netzwerk, das dem Knorpel Form verleiht und seine weitere Ausdehnung über die Grenze, die sein maximales Volumen determiniert, hemmt. Die PGs, die sich in diesem Kollagennetz befinden sind Moleküle mit hoher Konzentration an negativ geladenen, anionischen Gruppen. Diese Gruppen sind unter physiologischen Bedingungen voll dissoziiert, so daß diese Moleküle für hohe lokale Konzentrationen von negativen Ladungen sorgen, die mit den mobilen Kationen im Gewebewasser wechselwirken. Da PGs als stark geladene Proteoelektrolyte nur einen Teil ihrer möglichen hydrodynamischen Domänen besetzen, ziehen sie Wasser an und sorgen so für einen Schwellungsdruck, der von der Steifigkeit und der Zugfestigkeit der Kollagenfibrillen aufgefangen wird [23].

Bei Belastung kommt es zu einem komplexen Zusammenspiel von Zugbelastung, (Druck)-verteilung und kompromierenden Kräften. Die Knorpelmatrix wird durch die Austreibung von Flüssigkeit aus den belasteten Regionen deformiert (zusammen mit den anderen metabolischen Produkten der Zellen), was den Effekt hat, daß die Ionenkonzentration in der interstitiellen Flüssigkeit steigt [24]. Die Bewegung von Wasser ist direkt abhängig von der Größenordnung und Dauer der Belastung und wird durch die negativen Ladungen der PGs gehemmt. So wird durch das Gewebe Energie absorbiert, indem Wasser verdrängt wird [25]. Gleichzeitig, wenn das Gewebe deformiert wird, werden die PGs näher aneinander gezwungen, was die Dichte an negativen Ladungen und intermolekularen Abstoßungskräften zwischen den Ladungen wirksam erhöht und in Folge den Widerstand des Gewebes gegen weitere Deformation erhöht. Letztlich erreicht die Deformation ein Gleichgewicht, in dem die äußere Belastungskraft von inneren Kräften ausgeglichen wird, die auf dem Schwellungsdruck (PG-ionische Interaktionen) und mechanischer Belastung beruhen (PG-Kollagen-Interaktionen). Sobald die Belastung aufgehoben wird, gewinnt das Gewebe seine ursprüngliche Form durch das „Einsaugen" von Wasser (zusammen mit Nährstoffen aus den umgebenden Synovialflüssigkeiten) wieder.

Die Materialeigenschaften des Gelenkknorpels hängen von seiner Zusammensetzung und Struktur ab, insbesondere von den Interaktionen zwischen Kollagenfibrillen, den eingeschlossenen PGs und der flüssigen Phase des Gewebes. Änderungen in der EZM, die von einem Ungleichgewicht zwischen Anabolismus und Katabolismus, Degeneration von Matrixmolekülen oder physikalischem Trauma herrühren, verändern die Materialeigenschaften und beeinträchtigen die Funktion. Da die Konzentration, die Verteilung und die makromolekulare Organisation der Kollagene und PGs mit dem Abstand von der Gelenkoberfläche wechselt, variieren auch die biomechanischen Eigenschaften.

Für die intakte mechanische Funktion von Gelenkknorpel ist eine regelrechte Konzentration von PGs und Kollagen wie auch deren strukturelle Organisation essentiell [26].

Ätiologie, Pathophysiologie und Pathobiochemie der Arthrose

Die Gelenkknorpeldegradation, welche pathomorphologisch als Chondromalazie imponiert, kann durch bekannte Ursachen (sekundäre Arthrosen) sowie durch unbekannte Ursachen (primäre bzw. idiopatische Arthrosen) ausgelöst werden. Einige Risikofaktoren (Alter, Geschlecht, genetische Disposition) scheinen für beide Gruppen und insbesondere für die Entstehung der primären Arthrosen eine gewisse Rolle zu spielen:

Mit zunehmendem Alter nimmt sowohl die Prävalenz als auch der Schweregrad von Osteoarthrosen zu [27–30]. In der Bevölkerung weisen 25% der über 50jährigen und mehr als 80% der über 75jährigen röntgenologische Gelenkveränderungen im Sinne einer Arthrose auf, die allerdings nur zum Teil mit klinischen Symptomen einhergehen [31–34].

Auch geschlechtsgebundene Risikofaktoren werden als auslösende Ursachen diskutiert. Bei Prävalenz, Lokalisation und Ausprägungsgrad arthrotischer Hüft- und Kniegelenkveränderungen lassen sich Geschlechtsunterschiede feststellen [35–38]. So sollen beispielsweise vor dem 45. Lebensjahr die Prävalenz beim männlichen Geschlecht höher sein, während ab dem 55. Lebensjahr Frauen häufiger betroffen sind [39].

Von mehreren Autoren [40–42] wird eine unterschiedliche Prävalenz arthrotischer Gelenkveränderungen in verschiedenen Populationen beschrieben. Diese Unterschiede scheinen im Zusammenhang mit der unterschiedlichen Häufigkeit angeborener oder erworbener Gelenkanomalien (z.B. Hüftdysplasie) sowie kulturell unterschiedlicher Gebrauchsmuster der Gelenke zu stehen. Eine überzufällige Beteiligung verschiedener Gelenke im Sinne einer generalisierten Arthrosen ist vielfach beschrieben, wobei genetischen Faktoren eine wichtige Rolle zukommen soll [43–46].

Eine Vielzahl weiterer Faktoren, die in der Entstehung degenerativer Gelenkerkrankungen eine Rolle spielen, ermöglichen die Identifikation von „sekundären Arthrosen“: Hierzu zählt man posttraumatische Veränderungen, mechanische Faktoren. Stoffwechselerkrankungen, gelenkspezifische Vorschädigung und eine Reihe weiterer Erkrankungen.

Zu den *posttraumatischen* Formen gehören nicht nur Frakturen und schwere Kontusionen der Gelenkfläche mit unmittelbarer Knorpelschädigung, sondern auch discoligamentäre Verletzungen. V.a. bei der Entwicklung einseitiger Gonarthrosen scheinen vorausgegangene Verletzungen mit nachfolgender Instabilität eine wichtige Rolle zu spielen [47, 48]. Nach Davis et al. gibt ein Großteil männlicher Patienten mit Gonarthrosen anamnestisch Verletzungen des betreffenden Gelenkes an. Auch geringe Verletzungen an Menisken und Bandstrukturen können über eine Änderung der Biomechanik des Kniegelenkes [49] bereits arthroseauslösend wirken.

Mechanische Ursachen einer Arthroseentstehung können Varus- bzw. Valgusdeformitäten der unteren Extremitäten sowie ausgeprägte Beinlängendifferenzen sein. Inwieweit Übergewicht eine Rolle spielt, ist noch nicht zweifelsfrei nachgewiesen. Als Ursache für den in zahlreichen Querschnittstudien konsistent gefundenen Zusammenhang zwischen deutlichem Übergewicht und Gonarthrose wurden zwar metabolische und mechanische Faktoren sowie die Bedeutung einer erhöhten Knochenmasse diskutiert. So wird v.a. bei beidseitiger Gonarthrose der Frau ein direkter Zusammenhang zum Körpergewicht gefunden [50–58]. Dieser Zusammenhang bleibt auch nach der Kontrolle möglicher Kofaktoren, wie z.B. des Blutfettspiegels oder des Blutzuckerspiegels, bestehen [59–63]. Kontrovers wird allerdings diskutiert, ob das Übergewicht die Arthroseentstehung bedingt, oder ob in Folge einer schmerzbedingten, verminderten körperlichen Aktivität eine Zunahme des Körpergewichts resultiert [64–67]. Für die Coxarthrose konnte bisher ein Zusammenhang mit erhöhtem Körpergewicht nicht zweifelsfrei nachgewiesen werden [68–71].

Weiterhin sollen außergewöhnliche berufliche und sportliche Belastungen, die mit repetitiver mechanischer Fehlbeanspruchung des Gelenkes einhergehen, zu einer Inzidenzsteigerung osteoarthrotischer Gelenkveränderungen führen. So leiden Straßenbauarbeiter mit ständigem Einsatz von Preßluftwerkzeugen häufig an Arthrosen der oberen Extremität [72–75]. Auch in anderen Berufsgruppen, wie z.B. im Bergbau [76, 77], in der metallverarbeitenden Industrie [78] oder in der Landwirtschaft [79–81] ist die Arthroseinzidenz gegenüber einem Vergleichskollektiv mit geringerer körperlicher Belastung, erhöht.

Verschiedene *Stoffwechselerkrankungen* werden ebenfalls für die Entstehung sekundärer Arthrosen angeschuldigt:

Bei Hyperlipoproteinämien, Hypothyreosen, Hyperparathyreoidismus, Hämochromatose und bei Ochronosen ist eine erhöhte Arthroseprävalenz nachgewiesen. Weiterhin gehören M. Gaucher, Hämoglobinopathien und das Ehlers-Danlos-Syndrom in diese Gruppe von Erkrankungen [82–86]. Ein kausaler Zusammenhang zur Osteoarthrose oder zumindest ein stark verlaufsmodulierender Einfluß wird auch für Hyperuricämie sowie Calciumspeicherkrankheiten beschrieben [87–91].

Für eine mögliche Bedeutung metabolischer Faktoren spricht unter anderem ein erhöhtes Arthroserisiko bei Diabetikern [92–95], bei denen Veränderungen der Kollagenstruktur nachweisbar sind.

Ein Zusammenhang zwischen Hypertonus und Cox- und Gonarthrosen wurde von Lawrence et al. [96] festgestellt. Eine Ischämie des subchondralen Knochens soll zur Schwächung des hyalinen Gelenkknorpels führen. Nach Kontrolle der Kofaktoren (z.B. Übergewicht) scheint dieser Zusammenhang jedoch nicht sehr ausgeprägt zu sein.

Weitere wichtige Risikofaktoren sind häufig *gelenkspezifisch*: Bei der Coxarthrose kommt einer initialen Hüftreifungsstörung eine wichtige Bedeutung zu [97, 98]. Nach Murray et al. [99] und Solomon et al. [100] sind die Hälfte aller Coxarthrosen durch eine zugrunde liegende Hüftdysplasie bedingt In Bevölkerungsgruppen mit geringer Dysplasierate dagegen ist die Prävalenz der Coxarthrose entsprechend gering [101, 102].

Neben Hüftreifungsstörungen führt die Epiphysiolysis capitis femoris [103–105] zu einem erhöhten Risiko der Coxarthrose. Nach Solomon et al. [106] sollen ca. 18% der Coxarthrosen durch Epiphysenlösungen in der Adoleszenz bedingt sein.

Juvenile (M. Perthes) wie auch idiopathische Osteochondronekrosen des Erwachsenen (Femurkopfnekrose, M. Ahlbeck etc.) und die Osteochondrosis dissecans können an vielen Gelenken eine Prädisposition für die Entwicklung sekundärer Arthrosen darstellen [107–110].

Eine Vielzahl *sonstiger Erkrankungen* (Skelettdysplasien, M. Pagett, rhematoide Arthritis, Akromegalie, neuropathische Arthorpathien, etc.) gehört ebenfalls noch zu den Risikofaktoren einer Arthrosenentstehung.

Während die den meisten degenerativen Gelenkerkrankungen zugrundeliegenden Ursachen also teilweise sehr unterschiedlich (sekundäre Arthrosen) oder aber im einzelnen nicht bekannt sind (primäre Arthrosen), besteht über pathogenetische Abläufe mehr Klarheit.

Bei der molekularen Kaskade welche zur Knorpeldegradation führt, ist die Regulation des Matrixmoleküls turn overs gestört. Hierbei spielen Cytokine und Wachstumsfaktoren, Matrixmetalloproteasen und deren Inhibitoren, aber auch Zell- Matrix Interaktionen und somit biomechanische Faktoren eine zentrale Rolle.

Letztendlich kommt es zu einer abnormalen Veränderung des physikalisch-mechanischen Milieus in der in der EZM wobei Aggrekan aus dem Knorpel diffundiert [111]. Dieser Verlust resultiert in einer Absorption von Wasser durch die verbleibenden PGs, die nun in niedrigerer Konzentration vorhanden sind und mehr Raum zur Verfügung haben, was zu einer Schwellung führt. Diese Verdünnung führt zu einer Abnahme an lokal gebundener Ladungsdichte und zu einem Wechsel an Osmolarität mit veränderter Rückwirkung auf die Chondrozyten [112] und einem Zusammenhang der mechanischen Eigenschaften des Knorpels.

Therapeutische Ansätze

Entsprechend der Ätiologie des Knorpelschadens sollte immer, falls bekannt und falls möglich, die Grunderkrankung therapiert werden. Meistens ist dieses jedoch nicht möglich und so muß eine symptomatische Therapie eingeleitet werden. Hierbei kommen drei Behandlungsmöglichkeiten einzeln oder in Kombination in Frage. Die physiotherapeutische und physikalische Therapie, die pharmakologische Therapie und die operative Therapie.

Während sich durch unterschiedliche *physiotherapeutische und physikalische Therapieverfahren* sowohl eine Schmerzminderung wie auch eine Funktionsverbesserung für Patienten erziehlen läßt, ist bisher vor allem für das von Salter entwickelte Therapiekonzept der „continuous passive motion“ (CPM) der chondroanabole und reparative Effekt tierexperimentell und klinisch mehrfach nachgewiesen worden [113].

Bei der *pharmakologischen Therapie* des chronischen Knorpelschadens muß die analgetische Therapie von einer wünschenswerten knorpelprotektiven oder noch besser knorpelanabolen Wirkung unterschieden werden.

Nichtsteroidale und steroidale Antiphlogistika greifen in den Arachidonsäuremetabolismus ein und hemmen die Mediatorenentstehung und somit die Schmerzwahrnehmung. Eine Chondroprotektion ist bisher nicht nachgewiesen worden. Es gibt sogar Hinweise aus in vitro und in vivo Untersuchungen, daß durch nichtsteroidale und steroidale Antiphlogistika es zu einer Progression der Knorpeldegradation kommen kann [114].

Sogenannte Chondroprotektiva (z.B. Arumalon und Artheparon) haben Kontroversen bezüglich ihrer chondroprotektiven und krankheitsmodifizierenden Fähigkeit aber auch wegen möglicher Nebenwirkungen ausgelöst. Ein gukosaminhaltiges Medikament (Dona 200) hat in verschiedenen klinischen Studien einen hemmenden Einfluß auf die Progression der Arthrose gezeigt. Einen knorpelrestaurativen Effekt oder aber auch die Klärung des Wirkmechanismus konnte jedoch bisher nicht nachgewiesen werden [115].

Hochmolekulare Hyaluronsäure als intraartikuläre Injektion ist ein neuer Therapieansatz. Auch bei diesem Pharmakon haben verschiedene präklinische und klinische Studien einen hemmenden Einfluß auf die klinischen Symptome der Arthrose gezeigt. Obwohl der genaue Wirkmechanismus bisher ebenfalls nicht genau bekannt ist, scheint es bei diesem Medikament zu einer Verbesserung der klinischen Symptome kommen zu können.

Restaurative *operative Maßnahmen* unter Erhalt des Gelenkes die zur Schmerzlinderung, Verbesserung der Funktion, oder Verminderung der Progression der Knorpeldegeneration beitragen, können bei Patienten mit mittelgradigem Knorpelschaden und vor allem bei jüngeren Patienten angezeigt sein.

Die operativen Behandlungsmethoden beinhalten: Osteotomien [116, 117], Muskel Release [118], arthroskopisches oder offenes Gelenkdebridement, Shaving [119], Resektion und Perforation des subchondralen Knochens [120], Resektionsarthroplastiken [121] und die Verwendung von periostalen, perichondralen und osteochondralen Auto- und Allotransplantaten [122].

Obwohl die Ergebnisse dieser operativen Verfahren vielfach publiziert worden sind, ist es oft schwierig die Ergebnisse zu beurteilen, da bei vielen Studien Kontroll- oder Vergleichskollektive oder eine Randomisierung fehlen. Der Verlauf dieser Studien ist oft zu kurz gewesen, die Outcome-Kriterien wurden in verschiedenen Studien unterschiedlich definiert und das Ergebnis unterschiedlich beurteilt. Die meisten Studien waren retrospektiv und nicht prospektiv.

Trotz dieser Limitierungen scheint nur die Umstellungsosteotomie einen festen Platz in der operativen Therapie des chronischen Knorpelschadens einnehmen zu können. Auch dieses jeoch nur bei einem bestimmten – und noch genauer zu definierendem – Patientenkollektiv [123].

Die Wiederherstellung einer glatten Knorpeloberfläche durch Verschweißung der Kollagenfasern wäre wünschenswert, nicht nur, um das Verschließen der Fissuren zur Verhinderung von mechanischen Abrieb und einer Schädigung des Knorpels in der Tiefe durch ein Eindringen proteolytischer Enzyme in den Restknorpel zu verhindern, sondern auch, um die strukturellen Voraussetzungen zu schaffen, daß verbliebene PGs in der EZM nicht aus dem Knorpel herausdiffundieren und so die mechanischen Eigenschaften des Knorpels noch weiter beeinträchtigen. Dieser hypothetische therapeutische Ansatz ist jedoch bis heute nicht möglich. Auch heute noch sind die mechanische Knorpelglättung und die Gelenklavage die Standardverfahren um Patienten mit Chondromalazie – durch Verminderung der synovialitischen Reaktion – kurz oder mittelfristig – Schmerzlinderung zu verschaffen [124]. Eine ursächliche Behandlung der Erkrankung oder ein Verschließen der Gelenkoberfläche sind mit diesen Verfahren nicht möglich, es gibt sogar Hinweis, daß es durch die mechanische Knorpelglättung es zu einer weiteren Schädigung des Knorpels kommen kann [125, 126].

Eine Hoffnung bot sich mit dem Einführen des Lasers in die Gelenkchirurgie. Insbesondere der XeCl-Excimer-Laser erschien in in-vitro Versuchen dazu geeignet, dem vorher dargestellten hypothetischen Therapieansatz entsprechen zu können [127]. Versuche zeigten, daß mit diesem Laser ein Glättung der Gelenkoberfläche zu erzielen ist, die vormals in den Knorpel reichenden Fissuren erschienen geschlossen, die Knorpeloberfläche in rasterelektronenmikroskopischen Aufnahmen „versiegelt" zu sein [128]. Probleme bereiteten bei diesem Laser die unzuverlässige Technik und die geringe Leistung. Erste klinische Untersuchungen [129, 130] hatten zwar einige methodische Schwächen, schienen jedoch die Tendenz aufzuzeigen, daß mit diesem Laser der Spontanverlauf der Arthrose zumindest hinsichtlich Schmerzreduktion und

Funktionsverbesserung für den Patienten günstig zu beeinflussen sind, obwohl in diesen Arbeiten der subjektiven Faktor nicht sicher ausgeschlossen werden konnte.

Leider zeigen uns die experimentellen Untersuchungen, daß in Abhängigkeit von der verwendeten Energie, durch wahrscheinlich thermische Wirkungen des Lasers der Matrixmolekülmetabolismus der Chondrozyten bis in zu einer Tiefe von 0.8 mm deutlich geschädigt wird [131, 132]. Die Forderung an ein Therapieverfahren weniger Schaden als Nutzen anzurichten sind mit diesem also nicht erfüllt. Im Vergleich dazu zeigt sich bei der Anwendung eines mechanischen Instruments nur eine Schädigung der Zellen bis zu 0.3 mm Tiefe. Im Tierversuch zeigen sich (ebenfalls im Rahmen von Autoradiographien) die deutlich größeren Schädigungszonen nach Einsatz des Excimer-Lasers [133]. Die im Rasterelektronenmikroskop bei in-vitro Versuchen und direkt postoperativ in Tierversuchen sichtbare versiegelte Knorpelfläche bricht im Tierversuch bereits nach 1 Woche ein, so daß auch dieser Effekt nicht von Dauer ist.

Biomechanische Untersuchungen des „laserversiegelten" Gelenkknorpels nach 14 Wochen zeigen für den mit dem Laser behandelten Knorpel ein gleich schlechtes Ergebnis wie für den mit dem mechanischen Instrument behandelten Knorpel [134].

Nachdem der Neodym-YAG-Laser und der CO_2-Laser in den letzten Jahren zwar klinisch eingesetzt wurden, später durchgeführte in-vivo Untersuchungen aber eine deutlich thermische Schädigung des empfindlichen Gelenkknorpels zeigten, sollten diese Laser heute nicht mehr zur Behandlung des Gelenkknorpels eingesetzt werden [135].

Einen ähnlichen Verlauf befürchte ich für den Holmium-YAG-Laser. Dieser wurde als Zwischenlösung zwischen dem nicht leistungsfähigen XeCl-Laser und dem Neodym-YAG-Laser angeboten und wird heute zunehmend am Gelenkknorpel eingesetzt [136]. Betrachtet man jedoch die physikalischen Grundlagen dieses Lasers, so zeigt sich, daß auch der Holmium-YAG-Laser ein im wesentlichen thermisch arbeitender Laser ist, thermische Schädigung am Gelenkknorpel also auftreten müssen, sobald wir eine effektive „Glättung" des Knorpels erreichen wollen. Weiterhin ist es aufgrund der physikalischen Eigenschaften dieses Lasers nicht möglich, eine effektive Knorpelglättung zu erzielen. Es kommt lediglich zum Verschmelzen der Gelenkoberfläche [137].

Obwohl dieser Laser von einer Anzahl „Experten" zur Knorpelglättung propagiert wird, fehlen verläßlich klinische Daten. Hierbei ist es sehr schwer, im Rahmen des Spontanverlaufes der Arthrose in kleinen Studien bessere Therapieergebnisse für ein Verfahren zu beweisen. Experimentelle Untersuchungen, die man natürlich mit der notwendigen kritischen Einstellung für die Übertragung auf den klinischen Fall sehen muß, zeigen auch für diesen Laser eine ausgedehnte Schädigung des Knorpelgewebes, die in der Knorpelgewebekultur schon bei wesentlich niedrigeren, als den heute empfohlen Laserparametern, eine Schädigung des Gelenkknorpels bis zu 4 mm Tiefe bewirken können [138].

Neuerdings wird zunehmend der Erbium-YAG-Laser zur Knorpel-„Glättung" propagiert. Diese Laser scheint in vitro ähnliche Eigenschaften wie der Excimer-Laser zu haben. Bisher gibt es zu diesem Laser jedoch noch keinerlei Untersuchungen an lebendem Knorpelgewebe. Weiterhin bestehen noch Probleme mit der Einkoppelung der Laserenergie ins Fasersystem.

Meines Erachtens stellt aus diesen Gründen die Knorpeltherapie mit dem Laser zum heutigen Zeitpunkt eher ein Wunschdenken dar. Eindeutige Vorteile der Lasertherapie sind auch in optimistischen klinischen Studien nicht nachweisbar gewesen, während im experimentellen Ansatz der Laser ein deutlich größeres Schädigungspotential als der Shaver zeigt. Experimentelle Untersuchungen lassen befürchten, daß auch mit dem heute fast als Wundermittel propagierten Laser eine günstige Beeinflussung der Knorpeldegeneration im Rahmen des chronischen Prozesses der Arthrose nicht zu erzielen sind.

Perspektiven für neuartige Therapien

Durch neue biochemische, zellbiologische und molekularbiologische Techniken ist es in den letzten Jahren gelungen neben bisher unbekannten Molekülen verschiedene Zytokine und Wachstumsfaktoren zu identifizieren und deren Eigenschaften in biologischen Systemen zu charakterisieren. Dieses ist auch für eine Vielzahl dieser biologischen Stoffgruppen im Knorpel geschehen. So gibt es Hinweise, daß eventuell Wachstumsfaktoren aus der Tissue Growth Factor beta (TGF-β) Superfamilie bei der Stimulation von Reperaturmechanismen im Knorpel eine Rolle spielen könnten [139–143]. Experimentelle Therapieansätze beinhalten die Implantation von Wachstumsfaktoren, Chondrozyten, Stammzellen, synthetische Matrices oder eine Kombination dieser. Obwohl der langfristige Wert dieser Behandlungsmethoden keinesfalls bewiesen ist, ist zu hoffen, daß die zunehmende Kenntnis der Regulationsmechanismen des gesunden und kranken Knorpelstoffwechsels uns die Möglichkeit eröffnet, pharmakologisch und/oder knorpelchirurgisch einzugreifen um letztendlich für den Patienten eine optimale Therapie zu bieten und weitere – auch iatrogene – Langzeitschäden zu vermeiden.

Literatur

1. Solursh M (1986) Environmental Regulation of limb chondrogenesis. In: Kuettner KE, Scheyerbach R, Hascall VC (eds) Articular cartilage biochemistry. New York, Raven Press, 145–161
2. O'Rahilly R, Gardner E (1978) The embryology of movable joints. In: Sokoloff L, ed. The joints and synovial fluid, Vol 1 New York, Academic Press, 49–103
3. Gray DJ, Gardner E (1950) Prenatal development of the human knee and superior tibio fibular joints. Am J Anat, 86:235–287
4. Anderson H (1962) Histochemical studies of the development of the human hip joint. Acta Anat 48:258–292
5. McKibbin B, Maraudas A (1979) Nutrition and metabolism. In: Adult articular cartilage. 2nd ed. Tunbridge Wells: Pitman Medical, 461–486
6. Kuettner KE, Pauli BU (1983) Vascularity of cartilage. In: Hall Bk, ed. Cartilage strukture, function and biochemistry, Vol 1. New York: Academic Press 281–312
7. Carter DR, Wong M (1990) Mechanical stresses in joint morphogenesis and maintenance. In: Mow VC, Ratcliffe A, Woo SL-Y, eds. Biomechanics of diarthrodial joints, vol II. New York, Springer Verlag, 155–174
8. Kuettner KE, Thonar EJ-MA, Aydelotte MB. In: Cartilage Changes in Osteoarthritis, Brandt KE Hrsg, Indiana University School of Medicine, Indianapolis, S 3–11

9. Kuettner KE, Thonar EJ-MA, Aydelotte MB (1990) In: Cartilage Changes in Osteoarthritis, Brandt KE (Hrsg), Indiana University School of Medicine, Indianapolis, S 3–11
10. Schenk RK, Eggli PS, Hunziker EB (1986) Articular cartilage morphology. In: Kuettner KE, Schleyerbach R, Hascall VC, eds. Articular cartilage biochemistry. Raven Press, New York, 3–22
11. Clark JM (1990) The organisation of collagen fibrils in the superficial zones of articular cartilage. J Anat, 171:117–130
12. Aydelotte MB, Kuettner KE (1988) Differences between subpopulations of cultured bovine articular chondrozytes. I Morphology and cartilage matrix production. Connect Tiss Res 18:205–222
13. Aydelotte MB, Schleyerbach R, Zeck BJ, Kuettner KE (1986) Articular chondrozytes cultured in agarose gel for study of chondrocytic chondrolysis. In: Kuettner KE, Schleyerbach R, Hascall VC, eds. Articular cartilage biochemistry, Raven Press, New York, 235–256
14. Mow VC, Setton LA, Ratcliff A, Howell DS, Buckwalter J (1990) In: Cartilage Changes in Osteoarthritis, Brandt KE (Hrsg), Indiana School of Medicine, Indianapolis, S 22–42
15. Mow V, Rosenwasser MP (1987) Articular cartilage: biomechanics. In: Woo SLY, Buckwalter JA, eds. Injury and Repair of the Muskuloskeletal Soft tissues. Park Ridge, Illinois: American Academy of Orthopaedic Surgeons, 427–463
16. Eyre DR, Wu J, Niyibizi C, Chun L (1990) The cartilage collagens: Analysis of their cross-linking interactions and matrix organisation. In: Maroudas A, Kuettner K eds. Methods in research. London Academic Press, 28–33
17. Mayne R, Irwin MH (1986) Collagen types in cartilage. In: Kuettner KE, Schleyerbach R, Hascall VC, eds. Articular cartilage biochemistry. Raven Press, New York, 23–28
18. Mayne R (1989) Cartilage collagens. What is their function, and are they involved in articular disease? Arthr Rheum 32:241–246
19. Eyre D, Wu JJ, Woods P (1992) The cartilage-specific collagens: Struktural studies. In: Kuettner KE, Schleyerbach R, Peyron J, Hascall VC, eds. Articular cartilage and osteoarthritis. Raven Press, New York, in press
20. Eyre DR, Wu JJ, Niyibizi C (1990) The collagens of bone and cartilage: Molekular diversity and supramolekular assembly. In: Cohn DV, Glorieux FH, Martin TJ (eds) Calcium regulation and bone metabolism, Elsevier, 188–194
21. Poole AR (1986) Proteoglycans in health and disease: structures and functions. Biochem J 236:1–14
22. Heinegard D, Sommarin Y (1987) Proteoglycans: an overview. In: Cunningham LW (ed) Methods of enzymology, structural and contractile proteins, Part D, Extracellular matrix, vol 144. Academic Press, Orlando, 305–319
23. Maroudas A (1975) Biophysical properties of collagenous tissues. Biorheology 12:233–248
24. Urban JPG, Maroudas A (1979) Measurement of fixed charge density and partition coefficients in the intervertebral disc. Biochim Biophys Acta 586:166–178
25. Maroudas A, Schneiderman R (1987) Free and exchangeable or trapped and non-exchangeable water in cartilage. J Orthop Res 5:133–138
26. Hascall VC, Luyten FP, Plaas AHK, Sandy JD (1990) Steady-state metabolism of proteoglycans in bovine articular cartilage. In: Maroudas A, Kuettner KE, eds. Methods in cartilage research. Academic Press, San Diego, 108–112
27. Davis MA, PhD, MPH (1989) Epidemiology of Osteoarthritis. Clinics in Geriatric Medicine 4(2):241–255
28. Felson DT, Anderson JJ, Naimark A et al (1987) Obesity and symptomatic knee osteoarthritis: Results from the Framingham Study. Arthritis Rheum 30 (suppl): 130
29. Lawrence JS (1977) Rheumatism in Population. Heine, London
30. Peyron JG (1979) Epidemiologic and etiologic approach of osteoarthritis. Semin Arthritis Rheum 8:288–306

31. Felson DT (1988) Epidemiology of hip and knee osteoarthritis. Edidemiologic Reviews 10:1–28
32. Lawrence JS (1977) Rheumatism in Population. Heine, London
33. Medsger TA Jr, MaSI AT (1985) Epidemiology of Rheumatic Disease. In: McCarty DJ (ed) Arthritis and Allied Conditions. Lea and Ferbiger, Philadelphia, 4000
34. Peyron JG (1986) Osteoarthritis: The Epidemiologic Viewpoint. Clin Orthop 213:13
35. Acheson RM, Collart AB (1970) New Haven Survey of joint diseases XII: Distribution and symptoms of osteoarthritis in the hands with reference to handedness. Ann Rheum Dis 29:275–286
36. Kellgren JH, Lawrence JS (1958) Osteoarthosis and disk degeneration in an urban population. Ann Rheum Dis 17:388–397
37. Lawrence JS, Bremner JM, Bier F (1966) Osteoarthritis prevalence in the population and relationship between symptoms and x-ray changes. Ann Rheum Dis 25:1–23
38. Roberts J, Bruch T (1966) Prevalence of osteoarthritis in adults by age, sex, race and geographic area: United States, 1960–1962. Vital Healt and Statistics, Series 11, No 15. PHS Pub No 1000 Washington, DC, National Center for Health Statistics
39. Peyron JG (1986) Osteoarthritis: The Epidemiologic Viewpoint. Clin Orthop 213:13
40. Casscells SW (1978): Gross pathological chages in the knee joint of the aged individual. Clin Orthop 132:225–232
41. Lawrence JS, Sebo M (1980) The geography of osteoarthritis. In Nuki G (ed) The Aetio-pathogenesis of osteoarthtis. London, Pitman 155–183
42. Solomon L (1984) International Symposium on Joint Failure. Geographical and anatomical paterns of osteoarthritis. Br J Rheumatol 23:177–180
43. Felson DT (1988) Epidemiology of hip and knee osteoarthritis. Epidemiologic Reviews 10:1–28
44. Kashimoto T, Friedberg ZB (1977) A study of radiographic variations of the hip joint. Acta Orthop Scand 48:487–493
45. Heine J (1926) Über die Arthritis deformans. Arc Pathol Anat 260:521
46. Mekkelsen WM, Duff IF, Dodge HJ (1970) Ages-sex specific prevalence of radiographic abnormalities of the joints of the hands, wrists and cervical spine of adult residents of the Tecumseh, Michigan Community Health Study Area, 1962–1965. J Chronic Dis 23:151–159
47. Davis MA, Ettinger WH, Neuhaus JM et al. (1987) Knee injury and obesity as risk factors for unilateral and bilateral osteoarthitis of the knee. Arthritis Rheum suppl 30:130
48. Jacobsen K (1977) Osteoarthrosis following insufficiency of the cruciate ligaments in man. Acta Orthop Scand 48:520–526
49. Puhl W, Günther KP (1987) The Importance of clinical subsets of osteoarthritis for epidemiological research. Presented at the International Workshop on Epidemiology of Osteoarthritis, Reisenburg, Germany
50. Anderson JJ, Felson DT (1988) Factors associated with osteoarthritis of the knee in the first national Health and Nutrition Examination Survey (HANES I) Evidence for an association with overweight, race and physical demands for work. Am J Epidemiol 127:179–189
51. Davis MA, PhD, MPH (1988) Epidemiology of Osteoarthritis. Clinics in Geriatric Medicine 4(2):241–255
52. Davis MA, PhD, MPH (1988) Epidemiology of Osteoarthritis. Clinics in Geriatric Medicine 4(2):241–255
53. Davis MA, PhD, MPH (1988) Epidemiology of Osteoarthritis. Clinics in Geriatric Medicine 4(2):241–255
54. Hinz G, Pohl W (1977) Die Bedeutung des Knorpelgewichtes bei degenerativen Skeletterkrankungen. Z Orthop 155:12–20
55. Lawrence JS, Bremner JM, Bier F (1966) Osteoarthritis prevalence in the population and relationship between symptoms and x-ray changes. Ann Rheum Dis 25:1–23

56. Leach RE, Baumgard S, Broom J (1973) Obesity: its relationship to osteoarthritis of the knee. Clin Orthop 93:271–273
57. Moscowitz RW, Howell DS, Godberg VM, Mankin HJ (1992) Osteoarthritis: diagnosis and medical/surgical management. Philadelphia, WB Saunders
58. Peyron JG (1979) Epidemiologic and etiologic approach of osteoarthritis. Semin Arthritis Rheum 8:288–306
59. Anderson JJ, Felson DT (1988) Factors associated with osteoarthritis of the knee in the first national Health and Nutrition Examination Survey (HANES I): Evidence for an association with overweight, race and physical demands of work. Am J Epidemiol 127:179–189
60. Davis MA, Ettinger WH, Neuhaus JM (1987) The role of metabolic factors and blood pressure in the association of obesity with osteoarthritis of the knee. Presented at the international Workshop on Epidemiology of osteoarthritis, Reisenburg, Germany
61. Davis MA, PhD, MPH (1988) Epidemiology of Osteoarthritis. Clinics in Geriatric Medicine 4(2):241–255
62. Davis MA, Ettinger WH, Neuhaus JM, Mallon KP (1991) Knee osteoarthritis and physical functioning. Evidence from teh NHANES I Epidemiologic Follow-up Study. J Rheumatol 18(4):591–598
63. Felson DT (1990) The epidemiology of knee osteoarthritis: Results from the Framingham Osteoarthritis Study. Seminars in Arthritis and Rheumatism 20(3) (suppl 1):42–50
64. Davis MA, PhD, MPH (1988) Epidemiology of Osteoarthritis. Clinics in Geriatric Medicine 4(2):241–255
65. Moscowitz RW, Howell DS, Godberg VM, Mankin HJ (1992) Osteoarthritis: diagnosis and medical/surgical managment. Philadelphia, WB Saunders
66. Price T, Hesp R, Mitchell R (1987) Bone density in generalized osteoarthritis. J Rheumatol 14:560–562
67. Van Saase J LCM (1989) Osteoarthrosis in the general population. A follow-up study of osteoarthrosis of the hip. Thesis. Erasmus University-Rotterdam, Dordrecht, the Netherlands
68. Acheson RM (1982) Epidemiology and the arthritides. Ann Rheum Dis 41:325–334
69. Davis MA, PhD, MPH (1988) Epidemiology of Osteoarthritis. Clinics in Geriatric Medicine 4(2):241–255
70. Kellgren JH, Lawrence JS (1958) Osteoarthosis and disk degeneration in an urban population. Ann Rheum Dis 17:388–397
71. Saville PD, Dickson J (1968) Age and weight in osteoarthris of the hip. Arthritis Rheum 11:635–644
72. Copeman W (1940) The arthritic sequelae of pneumatic drilling. Ann Rheum Dis 2:141–146
73. Fam AG, Kolin A (1986) Unusual metacarpophalangeal osteoarthritis in a jackhamme operator. Arthritis Rheum 29:1284–1287
74. Hunter D, McLauhglin A, Perry K (1945) Clinical effects of the use of pneumatic tools. Br J Ind Med 2:10–16
75. Schumacher HR, Agudelo C, Labowitz R (1972) Jackhammer arthropathy. J Occup Med 14:563–564
76. Anderson JAD (1984) Arthrosis and its relation to work. Scand J Work Environ Health 10:429–433
77. Patridge REH, Duthie JJR (1968) Rheumatism in dockers and civil servants: a comparison of heavy manual and sedentary workers. Ann Rheum Dis 27:559–568
78. Wood PHN, McLeish CL (1974) Statistical appendix. Digest of data on rheumatic diseases. 5: Morbidity in industry and rheumatism in general practice. Ann Rheum Dis 33:93–105
79. Davis MA, PhD, MPH (1988) Epidemiology of Osteoarthritis. Clinics in Geriatric Medicine 4(2):241–255

80. Pommier L (1977) Contribution à l'étude de la coxarthrose chez l'agriculteur. Profil clinique et étiologique. A propos de 245 dossiers de coxarthrose chirurgicale. Thesis in Medicine. Tours, France
81. Typpo T (1985) osteoarthritis of the hip: radiologic findings and etiology. Ann Chir Gynaecol 74 Suppl 201:1–37
82. Davis MA, Ettinger WH, Neuhaus JM (1987) The role of metabolic factors and blood pressure in the association of obesity with osteoarthritis of the knee. Presented at the international Workshop on Epidemiology of Osteoarthritis, Reisenburg, Germany
83. Delbarre F, Kurc D (1977) Les arthropathies de l'ochronose. Ann Med Intern 128:847–852
84. Davis MA, PhD, MPH (1988) Epidemiology of Osteoarthritis. Clinics in Geriatric Medicine 4(2):241–255
85. Howell DS (1985) Etiopathogenesis of Osteoarthritis, Osteoarthritits: Diagnosis and Management, Edited by RW Moskowitz, Howell DS et al. Philadelphie, Sauders WB 139–1j42
86. Moscowitz RW, Howell DS, Godberg VM, Mankin HJ (1992) Osteoarthritis: diagnosis and medical/surgical management. Philadelphia, WB Sauders
87. Howell DS (1985) Etiopathogenesis of Osteoarthritis, Osteoarthritits: Diagnosis and Management, Edited by RW Moskowitz, Howell DS et al Philadelphie, Sauders WB 139–142
88. Jaffe HL (1972) Gout. In: Metabolic, degenerative and inflammatory disease of bones and joints; Lea and Febinger, Philadelphia
89. McCarthy DJ (1975) Diagnostic mimicry in arthritis – pattterns of joint involvement associated with calcium pyrophosphate dihydrate crystal deposits. Bull Rheum Dis 25:804–909
90. Mohr W, Dihlmann W, Wilke W, Hersener (1981) Kalziumpyrophsphat-Arthropathie-Diagnose und pathogenetische Bedeutung der Kristallablagerungen. Akt Rheumatol 6:37–43
91. Sokoloff L, Hough AJ (1985) Pathology of osteoarthritis. In McCarthy DJ (ed) Arthritis and Allied Conditions, 10th ed. Philadelphia, Lea and Febinger 1377–1399
92. Dequeker J, Coris p, uytterhoeven R (19839 Osteoporosis and osteoarthritis. JAMA 249:1448–1451
93. Mankin HJ, Brandt KD, Shulman (1986) Workshop on etiopathogenesis of osteoarthritis. Proceedings and Recommendations. J Rheumatol 13:1130–1160
94. Peyron JG (1979) Epidemiologic and etiologic approach of osteoarthritis. Semin Arthritis Rheum 8:288–306
95. Waine H, Nevinny D, Rosenthal et al (1961) Association of osteorarthritis and diabetes mellitus. Tufts Folia Med 7:13–19
96. Lawrence JS (1975) Hypertension in relation to musculoskeletal disorders. Ann Rheum Dis 74:451–456
97. Davis MA, PhD, MPH (1988) Epidemiology of Osteoarthritis. Clinics in Geriatric Medicine 4(2):241–255
98. Kelsey JL (1977) The epidemiology of diseases of the hip: a review of the literature. Int J Epidemiol 6:269–280
99. Murray RD, Duncan C (1971) Athletic activity in adolescence as an etiological factor in degenerative hip disease. J Bone Joint Surg 53B:406–419
100. Solomon L, Beighton P, Lawrence JW (1976) Osteoarthritis in a rural south african negro population. Ann Rheum Dis 35:274–278
101. Peyron JG (1979) Epidemiologic and etiologic approach of osteoarthritis. Semin Arthritis Rheum 8:288–306
102. Solomon L (1984) International Symposium on Joint Failure. Geographical and anatomical paterns of osteoarthritis. Br J Rheumatol 23:177–180
103. Francillon MR, Debrunner HU (1957) Orthopädie der Coxarthrose. Doc Rheum Geigy (Bd. 13), Basel
104. Kaufmann L (1968) Zur Ätiologie der Coxarthrose. Arch Orthop Unfallchir 64:164

105. Murray RD, Duncan C (1971) Athletic activity in adolescence as an etiological factor in degenerative hip disease. J Bone Joint Surg 53B:406–419
106. Solomon L, Beighton P, Lawrence JW (1976) Osteoarthritis in a rural south african negro population. Ann Rheum Dis 35:274–278
107. Danielsson L, Hernborg J (1966) Late results of Perthes Disease. Acta Orthop Scand 35:70–81
108. Gower W, Johnston RC (1971) Legg-Calvé-Perthes disease: long-term follow-up of thirty six patients. J Bone Joint Surg (Am) 53:759–768
109. Saito S, Takaoka K, Ono K et al (1985) Residual deformities related to arthrotic change after Perthes disease: a long term follow-up of fifty-one cases. Archiv Orthop Trauma Surg 104:7–14
110. Weinstein SL (1985) Legg-Calvé-Perthes disease: long-term follow-up. In: Fitzgerald RH Jr (Hrsg) The hip. Proceedings of the 13th Open Scientific Meeting of the Hip Society. St Louis, Mo, CV Mosby 28–35
111. Helmine HJ, Kiviranta I, Säämänen AM, Jurvelin J, Arokoski J, Oettmeier R, Adendroth K, Roth AJ, Tammi M (1992) Effect of motion and load on articular cartilage in animal models. In: Kuettner KE; Peyron J, Schleyerbach R, Hascall VC, eds. Articular cartilage and osteoarthritis. New York, Raven Press, S 501–510
112. Grushko G, Schneiderman R, Maroudas A (1989) Some biochemical and biophysical parameters for the study of the pathogenesis of osteoarthritis. A comparison between the processes of ageing and degeneration in human hip cartilage. Connect Tiss Res 19:149–176
113. Salter RB (1993) Continous Passive Motion. A Biological Concept for The Healing and Regeneration of Articular Cartilage, Ligaments, and Tendons. Williams and Wilkins, Baltimore, Maryland, USA
114. Rejholec V (1987) Long term studies of anti-osteoarthritic drugs: an assessment. Semin Arthritis Rheum 17 (Suppl):35–53
115. Brune K (1992) Prophylactic and Therapeutic Use of Drugs in Joint Destruction. In: Articular Cartilage and Osteoathritis. Kuettner KE (Hrsg) Raven Press, Ltd, New York, USA, 559–564
116. Coventry MB (1965) Osteotomy of the upper portion of the tibia for degenerative arthritis of the knee. J Bone Joint Surg 47:984–990
117. Adam A, Spence AJ (1958) Intertrochanteric osteotomy for osteoarthritis of the hip. J Bone Joint Surg 40-B(2):219–226
118. Mensor MC, Schenck M (1968) Follow-up notes on articles published in The Journal. Review of six years' experience with the hanging-hip operation. J Bone Joint Surg 50-A:1250–1254
119. Outerbridge RE (1964) Further studies on the etiology of chodromalacia patellae. J Bone Joint Surg 43-B:752–757
120. Pridie KH (1959) A Method of resurfacing osteoarthritic knee joints. Proceedings of the British Orthopaedic Association. J Bone Joint Surg 41-B(3):618–619
121. Hass J (1944) Functional arthroplasty. J Bone Joint Surg, 26:297–306
122. Caplan AI, Goto T, Wakitani S, Pineda SJ, Haynesworth SE, Goldberg VM (1992) Cell-based technologies for cartilage repair. In Biology and Biomechanics of the Traumatized Synovial Joint: the Knee as a Model. Finerman GAM, Noyes FR (Hrsg) Rosemont, Illinois, USA, the Academy of Orthopaedic Surgeons, 111–122
123. Prodromos C, Andriacchi TP, Galante JO (1985) A relationship between gait and clinical changes following high tibial osteotomy. J Bone Joint Surg 67:1188–1194, Oct
124. Jackson RW, Silver R, Marans H (1986) Arthroscopic treatment of degenerative joint disease. Arthroscopy 2:114–120
125. Wittenberg HR, Müller KM (1988) Untersuchungen über das Schneideverhalten von Knorpelfräsen bei Gonarthrose. Arthroscopy 1:138–142
126. Schmid A (1992) Traumatischer Knorpelschaden – Knorpelglättung? Hefte zur Unfallheilkd 219, Rehm J, Schweiberer L, Tscherne (Hrsg), Springer

127. Hohlbach G, Möller KO, Schramm U, Baretton G (1989) Experimentelle Ergebnisse der Knorpelabrasio mit einem Excimer-Laser. Histologische und elektronenmikroskopische Untersuchungen. Z Orthop 127:216–221
128. Puhl W, Fischer R (1992) Excimer laser in joint surgery. Experimental basis and clinical experience. In: Hirohata K, Mizuno K, Matsubara T (eds) Trends in research and treatment of joint deseases. Springer, Tokio 110–115
129. Raunest J, Löhnert J (1990) Arthroscopic cartilage debridement by excimer laser in chondromalacia of the knee joint. Arch Orthop Traum Surg 109:155–159
131. Fischer R, Krebs R, Scharf HP (1993) Cell vitality in cartilage tissue culture following excimer laser radiation: an in vitro examination. Lasers Surg Med 13:629–637
132. Fischer R, Hibst R, Schröder D, Puhl W, Steiner R (1994) Thermal side effects of fiber-guided XeCl excimer laser drilling of cartilage. Lasers Surg med 14:278–286
133. Puhl W, Fischer R, Athanasiou KA (1994) Healing of cartilage lesions caused by treatment with excimer laser and mechanical instruments in the rabbit model. Vortrag anläßlich des 6. ESSKA-Kongreß, Berlin 18–22.4.1994
134. Athanasiou KA, Fischer R, Niederauer GG, Puhl W. Effects of excimer laser treatment on articular cartilage healing in the rabbit. Zur Publikation eingereicht J Orthop Res
135. Grothues-Spork M, Bernard M, Noack W, Hertel P, Müller G (1994) Arthroskopische Laseranwendungen. Abschlußbericht zum DFG Projekt Nr Gr 991/1-1, Berlin
136. Dillingham MF, Price JM, Fanton GS (1993) Lasers in orthopedic surgery. Holmium laser surgery. Orthopedics vol 16(5):563–566
137. Unveröffentliche Ergebnisse
138. Fischer R, Puhl W, Hibst R (1994) Cell vitality in cartilage tissue cultures following ho:YAG laser surface treatment. Vortrag anläßlich des 1. IIMLAS-Kongreß, Neuchatel 15–17.9.1994
139. Vukicevic S, Parlkar V, Cunningham NS, Gutkind JS, Reddi AH (1990) Autoradiographic Localisation of osteogenin binding sites in cartilage and bone during rat embryonic development. Develop Biol 140:209–214
140. Luyten FP, Yu YM, Yanagishita M, Vukicevic S, Hammonds RG, Reddi AH (1992) Natural bovine osteogenin and recombinant human bone morphogenetic protein-2B are equipotent in the maintenance of proteoglycans in bovine articular cartilage explant cultures. J Biol Chem 267(6):3691–3695
141. Morales TI, Roberts AB (1988) Transforming growth factor regulates the metabolism of proteoglycans in bovine cartilage organ cultures. J Biol Chem 263:12828–12831
142. Flechtenmacher J, Huch K, Mollenhauer J, Davies SD, Schmid TM, Puhl W, Aydelotte MB, Sampath TK, Thonar EJMA, Kuettner KE (1994) Recombinant Human Osteogenetic Protein 1 (rhOP-1/BMP-7) is a Potent Stimulator of Cartilage Specific Matrix Molecule Synthesis by Fetal and Adult Human Chondrocytes. FECTS, Lyon
143. Flechtenmacher J, Huch K, Mollenhauer J, Davies SD, Häuselmann HJ, Schmid TM, Puhl W, Aydelotte MB, Sampath TK, Thonar EJMA, Kuettner KE (1994) Human recombinant osteogenic protein 1 (rhOP-1) stimulates proteoglycan synthesis by fetal and adult human chondrocytes. Trans Orthop Res Soc, 393

IX. Auswirkungen des Gesundheitsstrukturgesetzes auf die Unfallchirurgie

Vorsitz: K.M. Stürmer, Essen; J. Probst, Murnau

Das GSG – Schicksalsschlag oder logische Fortentwicklung?

G. Fink

Geschäftsleiter, Krankenhauszweckverband, Zentralklinikum Augsburg, Stenglinstraße 2, D-86156 Augsburg

Für die Beantwortung dieser Frage wäre der Bundesgesundheitsminister, Horst Seehofer, sicherlich der weitaus kompetentere Mann.

Ich will aber gerne versuchen, diese Frage aus der Sicht eines Krankenhausökonomen zu beantworten, wobei ich mir vorstellen kann, daß die Antwort eines Unfallchirurgen, zumal wenn er als niedergelassener Arzt tätig ist, durchaus anders ausfallen kann.

Das Gesundheitsstrukturgesetz von dem hier und heute die Rede ist, hatte etliche gesetzgeberische Vorläufer. Wer erinnert sich nicht an die verschiedenen Kostendämpfungsgesetze oder das Gesundheitsreformgesetz aus dem Jahre 1989. Im Unterschied zu diesen früheren Gesetzen hat der Gesetzgeber nun erstmalig auch die Krankenhäuser mit bemerkenswerten Regelungen bedacht. Die stringenteste Maßnahme war sicherlich die im Gesetz quasi als ad hoc Maßnahme enthaltene Dekkelung der Krankenhausbudgets für die Jahre 1993 bis 1995.

Hierbei ist ehrlichkeitshalber zu bemerken, daß die Krankenhäuser nicht der einzige Bereich des Gesundheitswesens waren, welcher durch den Gesetzgeber in einer Art Notmaßnahme dazu verurteilt wurde, mit dem Geld auszukommen, das sie im Jahre 1992 von den Krankenkassen zugestanden bekommen hatten. Gleiches hat auch die niedergelassenen Ärzte sowie die Zahnärzte getroffen. Durch den gleichzeitig eintretenden Punktwertverfall als Folge der Niederlassungswelle im Jahre 1993 wurden die Einkommen der niedergelassenen Ärzte zusätzlich negativ beeinflußt. Ursache der erheblichen Zahl von Praxisgründungen war die Befürchtung den restriktiven Bedarfsprüfungsrichtlinien des Gesundheitsstrukturgesetzes zu einem späteren Zeitpunkt zum Opfer zu fallen.

Welche schwerwiegenden Folgen die gesetzgeberisch verordnete Deckelung nach sich ziehen kann, zeigt die aktuelle Diskussion im Bereich der Zahnärzte.

Genauso wie die Honorarbudgets der Ärzte und Zahnärzte, sowie die Budgets der Krankenhäuser (Basis 1992) wurden auch die Ausgaben der Krankenkassen für die

Hefte zu „Der Unfallchirurg“, Heft 249
Zusammengestellt von K. E. Rehm

ärztlich verordneten Arzneien – dies betrifft sicherlich die Unfallchirurgen am wenigsten – auf der Basis des Jahres 1991 gedeckelt.

Allgemeines Erstaunen hat hierbei die Reaktion der niedergelassenen Kassenärzte ausgelöst, die im Jahre 1993 insgesamt erheblich weniger verordnet haben, nämlich ca. 1/3, als es das genannte Ausgangsbudget zugelassen hätte.

Schon hier könnte man zu dem Schluß kommen, daß das GSG von den Ärzten nicht als Schicksalsschlag hingenommen, sondern eigentlich als längst überfällig angesehen wurde. Anders ist – zumindest aus meiner Sicht – die extreme Reaktion der Kassenärzte bei der Verordnung von Arzneimitteln nicht zu verstehen. Die beschriebene Entwicklung setzt sich im übrigen auch in diesem Jahr nach den bisher bekannten Zahlen fort, wenn auch sehr viel moderater.

Wie ich eingangs bereits festgestellt habe, sind die Krankenhäuser durch das Gesundheitsstrukturgesetz erstmalig in voller Breite in die Sparsamkeitsbemühungen der Politik einbezogen worden. Auch dies ist sicher kein Zufall, sondern wie ich später noch aufzeigen werden, anhand der Ausgabenentwicklung für den kostenträchtigsten Bereich des Gesundheitswesens nachvollziehbar.

Bundesgesundheitsminister Seehofer hat hierzu verschiedentlich sehr kernige Aussagen gemacht. Die letzte, sehr deftige Aussage lautet: „Wir müssen die Krankenhäuser aus ihrem Naturschutzpark entlassen, ob die Betroffenen nun quietschen oder nicht".

Um die Titelfrage – Schicksalsschlag oder logische Fortentwicklung – beantworten zu können, muß man eine Rückblick in die Historie der Kostendämpfungs bzw. Gesundheitsreformgesetze halten.

Wie Sie aus den in Abb. 1 dargestellten gesetzgeberischen Schritten der letzten Jahrzehnte ersehen, bemüht sich die Politik in Deutschland und zwar unabhängig von parlamentarischen Mehrheiten schon seit längerem darum, die Ausgaben für das öffentliche Gesundheitswesen in den Griff zu bekommen. Wie aus Abb. 2 ersichtlich, ist dies bei allen Vorläufergesetzen zum Gesundheitsstrukturgesetz – wenn überhaupt – nur mit sehr kurzfristigem Erfolg gelungen.

Eine Detailbetrachtung der umsatzstärksten Ausgabenbereiche zeigt, (Abb. 3) daß dies – wenn auch in unterschiedlicher Höhe – für alle Bereiche des Gesundheitswesens gilt.

KVKG	1977
KVEG	1981
KHKG	1981
Haushaltssicherungsgesetz	1983
Haushaltssicherungsgesetz	1985
GRG	1989

Abb. 1. Kostendämpfungs-/Reformgesetze

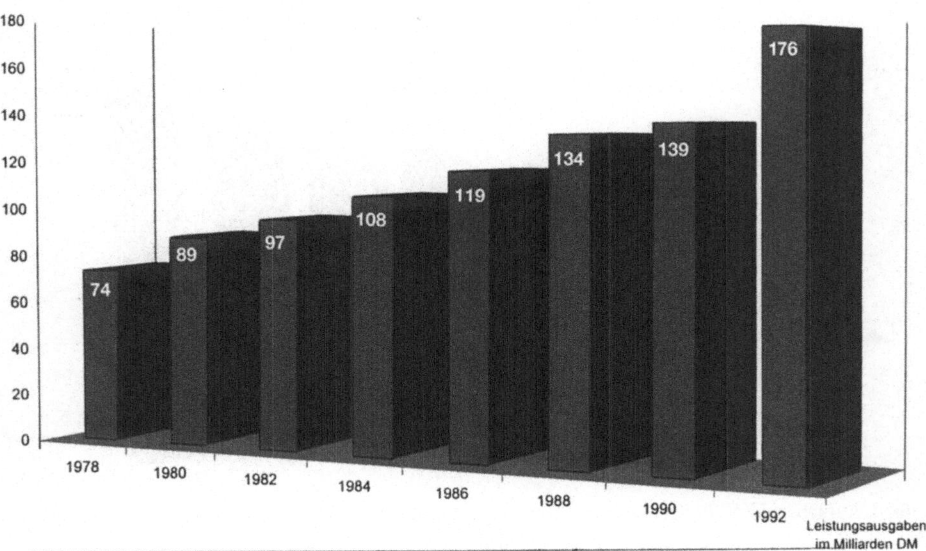

Abb. 2. GKV Ausgaben laufen davon

Wer die dargestellte Entwicklung der Ausgaben für das Gesundheitswesen in der Bundesrepublik betrachtet, kann nur zu dem Schluß kommen, daß das Gesundheitsstrukturgesetz kommen mußte, da alle seine Vorläufergesetze nicht die erwarteten Ergebnisse gebracht haben. Betrachtet an die Ausgabenentwicklung für den Bereich der Krankenhauspflege (Abb. 4) muß man einräumen, daß das Gesundheitsstrukturgesetz für den Bereich der Krankenhäuser längst überfällig war.

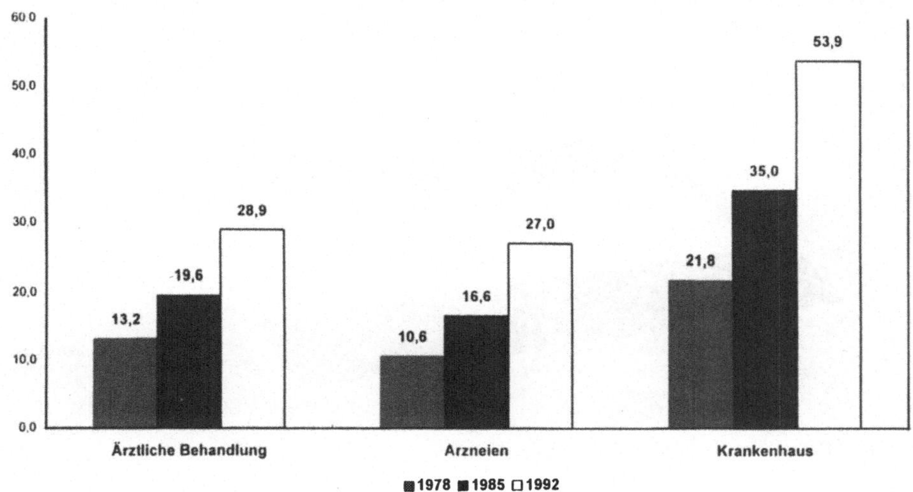

Abb. 3. Ausgaben GKV (in Milliarden DM)

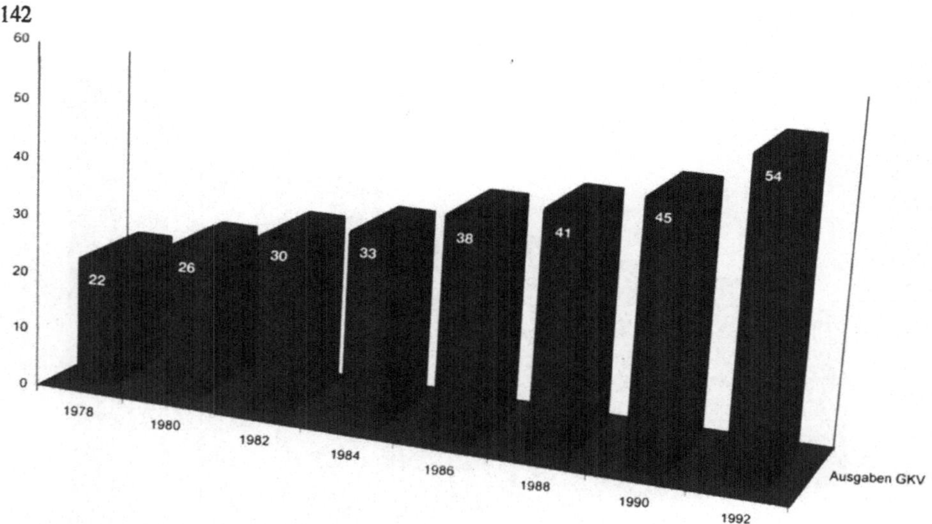

Abb. 4. Ausgaben GKV für Krankenhausbehandlung (in Milliarden DM)

Was bringt nun das GSG für die einzelnen Krankenhäuser und damit auch für die in den Krankenhäuser arbeitenden Unfallchirurgen?

Ich will hierauf nur kurz eingehen, da in den weiteren Vorträgen ganz speziell auf die einzelnen Themen wie Sonderentgelte und Fallpauschalen sowie auf das ambulante Operieren eingegangen wird.

Um es versuchsweise in der Sprache des Unfallchirurgen auszudrücken: Medizin und Ökonomie wachsen zusammen wie der gebrochene Knochen der durch den Unfallchirurgen fachgerecht versorgt wurde.

Ich meine, daß dies längst fällig, besser gesagt längst überfällig war.

Insoweit kann ich die gestellte Frage – GSG Schicksalsschlag oder logische Fortentwicklung – nur mit einem Ja zur zweiten Alternative beantworten.

Vielleicht müssen wir uns alle, ob Arzt in niedergelassener Praxis oder im Krankenhaus oder als Krankenhausökonom fragen, ob wir nicht durch unser eigenes Ver-

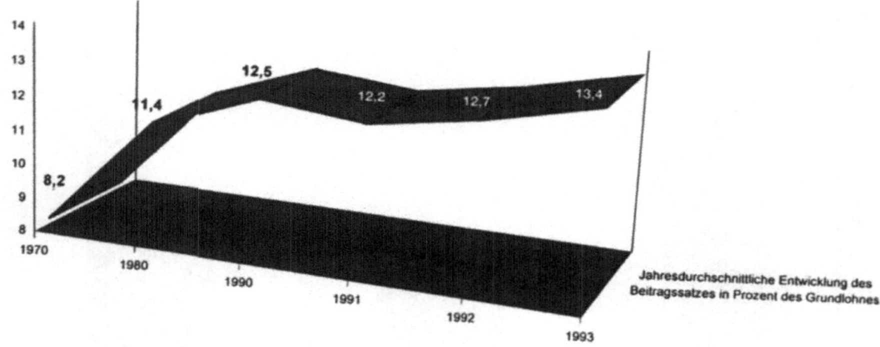

Abb. 5. Gesetzliche Krankenversicherung immer teurer

halten beim Umgang mit den Ressourcen zu sorglos umgegangen sind. Immer wieder bestärkt dadurch, daß der jeweilige Ausgabenzuwachs durch gestiegene Krankenversicherungsbeiträge refinanziert worden ist, wie dies aus der Entwicklung der Beitragssätze deutlich wird (Abb. 5).

Ich verkenne hierbei nicht den gewünschten medizinischen Fortschritt, nicht nur in der Unfallchirurgie, sondern in der Medizin insgesamt, welcher zwangsläufig höhere Kosten mit sich bringt. Andererseits bin ich ganz entschieden der Auffassung, daß in einer Zwangssituation, wie sie jetzt durch das Gesundheitsstrukturgesetz verordnet worden ist, alle Anbieter des Gesundheitswesens dazu kommen müssen, vorhandene Ressourcen aufzudecken und auszuschöpfen, um mit dem zur Verfügung stehenden Geld auszukommen.

Dies wird ganz deutlich an dem genannten Beispiel der Arzneimittelausgaben und zeigt sich auch in den Krankenhäusern, denen es während der Deckelungsphase durch Aufdecken und Ausnutzen von Ressourcen im Schulterschluß mit den Medizinern gelungen ist, die Ausgaben zu reduzieren und zu befriedigenden Geschäftsergebnissen zu kommen.

Ich kann dies am Beispiel des Krankenhauses, das ich vertrete, immerhin einem Krankenhaus der Maximalversorgung, also vergleichbar mit einer Universitätsklinik, mit insgesamt 1600 Betten, festmachen, wo es bereits vor dem Gesundheitsstrukturgesetz durch gemeinsames Handeln von Medizinern, Pflege und Ökonomie gelungen ist, die Ausgabenentwicklung gerade im Sachkostenbereich in den Griff zu bekommen und dies in der gemeinsamen Überzeugung, daß keiner unserer Patienten medizinisch unterversorgt worden ist. Durch die Herstellung von Kostentransparenz und Kostenverantwortung, einmündend in Abteilungspflegesätze für jede einzelne Klinik, war dies auch ohne gesetzgeberische Aktivität möglich.

Bundesweit bekannt wurde die in dieser Konstellation erstmalig getroffene Pflegesatzvereinbarung als Augsburger Pflegesatzmodell.

Ich komme zum Schluß:

Schicksalsschlag nein, logische Fortentwicklung ja. Es sei denn, wir sind in Deutschland bereit und in der Lage, sehr viel mehr Geld für die medizinische Versorgung der Bevölkerung auszugeben. Hierzu ist der Bürger in seiner Eigenschaft als Beitragszahler allerdings bisher nicht gefragt worden. Der Gesetzgeber dürfte die ge-

Defizit GKV
1992 = 9,4 Mrd. DM

Überschuß
1993 = 10,2 Mrd. DM
1994 > 1,0 Mrd. DM (voraussichtlich)

Abb. 6. GSG erfolgreich

stellte Frage alleine durch die Entwicklung der Ausgaben als zwingend logische Fortentwicklung seiner in der Vergangenheit eingeleiteten gesetzgeberischen Aktivitäten ansehen. Dies machen die folgenden Zahlen in Abb. 6 mehr als deutlich.

Was bedeutet die Veränderung des GSG für die niedergelassenen Chirurgen?

K. Fritz

Panoramastraße 18, D-74223 Flein

Das GSG hat für die Jahre 1993 bis 1995 eine leistungsunabhängige Begrenzung der ärztlichen Gesamtvergütung verordnet. Sie darf sich – unter Zugrundelegung der Vergütung von 1991 – nur um die Zuwachsrate der Einnahmen der gesetzlichen Krankenkassen von 1992 und den Folgejahren erhöhen. Ausgenommen wurden dabei die ambulanten Operationen und die damit verbundenen Leistungen. Für sie wurde eine zusätzliche Erhöhung um jährlich 10% ab 1993 vorgesehen.

Diese Deckelung setzte die gerade erst wieder erreichte Vergütung nach Einzelleistungen mit festem Punktwert außer Kraft. Der Punktwert wird damit erneut vom Umfang der insgesamt im jeweiligen KV-Bereich abgerechneten Leistungen, den unterschiedlichen Honorarverteilungsmaßstäben und Prüfungsbestimmungen abhängig und schwankt seither in den alten Bundesländern von KV zu KV und Quartal zu Quartal für die allgemeinen Leistungen zwischen 10,2 und 7,9 Pf., bei den ambulanten Operationen zwischen 9,1 und 6,8 Pf.

Erwartungsgemäß hat das GSG 1993 bei allen Arztgruppen zu Verlusten aus kassenärztlicher Tätigkeit geführt. Bei den Chirurgen lagen die Umsatzeinbußen mit über 4% zwar noch im Durchschnitt, (Tabelle 1) bei den Einkommensverlusten mit fast 15% aber im Spitzenbereich.

Tabelle 1

Umsatz		
1992:	388.638 DM	
1993:	372.942 DM	
Differenz:	15.696 DM	= 4,04%
Einkommen		
1992:	156.253 DM	
1993:	133.513 DM	
Differenz:	22.740 DM	= 14,55%

Hefte zu „Der Unfallchirurg", Heft 249
Zusammengestellt von K. E. Rehm

Tabelle 2

Gewinnentwicklung
Varizenop., Nr. 2862 + 83 = 3300 P.[a]

Punktwert	Kosten	Honorar	Gewinn
11,0	248,83	363,00	114,17
10,5	"	346,50	97,67
10,0	"	330,00	81,17
9,5	"	315,50	64,67
9,0	"	297,00	48,17
8,5	"	280,50	31,67
8,0	"	264,00	15,17
7,5	"	247,50	–1,33

[a] Bewertung der Nr. 83 vor 1.1.1994.

Der allgemeine Rückgang der Umsätze ist durch eine Verminderung der Fallzahl pro Praxis infolge der GSG-bedingten Niederlassungswelle im vergangenen Jahr bedingt. Er wird im laufenden Jahr, wenn sich die Abrechnungen dieser neuen Praxen ganzjährig auswirken, noch stärker sein. Die Chirurgen werden dann von dieser Entwicklung mit 16,3% Neuzulassungen besonders stark betroffen.

Der erheblich über den Umsatzeinbußen liegenden Einbruch bei den Einkommen hat mehrere Ursachen. So sind die Praxiskosten der Chirurgen mit etwa 60% wegen des großen Anteils an personal- und sachaufwendigen Leistungen seit Jahren besonders hoch, oft nicht zuletzt wegen einer unzureichenden Nutzung teurer Einrichtungen. Sinkende Punktwerte führen deswegen, wie das Beispiele in der Tabelle 2 zeigt, sehr rasch in den defizitären Bereich.

Besonders gravierend ist dabei, daß sich die Sonderregelung für das ambulante Operieren negativ auswirkt. Bereits 1992 hatte sich der Leistungsbedarf für diesen Bereich gegenüber 1991 um 27,3% erhöht und lag damit schon vor dem Inkrafttreten des GSG über der für 1993 vorgesehenen Honorarerhöhung von 21,3%.

Durch eine Intensivierung der operativen Tätigkeit hat sich diese Differenz weiter erhöht und betrug am Jahresende 58,2% gegenüber 1991. Dies entspricht einem Fehlbetrag von über 30%, der bei einer Budgetierung von den Operateuren selbst bezahlt werden muß.

Nach Auffassung des Berufsverbands der Deutschen Chirurgen kann die Formulierung – „Der Teil der Gesamtvergütung, der auf die ... Zuschläge für Leistungen des ambulanten Operierens sowie die damit verbundenen Operations- und Anästhesieleistungen entfällt, wird zusätzlich ... in den Jahren 1993, 1994 und 1995 um jeweils 10 v.H. erhöht" – nur dahin interpretiert werden, daß diese Leistungen im Referenzzeitraum höher zu vergüten sind als die übrigen Leistungen. Der Wortwahl „Teil der Vergütung" kann nicht entnommen werden, daß dafür eigene Honorartöpfe gebildet werden müssen.

Gerade dies aber haben die KBV und die Spitzenverbände der Krankenkassen den Landes-KVen empfohlen. Die meisten folgten weitgehend dieser Empfehlung mit dem Ergebnis, daß das ambulante Operieren bereits im I. Quartal 1993 in Abhängigkeit von den jeweiligen Honorarverteilungsmaßstäben um 3,2% bis 31,5% schlechter bewertet war als die übrigen Leistungen.

Bayern hat dagegen den Punktwert für ambulante Operationen bereits im I. Quartal 1993 auf den der übrigen Leistungen angehoben, dazu war damals lediglich eine Absenkung des allgemeinen Punktwertes um ein Hunderstel Pfennig notwendig. Andere KVen stützen den Punktwert, wenn er eine bestimmte Mindestgrenze unterschreitet, einige aber nehmen den wirtschaftlichen Ruin ambulant operierender Kollegen billigend in Kauf.

Der Berufsverband hat unter Hinweis auf die vorhin dargelegte Rechtsauffassung die KBV mehrfach aufgefordert, die Sondertöpfe aufzuheben. Die Justitiare der KBV bestätigen zwar im wesentlichen die Ansicht des BDC, gestützt auf ein Schreiben des Bundesministerium für Gesundheit vom 21.10.93 hat die Bundes-KV trotzdem an den gedeckelten Sonderbudgets festgehalten.

Offenbar hat das Ministerium und vielleicht auch die KBV 1992 erwartet, daß mit der Zulassung der Krankenhäuser zum ambulanten Operieren die Operationsfrequenz in den Praxen zurückgehen würde. Nachdem es – zumindest zunächst – nicht zu dieser Entwicklung gekommen ist, setzt die Politik anscheinend mehr auf das praxisambulante Operieren.

So haben Unterredungen mit Minister Seehofer Ende 1993 ergeben, daß eine gesonderte Budgetierung des ambulanten Operierens von ihm nicht (oder nicht mehr?) gefordert wird. Am 1.3.1994 hat das Ministerium in einem Schreiben die KBV darauf hingewiesen, daß die Zielsetzung des GSG – nämlich eine Intensivierung des ambulanten Operierens – durch eine entsprechende Anwendung der Vergütungsregelung gewährleistet werden müssen. Eine Schlechterstellung im Vergleich zu den übrigen Leistungen sei nicht mit der Absicht des Gesetzgebers vereinbar.

Inzwischen hat das Sozialgericht Reutlingen entschieden, daß die Honorarbescheide der KV Südwürttemberg rechtswidrig sind, weil sie auf einem Honorarverteilungsmaßstab beruhen, der mit der Minderbewertung der ambulanten Operationen gegen den Grundsatz verstößt, ärztliche Leistungen prinzipiell gleichmäßig zu honorieren. Die KV wird in dem Urteil zur Schaffung eines ergänzenden und gesetzeskonformen HVM rückwirkend ab dem II. Quartal 1993 verpflichtet.

Die Veränderungen, die eine gleichmäßige Honorarverteilung zur Folge haben, lassen sich an der Regelung der KV Bayern zeigen. Darin werden im IV. Quartal 93 der rechnerische Punktwert für „übrige Leistungen" und ambulante Operationen zwar nebeneinander aufgeführt, der Auszahlungspunktwert ist aber für beide gleich hoch. Für Praxen, die ihren Schwerpunkt im operativen Bereich haben, erhöht sich (Tabelle 3) der Umsatz dadurch um 5,7% in konservativ ausgerichteten geht er um lediglich 0.4% zurück.

Für die durch die hohen Kosten belastete operative Tätigkeit ist dabei wesentlich, daß sich diese Umsatzerhöhung voll als Einkommenserhöhung auswirkt. So wird z.B. bei den Varizenoperationen (Tabelle 2) aus einem Verlust von rund 1 DM wenigstens ein bescheidener Gewinn von 48 DM.

Bis die in den verschiedenen KVen zur Zeit noch laufenden gerichtlichen Auseinandersetzungen beendet sind und wirksam werden, dauert es wohl noch länger als bis Mitte des nächsten Jahres. Dann aber soll bereits der neue EBM mit den vom GSG in §87, Abs. 2 verlangten Leistungskomplexen gelten.

Tabelle 3

A. Rechnerischer Punktwert		
„übrige Leistungen"	ambulantes Operieren	
9,0369	7,2854	
Fallwert 1000 P		
nur „übrige Leistungen":	903,36 DM	
70% „übrige Leistungen":	632,58 DM	
30% ambul. Operieren:	218,56 DM	
Summe:	851,14 DM	
B. Auszahlungspunktwerte		
„übrige Leistungen"	ambulantes Operieren	
9,0	9,0	
Fallwert 1000 P		
nur „übrige Leistungen":	900,00 DM	
Differenz gegen A.:	– 3,69 DM	(0,4%)
70% „übrige Leistungen":	630,00 DM	
30% ambul. Operieren:	270,00 DM	
Summe:	900,00 DM	
Differenz gegen A:	+ 48,86 DM	(5,7%)

Nach den Vorstellungen der Kassen und der KBV sollen darin für jede ambulante Operation präoperative Diagnostik, Gesprächs- und Begleitleistungen (z.B. Injektionen), operativer Eingriff, Anästhesie sowie Nachbehandlung zu einem Komplex zusammengefaßt werden. Die Schwierigkeiten, die bei der Aufteilung solcher Komplexe zwischen den beteiligten Ärzten und Institutionen entstehen werden, sind zwar erkannt aber nicht gelöst.

Das Zentralinstitut für die Kassenärztlichen Vereinigungen ist damit beauftragt, die Gebühren für solche Komplexe nach betriebswirtschaftlichen Gesichtspunkten zu errechnen. Nach früheren Berechnungen dieses Institutes anhand detaillierter Unterlagen aus 17 ambulanten Operationseinrichtungen wurden 1992 bei einer Bewertung nach dem EBM die im Zusammenhang mit 156 Eingriffsarten am Operationstag entstehenden Kosten im Durchschnitt nur zu 87,5% gedeckt.

In den neuen Komplexen muß deswegen der darin enthaltene Anteil für Operationen und Anästhesien gegenüber dem gegenwärtigen Stand deutlich angehoben werden.

„Ambulantes Operieren“ im Krankenhaus – Chance oder Desaster?

T. Mischkowsky

Stadt-Krankenhaus, Klinik für Unfall- und Wiederherstellungschirurgie,
Robert-Weixler-Straße 50, D-87439 Kempten

Das „Ambulante Operieren“ kann in seiner Bedeutung für die Zukunft nur dann richtig und vollständig eingeschätzt werden, wenn es im Zusammenhang mit den übrigen neuen Behandlungsformen gesehen wird. Die alten und neuen Behandlungsformen sind auch der Tabelle 1 a, b dargestellt.

Die alten Behandlungsformen von stationären und ambulanten Patienten im Krankenhaus waren relativ einfach. Die stationären Kosten wurden nach dem Kostendekkungsprinzip erhoben, d.h. das Krankenhaus bekam von den Kostenträgern im Prinzip die Kosten erstattet, die es hatte oder glaubhaft machen konnte. Die Kosten waren mit anderen Worten für den Träger des Krankenhauses ein durchlaufender Posten.

Die ambulante Behandlung geschah im Prinzip durch den Chefarzt einer Abteilung. Er konnte, wenn seine KV-Ermächtigung dies zuließ, den Patienten vor- und nachstationär betreuen. Er hatte in der Regel eine Ermächtigung zum ambulanten Operieren, wobei der Ermächtigungsumfang im allgemeinen in den letzten Jahren schon deutlich eingeschränkt war. Unabhängig davon bestand in aller Regel im Rahmen der Nebentätigkeitserlaubnis die Möglichkeit zur ambulanten Behandlung von privatversicherten Patienten sowie von berufsgenossenschaftlich versicherten Patienten.

Die neuen Behandlungsformen nach §115b des SGB V haben sowohl die stationären als auch die ambulanten Behandlungsformen gravierend verändert. Gleichgeblieben ist lediglich die ambulante Behandlung von privatversicherten oder berufsgenossenschaftlich versicherten Patienten. Die Bezahlung der Behandlung von stationären Patienten geschieht nach Fallkostenpauschalen, Sonderentgelten, Abteilungs-

Tabelle 1 a. Die alten Behandlungsformen

- ➤ Stationär (Kostendeckung)
- ➤ Vor-/nachstationär (Ermächtigung)
- ➤ Ambulantes Operieren (Ermächtigung)
- ➤ Amb. Behandlg von BG/PR-Patienten

Tabelle 1 b. Die neuen Behandlungsformen

- ➤ Stat.: Fallpauschalen/Sonderentgelte/Abt. Budget
- ➤ Vor- und nachstationäre Behandlung
- ➤ Ambulantes Operieren
- ➤ Kurz-/teilstationäre Behandlung
- ➤ Wie bisher: Amb. Behandlung von BG/PR-Patienten

Hefte zu „Der Unfallchirurg“, Heft 249
Zusammengestellt von K. E. Rehm

budgets und Abteilungspflegesätzen. Aber auch im Bereich der ambulanten Behandlung von Patienten sind die Veränderungen erheblich.

Sowohl die vor- und nachstationäre Behandlung, als auch die Kurz/teilstationäre Behandlung, die sich auf einen bestimmten Katalog bezieht, sind Behandlungsformen durch das Krankenhaus als Institut. Die gilt im Prinzip auch für das „Ambulante Operieren" im engeren Sinn.

Während die Kurz/teilstationäre Behandlung an einen vorgegebenen kleinen Katalog gebunden sind, erstreckt sich das „Ambulante Operieren" auf einen Katalog, der praktisch keine Einschränkungen dieser neuen Behandlungsform enthält.

Das „Ambulante Operieren" im engeren Sinn muß in Zukunft abgegrenzt werden gegen das ambulante Operieren bei privatversicherten oder berufsgenossenschaftlicht versicherten Patienten, sowie gegen das ambulante Operieren im Rahmen einer etwa noch bestehenden Ermächtigung. Diese sind weiter orginäre Aufgaben des Chefarztes mit einer Nebentätigkeitserlaubnis. Es muß jedoch bezweifelt werden, daß es in Zukunft noch viele Ermächtigungen für ambulante Eingriffe von Krankenhauschirurgen geben wird.

Das „Ambulante Operieren" im engeren Sinne nach § 115b, Absatz 1 SGB V ist eine Behandlungsform, bei der das Krankenhaus als Institut mit den niedergelassenen Ärzten konkurriert. Die wichtigsten Grundsätze zum „Ambulanten Operieren" sind auf der Tabelle 2 a, b abgebildet.

Ziel des Gesetzgebers war der Zugang des Patienten zu allen operierenden Ärzten. Diese sollten ursprünglich ein gemeinsames Budget „Ambulantes Operieren" begründen, diese Ziel konnte jedoch nicht erreicht werden. Der Zugang zum „Ambulanten Operieren" im engeren Sinne steht allen Chirurgen mit entsprechendem Qualitätsnachweis frei. Die Mitteilung des Krankenhausträgers an die Verbände genügt, eine Überweisung durch einen Vertragsarzt sollte „in der Regel" vorliegen, muß jedoch keinesfalls zwingend vorliegen. Dagegen ist die Indikationsstellung und Entscheidung zum „Ambulanten Operieren" zwingend durch einen Krankenhausfacharzt vorgeschriebene. Daneben ist ebenfalls vorgeschrieben, daß die Sicherstellung der qualifizierten Weiterversorgung – auch in der postoperativen Nacht zu Hause – eine zwingende Bindung zur „Ambulanten Operation" ist.

Tabelle 2 a. Ambulantes Operieren. Rechtliche Grundlagen nach § 115b Abs. 1 SBG V

- ➤ Katalog der Operationen nicht bindend
- ➤ Prae/postop. Leistungen nach EBM abrechenbar
- ➤ Informationspflicht an den Vertragsarzt
- ➤ Sachkostenerstattung in % (Sonderreg. möglich)

Tabelle 2 b. Ambulantes Operieren. Rechtliche Grundlagen nach § 115b, Abs. 1 SGB V

- ➤ Prinzip der gleichlangen Spieße
- ➤ Mitteilung an die Verbände (KV, GKK) genügt
- ➤ Entscheidung durch KH-Facharzt
- ➤ Sicherstellung der Versorgung postoperativ

Das Krankenhaus kann, wie der niedergelassene Chirurg, die Leistungen nach dem EBM abrechnen. Die Erstattung der Sachkosten erfolgt prozentual zur Rechnungssumme. Diese ist das Produkt aus Punktzahl mal Punktwert.

Nicht nur bei der Indikationsstellung zur „Ambulanten Operation“, sondern auch bei der Aufklärung und bei der Durchführung der Operation ist Facharztstandard gefordert. Die Qualitätsnormen sind nach §115b, Absatz 1, Sozialgesetzbuch V, §14 festgeschrieben; sie sind im Deutschen Ärzteblatt 31/94 vollständig veröffentlicht. Bei den hohen qualitativen Anforderungen für das „Ambulante Operieren“ im Krankenhaus wird es – ähnlich wie früher im Ermächtigungsumfang – in der Regel so sein, daß der Chefarzt die „Ambulante Operation“ durchführt. Ein Ausgleichsanspruch des Chefarztes, d.h. also eine vollständige oder teilweise Weitergabe des Honorars vom Krankenhaus an ihn wird dann in Frage kommen, wenn in seinem Dienstvertrag das „Ambulante Operieren“ nicht als Dienstaufgabe definiert ist, sondern wenn es sich bei dieser neuen Aufgabe um eine neue und zusätzliche Pflicht aus seinem Dienstvertrag handelt. Das wesentliche Argument für einen Ausgleichsanspruch ist damit nicht der Wegfall der bisherigen Liquidationsmöglichkeit nach altem Recht, sondern die Erweiterung der Dienstaufgaben über den bisherigen Vertragsumfang hinaus.

Darüber hinaus ist wichtig zu bedenken, daß Patienten, die für ambulante Behandlung gesetzlich krankenversichert sind und lediglich für stationäre Behandlung eine private Zusatzversicherung abgeschlossen haben, beim „Ambulanten Operieren“ nach dem EMB und durch das Krankenhaus abgerechnet werden müssen.

Das „Ambulante Operieren“ hat damit also für alle Chirurgen, besonders aber für die chirurgischen Chefärzte mit neueren Dienstverträgen erhebliche organisatorische, aber auch wirtschaftliche Konsequenzen.

Welches sind die Konsequenzen für den Träger des Krankenhauses?

Die wirtschaftlichen Folgen für den Träger sind zur Zeit nicht abzusehen. Die Einnahmen nach dem EBM unterliegen dem – zur Zeit dramatischen – Punktwertverfall, während die Kosten des Trägers nur in Grenzen zu senken sind. Dieses wird z.B. daran deutlich, daß Facharztstandard gefordert ist, es sich aber im wesentlichen um Operationen aus dem Weiterbildungskatalog chirurgischer Assistenten handelt. Im Krankenhaus werden daher diese Operationen nahezu regelmäßig von einem Assistenten unter Assistenz eines Facharztes oder Chefarztes durchgeführt werden. Nur dadurch kann einerseits der Facharztstandard, andererseits die Weiterbildung des chirurgischen Nachwuchses ermöglicht werden. Im übrigen wird die Kostenstruktur beim „Ambulanten Operieren“ von der Infrastruktur bzw. infrastrukturellen Veränderungen im Krankenhaus abhängen, zu denen nicht alle Träger bereit zu scheinen seien.

Besondere Schwierigkeiten in der Kostendeckung besteht ganz zweifellos im Materialersatz. Der Materialersatz wird als prozentualer Anteil des Kostenersatzes erstattet; bei Operationen mit einer Liquidation nach EBM bis 200,-- DM mit 10% der Rechnungssumme, bei Liquidationen über 200,-- DM mit 8% der Rechnungssumme. Da die Rechnungssumme vom Punktwert abhängt, bedeutet dieses, daß der Material-

Tabelle 3. CTS (Plexusanästhesie)

EBM-Punktzahl	7335
Punktwert	9,35
DM	685,80
Materialersatz (%)	54,80
Einnahme	740,70
Tats. Materialkosten	44,04
Ergebnis	10,86

ersatz ebenfalls dem Punktwertverfall unterliegt. Während also die Kosten für die Materialen gleichblieben, sinkt der Erstattungsbetrag für Materialverbrauch durch sinkenden Punktwert. In der Tabelle 3 und 4 ist das betriebswirtschaftliche Ergebnis zweiter typischer „Ambulanter Operationen" aufgeführt.

Bei der Spaltung eines Carpaltunnels in Plexusanästhesie (offene Technik, Tabelle 3) mit relativ geringem Materialaufwand können bei geschicktem Materialeinkauf die tatsächlichen Materialkosten den Materialersatz unterschreiten. Dieses gelingt in gleicher Weise bei einfachen Operationen in Lokalanästhesie oder Regionalanästhesie, besonders wenn dabei der Personaleinsatz gering gehalten wird. Bei einer Weichteiloperation in Narkose ist die Kostenunterdeckung bereits erheblich (Tabelle 4). Durch den Materialverbrauch, der im wesentlichen auf anästhesiologische Medikamente und Materialen zurückgeht, ist die Unterdeckung bereits so erheblich, daß eine Kostendeckung für den Träger selbst bei geschicktestem Materialeinkauf unmöglich wird. Der Personalaufwand bei Operationen in Vollnarkose ist ungleich größer als in Regional- oder Lokalanästhesie, soll aber bei diesen Überlegungen zunächst unberücksichtigt bleiben. Diese Berechnungen gehen von einem Punktwert von 9,35 Pfennig aus, der in vielen KV-Bezirken auch nicht mehr annähernd erreicht wird. Dieses verstärkt natürlich den Negativeffekt allein bei dem Materialersatz erheblich.

Von dem prozentualen Materialersatz, der vom Punktwert abhängig ist, gibt es in der KV-Bayern zur Zeit nur wenige Ausnahmen. Neben dem prozentualen Materialersatz können zur Zeit Implantate für Osteosynthesen und Kreuzbandfixationen, Ansatzstücke für Laser für die Laserchirurgie, Kreuzbandprothesen, sowie Messer für die endoskopische Carpaltunneloperation ersetzt werden. Dagegen sind weiter Einmalshaver für arthroskopische Operationen nicht gesondert abrechenbar.

Tabelle 4. Weichteil OP (Einfache Hautplastik) (Narkose)

EBM-Punktzahl	4475
Punktwert	9,35
DM	418,41
Materialersatz (%)	33,47
Einnahme	451,89
Tats. Materialkosten	126,12
Ergebnis	–92,65
eig. Preise	–52,40

Zusammenfassung

Das „Ambulante Operieren“ nach §115b, Absatz 1 SGB V hat schwerwiegende Auswirkungen auf die niedergelassenen Chirurgen und besonders Krankenhauschirurgen. Dies betrifft Cherfärzte wie Chirurgen in der Weiterbildung. Unter dem Budgetdeckel, der mindestens bis Ende 1996 besteht, sind die Einnahmen aus dem „Ambulanten Operieren“ für das Krankenhaus unwesentlich, da sie als Erlösabzug vom Gesamtbudget abgezogen werden. Einnahmen aus dem „Ambulanten Operieren“ für das Krankenhaus unterliegen dem EBM und damit dem Punktewertverfall. Die erstatteten Materialkosten sind nur in wenigen Fällen wirklich kostendeckend und unterliegen ebenfalls dem Punktwertverfall. Die tatsächlichen Gestehungskosten für den Träger sind mit ca. 70% Personalkosten, so daß dieser Kostenfaktor unter dem Aspekt Vollnarkose/Regional/Lokal-Anästhesie, aber auch unter dem Gesichtspunkt Facharztstandard/Weiterbildung beachtet werden muß. Eine Überprüfung dieser Faktoren gelingt nur mit einer entsprechend strukturierten EDV, die jedoch – ausreichend erprobt – vorhanden ist.

Die dem Krankenhaus tatsächlich entstehenden Kosten sind abhängig von strukturellen Besonderheiten und notwendigen organisatorischen, baulichen und personellen Veränderungen in den Krankenhausambulanzen. Diese müssen optimiert sein, um durch Verminderung der internen Kosten zumindest nach der Deckelungsphase das „Ambulante Operieren“ zu einer medizinischen – aber auch betriebswirtschaftlich – vertretbaren Behandlungsform werden zu lassen.

Neue Form der stationären Behandlung – der dritte Weg

W. Pförringer

Staatliche Orthopädische Klinik, Harlachinger Straße 51, D-81547 München

Das Gesundheitsstrukturgesetz, das in der letzten Legislaturperiode in Kraft gesetzt wurde, zeigte seine erste fühlbaren Auswirkungen vor allem auf dem Bereich der Arzneimittel, später dann im Bereich der niedergelassenen Vertragsärzte.

Die Auswirkungen im Bereich der Krankenhäuser beginnen sehr langsam zu greifen und dringen vielerorts auch offensichtlich nur langsam in das Bewußtsein der für das jeweilige Krankenhaus verantwortlichen ein. Nahezu zeitgleich mit dieser Entwicklung kann in Deutschland mit Fug und Recht von einem Boom des sog. ambulanten Operierens gesprochen werden.

Das dies zu Verwerfungen sowohl im Bereich der niedergelassenen Kassenärzte wie aber auch im Bereich der Krankenhäuser geführt hat, ist jedenfalls unbestritten.

Hier wurde eine neue Front eröffnet, eine Front, die durchaus verständlich ist, wenn man sich mit dem Blick auf verschiedene hohe Vergütungen für die gleiche

Hefte zu „Der Unfallchirurg“, Heft 249
Zusammengestellt von K. E. Rehm

Leistung beim niedergelassenen Vertragsarzt und ambulant operierenden Krankenhaus begnügt.

Weiterhin war die Rede davon, daß im Krankenhaus bei jetzt „unternehmerischer" Führung zwangsläufig in eine nicht beherrschbare Defizitstruktur getrieben würde oder, und das ist wahrscheinlich noch bedenklicher, daß das Krankenhaus es sich ganz einfach nicht mehr leisten könne, daß medizinische Notwendige zu tun und daher aus rein wirtschaftlichen Überlegungen die stationäre Versorgung der Bevölkerung gefährdet und vor allen Dingen auch verschlechtert sei.

Dies, meine Damen und Herren, ist unrichtig und hat sich auch als unrichtig erwiesen.

Richtig ist, daß ein Gutteil von Krankenhäusern, die zuvor mit sehr bequemen (zugegebenermaßen zu bequemen!) jährlichen roten Zahlen lebten, plötzlich umdenken mußten und nun ganz selbstverständlich mit schwarzen Zahlen leben.

Eines der Schlagwörter im Krankenhaus war das Wort der „Patientenabweisung". Faktum ist, daß das wirtschaftlich arbeitende Krankenhaus trotz fester Budgetierung in der Lage ist, seinen Versorgungsauftrag uneingeschränkt zu erfüllen. Die von der Deutschen Krankenhausgesellschaft und anderen Instituten im Oktober/November 1993 durchgeführten Umfragen bestätigen dies. Bei dieser Umfrage gaben bereits 2/3 der befragten Krankenhäuser an, problemlos mit dem festen Budget zurechtzukommen.

Es gibt keinen Grund, vom Prinzip der Anbindung der einzelnen Krankenhausbudgets an die Entwicklung der Grundlohnsumme abzuweisen.

Basisbudget für die Grundlohnanbindung ist das das bereinigte Budget des Jahres 1993 des einzelnen Krankenhauses. Diese Budget hat der jeweilige Krankenhausleiter mit den Krankenkassen seinerzeit noch auf der Grundlage des Selbstkostendeckungsprinzips ausgehandelt und bereits im Jahre 1992 als ausreichend angesehen. Wenn das Budget 1993 nach Übereinstimmung der Beteiligten – Kliniken und Krankenhäuser – ausgereicht hat, ist in der Regel nicht einzusehen, warum es in den folgenden Jahren mit der Erhöhung um die jeweilige Grundlohnsumme nicht ausreichen sollte.

In keinem anderen Leistungsbereich sind viele Ausnahmetatbestände von der Grundlohnorientierung zugunsten der Leistungserbringer geschaffen worden wie im Krankenhaussektor.

Besonders hervorzuheben ist die Ausnahmeregelung bei den Personalkosten: 70% der Kosten im Krankenhaus sind Personalkosten, die weitestgehend erstattet werden, auch wenn dies zu einer Steigerungsrate führt, die über den Grundlohnzuwachs liegt.

Außerdem werden in den Jahren 1993 bis 1996 insgesamt rund 13.000 neue Stellen für den Pflegebereich der Krankenhäuser zusätzlich durch die Krankenkassen finanziert. Einen Ausnahmetatbestand für Fallzahlsteigerungen hat der Gesetzgeber bei der Verabschiedung des GSG bewußt nicht geschaffen. Nach dem Sinn und Zweck der Grundlohnanbindung sollen nämlich Mehrkosten durch Ausschöpfung und Wirtschaftlichkeitsreserven aufgefangen werden. Viele Krankenhäuser haben nach Verabschiedung des Gesundheitsstrukturgesetzes interne Maßnahmenkataloge erarbeitet, um wirtschaftlicher zu arbeiten, etwa in den Bereichen „Einkauf", „Labor" und „Arzneimittel". Eine Folge des GSG ist also unbestreitbar, daß Mehrkostenbewußtsein im Krankenhaussektor eingetreten ist.

Nach den Erkenntnissen des Bundesgesundheitsministeriums ist aber nich immer darauf geachtet worden, daß das Budget jeder einzelnen Abteilung eines Krankenhauses bzw. jeder einzelnen Klinik eines Universitätsklinikums zur Disposition steht. Das Budget einer Abteilung darf nicht von vornherein – im Sinne einer Besitzstandswahrung – auf dem Niveau des Vorjahres mit Steigerungsraten festgeschrieben werden.

Eine Verkürzung der Verweildauer oder der Fallzahlen in der Abteilung Augenheilkunde muß z.B. zu einem gekürzten Budget in dieser Abteilung – auch gegen den Willen des Chefarztes – führen. Die dort eingesparten Gelder könnten z.B. für zusätzliche Patienten in der Onkologie zur Verfügung stehen. Mehraufwendungen in einer Abteilung oder einer Klinik eines Universitätsklinikums müßte also durch Einsparung an anderer Stelle, durch Mittelumschichtung aufgefangen werden.

Der Gesetzgeber hat den Krankenhäusern mit den neugeschaffenen Möglichkeit der Vor- und Nachstationären Behandlung sowie des ambulanten Operierens eine kostengünstige Form der Behandlung zur Verfügung gestellt.

Die nachstationäre Behandlung erlaubt es z.B., Patienten möglichst frühzeitig aus dem Krankenhaus zu entlassen und innerhalb von 14 Tagen ambulant weiterzubetreuen. Dadurch können Kosten eingespart werden.

Vor allem aber können die Krankenhäuser sparen, wenn sie in den geeigneten Fällen ambulant operieren.

Es ist einzuräumen, daß die Zunahme von Patienten, wie sie teilweise in Krankenhäusern der Maximalversorgung zu beobachten ist, in Einzelfällen zu finanziellen Härten führen kann.

Der Verband der Angestelltenkrankenkassen hat deshalb Anfang 1993 einen Budgetausgleich vorgeschlagen, und zwar zugunsten der Krankenhäuser, die mehr Patienten als im Basisjahr 92 versorgen und zu Lasten der Krankenhäuser, die einen Versorgungsauftrag teilweise nicht oder nur gering erfüllen.

Ziel des GSG ist die Senkung der Kosten in der gesetzlichen Krankenversicherung. Kostensenkung ist aber nicht gleichbedeutend mit Leistungsabbau oder Reduzierung der medizinischen Leistung auf ein Minimum.

Das Gesundheitsstrukturgesetz war das Resultat eines erzwungenen Kompromisses der Legislaturperiode 1990 bis 1994. Dieses Gesetz ist mit Sicherheit vor allen durch Forderungen der Sozialdemokratischen Partei in vielen Dingen „als nicht“ befriedigend einzustufen und es trägt damit auch zwangsläufig die Handschrift derer, denen nach wie vor Ideologie wesentlicher als echte Reform ist. Es wird die Aufgabe dieser Legislaturperiode sein, entsprechende Änderungen (wo immer diese möglich sein wird!) wie auch durch entsprechende Ausgestaltung hier die bestmöglichen Ergebnisse zu finden.

Erfahrungen mit dem Modell Schweden

A. Stark

Leiter der Sektion Traumatologie, Universitätsklinik, Karolinska Krankenhaus,
S-10401 Stockholm

Die interkontinentale Inflation der Kosten für das Gesundheitswesen hat kritische kostendämpfende Überlegungen erforderlich gemacht. Über unsere Erfahrungen mit einem leistungsbezogenen Vergütungssystem in Schweden möchte ich Ihnen berichten.

Um Ihnen eine gewisse Vorstellung von den Verhältnissen zu geben, möchte ich Ihnen zunächst einige Daten transparent machen. Schweden hat eine Grundfläche von 450.000 km^2, in Deutschland beträgt sie 360.000 km^2. Die Einwohnerzahl in Deutschland beläuft sich auf das Zehnfache von Schweden, und Deutschland ist zehnmal so dicht besiedelt. Die Gesundheitskosten betragen in Schweden 7,2% des Bruttosozialproduktes und in Deutschland 8,5%.

In Schweden ist die staatliche Krankenversorgung im Gegensatz zu der Bundesrepublik ökonomisch und räumlich von dem privaten Sektor getrennt. Private Krankenversorgung ist ausschließlich an private Krankenhäuser gebunden, und der Patient kommt selbst ohne Erstattung für alle Kosten auf.

Staatliche Krankenhäuser bekamen bis 1991 eine finanzielle Vergütung, unabhängig von der Leistung, ein sogenanntes Rahmenbudget. Dies führte mit sich, daß an der Universitätsklinik ein großer Teil der Arbeitszeit für Forschung und Lehre verwandt werden konnte.

Eine leistungsbezogene Vergütung wurde in Schweden ab 1991 eingeführt in Anlehnung an das amerikanische DRG-System, diagnosis related groups.

Die Vergütung in diesem System ist abhängig von der Diagnose und der Behandlung und unabhängig von der Krankenhaus-Verweildauer.

Jede DRG Gruppe umfaßt mehrere Diagnosen und unterschiedliche operative Eingriffe bei gleichbleibender Vergütung. Als Beispiel möchte ich Ihnen eine Diagnosegruppe vorstellen, welche Endoprothetik und Replantationen der unteren Extremität beinhaltet. Die Vergütung ist in diesem Fall immer die gleiche, nämlich 7872 DM unabhängig, ob eine Kopfprothese, eine totale Hüftprothese, eine Schlittenprothese, oder eine totale Knieprothese implantiert wird. Bei Wechseloperationen oder wenn sehr teure Implantate zur Anwendung kommen, hat man in Schweden für diese Implantate eine zusätzliche Vergütung der Implantatkosten.

Als weiteres Beispiel möchte ich Ihnen die DRG-Gruppe 210 vorstellen, die mit 7571 DM vergütet ist. Diese Gruppe umfaßt Osteotomien am Oberschenkel, sämtliche Frakturen des Oberschenkels, sowie Arthrodesen des Hüft- und Kniegelenkes und Verlängerungen nach Ilizarov. Endoprothetik und Replantation sind ausgenommen.

Die DRG-Gruppe 224 beinhaltet sämtliche Frakturen des Schulter- und Ellengelenkes und des Unterarms, sowie Osteotomien und Arthrodesen. Endoprothetische Eingriffe sind ausgenommen. Die Vergütung hierfür beträgt 3140 DM.

Anhand eines einfachen klinischen Falls möchte ich Ihnen nun die Schwierigkeiten dieses Systems erläutern. Eine 70jährige Frau mit Kopfplatzwunde und Commotio

Hefte zu „Der Unfallchirurg", Heft 249
Zusammengestellt von K. E. Rehm

cerebri wird nach einer Wundversorgung 24 Std stationär zur Beobachtung aufgenommen.

Stellt man lediglich eine Commotio in Rechnung, erbringt dieser Fall 837 DM.

Commotio und Weichteilschaden im Gesicht werden nicht viel besser vergütet mit 837 DM.

Jedoch wenn der Weichteilschaden als eigentlich unwichtigere Diagnose als erstes angegeben wird, und die Commotio als sekundäre Diagnose, beträgt die Vergütung schon 2756 DM.

Ersetzt man die Diagnose Weichteilschaden mit Gesichtswunde erhöht sich das Honorar auf 3140 DM.

Fügt man nun die operative Versorgung der Gesichtswunde hinzu, wobei die Commotio als Hauptdiagnose eingestuft wird, bekommt man für denselben Fall 4117 DM.

Ändert man die Reihenfolge dergestalt, daß die Gesichtswunde hinzu, wobei die Commotio als Hauptdiagnose eingestuft wird, bekommt man für denselben Fall 4117 DM.

Ändert man die Reihenfolge dergestalt, daß die Gesichtswunde als erstes steht, und die Commotio zuletzt, beträgt die Vergütung 4501 DM.

Kombiniert man den Diagnoseschlüssel, Weichteilschaden im Gesicht mit Wundnaht und Commotio, kann man 7327 DM in Rechnung stellen. Es handelt sich somit um eine Verzehnfachung des Honorars für eine einfache Commotio mit Platzwunde in Abhängigkeit der Zusammenfassung der DRG-Gruppen. Um Schwierigkeiten solcher Definitionsfragen zu vermeiden, ist es also ratsam bei Verwendung dieses DRG Systems exakte Absprachen mit den Krankenkassen anzustreben, um nicht in den Verdacht des Betrugs durch mangelnde Kenntnisse der Tücken des Systems zu gelangen.

Jede Diagnose wird bei Entlassung mit einer Kennziffer in ein zentrales staatliches Datensystem eingespeichert, wobei von den staatlichen Gesundheitsbehörden eine Tertialkontrolle der Abrechnung vorgenommen wird. Auf diese Weise ist eine exakte Kontrolle der Gesundheitskosten gegenüber der erbrachten Leistung möglich. Verschiedene Krankenhäuser werden durch dieses System in ihrer Rentabilität gegeneinander vergleichbar. Die erbrachte Leistung jedes einzelnen Arztes ist meßbar, sowie die Krankenhaus-Verweildauer pro DRG Gruppe.

Nachdem in Schweden die Wartezeit für einen selektiven Eingriff auf drei Monate gesenkt werden konnte, war der Gesetzgeber nicht mehr willig die Gesundheitskosten unbegrenzt ansteigen zu lassen. Jedes staatliche Krankenhaus hat somit die Genehmigung erhalten, eine bestimmte Zahl Operationen auszuführen. Übersteigt die Produktivität diese Zahl, muß das Krankenhaus eine Preisnachlaß von 90% gewähren. Bei einer Hüftprothese reicht das Honorar dann noch eben für die Kosten des Knochenzementes.

Betrachtet man die Entwicklung der operativen Fächer in Stockholm, an dem Beispiel von Hüft- und Knieprothesen, kann man eine Steigerung der Operationsfrequenz durch Einführung des DRG Systems von 1/3 feststellen. Ab dem Jahre 1992 sank die Operationsfrequenz um ca 1/6 aufgrund der zentral gesteuerten beschränkten Produktivität durch Preisnachlaß von 90%. Die Wartezeit auf eine Operation hat sich im

Durchschnitt um 80% verkürzt, wird aber durch die Einschränkung der Operationskapazität wieder steigen.

In derselben Zeitperiode ließ sich die Bettenzahl in Stockholm um 1/5 reduzieren. Dies konnte durch eine extrem kurze Verweildauer von z.B. 4,9 Tagen in der orthopädischen Klinik der Universität ermöglicht werden.

Zusammenfassend stellen sich die Vorteile des DRG Systems wie folgt dar:

- Die Produktivität einer Abteilung wird durch die Abhängigkeit von der Leistung gesteigert gegenüber einem Rahmenbudget.

Die Krankenhaus-Verweildauer wird nicht künstlich verlängert, da das Honorar nur abhängig von der Diagnose ist.

Folgende Nachteile sind zu erwähnen:

- Das System ist schwierig und zeitraubend in der Anwendung.
- Die Begrenzung der Behandlung kann zentral von der Regierung gesteuert werden.

Durch Verkürzung von der Krankenhausverweildauer werden Betten gespart, wodurch kleinere Krankenhäuser in ihrer Existenz bedroht sind.

Eine nachträgliche Senkung der Honorarvereinbarung führt zu einer Unkalkulierbarkeit der eigenen finanziellen Situation.

Chancen von Fallpauschalen und Sonderentgelten

P. Kirschner

Unfallchirurgische Klinik, St. Vinzenz- und Elisabeth Hospital, An der Goldgrube 11, D-55131 Mainz

Mit dem Gesundheitsstrukturgesetz von 1993 wurde ein grundlegender Wandel in der Krankenhausfinanzierung eingeleitet.

Die Bundespflegesatzverordnung 1995, die am 08.07.94 den Bundesrat passierte und am 19.07.94 vom Kabinett verabschiedet wurde, hat folgende Zielsetzung:

Mit der Verordnung soll die Vergütung der Krankenhausleistung vom bisherigen allgemeinen vollpauschalisierten Pflegesatz umgestellt werden auf ein differenziertes Entgeltsystem mit medizinisch leistungsgerechten Entgelten. Damit sollen starke Anreize geschaffen werden, möglichst wirtschaftlich zu handeln und die Verweildauer zu verkürzen. Diese Zielsetzung soll durch folgende Maßnahmen erreicht werden:

Einführung von Fallpauschalen für die gesamte Krankenhausbehandlung und von Sonderentgelten für die medizinischen Hauptleistungen (z.B. Operationen) mit einheitlichen Bewertungsrelationen (Punktzahlen).

Hefte zu „Der Unfallchirurg", Heft 249
Zusammengestellt von K. E. Rehm

Die Höhe der Entgelte wird mit Hilfe eines Punktwertes durch die Verbände auf der Landesebene vereinbart.

Zusätzlich soll die Einführung krankenhausindividueller Abteilungspflegesätze für die ärztlich-pflegerischen Leistungen und eines Basispflegesatzes für die nicht medizinischen Leistungen im Rahmen eines flexiblen Budgets ausgehandelt werden.

Gleichzeitig wurden mit dieser Bundespflegesatzverordnung als Anlage die Kataloge für Fallpauschalen und Sonderentgelte veröffentlicht.

In der Gruppe 17 sind für die Operationen an Bewegungsorganen 14 Fallpauschalen und 19 Sonderentgelte aufgeführt.

Für den Bereich der Unfallchirurgie sind Fallpauschalen festgelegt für die Schenkelhalsfraktur und deren Versorgung mit Hüfttotalendoprothese, Hemiprothese und Osteosynthese, die pertrochanteren Oberschenkelfrakturen und die Sprunggelenkfrakturen Typ Weber B und C, versorgt mit Osteosynthese, außerdem die Entfernung von Platten und Marknägeln an großen Röhrenknochen – wie Humerus, Femur und Tibia.

Läßt man einmal außer acht, daß die Basis für Art und Anzahl der Pauschalentgelte ein mit den örtlichen Kostenträgern festzulegender Versorgungsauftrag des jeweiligen Krankenhauses ist und daß zur Festsetzung des Budgets der Krankenhausvergleich gefordert wird, so wird die Frage nach den Chancen von Fallpauschale in erster Linie von dem auf Landesebene vereinbarten Punktwert abhängen.

1993 hat das Bundesministerium für Gesundheit Forschungsaufträge zur Erarbeitung von Fallpauschalen und Sonderentgelt-Kataloge vergeben.

Die Kalkulation erfolgte auf der retrospektiven Erfassung der Diagnosen an Kliniken unterschiedlicher Struktur und Größe auf der Basis hausinterner Berechnungen.

Die Berechnung der Fallpauschale 1701 Schenkelhalsfraktur, Versorgung mit einer Hüftgelenk-Totalendoprothese, erfolgte z.B. an 15 Krankenhäusern mit insgesamt 387 einbezogenen Fällen.

Die errechneten Fallkosten dieser Krankenhäuser beliefen sich von 8450 bis 18553 Punkten, was zum Zeitpunkt dieser Kalkulation noch DM bedeutete.

Vergleicht man die Strukturmerkmale der Patienten, so belief sich der Altersdurchschnitt bei Häusern mit minimalen Fallkosten auf 83,46 Jahre gegenüber 76,85 bei den Häusern mit maximalen Fallkosten, bei einem Mittelwert von 80,56 Jahren.

Der Anteil der über 65jährigen war im Falle der Minimalkostenhäuser bei 100%, bei den Maximalkostenhäusern bei 80%, im Mittel über alle Krankenhäuser waren 93,65% der Patienten älter als 65 Jahre.

Auch bei der Zahl der Pflegetage liegen die einzelnen Häuser zwischen 17,89 Tagen und 29,25 Tagen weit auseinander und der Mittelwert beläuft sich auf 24,60 Tage.

Die Behandlung auf Normalstation belief sich bei Häusern mit maximalen Fallkosten auf 1386,43 und bei Häusern mit Maximalkosten auf 5432,43 Punkten mit einem Mittelwert von 4157,31 Punkten.

Sehr viel weiter auseinander lagen die Kosten der Intensivstation mit minimal 362,98 und maximal 2556,27 Punkten bei einem Mittelwert von 442,64 Punkten.

Getrennt erfaßt wurde der OP-Bereich anhand der Narkoseprotokolle, der Rüstzeiten sowie der Verbrauch an Sachmitteln einschließlich der Implantate, also der Bereich, der auch als Sonderentgelt ausgewiesen wird.

Hierbei bewegten sich die Operations-Personalkosten einschließlich Ärzten und Anästhesiepersonal zwischen 1414,16 und 1689,13 Punkten mit einem Mittelwert von 1484,52.

Die Sachkosten für Operation- und Anästhesieleistungen wurden mit Maximum 1409,20 und Maximum 3011,13 und einem Mittelwert von 2528,21 erfaßt.

Somit errechnen sich in diesem Beispiel Gesamtkosten für die entoprothetische Versorgung der Schenkelhalsfraktur von Minimum 8540,06 und Maximum 18553,61 Punkten mit einem Mittel über alle Krankenhäuser von 12349,44 Punkten.

Daraus leitet das Deutsche Krankenhausmanagement (DKI) eine Empfehlung für die Fallpauschale 1701 für Personalkosten in Höhe von 7050, Sachkosten in Höhe von 4520 und die Gesamtpunktzahl 11570 ab, bei einer Verweildauer von 20,91 Tagen.

In der Bundespflegesatzverordnung wird die Fallpauschale jetzt mit Personalkosten 7230, Sachkosten 4330 und einer Gesamtpunktzahl von 11960 festgelegt bei einer identischen Verweildauer von 20,91 Tagen.

Für die pertrochantere Oberschenkelfraktur und Außenknöchelfraktur wurden für die Fallpauschale 9500 bzw. 5250 Gesamtpunkte, bei Sachmitteln von 2880 bzw. 1590 Punkten und einer Verweildauer von 20,33 Tagen bzw. 12,29 Tagen festgelegt.

Ob sich nun über die Abrechnung von Fallpauschalen und Sonderentgelten Chancen für eine wirtschaftliche Abteilungsführung und die Fortsetzung einer anspruchsvollen Unfallchirurgie ergeben, hängt letztendlich von den Verhandlungsergebnissen der Krankenhausträger mit den Krankenkassen ab bezüglich der Punktwerthöhe.

Als äußerstes Angebot der Kostenträger werden derzeit 75 Pfennige genannt mit Tiefstpreisen von 40 Pfennigen im Saarland und 59 Pfennigen in Schleswig-Holstein.

In dieser Ausgangslage dürfte es schwer sein, die Kosten für hochwertige und damit teure Implantate mit der Fallpauschale abzudecken.

Wie eingangs bereits erwähnt und speziell in unfallchirurgischen Abteilungen zunächst zu erwarten, wird der Budgetbereich aus Abteilungs- und Basispflegesatz auch weiterhin eine große Rolle spielen.

Insbesondere dann, wenn mehr Fallpauschalen erbracht werden als geplant und im Budgetbereich die Fallzahlen sinken, muß sich dies auf die fallvariablen Kosten der Abteilung auswirken.

Da uns praktische Erfahrung fehlt und die Meinungen über Realisierbarkeit und Effizienz der neuen Entgeltsysteme weit auseinandergehen, sind lediglich Prognosen möglich.

Für die deutschen Krankenhäuser wird ganz entscheidend sein, welchen Versorgungsauftrag sie vom Gesetzgeber und Vertragspartner, also den Krankenkasse in Zukunft erhalten.

Wenn künftig das Leistungsangebot des Krankenhauses von den Krankenkassen bestimmt wird, bleibt für unternehmerische Freiheit kaum mehr Raum.

Insbesondere die geplanten Fallpauschalen werden einen starken Anreiz zur Konzentration und Spezialisierung schaffen, denn bekanntlich können größere Stückzahlen eines gleichartigen Gutes kostengünstiger produziert werden als kleinere Mengen.

Das Krankenhaus des 21. Jahrhunderts muß die richtige Leistung mit der erfolgreichen Qualität zu einem akzeptablen Preis an den Kunden verkaufen.

Das Umdenken darf nicht vor dem ärztlichen Dienst Halt machen, denn gerade Ärzte sind Schlüsselpersonen für Erfolg oder Mißerfolg eines Krankenhauses.

Zumindest in den nächsten Jahren wird das Krankenhaus mit Fallpauschalen eher Risiken eingehen.

Chancen ergeben sich nur, wenn der Arzt mehr kaufmännisch wirkt und das Management mehr medizinisch denkt.

Literatur

1. Bauch J, Nagel E (1994) Neue Entgeltsysteme im Rahmen der Änderung zur Bundespflegesatzverordnung. CHIRURG BDC 33,8 181182
2. Bundespflegesatzverordnung 1995: Das Krankenhaus 1994:86,5
3. Burg E (1994) Halbgötter in Nadelstreifen – modernes Management im Krankenhaus. Ärzteblatt Rheinland Pfalz 7:194–195
4. Clade H (1994) Das Feilschen hat begonnen. Deutsches Ärzteblatt 91,40. 23:1971–1974
5. Definition u. Kalkulation von Fallpauschalen (1993) BMG Forschungsbericht DKI, Düsseldorf
6. Fack-Assmuth WG (1993) Das Krankenhaus im 21. Jahrhundert. Krankenhausarzt 66,12 617
7. Fritz K (1994) Definition und Kalkulation von Fallpauschalen nach dem Bericht von DKI, Gebera, GSBG u IFG. Chirurg BDC 33,9:203–209
8. Pfaffenberger P, Schmitt KJ (1994) BPFLV 1995: Fallpauschalen und Restbudget. fuw 11,2:89–93

Das neue Verhältnis der Unfallchirurgie zum Produkthersteller, Herausforderung an die Industrie

K. Hug

G. Hug GmbH, Merzhauserstraße 112, D-79100 Freiburg

Sehr geehrte Vorsitzende, meine Damen und Herren,

eine wirkungsvolle, erfolgreiche Medizin ist ohne moderne Medizintechnik nicht denkbar und nicht machbar; sie erhöht die Fähigkeit des Arztes in Diagnose und Therapie um ein vielfaches. Das äußerst komplexe Referatthema werde ich auf drei Unterpunkte subsummieren:

1. Die gegenwärtige Situation des Unfallchirurgen und der Medizintechnik-Hersteller mit Blick auf das GSG (Gesundheitsstrukturgesetz);
2. Konsequenzen;
3. strategische Überlegungen zum Nutzen der künftigen Zusammenarbeit.

Hefte zu „Der Unfallchirurg", Heft 249
Zusammengestellt von K. E. Rehm

Bei meinen Ausführungen müssen leider die Umstände unberücksichtigt bleiben, die sich aus vielen zusätzlichen Einflußgrößen ergeben, wie z.B. dem Einfluß der Kostenträger, Versicherungen, Patienten, Behörden, Politiker, der Europäisierung des Marktes und des – oft unmerklichen – Wertewandels.

Betrachten wir zunächst die *Situation des Arztes*; seine Haltung gegenüber dem GSG ist durchweg negativ, gespeist aus Verunsicherung und Sorge um die eigene wirtschaftliche und berufliche Autonomie. Hinzu kommt immer härter werdender Konkurrenzdruck. *Die Konsequenzen*: irrationales Verhalten in bisher gut funktionierenden Partnerschaften, Abhängigkeit von Mitentscheidern bei Investitionen, Beginn eines Verteilungskampfes mit unterschiedlichen Auswirkungen: positiv ist z.B. die Tendenz zur Spezialisierung, negativ die Profilierungssucht.

Darüber hinaus sieht er sich Einflüssen der Budgetierung ausgesetzt, dem Rückgang von Drittmitteln, die mit ihm einen Personenkreis treffen, der in ökonomischen Fragen und Entscheidungen in der Regel ziemlich untrainiert und unerfahren ist. Die Folgen sind: Die Budgetierung unterwirft Leistungsbereitschaft und Leistungswille dem monatlichen Diktat des Soll-Ist-Vergleiches und kann in der Gewöhnungsphase dazu führen, daß Leistungen unangemessen stark eingeschränkt werden.

Der Rückgang von Drittmitteln mündet bei der einen Klinik in Selbstbeschränkung, bei der anderen in nur noch größeren Ansprüchen an die Medizintechnik-Industrie.

Mit der latenten Abneigung oder gar Verweigerung gegenüber ökonomischen Zwängen erfahren viele Ärzte letzten Endes einen noch schnelleren Einflußverlust, weil sich die Kluft zur Verwaltung weiter vergrößert.

In welcher *Situation* steckt nun die *Medizintechnik-Industrie*, und welche Konsequenzen ergeben sich daraus für Sie als Ärzte? Bisher lebte die Industrie in einem protektiven, wachstumsgeschützten, profitablen Wettbewerbsmarkt, in dem dem Arzt eine absolut zentrale Bedeutung zukam. Heute sind die Preise Thema Nummer 1: Diese Ausschließlichkeit wirkt sich ernüchternd auf jene Unternehmen aus, die sich der Forschung sowie der Fort- und Neuentwicklung von Produkten verpflichtet haben und auch weiterhin hohe Qualität in Produkten und Service bieten wollen.

Wie sieht die Praxis aus?

Nur noch sehr wenige Ärzte bringen einem neuen Produkt Interesse oder gar Begeisterung entgegen. Neun von zehn fragen sofort „Was koschtet's?", unbeachtet der jahrelangen Vorarbeiten, aufwendigen Tests, hohen Investitionen und Aufwand für die Markteinführung, verbunden mit intensivem Training von Außendienstmitarbeitern, Ärzten und OP-Personal? Hinzu kommen immer kürzer werdende Produkt-Lebenszyklus, zunehmende Innovationsgeschwindigkeit, steigende Entwicklungs- und Allgemeinkosten, wachsender Konkurrenzdruck durch mehr Anbieter.

Die immer umfangreicheren gesetzlichen Auflagen lähmen nicht nur ganze Entwicklungs- und Fertigungsabläufe, sondern verlangen zum Teil auch unnötige Anstrengungen und rechtfertigen unter strenger Kosten-Nutzen-Analyse längst nicht mehr den Aufwand. Dies versetzt die MT-Industrie in die folgende Lage:

Alles drückt auf die Marge, worunter man bekanntlich das Bruttoeinkommen eines Unternehmens versteht, von dem alle Kosten bestritten werden müssen und noch ein Gewinn übrig bleiben soll. Hoffentlich fällt Ihnen der rechte Spruch immer dann wieder ein, wenn man Ihnen ein Billigprodukt andrehen will.

Der Markt hat sich, wie so vieles, drastisch gewandelt. Im wesentlichen sind es die vielen kleinen Billiganbieter, die für wachsende Unruhe sorgen. Ohne Serviceleistungen, Qualitätssicherung, Innovation, Ausbildung und Training, kompetente Klinikbetreuer usw. usw., könnten die Großen auch billig anbieten. Manche probieren den Spagat, werden sich dabei aber sicherlich etwas ausrenken!

Aber auch die höheren – meist unsinnigen – gesetzlichen Auflagen und die durch den immensen Wettbewerbsdruck hervorgerufene, noch intensivere Betreuung der Kunden, verstärken den Druck auf die Marge. Aus Unternehmersicht müssen z.B. für Forschung und Entwicklung jährlich 50 Millionen Mark, ca. 7%, bereitgestellt und eine Steigerung der Lohn – Sachkosten von ca. 5% pro Jahr nebst Aufwendungen von ca. 3% für Qualitätssicherung aufgebracht werden, insgesamt also 14%. Alle Zahlen beziehen sich auf den Umsatz!

Mit dem Verwalter haben wir den eigentlichen Gewinner in der ganzen Misere – zumindest bis jetzt. Er drückt am mächtigsten auf die Marge – was ja eigentlich auch seine Aufgabe ist. Leider artet dies im Moment derart aus, daß manche ihre neu gewonnene Vormachstellung gegenüber den Ärzten und gegenüber der Industrie schamlos ausnutzen – sicher nicht immer zum Wohle der Klinik und der Patienten, weil zumeist zu kurzfristig gedacht wird. Die beiden unsinnigsten Forderungen, die den hohen Margendruck erzeugen sind kostenlose Instrumente und Konsignationslager, oder, wie manche auch sagen, Kommissionslager.

Wissen Sie, meine sehr verehrten Damen und Herren, was diese Forderungen übersetzt in Ihren Klinikalltag bedeuten würde? Stellen Sie sich vor, ein Patient, der sich eine Hüftprothese einbauen lassen muß, kommt zu Ihnen und erklärt Ihnen, daß er sich nur bei Ihnen operieren läßt, wenn er den Krankenhausaufenthalt kostenlos bekommt. Dies hätte man ihm in der Nachbarklinik auch schon geboten. Dieser Vorgang entspricht Ihrer Forderung nach kostenlosen Instrumentarien, denn das Bett im Krankenhaus entspricht nichts anderem als dem Instrumentarium, das benötigt wird, um die OP durchführen zu können.

Aber es geht noch weiter. Der Patient wird die OP und die Implantate erst dann bezahlen, wenn er nach ca. 2 Jahren zufrieden ist, voll bewegen und mindestens 5 km laufen kann und keinerlei Schmerzen hat. So oder so ähnlich müssen Sie sich das Konsignationslager vorstellen. Wirtschaftlich eine der dümmsten Ideen, die es am Medizinmarkt gibt und nur aus Blindheit zu erklären, die offensichtlich immer wieder Verkäufer befällt, wenn es darum geht, dem Wettbewerb einen Kunden abzujagen, oder dem Verwalter ohne Not nachzugeben.

Der Druck auf die Marge, der durch die Ärzte und das OP-Personal hervorgerufen wird, liegt im wesentlichen in der Besitzstandswahrung: Volle Leistung und gleiche Qualität zum halben Preis. Kein Verzicht auf Serviceleistungen, Zuschüsse für Kongresse, Sponsoring für die unsinnigsten Dinge! Zusätzlich wollen mehr und mehr Ärzte – Orthopäden wie Unfallchirurgen – ihre eigenen Implantate entwickeln, statt gerade in Notzeiten auf Bewährtes zurückzugreifen, was meistens billiger wäre.

Strategie

PARTNERSCHAFT

- O auf individueller Ebene:
- O auf Krankenhaus- & Unternehmensebene:
- O gemeinsam im Gesundheitswesen

Abb. 1

Nach dieser konzentrierten Bestandsaufnahme und Betrachtung der Konsequenzen steht die Frage, von welchen Überlegungen wir uns in Zukunft leiten lassen sollten. Ich bin fest davon überzeugt, daß das Leitmotiv *Partnerschaft* im Mittelpunkt unseres Handelns stehen muß, und zwar auf drei Ebenen: der persönlichen, der Beziehung Krankenhaus: MT-Industrie, einem gemeinsam abgestimmten Vorgehen im Gesundheitsmarkt. Das heißt, auf individueller Ebene sollen Sie vom Kunden zum Partner werden. Das Prinzip „Geben und Nehmen" soll uns leiten.

Auf institutioneller Ebene soll klar sein, daß Qualität ihren Preis hat und Kosten wie Nutzen gegeneinander abzuwägen sind. Im Rahmen Gesundheitswesen sollten deshalb alle unsere Aktionen möglichst miteinander abgestimmt werden.

Deshalb fordere ich zunächst zu *3 konzertierten Aktionen* auf, und zwar zu solchen, die die Partnerschaft kreieren und tragen sollen:

Was können wir gemeinsam tun?

- O vom Kunden zum Partner ▲
- O Prinzip: Geben & Nehmen ▲

- O Qualität hat seinen Preis
- O Abwägen von Kosten und Nutzen ▲

- O Konzertierte Aktionen ▲
- O gemeinsames Lobbying ▲

Abb. 2

1. Eine solch konzertierte Aktion ist gerade im Entstehen: Der Ausstellerbeirat, der mit Ihnen, den Ärzten, zusammen kosteneffizientere und erfolgreichere Kongresse veranstalten will. Er sollte bei der DGU institutionalisiert werden!
2. Ohne weiteres läßt sich sicherlich bei der DGU ein gemeinsamer Arbeitskreis einrichten, der zu wichtigen Problemen der Qualitätssicherung Stellung bezieht, denn in vielen Bereichen der Medizin fängt die Qualitätssicherung bei der Qualität des Produktes an.
3. Sicher ist die Medizintechnik-Industrie bereit, bei diesen Kongressen nicht nur als Aussteller und Sponsor aufzutreten, sondern sich auch an Sitzungen in Form von Industrieforen zu beteiligen. Ich stelle mir ein gemeinsames Halbtagesprogramm vor, das von Medizinern und Medizintechnik gemeinsam bestritten wird. Daß ich hier heute vor Ihnen stehe, ist ein kleiner Anfang, und ich danke dem Präsidenten, Herrn Professor Rüter, sehr herzlich für seine Weitsicht.

Zunächst sollten wir uns aber zum Start in die neue Partnerschaft an den berühmten runden Tisch setzen und in Ruhe besprechen, was wir gemeinsam bewegen können, um für alle – nicht zuletzt für die Patienten – das Optimale zu bewirken.

Gerne übernehme ich die Gastführerschaft zu diesem Start.

Qualitätssicherung – von der Nachschau zur Vorschau

M. Hansis

Unfallchirurgische Klinik, Universitätsklinik Bonn, Sigmund-Freud-Straße 25, D-53127 Bonn

Die Bestandteile des Qualitätsmanagements sind bekannt: Strukur-, Prozeß- und Ergebnisqualität, Self audit, Qualitätszirkel, Second opinion, – die Begriffe sind hinreichend geläufig. Es soll an dieser Stelle nicht auf die Technologie des Qualitätsmanagements eingegangen werden; dies war vor einem Jahr Thema der Vorträge von K.M. Stürmer, D. Berg, J. Grüber und S. Behrens (1); aktuell hat sich dessen die Arbeitsgemeinschaft zur Förderung der Qualitätssicherung in der Medizin angenommen (2). Vielmehr sollen sich die folgenden Ausführungen ausschließlich der Frage zuwenden, ob, in welchem Umfang und cui bono Konsensus zu finden sind zum Niveau der Prozeß- und der Ergebnisqualität – ob und wofür es erforderlich sein kann, fachinterne Standards zum diagnostischen und therapeutischen Vorgehen zu schaffen.

In den Qualitätssicherungsprogrammen der Ärztekammer wird das erwünschte Ergebnis teilweise vom Durchschnitt aller Teilnehmer repräsentiert (stationäre Liegedauer, präoperative Behandlungsdauer). Anders bei der Infektions- und der Thromboserate: Hier wurde seit jeher eine Vorgabe, eine Leitlinie gegeben – unabhängig vom allgemein erreichten Level. – Die nachgehende Befragung nach Behandlungsergebnissen, nach Leistenhernienoperationen schließlich durch Herrn Scheibe (3) hat dort eine neue Dimension aufgetan: Gestützt auf Behandlungsergebnisse oder Teilnehmer

Hefte zu „Der Unfallchirurg“, Heft 249
Zusammengestellt von K. E. Rehm

werden retrospektiv mehr und weniger erfolgversprechende Verfahren unterschieden und mehr oder minder ausdrücklich für das prospektive Qualitätsmanagement angeboten. Dasselbe gilt, wenn zum Beispiel auf dem Chirurgenkongreß 1993 die Insider der Wirbelsäulenchirurgie ihre Zehnjahresbilanzen vorgelegt haben oder wenn hier in Berlin die Behandlungsergebnisse nach Oberarmkopffrakturen zusammengetragen werden. Auch derartige retrospektive Analysen haben inhaltlich prospektiven formenden, anleitenden Charakter. – Die traditionellen fachinternen Qualitätssicherungssysteme bewegen sich also stets an der Grenze zwischen retrospektiver Analyse und prospektiver Zielsetzung, ohne es jedoch nötig zu haben, allgemein übliche Vorgehensweisen und allgemein gewünschte Ergebnisse explizit als solche (als „Standards“) zu formulieren.

Anders sind die Verhältnisse, wenn es notwendig wird, nach außen, nichtmedizinischen Institutionen gegenüber derartige „allgemein akzeptierte Meinungen“ zu unterscheiden von isolierten Einzelmeinungen, von nicht erprobten neuen Trends oder vom Nachklapp alter, längst nicht mehr gültiger Anschauungen. Spätestens dann wäre es vernünftig und diskussionserleichternd, auf formulierte Konsensus zurückgreifen zu können.

Drei Beispiele:

- *Juristisch*: Jüngst war von uns kurz hintereinander in zwei Streitfällen eine gutachterliche Stellungnahme abzugeben; beide Male war eine vordere Kreuzbandruptur behandelt worden. Einmal erfolgte eine unmittelbare primäre Versorgung; der Patient klagte den behandelnden Arzt an unter Hinweis auf eine Veröffentlichung, nach der diese primäre Rekonstruktion nicht mehr zeitgemäß sei. Der andere Verletzte war einer sekundären Rekonstruktion zugeführt worden. Er klagte den behandelnden Arzt ebenfalls an und verwies auf eine Publikation, in der die möglichst anatomische Wiederherstellung des Kreuzbandapparates empfohlen wurde. Es ist ein ärgerlicher und insbesondere ein vermeidbarer Aufwand, hier jeweils dem Gericht klarmachen zu müssen, daß im Augenblick beide Techniken als ähnlich leistungsfähig bei jeweils eigenständigen Vor- und Nachteilen angesehen werden.
- *Administrativ*: Im Herbst 1993 galt es, die Kataloge für ambulante operative Eingriffe zu formulieren. Inhaltliche Anforderungen und berufspolitische Wünsche waren eng verwoben. Schließlich sollten „hygienische Anforderungen“ als sachliches Entscheidungs-Deckmäntelchen dienen. – Erneut wurde der Mangel offenkundig, daß zur Prozeßqualität der Krankenhaushygiene (Hygieneanforderungen) kein fachinterner Konsensus besteht.
- *Betriebswirtschaftlich*: Wenn wir mehrheitlich der Meinung wären, eine Computertomographie sei integraler Bestandteil der Diagnostik einer Navicularepseudarthrose, so müßte diese Leistung in die Kalkulation der Fallpauschale eingebracht werden. Sind wir der Meinung, daß dies normalerweise nicht erforderlich ist, dann wäre es vernünftig, diese Vorstellung auch explizit zum Ausdruck zu bringen, um den einzelnen behandelnden Arzt vor entsprechend penetranten Nachfragen von Kranken oder gar juristischen Übergriffen zu schützen. Gerade dann, wenn durch Pauschalpreise die intensive Neigung produziert wird, die pauschal honorierte Leistung möglichst preisgünstig entstehen zu lassen, muß über die inhaltlichen

Anforderungen ein möglichst klarer, freiwillig und intern zustande gekommener Konsens bestehen, um einerseits die adäquate Honorierung der Leistung zu erzielen und andererseits inadäquaten Zusatzforderungen seitens der Patienten zu begegnen. – Auch die in dieser Sitzung vorangegangenen Beiträge haben die Nachfrage nach inhaltlichen Konsensus aus betriebswirtschaftlicher Sicht offenkundig gemacht.

Ich kenne zur Genüge die Bedenken und Einwendungen, die gegen eine derartige Konsensformulierung erhoben werden (4–9) – man spricht dann von Standards, von Leitlinien, von Einengung der Therapiefreiheit, von Auslieferung des Behandlers an die Justiz usw. – im Gegensatz zu „standardisierten" Forderungen ginge es bei der von mir vorgeschlagenen Form der Konsensusfindung jedoch lediglich um eine explizite Formulierung des ohnehin Gebräuchlichen. Gerade in einer klinischen Wissenschaft, die sich derart zügiger Evolutionen erfreut wie die Unfallchirurgie, wäre es dringend notwendig und wünschenswert, im Verlauf derartige Evolutionen nicht nur von Zeit zu Zeit das zwischenzeitlich angefallene Wissen zu sortieren, sondern neu eingependelte und eingeübte Überzeugungen auch ausdrücklich als solche zu artikulieren – mit allen üblichen Vorbehalten der Individualität und etwa notwendiger Ausnahmen? – Bringt es nämlich nicht wesentlich mehr Unsicherheit, wenn die ohnehin vorhanden Konsensus nach außen nicht als solche erkennbar und demnach für einen Laien nicht von Außenseitermeinungen oder veralteten Meinungen unterscheidbar sind? – Warum sollen derartige formulierte Konsensus den Fortschritt hemmen? Sie sind doch fachgesellschaftsintern jederzeit leicht änderbar.

Zusammenfassung

Jede Form retrospektiven Qualitätsmanagements zeugt eines Tages, gewollt oder ungewollt die prospektive Formulierung von Qualitätsanforderungen. Diese sollten vorrangig innerhalb einzelner Fachgesellschaften auf dem Boden freiwillig erarbeiteter Konsensus mit den entsprechenden Vorbehalten formuliert werden. Sie dienen dem einzelnen Behandler nicht nur als Vergleichsinformation für sein eigenes Tun. Vielmehr dienen sie vor allem auch dazu, den verschiedenen nichtmedizinischen Einflußnahmen auf die ärztliche Tätigkeit adäquat zu begegnen, überzogene patientenseitige oder rechtssprechungsseitige Forderungen in Schranken zu weisen, bzw. eigenen Finanzierungsansprüchen die notwendige inhaltliche Grundlage zu geben.

Literatur

1. Stürmer KM, Gruber J (Vors) (1994) Qualitätssicherung, Anspruch, Leistungsfähigkeit und Risiken. H Unfallchirurg 241:537–566
2. NN (1994) „Die Sacharbeit kann beginnen" – Arbeitsgemeinschaft zur Förderung der Qualitätssicherung in der Medizin. Deutsches Ärzteblatt 91B:666–668
3. Scheibe O (1994) Rezidiv und Hodenatrophie nach Leistenhernienoperation (Vortrag) Suhl
4. Arnold M (1992) Grundsätzliche Grenzen der Qualitätssicherung in der Medizin. Chirurg 31:154–157

5. Klade H (1990) Qualitätssicherung: Eine Daueraufgabe, die ins Geld geht. Krankenhausumschau 1:39–41
6. Buchborn E (1993) Der Ärztliche Standard. Deutsches Ärzteblatt 90B:1446–1449
7. Bolten W (1994) Präventivmedizin – kritisch betrachtet. Deutsches Ärzteblatt 91B:902–903
8. Selbmann HK (1994) Jede Schwachstelle ist ein Schatz, den man heben muß. Rheinisches Ärzteblatt 48:15–19
9. Mohr W (1993) Qualitätssicherung in der ambulanten Versorgung: Eine Pflichtaufgabe. Deutsches Ärzteblatt 90B:943–944

Auswirkungen der GSG auf die Unfallchirurgie: Weiterbildung oder Dauerbeschäftigung?

A. Ekkernkamp

Chirurgische Klinik und Poliklinik, Universitätsklinik, Berufsgenossenschaftliche Kliniken Bergmannsheil, Bürkle-de-la-Camp-Platz 1, D-44789 Bochum

Nach der eingehenden Erörterung der ökonomischen Auswirkungen des Gesundheitsstrukturgesetzes auf die Unfallchirurgen in Klinik und Praxis, sollen hier zwei weitere Aspekte zusätzlich zu SGB V und Bundespflegesatzverordnung beleuchtet werden, nämlich die novellierte Weiterbildungsordnung und das Gesetz über die Befristung von Verträgen mit Ärzten in der Weiterbildung.

Das SGB V ist für die Bedarfsregulierung der niedergelassenen Vertragsärzteschaft verantwortlich, konsequent weitergedacht bedeutet es einen Niederlassungsstop für Krankenhausärzte, höchstrichterliche Urteile über die Frage des Berufsverbotes stehen noch aus. Somit ist die wesentliche „Abflußmöglichkeit" von Klinikärzten in die Vertragsarztpraxis nicht mehr gewährleistet, der frühere Charakter der Weiterbildungszeit im Krankenhaus mit späterer Anwendung der erworbenen Kenntnisse in eigener Praxis ist passé. Die Vertragsärzteschaft andererseits hat Schutzzäune erbeten und erhalten, das gedeckelte Budget wird für sie somit erträglicher.

Vor dem Hintergrund, daß 1962 58,1%, 1970 47,8% und 1993 nur noch 38,5% der berufstätigen Ärzte in Westdeutschland vertragsärztlich tätig waren, ist vorauszusehen, daß dieser Prozentsatz weiter abnehmen wird, andererseits die Bewältigung der hohen Zahlen von Studienabgängern allein von Krankenhäusern und Behörden wird bewerkstelligt werden müssen.

Daneben spitzt sich die wirtschaftliche Situation der Krankenhäuser weiter zu (Ekkernkamp 1993), Fallpauschalen, Sonderentgelte, hohe Anforderungen an Dokumentationen, Verschlüsselung und Qualitätssicherung, die Einführung des ambulanten Operierens als Krankenhausleistung (Ekkernkamp 1994), der damit angestrebte Bettenabbau und schließlich die angekündigte nächste Reformstufe des Gesundheitsstrukturgesetzes werden zu einer Schließung von „unwirtschaftlichen" Abteilungen und ganzen Krankenhäusern führen.

Hefte zu „Der Unfallchirurg", Heft 249
Zusammengestellt von K. E. Rehm

Einem größer gewordenen Angebot an Ärztinnen und Ärzten stehen knapper werdende Arbeitsplätze gegenüber.

Die Berechnung des Vorstandes der Bundesärztekammer prognostizieren gar eine Arbeitslosigkeit unter Ärzten von 60.000 bis zum Jahre 2000 (Montgomery 1994).

Befristete Verträge

Das Gesetz über die Befristigung von Verträgen mit Ärzten in der Weiterbildung resultiert aus den Überlegungen Mitte der 80er Jahre. Die damalige Novelle der Approbationsordnung sah erstmalig einen „Arzt im Praktikum" (AiP) vor. Erst nach Absolvieren dieser 18monatigen Praxis-Phase sollte die Approbation für Ärzte ausgesprochen werden.

Dies bedeutete für den Gesetzgeber eine Übernahme der Verpflichtung, für entsprechende Aus-/Weiterbildungsplätze Sorge zu tragen. Vergleiche mit Referendaren der Jurisprudenz und des Lehramtes wurden gezogen. Die Befristung von Verträgen für Ärzte in der Weiterbildung sollte die Fluktuation unter Assistenzärzten und somit ausreichende Vakanz für AiP-Stellen garantieren, ohne daß die Personalanhaltszahlen für den ärztlichen Dienst aus dem Jahre 1969 gravierend hätten geändert werden müssen.

Fest terminiert endet die Gültigkeit dieses Gesetzes im Jahre 1997. Da die nächste Novelle der Approbationsordnung den Arzt im Praktikum nicht mehr vorsieht, entfällt auch die Gesetzesgrundlage, so daß von einem Auslaufen dieser gesetzlich begründeten Zeitverträge ausgegangen werden kann.

Die Beurteilung der Vertragsbefristung ist divergent und wechselt je nach Perspektive. Für leitende Ärzte und Krankenhausverwaltungen vereinfacht das Gesetz die Personalplanung und -steuerung, Negativauswirkungen auf Seiten der Betroffenen sind bekannt. Existenzangst, Wohlverhalten, ständige Konkurrenzsituation sind mit den Vorstellungen eines *freien* Berufsstandes nicht zu vereinbaren.

Geworben werden soll an dieser Stelle für die Sicht des Assistenten; unüberhörbar ist die Empörung, wenn Krankenhausverwaltungen den Chefärzten befristete Verträge mit der Begründung der Motivationssteigerung anbieten.

Der Arbeitsmarkt

Die Zahl berufstätiger Ärztinnen und Ärzte hat in den vergangenen Jahren kontinuierlich zugenommen. Der Spalt zu Arztzahlen und Bedarf wird zukünftig noch weiter klaffen.

Wo sind regulierende Ansätze: zunächst läge die Priorität bei der Veränderung der Kapazitätenzulassungsverordnung für Medizinstudenten. Das Mißverhältnis zwischen Studienabgängern und Ärztebedarf ist den Politikern seit 20 Jahren bekannt (Ekkernkamp 1993). Eine wirksame Situationsveränderung ist jetzt nicht mehr zu erwarten, die aktuelle Studienplatzreduzierung auf 9.000 Absolventen pro Jahr mildert nur die Spitze der Problematik.

Hinsichtlich des gesamten Arbeitsmarktes sind die Initiativen der Verbände und Kammern zu begrüßen, neue Berufsfelder für Ärzte zu suchen. Auch eingedenk der Auffassung, ärztliche Tätigkeit müsse nicht ausschließlich im weißen Kittel erfolgen (Seehofer 1994), bleibt aber zu befürchten, daß unter den zahlreichen theoretischen Möglichkeiten (Ärzte als Journalisten, in der Pharmaindustrie, als Technologieberater etc.) unter der Einrichtung von Teilzeitstellen ausschließlich der Aufgabenbereich des Medizinischen Dienstes der Krankenkassen ein erfolgreiches und quantitativ relevantes Forum darstellen wird.

Inakzeptabel ist das geplante Procedere: der Ärzteüberschuß resultiert aus politischen Entscheidungen; die Politiker selbst aber übertragen die unangenehmen Folgen an Chefärzte und Klinikträger, die entweder den 35jährigen Facharzt nach mindestens 15jähriger Aus- und Weiterbildung in die Arbeitslosigkeit entlassen oder dem jungen, engagierten Studienanfänger den Eintritt in die Klinik versagen sollen.

Im folgenden ist speziell der Aspekt zu beachten, welche Perspektiven die Chirurgie/Unfallchirurgie ihren Ärzten zukünftig wird bieten können. Ein wichtiges Instrument ist die Novelle der Weiterbildungsordnung:

Die neue Weiterbildungsordnung

Scheinbar dominieren die positiven Gesichtspunkte: aus Sicht des Weiterzubildenden ist die neue Weiterbildungsdauer zum Arzt für Chirurgie von 6 auf 5 Jahre verkürzt worden, die bisherige Pflicht des Wechsels von Weiterbildungsstätte und Weiterbilder entfällt. Die Übergangsbestimmungen erscheinen günstig. Näher betrachtet relativieren sich die Vorteile: zwar ist der Berufsanfänger bei günstigem Verlauf nach 5jähriger Tätigkeit Arzt für Chirurgie, dieser Abschluß berechtigt höchstens für die Niederlassung in eigener Praxis, schon die D-Arzttätigkeit wird versagt bleiben. Für den zukünftigen Chefarzt am Kreiskrankenhaus mit nicht-gegliederter chirurgischer Abteilung dürfte es notwendig werden, mindestens über die Schwerpunktweiterbildungen Unfall- und Viszeralchirurgie zu verfügen. Dieses ist in einer Mindestweiterbildungszeit von 10 Jahren zu erlangen. Soll weiterhin Kompetenz für die chirurgische Intensivstation eingefordert werden, so erhöht sich diese Weiterbildungszeit um weitere 18 Monate.

Die Weiterbildung von Assistenzärzten ist nur ein Aspekt und inhaltlicher Gegenstand der Weiterbildungsordnung, ebenso wichtig ist der Charakter als Berufsausübungsordnung (Ekkernkamp und Muhr: Jahrbuch der Chirurgie 1993).

Dieses beinhaltet Risiken, aber auch Chancen für die Chirurgen mit Schwerpunktbezeichnung.

Wenig Beachtung findet bisher die neue Ideologie der Weiterbildungsordnung, die wesentlich von Hoppe initiiert worden ist. Während bisher der 6 Jahre weitergebildete Arzt für Chirurgie alle Bereiche des Faches abdecken konnte und der Teilgebietschirurg, z.B. Unfallchirurg, sich auf eine Teilmenge des Gesamtfaches – freiwillig – beschränkt hat, so wird es künftig in das Fach inkludierte, aber auch exkludierte und damit exklusive Schwerpunktinhalte geben.

Die fünfjährige Weiterbildung vermittelt so ein Basiswissen und -können, die dreijährige Schwerpunktweiterbildung hat nur inhaltlich eine geringe Schnittmenge.

Zukünftig wird der Chirurg/Unfallchirurg bestimmte Eingriffe in der Viszeralchirurgie nicht mehr ausführen dürfen (Whipple-Operation, große Darmresektionen, Oesophagusresektion), andererseits wird aber auch für den Chirurgen/Viszeralchirurgen ohne Schwerpunktweiterbildung Unfallchirurgie die anspruchsvolle Traumatologie gebietsfremd sein.

Hieraus resultiert die Notwendigkeit, weitere selbständige Schwerpunktabteilungen einzurichten ober aber auch in nicht gegliederten oder wegen der Abteilungsgröße nicht zu gliedernden Abteilungen qualifizierte Schwerpunktchirurgen zu beschäftigen.

Neben diesem somit erhöhten Bedarf an Unfallchirurgen gibt es einen weiteren Ansatz der Beschäftigungsmöglichkeiten in diesem Schwerpunktfach: die – auch in der Weiterbildungsordnung verankerte – inhaltliche Breite des Schwerpunktgebietes Unfallchirurgie muß erhalten oder besser ausgebaut werden. Der Traumatologe beansprucht nicht nur die Chirurgie des Bewegungsapparates, er ist nicht „Organspezialist, sondern Fachmann für das Trauma“ (Weller). Dieses bedeutet den Anspruch auf die Traumatologie von Thorax und Abdomen, aber auch die Kompetenz für präklinische Versorgung des Verletzten, die Primärversorgung in der Klinik und die Intensivbehandlung des Traumatisierten.

Nicht nur im berufsgenossenschaftlichen Heilverfahren ist der Unfallchirurg vom Einsatzort bis zur Wiedereingliederung in das Arbeitsleben für den Patienten verantwortlich.

Dieser umfassende Anspruch darf jedoch nicht Lippenbekenntnis oder berufspolitisches Postulat bleiben, nur die real erbrachte Leistung zählt. Erhöht sich die Zahl derjenigen Fachabteilungen, die auf Rettungsdienst und Intensivmedizin verzichten, folgerichtig anschließend den Anspruch auf die Notaufnahme („Kurzaufenthalt zwischen Rettungsdienst und Intensivbehandlung“) verlieren, verbleibt dem Unfallchirurgen die Elektivchirurgie des Bewegungsapparates (Hüft- und Knieendoprothetik) und die Versorgung einfacher Schaftfrakturen und Sprunggelenkbrüche am peripheren Krankenhaus, so sollte die Fusion mit der orthopädischen Chirurgie ernsthaft betrieben werden. Weitere Perspektiven könnten dem Nachwuchs nicht aufgezeigt werden.

Werden zudem Arthrolysen und Arthrodesen nach posttraumatischen Gelenkveränderungen dem Orthopäden, traumatisch entstandene Defekte dem Plastischen Chirurgen übergeben und wird die neue Zusatzbezeichnung Handchirurgie als Automatismus der Plastischen Chirurgie zugeordnet, so hat das Fach im zusammenrückenden Europa keine Zukunft.

Wird andererseits die Unfallchirurgie in voller Breite vertreten, sind wir gleichberechtigte Schwerpunktvertreter wie Viszeral-, Thorax- und Gefäßchirurgen, bilden wir den 5-Jahres-„Basischirurgen“ gemeinsam weiter, so hat auch die nächste Generation von Traumatologen eine gute Chance.

Hierarchie/Lebensalter Krankenhaus

Es sei erlaubt, auch liebgewonnene Strukturen zu überdenken. Die „normale“ Krankenhausabteilung Chirurgie gliedert sich in

Chef
Lt. OA OA OA
Assistenten/AiP

Die Altersverteilung der Krankenhausärzte – bisheriger Gipfel bei 31 Jahren – wird sich deutlich nach rechts verschieben.

An der Berufsgenossenschaftlichen und/oder Universitätsklinik wird auch zukünftig zwischen festem Staff und Rotationsassistenten zu unterscheiden sein. Letztere Gruppe ist auf dem Weg zum Arzt für Chirurgie, Viszeralchirurgie, Plastische oder Kinderchirurgie, Urologie oder Orthopädie. Bei Bewährung ist eine Übernahme in den festen Kreis wissenschaftlicher Mitarbeiter nicht ausgeschlossen. Diese wiederum sitzen – unabhängig von dem 1997 auslaufenden Bundesgesetz – auf befristeten Stellen zum Zwecke der Habilitation.

Aus diesem Pool rekrutieren sich die Führungspersonen der Versorgungs- und Schwerpunktabteilungen, so daß junge Forscher und Hochschullehrer nachwachsen können.

So ist eine gravierende Strukturänderung an Universitätskliniken nicht zu erwarten; das Team-Modell der Klinik für Orthopädische Chirurgie der Universität Bern mit 4 Abteilungsleitern, 4 Oberärzten und einem Direktor als primus inter pares wird zunächst Ausnahme bleiben.

Dringender Handlungsbedarf besteht an den Abteilungen der Grund- und Regelversorgung (86,2% der Krankenhäuser verfügen über weniger als 400 Betten, 3,4% über mehr als 800 Betten).

Hier muß der 43jährige kompetente, nicht-habilitierte Oberarzt unter dem 46jährigen Chefarzt für die nächsten 22 Berufsjahre motiviert bleiben oder werden. Die Einrichtung von unbefristeten Abteilungsleiterpositionen wäre ein erster Schritt; die kollegiale Leitung einer Chirurgischen Abteilung – in der Inneren Medizin von Kardiologen und Gastroenterologen zahlreich praktiziert – keineswegs abwegig.

Ausblick

Weiterbildung und Dauerbeschäftigung müssen keinen Widerspruch darstellen. Gesamtstaatliche Probleme können nicht gelöst werden. Selbstkritik, Kollegialität und Solidarität mit der nächsten Generation, Öffnung scheinbar starker Strukturen (ohne Tendenzen zu Anarchie und Chaos), die Ausnutzung des ganzen Spektrums der Traumatologie stellen die nächsten erforderlichen Schritte dar.

Signale von kompetenter Seite stimmen hoffnungsfroh; die Deutsche Gesellschaft für Unfallchirurgie trägt wesentliche Verantwortung.

Literatur beim Verfasser

X. Experimentelle Unfallchirurgie I

Vorsitz: G. Blümel, München; L. Claes, Ulm

Die Veränderung des Surfactant-Phospholipidspektrums in Abhängigkeit von der Verletzungsschwere beim polytraumatisierten Patienten: Ein prospektive Verlaufsstudie

M. Aufmolk[1], K. Dresing[1], R. Fischer[2], U. Obertacke[1] und K. P. Schmit-Neuerburg[1]

[1] Abteilung für Unfallchirurgie, Universitätsklinikum Essen, Hufelandstraße 55, D-45122 Essen
[2] Institut für Hygiene und Arbeitsmedizin, Universitätsklinikum Essen, Hufelandstraße 55, D-45122 Essen

Einleitung

Die Lungenalveolen werden von einem Phospholipidfilm, dem Surfactant, überzogen. Fehlender Surfactant führt zum Alveolenkollaps und damit zur Minderung der Gasaustauschfläche. Diese Veränderungen konnten z.B. beim Surfactantmangel des Frühgeborenen beobachtet werden [13, 21].

Auch beim Polytrauma wurde in den letzten Jahren die Lunge, als Ort des häufigsten Einzelorganversagen, untersucht [19, 31]. Im Rahmen des Lungenversagens (ARDS) fanden sich zahlreiche biochemische Veränderungen im Surfactant-System. In den bisher vorliegenden Studien wurden allerdings ausschließlich Patienten mit oder ohne Organversagen miteinander verglichen [9, 10, 20, 24, 25, 26, 29, 30]. Die Auswirkungen der (anatomischen) Verletzungsschwere für die Entstehung eines Organ- oder Multiorganversagens wurde dabei jedoch nicht berücksichtigt.

Ziel dieser Studie war zu klären, ob die initiale Verletzungsschwere akute Veränderungen der Surfactant-Zusammensetzung bewirkt. Zusätzlich sollte der Zusammenhang zwischen Veränderungen im Surfactant-System und der Entwicklung von Einzel- oder Multiorganversagen untersucht werden.

Hefte zu „Der Unfallchirurg", Heft 249
Zusammengestellt von K. E. Rehm

Patienten und Methode

Zur Erforschung der auslösenden pathophysiologischen Mechanismen eines Einzel- oder Multiorganversagens, werden seit 1990 polytraumatisierte Patienten in einer prospektiven Studie erfaßt. Zum Monitoring der pulmonalen Situation wird aus täglich durchgeführten bronchoalveolären Lavagen u.a. der Surfactant gewonnen und auf seine Zusammensetzung hin untersucht [5, 12, 14, 27]. Polytraumatisierte Patienten, die die in Tabelle 1 aufgeführten Einschlußkriterien erfüllten, wurden der prospektiven Studie zugeführt. Als Kontrollgruppe dienten 11 gesunde Probanden beiderlei Geschlechts, die in lokaler Anästhesie bronchoskopiert wurden.

Studien-Protokoll. Alle Patienten wurden 8, 24 und 48 Stunden nach dem Trauma einer bronchoalveolären Lavage (BAL) unterzogen. Der 3. Tag nach Trauma diente als Schalttag. Ab dem 4. Tag wurden die Patienten täglich morgens lavagiert, bis einschließlich 14 Tage nach Trauma oder Extubation. Die Lavage wurde in solchen Lungenabschnitten durchgeführt, die weder bronchoskopisch noch radiologisch sichtbare Zeichen einer Lungenkontusion oder anderer Lungenschädigungen aufwiesen.

Lavage-Technik. Die bronchoalveoläre Lavage wurde in intravenöser Narkose ohne Gabe von Muskelrelaxantien durchgeführt. PEEP und FiO_2 wurden 2 Stunden vor der geplanten Lavage nicht verändert. Während der Lavage wurde das Atemminutenvolumen durch Erhöhung des Beatmungsdruckes und des Flows konstant gehalten. Das FiO_2 wurde nicht erhöht. Das fiberoptischen Bronchoskop (Pentax FB-15X) wurde durch den endotrachealen Tubus in einen Segmentbronchus eingebracht. In dieser Position wurden dann zehnmal 10 ml 0,9% NaCl eingebracht und wieder aspiriert. Die „Recovery" betrug zwischen 40 und 70%, bei einer durchschnittlichen Dauer der Lavage von 2 Minuten. Die gewonnene Lavage-Flüssigkeit wurde auf Eis gekühlt und mit 180 G für 10 Minuten zentrifugiert, um Zellen und Zellmaterial zu sedimentieren [25].

Tabelle 1. Ein- und Ausschlußkriterien der prospektiven Studie. (GCS, Glasgow coma scale (32); SHT, Schädel-Hirn-Trauma)

Einschlußkriterien

Verletzungsschwere: ISS > 22 Punkte
Alter: 16–65 Jahre
GCS > 8 Punkte (SHT < III°, 32)
Zeit zwischen Unfall und Eintreffen des Notarztes: < 60 Minuten
Zeit zwischen Unfall und Ankunft in der Klinik: < 120 Minuten

Ausschlußkriterien

Vorbehandlung in einem auswärtigen Krankenhaus
OP aufgrund eines SHT
Tod durch hämorrhagischen Schock
Tod innerhalb der ersten 24 h
pulmonale oder kardiale Vorerkrankung in der Anamnese

Phospholipid-Bestimmung. Die Phospholipide wurden nach Folch [7] extrahiert. Dazu wurden 10 ml der Lavage mit 30 ml einer Chloroform-Methanol-Lösung (Verhältnis 2:1) gemischt. Dieses Gemisch wurde bei 40 °C unter einem Stickstoffstrom auf 300 µl eingeengt. Zur Abtrennung der Chloroformschicht wurde das Gemisch mit 1100 G für 5 Minuten bei 4 °C zentrifugiert. Nach Filtration durch einen Spritzenfilter (0,45 µm Porendurchmesser, Typ SJHVLO4NS, Fa. Millipore) wurden 20 µl des Extraktes in die HPLC-Trennsäule (Vorsäule LiChroSorb Si 60, 7 µm, Fa. Merck; Trennsäule LiChroSpher 100-Diol, 5 µm, Fa. SFD) appliziert und durch einen Gradient zunehmender Polarität (Acetonitril:Wasser:Essigsäure: 97,795:2,2:0,005 auf 84,995:15:0,005; Flußrate: 1,5 ml/min, Druck: maximal 120 bar, Temperatur 60 °C) getrennt. Die Messung der Phospholipide erfolgte mit Hilfe eines UV-Detektors (Typ Uvikon 810, Fa. Kontron) bei 200 nm. Die Phospholipidklassen wurde durch den Vergleich mit Phospholipidstandards (Fa. Sigma) identifiziert. Der Gesamt-Phospholipidgehalt berechnete sich durch die Addition der Chromatogramm-Flächen der einzelnen Phospholipidklassen. Seit 1992 wurden die Phospholipide zusätzlich mit Hilfe eines Massendetektors (Typ Sedex 45, Fa. Sedere) gemessen und zu Plausibilitätskontrollen herangezogen. Die Bestimmung des Gesamt-Phospholipidgehalt erfolgte ebenfalls durch photometrische Messung des organischen Phosphorgehaltes [3].

SP-A Bestimmung. Die SP-A Konzentrationen wurden aus dem zellfreien Überstand der Lavage mit Hilfe eines spezifischen humanen ELIZA-Tests bestimmt (Fa. Byk-Gulden, Konstanz). Dazu wurden die Testplaten über Nacht bei 4 °C mit einem momoklonalen Antikörper gegen humanes SP-A beschichtet und dann mit den Lavage-Proben und parallel mit Standard-Verdünnungen (5–1000 ng/ml) des humanen SP-A bei 37 °C inkubiert. Im Anschluß daran wurden die Testplatten gewaschen und mit einem Peroxidase-konjugierten polyklonalen Antikörper gegen humanes SP-A für weitere 2 Stunden inkubiert. Danach wurde O-Phenylenediamin-Dihydrochlorid (OPD) zugegeben und die Reaktion nach 5 Minuten mit 1 M schwefliger Säure gestoppt. Peroxidiertes OPD und damit der SP-A Gehalt wurde bei 405 nm mit einem Platten-Lesegerät (Fa. Anthos, Wien) gemessen.

Definitionen

Verletzungsschwere. Der Verletzungsschweregrad der Patienten wurde nach dem Abreviated Injury Scale (AIS, Revision 1990) bestimmt und daraus der Injury Severity Score (ISS, Baker et al. 1974) berechnet [1, 2]. Der Grad des Schädelhirntraumas (SHT) wurde nach dem Glasgow Coma Scale (GCS) eingeteilt [32].

Pneumonie. Für die Diagnose einer Pneumonie mußten 2 der nachfolgenden Kriterien erfüllt sein: Putrides Trachealsekret mit positiven Keimnachweis, neuaufgetretenes und persistentes Infiltrat im Thoraxröntgenbild in zeitlicher Zuordnung zum pathologischen Trachealsekret, Temperaturen > 38 °C.

Sepsis. Die Diagnose einer Sepsis wurde anhand der Definitionen der Konsensus Konferenz gestellt [22].

Einzel-/Multiorganversagen (OV/MOV). Die Diagnose eines Einzelorganversagens (OV) wurde anhand der Kriterien von Goris et al. (1985) gestellt, wobei ein Scorewert von 2 Punkten an mehr als 3 aufeinanderfolgenden Tagen vorliegen mußte. Waren mehr als 2 Organe im Einzelorganversagen, wurde ein Multiorganversagen diagnostiziert [8].

Gruppeneinteilung. Alle Patienten, die die Einschlußkriterien erfüllten wurden anhand des berechneten ISS in 2 Gruppen unterteilt:

Gruppe I: ISS < 40 Punkte, n = 16
Gruppe II: ISS > = 40 Punkte, n = 9
Normalprobanden: unverletzte Kontrollgruppe, n = 11

Statistik. Die Berechnung der Statistik erfolgte mit Programmen des Statistical Package for the Social Science (SPSS) for Windows. Alle Ergebnisse sind mit Mittelwert ± SEM aufgeführt. Kontinuierliche Variablen wurden mit Hilfe des t-Tests für unabhängige Stichproben auf ihre Signifikanz untersucht. Bei ordinalen Variablen wurde der Fisher'exact-Test angewendet. Als statistisch signifikant wurde ein p < = 0,05 angesehen.

Ergebnisse

Die Einschlußkriterien erfüllten 25 Patienten. Beide Gruppen unterschieden sich nicht hinsichtlich ihrer biometrischen Daten (s. Tabelle 2). Gruppe II wies definitionsgemäß eine signifikant höhere Verletzungsschwere im ISS und damit eine erhöhte Letalität und Morbidität auf (s. Tabelle 3).

Bei Gruppe II zeigte sich bis zum 5. Tag nach dem Unfall eine nicht signifikante Minderung des Oxygenierungsquotienten (Abb. 1) und der statischen Compliance (Abb. 2). Der positiv endexspiratorische Druck (PEEP), der inspiratorische Sauerstoffanteil (FiO_2), der arterielle Sauerstoffpartialdruck (pO_2) und der pulmonalarterielle Druck (PAP) waren ebenfalls nicht signifikant gruppenunterschiedlich (Daten werden nicht gezeigt).

Tabelle 2. Gruppenbeschreibung. Gruppe I: ISS < 40; Gruppe II: ISS > = 40. [ISS, Injury severity score (3); p-Wert, berechnetes Signifikanzniveau (signifikant p < = 0.05)]

	Gruppe I	Gruppe II	p-Wert
Anzahl	16	9	
Geschlecht (m/w)	11/5	7/2	0,63
Alter (Jahre)	36 ± 2	30 ± 5	0,34
Größe (cm)	178 ± 3	176 ± 4	0,75
Gewicht (kg)	79 ± 4	74 ± 4	0,33
Intubation am Unfallort	12	5	0,32

Tabelle 3. Ergebnisse. Gruppe I: ISS < 40; Gruppe II: ISS > = 40. [ISS, Injury severity score (3); OV/MOV, Einzelorgan-Multiorganversagen (8); p-Wert, berechnetes Signifikanzniveau (signifikant p < = 0.05)]

	Gruppe I	Gruppe II	p-Wert
ISS (Punkte)	29 ± 2	46 ± 3	< 0,001
Intensivbehandlung (Tage)	26 ± 3	49 ± 14	0,042
Beatmungsdauer (Tage)	21 ± 3	43 ± 13	0,037
Lungenkontusion	10	6	0,83
OV/MOV	2/0	2/2	0,09
Tod	0	4	0,004

Der aus der bronchoalveolaren Lavage gewonnene Surfactant der Normalprobanden beinhaltete im Mittel 10 µg/ml Gesamt-Phospholipide (GLP). Beide Untersuchungsgruppen zeigten über den gesamten Beobachtungszeitraum eine Erhöhung der GPL, die an den Tagen 1, 2, 5, 9, 11, 13 nach Unfall zwischen den Studiengruppen signifikant war (Abb. 3).

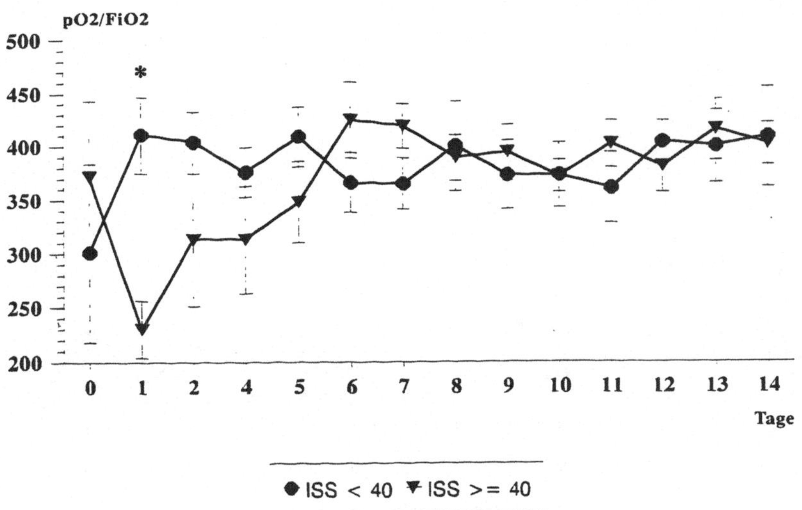

Abb. 1. Oxygenierungsquotient. Berechnung des Oxygenierungsquotienten durch Division des arteriellen Sauerstoffdruckes durch den inspiratorischen Sauerstoffanteil. Bis auf den ersten Tag nach dem Unfall zeigten sich keine signifikanten Unterschiede zwischen beiden Gruppen. Gruppe I: ISS < 40; Gruppe II: ISS > = 40. *ISS*, Injury severity score (3); * signifikant zwischen Gruppe I und Gruppe II

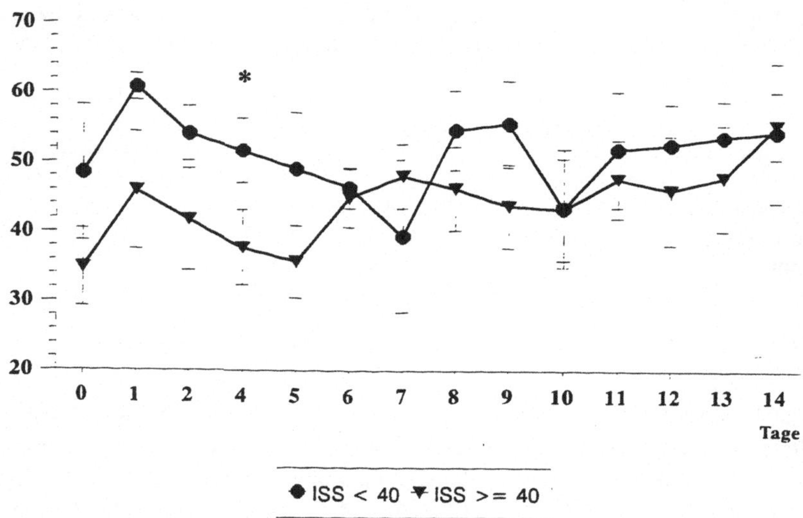

Abb. 2. Statische Compliance in ml/cm H_2O. Diese Abbildung zeigt die vom Respirator berechnete statische Compliance, als Ausdruck der mechanischen Belastung der Lunge. In den ersten 5 Tagen nach dem Unfall war die statische Compliance nicht signifikant in Gruppe II erniedrigt. Gruppe I: ISS < 40; Gruppe II: ISS > = 40. *ISS*, Injury severity score (3); * signifikant zwischen Gruppe I und Gruppe II

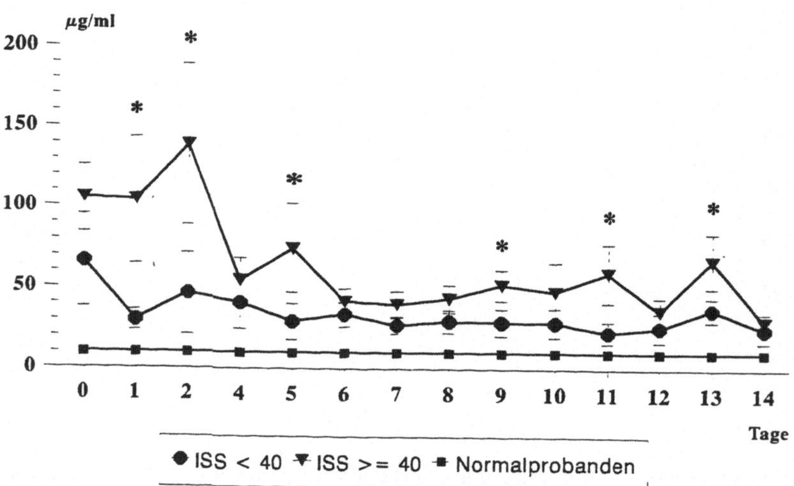

Abb. 3. Gesamt-Phospholipide (μg/ml). Die Abbildung gibt die Unterschiede in der Menge an Gesamt-Phospholipiden (GPL) in der bronchoalveolären Lavage wieder. Beide Untersuchungsgruppen zeigten eine Erhöhung der GPL in den ersten 5 Tagen nach Trauma. Eine signifikante Erhöhung zeigte sich bei Gruppe II sowohl in der Primär- (bis Tag 5), als auch in der Sekundärphase (> Tag 8). Gruppe I: ISS < 40; Gruppe II: ISS > = 40. *ISS*, Injury severity score (3); * signifikant zwischen Gruppe I und Gruppe II

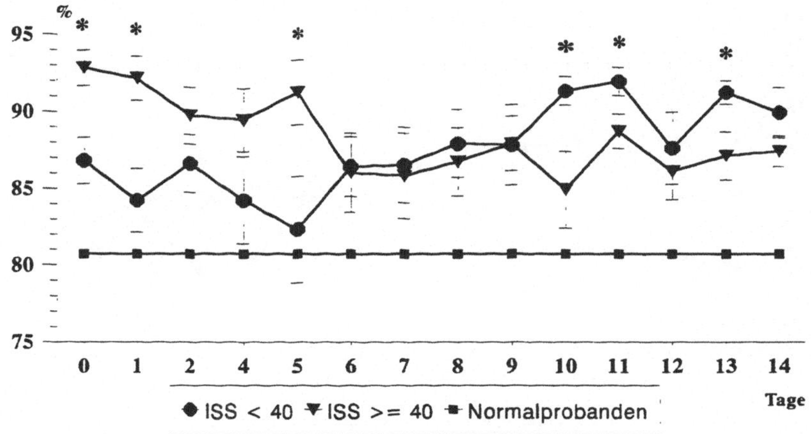

Abb. 4. Phosphatidylcholin (%). In dieser Abbildung werden die Unterschiede bezüglich des prozentualen Anteils von Phosphatidylcholin (PC%) an den Gesamt-Phospholipiden dargestellt. Bei beiden Untersuchungsgruppen war PC% erhöht. Eine signifikante Erhöhung zeigte sich bei Gruppe II in der Primärphase (bis Tag 5), während in der Sekundärphase (> Tag 8) eine Verminderung gegenüber Gruppe II vorlag. Gruppe I: ISS < 40; Gruppe II: ISS > = 40. *ISS*, Injury severity score (3); * signifikant zwischen Gruppe I und Gruppe II

Bei den Normalprobanden hatte das Phosphatidylcholin, der Hauptbestandteil des Surfactant, einen prozentualen Anteil von 82% an den GLP. Im Vergleich dazu ließ sich in beiden Untersuchungsgruppen eine signifikante Erhöhung des prozentualen Phosphatidylcholin-Anteils (PC%) nachweisen. Die schwere verletzte Gruppe II zeigte im Vergleich zur Gruppe I in den ersten 5 Tagen nach Trauma eine signifikante Erhöhung des PC%, während ab dem 10. Tag eine deutliche Verringerung registriert werden konnte (Abb. 4).

Der Phosphatidylglycerol-Anteil (PG%) lag bei den Normalprobanden bei 12%. Sowohl in Gruppe I, als auch in Gruppe II lag PG% deutlich niedriger. In den ersten 5 Tagen nach Trauma ließ sich in der schwerer verletzten Gruppe II ein signifikant niedriger Phosphatidylglycerol-Anteil nachweisen. Ab dem 6. Tag zeigte sich eine Zunahme des prozentualen PG-Anteils in Gruppe II, der an Tag 10 und 11 signifikant im Vergleich zu Gruppe I gesteigert war (Abb. 5).

Das Surfactant-assozierte Protein A (SP-A, Abb. 6) ließ sich in Gruppe II deutlich vermehrt nachweisen. Im Vergleich zur Gruppe I konnten zwischen Tag 2 und 5 signifikant erhöhte Werte gemessen werden. Zwischen Gruppe I und den Normalprobanden fanden sich nur geringe Unterschiede.

Diskussion

Wie schon im Tierexperiment gezeigt wurde, führen unterschiedliche exogene Noxen zu einem Anstieg der GPL und des SP-A in der Lavage-Flüssigkeit durch vermehrte Produktion des Pneumozyten vom Typ II (P II Zelle) [6, 17, 18, 33].

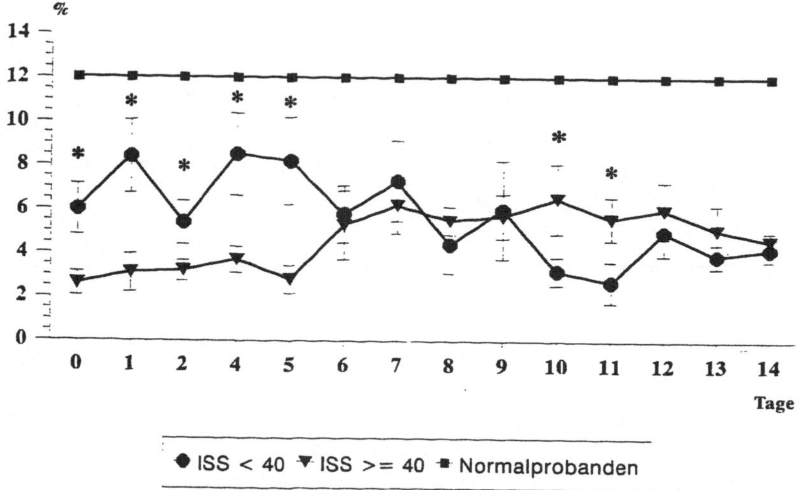

Abb. 5. Phosphatidylglycerol (%). In dieser Abbildung wird der prozentuale Anteil des Phosphatidylglycerol (PG%) an den Gesamt-Phospholipiden dargestellt. PG% war bei den Untersuchungsgruppen deutlich vermindert, im Vergleich zu den Normalprobanden. Nach einer anfänglichen Erniedrigung bis zum 5. Tag nach dem Trauma, zeigt sich ein Anstieg nach dem 5. Tag nach Trauma bei Gruppe II. Gruppe I: ISS < 40; Gruppe II: ISS > = 40. *ISS*, Injury severity score (3); * signifikant zwischen Gruppe I und Gruppe II

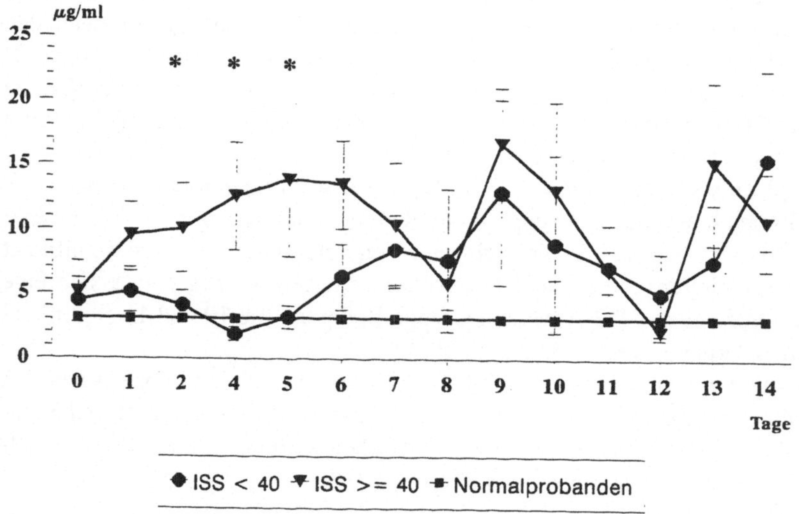

Abb. 6. Surfactant-assoziiertes Protein A (SP-A, µg/ml). Darstellung von SP-A in der bronchoalveolären Lavage. Normalprobanden und Gruppe I zeigten keine Unterschiede in den ersten 5 Tagen nach Trauma. Dagegen konnte bei den schwerer verletzten eine signifikante Erhöhung ab Tag 2 beobachtet werden. Im weiteren Verlauf lassen sich keine signifikanten Unterschiede zwischen den Untersuchungsgruppen ausmachen. Gruppe I: ISS < 40; Gruppe II: ISS > = 40. *ISS*, Injury severity score (3); * signifikant zwischen Gruppe I und Gruppe II

Auch bei polytraumatisierten Patienten zeigte sich in den ersten 5 Tagen nach Trauma ein signifikanter Anstieg der GLP im Surfactant, der vor allem auf die erhöhte Menge an PC zurückzuführen war. PC als Hauptbestandteil des Surfactants ist an der Ausbildung des oberflächenaktiven Filmes ursächlich beteiligt [13, 21, 28]. Bezogen auf die GLP, zeigte sich ein Anstieg von PC%, während PG% im selben Zeitraum vermindert war. Diese Veränderungen waren bei den schwerer verletzten Patienten (Gruppe II) stärker ausgeprägt.

Bei dieser akuten Veränderung durch das Trauma könnte es sich um eine aktive Sekretionsleistung der P II Zelle handeln. Für diese Annahme spricht neben der Änderung der Surfactant Zusammensetzung auch der erhöhte Spiegel von SP-A. SP-A wird eine Schlüsselrolle bei der Bildung des aktiven Oberflächenfilms zugeschrieben [11, 16, 23, 28, 34, 35, 36]. Die systemische unspezifische Aktivierung inflammatorischer Prozesse als Reaktion auf das Trauma [4, 14, 37] könnte demnach auch eine unspezifische Reaktion der P II Zelle bewirken, die sich in der vermehrten Sekretion von Surfactant äußert. Diese Reaktion auf das Trauma würde die weitere Verschlechterung der mechanischen Lungenfunktion (statische Compliance) und der Oxygenierung (Oxygenierungs-Quotient) verhindern. Zusätzlich wird einer Permeabilitätssteigerung der Alveolenmembran und damit der interstitiellen Ödembildung, wie sie beim Trauma gefunden wird, entgegengewirkt [15, 31].

Andererseits könnte es sich bei den hier gefundenen Veränderungen auch um eine Störung der Wiederaufnahme des Surfactant und damit um eine Recycling-Störung handeln. In diesem Falle würde die erhöhte Phospholipidkonzentration in der BAL einem Auswaschphänomen entsprechen. In diesem Fall hätte jedoch ein rascher Abfall der GPL beobachtet werden müssen, da 80% des Surfactant im Alveolarraum vorliegen und die normale Syntheserate 14–35 Stunden in vivo dauert [13, 21, 28, 36].

Im Unterschied zur Zusammensetzung des Surfactant in den ersten 5 Tagen nach Trauma war bei dem 2. Anstieg der GPL in Gruppe II PC% deutlich vermindert. Diese Verschiebung des Phospholipidspektrums konnte durch andere Untersucher auch im Rahmen eines ARDS beobachtet werden [9, 10, 19, 25, 26, 30]. Tierexperimentell konnte beim chronischen Lungenversagen ebenfalls eine Verschiebung des Surfactant-Spektrums gefunden werden [33]. Die Veränderungen der Surfactant-Zusammensetzung in der sekundären Phase nach Trauma lassen sich daher mit dem prozentual höheren Anteil von OV/MOV in der schwerer verletzten Gruppe erklären.

Zusammenfassend halten wir die gefundenen Veränderungen in der Initialphase nach Trauma für eine unspezifische Reaktion der P II Zelle. Nach dem Trauma führt die unspezifische Aktivierung durch humorale Faktoren zu einer Steigerung der Syntheseleistung der P II Zelle, die zu einer gesteigerten Freisetzung von Phospholipiden führt. Die Menge und die Zusammensetzung des dabei produzierten Surfactant ist dabei von der Schwere des Traumas abhängig. Ab dem 8. Tag zeigte sich ein erneuter Anstieg der Phospholipide bei der schwerer verletzten Gruppe. Dieser Surfactant ist jedoch in seiner Zusammensetzung im Vergleich zu dem in der Primärphase produzierten Surfactant verändert und ist auf den erhöhten Anteil von Patienten mit OV/MOV zurückzuführen. Verlaufskontrollen des Surfactant können daher zum Monitoring der pulmonalen Situation und zum Abschätzen des individuellen Risikos für ein OV/MOV herangezogen werden.

Zusammenfassung

Ziel der Studie war es zu überprüfen, ob die Verletzungsschwere einen Einfluß auf Veränderungen der Surfactant-Zusammensetzung beim Polytrauma hat. In einer prospektiven Studie wurden Patienten anhand der Verletzungsschwere im Injury Severity Score (ISS) in eine Gruppe mit niedrigerem Risiko (Gruppe I: ISS < 40, n = 16) und eine Gruppe mit hohem Risiko (Gruppe II: ISS > 40, n = 9) für ein OV/MOV eingeteilt. Vom Unfalltag bis zum 14. Tag nach Trauma, bzw. der Extubation des Patienten wurden bronchoalveoläre Lavagen durchgeführt. Die gewonnene Lavageflüssigkeit wurde zunächst mit 180 G zentrifugiert, um Zellen und Zelltrümmer zu entfernen. Aus diesem Zentrifugat wurden mit der HPLC-Methode die Bestandteile des Surfactant aufgetrennt und die Menge an Phospholipiden mit einem UV-Detektor bestimmt. Die Analyse des Surfactant-assoziierten Protein A (SP-A) erfolgte mit einem humanen ELISA-Test. Die Lavageflüssigkeit von 11 gesunden Normalprobanden wurde zu Vergleichsuntersuchungen herangezogen. Beide Patienten-Gruppen unterschieden sich nicht signifikant hinsichtlich ihrer Geschlechts- und Altersstruktur. In Gruppe II verstarben signifikant mehr Patienten (I: n = 0, II: n = 4), Verletzungsschwere (I: 29,3 ± 1,2, II: 46,3 ± 2,7) und Beatmungszeit (I:21 ± 3, II: 43,4 ± 13) waren signifikant erhöht. OV/MOV waren in Gruppe II nicht signifikant erhöht (I: n = 2, II: n = 4, p = 0,09). Beide Gruppen zeigten eine Erhöhung der Gesamt-Phospholipide (GPL) und des prozentualen Phosphatidylcholin-Anteils (PC%), während der prozentuale Phosphatidylglycerol-Gehalt (PG%) im Vergleich zu den Normalprobanden erniedrigt war. Die Analyse des Surfactant für die Gruppe II zeigte eine signifikante Erhöhung der GPL, sowie des PC% bis zum 5. Tag nach Trauma („Primärphase"). Im gleichen Zeitraum war PG% signifikant erniedrigt. Ebenso zeigte sich eine signifikante Erhöhung des SP-A in den ersten 5 Tagen nach Trauma. In einer „Zwischenphase" (Tag 6–8) zeigten sich keine signifikanten Unterschiede zwischen beiden Gruppen. In der „Spätphase" ab Tag 8 nach Trauma zeigte sich wiederum ein signifikanter Anstieg der GPL in der Gruppe II. PC% war in dieser Phase bei Gruppe II signifikant erniedrigt. Die Veränderung des Surfactant in der Primärphase scheinen eine aktive Sekretionsleistung der P II Zelle zu sein. Diese Reaktion ist von der Schwere der Verletzung abhängig. Die Veränderungen des Surfactant in der Spätphase sind bei den schwerer verletzten Patienten von der höheren Anzahl an Organversagen (I: 12%, II: 44%) abhängig. Die Veränderungen des Surfactant können daher zur Verlaufskontrolle und zur Abschätzung des individuellen Risikos für ein OV/MOV herangezogen werden.

Literatur

1. Association for the advancement of automotive medicine: The abbreviate injury scale 1990 revision, Des Plaines, IL
2. Baker SP, O'Neill B, Haddon W, Long WB (1974) The injury severity score: A method for describing patients with multiple injuries and evaluation emergency care. J Trauma 14:187–196
3. Bartlett GR (1959) Phosphorus assay in column chromatography. J Biol Chem 234:466–468

4. Barton RN, Stoner HB, Watson SM (1987) Relationships among plasma cortisol, adrenocorticotrophin, and severity of injury in recently injured patients. J Trauma 27 (4):384–392
5. Costabel U (1988) Methode und Technik der bronchoalveolären Lavage. Prax Klin Pneumol 42:218–221
6. Curstedt T, Hagman M, Robertson B, Camner P (1983) Rabbit Lungs After Long-Term Exposure To Low Nickel Dust Concentration. I. Effects On Phospholipid Concentration, And Surfactant Activity. Environmental Research, 30 (1):89–94
7. Folch J, Lees M, Stanley GHS (1957) A simple method for the isolation and purification of total lipids from annimal tissue. J Biol Chem 226:497–509
8. Goris RJA, Te Broekhorst TPA, Nuytinck JKS, Gimbre're JSF (1985) Multiple organ failure: Generalized autodestructive inflammation? Arch Surg 120:1109–1115
9. Gregory TJ, Longmore WJ, Moxley MA, Whitsett JA, Reed CR, Fowler AA, Hudson LD, Maunder RJ, Crim C, Hyers TM (1991) Surfactant chemical composition and biophysical activity in acute respiratory distress syndrome. J Clin Invest 88:1976–1981
10. Hallman M, Spragg JH, Harrell JH, Moser KM, Gluck L (1982) Evidence of lung surfactant abnormalities in respiratory failure. Study of bronchoalveolar lavage phospholipids, surface activity, phospholipase activity, and plasma myoinositol. J Clin Invest 70:763–683
11. Hawgood S, Benson BJ, Schilling J, Damm D, Clements JA, White RT (1987) Nucleotide and amino acid sequencies of pulmonary surfactant protein sp 18 and evidence for cooperation between sp 18 and sp 28–36 in surfactant lipid adsorption. Proc Natl Acad Sci 84:66–70
12. Hertz MI, Woodward ME, Gross CR, Swart M, Marcy TW, Bitterman PB (1991) Safety of bronchoalveolar lavage in the critically ill, mechanically ventilated patient. Crit Care Med 19:1526–1532
13. Hills BA (1990) The role of lung surfactant. Br J Anaestesiol 65:13–29
14. Hunninghake GW, Gadek JE, Kawanami O, Ferrans VJ, Crystals RG (1979) Inflammatory and immune processes in the human lung in health an desease: evaluation by bronchoalveolar lavage. Am J Pathol 97:149–...
15. Jobe A, Ikegami I, Jacobs H, Jones S, Conaway D (1983) Permeability of premature lamb lungs to protein and the effect of surfactant on that permeability. J Appl Physiol 1:169–176
16. King RJ, Carmichael C, Horowitz PM (1983) Reasembly of lipid.protein complexes of pulmonary surfactant: proposed mechanism of interaction. J Biol Chem 258:10672–10680
17. Kirkland JB, Bray TM (1989) Impaired surfactant function in 3-methylindole-induced lung injury in goats: Comp-Biochem-Physiol-C, 94(2):591–593
18. Lesur O, Veldhuizen RA, Whitsett JA, Hull WM, Possmayer F, Cantin A, Begin R (1993) Surfactant-associated proteins (SP-A, SP-B) are increased proportionally to alveolar phospholipids in sheep silicosis. Lung 171 (2):63–74
19. Lewis FR, Blaisdell FW, Schlobohm RM (1977) Incidence and outcome of posttraumatic respiratory failure. Arch Surg 112:436–443
20. Lewis JF, Jobe AH (1993) Surfactant and the adult respiratory distress syndrome. Am Rev Respir Dis 147;218–233
21. Mason RJ (1987) Surfactant synthesis, secretion, and function in alveoli and small airways. Respiration 51 (Suppl 1):3–9
22. Members of the american college of chest physicians/society of critical care medicine consensus conference committee (1991) Definitions for sepsis and organ failure and guidelines for the use of innovative therapies in sepsis. Crit Care Med 20:865–874
23. Metcalfe IL, Enhorning G, Possmayer F (1980) Surfactant-associated proteins: their role in the reduction of surface tension. J Appl Physiol 49:34–41
24. Pison U, Gono E, Joka T, Obertacke U (1987) Phospholipid lung profile in adult respiratory distress syndrome – Evidence for surfactant abnormality. First Vienna Schock Forum, Part A, Pathophysiological role of mediators and mediator inhibitors in shock, pp 517–523
25. Pison U, Obertacke U, Brand M, Seeger W, Joka Th, Bruch J, Schmit-Neuerburg KP (1990) Altered pulmonary surfactant in uncomplicated and septicema-complicated course of acute respiratory failure. J Trauma 30(1):19–26

26. Pison U, Seeger W, Buchhorn R, Joka T, Brand M, Obertacke R, Neuhof H, Schmit-Neuerburg KP (1989) Surfactant abnormalities in patients with respiratory failure following multiple trauma. Am Rev Resp Dis 140:1033–1039
27. Rennard SI, Basset G, Lecossier D, O'Donnel KM, Pinkston P, Martin PG, Crystal RG (1986) Estimation of volume epithelial lining fluid recovered by lavage using urea as marker of dilution. J Appl Physiol 60:532–...
28. Rooney SA (1985) The surfactant system and lung phospholipid biochemistry. Am Rev Resp Dis:131:439–...
29. Seeger W, Günther A, Walmrath HD, Grimminger F, Lasch HG (1993) Alveolar surfactant and adult respiratory distress syndrome, pathogenetic role and therapeutic prospects. Clin Investig 71:177–190
30. Seeger W, Pison U, Buchhorn R, Obertacke U, Joka T (1990) Surfactant abnormalities and adult respiratory failure. Lung (Suppl):891–902
31. Sturm JA, Wisner DH, Oestern H-J, Kant CJ, Tscherne H, Creutzig H (1986) Increased lung capillary permeability after trauma: a prospective clinical study. J Trauma 26(5):409–418
32. Teasdale G, Jennett B (1974) Assesment of coma and impaired consciousness. Lancet I: 81–...
33. Thrall RS, Swendsen CL, Shannon TH, Kennedy CA, Frederick DS, Grunze MF, Sulavik SB (1987) Correlation of changes in pulmonary surfactant phospholipids with compliance in bleomycin-induced pulmonary fibrosis in the rat. Am Rev Respir Dis 136:113–118
34. Voorhout WF, Veenendaal T, Haagsman HP, Verkleij AJ, van Golde LM, Geuze HJ (1991) Surfactant protein A is localized at the corners of the pulmonary tubular myelin lattice. J Histochem Cytochem 39:1331–1336
35. Wali A, Beers MF, Dodia C, Feinstein SI, Fisher AB (1993) (5) ATP and adenosine 3',5'-cyclic monophosphate stimulate the synthesis of surfactant protein-A in rat lung. Am J Physiol 264:431–437
36. Wright JR, Clements JA (1987) Metabolism and turnover of lung surfactant. Am Rev Resp Dis 135:426–444
37. Ziegler MZ, Morissey EC, Marshall LF (1990) Catecholamine and thyroid hormones in traumatic injury. Crit Care Med 18(3):253–258

Lokale und systemische Reaktionen nach isolierter homolateraler Lungenkontusion

U. Obertacke[1], H. Redl[2], F. Neudeck[1], M. Thurnher[2], C. Kleinschmidt[1], G. Schlag[2] und K. P. Schmit-Neuerburg[1]

Abteilung für Unfallchirurgie, Universitätsklinikum Essen, Hufelandstraße 55, D-45122 Essen
Ludwig-Boltzmann-Institut für experimentelle und klinische Traumatologie, A-1200 Wien

Einleitung

Die klinischen *Probleme* der stumpfen parenchymatösen Verletzung der Lunge (Lungenkontusion) sind die Progredienz der von ihr verursachten Störungen, ihre initial erschwerte bzw. verzögerte Diagnostik und die hohe von ihr verursachte Mortalität, die von begleitenden stammnahen Frakturen zusätzlich gesteigert wird [11, 13, 16, 17]. Unklar ist, gerade weil die Lungenkontusion überwiegend als Teilaspekt einer Mehrfachverletzung auftritt, ob ihre vermeindlichen Folgen originär durch die Parenchymverletzung der Lunge verursacht sind, oder ob die klinisch regelmäßig begleitenden Epiphänomene der alveolären (schmerzbedingten) Hypoventilation, der Hypoxämie, der Thoraxwandinstabilität, des Blutverlustes etc., die Prognose der Verletzung bestimmen.

Ziel der vorliegenden experimentellen Untersuchung war es, Daten über lokale und ggf. systemische Folgereaktionen nach *isolierter* Lungenkontusion zu erhalten, welche nicht auf Begleitverletzungen bzw. Epiphänomene zurückzuführen sind, und welche die klinische Rolle der Lungenkontusion erklären können.

Methode

Es erfolgten *Akutversuche* [11] am Großtiermodell (Schwein) mit einer isolierten homolateralen Lungenkontusion durch einen modifizierten Schußapparat (n = 8 kontusionierte Tiere [K], n = 4 Kontrollen bzw. „sham-Tiere“ [S]). Der Meß- und Beobachtungszeitraum betrug 8 Stunden nach Applikation der experimentellen Lungenkontusion bzw. nach Versuchsbeginn. Während der gesamten Untersuchung und während der Applikatur der Lungenkontusion waren die Tiere in tiefer Allgemeinanästhesie und kontrolliert beatmet. Ein Standard-Therapieregime für Beatmung und Hämodynamik verhinderte eine relevante Hypoxämie/Hypercarbie bzw. arterielle Hypoperfusion. Vorversuche (n = 4) stabilisierten das experimentelle Modell.

Eine formelle *Tierversuchsgenehmigung* lag vor (MA 58-1321/92).

Die *Datenerfassung* erfolgte vor und während der 8 Std.-Periode über ein kardiopulmonales Monitoring mit Swan-Ganz-Katheter, Blutabnahmen (Zeitpunkte 0, 30 min, 4. und 8. Std) und Abnahmen von bronchoalveolären Lavagen (BAL) aus der

Hefte zu „Der Unfallchirurg“, Heft 249
Zusammengestellt von K. E. Rehm

kontusionierten [K] und der unverletzten kontralateralen [CL] Lunge (Zeitpunkte 30 min und 8. Std).

Die Versuchsdaten und -ergebnisse wurden PC-gestützt dokumentiert. Die Auswertung und Darstellung erfolgte für die Meß- bzw. Abnahmezeitpunkte unter Errechnung des Mittelwertes mit Angabe seines Standardfehlers (SEM). Dabei werden in einer Abbildung die Daten der Tiere mit Lungenkontusion [K] den Daten der Kontroll-(„sham-")Tiere [S] gegenübergestellt; bei BAL-Ergebnissen werden Daten aus der kontusionierten [K] Lunge denen der contralateralen [CL] Lunge und der Lunge der Kontrolltiere [S] gegenübergestellt.

Eine *statistische Analyse* erfolgte mit Hilfe des t-Testes für unverbundene Stichproben. Signifikante Unterschiede wurden bei einem p-Wert von $< 0{,}05$ angenommen.

Ergebnisse [11]

Es gelang eine gleichförmige Schädigung der Tiere der Kontusionsgruppe bei ansonsten reaktionsarmem Verlauf der Kontrollgruppe. Insbesondere konnten bei den lungenkontusionierten Tiere keine relevanten Thoraxwandverletzungen festgestellt werden, ebenso ergaben sich keine Blutverluste, Störungen des Säure-Base-Haushaltes, Anurien, Hypothermien oder sonstige Komplikationen durch den Versuchsaufbau.

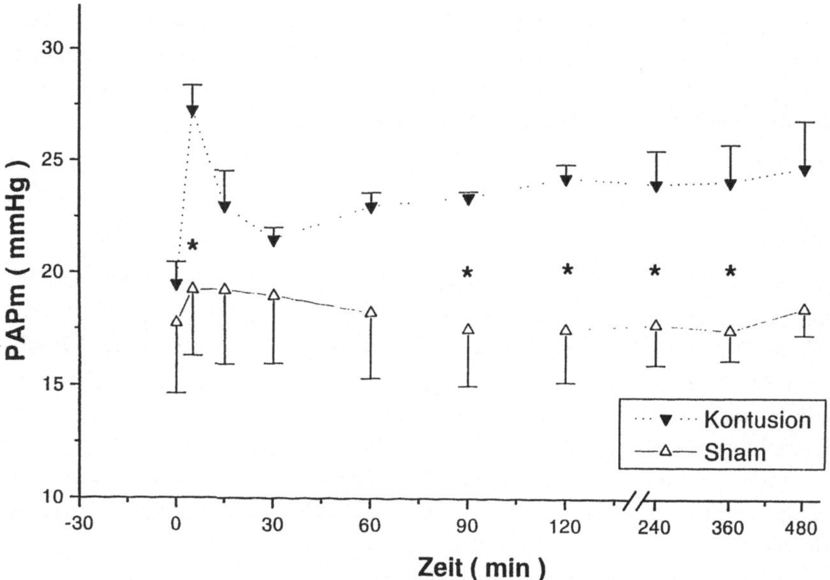

Abb. 1. Pulmonalarterieller Mitteldruck (*PAPm*) nach experimenteller isolierter homolateraler Lungenkontusion: Die Kurven zeigen gleichförmige Verläufe für die Kontrollgruppe (Sham) sowie in der Kontusionsgruppe kurzzeitig unmittelbar nach der Verletzung einen Anstieg des pulmonal-arteriellen Mitteldrucks. Im Weiteren bestehen dann kontinuierlich ab der 60–90 min signifikante (*) und erkennbar *progrediente* PAP-Unterschiede in den Gruppen

Hämodynamik und Lungenfunktion

Keine Gruppenunterschiede zeigten Herzfrequenz, arterieller Mitteldruck, zentraler Venendruck, Herzzeitvolumen, systemischer Gefäßwiderstand, peripherer Sauerstoffmangel und -verbrauch. Der arterielle Sauerstoffpartialdruck fiel im Mittel nicht unter 100 mm HG, der arterielle Kohlendioxyd-Partialdruck lag im Mittel zwischen 31 und 36 mm Hg.

Signifikante Unterschiede mit Progredienz im Verlauf ergaben sich für den pulmonal-arteriellen Mitteldruck (Abb. 1) und Widerstand, den inspiratorischen Beatmungsdruck, den Oxigenierungsquotienten, die gemischtvenöse Sauerstoffsättigung und die totale Compliance.

Systemische Reaktionen

Keine Unterschiede zeigten die Verläufe des pH und des Lactat im Serum. Signifikant war eine Aktivierung des Komplement- und Gerinnungssystems sowie der peripheren polymorphkernigen neutrophilen Granulozyten bei den lungenkontusionierten Tieren innerhalb von 30 min nach dem Trauma (Abb. 2–4).

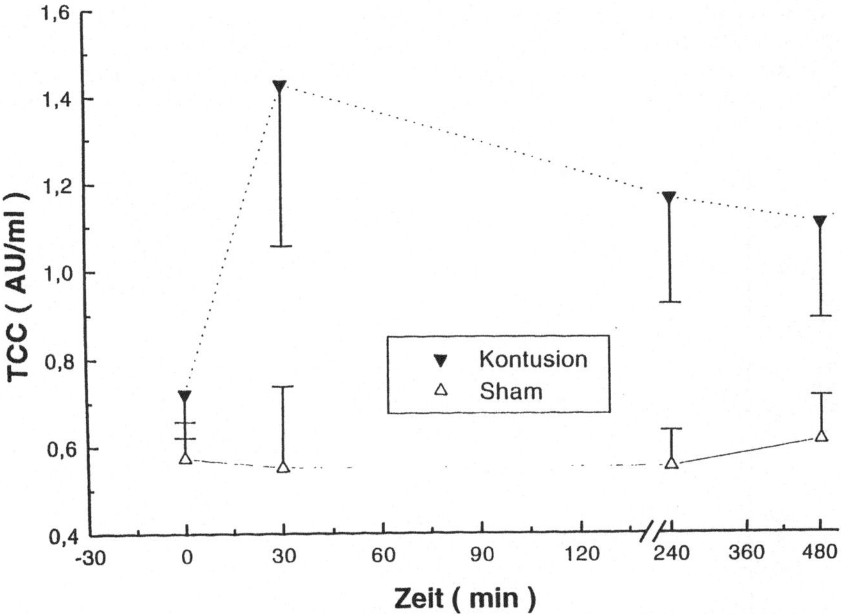

Abb. 2. Terminaler Complement-Complex (*TCC*) in der BAL nach experimenteller isolierter homolateraler Lungenkontusion: Angegeben sind die Daten für die kontusionierte (K) und die primär unverletzte, kontralaterale (CL) Lunge, sowie die Werte der Sham(Kontroll)-Tiere (S). Die Daten zeigen in der kontusionierten Lunge (signifikant (*) unterschiedlich zu S und CL) zu den Zeitpunkten 30 min und 480 min eine Erhöhung des TCC mit *Progredienz* im Untersuchungszeitraum. Die TCC-Konzentration in der BAL steigt bis zu 1/3–1/2 der mittleren Plasmakonzentration von TCC. Die kontralaterale Lunge zeigt erhöhte Werte im Vergleich zu den Sham(Kontroll)-Tieren ohne jedoch ein Signifikanzniveau zu erreichen

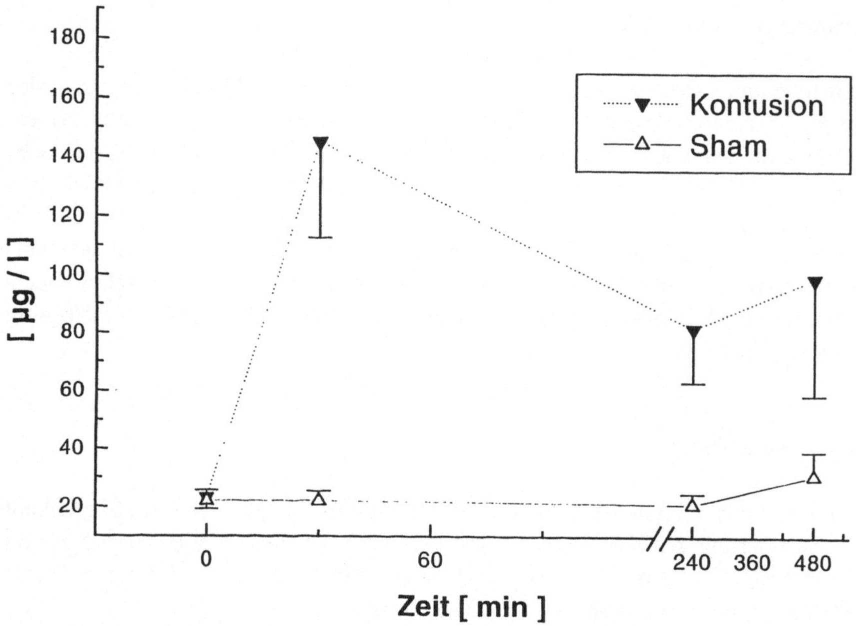

Abb. 3. Thrombin-Antithrombin-III-Komplex (*TAT*) im Plasma nach isolierter homolateraler Lungenkontusion: Die Daten zeigen die Verläufe für die Tiere mit Kontusionsverletzung und für die Kontrolltiere (Sham) zu den Zeitpunkten 2, 30, 240 und 480 min. Die TAT-Verläufe für die Kontrolltiere bleiben im gesamten Untersuchungszeitraum stabil und im Normalbereich. Bei den kontusionsverletzten Tieren kommt es zu einer anhaltenden Gerinnungsaktivierung

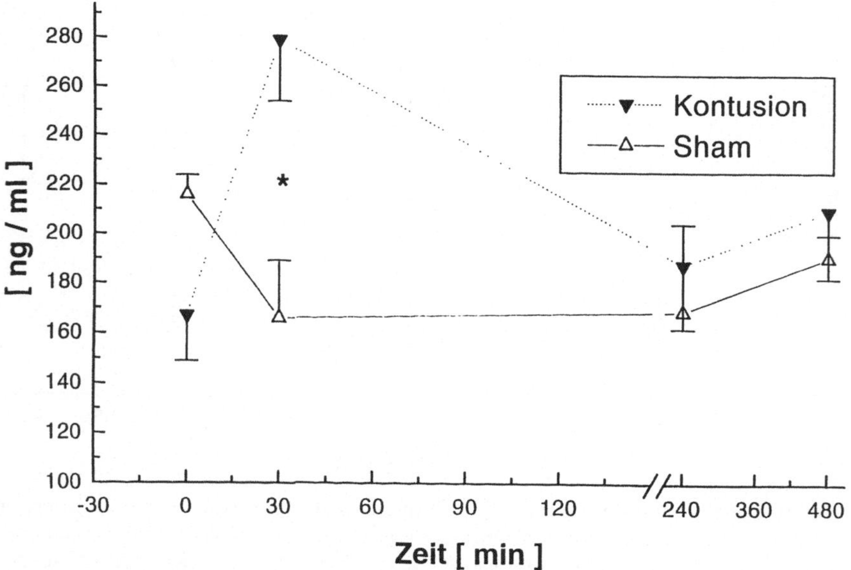

Abb. 4. Leucocyte-neutral-protease-Inhibitor (*LNPI*) im Plasma nach experimenteller isolierter homolateraler Lungenkontusion: Die Daten zeigen die Verläufe für die Tiere mit Kontusionsverletzung und für die Kontrolltiere (Sham) zu den Zeitpunkten 0, 30, 240 und 480 min. LNPI wird bei PMN-Aktivierung freigesetzt und zeigt die innerhalb von 30 min nach der Verletzung erreichte signifikante (*) Aktivierung der peripheren zellulären Systeme an

Lokale Reaktionen in der Lunge

In der BAL ist die Phospholipidkomposition des Surfactant aus der kontusionierten Lunge im Untersuchungszeitraum nicht signifikant verändert.

Signifikante Unterschiede betreffen die alveoläre Anflutung von polymorphkernigen neutrophilen Granulozyten, die lokale Aktivierung des Komplement- und Gerinnungssystems und die Störung der alveolokapillären Barriere mit Erhöhung der pulmonal-mikrovaskulären Permeabilität in der kontusionierten Lunge innerhalb von 30 min und in der kontralateralen Lunge nach 8 Stunden (Abb. 5).

Die Veränderungen der polymorphkernigen Granulozyten und der Permeabilität sind innerhalb der 8 Stunden des Untersuchungszeitraumes progredient. Es ergibt sich eine nicht-lineare, über eine Exponentialfunktion zu beschreibende, signifikante Korrelation zwischen der alveolären Permeabilitätssteigerung und der biophysikalischen (oberflächenspannungsverändernden) Funktion des Lungen-Surfactant (Abb. 6).

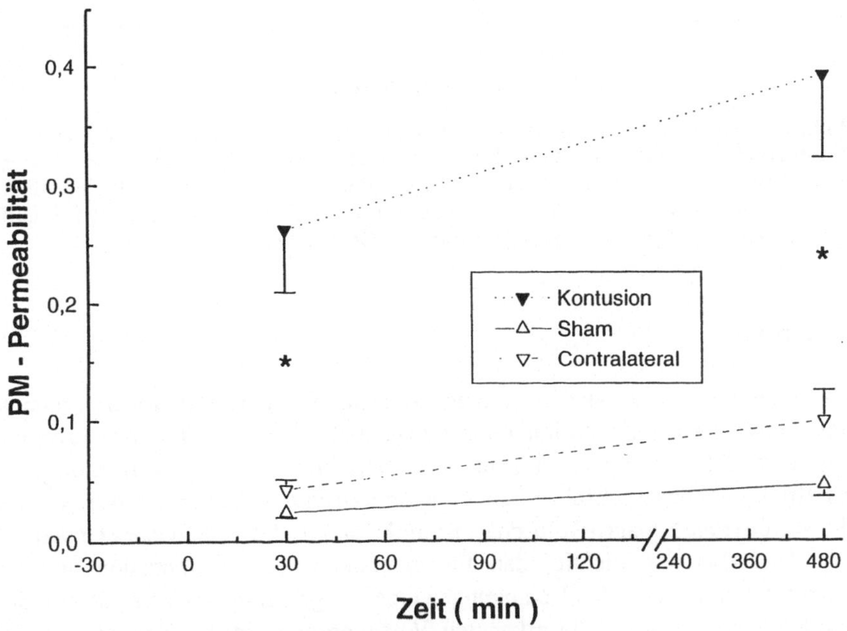

Abb. 5. Pulmonalmikrovaskuläre Permeabilität (*PMP*) für Albumin nach experimenteller isolierter homolateraler Lungenkontusion: Angegeben sind die Daten für die kontusionierte (K) und die primär unverletzte, kontralaterale (CL) Lunge sowie die Werte der Sham(Kontroll)-Tiere (S). Bereits nach 30 min ist die PMP in der kontusionierten Lunge deutlich erhöht, dies ist in den nächsten Stunden *progredient* (signifikant (*) gegenüber CL und S). Die contralaterale Lunge reagiert ebenfalls und überschreitet zum Zeitpunkt 480 min sicher den Normalbereich (CL gegenüber S zum Zeitpunkt 480 min nicht signifikant)

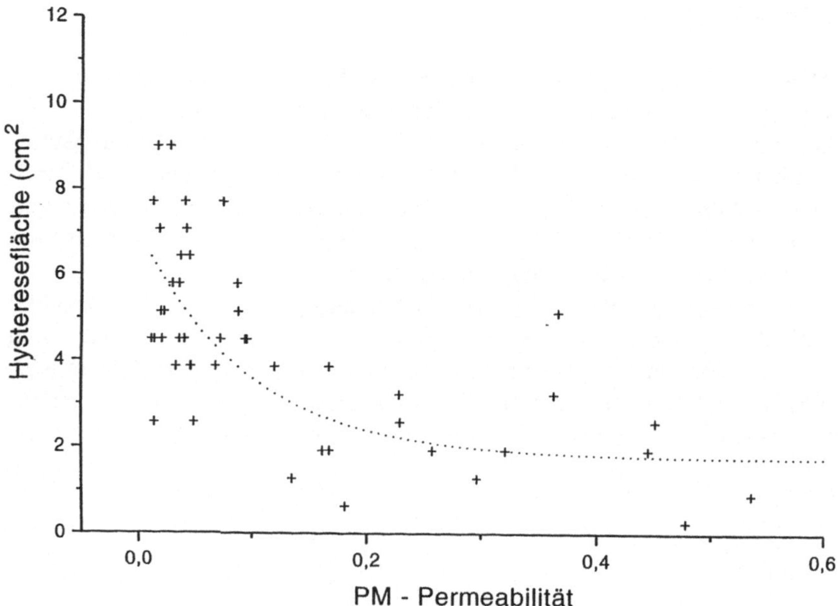

Abb. 6. Korrelation der pulmonal-mikrovaskulären Permeabilität (*PMP*) für Albumin zur biophysikalischen Surfactantfunktion: Eine Abhängigkeit dieser Parameter, deren Annahme sich durch Ergebnisse von in-vitro Untersuchungen stützt, läßt sich über eine Exponentialfunktion beschreiben. Die statistische Auswertung nach dem X^2-Test zeigt auf dem 0,05-Signifikanzniveau keinen Widerspruch zu der angenommenen Korrelation

Diskussion

Das experimentelle Modell der Lungenkontusion erzeugte eine isolierte, homolaterale und umschriebene Kontusion ohne relevante begleitende Thoraxwandverletzungen und kam dem Unfallmechanismus der menschlichen Lungenkontusion durch den kurzfristig hochenergetischen stumpfen Anprall von Metall-(Karrosserie-)Teilen und die resultierende makroskopische und mikroskopische Läsion damit maximal nahe [4]. Zusätzlich ist wichtig, daß Instrumentation, Lungenkontusion und Untersuchungszeitraum unter den Bedingungen einer Allgemeinnarkose mit Standardtherapie erfolgten bzw. lagen. Alle erkannten Veränderungen in der Hämodynamik, in der Lungenfunktion, im peripheren Stoffwechsel und lokal in der Lunge sind damit unmittelbar Folge der erlittenen Lungenparenchymverletzung und prinzipiell unabhängig von Epiphänomenen wie Schmerzen, Dyspnoe, Hypoxämie, Blutverluste, Begleitverletzungen, Hypoventilation etc..

Die Ergebnisse zeigen progrediente Veränderungen in den Druck- und Widerstandswerten des kleinen Kreislaufs sowie in der Lungenmechanik. *Lokal-alveolär* kommt es zu einer progredienten entzündlichen Reaktion insbesondere mit Erhöhung der alveolokapillaren Permeabilität und Störung der Surfactantfunktion. Die lokalen Folgen der Lungenparenchymverletzung sind aber nicht auf die Region der Kontusion begrenzt, sondern bilden sich innerhalb von 8 Stunden auch in der nichtverletzten, kontralateralen Lunge aus. Nach den Ergebnissen anderer Autoren [2, 4, 5] muß jedoch von einer Progredienz der lokalen Veränderungen (und damit auch der daraus folgenden Gasaustauschstörungen) über etwa 24 Std. ausgegangen werden.

Wesentlich erscheinen auch die *systemischen Konsequenzen* der Lungenkontusion, insbesondere die Komplementaktivierung. Da Störungen der alveolokapillären Permeabilität und eine massive systemische Komplementaktivierung bei Frakturen bzw. im hypovolämisch-traumatischen Schock [3, 6, 7, 8, 12, 14, 18] und auch experimentell [1, 9, 10, 15] nachgewiesen werden konnten, ist die klinisch bekannte Potenzierung der pulmonalen Folgen einer schwerer Mehrfachverletzung bei Vorliegen einer Lungenkontusion als „Vorschaden" erklärbar.

Es ergeben sich die nachstehenden Schlußfolgerungen:

1. Die Lungenkontusion ist als Verletzung eine eigene Entität mit eigengesetzlichem, progredienten Verlauf zumindest innerhalb der ersten 8 Stunden nach Trauma. Die Progredienz der lokalen Veränderungen erklärt die klinische Problematik der oftmals verzögerten Diagnostik und die bekannte Progression der Gasaustauschstörungen.
2. Die pathophysiologischen Folgen der Lungenkontusion sind unabhängig von Begleitverletzungen und klinischen Epiphänomenen, können aber durch letztgenannte in ihrer Wirkung amplifiziert werden.
3. Die progredienten lokalen Veränderungen der Lungenparenchymverletzung erfassen auch die Bereiche der primär unverletzten, kontralateralen Lunge.
4. Die isolierte Lungenkontusion führt zu einer systemischen Reaktion, insbesondere einer Aktivierung des Komplementsystems, woraus sich das klinisch bekannte Zusammenwirken der Folgen einer Lungenkontusion mit begleitenden Skelettfrakturen erklärt.
5. Es muß postuliert werden, daß auch die Art (Technik, Zeitpunkt, etc.) der operativen Versorgung von Skelettverletzungen bei gleichzeitiger Lungenkontusion nicht ohne Folgen auf die lokalen Reaktionen in der Lunge ist.

Literatur

1. Barie PS, Minnear FL, Malik AB (1981) Increased pulmonary vascular permeability after bone marrow injection in sheep. Am Rev Respir Dis 123:648–653
2. Blair E, Topuzlú C, Davis HJ (1971) Delayed or missed diagnosis in blunt chest trauma. J Trauma 11:129–145
3. Fowler AA, Hyers TM, Fisher BJ, Bechard DE, Centor RM, Webster RO (1987) Cell populations and soluble mediators in the air spaces of patients at high risk. Am Rev Respir Dis 136:1225–1231
4. Fricke R, Bartel M (1982) Tierexperimentelles Modell zur Lungenkontusion. Z Exper Chirurg 15:172–176
5. Fulton RL, Peter ET (1970) The progressive nature of pulmonary contusion. Surgery 67:499–506
6. Hällgren R, Samuelsson T, Modig J (1987) Complement activation and increased alveolar-capillary permeability after major surgery and in adult respiratory distress syndrome. Crit Care Med 15:189–193
7. Holter JF, Weiland JE, Pacht ER, Gadek JE, Davis WB (1986) Protein permeability in the adult respiratory distress syndrome – loss of size selectivity of the alveolar epithelium. J Clin Invest 78:1513–1522

8. Kreuzfelder E, Joka Th, Keinecke HO, Obertacke U, Schmit-Neuerburg KP, Nakhosteen JA, Paar D, Scheiermann N (1988) Adult respiratory distress syndrome as a specific manifestation of a general permeability defect in trauma patients. Am Rev Respir Dis 137:95–99
9. Larsen GL, Webster RO, Worthen GS, Gumbay RS, Henson PM (1985) Additive effect of intravascular complement activation and brief episodes of hypoxia in producing increased permeability in the rabbit lung. J Clin Invest 75:902–910
10. Nuytinck JKS, Goris RJA, Weerts JGE, Schillings PHM, Schuurmans Stekhoven JH (1986) Acute generalized microvascular injury by activated complement and hypoxia: The basis of the adult respiratory distress syndrome and multiple organ failure? Br J exp Path 67:537–548
11. Obertacke U, Redl H, Schlag G, Schmit-Neuerburg KP (1994) Lokale und systemische Reaktionen nach Lungenkontusion. H. Unfallchirurg 240:Springer Berlin Heidelberg New York4
12. Schlag G, Voigt WH, Redl H, Glatzl A (1980) Vergleichende Morphologie des posttraumatischen Lungenversagens. Anästh Intensivther Notfallmed 15:315–339
13. Schlag G, Redl H, Buchinger W, Dinges HP (1992) Pathophysiologie der Lungenkontusion. H Unfallheilkunde 223:13–19
14. Sturm JA, Wisner DH, Oestern HJ, Kant CJ, Tscherne H, Creutzig H (1986) Increased lung capillary permeability after trauma: a prospective clinical study. J Trauma 26:409–418
15. Till GO, Ward PA (1986) Systemic complement activation and acute lung injury. Federation Proc 45:13–18
16. Tomlanovich MC (1983) Pulmonary parenchymal injuries. Emerg Med Clin N Am 1:379–392
17. Ueker RA (1985) Erfahrungen in der Therapie der Lungenkontusion. Zbl Chirurgie 110:849–856
18. Weiland JE, Davis WB, Holter JF, Mohammed JR, Dorinsky PM, Gadek JE (1986) Lung neutrophils in adult respiratory distress syndrome. Am Rev Respir Dis 133:218–225

Virales Infektionsrisiko durch Transplantation allogener Spongiosa

N. Wagner[1], T. v. Garrel[2], K. Radsak[3] und H. Knaepler[4]

[1] Chirurgische Klinik, Kreiskrankenhaus, Forststraße 1, D-35581 Wetzlar
[2] Unfallchirurgische Klinik, Philipps-Universität Marburg, Baldingerstraße, D-35033 Marburg
[3] Institut für Virologie, Philipps-Universität Marburg, Baldingerstraße, D-35033 Marburg
[4] Unfallchirurgische Klinik, Kreiskrankenhaus Wetzlar, Forststraße 1, D-35581 Wetzlar

Einleitung

Derzeit werden in Deutschland jährlich über 12.000 allogene Transplantate verwendet [4]. Ihre Anwendbarkeit wird jedoch durch das Risiko der Übertragung bakterieller oder viraler Infektionen erheblich eingeschränkt. Durch umfangreiche tierexperimentelle, mikrobiologische und biomechanische Untersuchungen konnte gezeigt werden, daß die thermische Behandlung allogener Spongiosa bei 80 °C eine sichere Desinfektion der transplantationsrelevanten bakteriellen Erreger erbringt, ohne die biomechanische und biologische Qualität des Knochens wesentlich zu beeinflussen

Hefte zu „Der Unfallchirurg", Heft 249
Zusammengestellt von K. E. Rehm

[5]. Über das Risiko der Übertragung viraler Erreger nach Thermodesinfektion lagen bis zum jetzigen Zeitpunkt noch keine Untersuchungen vor.

Prinzipiell können alle viralen Erreger, die eine längere virämische Phase im Körper des Knochenspenders durchlaufen, zu einer Virusübertragung führen. Hierzu sind folgende Viren zu zählen:

Retroviridae: HIV 1+2
Enteroviridae: Hepatitis A, Coxsackievirus, Poliovirus
Herpesviridae: HSV 1+2, HZV, EBV, CMV
Flaviviridae: Hepatitis C, Gelbfiebervirus
Hepatitis B+D
Neurotrope Viridae

In der vorliegenden Arbeit wurde jeweils ein Modellvirus exemplarisch für die aus seiner Virusfamilie stammenden Viren untersucht. CMV für die Gruppe der Herpesviren, Poliomyelitisvirus für die Gruppe der Enteroviren und Gelbfiebervirus für die Gruppe der Flaviviren.

Material und Methoden

Zur Untersuchung kamen humane Hüftköpfe, deren Auswahl unabhängig von Patientenalter und -geschlecht erfolgte. Ausschlußkriterium war ein vermutetes oder nachgewiesenes Tumorleiden in der Patientenanamnese oder im pathologischen Untersuchungsbefund. Nach der Entnahme wurden die Hüftköpfe zunächst mit der Kortikalisfräse von chondralen und kortikalen Bestandteilen befreit. Das verbliebene Weichteilgewebe wurde mit einem Luer abpräpariert. In einem zweiten Schritt wurde im Hüftkopf ein zentraler Bohrkanal mit einem Durchmesser von 13 mm angebracht. Zur weiteren Verwendung wurde ein speziell für diese Untersuchung konstruierter Stahlbehälter (Durchmesser 13 mm, Wandstärke 1,4 mm, Höhe 15 mm) mit 0,5 ml Virussuspension beschickt. Dieser wurde in den zentralen Bohrkanal eingebracht, das Bohrloch mit Spongiosaspänen verkleidet und mit wärmeleitender Präzisionsabformmasse (Silasoft, Fa. Detax) verschlossen.

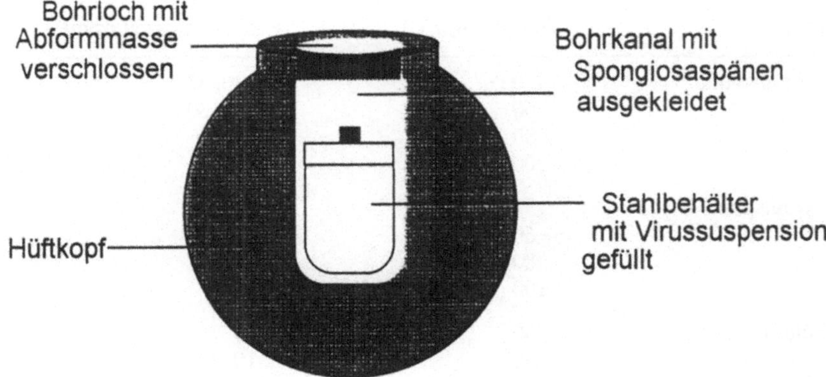

Abb. 1. Schemazeichnung: Querschnittskizze eines mit einem Stahlbehälter präparierten humanen Femurkopfes

Anschließend erfolgte die Erwärmung der präparierten Hüftköpfe im thermischen Desinfektionssystem Lobator SD1 (Fa. Telos, Hungen). Bei den verwendeten Viren handelte es sich um Laborstämme. Es wurden untersucht: Cytomegalievirus des Menschen, Stamm Towne, sowie Poliomyelitisvirus Typ 1, Mahoney-Stamm. Gelbfiebervirus (GFV) HD17 wurde als Vaccine-Stamm aus einer kommerziellen Impfampulle auf CV 1 Zellen angezüchtet. Die Kultivierung des Poliomyelitisvirus erfolgte auf Helazellen, die von HCMV auf Vorhautfibroblasten des Menschen.

Zur Bestimmung des Virus-Titers wurden infektiöse Einheiten pro Milliliter (Virustiter) der unbehandeltem Virusstammsuspension sowie der wärmebehandelten Proben nach der Endpunktverdünnungsmethode bestimmt. Als Virustiter wurde die höchste Verdünnung der Probe, die noch virusspezifisches Antigen induzierte, definiert. Im Falle des Poliomyelitisvirus wurde der Virustiter durch die Ablesung des cytopathischen Effekts in unfixierten Zellkulturen bestimmt. Der Virusnachweis bei CMV und GFV erfolgte durch indirekte Immunfluoreszenz. Die Bewertung der mikroskopischen Ergebnisse (Immunfluoreszenz und CPE) erfolgte semiquantitativ.

Je 0,5 ml Virussuspension wurde in ein Stahlgefäß gegeben, welches zuvor durch Autoklavierung sterilisiert wurden. Die Beschickung erfolgte unter sterilen Kautelen. Die Gefäße wurden durch Gewindedeckel luft- und wasserdicht verschlossen. Die Proben wurden in einem Wasserbad auf unterschiedliche Temperaturen erwärmt und verschiedenen Behandlungszeiten unterzogen. Alle Versuche wurden zweifach durchgeführt (Tabelle 1).

In einer zweiten Versuchsreihe wurden humane Femurköpfe in der oben beschriebenen Weise vorbereitet und mit Virussuspension inkorporiert. Es erfolgte eine Erwärmung der Proben bis zum Erreichen einer Temperatur des umgebenden Flüsigkeitsmediums von 80 °C. Nach einer 10minütigen Exposition wurden die Femurköpfe entnommen und die Stahlzylinder entfernt (Tabelle 2).

Die unbehandelten Kontrollproben wurden jeweils 75 min bei Raumtemperatur in Eppendorfgefäßen inkubiert. Nach der Erwärmung wurde die Virussuspension auf Zellreihen austitriert. Nach Inkubation und Absaugen des Inokulums wurden die Titrationsschälchen mit Nährmedium aufgefüllt und für 48 h bei 37 °C in den

Tabelle 1. Temperaturexposition der Virensuspension im Wasserbad

Virus	Temperatur (°C)	Behandlungszeit (min)
Poliomyelitis	50	15, 30, 45
	60	10, 20, 30
	80	10
	100	5
Cytomegalie	37	30
	60	30, 45, 60
	80	10
	100	5
Gelbfiebervirus	50	5, 10
	60	5, 10, 30
	80	10

Tabelle 2. Temperaturexposition der Virensuspension im Knochenmodell

Virus	Temperatur (°C)	Behandlungszeit (min)
Poliomyelitis	80 °C	10 min
Cytomegalie	80 °C	10 min
Gelbfiebervirus	80 °C	10 min

Brutschrank gegeben. Nach der Bebrütung erfolgte die Nativbetrachtung und Bestimmung des CPE bzw. die fluoreszenzimmunologische Auswertung.

Ergebnisse

Nach Behandlung im Femurkopf bei 80 °C durch das thermische Desinfektionssystem konnte bei keiner der getesteten Viren Restinfektiösität mehr nachgewiesen werden.

Diskussion

Die gezeigten Ergebnisse veranschaulichen deutlich eine Thermosensibilität der getesteten Virusfamilien (Herpesviren, Enteroviren, Flaviviren) in einem Temperaturbereich zwischen 50 °C–70 °C. Eine Abweichung hinsichtlich der Thermolabilität innerhalb einer Virus-Familie ist nicht zu erwarten. Im Temperaturbereich des Lobators (80 °C) kam es jeweils zur kompletten Virusinaktivierung. Diese Erkenntnisse decken sich auch mit den Untersuchungen anderer Autoren [1, 6, 8, 9]. Durch den Beweis der 80 °C Temperaturlabilität des Poliomyelitisvirus kann die bis heute noch in manchen Knochenbanken durchgeführte Spenderuntersuchung auf Hep.-A unterbleiben, da das Hepatitis A-Virus (auch Entero-Virus 72), ebenso wie das Poliomyelitisvirus zu den Enteroviren gehört. Der serologische Nachweis des Hepatitis-C Virus gelingt auch bei vorliegender Infektion nicht immer mit Sicherheit [7], so daß sich eine zusätzliche Si-

Tabelle 3. Zeit bis komplette Virustiterreduktion bei Behandlung im Wasserbad

Virus	Temperatur (°C)	Zeit bis zur kompletten Virustiterreduktion (min)
Poliomyelitis	60	20
	80	10
	100	5
Cytomegalie	60	45
	80	10
	100	5
Gelbfiebervirus	60	5
	80	10
	100	5

cherheit durch die Anwendung der Thermodesinfektion ergibt, denn der Nachweis der Inaktivierung des Gelbfiebervirus verdeutlicht ebenso die Thermosensibilität des HCV (ebenfalls ein Mitglied der Flaviviren). Die Infektion des Transplantatempfängers mit einem Virus aus der Herpes-Virengruppe kann ausgeschlossen werden (80 °C Temperaturlabilität des Cytomegalievirus), so daß die in vielen Kliniken durchgeführte Untersuchung auf CMV-Antikörper beim Spender unterbleiben kann. Man kann also davon ausgehen, daß nach Behandlung allogener Spongiosatransplantate im Lobator SD1 eine Übertragung von Krankheiten, die auf eine Infektion mit Viren der getesteten Virusfamilien zurückgehen, nicht mehr möglich ist. Dies läßt eine Testung auf Erreger aus den beschriebenen Virusfamilien als nicht mehr medizinisch notwendig erscheinen.

Obwohl das patho-morphologische Korrelat für die Jakob-Creutzfeldsche Erkrankung bislang noch nicht gefunden wurde, wird hier ein viraler Übertragungsmodus postuliert. In Einzelfällen wurde die Übertragung der Erkrankung durch allogene Gewebetransplantation (Dura mater) beschrieben [3]. Obwohl im kortikalen Knochen kein Nachweis von Jakob-Creutzfeld-Virus gefunden wurde und die im Knochenmark gefundenen infektiösen Dosen für eine Übertragung der Erkrankung nicht ausreichend sein dürften [2], sollte der von der AATB empfohlene Ausschluß von neurologisch auffälligen Patienten von der Transplantatspende weiterhin durchgeführt werden.

Die durch viele Arbeiten belegte Temperatursensibilität des HIV (s. Tabelle 4) zeigt die Unmöglichkeit der Übertragung einer HIV-Infektion durch ein thermodesinfiziertes Transplantat.

Der definitive Ausschluß einer Hepatitis-B-Infektion kann durch die alleinige Thermodesinfektion des allogenen Transplantats nicht gewährleistet werden. Der Transplantatspender muß sich also weiterhin einer Serum-Untersuchung auf Hepatis-B unterziehen, um eine mögliche Infektionsübertragung durch das Transplantat auszuschließen. Da jedoch auch hier durch das Risiko eines falsch negativen Tests keine völlige Sicherheit gegeben ist, empfehlen wir die Aufklärung des Transplantatempfängers auf das Risiko einer Hepatitis-B Infektion. Weiterhin führen wir trotz des Nachweis der sicheren Inaktivierung von HIV und HCV, aufgrund einer Empfehlung der Arbeitsgemeinschaft Knochentransplantation der Deutschen Gesellschaft für Orthopädie, eine einmalige Testung auf Hepatitis C und HIV durch. Die durch den zweiten HIV-Test bedingten personellen und organisatorischen Schwierigkeiten entfallen hierdurch. Dies bewirkt eine vereinfachte praktische Durchführbarkeit bei geringeren Kosten.

Tabelle 4. Zeit bis kompletten Virustiterreduktion

Autor	Temperatur (°C)	Behandlungszeit (min)
Gleeson (1990)	56 °C	30 min
Lelie (1987)	60 °C	15 min
Charms (1992)	77 °C	0,006 sec

Literatur

1. Charm SE, Landau S, Williams B, Horowitz B, Prince AM, Pascual D (1992) High-temperature short-time heat inactivation of HIV and other viruses in human blood plasma. Vox-Sang 62 (1):12–20
2. Dormont D, Deslys JP (1993) Prion diseases and allografts. European Association of Musculo-Skeletal Transplantation Paris
3. Hahn H, Falke D, Klein P (1991) Medizinische Mikrobiologie. Springer-Verlag
4. Jerosch J, Castro WHM, Granrath M, Rosin H (1990) Knochenbanken in der BRD. Ergebnisse einer Befragung. Unfallchirurg 93:334–338
5. Knaepler H (1990) Untersuchungen zur Knochendesinfektion und Sterilisation sowie deren Auswirkungen auf die Biologische Wertigkeit des Knochentransplantates. Habilitationsschrift, Medizinisches Zentrum für Operative Medizin
6. Lelie PN, Reesnik HW, Lucas CJ (1987) Inactivation of 12 viruses by heating steps applied during manufacture of a hepatitis B vaccine. J-Med Virol 23 (3):297–301
7. Seeling R, Seelig HP, Renz M (1991) Hepatitis-C-Virus: Sequenzmorphologie europäischer Isolate und Divergenz zum Prototyp. Immunität und Infektion 4:124–127
8. Spire B, Dormont D, Barré-Sinoussi F, Montagnier L, Chermann JC (1985) Inactivation of lymphadenopathy-associated virus by heat, gamma rays, and ultraviolet light. Lancet II:188–190
9. Wallhäuser G (1987) Praxis der Sterilisation-Desinfektion-Konservierung. Goerg Thieme-Verlag Stuttgart

Zur Bedeutung des Popliteus-Systems für das Kniegelenk

M. A. Scherer[1, 2], G. Metak[2, 1], C. Kaddick[1], G. Blümel[1]

[1] Institut für Experimentelle Chirurgie der Technischen Universität München,
Klinikum rechts der Isar, Ismaningerstr. 22, D-81675 München
(Direktor: Univ.-Prof. Dr. G. Blümel)
[2] Chirurgische Abteilung des Städtischen Krankenhaus
München-Bogenhausen (Chefarzt Prof. Dr. W. Heitland)

Einleitung

Um die nicht völlig befriedigenden Langzeitergebnisse autogener VKB-Rekonstruktionen zu verbessern, müssen mittlerweile auch früher unbeachtete Einflußfaktoren berücksichtigt werden: Stäubli und Birrer [7] haben auf die klinische Bedeutung des Popliteussystems hingewiesen und eine Läsion bei 95% der akuten VKB-Rupturen und 85,7% der chronischen Läsionen beschrieben (Tabelle 1).

Die topographische Anatomie beim Menschen und die daraus abgeleitete Funktion im Rahmen der Gelenkskinematik wird bis in die 90er Jahre kontrovers beschrieben [1, 4, 6–8]

Hefte zu „Der Unfallchirurg", Heft 249
Zusammengestellt von K. E. Rehm

Tabelle 1. Läsionen des Popliteus-Systems bei Gesunden, bei akuter und chronischer Insuffizienz des vorderen Kreuzbandes [aus 7, S. 215]

Ort der Läsion	Untersuchungsgruppen		
	VKB intakt (n = 107)	akute VKB-Läsion (n = 40)	chron. VKB-Läsion (n = 28)
Isoliert T poplitea	0,9%	0,0%	3,6%
Isoliert lateraler Meniskus	4,7%	2,5%	7,1%
Fasc. popliteomeniscale superius	4,7%	7,5%	3,6%
Fasc. popliteomeniscale inferius	8,4%	25,0%	25,0%
Fasc. poplit.-men. sup et inf.	0,0%	25,0%	21,4%
Kombination von mehr als zwei Läsionen	0,0%	35,0%	25,0%
Läsionen insgesamt	18,7%	95,0%	85,7%

In der spärlichen klinischen Literatur zu diesem Thema, die oft auf der Schilderung von Einzelfällen beruht [2, 3] wird sowohl die konservative als auch die operative Therapie dieser Verletzung befürwortet.

Zielsetzung

Mit dieser Untersuchung sollte im Tierversuch und ex-vivo die folgenden beiden Fragen geklärt werden:

1. Welche Bedeutung hat die isolierte Läsion des Popliteus-Systems für die Kniegelenksstabilität und
2. wie ist ihre Wertigkeit als Einflußfaktor beim Gesamtergebnis der VKB-Rekonstruktion ?

Material und Methoden

In vivo. Nach Versuchsgenehmigung durch die Regierung von Oberbayern und die Tierschutzkommission wurde bei sechs weiblichen Merinoschafen (durchschnittliches Körpergeicht von 63 kg) in Allgemeinnarkose die Sehne des M. popliteus unmittelbar ventral des Ligamentum collaterale laterale durchtrennt und bei drei weiteren Tieren zusätzlich eine freie Patellarsehnenplastik als Knochen-Band-Knochen-Transplantat durchgeführt. In regelmäßigen Abständen bis zum Ende des einjährigen Beobachtungszeitraumes wurden die zu keinem p.op. Zeitpunkt immobilisierten Tiere klinisch untersucht und geröntgt. Ein Jahr p.op. wurden die Schafe schmerzlos getötet, beide untere Extremitäten in der Hüfte exartikuliert und Knochen-Kapselband-Knochen-Präparate erstellt. An den Kniegelenkspräparaten wurden nach Eingiesen in Kunstharz die folgenden Parameter im Rahmen der Translationsmessung in Modifikation nach Markolf [5] und der zerstörenden Testung untersucht:

Anteriore und posteriore Translation (t_a, t_p) bei 30 und 50 N (mm), Gesamttranslation (t_{ap}) bei 50 N (mm), Compliance (comp) als Quotient aus 50 N und der Traversenänderung unter dieser Kraft (N/mm), modifizierter Compliance-Index (mci) als Längendifferenz zwischen der anterioren Auslängung bei 50 und 30 N (mm), Neutralsteifigkeit (nest) als Tengente parallel zum flachen Kurvenverlauf am Nulldurchgang der Hysteresekurve (N/mm), Auslängung bis zur yield force (dl_y; mm) und zum Materialversagen (dl_f; mm), yield force (f_y) als Kraft am Ende des linearen Kurvenbereichs (N), Bruchkraft (f_m; N) und maximale Steifigkeit (S; N/mm).

Ex vivo. Als Kontrollgruppe dienten die Werte von n = 75 gesunden Kniegelenken. Ferner wurde die Unfallsituation simuliert und am Kniepräparat die translatorischen Parameter vor und nach Durchtrennung der Popliteussehne ermittelt (n = 8).

Die statistische Auswertung erfolgte stets zweiseitig, entweder mit dem U-Test nach Mann und Whithney für unverbundene Stichproben oder einem T-Test für verbundene Stichproben für den intraindiviuellen, ipsilateralen Vergleich (Software: NCSS).

Ergebnisse

Infektiöse oder operationstechnische Komplikationen waren nicht zu verzeichnen. Keines der Tiere hatte bei Versuchsende eine klinisch faßbare Instabilität oder Lahmheit, bei der Sektion wurden keine sekundären Meniskus-Läsionen angetroffen.

Zum Zeitpunkt der Verletzung läßt sich die isolierte Läsion des Popliteus am Versuchstier weder klinisch noch instrumentell diagnostizieren: Die Simulation ex-vivo ergibt mit Ausnahme des modifizierten Compliance-Index nahezu identische Translationswerte (Tabelle 2). Im Gegensatz dazu sind 1 Jahr p.op. die posteriore Translation, die ap-Gesamttranslation und der modifizierte Compliance-Index sind auf dem 5%-Signifikanzniveau gegenüber der Kontrollgruppe erhöht; das heißt, daß es zu einer progressiven Auslockerung und Instabilitätszunahme gekommen ist (Tabelle 2).

Der Vergleich der drei Tiere mit BTB-Plastik und zusätzlicher Popliteus-Läsion mit einem historischen Kollektiv von n = 21 BTB-Transplantaten läßt wegen der ge-

Tabelle 2. Ausgewählte biomechanische Ergebnisse. Alle Angaben normalisiert (%), entweder bezogen auf (I) die ipsilaterale Seite vor Durchtrennung der T. poplitea, auf (II) die intraindividuelle, kontralaterale, gesunde Seite oder aber auf (III) den Durchschnitt von n = 21 BTB-Patellarsehnenplastiken ohne Popliteus-Läsion.

Parameter	Versuchsgruppen (I) ex vivo, „frische Läsion“	(II) isolierte Läsion 1 Jahr p.op.	(III) Popliteus-Läsion + BTB
Anteriore Translation, 50 N	104,5	162,4	105,2
Posteriore Translation, 50 N	99,1	174,3	126,3
Gesamttranslation ± 50 N	102,5	166,4	112,5
Neutralsteifigkeit	100,5	83,2	81,0
Modifizierter Compliance-Index	122,25	134,8	140,0

ringen Tierzahl keine statistische Berechnung zu. Tendenziell ergeben sich aber vergleichbare Werte: die posteriore Translation wird vergrößert, die Neutralsteifigkeit nimmt weiter ab, der modifizierte Compliance-Index vergrößert sich leicht. In die klinische Situation umgesetzt bedeutet das, daß eine vermehrte Translation bei geringer Krafteinwirkung auftritt und der Endpunkt beim Lachman-Test dem Untersucher zunehmend als weich imponiert.

Histologisch kam es bei allen Schafen zu einer Spontanheilung der Läsion, allerdings ohne restitutio ad integrum: Der Sehnenquerschnitt auf der verletzen Seite war auch 1 Jahr p.op. erhöht, die Ultrastruktur deutlich in Richtung auf einen erniedrigten Organisationsgrad verändert (Narbe) und die Zellzahl der gesamten Sehne auf dem 1%-Signifikanzniveau vermehrt.

Diskussion

Kein Tiermodell in der experimentellen Chirurgie läßt sich direkt und vollständig auf die klinische Situation am Menschen übertragen. In allen vorausgehenden Untersuchungen der Arbeitsgruppe hat sich bestätigt, daß das Schaf bei Untersuchungen zur Kniegelenkschirurgie ein sehr scharfes Modell ist. Das heißt, das sich die Zeitspanne bis zum Eintritt jedweder Veränderungen im Vergleich zum Menschen stark verkürzt. Als Beispiel dafür sei der natürliche Verlauf nach VKB-Durchtrennung erwähnt, der am Schaf innerhalb des ersten p.op. Jahres in 100% zur sekundären Meniskusläsion und mindestens unikompartmentaler Gonarthrose führt.

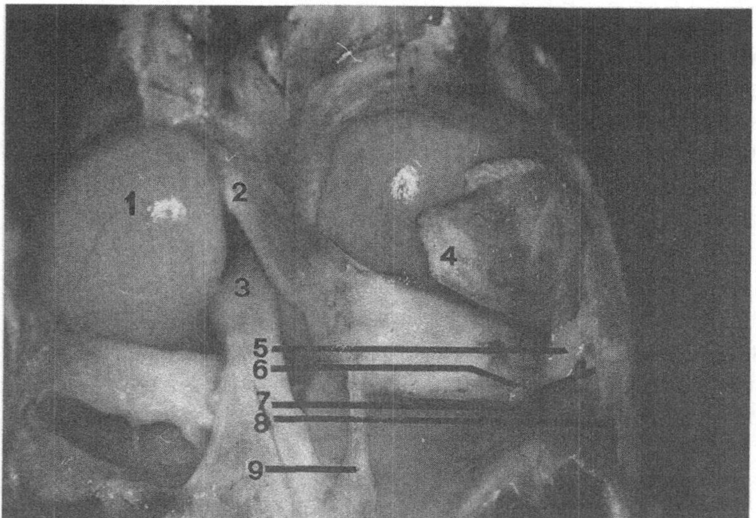

Abb. 1. Topographische Anatomie am Kniegelenk des Schafes. Ansicht von dorsal, rechtes Knie, Kapsel und Synovialis entfernt. *1* = Kondylus fem. med., *2* = Lig. meniscofemorale (Wrisberg), *3* = hinteres Kreuzband, *4* = Caput transversum t. poplitei, *5* = Caput obliquum t. poplitei, *6* = Lig. meniscotibiale (reseziert), *7* = Fasciculus popliteofibulare und fasciculus popliteomeniscale inferius, *8* = Lig. collat. lat., *9* = Lig. meniscotibiale laterale posterius; am cranialen Oberrand des Caput transversum lassen sich noch die stark ausgeprägten Fasern, die in die Gelenkkapsel einstrahlen, erkennen (nicht bezeichnet)

Die besondere Anatomie des lateralen Kompartments beim Schaf (vgl. Abb. 1) macht die bei dieser Spezies besondere Bedeutung des Popliteus-Systems deutlich: Die Hauptunterschiede bei der vergleichenden Anatomie zum Menschen bestehen im Krümmungsradius des lateralen Tibiaplateaus, der Aufhängung des lateralen Meniskus und dem Umfang, in dem das Popliteus-System an der Aufrechterhaltung der posterolateralen Stabilität beteiligt ist.

Trotz dieser Einschränkungen halten wir es für zulässig, die in den Konsequenzen unten angeführten Schlußfolgerungen zu ziehen.

Mit dieser Untersuchung wird unseres Wissens erstmalig das Postulat von Stäubli gestützt, der dem verletzten Popliteussystem eine Bedeutung bei unbefriedigenden Rekonstruktionsergebnissen am VKB zuschreibt. Trotz der auftretenden Spontanheilung, dem Argument der Befürworter der konservativen Therapie, kann am Versuchstier bereits ein Jahr p.op. eine signifikante Verschlechterung der Gelenksstabilität nachgewiesen werden.

Experimentalchirurgische Bedeutung und Konsequenzen, Grundlagen

1. Unbehandelte Rupturen einer intraartikulären, extrasynovialen Sehne können auch im synovialen Milieu makroskopisch ausheilen.
2. Funktionell und histologisch handelt es sich dabei aber um eine Defektheilung, ein Jahr p.op. kommt es zu keiner restitutio ad integrum.
3. Das Postulat der Bedeutung des Popliteus-Systems für das Kniegelenk ist experimentell bestätigt.

Klinische Konsequenzen

1. Die (isolierte) Läsion des Popliteus entzieht sich posttraumatisch klinischer und instrumentierter Diagnostik, sie läßt sich ausschließlich arthroskopisch fassen.
2. Unversorgte Läsionen führen zu einer erhöhten translatorischen Instabilität des Kniegelenks sowie zu einer vermehrten Mobilität des lateralen Meniskus und
3. Damit zu vermehrter Belastung der Menisci und der jeweiligen VKB-Rekonstruktion.

Literatur

1. Bousquet G, Charmion L, Passot JP, Girardin P, Relave M, Gazielly D (1986) Stabilisation du condyle externe du genoux dans les laxites anterieures chroniques. Importance du muscle poplité. Rev Chir Orthop 72:427–434
2. Garth WP, Pomphrey MM, Merrill KD (1992) Isolated Avulsion of the Popliteus Tendon: Operative Repair. A Report of two Cases. J Bone Joint Surg 74–A:130–132
3. Gruel JB (1990) Isolated Avulsion of the Popliteus Tendon. Arthroscopy 6:94–95
4. Haas N, Lobenhoffer P (1992) Anatomie des Kniegelenkes und ihre klinische Relevanz. Langenbecks Arch Chir Chir Forum 1992:407–413
5. Markolf KL, Mensch JS, Amstutz HC (1976) Stiffness and laxity of the knee – The contributions of the supporting structures. J Bone Joint Surg 58A:583–593

6. Schlepckow VP (1990) Welche Kniebänder müssen bei vorderer und hinterer Instabilität sowie bei Valgus- und Varusinstabilität revidiert werden? Eine experimentelle Studie. Beitr Orthop Traumatol 37:588–596
7. Stäubli HU, Birrer S (1990) The Popliteus Tendon and Its Fascicles at the Popliteal Hiatus: Gross Anatomy and Functional Arthroscopic Evaluation With and Without Anterior Cruciate Ligament Deficiency. Arthroscopy 6/3:209–220
8. Tria AJ, Johnson CD, Zawadsky JP (1989) The Popliteus Tendon. J Bone Joint Surg 71–A:714–716

Selektives EMG des vastus medialis obliquus zur Optimierung des Quadricepstraining nach Knietrauma oder Bandersatz

Th. Wißmeyer, J. Sterk, O. Boos und L. Kinzl

Abteilung für Unfallchirurgie, Plastische und Wiederherstellungschirurgie, Universitätsklinik Ulm, Safrqanberg, D-98075 Ulm

Einleitung

Um bestmögliche Ergebnisse in der Behandlung und Rehabilitation knietraumatisierter Patienten zu erzielen, ist von besonderer Bedeutung, eine Atrophie der Kniestreckmuskulatur zu vermeiden bzw. zu minimieren. Es wird hierbei schon seit langem dem vastus medialis und den Möglichkeiten, ihn speziell zu trainieren, ein besonderes Augenmerk geschenkt.

Anatomisch setzt sich der vastus medialis aus mindestens zwei Anteilen zusammen, dem vastus medialis obliquus (VMO) und dem vastus medialis longus (VML). Diese zeigen deutliche Unterschiede im Faserverlauf und in der Innervation (Weinstabl 1989, Thiranagama 1990). Die besondere Bedeutung des vastus medialis obliquus im physiologischen Kniestreckmechanismus liegt in der Kontrolle der Patellarführung. Gerade dieser Quadricepsanteil scheint jedoch sehr oft nach Knietraumata oder z.B. Bandersatzoperationen relativ deutlich zu atrophieren.

In der heutigen Lehrmeinung wird von einer Hauptfunktion des vastus medialis innerhalb der letzten 20° bis 30° der Kniestreckung ausgegangen. Ein Quadricepstraining mit aktiver Endstreckung gegen Wiederstand, was bislang als besonders effektiv galt für den Erhalt des vastus medialis, gefährdet jedoch z.B. das Ergebnis einer Rekonstruktion oder eines Ersatz des vorderen Kreuzbands (ACL) in der frühen postoperativen Phase.

Bislang konnte trotz vielfältiger Bemühungen keine elektrophysiologische Untersuchung eine sichere Aussage machen über die Beteiligung der Quadricepsanteile an den einzelnen Phasen der Kniestreckung, auch war es nicht bislang möglich, die Aktivität von VMO und VML zu unterscheiden (Karst 1993).

Wir setzten uns zum Ziel, das kontrovers diskutierte Thema des Zusammenspiels

Hefte zu „Der Unfallchirurg", Heft 249
Zusammengestellt von K. E. Rehm

der Quadricepsmuskulatur mit den heute möglichen optimalen elektrophysiologischen Methoden zu untersuchen. Dazu führten wir an gesunden Normalpersonen invasive elektromyographische (EMG) Messungen durch. Wir beschränkten uns dabei bewußt auf Messungen bei isometrischen Kontraktionen; da nur so eine exakte Quantifizierung der EMGs einzelner Muskeln erreicht werden kann.

Wir wählten eine invasive Methode, um eine möglichst hohe Selektivität zu erzielen und die durch Übersprechen einzelner Muskeln verursachten Ungenauigkeiten auszuschließen (Wolf 1991).

Methoden

In definierten Winkelstellungen des Kniegelenkes und mit exakt eingehaltener Kraft werden von 23 Probanden (10 w, 13 m; 16 bis 47 Jahre alt) ohne Kniebeschwerden und -traumatisierungen oder Voroperationen isometrische Kniestreckungen durchgeführt. Untersucht wird ein Meßzeitraum von 4 sec. isometrischer Streckung mit visuellem und akustischem Feed-back der konstanten Kraft.

Die Ableitung des EMG der Muskeln vastus medialis obliquus und longus, rectus femoris und vastus lateralis erfolgt mit zwei implantierten Fadenelektroden pro Muskel (70 μ; Teflon beschichtetes Platin/Iridium), welche nach einer Methode modifiziert nach Basmajian (Basmajian 1985) in einem Abstand von 2 cm mit jeweils einer 27 3/4 Gauge Subcutankanüle in den Muskel inseriert werden. Die Signal-Bandbreite beträgt dabei 20 Hz bis 7,5 KHz. Es schließt sich die Analog/Digital-Wandlung mit einer Frequenz von 20 KHz pro Kanal an und die digitalisierten Daten des Roh-EMG werden auf magnetoptische Platten gespeichert. Die Auswertung erfolgt durch Vergleich der EMG-Integrale nach Normalisierung auf den aufgezeichneten jeweiligen Kraftwert.

Es wurde besonderer Wert gelegt auf eine genaue Einhaltung der anatomisch definierten Insertionspunkte, wodurch die Zonen der motorischen Endplatten im Muskel vermieden werden konnten. Die Probanden wurden in standardisierter und kontrollierter Position untersucht; Rotationsbewegungen des Beines waren weitestgehend ausgeschlossen.

Untersuchungsablauf

Nach Bestimmung der jeweiligen winkelabhängigen Maximalkraft (F_{max}) führt die Testperson in unterschiedlichen Beugewinkeln des Kniegeleks (15°, 30°, 45°, 60°, 90°) eine isometrische Kniestreckung durch mit exakt definierter Kraft von 20%, 40%, 60% und 70% Fmax. Ein optisches und akustisches Feed-back-System ermöglicht es der Testperson, die Kraftentfaltung über den gesamten Meßzeitraum von 4 Sekunden pro Einzelmessung mit nur 1% Abweichung konstant zu halten.

Der Wert des integrierten EMG jedes Muskels in einer 4-Sekunden-Messung pro Winkelstellung und Kraftgrad wird normalisiert auf die jeweilige effektive Kraftentfaltung, die im fünften Meßkanal des Aufzeichnungsgerätes erfaßt wird.

Die Werte der vier Muskeln VMO, VML, rectus femoris (RF) und vastus lateralis (VL) werden miteinander verglichen. Keine absoluten, sondern ausschließlich relative Werte werden schließlich betrachtet, um das Problem variabler EMG-Werte abhängig von der Elektrodenlokalisation im Muskel zu vermeiden. Wir bewerten dann also ausschließlich Relationen zweier unterschiedlicher Muskeln in einer Winkelstellung bei gleicher Kraft oder zweier Winkelstellungen bei ein und demselben Muskel.

Resultate

Der VMO zeigte die höchste Aktivität bei 90° Kniebeugung und 70% der F_{max} sowohl im Vergleich aller vier gemessenen Quadricepsanteile als auch gegenüber den anderen Winkelstellungen oder Kraftgraden. So unterscheiden sich z.B. der VL im Vergleich mit dem VMO mit einer Signifikanz von $p < 0{,}05$ bei 90° und 70%-F_{max}.

Der VMO zeigte höhere Aktivität bei 90° verglichen mit den Werten bei 15° ($p < 0{,}00001$). Im Gegensatz zu der verbreiteten Annahme gibt es keine Dominanz der vastus medialis-Aktivität während der letzten Grade der Kniestreckung.

Die anderen gemessenen Quadricepsanteile zeigen über den Verlauf der Kniestreckung ein zum Teil grundlegend anderes Verhalten (Abb. 1 und 2). So mißt man

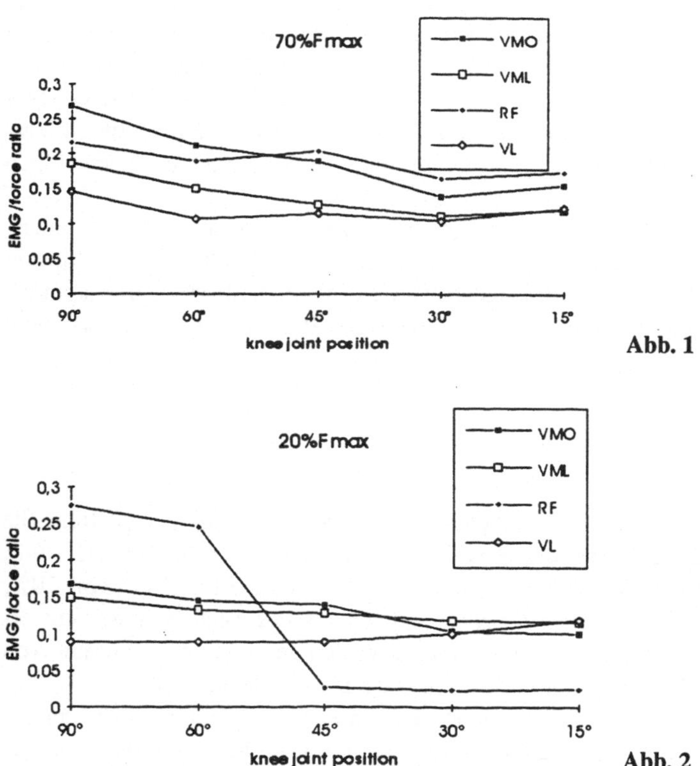

Abb. 1 und 2. Repräsentative Messungen an einem Kniegelenk mit typischen EMG-Werten bei unterschiedlichen Kraftgraden

die höchsten EMG-Werte des RF bei 40%- und 20%-F_{max} in 90° Kniebeugung gegenüber dem VMO ($p < 0{,}0001$) (Abb. 4). Die RF-Aktivität geht jedoch nahezu gegen Null während der letzten 40° der Kniestreckung bei niederiger Kraftstufe (20% und 40%-F_{max}), im Vergleich mit dem VMO bei $p < 0{,}00001$.

Vergleicht man den „activation-ratio VMO/VL; 90°, 70%" (das Verhältnis des normalisierten EMG-Wertes des VMO zu dem des VL bei 90° und 70%-F_{max}) mit dem „activation-ratio VMO/VL; 15°, 70%", so zeigen sich signifikant höhere Werte bei 90°:

activation-ratio von VMO/VL: bei 90° = 1,3; bei 15° = 1,06 ($p < 0{,}05$; Wilcoxon-Rank-Sun-Test) (Abb. 3). Diese klaren Unterschiede des activation-ratio waren beim VML nicht zu sehen.

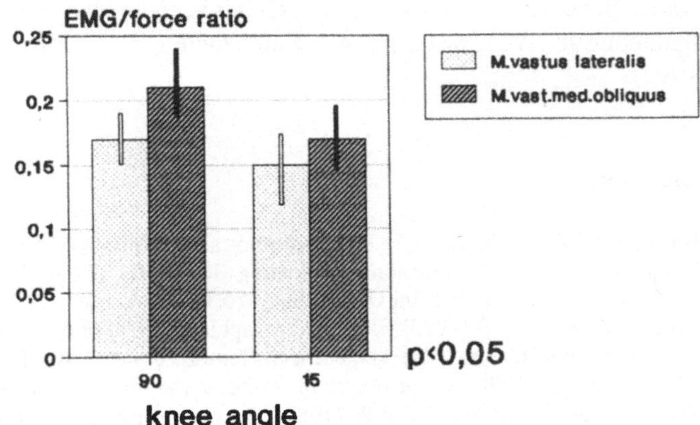

Abb. 3

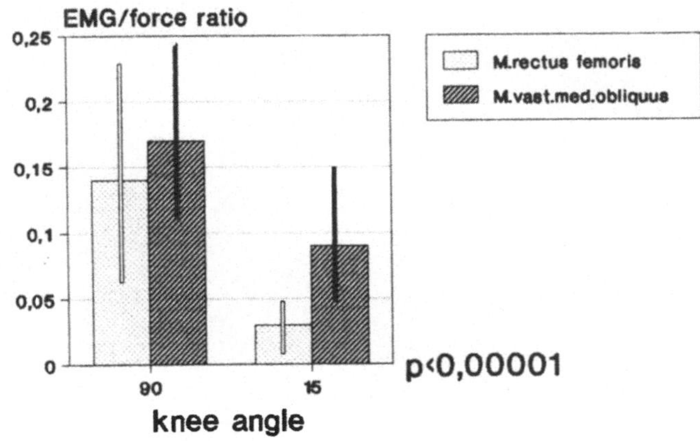

Abb. 4

Abb. 3 und 4. Activation-ratio unterschiedlicher Muskeln unter verschiedenen Bedingungen

Schlußfolgerungen

Mit hochentwickelter EMG-Technologie untersuchten wir die Beteiligung der einzelnen Quadricepsanteile an der isometrischen Kniestreckung. Wir konnten die Aktivität des VMO von der des VML differenzieren bei exakt definierten Kraftgraden und in unterschiedlichen Winkelstellungen.

Nach unserem Wissen ist dies die erste isometrische Untersuchung mit exakt definierten Kraftgraden in unterschiedlichen Kniewinkeln, bei der integrierte und normalisierte Roh-EMG-Werte mittels intramuskulären Draht-Elektroden gewonnen werden.

Damit läßt sich als Schlußfolgerung festhalten: Ein effektives Quadricepstraining z.B. nach Kreuzbandersatzplastik sollte in 90° bis 45° Kniebeugung mit 50% bis 70% der Maximalkraft durchgeführt werden, eine Vollstreckung zur Aktivierung des vastus medialis ist nicht erforderlich. Es kann somit das Transplantat besser vor zu früher Belastung geschützt werden, da bei isometrischer Kniestreckung die maximale Spannung im ACL zwischen 45° Kniebeugung und Vollstreckung auftritt (Beynnon 1992).

Literatur

Basmajian JV and DeLuca CJ (1985) Muscles alive Williams & Wilkins Baltimore

Beynnon B, Howe JG, Johnson RJ, Fleming BC (1992) The measurement of anterior cruciate ligament strain in vivo. Int Orthop Sicot 16:1–12

Karst GM, Jewett PD (1993) Electromyographic analysis of exercises proposed for differential activation of medial a lateral quadriceps femoris components. Phys Therapy 73:286–299

Thiranagama R (1990) Nerve supply of the human vastus medialis. J Anat 170:193–198

Weinstabl R, Scharf W, Firbas W (1989) The extensor apparatus of the knee joint and its peripheral vasit anatomic and clinical relevance. Surg Radiol Anat 11:17–22

Wolf LB, Segal RL, Wolf SL, Nyberg R (1991) Quantitative analysis of surface and percutaneous electromyographic activity in lumbar erector spinae of normal young womwn. Spine 16:155–161

Vergleichende Mirkomorphologie der Regeneration umschriebener Knorpelläsionen nach anterograder und retrograder Reizbohrung: Die Pridie- und Beck-Bohrung im Experiment

M. Schröder[1], E. Hiermer[1], G. Metak[1], R. Ascherl[2] und G. Blümel[1]

[1] Institut für Experimentelle Chirurgie, Klinikum rechts der Isar, Technische Universität München, Ismaningerstraße 22, D-81675 München
[2] Klinik für Orthopädie, Medizinische Universität Lübeck, Ratzeburger Allee 160, D-23538 Lübeck

Einleitung

Für die Leistungsfähigkeit eines Gelenkes ist der intakte cartilaginäre Überzug der artikulierenden Gelenkflächen entscheidend. Degenerative Veränderungen sind häufig Folge nicht adäquat behandelter Knorpelläsionen [1, 3]. Die Ursache für die Entwicklung einer posttraumatischen Arthrose liegt einerseits in der Regenerationsfähigkeit hyalinen Gelenkknorpels, andererseits in der Tatsache, daß absterbende Chondrozyten durch Freisetzung knorpelschädigender Enzyme den umgebenden Gelenkknorpel destruieren [2].

Ziel der Defektanbohrung sowohl von anterograd (nach Pridie) als auch von retrograd ohne Perforation der Gelenkfläche (nach Beck) ist es, diesen Circulus vitiosus durch Stimulation der Bindegewebsmataplasie bis hin zum Faserknorpel, nach Aufbohrung der subchondralen Knochenschicht, zu durchbrechen [4, 6].

Fragestellung

In unserer Studie am femoropatellaren Gleitlager des Kaninchens sollte das Heilungsverhalten experimentell gesetzter Knorpeldefekte, die nach Pridie bzw. Beck angebohrt wurden, untersucht werden.

Im Rahmen unserer Studie sollten folgende Fragestellungen geklärt werden:

1. Inwieweit lassen sich umschriebene Knorpeldefekte durch Pridie- bzw. Beck-Bohrung decken?
2. Welche Unterschiede bestehen hinsichtlich der Qualität des Ersatzgewebes nach Pridie-Bohrung, Beck-Bohrung und nicht operativ behandelten tiefen Knorpeldefekten bis zur Subchondralzone, die ihrerseits auch eine gewisse Heilungstendenz besitzen?
3. In welchem Ausmaß ist die Subchondralzone bei den Regenerationsvorgängen beteiligt?

Hefte zu „Der Unfallchirurg", Heft 249
Zusammengestellt von K. E. Rehm

Material und Methoden

Um die klinische Übertragbarkeit tierexperimenteller Studien am Kniegelenk des Kaninchens zu optimieren, wurde zunächst ein arthroskopisches Operationsmodell entwickelt: Es wurde eine 3 mm, 25° Winkeloptik verwendet. Die Spülung des Gelenks erfolgte mit Ringerlösung. Der Zugang von distal, lateral des Lig. patellae erwies sich als günstig. Nach Spülung des Gelenks lassen sich sämtliche Kompartimente des retropatellaren Gleitlagers gut darstellen. Über die von proximal und lateral nach distal, in Richtung Optik in den Recessus superior vorgeschobene Spülkanüle wurde ein Shavinginstrument eingeführt, und damit ein Knorpeldefekt bis zur Subchondralzone von 0,8 x 1,0 cm Größe im Patellagleitlager des Femurs gesetzt.

Nach Genehmigung durch die zuständige Aufsichtsbehörde wurden 54 weibliche Bastardkaninchen in drei Versuchsgruppen eingeteilt: Bei 18 Versuchstieren (Kontrollgruppe) wurde lediglich der Defekt induziert, 18 Versuchstiere wurden, größtenteils arthroskopisch, nach Pridie operiert, wobei der Knorpeldefekt über eine transligamentär eingeführte Kanüle (14 G) mit einem Kirschner-Draht von 0,8 mm Durchmesser 8mal angebohrt wurde.

Bei 18 Versuchstieren wurde der Defekt nach lateraler Arthrotomie von retrograd 8mal im Sinne einer Beck-Bohrung angebohrt.

In begleitenden licht- und elektronenmikroskopischen Untersuchungen konnte weder der Arthoskopie noch der Arthrotomie ein spezifisches mikromorphologisches Korrelat zugeordnet werden. Auch der histologische Synovialisvergleich ergab keinen faßbaren Unterschied zwischen arthroskopischer und arthrotomischer Vorgehensweise.

Während des Versuchszeitraumes erfolgten polychrome Sequenzmarkierungen mit Xylenolorange, Alizarinkomplexon, Tetracyclin und Calcein perioperativ, nach 2, 4 und 7 Wochen bei den Kurzüberlebern (Opferung nach 8 Wochen) und nach 8, 12, 16 und 23 Wochen bei den Langüberlebern (Opferung nach 24 Wochen), um die Beteiligung der Subchondralzone fluoreszenzmikroskopisch zu erfassen und zeitlich einordnen zu können. Nach 8 und 24 Wochen wurde jeweils die Hälfte der Versuchstiere durch eine Überdosis Pentobarbital geopfert. Anschließend erfolgte die mikromorphologische Aufarbeitung.

Ergebnisse

Makroskopisch konnten wir nach Pridie-Bohrung nach 8 Wochen bei etwa der Hälfte, nach 24 Wochen bei annähernd allen angebohrten Knorpeldefekten eine vollständige Defektdeckung bei glatter Gelenkoberfläche erkennen, wobei progrediente degenerative Prozesse makroskopisch nicht beobachtet werden konnten. Trotz eines makroskopisch geringfügig schlechteren Defektdeckungsverhaltens (Abb. 1) zeigte auch bei retrograder Defektanbohrung nach Beck kein Versuchstier Zeichen einer progredienten Gonarthrose. Auch bei der Kontrollgruppe konnte ein gewisses Heilungsverhalten beobachtet werden. Hier waren bei zwei Versuchstieren nach 24 Wochen bereits makroskopisch fortschreitende degenerative Prozesse erkennbar.

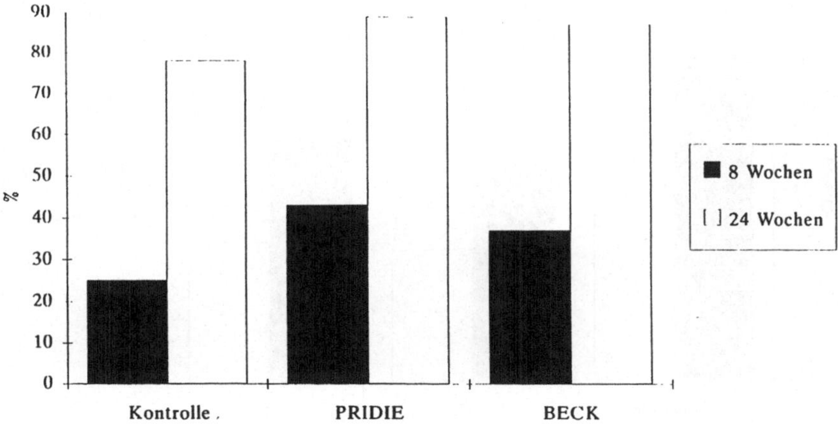

Abb. 1. Vollständige Defektdeckung im Gelenkflächenniveau

Noch deutlicher wird die Diskrepanz zwischen Pridie-Bohrung, Beck-Bohrung und der Kontrollgruppe in der mikromorphologischen Betrachtung, für deren differnzierte Darstellung ein Score-Schema nach Kim et. al. [5] entsprechend modifiziert angewandt wurde (Tabelle 1).

Wichtige Parameter wurden berücksichtigt: Oberflächenbeschaffenheit des Regenerates, Verteilung der Zellen, Safraninanfärbbarkeit als Grad des Mukopolysaccharidgehaltes, Dicke des Ersatzgewebes und Art des Ersatzgewebes (hyaline-like-cells, unreifer Knorpel, mesenchymales Gewebe, fibröses Gewebe/Nekrosen). Insgesamt können danach die Regenerate nach Pridie- bzw. Beck-Bohrung als höherwertiger eingestuft werden als die Kontrollgruppe (Abb. 2).

Bezüglich der Beschaffenheit der Knorpeloberfläche korrelieren makroskopischer und mikromorphologischer Befund: Durch anterograde Anbohrung des Defektes konnte nach 24 Wochen bei fast allen Versuchstieren eine glatte Gelenkfläche er-

Tabelle 1. Mikromorphologische Score-Schema

Knorpel-oberfläche	Verteilung der Zellen	Safraninanfärb-barkeit	Dicke des Ersatzgewebes	Qualität des Ersatzgewebes
glatt (0)	normal (0) diffuse Vermeh-rung (1)	normal (0)	90–100 % (0)	hyaline-like cells (0)
unregelmäßig (1)	Cluster (2)	leicht redu-ziert (1)	50–89 % (1)	
chondrale Furchen (2)	verminderte Zahl (3)	mäßig reduziert (2) stark reduziert (3)	0–49 % (2)	unreifer Knorpel (1) mesenchymales Gewebe (2)
subchondrale Erosionen (3)				fibröses Gewebe/ Nekrosen (3)

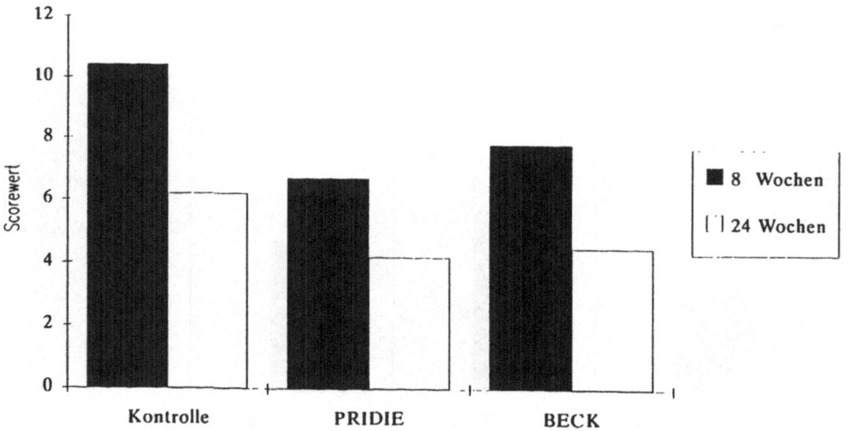

Abb. 2. Wertigkeit des Regenerates bezüglich mikromorphologischer Parameter (0 Scorepunkte: Gesunder Gelenkknorpel)

reicht werden, während bei retrograder Anbohrung nach Beck bei einigen Versuchstieren geringfügige Unregelmäßigkeiten auftraten. Sowohl nach Pridie- als auch nach Beck-Bohrung konnte eine wesentlich glattere Gelenkfläche als bei der Kontrollgruppe beobachtet werden.

Dem Auftreten von Clustern wird bei der Pathogenese präarthrotischer Veränderungen besondere Bedeutung beigemessen: Bei der Beck-Bohrung und der Kontrollgruppe ist das Ersatzgewebe von Clustern durchsetzt, während sich bei den nach Pridie angebohrten Defekten nach 8 und 24 Wochen Cluster hauptsächlich im Randbereich zum gesunden Knorpelgewebe, bei weitgehend clusterfreiem Ersatzgewebe, erkennen lassen. Hier zeigt sich ein keilförmiges Einwachsen des vorwiegend unreifen Faserknorpelgewebes in die Subchondralzone, die bei den Regenerationsvorgängen offensichtlich eine große Rolle zu spielen scheint. Die Regenerate nach Beck-Bohrung zeigen ein unregelmäßiges Zellbild diffuser Zellvermehrung bei geringerer Dicke des Ersatzgewebes. Nur vereinzelt lassen sich im Regenerat Cluster erkennen. Hyaline-like-cells konnten im Gegensatz zum Regenerat nach Pridie-Bohrung nicht gefunden werden. Auffällig ist die leicht bis mäßig reduzierte Anfärbbarkeit mit Safranin als Hinweis auf leicht reduzierte Mukopolysaccharidproduktion des proliferierenden Regenerates, verglichen mit normaler Safraninanfärbbarkeit bei den von anterograd angebohrten Defekten. Die Kontrollgruppe zeigt ein Bild unregelmäßiger Regenerationsversuche bei geringer Dicke und meist stark reduzierter Anfärbbarkeit mit Safranin.

Fluoreszenzmikroskopisch läßt sich eine wesentliche Beteiligung der Subchondralzone bei den durch Pridie- und Beck-Bohrung stimulierten Regenerationsvorgängen erkennen.

Massive subchondrale Umbauvorgänge imponieren unter den angebohrten Schadensarealen und lassen sich zwischen der 4. und 7. Woche postoperativ einordnen. Im Gegensatz zur Bohrung nach Beck und zur Kontrollgruppe zeigt die fluoreszenzmikroskopische Betrachtung der nach Pridie angebohrten Defekte im Defektbereich eine

Zurückdrängung der Subchondralzone unter Niveau bei gleichzeitig starker Verdikkung.

Während nach Pridie- und Beck-Bohrung auch noch in der 16. Woche postoperativ Fluorochrome eingelagert wurden, konnten wir bei der Kontrollgruppe nach 12 Wochen eine Stagnation der Umbauvorgänge beobachten. Auch hier kommt es zwischen der 4.–7. Woche hauptsächlich in der oberen Hälfte der subchondralen Kortikalis zu lichtmikroskopisch nicht nachweisbaren Umbauvorgängen, die wegen Abbruchs des sonst typischen appositionellen Wachstums deutlich vom gesunden Areal abgegrenzt werden können.

Zusammenfassung

Durch Pridie- und Beck-Bohrung lassen sich im Experiment gerichtete Heilungsvorgänge provozieren. Dabei ist offensichtlich die Subchondralzone wesentlich beteiligt.

Das Ersatzgewebe nach Pridie-Bohrung kann als geringfügig höherwertiger eingestuft werden als nach Beck-Bohrung. Regenerationsgewebe nicht angebohrter Knorpeldefekte ist als wesentlich minderwertiger zu bewerten.

Das Ersatzgewebe nach Pridie- und Beck-Bohrung vermag Knorpeldefekte vollständig zu decken, wobei progrediente, degenerative Veränderungen möglicherweise zu verhindern sind, Restitutio ad integrum aber auf keinen Fall zu erwarten ist.

Literatur

1. Dzioba RB (1988) The Classification and Treatment of Acute Articular Cartilage Lesions. Arthroscopy 4(2):72–80
2. Furukawa T, Eyre DR, Koide S, Glimcher MJ (1980) Biochemical Studies on Repair Cartilage Resurfacing Experimental Defects in the Rabbit Knee. J Bone Joint Surg 62(1)–A:79–89
3. Hille E (1990) Das Problem „Patellofemoralgelenk". Orthopäde 19:90–96
4. Insall J (1974) The Pridie Debridement Operation for Osteoarthritis of the Knee. Clin Orthop 101(6):61–67
5. Kim HKW, Moran ME, Salter RB (1991) The Potential for Regeneratin of Articular Cartilage in Defects Created by Chondral Shaving and Subchondral Abrasion. J Bone Joint Surg 73(9)–A:1301–1315
6. Mitchell N, Shepard N (1976) The Resurfacing of Adult Rabbit Articular Cartilage by Multiple Perforations through the Subchondral Bone. J Bone Joint Surg 58(2)–A:230–233

Meniskus-Sonographie mit rechnergestützter 3D-Darstellung: Evaluierung der dreidimensionalen Darstellung im Vergleich zur konventionellen Sonographie

U. Göhring, W. Friedl, Ch. Sohn, C. Kühner und P. J. Meeder

Sektion für Unfall- und Wiederherstellungschirurgie, Chirurgische Universitätsklinik, Im Neuenheimer Feld 110, D-69120 Heidelberg

Einleitung

In der sonographischen Kniegelenksdiagnostik erlauben die knöchernen Strukturen von Tibia und Femur nur ein kleines Schallfenster einzusehen. Bei der Beurteilung der Menisken entstehen zusätzlich Schwierigkeiten durch Fehlinterpretationen von Reflexen, die durch anatomische Besonderheiten verursacht werden. Diese Interpretationsprobleme beruhen unter anderem darauf, daß der Untersucher bei der zweidimensionalen sonographischen Darstellung stets nur eine Schnittebene aus dem Kniegelenk sieht und sich aus der Summe der Schnitte eine plastische Vorstellung von den Verhältnissen im jeweiligen Kniegelenk machen muß. Die Entwicklung eines Ultraschallgerätes, das eine dreidimensionale Darstellung ermöglicht, erlaubt die Annahme, Fehldiagnosen reduzieren zu können.

Material und Methodik

Grundlagen der 3D-Sonographie

Grundlage der computergestützten dreidimensionalen Bildgebung ist die Definierung der dritten Dimension. Dazu wurde ein Schallkopf entwickelt, der mit einem beweglich gelagerten Transducer versehen ist. Der Schallgenerator pendelt um eine horizontale Achse.

Während des Aufnahmevorganges greift der Schallkopf einen Schwenkwinkel von maximal 60° zwischen erstem und letztem Bild ab. Dabei werden maximal 60 Schnittbilder erstellt, deren Daten jeweils in Real-Time digitalisiert und in den Speicher des Rechners übernommen werden.

Die Anordnung der Geräte besteht aus vier Teilen

- Ultraschallgerät AJ 3200/Dornier
- 3D-Schallkopf
- Steuergerät für die Kristallbewegung im Schallkopf
- Rechner mit 486er Prozessor, 16 MB RAM
- Plasmon Optical Disc P 1002 E, 1 Gigabyte

Bei der Untersuchung befindet sich der mobile Kristallarray zuerst arretiert in einer Mittelposition, mit der sich eine herkömmliche 2D-Ultraschalldiagnostik durchführen

Hefte zu „Der Unfallchirurg", Heft 249
Zusammengestellt von K. E. Rehm

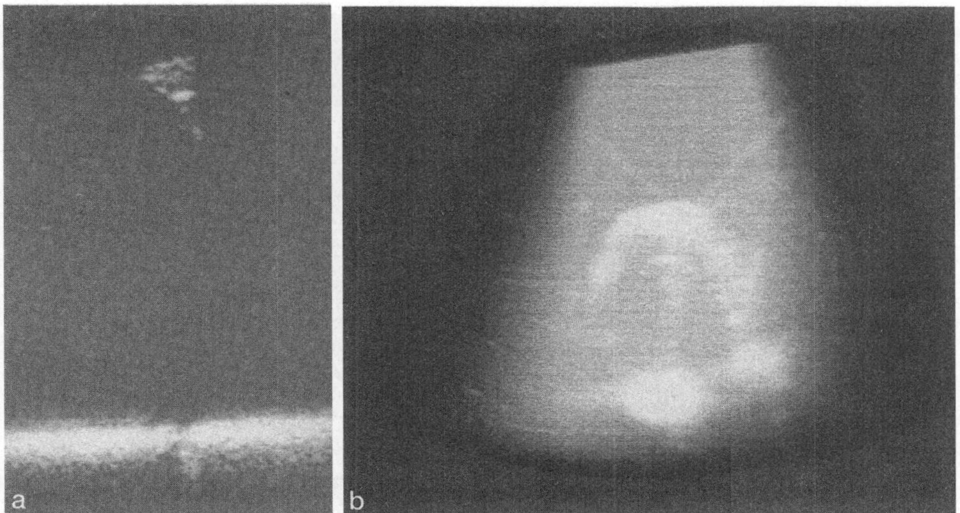

Abb. 1 a, b. Sonographische Darstellung eines Meniskus mit Längsriß im Experiment. **a** Zweidimensionales Ultraschallbild; **b** Dreidimensionales Ultraschallbild

läßt. Der Schallkopf wird dann mit zwei Händen fixiert. Auf Knopfdruck wird die Aufnahmetechnik aktiviert. Zur Erstellung der sechzig Schnitte werden ca. fünf Sekunden benötigt [7]. Die manuelle Führung gewährleistet eine ausreichende Genauigkeit.

Der Computer entwirft nur ein räumliches, gläsernes Image des sonographierten Volumens, das sich auf dem Bildschirm dreht. Inklusive Feinabstimmung von Bearbeitungsparametern dauert dieser Rechenvorgang ca. 25 Minuten. Durch die dynamische Drehbewegung auf dem Bildschirm entsteht für den Untersucher ein guter dreidimensionaler Eindruck, der beim Anhalten allerdings abgeschwächt wird [7].

Eine andere Art der Darstellung der 3D-Daten ist die Schnittbildanalyse. Das sonographierte Volumen kann in allen denkbaren Ebenen geschnitten werden. Dabei können insbesondere Schnitte zur Darstellung kommen, die mittels der konventionellen zweidimensionalen Sonographie nie erreichbar sind, wie z.B. Horizontalschnitte oder Schrägschnitte durch das Kniegelenk.

Experimenteller Versuchsaufbau

Als Untersuchungsmaterial für die experimentelle Studie wurden menschliche Menisken verwandt, die im pathologischen Institut der Universität Heidelberg im Rahmen der regulären Obduktion bei der obligatorischen Femurentnahme gewonnen wurden. In die Untersuchung wurden nur makroskopisch unlädierte und nicht degenerierte Menisken aufgenommen.

Alle Risse (Radiärriß, Horizontalriß, Längsriß und Lappenriß) werden mit einem Skalpell angebracht. So entstehen haarfeine Läsionen, deren glatte Schnittflächen unmittelbar aufeinanderliegen [3, 5, 9, 10].

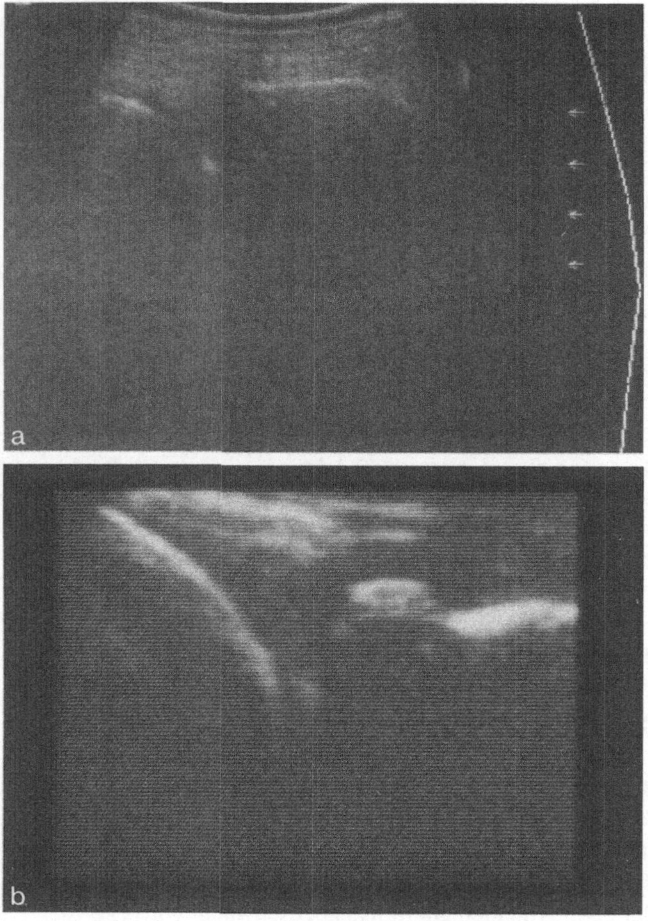

Abb. 2 a, b. Sonographische Darstellung eines Kniegelenkes mit Meniskuslängsriß. **a** Zweidimensionales Ultraschallbild; **b** Dreidimensionales Ultraschallbild

Der Meniskus wird an seiner Basis auf einen Naturfaserfaden gezogen und in ein Bad aus Ringer-Lösung gehängt. Die Ringer-Lösung verhindert ein Quellen des meniskalen Bindegewebes.

Als Schallfrequenz wird 7,5 MHz gewählt, die sich in der Meniskussonographie wegen der anatomischen Vorgaben bewährt hat [1, 3, 5]. Die Schnittebenen werden analog einer Untersuchung am Kniegelenk gelegt.

In der experimentellen Versuchsreihe soll nach der Untersuchung eines Meniskus die Diagnose „Läsion vorhanden“ bzw. „keine Läsion“ gestellt werden. Es werden 96 Menisken zwei- und dreidimensional streng randomisiert untersucht, von denen 48 je eine definierte Läsion tragen.

Klinische Untersuchung

Der experimentellen Versuchsanordnung wird eine klinische Studie angeschlossen. Die Patienten werden zuerst mit einem konventionellen Gerät sonographiert, daraufhin mit der dreidimensionalen Technik untersucht, um anschließend operativ kontrolliert zu werden. Die Indikation zu Operation – evtl. auch wegen einer Kniebandverletzung ohne pathologischen Meniskusbefund präoperativ – stand vor der 3D-Sonographie fest. Als Kriterium für die Diagnose einer Meniskusläsion galten knochenhell-scharfe und feine Reflexe, welche sich über mehrere Schnittbilder erstrecken mußten.

Auswahlkriterium für Patienten zur Aufnahme in die Studie ist die diagnostische oder therapeutische Arthroskopie bzw. Arthrotomie bei Verdacht auf Kniebinnenläsion, wie z.B. Meniskusrisse oder Bandrupturen [2, 4]. Unter den 27 Patienten waren 8 Frauen und 19 Männer, 44% der untersuchten Personen treiben regelmäßig Sport. Bei 63% ließ sich anamnestisch ein vorausgegangenes Trauma, bei 37% ein chronisches Knieleiden feststellen. Das Alter lag zwischen 15 und 66 Jahren (36,3 Jahre).

Bei der herkömmlichen sonographischen Untersuchung zeigt sich das charakteristische sonographische Bild mit der halbrunden Kontur des Femurkondylus und der eckigen Gestalt des Tibiaplateaus. Dazwischen muß der Meniskus von der Basis bis zur Spitze dargestellt werden.

Bei der anschließenden dreidimensionalen Sonographie wird der 3-D-Schallkopf erst in der Kniekehle zur Untersuchung des Hinterhorns positioniert und die Serie von 60 Schnittbilder aufgenommen. Anschließend wird beim auf dem Rücken liegenden Patienten bei 20° Beugung im Kniegelenk die Aufnahme der 60 Schnittbilder der Pars intermedia und des Vorderhorns des Meniskus durchgeführt.

Ergebnisse der experimentellen Meniskus-Sonographie (n = 96)

Die Läsionen stellen sich im Ultraschallbild als hyperreflexe Zone im homogenen Meniskusgewebe dar.

Zweidimensionale Untersuchung. Aus der Gruppe der 48 lädierten Menisken konnte 33mal die Diagnose richtig gestellt werden. Zehn Menisken der 15 falsch Positiven trugen Radiärrisse. Zwei Horizontal-, zwei Lappen- und ein Längsriß wurden ebenfalls nicht erkannt.

Von 48 unversehrten Menisken wurden 45 richtig diagnostiziert.

Aus diesen Daten ergibt sich für die zweidimensionale Diagnostik eine Sensitivität von 69%. Der Wert für die Spezifität beträgt 94%. Der positive prädiktive Wert beträgt 92%.

Dreidimensionale Untersuchung. Im dreidimensionalen Untersuchungsgang konnten 42 der 48 lädierten Menisken richtig beurteilt werden. Vom Untersucher wurden im 3D-Schall nur sechs Verletzungen fehldiagnostiziert (eine Horizontale-, zwei Radiär- und drei Lappenrisse).

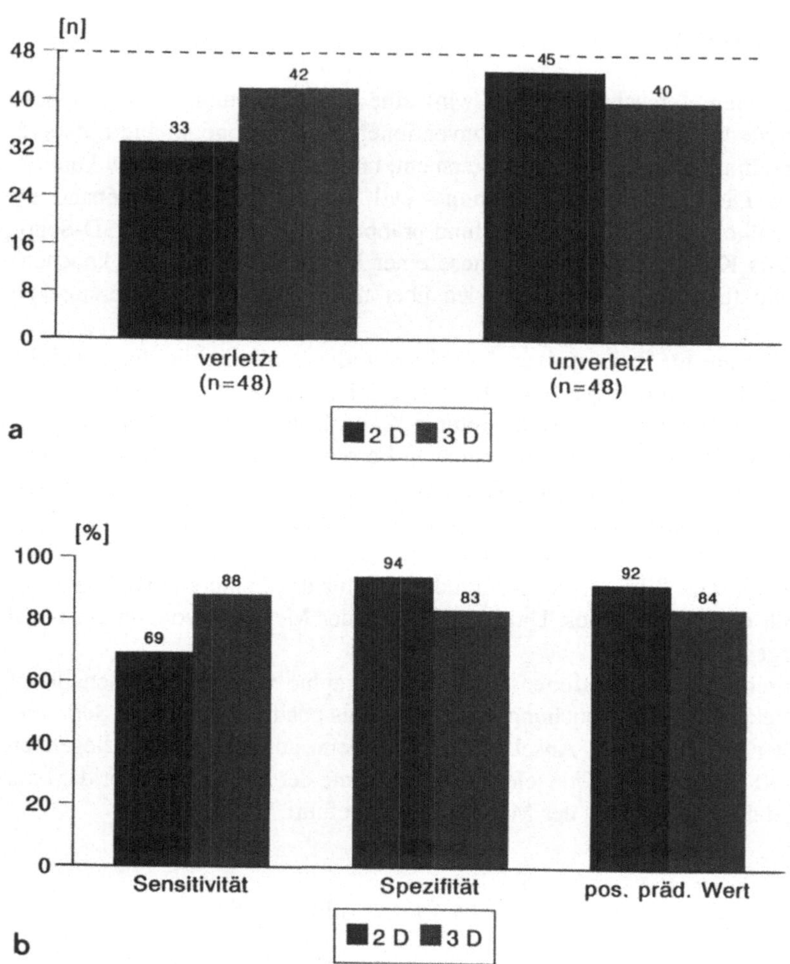

Abb. 3 a, b. Ergebnisse der experimentellen Meniskus-Sonographie. **a** Absolutes Ergebnis der sonographischen Beurteilung des Meniskenkollektivs auf verletzten bzw. unverletzten Zustand; **b** Sensitivität, Spezifität und positiver prädiktiver Wert der 2D- und 3D-Sonographie im Experiment

In der unlädierten Kategorie wurden 40 der 48 Menisken korrekt befundet. Die acht falsch positiven Befunde imponierten sonographisch je dreimal als Horizontal- und Längsriß und je einmal als Radiär- und Lappenriß.

Daraus leitet sich für die Sensitivität des dreidimensionalen Schalls ein Wert von 88% ab. Die Spezifität erreicht einen Wert von 83%. Die Treffsicherheit beträgt 84%.

Ergebnisse der klinischen Meniskus-Sonographie (n = 27)

Zweidimensionale Untersuchung. Hier wurde 18mal die richtige Diagnose gestellt, 7 Meniskusläsionen wurden richtig erkannt, 11 Kie wurden als meniskusgesund richtig

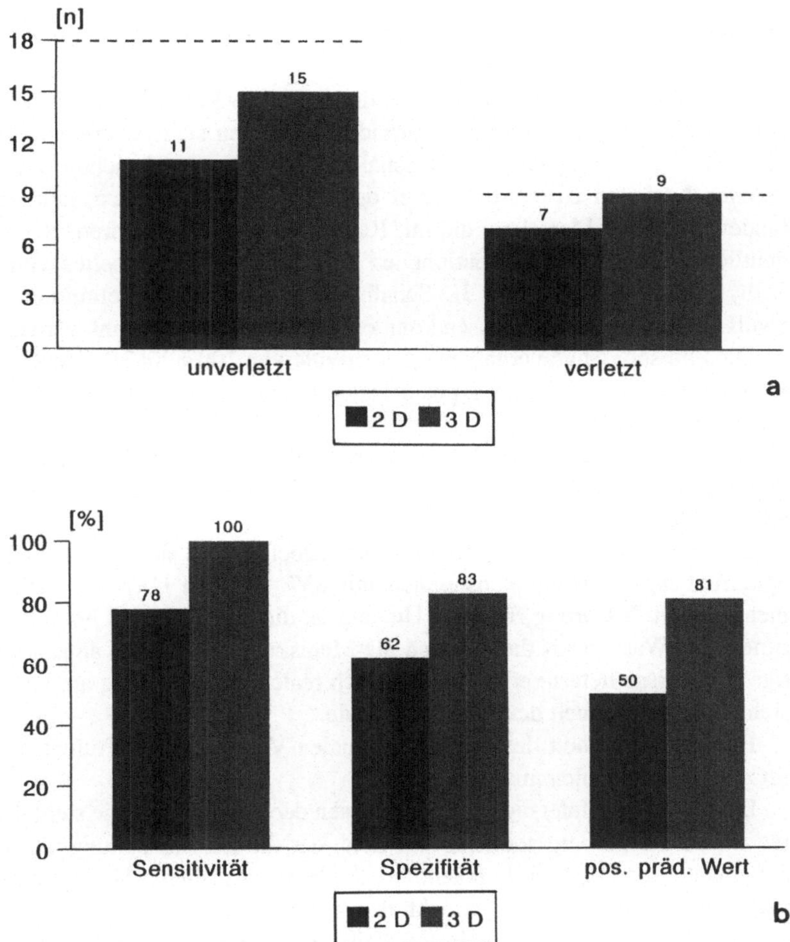

Abb. 4 a, b. Ergebnisse der klinischen Meniskus-Sonographie. **a** Absolute Werte der 2D- und 3D-Ultraschalluntersuchung von Patienten mit bereits bestehender Indikation zur Arthroskopie bzw. Arthrotomie; **b** Sensitivität, Spezifität und positiver prädiktiver Wert der 2D- und 3D-Sonographie in der realen klinischen Untersuchung

befundet. 2 Menuskusrisse wurden nicht diagnostiziert, 7mal wurde die Diagnose eines lädierten Meniskus ohne entsprechendes pathologisches Korrelat gestellt.

Damit ergibt sich für das zweidimensionale, sonographische Verfahren eine Spezifität von 62%, eine Sensitivität von 78% und eine Treffsicherheit von 50%.

Dreidimensionale Untersuchung. Hier wurde 24mal eine richtige Diagnose gestellt. Alle 9 Meniskusrisse wurden erkannt, 15 Menisken wurden als unverletzt richtig befundet. 3mal wurde bei einem unverletzten Meniskus eine Läsion diagnostiziert.

Somit ergibt sich in der 3D-Sonographie eine Spezifität von 83%, eine Sensitivität von 100% und eine Treffsicherheit von 81%.

Diskussion

In Vergleich ergibt sich, daß das dreidimensionale Verfahren im Experiment Läsionen mit 88% gegenüber 69% im zweidimensionalen sicherer erkennt. Der Wert von 69% für die Sensitivität des 2D-Schalls setzt sich aus 33 richtig und 15 nicht erkannten Läsionen zusammen. Unter den 15 falsch bedundeten, lädierten Menisken fanden sich zehn Menisken, die mit Radiärrissen versehen waren. Hierin besteht ein deutliches Defizit der konventionellen Methode, was die Arbeiten von Taubert und Selby bestätigen [8, 11]. Im 3D-Schall konnte dieses Defizit eliminiert werden. Von zwölf vorhandenen Radiärrissen konnten zehn als Läsion erkannt werden.

Die klinische Studie ergab eine Sensitivität von 100% im 3D-Schall. Im 2D-Schall konnten lediglich 78% richtig positiv erkannt werden, was im Bereich vergleichbarer Studien liegt [2, 6, 12].

Um das Vorliegen einer Läsion auszuschließen (Spezifität) zeigte sich das zweidimensionale Verfahren dem dreidimensionalen im Experiment mit 94% gegenüber 83% überlegen.

In der klinischen Untersuchungsreihe jedoch kehrte sich das Verhältnis um. Die Spezifität lag im Dreidimensionalen mit 83% deutlich über den 62% des Zweidimensionalen. Erklärung für diese Umkehr ist die Tatsache, daß im optimierten Experiment des Wasserbads die 2D- und 3D-Meniskus-Sonographie annähernd gleichwertige Ergebnisse liefern; erst in der klinisch realen Untersuchung am Kniegelenk zeigt sich die Überlegenheit der 3D-Sonographie.

Die Treffsicherheit des dreidimensionalen Verfahrens am Patienten beträgt 81%, im zweidimensionalen nur 50%.

Den positiven Untersuchungsergebnissen der 3D-Sonographie steht der hohe apparative und der größere zeitliche Aufwand, der für die Bearbeitung der dreidimensionalen Daten benötigt wird, gegenüber. Außerdem erscheint die Schnittbilddiagnostik verbesserungsfähig. In Anbetracht der Tatsache, daß das 3D-Ultraschallgerät ein Prototyp ist, ist allerdings die Entwicklung einer schnelleren und auch abbildungsmäßige besseren Technik zu erwarten. Diesbezüglich erscheint es lohnenswert, sich mit der dreidimensionalen Meniskussonographie auch zukünftig wissenschaftlich zu beschäftigen.

Literatur

1. Bauer G, Rübenacker S (1988) Sonographische Meniskusdarstellung: Welcher Schallkopf ist geeignet? Ultraschall 9:48–51
2. Boos N, Bugyi I (1989) Zur Wertigkeit der Meniskussonographie des Kniegelenkes. Unfallchirurg 92:435–439
3. Burr JG, Wald N, Pan S, Preston K (1978) The synergistec effect of ultrasound and ionising radiation of human lymphocytes. In: Evans HJ, Lloyd DC Mutagen induced Chromosome Damage in Man. University Press Edinburgh 120
4. Holzach P, Mattli J, Benz K, Streicher U, Matter P (1990) Die Ultrasonographie der Meniskusläsionen. Sportverl Sportschad 4:135–138
5. Jackson DW, Simon TM (1992) Biology of Meniscal Allograft. In: van Mow C, Arnoczky SP, Jackson DW Knee Meniscus Basic and Clinical Foundations. Raven Press Ltd New York

6. Jerosch J, Castro W, Sons H, Winkelmann W (1989) Der Aussagewert der Sonographie bei Verletzungen des Kniegelenkes. Ultraschall 10:275–281
7. Röhr E (1989) Sonographische Untersuchungen zur Innenmeniskus-Hinterhornläsion. Orthop Praxis 11:728–733
8. Selby B, Richardson M, Montana M, Teitz C, Larsen R, Mack L (1986) High resolution sonography of the menisci of the knee. Invest Radiol 21:332–335
9. Sohn C, Bastert G (1992) Dreidimensionale Ultraschalldarstellung. Dtsch med Wschr 117:467–472
10. Sohn C, Grotepaß J, Swobodnik W (1989) Möglichkeiten der 3dimensionalen Ultraschalldarstellung. Ultraschall 10:307–313
11. Taubert K, Reimer P, Hendrickx P, Lobenhoffer P (1990) Experimentelle Meniskussonographie Einfluß der Abbildungsgeometrie auf die Nachweisbarkeit von Meniskusläsionen. Fortschr Röntgenstr 153,2:120–123
12. Taubert K, Reimer P, Lobenhoffer P (1989) Ultraschalluntersuchungen in der Diagnostik von Meniskusläsionen. Röntgenpraxis 42:369–373

Defektheilung am Gelenkknorpel des Kaninchens nach Behandlung mit dem Xenon-Chlorid-Excimer-Laser

R. Fischer, W. Puhl und H. Athanasiou

Orthopädische Klinik, RKU, Oberer Eselberg 45, D-89081 Ulm

Einleitung

Das Problem der Arthrosebehandlung ist bis heute nicht befriedigend gelöst. Eine Heilung durch Regeneration der aufgefaserten Knorpeloberfläche ist bis heute nicht möglich, die Transplantation von Knorpel noch im experimentellen Stadium.

Damit verbleibt momentan nur der Versuch, die weitere Degeneration des arthrotisch veränderten Knorpels zu verlangsamen und für den Patienten eine Schmerzreduktion und Funktionsverbesserung zu erreichen.

Die dazu verwendeten operativen Verfahren beinhalten neben der Gelenklavage die mechanische Entfernung der aufgefaserten Knorpeloberfläche mit dem Shaver.

Als neuere Verfahren finden zunehmend Laser Verbreitung. Die meisten der bisher eingesetzten Laser-Systeme arbeiten über thermische Effekte, d.h. die Entfernung oder „Glättung" der fibrillierten Knorpeloberfläche erfolgt mittels Koagulation oder Vaporisation des Gewebes. Dabei kommt es zu einer Erwärmung des umgebenden Gewebes, die in Abhängigkeit vom verwendeten Laser und den eingesetzten Laserparametern zu erheblichen Schädigungen des umgebenden Knorpelgewebes führen kann.

Der Xenon-Chlorid-Excimer-Laser (EL) ist ein UV-Laser, der mit Licht der Wellenlänge 308 nm arbeitet. Auch dieser Laser arbeitet nicht „athermisch", die Schädigungszone dieses Lasers ist in experimentellen Untersuchungen [1, 2] mit 0,5 bis

Hefte zu „Der Unfallchirurg", Heft 249
Zusammengestellt von K. E. Rehm

0,8 mm jedoch vergleichsweise gering. Nach anfänglichem klinischen Einsatz wird dieser Laser momentan aufgrund seiner technischen Unzulänglichkeiten beim klinischen Einsatz kaum noch verwendet [3]. Da mit diesem Laser die Knorpeloberfläche besser als mit den anderen im klinischen Einsatz befindlichen Lasern „geglättet" werden kann bestehen Bestrebungen zum erneuten klinischen Einsatz des EL nach Verbessern der Technologie.

Nachdem Vorversuche an menschlichem Knorpelgewebe in vitro [1] neben der suffizienten Knorpelglättung ein Verschmelzen der oberflächlichen Kollagenfasern des Knorpels und damit einen Effekt, der mit einer „Versiegelung" der Knorpeloberfläche vergleichbar ist, zeigten, führten wir weitere Versuche mit diesem Laser durch. Untersuchungen an menschlichen Knorpelgewebekulturen zeigten hier eine Schädigung der Knorpelzellen in einem Areal zwischen – je nach Laserparametern – 0,5 und 0,8 mm von der Stelle des Abtrages entfernt [7].

Ziel dieses Versuches sollte es sein, im Tiermodell die Gewebeschädigung des EL und die Defektheilung nach Einsatz des Lasers zu untersuchen.

Methodik

Bei 48 ausgewachsenen männlichen Chinchilla-Kaninchen wurden die Kniegelenke des linken Hinterlaufs in Maskennarkosen über einen lateralen Zugang eröffnet. Mit einem EL (Fa. Technolas, Pulsdauer 60 ns) wurden 1 cm medial des lateralen Knorpelrandes standardisiert 4 chondrale und 4 subchondrale Defekte mit einer Pulsenergie von 20 mJ und einer Repetitionsrate von 10 Hz an einem Kondylus gesetzt. Zur Energieübertragung wurden Quarzfasern mit einem Core-Durchmesser von 1 mm (Fa. Ceramoptec) verwendet. Entsprechend der Vorversuche wurde die Quarzfaser unter ständigem Spülen ohne Druck auf die Knorpeloberfläche aufgesetzt und für die chondralen Defekte eine Applikationsdauer von 10 Sekunden, für die in den subchondralen Knochen reichenden Defekte Applikationszeiten von 25 Sekunden gewählt. Die Defekttiefen betrugen so 0,25 und 0,5 mm. Als Kontrollgruppe dienten auf dem gegenseitigem Kondylus an entsprechender Lokalisation mit einem Bohrer (ebenfalls 1 mm Durchmesser) gesetzt 0,25 und 0,5 mm tiefe Defekte.

Die Tiere wurden 1, 3, 6 und 12 Wochen postoperativ getötet und die Defekte licht- und elektronenmikroskopisch untersucht. Zur Beurteilung der Vitalität der Knorpelzellen um den Defekt wurden die Femurkondylen sofort nach Entnahme für 8 Stunden in 3-H-Prolin inkubiert (6 µCi/ml). Bei 6 Tieren wurde das Defektgewebe 14 Wochen postoperativ auf seine biomechanische Eigenschaften untersucht.

Ergebnisse

Die lichtmikroskopische Untersuchung der Präparate zeigte über den gesamten Untersuchungszeitraum eine breite Zone mit Zellschädigung (zunehmend von 0,3 auf 0,7 mm um den Defektrand) um die Laserdefekte. In der Autoradiografie zeigt sich eine konstant bleibende Schädigungszone von 0,8-1,0 mm. Die Schädigungszone um die mechanisch gesetzten Defekte beträgt lichtmikroskopisch anhand morphologischer Kriterien geschätzt zwischen 0,2 und 0,4 mm und 0,4 mm in der Autoradiografie.

Die im Knorpelniveau gesetzten Defekte (chondrale Defekte) beider Gruppen zeigen keine Defektauffüllung. Bis zur 12. post-operativen Woche zeigt sich hier lediglich eine Abrundung der Defektränder und ein oberflächlicher Überzug der Defektoberfläche mit fibroblasten-ähnlichen Zellen. An den Defekträndern kommt es neben der oben beschriebenen Zellschädigung im weiteren Umkreis um die Defekte zur Cluster-Bildung der Knorpelzellen.

Die subchondralen Defekte beider Gruppen wurden zunächst über einwachsende fibroblasten-ähnliche Zellen aufgefüllt. Dabei war das Auffüllen der Defekte in der Lasergruppe verzögert. Während die Shaverdefekte nach der 3. post-operativen Woche vollständig aufgefüllt waren und die im Defekt gelegenen Zellen sich bis zur 6. post-operativen Woche in chondroblasten-ähnliche Zellen differenziert hatten, fand sich in der Lasergruppe bis zur 3. post-operativen Woche nur eine teilweise Defektauffüllung von unter 50%. Die Defektauffüllung mit fibroblasten-ähnlichen Zellen war in der Lasergruppe erst nach der 6. post-operativen Woche weitgehend abgeschlossen, eine Differenzierung der Zellen zu chondroblasten-ähnlichen Zellen fand erst bis zur 12. post-operativen Woche statt.

Rasterelektronenmikroskopische Untersuchungen zeigen für die im Knorpelniveau gesetzten Laserdefekte das bekannte Phänomen der „Versiegelung“ der Oberfläche durch wohl hitzebedinges Verschmelzen der oberflächlichen Kollagenfasern. Bereits 1 Woche post-operativ zeigt sich jedoch ein Einbrechen des oberflächlichen Knorpels, so daß eine aufgebrochene Gelenkoberfläche im Bereich der Defekte entsteht.

Die 14 Wochen post-operativ mit einem CIA untersuchten Defekte zeigen hinsichtlich Verformbarkeit und Elastizitätsmodul vergleichbare Ergebnisse.

Das Defektgewebe in den subchondralen Defekten zeigt gering (aber nicht signifikant) schlechtere Eigenschaften als die im Knorpelniveau gesetzten Defekte.

Es besteht jedoch kein Unterschied zwischen der Laser- und Shaver-Gruppe und beide zeigen signifikant schlechtere biomechanische Ergebnisse als der Knorpel auf der gesunden Gegenseite.

Diskussion

Die Abrasionsarthroplastik mit dem Laser ist ein momentan lebhaft diskutiertes Verfahren. Auf der einen Seite wird in klinischen Studien über bessere Ergebnisse nach Einsatz des Excimer-Lasers [3, 4] und vergleichbaren Ergebnissen nach Einsatz des Holmium-YAG-Lasers berichtet [5, 6]. Andererseits zeigen experimentelle Untersuchungen an Gewebekulturen [7, 8] und im Tierversuch [9, 10] deutlich schlechtere Ergebnisse für die laserbehandelten Gruppen.

Nachdem Vorversuche eine größere Zellschädigung im Knorpelgewebe für den EL zeigten, der Laser aber ein deutlich besseres Glättungsverhalten aufweist, sollten die Auswirkungen des EL auf den Gelenkknorpel in einem Organmodell untersucht werden. Um die großen interindividuellen Schwankungen, die zwischen den Tieren einer Gruppe bei den verschiedenen Arthrosemodellen auftreten, zu vermeiden, haben wir die Defekte am gesunden Knorpel gesetzt und intraindividuell Laserdefekte und mechanische Defekte miteinander verglichen.

Zumindest im beschriebenen Versuchsmodell zeigt sich, daß die in der Gewebekultur gefundenen Ausmaße der Zellschädigung auch am Organmodell auftreten. Die als Vorteil des EL propagierten Eigenschaften „gutes Glättungsverhalten" und „Versiegeln der Knorpeloberfläche" bestehen im Tiermodell nur kurzzeitig, dann kommt es zu einem Einbrechen der Knorpeloberfläche mit einer rauhen Oberfläche, die biomechanisch dieselben Eigenschaften wie der mechanisch bearbeitete Knorpel aufweist.

Literatur

1. Hohlbach G, Möller KO, Schramm U, Baretton G (1989) Experimentelle Ergebnisse der Knorpelabrasio mit einem Excimer-Laser Histologische und elektronenmikroskopische Untersuchungen. Z Orthop 127:216–221
2. Fischer R, Hibst R, Schröder D, Puhl W, Steiner R (1994) Thermal side effects of fiber-guided XeCl eximer laser drilling of cartilage. Lasers Surg Med 14:278–286
3. Raunest J, Löhnert J (1990) Arthroscopic cartilage debridement by excimer laser in chondromalacia of the knee joint. Arch Orthop Trauma Surg 109:155–159
4. Grifka J (1993) Arthroskopische Therapie der Gonarthrose in Abhängigkeit vom Grad der Chondromalazie. Arthroskopie 6:201–211
5. Sisto DJ, Blazina ME, Hirsh LC, Oaks S (1993) Ho:YAG-laser arthroscopy of the knee. Lasers Surg Med Suppl 5:37
6. Lane GJ, Mooar PA (1991) Holmium:YAG laser arthroscopic debridement. Laser Surg Med Suppl 3:53
7. Fischer R, Krebs R, Scharf HP (1993) Cell vitality in cartilage tissue culture following excimer laser radiation an in vitro examination. Lasers Surg Med 13:629–637
8. Fischer R, Puhl W, Hibst R (1994) Cell vitality in cartilage tissue cultures following Holmium:YAG laser surface treatment. Vortrag anläßlich des 1. Imlas-Kongresses 15.–17. September in Neuchâtel
9. Raunest J, Sager M, Derra E (1994) Experimentelle Befunde zur Knorpelablation und Abrasionschondoplastik mit thermischen und gepulsten UV-Lasern. Arthroskopie 4:174–181
10. Grothues-Spork M, Bernard M, Noack W, Hertel P, Müller G. Arthroskopische Laseranwendungen. DFG-Projekt Nr Gr 991/1–1

Holmium-YAG-Laser Meniskektomie: Eine morphologische Analyse

C. Böllinger, C. Neumann, M. Maghsudi und M. Nerlich

Abteilung Unfallchirurgie, Universitätsklinikum Regensburg, Franz-Josef-Strauß-Allee 11, D-93042 Regensburg

Zusammenfassung

In einem in vitro Experiment untersuchten wir die thermische Schädigung nach Holmium-YAG-Laserteilmeniskektomie. Anhand von licht- und elektronenmikroskopischen Analysen konnten wir ein deutlich größeres Ausmaß der Schädigungszone im Vergleich zu anderen in vitro Untersuchungen feststellen. Klinisch kann aufgrund dieser Ergebnisse der Holmium-YAG-Laser nicht zur Meniskektomie empfohlen werden.

Einleitung

Durch Laserstrahlung kann Gewebe in Gelenken während arthroskopischer Operationen abgetragen und bearbeitet werden. Aus der Vielzahl der zur Verfügung stehenden Lasertypen wird zur Zeit der Holmium-YAG-Laser (2100 nm) für den arthroskopischen Einsatz propagiert. Bei jeder laserassistierten Gewebeabtragung verbleibt als unerwünschter Effekt thermisch verändertes Gewebe am Schnittrandbereich. Wie groß diese thermische Schädigungszone nach Holmium-YAG-Laser Teilmenikektomie ist, sollte in einem in vitro Experiment untersucht werden. Die alleinige Verwendung von Lichtmikroskopie sowie der Routinefärbung mit Hämatoxylin-Eosin erschien uns zur Beantwortung dieser Fragestellung nicht ausreichend.

Material und Methodik

Es wurden insgesamt 10 Menisken von frisch geschlachteten Hausschweinen mit einem Holmium-YAG-Laser (2100 nm) geschnitten. Hierzu wurden die Menisken auf dem Grund eines mit Ringer Spülflüssigkeit gefüllten Glasbehälters befestigt, der sich auf einer linearen Verschiebeeinheit befand. Ca. 0,5 cm vom medialen Meniskusrand wurde eine im Kerndurchmesser 400 µm dünne Lichtleitfaser, eine sogenannte bare fiber, orthograd positioniert. Unter kontinuierlichem Vorschub von 1 mm/s und einer Laserleistung von 20 Watt wurde dann parallel zur medialen Meniskuskante ein Schnitt durch den Meniskus gelegt. Ein Teil des Meniskus wurde der lichtmikroskopischen Analyse zugeführt, in Bouinscher Lösung fixiert und mit Azan, nach Masson-Goldner sowie H.E. gefärbt. Zur ultrastrukturellen Analyse wurden drei jeweils 1 x 1 mm große Proben (a, b, c) von der Schnittkante ausgehend sowie eine Nativ-

Hefte zu „Der Unfallchirurg", Heft 249
Zusammengestellt von K. E. Rehm

probe (d) entnommen. Diese wurden nach Karnowsky fixiert und in gängiger Weise zur Elektronenmikroskopie aufbereitet.

Ergebnisse

Lichtmikroskopisch konnte der thermale Schädigungssaum deutlich am Farbumschlag von blau (normale Färbung der kollagenen Fasern) zu rot (geschädigtes Gewebe) festgestellt werden (Abb. 1). Die Morphometrie ergab eine durchschnittliche Schädigungszone von 623 µm, die geringste betrug 345 µm, die größte 1100 µm (Standardabweichung 254 µm). Es konnte eine durchschnittliche Schnittiefe von 855 µm erreicht werden. Bei den H.E. gefärbten Präparaten konnte durchschnittlich aufgrund einer unscharfen Demarkierung des Schädigungssaumes zum normal gezeichneten Gewebe eine 10% geringere Ausdehnung der thermalen Schädigungszone gemessen werden. Morphologisch konnten bereits lichtmikroskopisch in einem Saum von bis zu 200 µm nach dem Farbumschlag Veränderungen im Sinne einer Verdich-

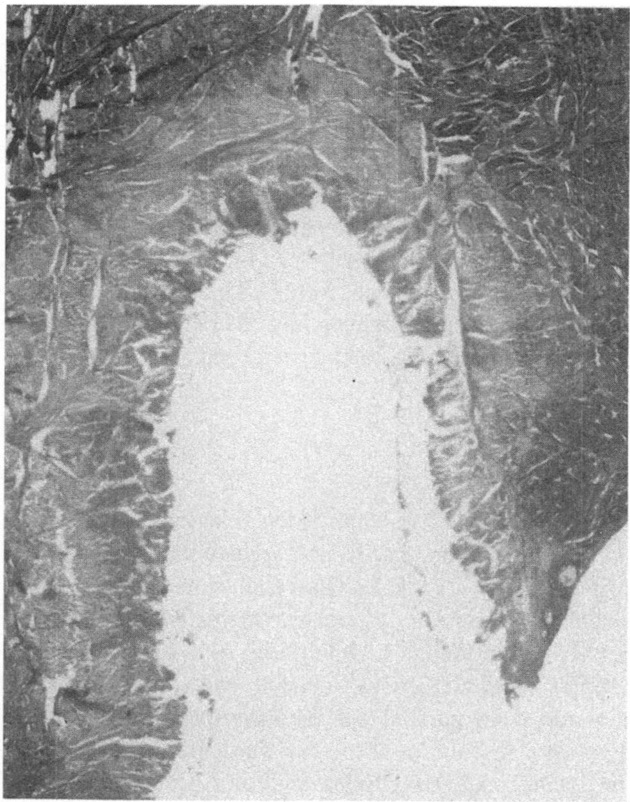

Abb. 1. Lichtmikroskopische Darstellung Meniskus mit Ho-YAG-Laser geschnitten: deutliche Demarkierung des geschädigten Gewebes. Färbung: Azan, Orig. x 40

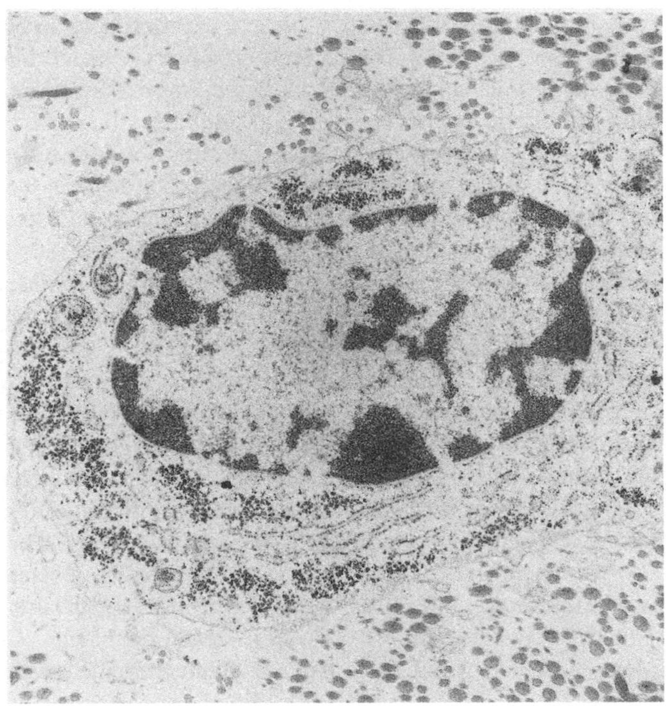

Abb. 2. Chondrozyt mit ausgeprägten Schädigungszeichen, Zone b (1 bis 2 mm vom Schnittrand entfernt), Vergr. x 14600

tung des Zellkernes der Chondrozyten festgestellt werden. Das kollagene Fasergerüst zeigte in diesem Bereich normale Anfärbbarkeit und Morphologie.

Darüberhinaus konnten elektronenmikroskopisch deutliche Veränderungen der Chondrozyten bis in die Zone b, d, h, bis 2 mm vom Schnittrand entfernt, gefunden werden: Kennzeichen der geschädigten Zellen in dieser Region sind die Verdichtung und Verklumpung des Chromatins sowie deren randständige Anlagerung an der Innenseite der Kernmembran. Die Kernporen der Zellkernmembran können erweitert sein. Weiterhin zeigte sich eine deutliche Auflockerung des Zytoplasmas der Chondrozyten im Sinne eines Zytoskelettschadens sowie eine vermehrte Granulierung im Zytoplasma. Zellorganellen können eine unscharfe Abgrenzung zum Zytoplasma zeigen (Abb. 2). Relativ resistent thermischer Strahlung gegenüber zeigten sich die kollagenen Faserbündel bzw. Mikrofibrillen in dieser vom Schnittrand entfernten Region.

Diskussion

Ziel dieser Untersuchung war, das Ausmaß der thermischen Schädigung nach Holmium-YAG-Lasermeniskektomie zu bestimmen. Da wir ein in vitro Experiment durchführten, wählten wir mit der Transmissionselektronenmikroskopie einen maximal spezifischen methodischen Ansatz, um morphologische Veränderungen des Gewebes über den lichtmikroskopisch erfaßbaren Bereich hinaus festzustellen. Bisher durchgeführte Untersuchungen zu dieser Fragestellung konzentrierten sich auf lichtmikroskopische Untersuchungen [1, 2, 4, 5, 9, 10]. Zur Lichtmikroskopie bevorzugten wir aufgrund der klaren Demarkierung von geschädigtem zu ungeschädigtem Gewebe die Azanfärbung oder die Färbung nach Masson-Goldner [6]. Dies ist als klarer Vorteil gegenüber der H.E.-Färbung zu werten und spiegelt sich in der Morphometrie der H.E. gefärbten Präparate wieder. Das bisher festgestellte Ausmaß der thermischen Schädigung nach in vitro Bestrahlung von Meniskusgewebe mit einem Holmium-YAG-Laser variiert in der Literatur von 300 µm [7], über 400 µm [4, 5], 550 µm [1, 9] bis zu 1100 µm [10]. In diesen Untersuchungen blieben Veränderungen, die nicht durch auftretende Farbwechsel erkennbar waren, unberücksichtigt. Die sicherlich aussagekräftigste Methode, Gewebereaktionen nach Laserstrahlung zu analysieren, ist das in vivo Experiment. Hier konnte Grothues-Spork [3] eine deutliche Demarkation der Nekrosezone zwei Wochen postoperativ feststellen (Maximum 1100 µm). Dieses Ergebnis bestätigt, daß weitreichende Veränderungen des Gewebes nach Laserbestrahlung auftreten, aber erst nach einer Latenzzeit erkennbar werden und bei einer Analyse unmittelbar nach Bestrahlung übersehen werden können. Obwohl sicherlich ein Teil der Veränderungen reversibel ist, so erscheint ein anderer Teil der Chondrozyten so schwerwiegend geschädigt (Chromatinverklumpungen, Membranschäden), daß eine restitutio ad integrum nicht wahrscheinlich ist.

Schlußfolgerungen

1. Aufgrund der weitreichenden Veränderungen des Meniskusgewebe nach Holmium-YAG-Lasermeniskektomie, kann dieser Eingriff klinisch nicht empfohlen werden. Es sollte zusätzlich bedacht werden, daß intraoperativ meist sehr viel höhere Energiedosen am Gewebe appliziert werden, als dies unter experimentellen Bedingungen der Fall ist. Makroskopisch ist dies bereits am gelblich glasigen Meniskusrand erkennbar. Als einzige Indikation des Lasers am Meniskus kann aufgrund geringer räumlicher Verhältnisse die Bearbeitung des Innenmeniskushinterhornes diskutiert werden.
2. Es ist nicht auszuschließen, daß durch diese ausgedehnten Alterationen des Meniskusgewebes eine beschleunigte Arthroseinduktion folgen kann. Hierbei könnte die Laserstrahlung als Initiator des primären Ereignisses (Nekrose der Chondrozyten) im Pathomechanismus der Arthroseentstehung wirken.
3. Die Zukunft des Lasers in der arthroskopischen Chirurgie erfordert einerseits weitere Innovationen auf technischem Sektor im Sinne besserer Wirkungsprofile am Gewebe, andererseits die dringende Synthese von erhobenen Forschungsergebnissen und klinischen Erfahrungen, um den wirklichen Stellenwert des Lasers zu definieren.

Literatur

1. Black J, Sherk HH, Meller M, Divan J, Rhodes A, Lane GJ (1992) Wavelength Selection in Laser Arthroscopy. Seminars in Orthopaedics Vol 7 No 2 (June):72–76
2. Buchelt M, Kutschera H-P, Katterschafka T, Kiss H, Schneider B, Ullrich R (1992) Erb:YAG and Hol:YAG Laser Ablation of Meniscus and Intervertebral Discs. Laser in Surg and Med 12:375–381
3. Grothues-Spork M, Bernard M, Cierpinski Th, Hertel P, Noack W, Müller G (1994) Fünf Lasersysteme zur arthroskopischen Meniskuschirurgie im Tierversuch. Arthroskopie 7:68–75
4. Jahn R, Bleckmann A, Duczynski E, Huber G, Lierse W, Struve B, Jungbluth K-H (1994) Thermische Nebeneffekte nach Anwendung gepulster IR-Laser am Meniskus- Knochengewebe. Unfallchirurgie 20:1–10 (Nr 1)
5. Klanke J, Siebert WE, Meyer D, Scholz C, Grothues-Spork M (1993) Grundlegende Untersuchungen zum Einsatz verschiedener Lasersysteme in der arthroskopischen Chirurgie. Arthroskopie 6:17–22
6. Lehmann RR (1990) Laser: Bedeutung morphologischer Untersuchungen. Klinikarzt 19 6:280–289
7. Marcacci M, Buda R, Zaffagini S et al. (1993) Comparison Between Laser Meniscectomy with Excimer end HO:YAG Lasers. Journal of Clinical Laser Medicine & Surgery Vol 11 Number 1:29–31
8. Mohr W (1993) Morphogenese der Gonarthrose. Arthroskopie 6:195–200
9. Trauner K, Nishioka N, Patel D Pulsed holmium yttrium-aluminum-garnet Ho:YAG laser ablation of fibrocartilage and articular certilage. The American Journal of Sports Medicine Vol 18 3:316–320
10. Vangsness CT Jr, Akl Y, Nelson S, Liaw L-H, Smith CF Marshall GJ (1992) An In Vitro Analysis of Partial Human Meniscectomy by Five Different Laser Systems. Seminars in Orthopaedics Vol 7 No 2 (June) pp 77–80

XI. Experimentelle Unfallchirurgie II

Vorsitz: E. Schneider, Hamburg; A. Wentzensen, Ludwigshafen

Thorakoskopische, interkorporelle Spondylodese an der Brustwirbelsäule: Tierexperimentelle Studie und erste Erfahrungen am Menschen

J. W. Maurer[1], V. Kaplan[2], U. Klein[2], St. Müller[2], A. Schubert[2] und Ch. Kutschker[3]

[1] Chirurgische Klinik und Poliklinik, Klinikum rechts der Isar, Technische Universität München, Ismaningerstraße 22, D-81675 München
[2] Institut für Experimentelle Chirurgie, Klinikum rechts der Isar, Technische Universität München, Ismaningerstraße 22, D-81675 München
[3] Institut für Röntgendiagnostik, Klinikum rechts der Isar, Technische Universität München, Ismaningerstraße 22, D-81675 München

Die Indikation zur Spondylodese an der BWS sind traumatisch, entzündlich, tumorös und auch degenerativ verursachte Instabilitäten des thorakalen Bewegungssegmentes [1]. Insbesondere der traumatisch bedingte Schaden der Bandscheibe erfordert u.E. zur Prävention einer Kyphose die interkorporelle Wirbelfusion mit einem kortico-spongiösen Knochenspan. Der operative Zugang erfolgt über eine ausgedehnte Thorakotomie.

An geringen invasiven Verfahren stehen die transpedikuläre Wirbelfusion nach Daniaux [2] und die von Leu [3] beschriebene Methode der diskoskopischen, perkutanen Spondylodese zur Verfügung. Bei beiden Verfahren wird nach partieller Ausräumung der Bandscheibe und Anfrischen der benachbarten Wirbelendplatten der Defekt mit fragmentierter Spongiosa aufgefüllt. Eine initiale, mechanisch stabile Abstützung des Bewegungssegmentes ist im Gegensatz zur konventionellen Operationsmethode hierbei nicht gegeben.

Wir haben im Tiermodell ein endoskopisches Verfahren zur interkorporellen Wirbelfusion unter Verwendung eines soliden, kortiko-spongiösen Knochenspanes entwickelt [4] und in 2 Fällen am Menschen angewendet.

Material und Methoden

Für die Untersuchungen dienten 16 ausgewachsene Merino-Schafe. Bei 8 Schafen haben wir unter Verwendung eines autologen Knochenspans die konventionelle Ver-

Hefte zu „Der Unfallchirurg", Heft 249
Zusammengestellt von K. E. Rehm

blockung des Bewegungssegmentes vorgenommen. Bei weiteren 8 Schafen wurde nach dem neuen Operationsverfahren thorakoskopisch eine Wirbelfusion durchgeführt.

Zur Inhalationsnarkose mit einem Isofluran/Lachgas/Sauerstoff-Gemisch [5] verwendeten wir einen Servo-Ventilator (Siemens). Der endexspiratorische Druck betrug 0 cm H_2O. Die Anlage des Pneumothorax erfolgte bei den endoskopisch operierten Tieren spontan ohne Anwendung eines intrathorakalen Gegendruckes.

Die Tiere wurden postoperativ in täglichen Intervallen bzgl. der Vitalfunktionen und der Wundheilung kontinuierlich überwacht. Nach einer Überlebenszeit von 6 bis 8 Monaten erfolgte die Tötung durch eine i.v. Überdosis von Pentobarbital. Die fusionierten Wirbelsegmente wurden unmittelbar postmortal entnommen und vom Weichteil befreit.

Zur radiologischen Beurteilung der Fusion diente eine qualitative und quantitative CT-Untersuchung in kontinuierlicher, coronarer Schichtung von 1 mm (Siemens Somatom Plus). Die biomechanische Steifigkeit wurde für Druck, Zug und Biegung nicht destruktiv getestet (Universal-Prüfgerät Wolpert, Typ 5 TZZ 707). Anschließend erfolgte die Weiterverarbeitung der Präparate für die histologische Auswertung.

Operationstechniken

Bei allen Tieren wurde das Segment Th7/Th8 mittels USI-System nach Zielke [6] ohne Distraktion oder Kompression von dorsal fixiert. Aus dem vorderen linken Beckenkamm erfolgte die Entnahme des kortico-spongiösen Knochenspanes.

Beim konventionellen Verfahren wird der Intervertebralraum über eine linksseitige Thorakotomie dargestellt. Nach Ligatur der Intercostalgefäße erfolgt die Präparation des kubischen Spanlagers von 10 mm Kantenlänge unter Resektion der Wirbeldeckplatten mit dem Meißel. Zur Verblockung dient der etwas größer dimensionierte, autologe, kortico-spongiöse Beckenspan.

Beim endoskopischen Verfahren entsteht der Pneumothorax durch Lufteinstrom über eine Kanüle im 7. Intercostalraum ca. 15 cm links-lateral der dorsalen Medianlinie. Sie wird gegen einen 12 mm Trokar als Instrumentierkanal ersetzt. Ein weiterer 12 mm Trokar wird unter Sicht dorsal in den 10. ICR (Optik) und ein 5 mm Trokar dorsal in den 5. ICR (Lungenretraktor) eingebracht. Nach Umsetzen der Optik in den 10. ICR kann die Lunge mittels eines Taststabes (5. ICR) komprimiert und beiseitegehalten werden. Dies ermöglicht eine gute Übersicht auf die thorakale Wirbelsäule (Abb. 1 a). Die Fräsen und Stößel werden bedarfsweise über einen 4. Arbeitstrokar im 7. ICR unmittelbar paramedian zur Wirbelsäule geführt.

Im ersten Schritt erfolgt die Längsspaltung der parietalen Pleura mit einer PE-Zange unter Anwendung der Elektrokoagulation (Abb. 1 a). Sukzessive können unter Zuhilfenahme eines Präpariertupfers die Interkostalgefäße freigelegt werden. Die den Wirbelkörpern dicht anliegenden Gefäße können mit herkömmlichen Clip-Zangen auch von caudal und cranial nicht gefaßt werden. Wir benutzen ein Instrument mit integrierter Hakensonde, mit deren Hilfe die Gefäße unterfahren (Abb. 1 b) und zwischen die Branchen der Zange eingezogen werden können.

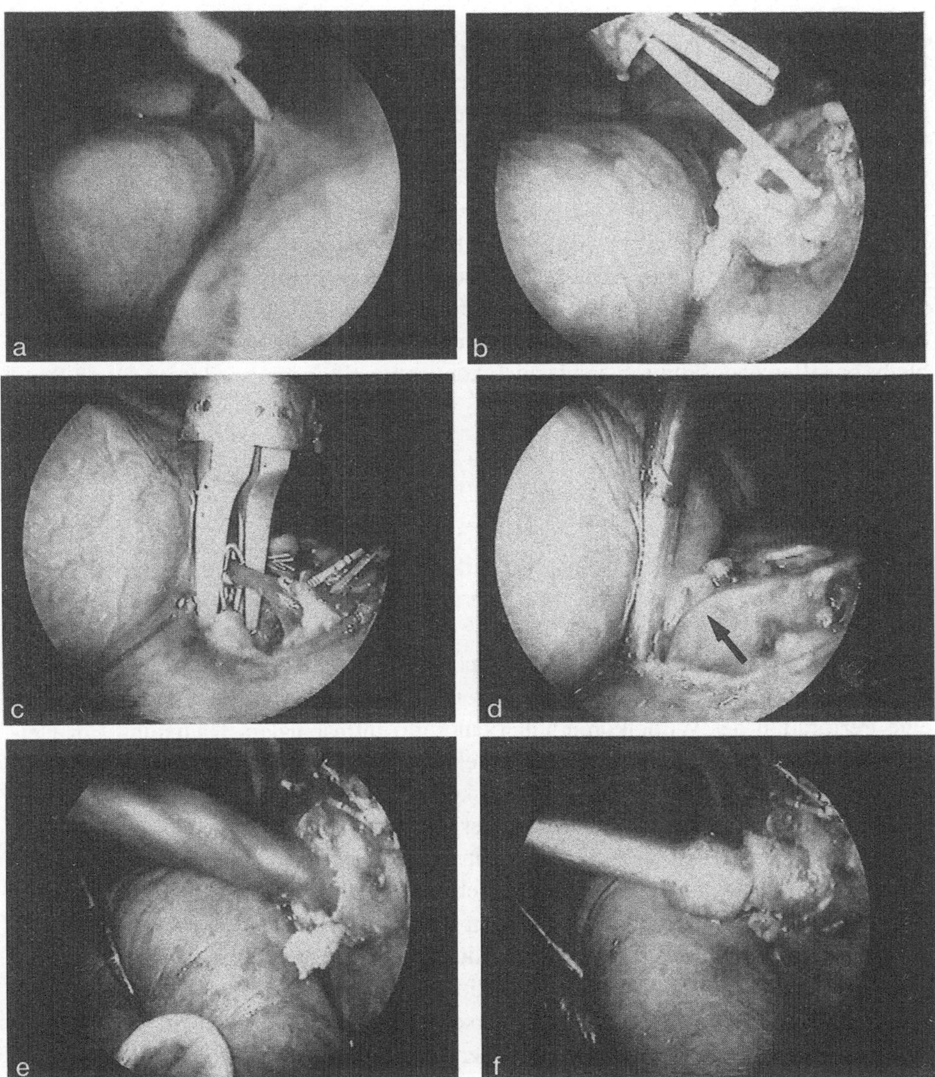

Abb. 1 a–f

Arterie und Vene werden mit je 4 Clips sicher verschlossen (Abb. 1 c) und dann mit der Schere zwischen den Clip-Paaren durchtrennt. Die Bandscheibe wird mit dem Tupfer (Abb. 1 d) dargestellt, der Intervertebralraum ist beim Schaf durch die starke Taillierung der Wirbelkörper leistenförmig vorgewölbt (Pfeil). Bei drei Tieren haben wir die partielle Ausräumung der Bandscheibe und der benachbarten Wirbeldeckplatten mit überlangen Meißeln, Rongeuren und Küretten durchgeführt. Der kortico-spongiöse Beckenknochen wird in das vorbereitete Spanlager geführt und eingestößelt.

Die Präparation der sehr dichten, harten und spröden Wirbelspongiosa des Schafes ist mühsam. Bei 5 Tieren haben wir den Intervertebralraum mit einer überlangen Fräse eröffnet. Sie wird über den 4. Trokar (12 mm) 10 cm links-lateral der dorsalen Medianen im 7. ICR genau seitlich auf die BWS geführt. Die Abb. 1 e zeigt dieses Verfahren, zur besseren Übersicht wurde auf die Anwendung von Kühlflüssigkeit verzichtet. Die Verblockung erfolgt mit einem bikortikalen, zylindrischen Beckenspan von 10 mm Länge und 11 mm Durchmesser, der mit einem Stößel in das vorbereitete Spanlager eingetrieben wird (Abb. 1 f). Der Knochenspan wird zuvor mittels einer Lochsäge auf die erforderliche Zylinderform zugeschnitten.

Nach Einführen einer Thorax-Drainage über den 10. ICR wird die Lunge unter Sicht gebläht und der luftdichte Verschluß der Incisionen durchgeführt. Die Drainage bleibt bei allen endoskopisch sowie auch konventionell operierten Tieren für 18 Stunden in situ.

Ergebnisse

Ein Tier der konventionellen Serie verstarb 5 Stunden postoperativ an einer Atemlähmung. Ein weiteres Tier erlitt eine lagerungsbedingte rechtsseitige, reversible Radialisparese.

Aus der Gruppe mit endoskopischer Operation mußte Tier 2 nach 9 Tagen wegen einer irreversiblen Parese der Hinterklauen getötet werden. Der Sektionsbefund ergab eine Perforation der Wirbelkörperhinterkante mit intraspinalem Hämatom. Ein weiteres Schaf zeigte einen dorsalen Wundinfekt, der durch einmaliges Debridement und Spülung zur Ausheilung gebracht werden konnte. Weitere – insbesondere neurologische – Komplikationen traten in beiden Tiergruppen nicht auf.

Die Operationszeiten lagen für den ventralen Eingriff zwischen 125 und 85 Minuten (Median: 106,8 min) bei herkömmlicher Operation und beim endoskopischen Verfahren zwischen 135 und 66 Minuten (median: 105,1 min).

Mittels quantitativer CT wurde die Fusionsfläche für die konventionell operierten Tiere mit 30,5% ± 6,01% bezogen auf die Fläche der Wirbeldeckplatte bestimmt. Beim endoskopischen Verfahren unterscheidet sich die erzielte Fusion mit 25,0% ± 7,71% nicht signifikant von der herkömmlichen Methode. Die im CT gemessene Knochendichte (mg Hydroxylapatit/ml) lag bei beiden Gruppen mit 540,4 ± 42,3 mg/ml (konventionell) bzw. 544,7 ± 34,7 mg/ml (endoskopisch) in der Fusion leicht höher als die Dichte 430,5 ± 26,6 mg/ml der Wirbelkörperspongiosa.

Die histologischen Untersuchungen zeigten qualitativ in beiden Gruppen eine Fusion mit vitalem Knochen. Mittels Farbsequenzmarkierung lassen sich auch nach 4 Monaten post op. noch deutlich Umbauvorgänge im Zentrum der eingebrachten Knochenspäne nachweisen.

Zwischen beiden Gruppen ergaben sich ebenfalls im biomechanischen Verhalten keine signifikanten Unterschiede der gemessenen Druck-, Zug- und Biegesteifigkeiten (Abb. 2).

Konventionelle Methode ———

Thorakoskopische Methode - - - - -

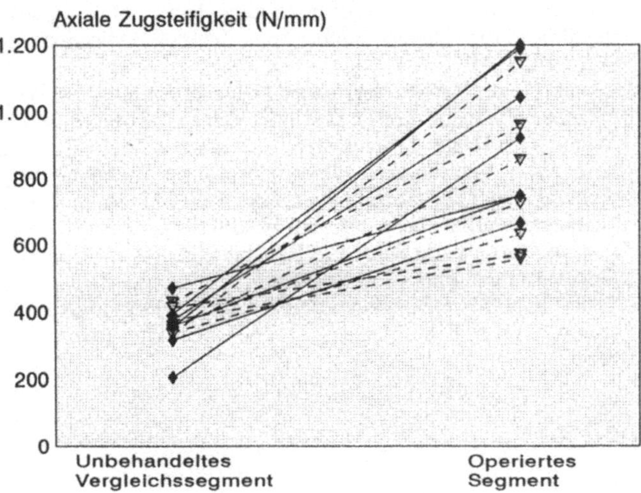

Abb. 2

Diskussion

Wir haben im Tierversuch gezeigt, daß ohne aufwendiges Instrumentarium unter endoskopischer Sicht die Verblockung eines thorakalen Wirbel-Bewegungssegmentes mit einem soliden Knochenspan als minimiert invasiver Eingriff durchgeführt werden kann. Die Untersuchungen belegen die zu herkömmlichen Methoden vergleichbare Erfolgsrate dieses Verfahrens. Die exakt zentrische, intervertebrale Fräsung des Knochenspanlagers ist operationstechnisch wegen der außerordentlich harten Wirbelendplatten der Schafe schwierig.

In der Humanmedizin – wir haben die Methode bei 2 initial paraplegischen Patienten mit Rotationsverletzungen der BWS angewendet – kann die Präparation im Intervertebralraum bedingt durch den weicheren Knochen mit Meißeln und Rongeuren erfolgen. Zur Kontrolle des Operationsfortschrittes erachten wir zwischenzeitliche Röntgen-Durchleuchtungskontrollen für notwendig, da Blutungen aus dem Knochen die Übersicht beeinträchtigen können. Der maximale Querschnitt des einzubringenden Knochenspans wird durch den Durchmesser des verwendeten Trokars begrenzt, die Länge des Spans ist nicht limitiert. Er kann in Längsrichtung in den Thorax eingelegt und bedarfsweise intrathorakal entsprechend seiner endgültigen Position gewendet werden

Für eine zusätzliche, endoskopisch gesteuerte Fixierung des Spans müssten Spezialimplantate entwickelt werden. Der mögliche Anwendungsbereich der neuen Methode erstreckt sich auf Spondylodesen der mittleren und unteren BWS. Das Segment Th10/Th11 kann unter endoskopischer Kontrolle noch fusioniert werden.

Literatur

1. Aebi M (1990) Stabilisationsoperationen an der Wirbelsäule. Schweiz med Wschr 120:605–616
2. Daniaux H, Seykora P, Genelin A, Lang ThA (1991) Application of posterior plating and modifications in thoraco-lumbar spine injuries. Indications techniques and results. Spine 16,3S:125–133
3. Leu HJ (1990) Von der perkutanen Nukleotomie mit Diskoskopie bis zur perkutanen Spondylodese: Ein neues Konzept zeichnet sich ab. Z Orthop 128:266–275
4. Maurer JW, Henke J, Scharvogel St, Feussner H (1993) Minimalinvasive Chirurgie: Endoskopisch transthorakale Spondylodese bei traumatischer Bandscheibenläsion. Eine tierexperimentelle Studie. Langenbecks Arch Chir Suppl 189–192
5. Schindele M, Blättchen C, Brosch W, Blümel G, Roder J, Erhardt W (1990) Die Kombinationsanästhesie beim Schaf mit Ketamin- (Fentanyl-) Guaifenesin (My 301) Lachgas-Halothan. Tierärztl Prax 18:585–589
6. Zielke K (1989) USI-System: Derzeitiger Entwicklungsstand un Anwendungsmöglichkeiten. In: Stuhler T (ed) Fixateur externe – Fixateur interne. Springer-Verlag, Berlin-Heidelberg

Einfluß verschiedener Gewindeprofile und Implantat-Knochenvorspannungen auf die Ausreißkraft von Schanz'Schrauben im spongiösen Knochen

V. Seib[1], M. Simmacher[1], L. Claes[2] und L. Kinzl[1]

[1] Abteilung für Unfallchirurgie, Plastische und Wiederherstellungschirurgie, Universität Ulm, Safranberg, D-89075 Ulm
[2] Abteilung für unfallchirurgische Forschung und Biomechanik, Universität Ulm, Helmholtzstraße 14, D-89075 Ulm

Das Ziel der Untersuchung war die Ausreißfestigkeit einer neuen Schraube mit radialer Vorspannung im spongiösen Knochen zu überprüfen und mit den Eigenschaften von Standardschrauben zu vergleichen.

Im Bemühen um eine Verbesserung von Schanz' Schrauben hat es eine Reihe von Neuentwicklungen gegeben, die meistens jedoch nur im diaphysären, kortikalen Knochen getestet wurden.

Der Vortrag berichtet über Ausrißversuche mit einer neuen Schanz'schen Schraube im Vergleich mit Standardschrauben im spongiösen Knochen.

Material und Methode

Drei verschiedene Schanz'sche Schrauben wurden in den Femurkondylen von 10 menschlichen Leichenknochen (Durchschnittsalter 50,3 Jahre) in vorgeschriebener

Hefte zu „Der Unfallchirurg", Heft 249
Zusammengestellt von K. E. Rehm

Weise verankert. Eine neue Schraube mit radialer Vorspannung (5,0 mm, ASIF, RPS) wurde nach Vorbohren mit 4,5 mm, eine Standard 5,0 mm Schraube (ASIF, Typ 294,54) nach Vorbohren mit 3,5 und 3,2 mm und eine 6,0 mm Schraube (ASIF, Typ 294,62) nach Vorbohren mit 4,5 und 5,0 mm eingebracht. Jede dieser fünf Schrauben – Loch Kombinationen wurde alternierend an fünf Orten der lateralen Femurkondylen getestet.

Die Schrauben wurden mit einer Materialprüfmaschine mit 1 mm/min aus den Kondylen herausgezogen und die Maximalkraft registriert (Reißkraft).

Ergebnisse

Im Mittel erreichten die Schrauben folgende Werte: RPS-Schraube: 886 ± 761 (N), Schraube 5 Ø, 3,2 Ø Bohrer: 1084 ± 758 (N), Schraube 5 Ø, 3,5 Ø Bohrer: 1469 ± 1325 (N), Schraube 6 Ø, 4,5 Ø Bohrer: 1207 ± 1131 (N), Schraube 6 Ø, 5 Ø Bohrer: 1512 ± 928 (N).

In der Spongiosa erreichten damit die neuen Schrauben mit radialer Vorspannung die kleinsten Ausreißfestigkeiten und die 6 mm Schanz' Schraube für den Unifix nach Vorbohrung mit 5 mm die höchsten Ausreißkräfte.

Schlußfolgerung

Schrauben mit radialer Vorspannung erbrachten bei Ausrißversuchen in spongiösem Knochen keine Vorteile. Das beste Ergebnis erbrachte die 6,0 mm Schraube mit 5,0 mm Vorbohrung. Kleinere Vorbohrung in spongiösem Knochen haben bei Standardschrauben eher negative Auswirkungen auf die Ausrißkraft.

Ein hohlgebohrter Hüftprothesenschaft zur Schaftzentrierung und Markeraumabsaugung – eine experimentelle Untersuchung

B. Barden, J. G. Fitzek, V. Quint, T. Albrecht

Orthopädische Klinik und Poliklinik der Universtität – GHS Essen, Hufelandstraße 55, D-45122 Essen

Einleitung

Durch eine Zementfixation von Hüftprothesenschäften können zuverlässige Langzeitergebnisse erzielt werden. Dies wird u.a. durch die schwedische Multizenterstudie [1] mit 92675 implantierten Schäften und 4858 Erstrevisionen belegt. Die wesentliche

Hefte zu „Der Unfallchirurg", Heft 249
Zusammengestellt von K. E. Rehm

langfristige Komplikation ist die mechanische Lockerung mit einer Rate von ca. 10% nach 10 Jahre [1]. Eine entscheidende Ursache liegt in einer Zerrüttung des Zementmantels [2, 7]. Dies entsteht durch Zementmantelrisse, die von primär bei der Implantation entstandenen Zementmanteldefekten ausgehen [7] und zur Lockerung führen. Aus biomechanischer Sicht werden deshalb 4 Anforderungen an den Zementmantel gestellt:

1. Es sollte primär ein unmittelbarer Kontakt zwischen Prothese und Zement erzielt werden.
2. Der Zement sollte direkt Kontakt zum Knochen haben und im spongiösen Bereich innig mit den Spongiosawaben verzahnt sein.
3. Die Zementmantelbreite sollte bei 2 mm liegen und auch proximal 5 bis 6 mm nicht überschreiten.
4. Die Zementhomogenität sollte nicht durch Einschlüsse von Blut, Fett und sonstigen Markraumanteilen kompromitiert werden.

Material und Methode

Zur Optimierung des Zementmantels führten wir experimentelle Implantationen von verschiedenen Schaftprothesen in 69 humane Femora durch. Anschließend wurden mit einer Bornitrittrennscheibe pro Präparat 105 Querschnitte hergestellt, die auf hochauflösende Kontaktröntgenfolien übertragen wurden. Nach digitaler Speicherung der 7245 Querschnitte erfolgte die Auswertung der Zementmantelqualität mit der eigens erstellten Software. Die 69 Implantationen wurden mit vakuumangerührten, vorkomprimimierten und pistolen-applizierten Palacos-Knochenzement durchgeführt, eine Markraumdrainage erfolgte durch 4 unterschiedliche Techniken:

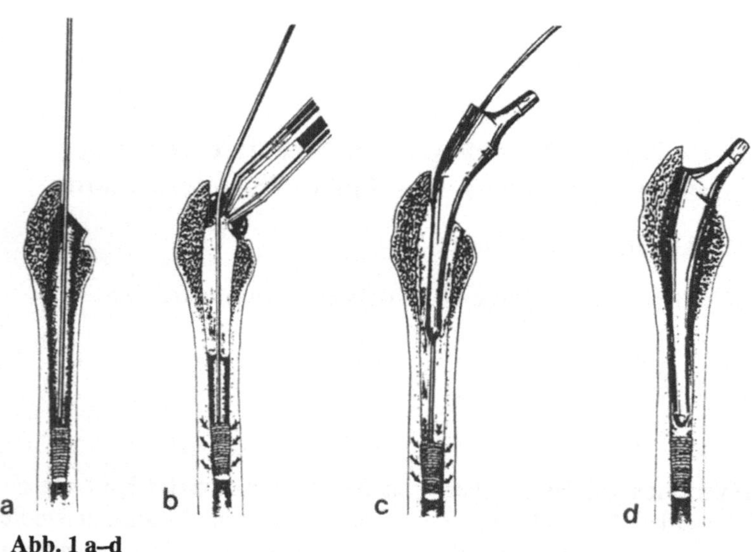

Abb. 1 a–d

A. Die vielfach verwendete Überlaufdrainage durch einen von proximal eingeführten Redon-Schlauch.
B. Die retrograde Zementauffüllung des Markraumes von distal nach proximal mit dem sogenannten Schnorchel.
C. Die proximale und distale transossäre Markraumsaugung nach Draenert.
D. Die neu entwickelte simultane transprothetische Absaugung und Zentrierung.

Hierbei wird zunächst ein Hohlröhrchen mit einem porösen Markraumstopper eingebracht [a]. Während der Zementapplikation wird der Markraum hierüber abgesaugt [b]. Danach wird der mit einer Hohlbohrung versehene Prothesenschaft zentriert und über das Hohlröhrchen eingeführt [c]. Wenn die Prothese ihre endgültige Position erreicht hat, wird das Hohlröhrchen entfernt [d].

Ergebnisse

Ein Vergleich von postoperativen Röntgenabbildungen in 2 Ebenen mit den anschließend erzeugten Querschnitten ließ eine Vielzahl vermessener Zementmanteldefekte in den Querschnitten erkennen, die auf den Nativröntgenabbildungen nicht sichtbar waren.

Bei Anwendung des „Schnorchels" (B) und der „Überlaufdrainage" (A) kam es in 25% zur Bildung eines verbreiteten Interfaces aus Blut und Fett zwischen Zement und Knochen, so daß dort die erwünschte Penetration verhindert wurde. Bei Anwendung der transossären Absaugung (C) und der transprothetischen Absaugung (D) war dieser Effekt nur noch in 2% nachweisbar.

Zementmanteleinschlüsse wurden häufig bei der Verwendung von „Schnorchel" (B) und der „Überlaufdrainage" (A) produziert. Bei der transossären (C) und transprothetischen (D) Absaugung machten diese Einschlüsse weniger als 1% aus.

Rechnergestützt wurde die Zementmanteldicke durchschnittlich 700mal pro Querschnitt als Senkrechte auf die Prothesenoberfläche gemessen. Als Ergebnis wurde die Zementmantelbreite durch die transossäre (C) und transprothetische (D) Absaugung nur geringfügig positiv beeinflußt. Dahingegen war die Zementmantelbreite entscheidend davon abhängig, ob eine Zementierung der Prothese benutzt wurde oder nicht. Bei Einsatz eines propellerartigen distalen Zentrilizers gelang zwar eine Zentrierung, gleichzeitig kam es jedoch zu deutlich vermehrten Zementmanteleinschlüssen von Blut und Fett verwirbelt durch die Flügel des Zentrilizers. Dieser negative Effekt konnte durch die transprothetische Zentrierung zuverlässig vermieden werden.

Diskussion

Die Beurteilung der Zementmantelqualität durch Röntgenabbildungen in 2 Ebenen ist nicht zuverlässig, eine systematische Analyse verschiedener Implantationstechniken lag bisher nicht vor. Die aus biomechanischer Sicht erhobenen Forderungen [7] können auch durch fortgeschrittene Zementiertechniken [3] nur zum Teil erfüllt werden. Überlaufdrainage (A) und Schnorchel (B) erweisen sich als insuffizient [3], die Druckapplikation des Zementes führt zu gutem Zement-Knochen-Kontakt, setzt aber eine Absaugung zur Beseitigung des „Markraumabfalles" und intraossärer Druckminderung voraus [2]. Die transfemorale Bohrung (C) führt zur Stabilitätsminderung der proximalen Femurkortikalis, eine transprothetische Absaugung (D) vermeidet diesen Operationsschnitt bei gleich gutem Zement-Knochen-Verbund. Die allseitige Zementmanteldicke kann gleichmäßig nur durch eine vorgegebene Prothesenstielposition im Femurschaft erzielt werden. Während ein propellerartiger Zentrilizer zu vermehrten biologischen Materialeinschlüssen im Zement führt kann die transprothetische Positionierung einen homogenen Zementmantel herbeiführen.

Zusammenfassung

Gegenüber der herkömmlichen Verfahren kann durch die simultane transprothetische Markraumabsaugung eine Verbesserung der Zementmantelhomogenität erzielt werden mit einem Knochenzementkontakt dem Verfahren der transossären Absaugung nach Draenert [3] entsprechend. Der operative Aufwand der transossären Bohrung einhergehend mit einer Minderung der mechanischen Festigkeit des Femurs in der kritischen Zone um die Prothesenspitze entfällt beim transprothetischen System. Die Zentrierung gelingt zuverlässig. Im Gegensatz zu den propellerartigen distalen Zentrilizern wird die Homogenität des Zementes bei der transprothetischen Markraumabsaugung und Zentrierung nicht kompromitiert.

Literatur

1. Almfelt L, Herberts P, Malchan H, Andersson G (1990) Prognosis of total hip replacement. Acta Orthop Scand 61 (Suppl 238):1–26
2. Aldinger G (1987) Der Lockerungsvorgang der Hüfttotalendoprothese unter besonderer Berücksichtigung des Zementes. In: Willert H-G, Buchhorn G (eds) Knochenzement. Verlag H Huber, Bern Stuttgart Toronto 31:337–341
3. Draenert Y, Draenert K (1992) Moderne Zementiertechnik. Die experimentellen Grundlagen der Vakuumtechnik. In: Hassenpflug J (ed) Die Blauth-Knieprothese. Verlag H Huber, Bern Göttingen Toronto Seattle:95 ff
4. Gierse H, Neuen A (1991) Zementiertechnik im Schaftbereich – eine vergleichende Untersuchung zur Zementauffüllung mit unterschiedlichen Methoden. In: Gierse H, Maaz B (eds) Die Hüftendoprothetik. Ecomed 2:115–129
5. Hahn M, Vogel M, Eckstein F, Pompesius-Kempa M, Delling G (1988) Knochenstrukturveränderungen nach mehrjähriger Hüftgelenkendoprothesen-Implantation. Chirurg 59:782–787
6. Mulroy RD, Harris WH (1990) The effect of improved cementing techniques on component loosening in total hip replacement. J Bone Joint Surg 72B:757–760
7. Schneider R (1987) Die Totalprothese der Hüfte. Verlag H Huber, Bern Stuttgart Toronto 24:81–89

Biomechanische Eigenschaften des „unaufgebohrten" Verriegelungsnagels bei definierten Frakturformen des Tibiaschaftes: Ein Finite-Element-Modell

J. Raunest, W. Kynast, V. Lesch und K.-H. Schwarting

Abteilung für Allgemein- und Unfallchirurgie, Zentrum für Operative Medizin I, Heinrich-Heine-Universität Düsseldorf, Moorenstraße 5, D-40225 Düsseldorf

Frakturen des Tibiaschafts besitzen aufgrund der besonderen anatomischen Verhältnisse ein hohes Potential der Weichteilgefährdung durch Nekrosen und Kompartmentsyndrome. Die osteosynthetische Versorgung hat diesem Risiko Rechnung zu tragen und erfordert ein Verfahren, das zum einen eine hohe biomechanische Implantatwertigkeit aufweist und zum anderen mit einer möglichst geringen Weichteiltraumatisierung verbunden ist [2].

Neben verschiedenen Formen der Minimalosteosynthese, wie beispielsweise dem Fixateur externe in Kombination mit einer Zugschraubenstabilisierung, hat der nichtaufgebohrte Verriegelungsnagel zunehmend Anwendung in der Versorgung von Tibiaschaftbrüchen gefunden. Die geringe Traumatisierung des kortikalen Knochens durch Umgehung des Bohrvorgangs und die geringe Weichteilbeeinträchtigung durch eine geschlossene Frakturreposition und -retention lassen diese Verfahren sehr geeignet erscheinen [3]. Hinsichtlich der mechanischen Stabilität kann diese Osteosyntheseform nicht mit dem konventionellen „gebohrten" Marknagel verglichen werden, da sie nicht dem Spannhülsenprinzip entspricht, sondern vielmehr eine interne Fixierung über Bolzenelemente darstellt [4]. Bislang sind nur wenige Untersuchungen zur biomechanische Stabilität des nicht-aufgebohrten Verriegelungsnagels durchgeführt worden.

Ziel der vorliegenden Studie ist eine Analyse der Druck- und Spannungsverhältnisse im Verbundsystem von Knochen und Implantat bei definierten Frakturformen der Tibia unter Druck- und Torsionsbelastung.

Material und Methodik

Zur Erstellung eines Modells der Tibiageometrie wurden kernspintomographische Untersuchungen an vier Leichentibiae durchgeführt. Mit Hilfe des Programms ANSYS 5.0 erfolgte die Elementierung und Volumen-Nachbildung einer Standard-Tibia. Entsprechend wurde die Implantatgeometrie des unaufgebohrten Verriegelungsnagels elementiert. In den Grenzzonen (Frakturspalt, Nagel-Kortikalis bzw. Spongiosagrenze, Kontaktflächen der Verriegelungsbolzen) wurden zur Erfassung von Druckkräften Drückstäbe (Link 8 und Link 10) eingeführt (Abb. 1). Das proximale Fraktursegment wurde dreidimensional mit Stabelementen (Link 8) gesichert, so daß ausschließlich translatorische Bewegungen in Richtung der angreifenden Kraft zugelassen waren.

Hefte zu „Der Unfallchirurg", Heft 249
Zusammengestellt von K. E. Rehm

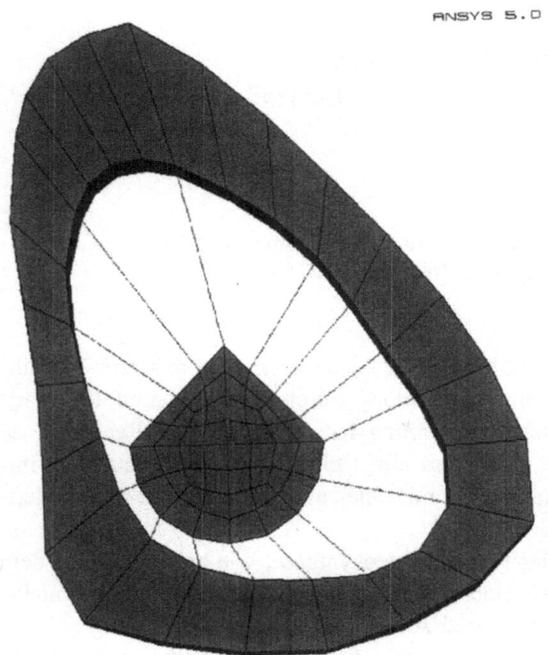

Abb. 1. Finite-Element-Modell der spongiösen Knochenstruktur im proximalen Tibiabereich. Simulation der Kraftübertragung zwischen Trabekeln und Implantat mit Druckmeßelementen (Link 10)

Es wurden folgende Materialeigenschaften für den kortikalen Bereich der Tibia vorausgesetzt: Elastizitätsmodul $E = 15.000\ N/mm^2$; Querkontraktionszahl $\upsilon = 0{,}2$; Dichte $\rho = 2000\ kg/m^3$; Zugfestigkeit $\sigma_Z = 90\ N/mm^2$; Druckfestigkeit $\sigma_D = 140\ N/mm^2$; Biegefestigkeit σ_B 120 N/mm^2; Scherfestigkeit $\tau = 80\ N/mm^2$; Biegebruchmoment 250 Nm; Torsionsbruchmoment 100 Nm [1, 5]. Für die Modellberechnung des spongiösen Knochens wurden folgende Materialeigenschaften definiert: Elastizitätsmodul $E = 300\ N/mm^2$; Querkontraktionszahl $\upsilon = 0{,}2$; Dichte $\rho = 800\ kg/m^3$; Druckfestigkeit $\sigma_D = 187{,}5\ N/mm^2$ [1, 5].

Untersucht wurden die biomechanischen Eigenschaften der osteosynthetisch versorgten Querfraktur (42–A3), der Schaftfraktur mit einem Biegungskeil (42–B2) sowie der komplexen Fraktur mit Ausbildung einer Trümmerzone (42–C3). Hierbei wurden folgende Lastfälle im Computermodell berechnet: axiale Belastung des Tibiakopfes mit einer Druckkraft $F_D = 500\ N$; Drehbelastung mit einem Torsionsmoment $M_T = 15\ Nm$. Die Torsionsbelastung wurde durch Einleitung eines Kräftepaares von jeweils 25 N am Tibiakopf in der Ebene der x/y-Koordinaten erzeugt. Hierzu wurden die in y-Richtung eingeführten Lagerungen (Zug-Druckstäbe) entfernt, um eine freie Torsion zu gewährleisten. Berechnet wurden die unter Belastung auftretenden Translationen u_x, u_y, u_z der Frakturanteile in der x-, y- und z-Achse sowie das Spannungsprofil σ_x, σ_y, σ_z, σ_{EQV} im Knochen-Implantat-Verbund.

Tabelle 1. Maxima der Translationen und Spannungen des Tibiaschaftes und Druck- bzw. Torsionsbelastung

		Translationen (x-, y- z-Achse) [mm]			Spannungen (x-, y-, z-Achse) [MPa]			
		u_x	u_y	u_z	σ_x	σ_y	σ_z	σ_{EQV}
Querfraktur	42A3 (Druck)	0,1549	0,0769	0	37,94	23,80	22,6	121,14
Querfraktur	42A3 (Torsion)	12,59	23,53	0,216	5020	3730	3012	7626
Keilfraktur	42B1 (Druck)	0,051	0,035	0	24,01	10,1	6,0	24,18
Trümmerfraktur	42C3 (Druck)	0,08	0,08	0,08	70,60	26,35	13,75	70,55

Ergebnisse

Tabelle 1 gibt die Ergebnisse der Translationexkursionen sowie die Höhe der Spannungsmaxima im Knochen-Implantatverbund nach Verriegelungsnagelung der jeweiligen Frakturformen wieder.

Unter axialer Druckbelastung ergibt sich unabhängig von der vorliegenden Frakturmorphologie eine verhältnismäßig homogene Spannungsverteilung im gesamten Tibiabereich. Hingegen errechnen sich nach Angreifen von Torsionskräften hohe Spannungsgradienten in der Frakturebene (Abb. 2). Die Analyse der im Implantat auftretenden Spannungen läßt erkennen, daß im wesentlichen die der Frakturzone be-

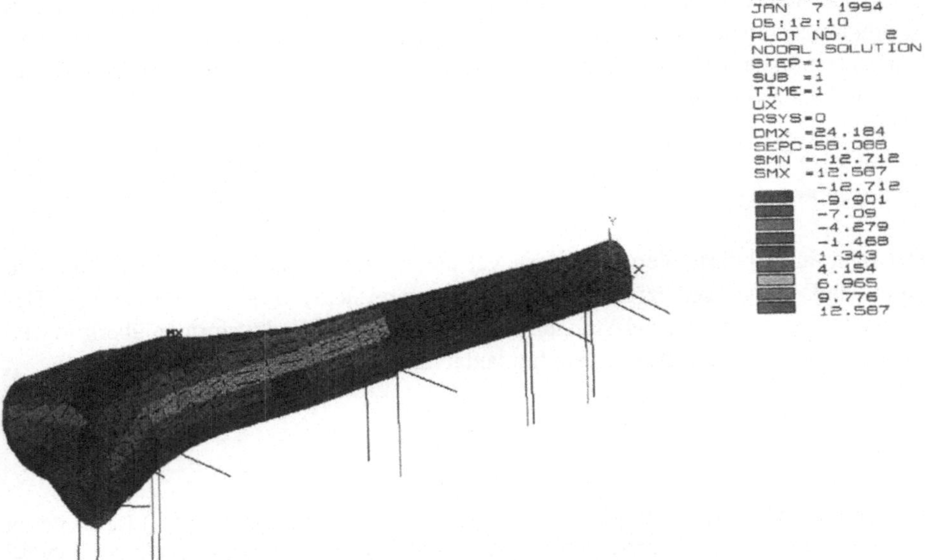

Abb. 2. Spannungen des Tibiaschaftes nach Osteosynthese einer Querfraktur unter Druck- und Torsionsbelastung. Erhebliche Zugspannung im proximalen Tibiabereich mit hohem Gradienten über dem Frakturspalt

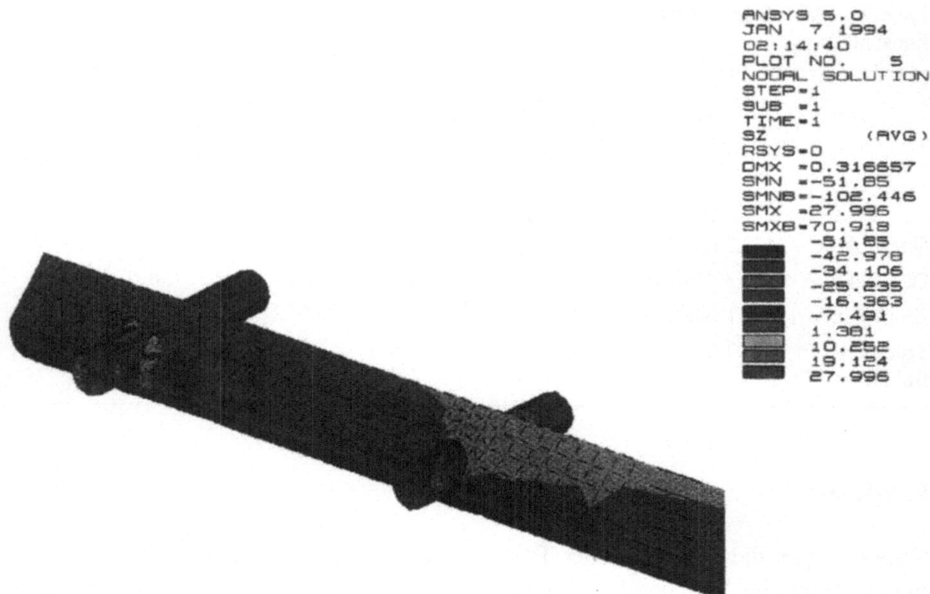

Abb. 3. Spannungen im distalen Anteil des Verriegelungsnagels unter Druckbelastung einer Tibiaquerfraktur. Hoher Spannungsgradient im Bereich des oberen Verriegelungsbolzen

nachbarten Verriegelungsbolzen einer Zug- bzw. Druckspannung ausgesetzt sind, die sich nur auf eine umschriebene Fläche des Marknagels überträgt (Abb. 3).

Entsprechend der Größe und Verteilung der berechneten Spannungen kommt es bei axialer Druckbelastung nur zu verhältnismäßig geringen Translationsexkursionen in dreidimensionalen Koordinatensystem (Tabelle 1). Im Gegensatz dazu haben Torsionsbelastungen bei einer Tibiaquerfraktur eine erheblich höhere Translation der Frakturebenen zur Folge.

Schlußfolgerung

Der nicht-aufgebohrte Verriegelungsnagel bietet auch bei komplexen Tibiafrakturen unter den Bedingungen axialer Druckbelastung eine sichere Frakturstabilisierung. Dagegen bedingen Torsionsbelastungen selbst bei einfachen Frakturformen überkritische Spannungswerte, die frühzeitig ein Implantatversagen annehmen lassen.

Literatur

1. Hobatho MC, Darmana R, Pastor P, Barrau JJ, Laroze S, Morucci JP (1991) Development of a three-dimensional finite element model of the human tibia using experimental modal analysis. J Biomechanics 24:371
2. Kohlmann H, Vecsei V, Rabitsch K, Haupl J (1988) Zur Indikation der Verriegelungsnagelung bei offenen Frakturen. Akt Traumatol 18:59

3. Krettek C, Haas N, Schandelmaier P, Frigg R, Tscherne H (1991) Die Versorgung von Unterschenkelschaftfrakturen mit schwerem Weichteilschaden mit einem neuentwickelten intramedullären Implantat. Unfallchir 94:580
4. Pfister U, Frigg R (1969) Die Verklemmung des Marknagels in der Markhöhle der Tibia. Acta Orthop Scand Suppl 125:1
5. Piziali RL, Height TK, Nagel DA (1980) Geometric properties of human leg bones. J Biomechanics 13:881

Experimentelle Untersuchung zur intramedullären Druckentwicklung und Fettembolisation bei der gebohrten und ungebohrten Marknagelung versus Plattenosteosynthese am Schafsfemur

F. Neudeck[1], U. Obertacke[1], G. Wozasek[2], M. Thurnher[3], K. P. Schmit-Neuerburg[1] und G. Schlag[3]

[1] Abteilung für Unfallchirurgie, Universitätsklinikum Essen, Hufelandstraße 55, D-45122 Essen
[2] Universitätsklinik, A-Wien
[3] Ludwig-Boltzmann-Institut für experimentelle und klinische Traumatologie, A-1200 Wien

Zielsetzung

Beim Polytrauma müssen Frakturen großer Röhrenknochen primär stabilisiert werden. Abgesehen vom lokalen Operationsrisiko sollten bei der Wahl des Op-Verfahrens die operationsbedingten pulmonalen und systemischen Folgen berücksichtigt werden. Ziel der Untersuchung war es, Ausmaß sowie Unterschiede der intramedullären Druckentwicklung und der damit verbundenen Fettintravasation bei unterschiedlichen Marknageltechniken und der Plattenosteosynthese aufzuzeigen.

Material, Methode, Ergebnisse

Nach Erteilung einer Tierversuchsgenehmigung wurden an 21 Schafen nach Anbringen einer Fraktur in OS-Schaftmitte die ungebohrte (UN) und gebohrte Marknagelung (MN) sowie die Plattenosteosynthese (PL) durchgeführt. Während der Osteosynthese wurde ein umfassendes cardiorespiratorisches Monitoring durchgeführt, echocardiografische Veränderungen im rechten Vorhof dokumentiert, über einen supracondylären Druckaufnehmer die intramedulläre Druckentwicklung kontinuierlich aufgezeichnet sowie bei Druckanstiegen und echocardiografisch sichtbaren Veränderungen Blutproben zum direkten Fettnachweis aus der V. cava inferior entnommen.

Hefte zu „Der Unfallchirurg", Heft 249
Zusammengestellt von K. E. Rehm

Während bei der PL bei einem intramedullären Ausgangsdruck im Mittel von 11 mmHg ein Anstieg im Verlauf der Operation nur bis maximal 70 mmHg (MW 37 mmHg) beobachtet wurde, wurden bei der UN Druckspitzen bis 330 mmHg (MW 203 mmHg) gemessen, bei der MN bis 425 mmHg (MW 205 mmHg). Parallel zur Druckentwicklung zeigten sich signalintensive Veränderungen in der Echocardiografie bei beiden Marknagelverfahren, hingegen konnten nur vereinzelte Signale bei der Plattenosteosynthese beobachtet werden. Der Fettnachweis im Blut war bei beiden Marknagelverfahren schon makroskopisch zu führen, da Fettaugen auf dem abzentrifugierten Serum schwammen. Fluoreszenzmikroskopisch (modifizierter GURD-Test) fanden sich entsprechend massive Fettintravasationen bei beiden Nageltechniken, während bei der Plattenosteosynthese nur vereinzelt Fett nachgewiesen werden konnte.

Schlußfolgerung

Aufgrund der vorliegenden Untersuchung ist zur Vermeidung einer zusätzlichen Morbidität die Indikation zu primären gebohrten oder ungebohrten Marknagelung beim Polytrauma zurückhaltend zu stellen. Die primäre Stabilisierung langer Röhrenknochen kann beim Polytrauma mit Platte oder Fixateur externe erfolgen.

Intramedulläre Druckentwicklung verschiedener kommerzieller Bohrsysteme

C. A. Müller[1], R. Schavan[2], R. Frigg[2] und N.P. Haas[1]

[1] Abteilung für Unfall- und Wiederherstellungschirurgie, Universitätsklinikum Rudolf Virchow, Augustenburger Platz 1, D-13353 Berlin
[2] AO-Entwicklungsinstitut, Clavadelerstraße, CH-7270 Davos

Einleitung

Die intramedulläre Marknagelung gilt seit etlichen Jahren als sicheres und bewährtes Verfahren zur Stabilisierung von Femur- und Tibiaschaftfraktur und findet in der Kombination mit der Verriegelungstechnik in den letzten Jahren eine große Verbreitung. Bereits Küntscher [2] machte jedoch auf die Problematik der Lungenkomplikationen aufmerksam, die im Anschluß an die Femurmarknagelung auftreten können. Mit Hilfe der transösophagealen Echokardiographie konnten Embolisationen im rechten Ventrikel nachgewiesen werden, die je nach Druckhöhe an Intensität zunahmen [7]. Obwohl diese Embolisationen regelmäßig nachgewiesen werden können, sind klinisch manifeste Lungenembolien selten. Bei der Genese der Embolisationen

Hefte zu „Der Unfallchirurg", Heft 249
Zusammengestellt von K. E. Rehm

wird der intramedullären Druckerhöhung eine wesentliche Rolle zugeschrieben. Neben der Gefahr von Lungenfunktionsstörungen führt der Aufbohrvorgang auch zu einer Zerstörung und Abdichtung der transcorticalen Gefäße [1, 6], die eine aseptischen Osteonekrose der medullären Corticalisbezirke [5] zur Folge hat.

Experimentelle Untersuchungen zeigten, daß mit unterschiedlichen Bohrsystemen einerseits der intramedulläre Druck [3] und andererseits die Lungenfunktion [4] beeinflußt wird.

Die vorliegende Arbeit wurde mit dem Ziel durchgeführt, verschiedene kommerzielle Bohrsysteme bezüglich ihrer intramedullären Druckerhöhung zu untersuchen.

Material und Methode

Die Untersuchung wurde an folgenden Bohrsystemen vorgenommen:

1. *AO-Standardbohrsystem* (AOST)
2. *modifiziertes AO System*, bestehend aus AO Standardbohrkopf und einer dünnen flexiblen Welle – in gleicher Technik, wie die AO-Standardwellen gefertigt – (AOM)
3. *Biometsystem* (B)
4. *Richardssystem* (bullet nose reamer) (R)
5. *Howmedicasystem* (grey reamer) (H)
6. *Zimmersystem* (Z)

Daten der flexiblen Wellen siehe Tabelle 1.

Die Druckmessungen wurden in Plexiglasröhren durchgeführt, welche mit einem Vaseline-Paraffinöl-Gemisch blasenfrei gefüllt waren. Das Vaseline-Paraffinöl-Gemisch hatte bei einer Temperatur von 20 °C das gleiche Scherverhalten, wie Kalbsmarkfett bei 36 °C. Der Bohrkopfdurchmesser wurde stets 0,5 mm kleiner gewählt als bei der Rohrdurchmesser. Mit Hilfe einer Material-Testungsmaschine wurden die verschiedenen Bohrsysteme unter konstanter Vorschubgeschwindigkeit (508 mm/min) und rotierendem Zustand in die Plexiglasröhren geschoben. Die Druckmessung erfolgte am Ende der Plexiglasröhren (nach 380 mm).

Tabelle 1. Flexibler Wellendurchmesser

Fabrikat	Wellendurchmesser 9,5 mm Bohrkopf	Wellendurchmesser 13,0 mm Bohrkopf
AOST	8,1 mm	12,2 mm
AOM	6,3 mm	7,3 mm
B	7,0 mm	7,0 mm
R	8,2 mm	12,2 mm
H	8,4 mm	8,4 mm
Z	8,7 mm	8,7 mm

Tabelle 2. Druckwerte (Median), Verhältnis der Druckwerte im Vergleich zum AO Standardsystem und Rangfolge der einzelnen Bohrsysteme

	9,5 mm Bohrkopf			13,0 mm Bohrkopf		
Fabrikat	Druck [mmHg]	Verhältnis [%]	Rangfolge	Druck [mmHg]	Verhältnis [%]	Rangfolge
AOST	1000	100	5	470	100	5
AOM	380	38	2	150	32	2
B	280	28	1	130	26	1
R	820	82	3	1700	362	6
H	950	95	4	220	47	3
Z	1060	106	6	240	51	4

Die Meßreihen dier Bohrsysteme wurden wie in Tabelle 2 angegeben geordnet und nacheinander gemessen. Insgesamt wurden 5 Meßreihen durchgeführt, wobei die jeweiligen Druckdifferenzen innerhalb einer Meßreihe berücksichtigt wurden.

Ergebnisse

9,5 mm Bohrkopf im 10,0 mm Plexiglasrohr (s. Abb. 1). Von allen Bohrsystemen erzeugt das Biometsystem den geringsten Druck. Etwas höhere Druckwerte entwickelt das modifizierte AO-System. Auf deutlich höherem Druckniveau liegt das Richards-, Howmedica-, AO-Standard- und Zimmersystem.

13,5 mm Bohrkopf im 13,5 mm Plexiglasrohr (s. Abb. 2). Die Druckwerte sämtlicher Bohrsysteme – mit Ausnahme des Richardssystemes – liegen gegenüber dem

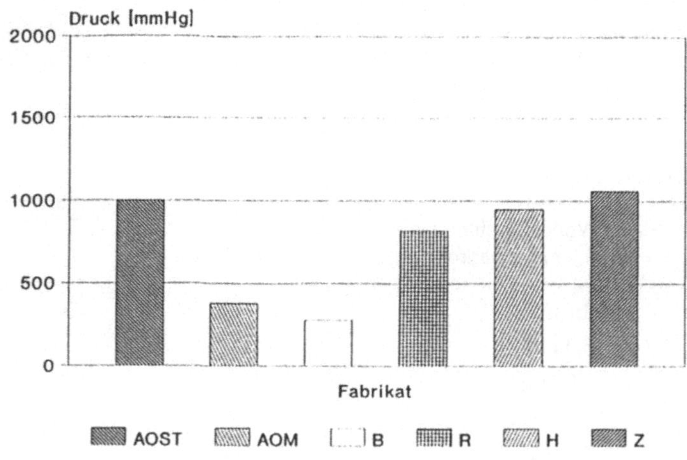

Abb. 1. Medianwerte des 9,5 mm Bohrkopfes im 10,0 mm Plexiglasrohr: *B* entwickelt den geringsten Druck dicht gefolgt von *AOM*. Deutlich höheres Druckniveau von *R*, *H*, *AOST* und *Z*

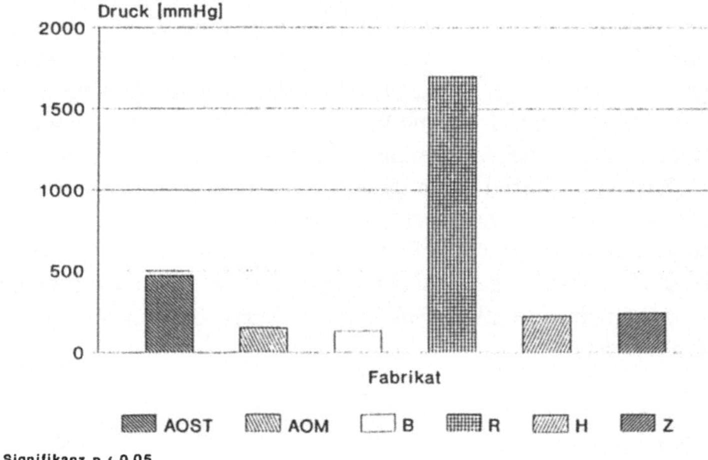

Abb. 2. Medianwerte des 13,0 mm Bohrkopfes im 13,5 mm Plexiglasrohr: Druckwerte von *B* und *AOM* liegen im selben Bereich. Höhere Druckwerte von *H*, *R* und *AOST*. Extrem hohe Druckwerte bei *R*

9,5 mm Bohrkopf auf niedrigerem Druckniveau. Die Druckwerte des Biometsystems liegen im selben Druckbereich, wie die Druckwerte des modifizierten AO-Systems. Die geringste Druckerhöhung konnte jedoch bei dem Biometsystem ermittelt werden. Auf mittlerem Druckniveau liegt das Homedica- und Zimmersystem gefolgt von dem AO-Standardsystem. Extrem große Druckwerte wurden bei dem Richardssystem ermittelt.

Aus Tabelle 2 sind die Medianwerte der Druckerhöhung, das Verhältnis der Drukkerhöhung im Vergleich zum AO Standardsystem sowie die Rangfolge der einzelnen Bohrsysteme zu entnehmen.

Diskussion

Der Versuchsaufbau ermöglichte es, bei konstanten Versuchsbedingungen und weitgehender Eliminierung von Störfaktoren, welche die Druckerhöhungen bohrsystemunabhängig beeinflussen, selbst kleine Druckunterschiede der einzelnen Bohrsysteme mit großer Reliabilität zu erfassen.

Die ermittelten Ergebnisse zeigen eindeutig, daß große Unterschiede zwischen den verschiedenen Bohrsystemen bestehen, wobei das Biometsystem und das modifizierte AO-System – insbesondere bei den 9,5 mm Bohrköpfen – deutlich geringere Druckwerte erzeugen als das Richards-, Howmedica-, AO-Standard- und Zimmersystem.

Die große Bedeutung des Wellendurchmessers auf die Druckerhöhung wird deutlich, wenn man die Durchmesser der flexiblen Wellen mit den Druckwerten vergleicht. Es zeigt sich dabei, daß die Druckhöhe strikt vom Durchmesser der flexiblen Welle bestimmt wird. Am besten wird dies anhand der Druckwerte des Richardssystemes verdeutlicht. Eine Erhöhung des Wellendurchmessers um lediglich 4,0 mm

(9,5 mm Bohrkopf – Wellendurchmesser 8,2 mm, 13,0 mm Bohrkopf – Wellendurchmesser 12,2 mm) führt bei diesem System zu einer extrem großen Druckerhöhung. Die Tatsache, daß das Biometsystem trotz größerem Wellendurchmesser geringere Druckwerte gegenüber dem modifizierten AO-System entwickelt, läßt sich auf das Kupplungsstück der modifizierten AO-Welle zurückführen. Dieses Kupplungsstück führt zu einer Abdichtung mit zwangsweiser Druckerhöhung.

Zusammenfaßend kann gesagt werden, daß das Biometsystem die geringsten Druckerhöhungen verursacht; eine deutliche Druckreduktion des AO-Standardsystems durch eine in ihrem Durchmesser reduzierten Welle erzielt werden kann. Wellendurchmesser, wie sie bei den größeren Bohrköpfen von Richards verwandt werden, führen zu einer derart großen Druckerhöhung, daß ein weiterer klinischer Einsatz bedenklich ist.

Literatur

1. Dankwardt-Lillieström G, Olerud S (1979) Intramedullary Nailing after Reaming. An Inverstigation on the Healing Process in Osteomized Rabbit Tibiae. Acta Orthop Scand Suppl:134
2. Küntscher G (1962) Praxis der Marknagelung. Schattauer Verlag Stuttgart
3. Müller Chr, Frigg R, Perren SM, Pfister U (1994) Einfluß des Wellendurchmessers und des Bohrkopfdesigns auf die intramedulläre Druckentwicklung bei der Markraumbohrung. Heft zu „Der Unfallchirurg" 241:269–274
4. Pape H-C, Dwenger A, Grotz M, Kaever V et al. (1994) Does the reamer type influence the degree of lung dysfunction after femoral nailing following severe trauma? An animal study. J Orthop Trauma 8/4:300–309
5. Pfister U, Rahn BA, Perren SM et al. (1979) Vaskularität und Knochenumbau nach Marknagelung langer Röhrenknochen. Akt Traumatologie 9:191–195
6. Runkel M, Wenda K, Ritter G, Rahn B, Perren SM (1994) Knochenheilung nach unaufgebohrter Marknagelung. Unfallchirurg 97:1–7
7. Wenda K, Runkel M, Degreif J, Ritter G (1993) Pathogenesis and clinical relevance of bone marrow embolism in medullary nailing – demonstrated by intraoperative echocardiography. Injury 24 Suppl 3:73–81

Analyse implantationsbedingter Nagelverformung als Grundlage für die Entwicklung eines Zielgerätes für die distalen Verriegelungsbohrungen ohne Röntgenbildverstärker für den unaufgebohrten Tibianagel (UTN)

C. Krettek, B. Könemann, J. Mannß und H. Tscherne

Unfallchirurgische Klinik, Medizinische Hochschule Hannover, Konstanty-Gutschow-Straße 8, D-30623 Hannover

Die Abhängigkeit von Röntgenverfahren bei der distalen Verriegelung der ansonsten bewährten Verriegelungssysteme stellt eine systemimmanente, herstellerunabhängige Schwachstelle dar [15]. Für dieses Problem wurden zahlreiche Zielhilfen beschrieben, die mit Hilfe von am proximalen Nagelende befestigten Zielbügeln [1, 7, 9, 23, 24], über bildverstärkergekoppelte Zielhilfen [5, 6, 25], mittels magnetischer Felder [2, 13] versucht haben das Problem zu lösen. Auch Techniken mit flexiblen, gekrümmten Bohrwellen [26] und implantatverformungsanalysegestützte Zielverfahren [15] konnten in der klinischen Routine keine Anwendung finden. Die am häufigsten verwendeten „Freihand"-Zielhilfen setzen weiterhin den Einsatz eines Röntgenbildverstärkers voraus [3, 4, 10, 11, 14, 17, 19–23]. Bei der Insertion von intramedullären Implantaten in lange Röhrenknochen kommt es, inbesondere bei exzentrischem Eintrittsort und in den distalen 2/3 geradem Implantat wie an der Tibia, zu einer Implantatverformung. Diese Verformung besteht aus einer Biege- und Rotationskomponente, wobei insbesondere bei geschlitzten Implantaten die biegungsinduzierte Nageltorsion besonders ausgeprägt ist. Diese tritt immer dann auf, wenn die Ebene des einwirkenden Biegemomentes und die Ebene des Nagelschlitzes nicht identisch sind. Vor allem die teilweise erhebliche Nageltorsion von bis zu 90° war für das Versagen von starren mechanischen Zielbügelsystemen verantwortlich gemacht worden.

Es stellte sich nun die Frage, ob bei Verwendung ungeschlitzter Implantate, wie z.B. beim UTN diese insertionsbedingten Nagelverformungen so gering sind, daß sie für den Zielvorgang vernachlässigt werden können. Darüberhinaus sollte geklärt werden, ob und inwieweit Verformungen zielkritischen Ausmaßes mit einem zu entwikkelnden Zielverfahren ohne den Einsatz eines Röntgenbildverstärkers kompensiert werden können.

Material und Methode

Präparate

Als Präparat dienten paarige humane Tibiae (Gelenkflächenabstand 300–390 mm), die, von Muskulatur befreit mit anhaftendem Periost bei –25 °C aufbewahrt wurden. Vor dem Versuch wurden die Präparate über 24 h aufgetaut. Das distale Tibiaende wurde reseziert, daß beide transversalen distalen Verriegelungslöcher nach Nagelim-

Hefte zu „Der Unfallchirurg", Heft 249
Zusammengestellt von K. E. Rehm

plantation zugänglich wurden. Linke Tibiae (n = 10) wurden mit einem 8 mm Implantat, rechte Tibiae mit einem 9 mm Implantat bestückt. Auf eine Osteotomie wurde zugunsten einer möglichst großen Implantatverformung ('worst case') verzichtet.

Implantate

Als Implantate wurden handelsübliche unaufgebohrte Tibianägel (UTN) mit 8 mm (n = 10) und 9 mm (n = 10) Durchmesser (N. 278.XX, Stahlversion, Fa. Stratec, Waldenburg, Schweiz) verwendet. Es wurden Implantate einer Länge zwischen 300 mm und 360 mm verwendet.

Elektromagnetische Verformungsanalyse

Magnetfeldaufnehmer. Mit einem, auf der Abtastung eines homogenen magnetischen Feldes basierenden Meßsystem (3space† Fastrac† System Polhemus Navigation Sciences Division, McDonnell Douglas Electronics Company, Colchester, VT 05446, USA) [8, 12] wurden relative Translations- und Winkelverformung des distalsten Verriegelungsloches in einem dreidimensionalen Koordinatensystem vor und nach der Implantation gemessen. Es wird ein rechtsorientiertes, rechtwinkeliges Koordinatensystem in den Ursprung der zu vermessenden Bohrung gelegt, wobei die positive X-Achse nach distal, die positive Y-Achse nach ventral und die positive Z-Achse einer linken Tibia nach medial (rechte Tibia: lateral) zeigt. Der Winkel γ beschreibt eine Rotation um die X-Achse, der Winkel β um die Y-Achse und der Winkel α eine Rotation um die Z-Achse. Die Winkel werden als positiv bezeichnet, wenn sie in der positiven Richtung der Achsen betrachtet eine Rechtsdrehung ausführen. Die Festlegung dieses Koordinatensystems erfolgte innerhalb einer gesonderten Kalibrierungsroutine, in welcher alle Raumkoordinaten in Bezug zum Ursprungskoordinatensystem erfaßt und gespeichert wurden.

Der die Translations- und Rotationsänderungen erfassende Sensor ist in einem Abstand von 98,2 mm zum Marknagel auf einem speziell gefertigten Halter montiert, welcher auf das distale Ende des UTN aufgesteckt und in der Mitte der distalsten Querbohrung zentriert wird. Dieser Abstand ist erforderlich, um den Einfluß des paramagnetischen Marknagels auf das homogene magnetische Feld und somit auf den die Feldstärke messenden Sensor zu minimieren. Mittels Koordinatentransformation werden anschließend die aktuellen Raumkoordinaten in den zuvor bei der Kalibrierung festgelegten Nullpunkt des Referenzkoordinatensystems gelegt. Die Position des Sensors stellt mathematisch den Nullpunkt des Koordinatensystems dar, wodurch alle Translationen und Rotationen die der Sensor in dem genannten Abstand ausführt, auf diesen Punkt berechnet werden.

Fehlerbetrachtung. Die von Hersteller angegebene Auflösung des Systems betrug 0,005 mm/mm und 0,025%. Um die verbleibende Positionsänderung der distalsten Querbohrung zu erfassen, wurde dieser Meßpunkt als Koordinatenursprung einkalibriert. Für die Implantation wird anschließend der Nagel aus dem Versuchsaufbau herausgenommen, um nach erfolgtem Einschlagen wieder in identischer Stellung montiert zu werden. Reproduzierbarkeitsmessungen (n = 10) ergaben für die Translation Werte von im Mittel ≤ 0,1 mm und für die Rotation Werte von ≤ 0,2°. Die im Rahmen der Voruntersuchungen durchgeführten Messungen zeigten darüber hinaus ein gewisses Übersprechen der Meßkanäle ('crosstalk'), das durch eine geeignete Anordnung der Sensoren minimiert werden konnte. Die Gesamtgenauigkeit (precision) in unserer Meßkette betrug für die Translation 0,5 mm und für die Rotation Werte von 0,3°.

Meßablauf

- Längenmessung der Tibia, Einspannen des Implantates am Zielbügel in den Meßaufbau, Anbringen der Meßsensoren am distalen Querloch, Kalibrierung des Meßsystems.
- Entfernen des Zielbügels vom Meßaufbau, Implantation des Implantates in Standardtechnik, Einspannen des Implantates samt Knochen via Zielbügel in den Meßaufbau. Wiederanbringen der Meßsensoren am distalen Nagelende in identischer Position. Messung der drei Translationen und der drei Rotationen nach Implantation.

Radiologische Abstandsmessungen

Präparate. An 20 paarigen humanen Tibiae (Gelenkflächenabstand 300–390 mm) wurden topographische Analysen mit implantierten UTN von 8 und 9 mm Durchmesser durchgeführt. Von den zahlreichen analysierten Meßstrecken sind die beiden wichtigsten in Abb. 1 wiedergegeben.

Meßaufbau und -ablauf. Die Präparate wurden zunächst vermessen (Abstand proximale-distale Gelenkfläche) und die erforderliche Nagellänge bestimmt. Die Nagelspitze sollte gerade die ehemalige Epiphysenfuge überwinden, das proximale Nagelende mit der proximalen Tibiakante abschließen. Auf eine Osteotomie wurde zugunsten einer möglichst großen Implantatverformung verzichtet. Das Implantat wurde in neutraler Rotationsposition mit belassenem Zielbügel in eine speziell angefertigte Röntgenbox aus Plexiglas eingeschraubt (Zielbügel in Frontalebene). Diese Anordnung sichert eine standardisierte reproduzierbare Abbildungsgeometrie bei der an-

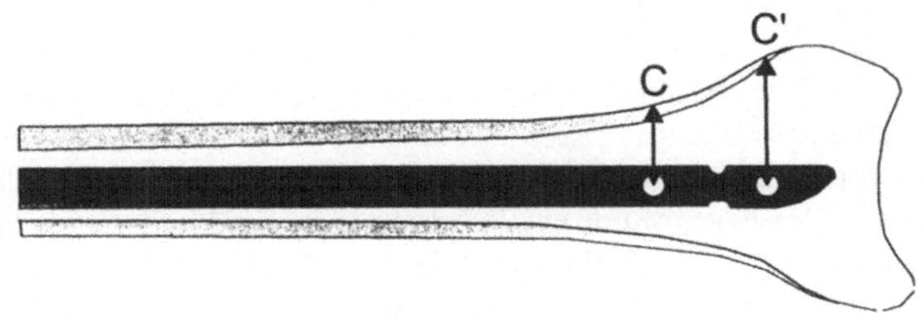

Abb. 1. Radiologische Abstandsmessungen

schließenden Röntgenaufnahme im ap und seitlichen Strahlengang mit standardisierten Belichtungsparametern. Anschließend wurden Abstandsmessungen entsprechend Abb. 1 durchgeführt.

Ergebnisse

Elektromagnetische Verformungsanalyse

Die arithmetischen Mittel aus den Messungen mit dem 8 mm Implantat ergaben geringe Translationen in Längsrichtung des Implantates (X), eine mäßige Lateralabweichung (Z) und erhebliche Dorsaltranslation (Y). Die gemessenen Winkelverformungen betrugen um die Längsachse des Implantates (γ), um die Achse des distalsten Verriegelungsloches (β) und senkrecht dazu (α) (Tabelle 1).

Die arithmetischen Mittel der Verformungen bei den 9 mm Implantaten waren nur in der Y Achse ausgeprägter als beim 8 mm Implantat (Tabelle 2).

Die Ergebnisse, insbesondere die ausgeprägte Streubreite der Translation nach dorsal ergaben, daß ein starres Zielbügelsystem selbst unter Verwendung eines Arbeitskanals von beispielsweise 10 mm Durchmesser nicht funktionsfähig sein kann.

Radiologische Abstandsmessungen

Die Ergebnisse der topographischen Analysen mit implantierten 8 und 9 mm UTN sind auszugsweise in Tabelle 3 wiedergegeben. Es zeigte sich eine nur geringe Streubreite der Meßstrecke C (Abstand Mitte der proximalen Querbohrung zu Tibiavorderkante) von 4,3 mm für den 8 mm UTN und 5,8 mm für den 9 mm UTN. Die Meßstrecke C' (Abstand Mitte der distalen Querbohrung zu Tibiavorderkante) zeigte eine größere Streubreite von 10,9 mm für den 8 mm UTN und 7,9 mm für den 9 mm UTN.

Entwicklung des Zielsystems

Die Daten aus den elektromagnetischen Verformungsmessungen (Tabelle 1 und 2) zeigen deutlich, daß ein Zielsystem unter alleiniger Verwendung eines Zielbügels selbst unter Verwendung eines Arbeitskanals von beispielsweise 10 mm Durchmesser die in den Versuchen bestimmte Schwankungen in Sagittalrichtung von 19,2 mm nicht kompensieren kann.

Dagegen zeigen die radiologischen Messungen (Tabelle 3), daß ein Zielsystem, das die Schwankungen in Sagittalrichtung reduziert, funktionsfähig sein kann. Diese Sagittalabweichungen lassen sich beispielsweise mit einem als Abstandshalter fungierenden Zentrierdorn (Ventralisator) minimieren. Unter Zugrundelegung der beschriebenen Messungen wurde ein Zielsystem, bestehend im wesentlichen aus drei Komponenten entwickelt: Zielbügel, Arbeitskanal und Ventralisator (Zentrierdorn). Der Zielbügel sichert den korrekten Längenabstand und berücksichtigt die proximale Krümmung. Der Ventralisator sichert einen fest definierten Abstand zur Tibiavorder-

Tabelle 1. Verformungsmessung UTN Ø 8 mm

UTN Ø 8 mm (n = 10)	X [mm]	Y [mm]	Z [mm]	α [°]	β [°]	γ [°]
Mittelwert	1,10	–6,7	–6,5	–1,5	–1,9	0,7
± SD	0,7	5,8	3,6	1,8	1,2	0,6
Minimum	0,1	–19,0	–12,6	–4,7	0,0	0,3
Maximum	2,0	0,2	0,3	0,9	3,9	1,6
Streubreite	1,9	19,2	12,9	5,6	3,9	1,9

Tabelle 2. Verformungsmessung UTN Ø 9 mm

UTN Ø 9 mm (n = 10)	X [mm]	Y [mm]	Z [mm]	α [°]	β [°]	γ [°]
Mittelwert	0,5	–8,8	2,6	–2,9	–0,7	–0,2
± SD	0,4	5,9	2,1	1,9	0,8	0,4
Minimum	0,0	–18,5	–1,7	–5,7	–1,6	–0,8
Maximum	1,1	–0,9	5,7	–0,3	1,1	0,3
Streubreite	1,1	17,6	7,4	5,4	2,7	1,1

Tabelle 3. Radiologische Abstandsmessungen UTN Ø 8 mm und UTN Ø 9 mm

	UTN Ø 8 mm (n = 10)		UTN Ø 9 mm (n = 10)	
	C	C'	C	C'
Mittelwert	11,3	14,8	11,4	14,5
± SD	1,18	3,0	1,6	2,6
Minimum	9,3	9,8	8,4	18,7
Maximum	13,6	20,7	14,2	10,8
Streubreite	4,3	10,9	5,8	7,9

kante. Die verbleibende Zielunschärfe wird über eine als Arbeitskanal engelegte, erweiterte Bohrung kompensiert. Über den Arbeitskanal wird das Zielsystem fest an den Nagel angekoppelt, wodurch die Seitabweichung nachjustiert wird. Nun können die restlichen Bohrungen durchgeführt werden [16].

Diskussion

Die Messungen mit dem elektromagnetischen Meßsystem zeigen klar, daß auch bei ungeschlitzten Nagelsystemen im Rahmen der Implantation erhebliche Implantatverformungen stattfinden. Die höchste Translation erfolgt in Sagittalrichtung, beim 8 mm UTN im Mittel 6,7 (SD ± 5,8 mm) mit großen Schwankungen (19,2 mm). Diese Translation nach dorsal kann durch ein 'Geradebiegen' der proximalen Nagelkrümmung verdeutlicht werden. Dies erklärt auch den Längenzuwachs des Implantates von im Mittel 1,1 mm (SD ± 0,7) in der 8 mm UTN Gruppe. Auch die Translation in der Frontalebene, die regelmäßig nach lateral hin stattfindet, ist mit einem arithmetischen Mittel von 6,5 mm (SD ± 3,6) erheblich. Die starken Verformungen in Sagittal- und Frontalebene lassen ein bügelgestütztes Zielsystem für den UTN, auch unter Verwendung eines von Müller [18] vorgeschlagenen Arbeitskanales von z.B. 10 mm nicht aussichtsreich erscheinen. Dazu kommt, daß diese 'in-vitro-Messungen' unter idealisierten Bedingungen vorgenommen wurden. Eine wesentliche intraoperative Verformungskomponente des Zielbügels-Nagelverbundes durch den (in Abhängigkeit vom Grad der Kniestreckung) teilweise erheblich Patelladruck blieb dabei noch unberücksichtigt. Klinische Beobachtungen zeigen, daß durch den Patelladruck der distale Zielbügel so erheblich nach dorsal verformt wird, daß dabei die Dorsalabweichung des Implantates oft bei weitem übertroffen wird. Die Rotation um die Längsachse des Implantates war mit im Mittel 1,9° (8 mm UTN) und 1,1° (9 mm UTN) für ein ungeschlitztes Implantat erwartungsgemäß gering. Diese Torsionswerte liegen in einem Bereich, der bereits durch das geringe Spiel der 3,2/3,9 mm Bolzen im 4,0 mm Loch kompensiert ist.

Das zu lösende Hauptproblem stellt die Abweichung in der Sagittal- und Frontalebene dar. Ausgangspunkt für den nächsten Versuchsschritt war die Beobachtung eines relativ konstanten Abstandes insbesondere des proximalen Verriegelungslochs zur Tibiavorderkante. Diese Beobachtung konnte in den entsprechenden Messungen bestätigt werden. Die Steubreite dieses Abstandes betrug in der UTN 8 mm Gruppe 4,3 mm, in der UTN 9 mm Gruppe 5,8 mm. Diese Werte waren Ausgangspunkt für die erste Zielgeräteprototypenversion, die mit einem auf die Tibiavorderkante knapp oberhalb des proximalen Querloches aufgesetzten Zentrierdorn ('Ventralisator') eine definierte Position des Zielbügels in der Sagittalebene sichert. Die noch verbleibende Zielunschärfe in der Sagittalebene kann nur durch einen Arbeitskanal von 10 mm kompensiert werden. Über den in das proximale Querloch eingeführte Tasthaken wird ein Zentrierdorn nachgeführt, der zunächst eine Nachjustierung in der Sagittalebene, nach anhaken des Nagels an den Zentrierdorn schließlich die Nachjustierung in der Frontalebene durchführt. Der mit einem Stresstest einfach prüfbare feste Verbund zwischen Zielgerät und UTN bestätigt die korrekte Plazierung des Zielbügels. Andererseits zeigt ein verwind- und biegbarer Zielbügel sicher eine Fehlplazierung des Zentrierdornes an, so daß Fehlbohrungen vermieden werden können. Das Zielsystem hat gegenüber röntgenbildverstärkergestützten „free-hand“ Zielsystemen folgende Vorteile:

- Verminderung der Strahlenbelastung von Patient und vor allem OP Personal
- personalunabhängigere Durchführung der distalen Verriegelung (keine aufwendigen Röntgenbildverstärkereinstellprozeduren oder Durchschwenkmanöver)

- hochpräzise Bohrungen vermindern Risiko der Nagelbeschädigung
- hochpräzise gebohrte Bohrkanäle mindern Risiko einer Bolzenbeschädigung beim Eindrehen
- die Technik kann am transparenten Kunststoffmodell der Tibia (Trainer) erlernt und mit verschiedenen Schwierigkeitsgraden (± Weichteilmantel) geübt werden.

Bei bisher 10 klinischen Anwendungen konnte die distale Verriegelung ohne Röntgenstrahlen ausgeführt werden, wobei es zu keiner Bolzenfehlplazierung, verriegelungsbedingten Komplikationen oder Bolzenbrüchen kam. Die Frage einer breiten Vermittelbarkeit, der Anwendungssicherheit und der Anwendungsgrenzen wird gegenwärtig in einer klinischen Studie weiter überprüft.

Literatur

1. Berentey G (1983) Neues Zielgerät für die distale Verriegelungsnagelung. Heft Unfallheilkd 165:260–262
2. Börner M, Brudermann U, Klemm K, Ziegelmüller R (1984) Distale Zielgeräte für die Verriegelungsnagelung. Heft Unfallheilkd 182:387–389
3. Conlan DP (1990) Grosse and Kempf locked intramedullary nailing: an improved distal locking screw drill guide. J R Coll Surg Edinb 35:61
4. Eitenmüller J (1990) Neues Ziel- und Perforationsgerät für die distale Verriegelung. Osteosynthese International, Kiel 14–16 Juni 1990
5. Grosse A (1985) Handbuch der Verriegelungsnagelung bei Schaftbrüchen von Femur und Tibia. Howmedica International Inc, Kiel
6. Grosse A, Beck G, Taglang G (1983) Die Operationstechnik der Verriegelungsnagelung. Die Verriegelungsnagelung 161:32–35
7. Herzog K (1951) Verlängerungsosteotomie unter Verwendung des percutan gezielt verriegelten Marknagels. Heft Unfallheilkd 42:226–234
8. Hoffmann R, McKellop HA, Sarmiento A, Lu B, Ebramzadeh E (1991) Dreidimensionale Messung von Frakturspaltbewegungen. Unfallchirurg 94:395–400
9. Howmedica (1990) Two minutes to distal target. (Howmedica Produktinformation)
10. Höntzsch D, Weller S (1991) Die distale Verriegelung von Marknägeln mit transversalen Schrauben oder Bolzen. Op Orthop Traumatol 3(1):25–37
11. Hudson I (1989) Locking nailing: an aid to distal targeting. Injury 20:129–130
12. Jacobsen MC, Berglund LJ, Chao EYS (1988) Application of a magnetic tracking device to kinesiologic studies. J Biomech 21(7):613–620
13. Klemm K, Börner M (1985) Interlocking nailing. Medical Focus 6:1–3
14. Klemm K, Schellmann WD (1972) Dynamische und statische Verriegelung des Marknagels. Unfallheilkde 75:568–575
15. Krettek C (1991) Intramedulläre Stabilisierung am Femurschaft. Neuentwicklung von Implantaten und Hilfsmitteln, experimentelle Untersuchungen und klinische Anwendung. Habilitationsschrift Medizinische Hochschule, Hannover
16. Krettek C, Könemann B, Schandelmaier P, Tscherne H (1994) Praktische Anwendung eines neuentwickelten Zielgerätes für die distalen Verriegelungsbohrungen des unaufgebohrten Tibianagels (UTN) ohne Röntgenbildverstärker. Anonymous Jahrestagung Deutsche Gesellschaft für Unfallchirurgie, Berlin
17. MacMillan M, Gross RH (1988) A simplified technique of distal femoral screw insertion for the Grosse-Kempf interlocking nail. Clin Orthop 252–259
18. Müller ME (1991) Persönliche Mitteilung
19. Pennig D, Brug E (1989) Das Einbringen der distalen Bolzen bei der Verriegelungsnagelung mit einem neuen Freihand-Zielgerät. Unfallchirurg 92:331–334

20. Rao JP, Allegra MP, Benevenia J, Dauhajre TA (1989) Distal Scew Targeting of Interlocking Nails. Clin Orthopaedics 238:245–248
21. Ritter G, Comte P, Schürich A (1986) Zur Entwicklung einer neuartigen Zielvorrichtung für die Einbringung der distalen Schrauben beim Verriegelungsnagel. Hefte Unfallheilkd 181:121–125
22. Schneider R (1990) Neues Ziel- und Perforationsgerät für die distale Verriegelung. Osteosynthese International- Internationaler Kongress, Kiel 14–16 Juni 69–70
23. Smith & Nephew Richards Inc (1990) Cole Radiolucent drill: distal targeting of an interlocking nail. 1450 Brooks Rd, Memphis, TN 38116 USA
24. Soyka P, Bussard C (1990) Zur Verriegelungsnagelung – Ein stabiles Zielgerät für die distale Verbolzung. Helv Chir Acta 57:117–120
25. Stedtfeld HW, Jurowich B, Bäumer F, Ertel R (1990) Laser-Zielvorrichtung für die distale Verriegelung des Marknagels. Chirurg 61:469–472
26. Tabutin J, Tanguy C (1990) Innovation and modifaction of osteosynthesis. Osteosynthese International, Kiel 14–16 Juni 1990

Zeitformfestigkeit von Distanzosteosynthesen mit konventionellem und „biologischem" Schraubenbesatz der breiten LCDCP (AO/ASIF) am Femur

H. F. Bär[1], H. G. Pape[2], W. Knopp[2] und G. Muhr[2]

[1] Marienhospital II, Universitätsklinik für Kinderchirurgie, Widumerstraße 8, D-44627 Herne
[2] Chirurgische Klinik und Poliklinik, Berufsgenossenschaftliche Kliniken Bergmannsheil, Universitätsklinik, Bürkle-de-la-Camp-Platz 1, D-44789 Bochum

Es hat sich heute weithin eingebürgert als „biologisch" eine Plattenosteosynthese dann zu bezeichnen, wenn nicht alle vorgegebenen Plattenbohrungen mit Schrauben besetzt werden. Diese pragmatische Definition beschreibt jedoch nur die im Röntgenbild obenan sichtbaren Unterschiede.

Die „biologische" Osteosynthese (Ganz 1985, zit. n. Claudi und Oedekoven 1991, Perren et al. 1993) vereinigt viele Vorteile auf sich. Sie stellt den für die Prozeßqualität verantwortlichen Chirurgen jedoch vor das Dilema entscheiden zu müssen, wieviel weniger Einsatz an Material dem Patienten letzten Endes eine höhere Chance für einen komplikationslosen Heilverlauf bringt. Kann eine Distanzosteosynthese am Femur mit reduziertem Schraubenbesatz mechanisch gleichwertige Ergebnisse zum konventionellen Schraubenbesatz liefert?

Methode

Verglichen wurden experimentelle Distanzosteosynthesen mit einer Defektstrecke von 70 mm im mittleren Oberschenkeldrittel, die zum einen mit einer breiten 12-Loch LCDCP (Gautier und Perren 1992) mit jeweils 4 Schrauben pro Fragment, zum ande-

Hefte zu „Der Unfallchirurg", Heft 249
Zusammengestellt von K. E. Rehm

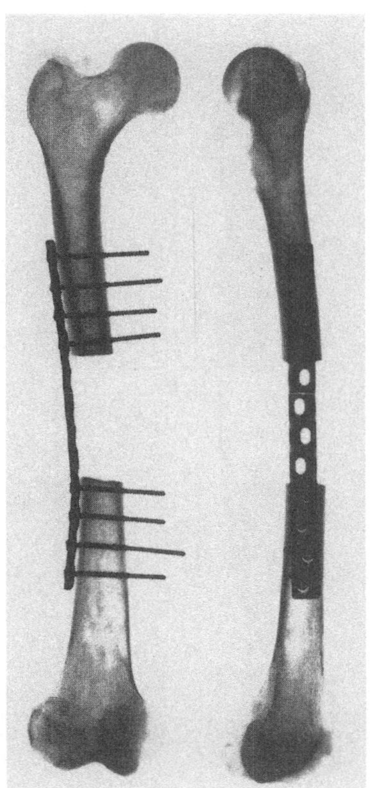

Abb. 1

ren mit jeweils 2 Schrauben pro Fragment ausgeführt worden waren (Abb. 1, 2). Insgesamt acht Präparate aus tiefgefrorenen Leichenfemora wurden im kraftgeregelten Druckschwellversuch zwischen 20 und 320 N mit einer Belastungsgeschwindigkeit von 80 N/s über jeweils 10.000 Zyklen in der Aufspannung nach Finlay et al. (1991 Abb. 1 a S. 751) in einer Universalprüfmaschine (UTS 10, UTS-Schenk-Prüftechnik, Ulm) axial belastet. Die Winkel- und Verschiebebewegungen der Fragmente unter Last wurden als Relativbewegungen synchronisiert mit dem Belastungsdaten in allen sechs Freiheitsgraden der Bewegung mit einem Ultraschalltriangulationssystem (ZEBRIS CMS 50, Zebris Medizintechnik, Isny) gemessen.

Ergebnisse

Am Endes des Versuchs fanden sich in beiden Gruppen weder Schraubenbruch noch direkte Lockerungszeichen. Bei lateraler Plattenlage wird durch axiale Belastung in beiden Versuchsgruppen ein von Kondylenbreite und effektiver Schenkelhalslänge mitbestimmtes varisierendes Biegemoment bis zu maximal 20 Nm erzeugt. Mit einer Varusangulation bis zu 16° geht wegen der windschiefen Lage der Plattenachse in Bezug auf die Kraftlinie gleichzeitig eine Retroversion des proximalen Fragmentes bis zu 3,2° einher, Ante- und Retroversion können in beiden Gruppen zufällig mit Ausschlägen kleiner 1° schwanken. Indirekte Lockerungszeichen fanden sich in beiden

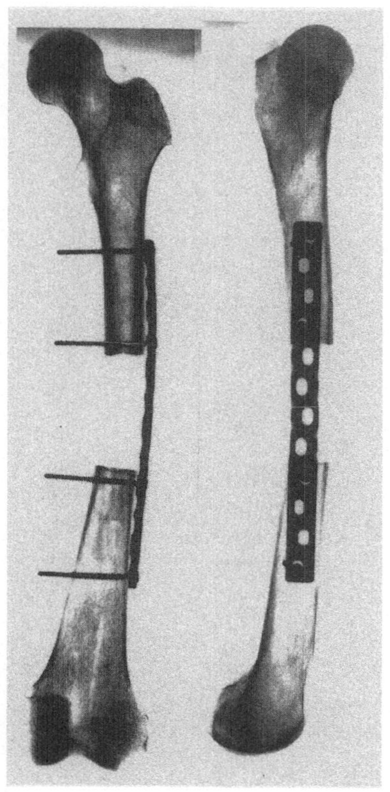

Abb. 2

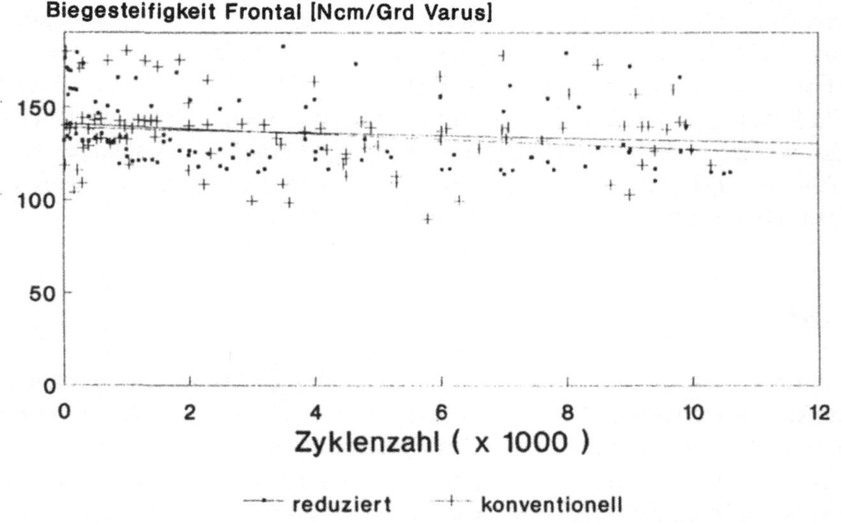

Abb. 3. Biegesteifigkeit gegen Varusverbiegung. Druckschwellversuch 20 .. 320 N

Versuchsgruppen als stetiger Verlust an Biegesteifigkeit (Definition bei Heitemeyer et al. 1990) Abb. 3.

Der Mittelwert der Biegesteifigkeit betrug:

	konventionell	reduziert
bei Versuchsbeginn	138 Ncm/°	141 Ncm/°
bei Versuchsende	133 Ncm/°	128 Ncm/°

Schlußfolgerung

Die Halbierung des Schraubenbesatzes bei „biologischer" Osteosynthese findet in unserem Experiment keine nachteilige Entsprechung bei den funktionell relevanten Festigkeitswerten. Die Osteosynthese mit reduziertem Schraubenbesatz ist eine funktionssichere, und in den vorgegebenen Grenzen (Implantat, Belastung und Zyklenzahl), betriebssichere Osteosynthese.

Wir möchten nicht versäumen zu betonen, daß individuelle Merkmale die Geometrie und damit das Verformungsverhalten der Osteosynthese beeinflussen; die Zeitfestigkeit kann u.E. durch eine Verlängerung des Schraubenkraftarms (i.e. der Schraubenabstand des Plattenlagers) günstig beeinflußt werden.

Literatur

Claudi BF, Oedekoven G (1991) „Biologische Osteosynthesen". Chirurg 62:367–377

Finlay JB, Chess DG, Hardie WR, Rorabeck CH, Bourne RB (1991) An Evaluation of Three Loading Configurations for the In Vitro Testing of Femoral Strains in Total Hip Arthroplasty. J Orthop Res 9(5):749–759

Gautier E, Perren SM (1992) Die Limited Contact Dynamic Compression Plate (LC-DCP) Biomechanische Forschung als Grundlage des neuen Plattendesigns. Orthopäde 21:11–23

Heitemeyer U, Claes L, Hierholzer G, Körber M (1991) Significance of postoperative Stability for Bony Reparation of comminuted Fractures. Arch Orthop Trauma Surg 109:144–149

Perren SM, Ganz R, Cordey J (1993) Wissenschaftliche Grundlage zur biologischen Osteosynthese Dehnungstheorie vaskuläre Elemente. Heft zur Unfallheilkunde 230:777–782

Haftungsverhalten beschichteter und unbeschichteter LCDC-Platten: Eine tierexperimentelle Studie

A. Dávid, M. Hahn, A. Pommer und G. Muhr

Chirurgische Klinik und Poliklinik, Berufsgenossenschaftliche Kliniken Bergmannsheil, Universitätsklinik, Bürkle-de-la-Camp-Platz 1, D-44789 Bochum

Einleitung

Plattenosteosynthesen werden am Knochen ausschließlich durch Schrauben fixiert. Insbesondere bei gelenknahen Frakturen korreliert die Stabilität der Plattenosteosynthese mit der Anzahl der sicher verankerten Schrauben. Bei Trümmerbrüchen oder osteoporotischem Knochen ist häufig eine ausreichende Anzahl gutsitzender Schrauben nicht zu plazieren, so daß eine geringere Stabilität resultieren kann als zur Bruchheilung erforderlich ist. Große Relativbewegungen zwischen Platte und Knochen sowie zwischen Schrauben und Platte selbst begünstigen allerdings eine schnellere Implantatauslockerung, die den Erfolg einer Plattenosteosynthese gefährdet.

Es stellt sich die Frage, ob diese Komplikation vermieden oder reduziert werden kann, wenn die Platte durch ein direktes Einwachsen von Knochengewebe eine ergänzende Stabilisierung erfährt. Positive tierexperimentelle Ergebnisse mit Hydroxylapatitbeschichteten Kortikalis- und Schanz' Schrauben [1], waren Anlaß zu prüfen, ob auch bei Hydroxylapatit- und Titan-beschichteten Platten mit entsprechend hoher Rauhigkeit, ein knöchernes Einwachsen (bony ingrowth) und damit eine bessere Fixierung der Platten am Knochen und an den Bruchfragmenten erreicht werden kann

Material und Methodik

7-Loch LCDC-Platten (AO-ASIF, 3,5 mm, Firma Synthes Bochum) wurden mit Hydroxylapatit durch die Firma Cerasiv Plochingen oder mit Titan durch die Firma Aesculap Tuttlingen beschichtet. Die Schichtdicke betrug für Hydroxylapatit 100 µm und für Titan 200 µm. Beide Schichten wurden mit Hilfe der Plasmaspray-Technik aufgebracht. Als Vergleich diente die herkömmliche LCDCP.

Tabelle 1

je 15 Schafe	
1. LCDCP	300 N cm
2. LCDCP-Ti	150 N cm
3. LCDCP-Ti	300 N cm
4. LCDCP-Ha	150 N cm
5. LCDCP-Ha	300 N cm

Hefte zu „Der Unfallchirurg", Heft 249
Zusammengestellt von K. E. Rehm

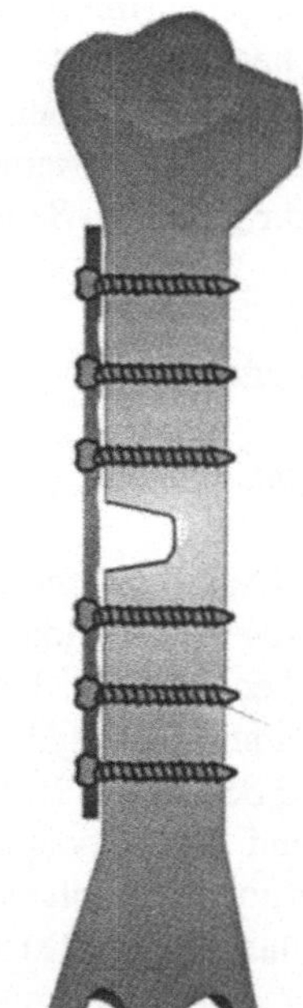

Abb. 1

Die Platten wurden an jeweils 15 Schafen anterolateral an die linke Tibia durch 6,5 mm Titan-Kortikalisschrauben (Eindrehmoment von 1,5 Nm bzw. 3 Nm, s. Tabelle 1) fixiert. Unter dem zentralen Loch, welches unbesetzt blieb, wurde die Kortikalis über eine Länge von 2 cm bis zu einer Dicke von 50% des Schienbeindurchmessers reseziert, um eine Instabilität und damit eine Balastung der Implantate zu provozieren. Der Defekt wurde mit Knochenwachs aufgefüllt, um eine vorzeitige knöcherne Überbauung zu verhindern (Abb. 1). Die Tiere wurden nach 4, 8 und 12 Wochen getötet.

Biomechanische Untersuchungen

Unmittelbar nach Tötung und röntgenologischer Untersuchung der Knochen im Faxitron-Gerät, wurden die Schrauben mit einem Drehmomentschraubenzieher entfernt. Das Ausdrehmoment wurde gemessen. Anschließend wurden die Osteosyntheseplatten und der Knochen in Halterungen eingespannt und die Platte senkrecht zur Knochenoberfläche gezogen (UTS10-Geräte-Ulm).

Histologie und Histomorphometrie

Unentkalkte Schnitte mit liegenden Implantat wurden bei jeweils einem Tier nach Tötung angefertigt. Die Schnittebenen lagen zwischen den Schrauben in Höhe der Auskerbungen der LCDCP. Mit dem Bioscan, Programm Optimas, wurde die direkte

Knochen-Implantat-Oberfläche gemessen. Der relative Anteil dieser direkten Knochen-Implantat-Verbindung in Relation zur maximal erreichbaren Oberfläche wurde bestimmt. Ferner wurde die Porosierung unter der Platte im Vergleich zur Kortikalis des nicht operierten Beines gemessen (relativer Knochensubstanzverlust im Vergleich zur gesunden Seite).

Ergebnisse

Biomechanik

Abzugsversuche zeigen, daß bereits nach 4 Wochen die beschichteten Platten eine wesentlich stärkere Haftung an der Knochenoberfläche aufweisen als die herkömmlichen LCDCP. Unterschiede zwischen der konventionellen LCDCP und Platten mit Titan- oder Hydroxylapatit-Beschichtung sind nach 4 Wochen signifikant (ANOVA/ SPSS). Nach 12 Wochen besteht auch ein signifikanter Unterschied zwischen Titan- und Hydroxylapatit-beschichteten Implantaten (ANOVA/SPSS). Damit steigt die Knochen-Implantatverbindung bei Hydroxylapatit-beschichteten Platten mit der Implantationszeit stetig an (Abb. 2).

Bei den Abzugsversuchen wurde kein Knochen beschädigt. Lediglich vereinzelte Hydroxylapatit-Schollen verbleiben an der Knochenoberfläche, wohingegen sich die Titan-Plasmaspray-Beschichtung nicht vom Implantat ablöste.

Histomorphometrie

Die histomorphometrischen Analysen zeigen, daß bei den Hydroxylapatit- und Titan-beschichteten Implantaten ein direkter Kontakt zur Platte ausgebildet wird, wohingegen die herkömmlichen Titanplatten mit glatter Oberfläche überwiegend durch eine Bindegewebsschicht von der Knochenoberfläche abgegrenzt werden.

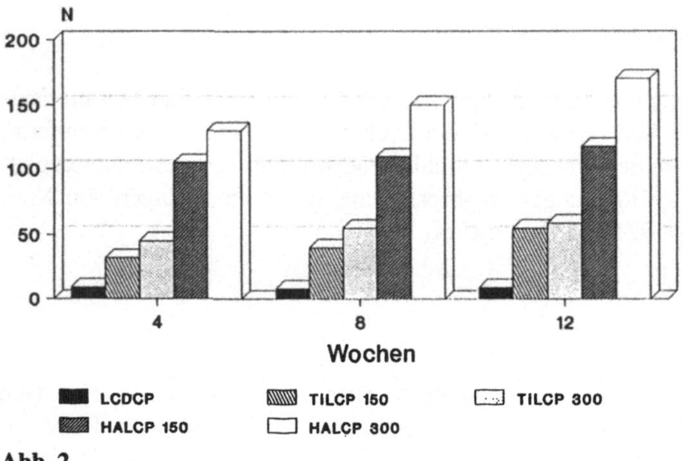

Abb. 2

Tabelle 2

	Porosierung (%)		
LCDCP	8 ± 2,1	15 ± 2,5	18 ± 3,2
Ti 1,5	15 ± 2,1	16 ± 2,1	23 ± 3,2
Ti 3,0	8 ± 2,3	15 ± 2,8	21 ± 3,2
HA 1,5	15 ± 2,5	21 ± 2,6	39 ± 3,7
HA 3,0	12 ± 2,5	15 ± 2	29 ± 5
Wochen	4	8	12

Das Ausmaß der Osteoporose unter den Platten mit verschiedenen Oberflächen zeigt Tabelle 2. Schlußfolgerungen, die sich aus diesen Ergebnissen ableiten lassen, werden auch durch Hahn und Coautoren in diesem Band diskutiert.

Histologie

Die histologische Untersuchung der Grenzfläche zeigte weiter, daß Resorptionszonen und keiner der verwendeten Oberflächen festzustellen sind. Eine Ablösung der Beschichtung wird nur bei Hydroxylapatit unmittelbar an den Kanten der Platten vereinzelt beobachtet.. Insbesondere am Interface Hydroxylapatit/Knochen löst sich die Keramikschicht nicht vom Implantat ab.

Schlußfolgerungen und Ausblick

Die Untersuchung zeigt, daß mikroporöse knochenseitige Plattenoberflächen aus Titan und Hydroxylapatit ein Einwachsen des Knochens ermöglichen. Dieses führt zu einer mechanisch relevanten Verankerung der Platten an der Knochenoberfläche. Dieses Prinzip kann die alleinige Fixierung von Osteosyntheseplatten durch Schrauben verstärken und damit die mechanische Stabilität der Osteosynthese selbst erhöhen.

Nicht beantwortet werden kann anhand dieses Versuchsaufbaus die Frage, bei welchen Plattenosteosynthesen dieses Prinzip klinisch von Vorteil sein kann. Denkbar sind gelenknahe Plattenosteosynthesen, wo häufig keine ausreichende Anzahl sicher verankerter Schrauben plaziert werden kann. Möglicherweise läßt sich auch die Haftfestigkeit von ventralen Spondylodesen insbesondere im Halswirbelsäulenbereich erhöhen, und die Lockerungsrate dieser Implantate verringern.

Ferner muß geklärt werden, ob dieses „bony ingrowth"-Prinzip die Verwendung weniger Plattenschrauben ermöglicht, und möglicherweise auch eine Reduktion der Plattendimension bei mechanisch beanspruchten Osteosynthesen zuläßt.

Bei Osteosynthesen größerer Röhrenknochen ist allerdings die Porosierung unter den beschichteten Platten eher als Nachteil zu sehen, so daß nach Entfernung die Refrakturgefahr erhöht sein kann.

Literatur

1. Dávid A, Pommer A, Eitenmüller J, Muhr G, Hahn MP (1994) Tierexperimentelle Untersuchung zur Haftfestigkeit von Hydroxylapatit-beschichteten AO/ASIF-Schanz-Schrauben für den Fixateur externe. Unfallchir 97:391–398
2. Uhthoff HK, Foux A, Yeadon A, McAuley J, Black RC (1993) Two Processes of Bone Remodeling in Plated Intact Femora An Experimental Study in Dogs. J Orthop Res 11:78–91

XII. Experimentelle Unfallchirurgie III

Vorsitz: S. Perren, Davos; W. Braun, Augsburg

Pathogenese der hepatozellulären Ca^{2+}-Dysregulation im hämorrhagischen Schock: Rolle des Tumor Nekrose Faktors α

A. Pizanis, S. Rose[1] und W. Mutschler

Abteilung für Unfallchirurgie, Chirurgische Klinik, Universitätkliniken des Saarlandes, D-66421 Homburg/Saar

Zusammenfassung

Im Ischämie/Reperfusionssyndrom nach hämorrhagischem Schock wurde an Rattenhepatozyten die zelluläre Ca^{2+}-Regulation als zentrales Signalübertragungssystem für Enzymaktivierung, Akut-Phasen-Proteinsynthese und Glukosestoffwechsel untersucht. Bereits 60 min nach Ischämie durch hämorrhagischen Schock zeigte sich eine maximale hepatozelluläre Ca^{2+}-Überladung, die auch nach Volumentherapie mit Ringer Laktat und Blutretransfusion (60%) persistierte. Neben einer signifikant erhöhten zellulären Ca^{2+}-Aufnahme, zeigte sich ein deutlich beschleunigter membranärer Ca^{2+}-Fluß. Die in vivo Neutralisation von TNFα durch einen spezifischen monoklonalen Antikörper (TN3, Celltech, UK) während der Reperfusion verhinderte die zelluläre Ca^{2+}-Dysregulation vermutlich über eine Hemmung Leukozyten-induzierter oxidativer Membranschäden und verringerter Freisetzung Ca^{2+}-agonistischer Hormone (Katecholamine, Vasopressin, Zytokine). Da eine zelluläre Ca^{2+}-Überladung zu DNA- und Membranschäden durch Endonukleasen-, Proteasen- und Phospholipasen-Aktivierung führt, ist zu vermuten, daß eine frühe TNFα-Blockade das posttraumatische Leberversagen durch Protektion der zellulären Ca^{2+}-Homöostase günstig beeinflußt.

Einleitung

Im generalisierten Ischämie/Reperfusionssyndrom nach hämorrhagischem Schock ist die Leber durch ihre besondere anatomische Lage und Funktion zentrales Abwehr- und Syntheseorgan einer systemischen Entzündungsreaktion. Der hypoxisch-ischämi-

[1] Unterstützt von der Deutschen Forschungsgemeinschaft (Ro 814/2–1).

Hefte zu „Der Unfallchirurg", Heft 249
Zusammengestellt von K. E. Rehm

sche Organschaden im Schock wird durch das therapiebedingte Reperfusionssyndrom, welches durch Leukozyten-Endothelinteraktion, aktivierte Makrophagen, Sauerstoffradikale, Zytokine und andere Entzündungsmediatoren charakterisiert ist, potenziert. In ihrer Integrität besonders gefährdet sind dabei die Hepatozyten, welche in der Akutphasenreaktion mit erhöhten metabolischen Anforderungen (Glukosestoffwechsel, Proteinbiosynthese, Detoxifikation) konfrontiert werden, zugleich aber in direkter Nachbarschaft zu hochaktiven Immunzellen wie z.B. den Kupfferzellen liegen. Eine Leberzelldysfunktion gleich welcher Ursache wirkt sich unter Schockbedingungen immer nachteilig auf den Gesamtorganismus aus und bahnt den Weg zum späteren Multiorganversagen. In bisherigen Studien zeigten sich sowohl antioxidative [1] als auch gegen Zytokine gerichtete Konzepte [2] protektiv gegen reperfusionsspezifische Leberzellschäden.

Tumor Nekrose Faktor α ist ein multipotenter Schockmediator, der nahezu alle relevanten Stoffwechselwege zum Teil auch durch direkte Ca^{2+}-vermittelte Mechanismen beeinflussen kann [3]. Bisherige tierexperimentelle Studien zeigten eine gestörte hepatozelluläre Ca^{2+}-Regulation („Ca^{2+} second messenger“ System) im septischen [4] und hämorrhagischen Schock [5]. Für die Dysregulation der zellulären Ca^{2+}-Homöostase kann aufgrund vieler in vitro Untersuchungen eine wesentliche pathogenetische Rolle in der Entwicklung des posttraumatischen Organversagens postuliert werden. Ziel der vorliegenden Studie war es, zu untersuchen, ob die selektive Blockade von TNFα durch einen spezifischen monoklonalen Antikörper (TN3) die Veränderung der zellulären Ca^{2+}-Regulation im Ischämie/Reperfusionssyndrom nach hämorrhagischem Schock der Ratte beeinflußt.

Methode

Hämorrhagisches Schockmodell. Anästhesie männlicher Sprague-Dawley Ratten (210–250 g, n = 6/Gruppe) durch i.p. Injektion von 50 mg/kg Pentobarbital. Induktion des hämorrhagischen Schocks durch Blutentzug über die li. A. femoralis. Senkung des mittleren arteriellen Blutdrucks (MABD) innerhalb 5 min auf 40 mmHg und Stabilisierung auf 40 mmHg für weitere 60 min durch Blutentzug oder Ringer Laktat-Gabe. Zur Reperfusion, Infusion von 60% des entzogenen Zitratblutes innerhalb 20 min und des 2fachen an entzogenem Blutvolumen pro Stunde als Ringer-Laktat. Versuchsgruppen: 1) Schein-operierte Kontrollgruppe (Sham); 2) 60 min Ischämie und 3) 120 min Ischämie ohne Reperfusion; 4) 60 min Ischämie und 60 min Reperfusion mit Ringer-Laktat (RL); 5) 60 min Ischämie und 60 min Ischämie und 60 min Reperfusion mit RL und Gabe eines rattenspezifischen monoklonalen TNFα-Antikörpers (20 mg/kg, TNFα MoAB, TN3, Celltech) in den ersten 5 min der Reperfusion.

Hepatozytenisolierung und ^{45}Ca-Inkubation. Portale Leberperfusion mit Kollagenase/Krebs-Ringerlösung (18 mg/80 ml, Worthington Corp.) für 20 min und Hepatozytenisolierung mit Differentialzentrifugation. Bei Zellvitalität über 90% (Trypanblau-Ausschlußmethode) Resuspension der Hepatozyten (30 mg/ml) in oxygenierter Hanks-Lösung (1 mM Ca^{2+}, pH 7,4, 37 °C). Zugabe von 0,05 MBq ^{45}Ca/ml). Nach 13, 20, 45 sec, 1, 2, 4, 6, 8, 10, 15, 20, 25, 30, 40 und 50 min Entnahme von Aliquots (100 ml) der Hepatozytensuspension und Zentrifugation über Lantan-Öl-Perchlorsäure-Gradient (zelluläre Ca^{2+}-Aufnahme) [6]. Nach 60 min, Resuspension der Hepatozyten in ^{45}Ca-freier Hanks-Lösung (Ca^{2+}-Efflux) und erneute Probengewinnung nach 30 sec, 1, 2, 4, 6, 8, 10, 12, 15, 18, 21 min zur Quantifizierung des membranären Ca^{2+}-Flußes [4]. Quantifizierung der durch Hepatozytenlyse freigewordenen ^{45}Ca-Aktivität im Flüssigszintillationszähler.

Analyse der zellulären Ca^{2+}-Aufnahme und des membranären Ca^{2+}-Fluß. Der Austausch von ^{45}Ca erfolgt zwischen dem Inkubationsmedium und zellulären Verteilungsräumen, wie dem Zytosol und intrazellulären Ca^{2+}-Speichern und -Puffern (Endoplasmatisches Retikulum, Mitochondrien oder Calcisome) [6]. Die ^{45}Ca Aufnahme erreicht in isolierten Hepatozyten nach ca. 30 min ein Sättigungsplateau (Equilibrierung), welches ein Gleichgewicht zwischen zellulärem Ca^{2+}-Ein- und Ausstrom darstellt. Durch nicht-lineare Regressionsanalyse wird in der Plateauphase des Ca^{2+}-Austausches die zelluläre Ca^{2+}Aufnahme [nmol Ca^{2+}/mg Protein] bestimmt. Über die Ca^{2+}-Ausstromkinetik wird mit linearer Regressionsanalyse aus dem Produkt des zellulär austauschbaren Ca^{2+} und der Steigung der membranäre Ca^{2+}-Fluß [nmol Ca^{2+}/mg Protein/min] ermittelt [4]. Statistik: Lineare und nicht-lineare Regressionsanalyse, Varianzanalyse mit post hoc Newman-Keuls Korrektur (SPSS, Software).

Ergebnisse

60 min nach hämorrhagischem Schock zeigte sich in allen Versuchsgruppen eine vergleichbare metabolische Azidose mit einer negativen Basenabweichung von -7.8 ± 1.2 mM. In der Reperfusionsphase nach Volumensubstitution stabilisierte sich der MABP auf über 100 mmHg bis Versuchsende. Die Applikation von TN3 zu Beginn der Volumensubstitution erbrachte keine signifikante Verbesserung der Makrohämodynamik oder des nach 60 min Reperfusion kompensierten Basenüberschußes. Die 60 minütige Ischämie durch Hämorrhagie induzierte einen signifikanten und maximalen Anstieg der hepato-zellulären Ca^{2+}-Aufnahme im Vergleich zur schein-operierten Kontrollgruppe (3.97 ± 0.6 vs. 2.51 ± 0.1 nmol Ca^{2+}/mg Protein, $p < .05$), da 120 min Ischämie zu keiner weiteren Zunahme der zellulären Ca^{2+}-Aufnahme führte (3.94 ± 0.2 nmol Ca^{2+}/mg Protein) 60 min nach Reperfusion wurde eine persistierende Steigerung der hepatozellulären Ca^{2+}-Aufnahme gemessen, die in der TN3 behandelten Gruppe signifikant geringer war (3.31 ± 0.2 vs. 2.75 ± 0.2 nmol Ca^{2+}/mg Protein, $p < .05$). Parallel dazu war der membranäre Ca^{2+}-Fluß nach 60 min Ischämie und 60 min Reperfusion signifikant erhöht (Abb. 1). TN3 verringerte den membranären Ca^{2+}-Fluß während Reperfusion signifikant auf das Niveau der Kontrolltiere (0.041 ± 0.008 vs. 0.022 ± 0.005 nmol Ca^{2+}/mg/min, $p < .05$).

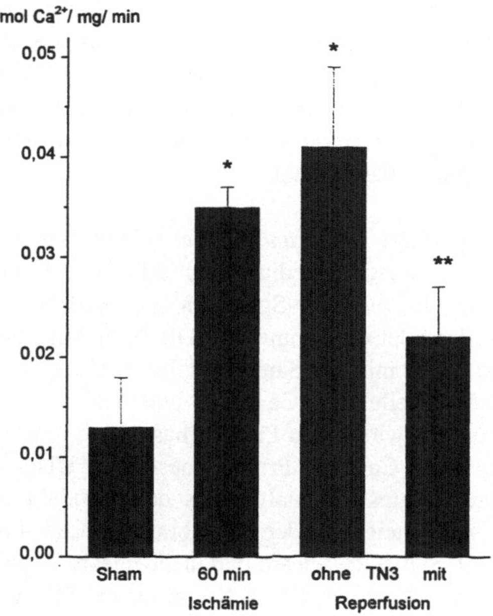

Abb. 1. Membranärer Ca^{2+}-Fluß in isolierten Hepatozyten von schein-operierten Ratten (Sham), nach 60 min hämorrhagischem Schock (Ischämie), Ischämie und Volumentherapie (Reperfusion) mit und ohne Gabe eines monoklonalen Antikörpers gegen TNFα (TN3). Mittelwerte ± SEM; * $p < .05$ vs. Sham; ** $p < .05$ vs. RL

Diskussion

In der vorliegenden Studie wurde im hämorrhagischen Schock der Ratte eine signifikante hepato-zelluläre Ca^{2+}-Überladung mit Störung der zellulären Ca^{2+}-Signaltransduktion nachgewiesen. Aus verschiedenen Untersuchungen an nicht-parenchymatösen Zellen ist bekannt, daß im Ischämie/Reperfusionssyndrom ein entgleister Energiestatus zur Störung der zellulären Ionenhomöostase mit Anstieg des organischen Phosphates, intrazellulärer Azidose, Mg^{2+}-Verlust und vor allem Anstieg der zellulären Ca^{2+}-Konzentration führt. Mechanismen der Ca^{2+}-Überladung sind ein membranärer Ca^{2+}-Einstrom durch funktionsveränderte Ca^{2+}-Kanäle und Transportsysteme, die Ca^{2+}-Freisetzung aus endoplasmatischem Retikulum und Mitochondrien, sowie eine unspezifische Steigerung der Membranpermeabilität. Der intrazelluläre Ca^{2+}-Anstieg aktiviert Phospholipasen und Proteasen (Membranschäden), Ca^{2+}-ATPasen (ATP-Depletion) und induziert eine mitochondriale Ca^{2+}-Akkumulation mit Inhibition der ATP-Produktion. Irreversibilität der Schäden, progrediente Zellschwellung und Zellnekrose hängen von der Dauer und Höhe der Ca^{2+}-Überladung ab [7]. Die zelluläre Ca^{2+}-Überladung ging in hypoxischen Hepatozyten der Freisetzung zellulärer Enzyme (z.B. LDH) als Zeichen der Zellschädigung voraus. Allerdings waren diese Veränderungen nach Reoxygenierung reversibel [8]. In vivo wurde im septischen [4] und hämorrhagischen Schock [5] der Ratte eine persistierende Dysregulation der hepato-zellulären Ca^{2+}-Regulation nachgewiesen. Funktionelle Störungen der

Hepatozyten können unter diesen pathophysiologischen Bedingungen als Folgen eines entgleisten intrazellulären Ca^{2+}-Signalsystems interpretiert werden, da bereits geringe Veränderungen der im Vergleich zum Extrazellulärraum 10000fach niedrigeren intrazellulären Ca^{2+}-Konzentration durch unkontrollierte Aktivierung autodestruktiver Enzymsysteme einen protrahierten irreversiblen Zelluntergang auslösen [9]. Die protektive Wirkung von Ca^{2+}-Blockern gegen Leberzellschäden oder Funktionsstörungen im Ischämie/Reperfusionssyndrom [10] oder hämorrhagischen Schock [11] sind unter diesem Hintergrund erklärbar.

Die maximale hepato-zelluläre Ca^{2+}-Aufnahme mit signifikant erhöhtem membranärem Ca^{2+}-Fluß bestand auch nach adäquater Volumensubstitution mit makrohämodynamischer Stabilisierung während der Reperfusionsphase fort. Als mögliche Ursachen müssen sauerstoffradikalbedingte Membranschäden (Xanthinoxidase-Reaktion, aktivierte Leukozyten) und vor allem die Wirkung Ca^{2+}-agonistischer Hormone und Mediatoren wie Katecholamine, Vasopressin, und Arachidonsäurederivate diskutiert werden [12]. In vitro Experimente zur ischämie/reperfusionsbedingten hepato-zellulären Schädigung beschreiben die zentrale Bedeutung von Makrophagen („Kupfferzellexazerbation"), wobei auch radikalunabhängige Mechanismen eine Rolle spielen sollen [13].

TNFα ist ein pluripotenter, im Ischämie/Reperfusionssyndrom vor allem von Kupfferzellen gebildeter Mediator. Seine Ca^{2+}-agonistische Wirkung ist an verschiedenen Zelltypen, insbesondere aber auch in der Leukozyten-Endothel-Interaktion gezeigt worden [3]. Die Verringerung der hepato-zellulären Ca^{2+}-Überladung durch die i.v.-Applikation eines spezifischen monoklonalen TNFα-Antikörpers (TN3) in der frühen Reperfusionsphase nach hämorrhagischen Schock, weist auf eine pathogenische Rolle von TNFα in der Veränderung der Ca^{2+}-Homöostase hin. Andere Untersuchungen zeigten im Ischämie/Reperfusionssyndrom durch TNFα MoAB eine Minderung des hepato-zellulären Schadens [2] oder durch Hemmung der TNFα-Freisetzung eine Verbesserung der hepatozellulären Funktion im hämorrhagischen Schock [14]. Eine durch TNFα vermittelte Störung des Leberzellmetabolismus (Glukosestoffwechsel, Proteinbiosynthese) könnte auch Ca^{2+}-abhängige Mechanismen involvieren [15]. Weitere durch TNF-α induzierte Veränderungen der hepato-zellulären Integrität wie die Hemmung des mitochondrialen Stoffwechsels [16] und die Minderung des ATP- und Antioxidantiengehaltes [17], betreffen Pathomechanismen, welche umgekehrt für die Entwicklung der zellulären Ca^{2+}-Dysregulation diskutiert werden [18]. Die Untersuchung des direkten Einflußes von TNFa auf die hepato-zelluläre Ca^{2+}-Aufnahme ist geplant.

Die Modulation der hepato-zellulären Ca^{2+}-Regulation durch TNFα im hämorrhagischen Schock scheint durch parakrine Mechanismen bereits in der frühen Reperfusionsphase zur hepato-zellulären Dysfunktion und u.U. zum späteren Organversagen beizutragen.

Literatur

1. Adkison D, Höllwarth ME, Benoit JN, Parks DA, McCord JM, Granger DN (1986) Role of free radicals in ischemia-reperfusion injury to the liver. Acta Physiol Scand, Suppl 548:101–107
2. Colletti LM, Remick DG, Burtch GD, Kunkel SL, Strieter RM, Campbell DA (1990) Role of Tumor Necrosis Factor-α in the pathophysiologic alterations after hepatic ischemia/reperfusion injury in the rat. J Clin Invest 85:1936–1943
3. Richter J, Ng-Sikorski J, Olsson I, Andersson T (1990) Tumor necrosis factor-induced degranulation in adherent humen neutrophils is dependent on CD11b/CD18-integrin-triggered oscillations of cytosolic free Ca^{2+}. Proc Natl Acad Sci USA 87:9472–9476
4. Rose S, Thompson KD, Sayeed MM (1992) Ca^{2+} related hepatocellular alterations during intra-abdominal sepsis. Am J Physiol 253:R553–R558
5. Maitra SR, Geller ER, Pan W, Kennedy PR, Higgins L (1992) Altered cellular Ca^{2+} regulation and hepatic glucose production during hemorrhagic shock. Circ Shock 38:14–21
6. Barritt GJ, Parker JC, Wadsworth JC (1981) A kinetic analysis of the effects of adrenaline on calcium distribution in isolated rat liver parenchymal cells. J Physiol 312:29–55
7. Neumayer HH, Wagner K (1987) Calciumantagonisten und Gewebeprotektion. Intensivmedizin 24:149–162
8. Gasbarrini A, Borle AB, Farghali H, Bender C, Francavilla A, Van Thiel D (1992) J Biol Chem 267(19):6654–6663
9. Sjesjö BK (1989) Calcium and cell death. Magnesium 8:223–237
10. Nauta RJ, Tsimoyannis E, Uribe M, Walsh DB, Miller D, Butterfield A (1991) The role of calcium ions and calcium channel entry blockers in experimental ischemia-reperfusion induced liver injury. Ann Surg 213 (2):137–142
11. Wang P, Ba ZF, Dean RE, Chaudry IH (1991) Diltiazem administration after crystalloid resuscitation restores active hepatocellular function and hepatic blood flow after severe hemorrhagic shock. Surgery 110:390–397
12. Pizanis A, Vandenberg L, Dike J, Rose S, Mutschler W (1994) Sauerstoffradikal-induzierte Störung des hepato-zellulären Ca^{2+} Signalsystems im hämorrhagischen Schock. In Langenbecks Archiv für Chirurgie. Chirurgisches Forum 1994 für experimentelle und klinische Forschung. S 7–12, Springer Verlag
13. Kobayashi S, Clemens MG (1992) Kupffer cell exacerbation of hepatocyte hypoxia/reoxigenation injury. Circ Shock 37(3):245–252
14. Wang P, BA ZF, Morrison MH, Ayala A, Chaudry IH (1992) Mechanism of the beneficial effects of Pentoxifylline on hepatocellular function after trauma hemorrhage and resuscitation. Surgery 112:451–458
15. West MA, Keller GA, Hyland BJ, Cerra FB, Simmons RL (1986) Further characterization of Kupffercell/macrophage-mediated alterations in hepatocyte protein synthesis. Surgery 100:416–423
16. Stadler J, Bentz BG, Harbrecht BG, Di Silvio M, Curran RD, Billiar TR, Hoffman RA, Simmons RL (1992) Tumor necrosis factor alpha inhibits hepatocyte mitochondrial respiration. Ann Surg 216(5):539–546
17. Adamson GM, Billings RE (1992) Tumor necrosis factor induced oxidative stress in isolated mouse hepatocytes. Arch Biochem Biophys 294(1):223–229
18. Vlessis AA, Mela-Riker L (1989) Potential role of mitochondrial calcium metabolism during reperfusion injury. Am J Physiol 250:C1196–C1206

Der Effekt von Tumornekrosefaktor-Alpha (TNF-α) auf die Wundheilung

J. Frank[1], I. Marzi[1], J. H. Barker[2], R. Hanselmann[1] und W. Mutschler[1]

[1] Abteilung für Unfallchirurgie, Chirurgische Klinik, Universitätskliniken des Saarlandes, D-66421 Homburg/Saar
[2] Division of Plastic and Reconstructive Surgery/Department of Surgery, University of Louisville, Louisville, KY 40292, USA

Einleitung

Wundheilungsstörungen stellen ein großes Problem dar. Sie finden sich u.a. in Zusammenhang mit Begleiterkrankungen (z.B. Diabetes mellitus, arterielle Verschlußerkrankung, postthrombotisches Syndrom), die die lokalen Heilungsbedingungen (z.B. Sauerstoffsättigung, Perfusion) im Wundgebiet verschlechtern und zu einer Chronifizierung disponieren. In der Unfallchirurgie ergibt sich der Übergang von der normalen Wunde zur Problemwunde oft durch das Zusammenwirken einer systemischen Alteration (Schock, Sepsis, Polytraumatisierung der Patienten) und einem ausgedehnten lokalen Gewebeschaden.

Der Wundverschluß bei Wundheilungsstörungen erfordert oft mehrere Operationen, deren Palette von der einfachen Wundsäuberung und Hauttransplantation bis zum aufwendigen mikrochirurgischen Gewebetransfer reicht. Neben dem primären chirurgischen Vorgehen (z.B. Debridement) zur Schaffung einer vitalen Wundbasis für die Heilung sind zusätzliche lokale Maßnahmen (z.B. lokale Wundtherapeutika) von großer Bedeutung, um die Wunde für den definitiven Wundverschluß zu konditionieren.

In den letzten Jahren wurde neben der Gruppe der antiseptischen Lokaltherapeutika gezielt die Rolle von lokal wirkenden Zytokinen untersucht. Ihre Effektivität in der Wundbehandlung hat sich bereits in Tierversuchen gezeigt und erste klinische Studien lassen die therapeutische Potenz dieser Faktoren erkennen [1, 2].

Viele Untersuchungen deuten darauf hin, daß in der Regulation der Wundheilung dem Makrophagen eine besondere Bedeutung zukommt [3]. Eine Reihe von Mediatoren, die bei der Gewebeverletzung freigesetzt werden, wirken chemotaktisch auf Makrophagen, die nach Aktivierung zahlreiche Mediatoren freisetzen (z.B. Interleukin-1, Insulin-Like Growth Factor, Platelet-Derived Growth Factor, Transforming Growth Factor α u. β, Basic Fibroblast Growth Factor, Tumor Necrosis Factor-α).

Eines dieser Zytokine ist Tumor Necrosis Factor-alpha (TNF-α), bekannt durch die Induktion von Kachexie, Schock und hämorrhagischen Nekrosen in Tumoren [4]. Der Effekt von TNF-α ist abhängig vom Ort der Freisetzung. Intravaskulär aktiviert er die Gerinnung, induziert die Produktion von Interleukin-1 und -6, die Adhäsion von polymorphkernigen Leukozyten und verursacht somit eventuelle hämorrhagische Nekrosen. Die extravasale Freisetzung jedoch induziert die Bildung neuer Gefäße (Angiogenese) [5]. Während der Wundheilung ist gerade die Bildung neuer Kapillaren von wesentlicher Bedeutung. Die Rolle von TNF-α in der Wundheilung ist un-

Hefte zu „Der Unfallchirurg", Heft 249
Zusammengestellt von K. E. Rehm

klar; die bisherigen Studien haben zu teilweise gegensätzlichen Resultaten geführt [6, 7].

Ziel unserer Studie war die Untersuchung der Wirkung von TNF-α auf zwei wesentliche Aspekte der Wundheilung, Epithelialisierung und Neovaskularisierung. Dazu verwendeten wir das Wundmodell am Ohr der haarlosen Maus, einem etablierten Mikrozirkulationsmodell, das eine kontinuierliche Quantifizierung von Epithelialisierung und Neovaskularisierung erlaubt [8].

Methodik

Als Tiermodell diente die homozygote haarlose (hr/hr) Maus (Alter: 6–12 Wochen, Gewicht 20–30 g). Das Ohr mit einer Gesamtfläche von ca. 13 x 13 mm hat eine Gesamtdicke von 300 mm und besteht aus einer Knorpelschicht, die beiderseits mit Kutis bedeckt ist. Zur Erzeugung der Wunde im Bereich des Ohres wurden die Mäuse auf einer speziellen Plattform gelagert und 3 permanente Schlingen (mit 9–0 Nahtmaterial) an den gegenüberliegenden Polen des Ohres befestigt. Dies ermöglicht das Ausbreiten des Ohres zur Präparation und intravitalmikroskopischen Untersuchung. Die Tiere wurden mit einer Kombination von Ketamin (50 mg/kg) und Rompum (50 mg/kg) anästhesiert. Die standardisierte Wunde selbst wurde geschaffen, indem mit einer 2 mm im Durchmesser messenden Stanze eine Hautinzision gesetzt und die Haut bis auf die Knorpelschicht unter dem Operationsmikroskop abpräpariert wurde. Anschließend wurde jeweils einer Gruppe von Tieren (n = 10) mit 100 ng/ml, 1 μg/ml, 5 μg/ml TNF-α (Genzyme, Kent, England) oder 10 μg/ml monoklonalem TNF-α-Antikörpern (TN3, Celltech, Slough, England) behandelt. Die Kontrollgruppe erhielt lediglich die Trägersubstanz (Polyethylenglycol, PBS mit 0,1% Albumin). Die Wunde selbst wurde mit einem Silikonfilm bedeckt und das gesamte Ohr mit Opsite-Folie zugeklebt, um es vor mechanischer Irritation und Kontamination zu schützen. Zur Kontrolle der Epithelialisierung und Revaskularisierung des Wundbereiches erfolgte eine regelmäßige intravitalmikroskopische Untersuchung, jeweils jeden 3. Tag bzw. gegen Ende der Wundheilung täglich. Die intravitalmikroskopischen Bilder wurden mit Hilfe einer Kamera und eines Videorekorders aufgezeichnet und anschließend digitalisiert und planimetrisch ausgewertet. Um das Fortschreiten der Neovaskularisierung bestimmen zu können, wurde zusätzlich ein spezieller Lichtfilter (443 nm) verwendet, der den Kontrast der Gefäße erhöht und ein Aufzeichnen der Revaskularisierung ermöglicht [8].

Die statistische Analyse erfolgte entweder mit Hilfe der Varianzanalyse (ANOVA) und des Tukey-Tests bei vorliegender Normalverteilung oder mit Hilfe des Kruskal-Wallis-Tests und des Tukey-Tests für nichtparametrische Daten.

Ergebnisse

Die Epithelialisierung war im Vergleich zur Kontrollgruppe am 9. Tag nach Setzen der Wunde in den mit 5 μg/ml und am 15. Tag in den mit 1 μg/ml TNF-α behandelten Wunden beschleunigt. Die mit 1 μg/ml behandelten Wunden epithelialisierten

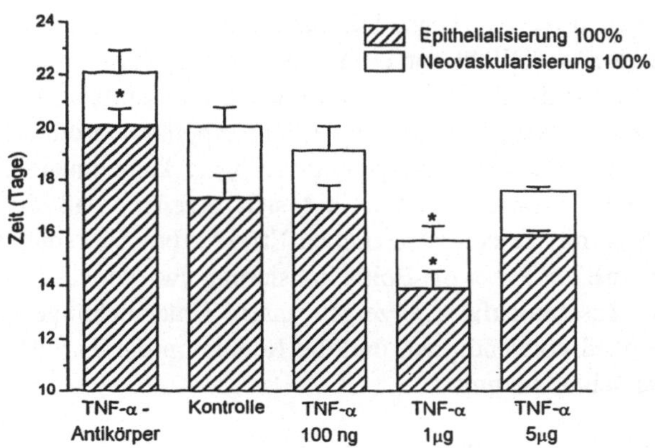

Abb. 1. Tage bis zum Abschluß von Epithelialisierung und Neovaskularisierung nach Setzen der Wunde. Zur Kontrolle signifikant unterschiedliche Gruppen (n = 10 pro Gruppe) sind mit einem Stern markiert (p < 0,05). Die Werte sind als Mittelwerte ± SEM angegeben

nach 13,9 ± 0,6 Tagen (Mittelwert ± SEM) und damit signifikant schneller als die Kontrollwunden (17,3 ± 0,9 Tage; p < 0,05). Die Epithelialisierung der mit TNF-α-Antikörper behandelten Wunden war im Vergleich zu allen anderen Gruppen verzögert (20,1 ± 0,6 Tage, p < 0,05, Abb. 1). Eine Steigerung der Neovaskularisierung fand sich am 18. Tag sowohl in der mit 1 μg/ml als auch in der mit 5 μg/ml behandelten Gruppe. Die mit 1 μg/ml TNF-α behandelte Gruppe vaskularisierte signifikant schneller (15,7 ± 0,5 Tage) als die Kontrollgruppe (20,1 ± 0,7 Tage, p < 0,05, Abb. 1).

Diskussion

In der von uns verwendeten Defektwunde (Vollhautwunde) beschleunigt TNF-α sowohl die Epithelialisierung als auch die Neovaskularisierung. Aus Untersuchungen zur Angiogenese ist bekannt, daß TNF-α in vivo die Bildung neuer Kapillaren fördert. Dieser Effekt steht im Gegensatz zu in vitro Untersuchungen, nach denen dieser Faktor ein potenter Inhibitor des Endothelzellwachstums ist [5]. Ursache dieser Diskrepanz scheint ein indirekter Effekt von TNF-α zu sein, nämlich die Induktion der Freisetzung von anderen Zytokinen, die dann direkt proliferativ wirken und die Angiogenese bzw. Epithelialisierung fördern. Bekannt ist z.B., daß TNF-α Platelet-Derived Growth Factor (PDGF) aus den Endothelzellen freisetzt oder auch Interleukin-1 (IL-1), welches wiederum die Wundepithelialisierung fördert [9]. Ein weiterer Promotor des Wundverschlusses ist Epidermal Growth Factor (EGF). TNF-α steigert die Wirkung von EGF (DNS-Synthese, Zellteilung), indem es die Zellen für EGF sensibilisiert. Erkenntnisse zur Rolle von TNF-α in der Wundheilung beruhen im wesentlichen auf Untersuchungen an subkutan implantieren Wundkammern oder Inzisionswunden. Einige Untersucher fanden eine Hemmung der Kollagensynthese, eine Reduktion von Granulationsgewebe und eine Abnahme der Reißfestigkeit nach TNF-α Behandlung [7]. Ergebnisse anderer Studien waren zum Teil genau gegensätzlich [6, 10]. Diese Diskrepanz ist vielleicht erklärbar durch die Form der Applikation und Wahl der Dosierung. Die Injektion von TNF-α mit wäßrigem Lösungsmittel (z.B. PBS) führt zu Konzentrationsspitzen, die eventuell toxisch auf das Gewebe wirken. Eine kontinuierliche Applikation oder die Bindung an eine Trägersubstanz, welche die Freisetzung verzögert, kann einen völlig anderen Effekt haben [10]. Auch in unserer Studie hat sich ergeben, daß die Höherdosierung von TNF-α (5 µg/ml) keinen zusätzlichen Effekt erbrachte, sondern von der Tendenz her (nicht signifikant) eher die Epithelialisierung und Neovaskularisierung verzögerte (Abb. 1).

Zusammenfassend zeigen unsere Untersuchungen, daß TNF-α für den Heilungsprozeß notwendig ist, und die Reduktion dieses Faktors im Wundmilieu den Wundverschluß hemmt.

Danksagung. Wir bedanken uns bei der Firma Celltech, die uns den TNF-α Antikörper kostenlos zur Verfügung gestellt hat.

Literatur

1. Knighton DR, Fiegel VD, Austin LL, Ciresi KF, Butler EL (1986) Classification and treatment of chronic nonhealing wounds. Successful treatment with autologous platelet-derived wound healing factors (PDWHF). Ann Surg 204:322–330
2. Brown GL, Nanney LB, Griffen J, Cramer AB, Yancey JM, Curtsinger LJ, Holtzin L, Schultz GS, Jurkiewicz MJ, Lynch B (1989) Enhancement of wound healing by topical treatment with epidermal growth factor. N Engl J Med 321:76–79
3. Leibovich SJ and Wiseman DM (1988) Macrophages, wound repair and angiogenesis. Prog Clin Biol Res 266:131–145
4. Mallik AA, Ishizaka A, Stephens KE, Hatherill JR, Tazelaar HD, Raffin TA (1989) Multiple organ damage caused by tumor necrosis factor and prevented by prior neutrophil depletion. Chest 95:1114–1120
5. Frater-Schröder M, Risau W, Hallmann R, Gautschi P, Böhlen P (1987) Tumor necrosis factor type α, a potent inhibitor of endothelial cell growth in vitro, is angiogenic in vivo. Proc Natl Acad Sci USA 84:5277–5281
6. Mooney DP, O'Reilly M, Gamelli RL (1989) Tumor necrosis factor and wound healing. Ann Surg 211:124–129
7. Steenfos HH, Hunt TK, Scheuenstuhl H, Goodson WH (1989) Selective effects of tumor necrosis factor-alpha on wound healing in rats. Surgery 106:171–176
8. Barker JH, Kjolseth D, Kim M, Frank J, Bondar I, Uhl E, Kamler M, Messmer K, Tobin GR, Weiner LJ (1994) The hairless mouse ear: an in vivo model for studying wound neovascularization. Wound Rep Reg 2:138–143
9. Mertz PM, Sauder DL, Davis SC, Kilian L, Herron AJ, Eaglstein WH (1991) Il-1 as a potent inducer of wound re-epithalization. Prog Clin Biol Res 365:473–480
10. Piguet PF, Grau GE, Vassalli J-D (1990) Subcutaneous perfusion of tumor necrosis factor induces local proliferation of fibroblasts, capillaries and epidermal cells, or massive tissue necrosis. Am J Pathol 136:103–110

Die Expression von m-RNA für Alpha 1 (I) Procollagen in Knochenzellen des Endosts am Kaninchenhumerus bei Änderung der Belastung*

C. Voigt, C. Müller-Mai, P. Peljak, U. M. Gross und R. Rahmanzadeh

Abteilung für Unfall- und Wiederherstellungschirurgie, Klinikum Benjamin Franklin, Freie Universität Berlin, Hindenburgdamm 30, D-12200 Berlin

Einleitung

Seit mehr als einem Jahrhundert ist bekannt, daß Knochen auf Änderung seiner Belastung mit einer Formveränderung reagiert. Erste systematische Untersuchungen darüber wurden von Wolff (1869) publiziert, die später im immer wieder zitierten „Wolff'schen Gesetz" (Wolff 1892) ihren Ausdruck fanden. Bis heute ist jedoch nicht vollständig klar, wie und welche Knochenzellen Reize erhalten, um im physiologisch belasteten Knochen aktiviert oder inaktiviert zu werden. Somit sind die Mechanismen, die für eine Anpassung des Knochens an wechselnde Belastung sorgen, unklar.

Zielsetzung

Am Kaninchenhumerus sollte durch eine geeignete Versuchsanordnung eine Kraft aufgebracht werden, die die vorhandene physiologische Strainverteilung wirksam umorientiert. Gleichzeitig sollte weiterhin über den so instrumentierten Knochen die volle Belastung beim Fortbewegen des Tieres übertragen werden können. Die zusätzliche Kraft sollte so gewählt werden, daß eine knöcherne Reaktion erwartet werden konnte. Die Anstiegssteilheit des Strains sowie die Frequenz der aufgebrachten Krafteinwirkung sollte durch die normale Bewegung des Tieres in physiologischem Bereich unverändert erfolgen. In zahlreichen früheren Versuchen wurden Knochenreaktionen durch Laständerung an Querschnitten aufgezeigt und untersucht. Über diesen Punkt sollte deutlich hinausgegangen werden: Um die Reaktion von Knochenzellen auf eine definierte Belastung zu untersuchen, sollten Knochenoberflächen betrachtet werden. Auf diese Weise waren zusätzliche Informationen bezüglich der topographischen Verteilung der Zellen in Hinblick auf den zeitlichen Ablauf und die Rolle der Osteozyten, -blasten und -klasten bei Umwandlung des mechanischen in ein biochemisches Signal zu erwarten. Darüber hinaus sollten modernste histologische Methoden, die bisher nicht an unentkalkten Knochenoberflächen angewendet wurden, etabliert werden. Das Modell sollte sich außerdem für Kurzzeituntersuchungen herab bis zum Sekundenbereich für spätere Versuche eignen.

* Teile dieser Studie wurden durch die Deutsche Forschungsgemeinschaft (DFG II B 7 Gr 770/3-1) gefördert.

Hefte zu „Der Unfallchirurg", Heft 249
Zusammengestellt von K. E. Rehm

Material und Methoden

Am Kaninchenhumerus wurden proximal und distal von lateral im metaphysären Bereich jeweils eine Schanz'sche Schraube über eine Stichinzision eingebracht. Bei jedem Tier wurde auf einer Seite eine Zugfeder eingehängt, die einen wirksamen Strain im Maximum von 1.300 Mikrostrain ausübte. Auf der anderen Seite wurde lediglich operiert, ohne durch die zusätzliche Kraft der Feder zu belasten. Insgesamt wurden Untersuchungen an 52 Kaninchen durchgeführt. Als Kontrollen dienten aus dieser Gruppe 6 unoperierte Tiere. Der Versuchsaufbau führte zu einer wirksamen Umverteilung der Kräfte am Kaninchenhumerus, wie in in-vitro Untersuchungen gezeigt wurde, und somit zu den erwarteten Reaktionen der Knochenzellen. Zur histologischen Untersuchung wurde jeder Humerus aufgeteilt in einen kranialen und kaudalen meta/epiphysären Anteil, daran jeweils anschließende zylindrische Segmente, daran wiederum anschließende Areale, aus denen medial und lateral jeweils 4 Plättchen zur Beurteilung der Zellaktivität auf der endostalen Oberfläche gewonnen wurden (Abb. 1). Erstmals konnte in dieser Arbeit die Etablierung der in situ-Hybridisierung (ISH) auf den unentkalkten endostalen Oberflächen des Knochens vorgenommen werden (Voigt et al. 1995). Dabei wurde der Nachweis von Alpha 1 (I) Prokollagen mRNA intrazellulär in den Osteoblasten geführt (Abb. 2). Kollagen I ist ein typisches Osteoblastenprodukt und Hauptbestandteil des Kollagen des Knochens. Außerdem wurde eine Doppelfärbung der Tartratresistenten sauren Phosphatasereaktion (TRAP) zum Osteoklastennachweis mit der ISH zur Klärung der topographischen Verteilung der beiden Zelltypen vorgenommen.

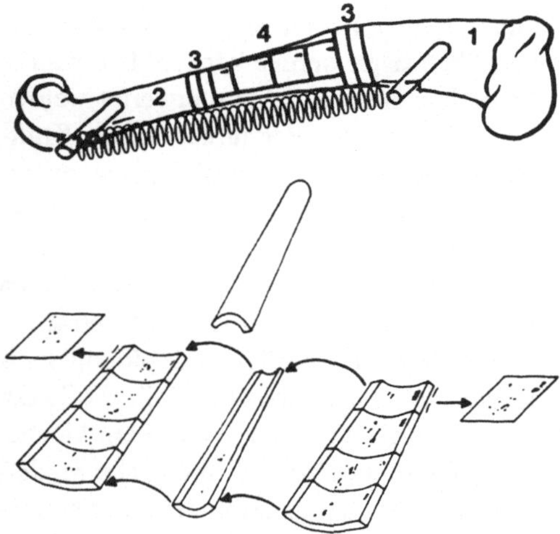

Abb. 1. Schematische Zeichnung des linken Kaninchenhumerus mit Schanzschrauben und Feder (*oben*) und Explosionszeichnung des Areals 4 (*unten*): Knochensegment *1* und *2* kraniale bzw. kaudale epi/metaphysäre Anteile. Abschnitt *3* Querschnitte. Abschnitt *4* lateral und medial Diaphysenplättchen (in Teilen wurden die Ergebnisse in der vorliegenden Arbeit dargestellt), ventral und dorsal davon liegende Abschnitte wurden für Kontrollfärbungen verwendet. Die Explosionszeichnung zeigt die entstandenen Knochenstücke mit den zu untersuchenden endostalen Oberflächen, durchscheinend jeweils die ventral/kranialen Markierungen, die von außen mit der diamantierten Scheibe eingefräst wurden

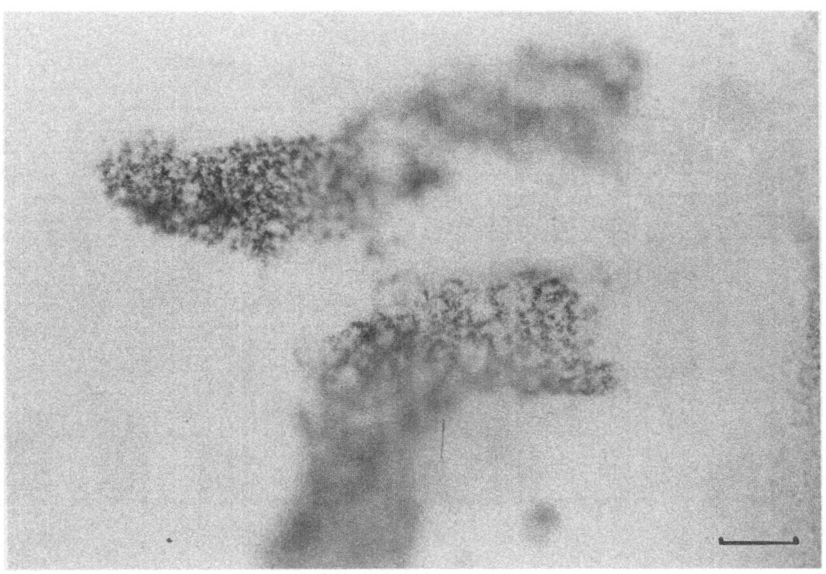

Abb. 2. Positives Signal für Alpha-1 (I) Prokollagen über Osteoblasten der endostalen Fläche des Humerus. Liegedauer 3 Tage, lateral, rechts, mit Feder. Versuchs-Nr. 91-102, Tier-Nr. 92-1007. Balken 100 μm

Ergebnisse

Histomorphometrisch zeigten die unoperierten Kontrolltiere medial Werte von 24,5%, lateral von 10,1%, der Gesamtfläche mit einem positiven Signal für Alpha 1 (I) Prokollagen. Im Bereich des *medialen Endostes* kommt es sowohl in der federbelasteten Situation als auch auf der lediglich operierten Seite zu einem kontinuierlichen Abfall der positiven Areale. *Lateral* sind unterschiedliche Reaktionen mit und ohne Federkraft sichtbar: Mit Federkraft kommt es zu einer Zunahme der positiven Flächen bis auf 35,5%, ohne Federkraft zu einer Abnahme bis auf 4,1% positiver Zellen nach 7 Tagen (Abb. 3 und 4).

Statistisch ergibt der Vergleich aller Werte medial (1–3–7 Tage) mit Feder gegen diejenigen ohne Feder keine Signifikanz. Die Reaktion auf dem medialen Endost ist also grundsätzlich gleichsinnig mit und ohne zusätzliche Federkraft. Beim Vergleich der zeitlichen Abfolge in der federbelasteten Situation gegen die Kontrolle ist medial nach 3 Tagen ein signifikanter Unterschied (Kruskal-Wallis $p = 0{,}019$) nachweisbar, nach 7 Tagen besteht ebenfalls ein signifikanter Unterschied ($p = 0{,}03$ Kruskal-Wallis). In der Situation ohne Federbelastung verglichen mit der Kontrolle ist medial bei 3 Tagen der Unterschied auf einem Niveau von $p = 0{,}0015$ (Kruskal-Wallis) signifikant, nach 7 Tagen beträgt er noch $p = 0{,}015$. Es kommt also statistisch gesehen medial tatsächlich zu einer Abnahme der Fläche mit positivem Signal gegenüber den Kontrollwerten der unoperierten Tiere, allerdings in der Situation mit und ohne Feder. Lateral kommt es insgesamt während des Versuchsablaufs zu einer Zunahme der Fläche mit Zellen mit positivem Signal auf der durch die Feder zusätzlich gestreßten

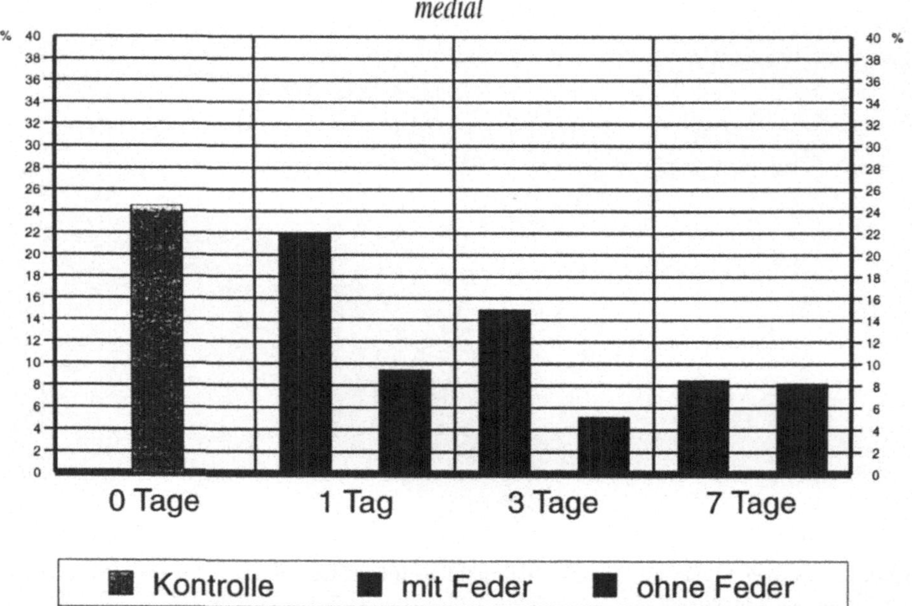

Abb. 3. Graphische Darstellung der Mediane der Meßwerte für die ISH auf dem Endost des lateralen Knochenplättchens

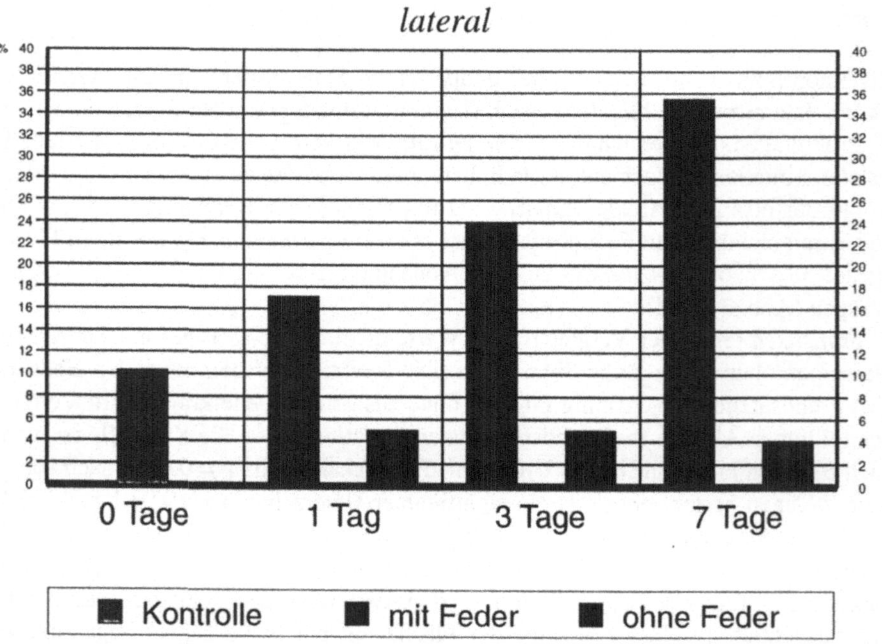

Abb. 4. Graphische Darstellung der Mediane der Meßwerte für die ISH auf dem Endost des medialen Knochenplättchens

Seite, während das Endost, das dem lediglich operierten Humerus entsprang, eine stetige Abnahme dieser Fläche zeigt. Der Unterschied zwischen den beiden Situationen zeigt nach 3 Tagen mit p = 0,083% bereits einen deutlichen Trend, nach 7 Tagen ist der Unterschied signifikant (Mann-Whitney p = 0,047). Der Vergleich aller Werte lateral mit Feder gegen alle Werte ohne Feder zeigt hochsignifikante Unterschiede (p = 0,001 Mann-Whitney), es besteht also ein Unterschied in der Reaktion der Knochenzellen mit und ohne Federbelastung. Die Betrachtung der zeitlichen Abfolge über 1–3–7 Tage ergibt lateral in der durch die zusätzliche Kraft der Feder gestreßten Situation keinen statistisch signifikanten Unterschied zu den unoperierten Kontrollen (Kruskal-Wallis p = 0,78 für einen Tag, 1,00 für 3 Tage und 0,53 für 7 Tage). Aufgrund der starken Streuung der Meßwerte ist also der Anstieg der Medianwerte statistisch ein Gleichbleiben derselben. Die gleiche Betrachtung über den Zeitablauf in der unbelasteten Situation lateral ergibt bei einem und 3 Tagen keinen Unterschied (p = 0,15 bzw. p = 0,18), jedoch ist nach 7 Tagen ein signifikanter Unterschied zu den unoperierten Kontrollen mit p = 0,05 vorhanden. Ohne Feder kommt es also ebenso wie auf der medialen Seite zu einer Abnahme der Flächen mit Zellen mit positivem Signal für die Alpha 1-(I) Prokollagen Synthese. Vergleicht man die 7-Tage-Werte in der belasteten Situation medial mit denen lateral, so ist ein signifikanter Unterschied knapp verfehlt, es besteht jedoch ein sehr starker Trend mit p = 0,075 (Mann-Whitney). Die Wirkung der Feder besteht lateral also in der Verhinderung der Abnahme der Flächen mit positivem Signal, im Sinne eines sehr starken Trends verglichen mit medial sogar in einer Zunahme der Fläche mit Zellen, die Alpha 1-(I) Prokollagen synthetisieren und folglich als Reaktion auf die gestörte physiologische Kraftverteilung Knochen anbauen.

Konklusion

In der vorliegenden Untersuchung konnten erstmals die ISH sowie in Kombination damit die TRAP-Reaktion auf unentkalkten endostalen Oberflächen des Kaninchenhumerus etabliert werden. Es ist so ein neuer Einblick in die physiologische Reaktion der Knochenzellen und ihr Zusammenwirken bei Veränderungen der normalen Belastungsverteilung gelungen. Diese Arbeit geht damit wesentlich über die bisherigen Untersuchungen der Knochenreaktion auf Laständerung hinaus, die an Schnitten der beteiligten Gewebe vorgenommen wurden.

Die *klinische Relevanz* dieser Grundlagenforschung ist deutlich: Bei Kenntnis der Physiologie der Knochenreaktionen stehen alle Bemühungen der Optimierung der Knochenbruchbehandlung, der Entwicklung und Bewertung von Knochenersatzstoffen und der Weiterentwicklung von Endoprothesen auf einer festen Grundlage und sind somit der Empirie entzogen. Durch Kenntnis der normalen Abläufe kann die Pathologie besser verstanden werden, die Entwicklung von Therapieschemata erscheint erleichtert.

Das entwickelte, hier vorgestellte Modell wird in naher Zukunft dazu benutzt werden, die zeitlichen Abläufe in der Aktivierung der beteiligten Zellen in immer kürzeren Intervallen bis hinunter zum Millisekundenbereich zu studieren. So sollen die noch offenen Fragen der Perzeption des mechanischen Signals, dessen Umwandlung in eine chemische Reaktionskette sowie der Signalweitergabe an die beteiligten Zellen geklärt werden.

Literatur

Wolff J (1869) Über die Bedeutung der Architectur der spongiösen Substanz für die Frage vom Knochenwachsthum. Zbl med Wiss 6:849–851

Wolff J (1892) Das Gesetz der Transformation der Knochen. Hirschwald, Berlin

Voigt C, Peljak P, Müller-Mai C, Herbst H, Fuhrmann G, Gross UM (1995) Topography of forming and resorbing cells on endosteal surfaces of the rabbit humerus by double-staining with in situ hybridization and tartrate resistant acid phosphatase-reaction: A new model to study the bone reaction to loading. Angenommen in: J Mat Sci: Materials in Medicine

Vergleich verschiedener Konservierungsverfahren der allogenen Spongiosa mit der Beladung von bFGF mit allogener Spongiosa und Hydroxylapatikkeramik (Endobon) bzw. Knochenmarkbeimpfung der HA-Keramik

R. Schnettler, E. Dingeldein und R. Prefferkorn

Klinik für Unfallchirurgie, Justus-Liebig-Universität Gießen, Klinikstraße 29, D-35385 Gießen

Zielsetzung

Vergleichender experimenteller Nachweis der Knochenstimulation bzw. knöchernen Integration am Modell des femurpatellaren Gleitlagers beim Schwein.

In eigenen vorangegangenen tierexperimentellen Untersuchungen bei 26 Schweinen konnte der Nachweis erbracht werden, daß autogene pressfit implantierte Zylinder nach 6 Wochen vollständig knöchern durchbaut waren, HA-Keramik mit dem Wachstumsfaktor bFGF ebenfalls nach 6 Wochen vollständig durchbaut waren, während allogene tiefgefrorene Spongiosatransplantate, wie auch unbeschickte HA-Keramikzylinder nach 6 Wochen nur randständig, nach 12 Wochen knöchern vollständig durchbaut waren. In einer weiteren Serie werden nunmehr unter der Zielsetzung eines Brückenversuches bei 12 Schweinen bifemoral folgende Implantate untersucht: Bei 80° hitzesterilisierte und dekontaminierte allogene Spongiosatransplantate (N = 8), bei minus 30° tiefgefrorene allogene Spongiosa (N = 4), bei minus 30° tiefgefrorene allogene Spongiosa, getränkt mit bFGF (N = 4), HA-Keramik Endobon getränkt mit bFGF (N = 4). Durch beidseitige Implantation ist ein direkter individueller Vergleich möglich. Die weitestgehende Standardisierung von Operation und Sequenzmarkierung ermöglichen den direkten Vergleich mit Tieren einer früheren Operationsserie, die unter den gleichen standardisierten Bedingungen durchgeführt wurde.

Hefte zu „Der Unfallchirurg", Heft 249
Zusammengestellt von K. E. Rehm

Ergebnisse

80° dekontaminierte allogene sowie minus 30° tiefgefrorene allogene Spongiosa zeigte ein weitgehend gleiches Einwachsverhalten: Die Transplantate sind nach 3 Monaten weitestgehend knöchern durchbaut. Die bei minus 30° tiefgefrorene Spongiosa getränkt mit bFGF zeigt ein beschleunigtes Einwachsverhalten, das gleiche läßt sich wie auch an den Voruntersuchungen bei Endobon mit bFGF getränkt nachweisen, während Endobon mit Knochenmark getränkt keine signifikante höhere Einwachsrate zeigt.

Schlußfolgerungen

Minus 30° tiefgefrorene allogene Spongiosa getränkt mit bFGF sowie 80° dekonterminierte allogene Spongiosa sollte in fortführenden Studien über das Stadium der Dreimonatstiere hinaus in Form von Langzeitergebnissen kontrolliert werden.

Kortikaler Umbau nach ungebohrter Verriegelungsnagelung

M. Rinkel, K. Wenda, L. Rudig und G. Ritter

Klinik für Unfallchirurgie, Johannes-Gutenberg-Universität, Langenbeckstraße 1,
D-55101 Mainz

Die Kontinuitätsunterbrechung eines Röhrenknochens durch Fraktur oder Osteotomie bewirkt eine deutliche Störung der kortikalen Durchblutung im Bereich der knöchernen Läsion. Wird zur Stabilisierung nachfolgend eine Marknagelung durchgeführt, so kommt es zu einer zusätzlichen Kompromittierung der kortikalen Perfusion. Diese ist abhängig von der Art der angewandten Nagelungstechnik. Eine Marknagelung mit Aufbohrung der Markhöhle verursacht eine wesentlich größere Störung der kortikalen Durchblutung als die unaufgebohrte Operationstechnik [4, 6]. Nach ungebohrter Marknagelung kommt es zu einer frühzeitigeren und ausgeprägteren knöchernen Neubildung [8, 9]. Von Interesse beim Vergleich der beiden Operationstechniken war, wie ausgedehnt postoperativ die kortikale avaskuläre Nekrose im zeitlichen Verlauf und welche typischen Zeichen des kortikalen Umbaus und der Revaskularisierung zu erkennen waren.

Hefte zu „Der Unfallchirurg", Heft 249
Zusammengestellt von K. E. Rehm

Material und Methode

10 Wochen nach querer Osteotomie an Schaftibiae und aufgebohrter (n = 8) bzw. ungebohrter (n = 8) Verriegelungsnagelung wurden Knochendünnschliffe angefertigt. Postoperativ erfolgte eine polychrome Fluoreszenzmarkierung nach 2, 4, 6 und 8 Wochen. Zur Auswertung für das kortikale Remodeling (Umbau) wurden die Labels von Calceingrün (4 Wochen) und Alizarinrot (6 Wochen) gewählt, da diese Fluorochrome die intensivste Anfärbung der Osteone bewirkten. Von circulären Knochenquerschnitten wurden pro Tier 16 Diapositive unter Benutzung des Fluoreszenzmikroskopes angefertigt. Anschließend konnten unter Vergrößerung maßstäbliche Zeichnungen dieser Diapositive erzeugt werden. Es wurden die Dicke der Kortikalis sowie die Abstände der Labels (Calceingrün und Alizarinrot) von der periostalen Begrenzung der Kortikalis ausgemessen. Zur Auswertung kamen Dünnschliffe aus dem proximalen bzw. distalen Bereich der Kallusmanschette mit insgesamt (n = 1992) markierten Osteonen. Präparate in Höhe der Osteotomie wurden nicht verwendet, um Einflüsse des Aufbohreffektes ohne Überlagerung durch die gesetzte Osteotomie bewerten zu können. Der Abstand der grün bzw. rot markierten Osteone von dem peripheren Rand der Kortikalis wurde in Relation zur jeweiligen Kortikalisdicke gesetzt. Diese Quotienten sind ein Maß für den Anteil der Kortikalis, welcher zum jeweiligen Markierungszeitpunkt umgebaut bzw. revaskularisiert wurde. Der verbleibende Anteil der Kortikalisdicke entspricht dann dem Ausmaß der noch vorhandenen avaskulären Zone.

Die errechneten Werte wurden statistischen Berechnungen unterworfen (Wilcoxon-Test, SAS Prozedur). Ein Unterschied zwischen den Gruppen wurde bei einem $p < 0{,}05$ angenommen.

Ergebnisse

Grundsätzlich zeigte sich, daß die Revaskularisierung von peripher nach zentral voranschreitet, d.h. in zentripetaler Richtung. Die postoperativ vorhandene Perfusion der periostalen Gefäße war entscheidend für die Revaskularisierungsvorgänge. Vereinzelt

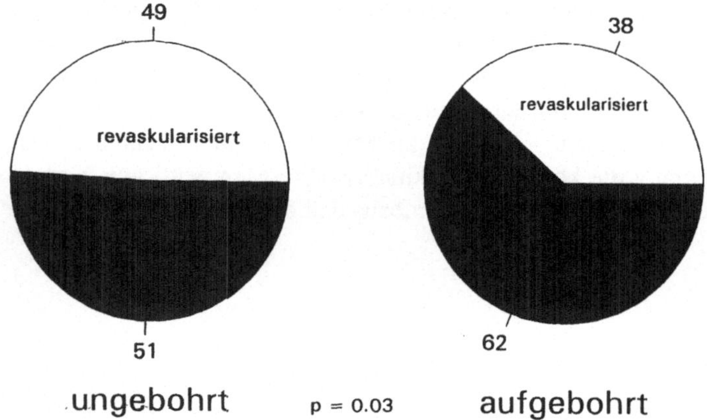

Abb. 1. Revaskularisierung in %. Kortikalis 4 Wochen nach Op

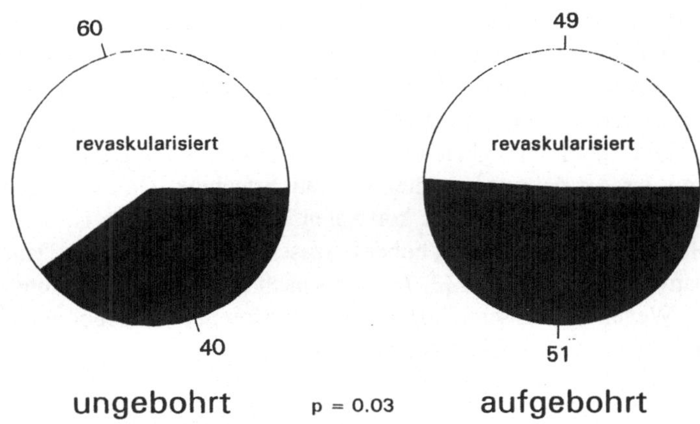

Abb. 2. Revaskularisierung in %. Kortikalis 6 Wochen nach Op

zu erkennende kleine Areale an der endostalen Kortikalis mit Neubildung von Gefäßen und Knochenumbau trugen nicht nennenswert zur Revaskularisierung der zentralen avaskulären Zone bei.

Aus den Meßwerten Remodeling nach 4 bzw. 6 Wochen/Kortikalisdicke wurde für die ungebohrte Gruppe nach 4 Wochen ein Wert von 0,490 ± 0,067 bzw. nach 6 Wochen ein Wert von 0,600 ± 0,021 ermittelt. Für die aufgebohrte Gruppe ergaben sich Werte von 0,375 ± 0,046 nach 4 Wochen und 0,490 ± 0,017 nach 6 Wochen.

Aus diesen Werten ergab sich, daß 4 Wochen nach ungebohrter Nagelung 51% der Kortikalis und nach 6 Wochen 40% der Kortikalis noch nicht umgebaut wurden bzw. revaskularisiert waren. Für die aufgebohrte Gruppe konnten Werte von 62% und 51% ermittelt werden (Abb. 1 und 2).

Bei einem p von jeweils 0,03 bestand ein Unterschied der Meßwerte zwischen den beiden Gruppen.

Die Geschwindigkeit der Revaskularisierung war nach beiden Operationsverfahren gleich groß, im Mittel betrug sie ca. 20 µm/Tag.

Diskussion

Der kortikale Umbau nach Marknagelung schreitet in zentripetaler Richtung voran. Dies steht in Übereinstimmung mit den Beobachtungen von Pfister [59], Stürmer [1] und Weiß [13], welche am Schafsmodell gewonnen wurden und denen von Hörster [1], welcher Untersuchungen an menschlichen Amputationen durchführte. Schweiberer [10] fand dagegen bei Hunden eine Revaskularisierung, die in zentrifugaler Richtung ablief, Keßler [2] bei verschiedenen Tierspezies eine uneinheitliche Richtung.

Nach ungebohrter Verriegelungsnagelung war der kortikale Umbau näher zur Markhöhle hin zu erkennen als nach aufgebohrter Nagelung. Die Unterschiede zwischen den beiden Operationstechniken waren deutlich, jedoch nicht so ausgeprägt wie in der experimentellen Studie bei Klein et al. Allerdings wurde in dieser Studie keine Osteotomie gesetzt, die Beobachungsdauer erstreckte sich auch nur über einen Zeitraum von 7 Stunden.

Die verbliebene zentrale Nekrose war nach ungebohrter Nagelung kleiner als nach aufgebohrter Technik, was sicher durch die schonendere ungebohrte Marknagelungstechnik bedingt war, welche eindeutig eine geringere iatrogene Schädigung der kortikalen Durchblutung hinterließ.

Die Geschwindigkeit des voranschreitenden kortikalen Umbaus ist unabhängig von der Art der angewandten Operationstechnik. Da die aufgebohrte Technik zu einem größeren Ausfall der kortikalen Zirkulation führt, ist das Risiko für knöcherne Heilungsstörungen etwas höher einzuschätzen, die gesamte Dauer der kortikalen Umbauvorgänge ist größer [3, 7, 12] als nach ungebohrter Nagelung.

Wegen der besseren kortikalen Perfusion nach ungebohrter Nagelung kann mit einem geringeren Infektionsrisiko gerechnet werden.

Klinische Relevanz

Die nach ungebohrter Nagelung nachweisbare kleinere avaskuläre Kortikalnekrose verdient vor allem Beachtung bei schwer durchblutungsgestörten Frakturen bzw. offenen Frakturen. Wird eine Stabilisierung derartiger Frakturen mit einer intramedullären Osteosynthese beabsichtigt, so sollte eine ungebohrte Verriegelungsmarknagelung der aufgebohrten Technik vorgezogen werden. Eine geringere Rate an aseptischen knöchernen Heilungsstörungen und Infektionen ist zu erwarten.

Literatur

1. Hörster G, Böhm E (1981) Corticale Durchblutungsstörung nach Fraktur und Osteosynthese. Hefte zur Unfallheilkd 153:17–24
2. Keßler S, Rahn BA, Eitel F, Schweiberer L, Perren SM (1983) Die Blutversorgung der Knochenkortikalis nach Marknagelung – Vergleichende Untersuchungen an verschiedenen Tierspezies in vivo. Hefte zur Unfallheilkd 165:7–10
3. Keßler SB, Rahn BA, Schweiberer L, Perren SM (1983) Revaskularisationsmuster in der Kortikalis nach Marknagelung. Z Orthop 121:355–356
4. Klein MPM, Rahn BA, Frigg R, Kessler S, Perren SM (1990) Reaming versus non-reaming in medullary nailing: Interference with cortical circulation of the canine tibia. Arch Orthop Trauma Surg 109:314–316
5. Pfister U, Rahn BA, Perren SM, Weller S (1979) Vaskularität und Knochenumbau nach Marknagelung langer Röhrenknochen. Akt Traumatol 9:191–195
6. Rahn BA, Klein M, Frigg R (1993) Nicht aufgebohrte Verriegelungsnagelung: wissenschaftliche Grundlage. Hefte zu „Der Unfallchirurg" 230:785–789
7. Rahn BA (1993) Aspekte der Blutversorgung, Heilung des Knochens. Hefte zu „Der Unfallchirurg" 232:447–448
8. Runkel M, Wenda K, Ritter G, Rahn B, Perren SM (1994) Knochenheilung nach unaufgebohrter Marknagelung. Unfallchirurg 97:1–7
9. Runkel M, Wenda K, Stelzig A, Rahn BA, Störkel S, Ritter G (1994) Knochenumbau nach aufgebohrter und ungebohrter Marknagelung. Unfallchirurg 97:385–390
10. Schweiberer L, Dambe LT, Eitel F, Klapp F (1973) Revascularisierung der Tibia nach konservativer und operativer Frakturenbehandlung. Hefte Unfallheilkunde 119:18–26
11. Stürmer KM, Schuchardt W (1980) Neue Aspekte der gedeckten Marknagelung und des Aufbohrens der Markhöhle im Tierexperiment. III. Knochenheilung, Gefäßversorgung und Knochenumbau. Unfallheilkunde 83:433–435

12. Stürmer KM (1994) Biologische Aspekte der gebohrten Marknagelung in Experiment und Klinik. Hefte zu „Der Unfallchirurg“ 241:772–778
13. Weiß H, Schmid-Neuerburg KP, Stürmer KM (1981) Experimentelle Untersuchung zur Einheilung vascularisierter Schaftsegmente nach Marknagel-Osteosynthesen. Langenb Arch Chir (Suppl) Chir Forum 93–97

Prävention der bakteriellen Adhäsion an metallischen Implantaten durch Oberflächenbeschichtung

A. Pommer, A. Dávid, M. Hahn und G. Muhr

Unfallchirurgische Klink, Berufsgenossenschaftliche Kliniken Bergmannsheil, Universitätsklinik, Bürkle-de-la-Camp-Platz 1, D-44789 Bochum

Die Infektion von eingebrachten Implantaten stellt eine schwerwiegende Komplikation dar, die zu einer beträchtlichen Verlängerung der Behandlungdauer führt. Oft ist der Erfolg der gesamten Therapie in Frage gestellt, weil die Infektion kaum zu erradieren ist und nur die Entfernung des Implantates Abhilfe schafft. Die Ursache dieses Problems liegt in der Fähigkeit der Mikroorganismen sich auf die Implantatoberfläche zurückzuziehen, wo sie durch Bildung einer Mucopolysaccharidschicht sowohl für die körpereigene Abwehr wie auch für Antibiotika nahezu unerreichbar sind. Von hieraus wird die Infektion unterhalten, selbst wenn es gelingt die im Gewebe aktiven Keime zu eliminieren.

Die vorliegende Studie will untersuchen, inwieweit eine bakterizide Beschichtung der Implantatoberfläche die bakterielle Proliferation verhindern kann. Hierzu bieten sich schwerlösliche Antibiotika an, welche der Implantatoberfläche bakteriostatische Eigenschaften verleihen. Besonders interessant erscheinen uns Silbersalze, da sie schon in kleinsten Mengen bakterizid wirken. Auch sind Resistenten gegen Silber sehr selten [1, 4].

Material und Methodik

In einem ersten in vitro Teil wurde die bakterizide Langzeitwirkung der Beschichtung in einem Eluationsversuch über 16 Wochen geprüft. Als Wirkstoffe wählten wir Ampicillin in Form seines schwer löslichen Calcium-Salzes und Gentamicin sowie drei verschiedene Konzentrationen einer Silberstammlösung. Scheibenförmige Titanplättchen mit einem 100 µm dickem Überzug aus Hydroxylapatit-Keramik (HA) dienten als Probekörper. Das Hydroxylapatit erlaubt aufgrund seiner porösen Struktur eine ausreichende Beladung mit den Wirkstoffen. Je Gruppe wurden drei beschichtete Probekörper unter täglichem Lösungswechsel in Ringerlösung eluiert. In wöchentlichen Abständen wurde ihre bakterizide Wirkung überprüft. Die üblichen bakteriolo-

Hefte zu „Der Unfallchirurg“, Heft 249
Zusammengestellt von K. E. Rehm

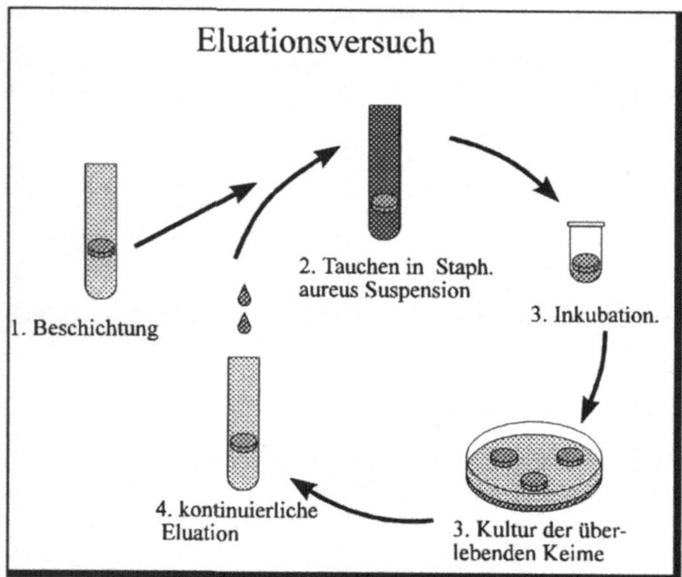

Abb. 1. Schema der bakteriologischen Testung

gischen Tests waren für unsere Fragestellung nicht geeignet, so daß wir das nachfolgend geschilderte Verfahren entwickelten. Als Probekeim verwendeten wir einen typisierten Staph. aureus, da Staphylokokken eine besonders hohe Resistenz gegen Silber besitzen und zu den häufigsten pathogenen Keimen zählen. Die Testkörper wurden für jeden Testzyklus zunächst sterilisiert um einheitliche Ausgangsbedingungen zu schaffen und dann in eine standardisierte Keimsuspension getaucht. Anschließend wurden sie 24 h bei 37 °C in einer feuchten Kammer inkubiert. Dann wurde der Keimgehalt der Oberfläche bestimmt (Abb. 1).

In einem zweiten in vivo Teil wurde die Gewebsverträglichkeit der Beschichtung überprüft. 14 Jährlings-Schafen wurden in einem genehmigten Tierversuch je 6 Fixateur externe Pins in die rechte Tibia implantiert. Je 3 Pins wiesen eine Silber-HA Beschichtung auf, die anderen 3 dienten als Kontrolle mit reinem HA [2, 3]. Nach 2, 4 und 6 Monaten erfolgte die biomechanische, radiologische und histologische Auswertung.

Ergebnisse

1. Eluationsversuch: Zum Eluationsbeginn zeigten alle mit Wirkstoffen beladenen Proben eine völlige Elimination der Keime. Bereits nach einer Woche fanden sich in der Ampicillin-Gruppe die ersten Kolonien. Nach 3 Wochen war keine bakterizide Wirkung mehr nachweisbar. Bei Gentamicin verlief die Eluation langsamer, aber nach 6 Wochen war ebenfalls keine Wirkung mehr nachweisbar. Andererseits zeigte sich in den Silber-Gruppen eine vollständige Keimelimination bis zum Versuchsende nach 16 Wochen (Abb. 2).

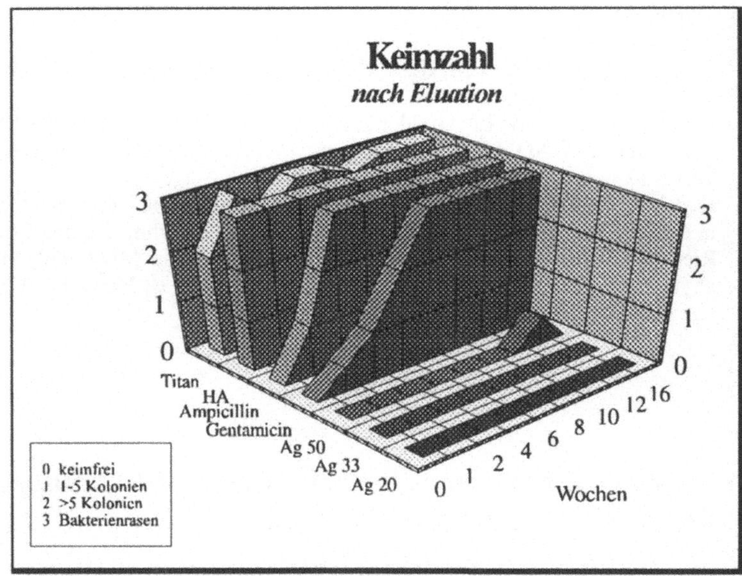

Abb. 2. Keimzahl im Eluationsversuch

2. In der Tierversuchsreihe fand sich geringfügig höhere Lösemomente beim Ausdrehen der Pins in der Silbergruppe (Tabelle 1). Statistisch waren diese Unterschiede jedoch ohne Signifikanz. Radiologisch und histologisch ergaben sich keine Hinweise auf eine toxische Wirkung der Beschichtung. Das Implantat-Knocheninterface wurde histomorphometrisch hinsichtlich des direkten knöchernen Einbaus ausgemessen. Auch hier bestand kein Unterschied zwischen der Kontroll- und der Versuchsgruppe (Tabelle 1).

Schlußfolgerung

Eine Silber-Hydroxylapatit Beschichtung verleiht metallischen Implantaten eine langfristig bakterizid wirkende Oberfläche. Im Tierversuch lassen sich toxische Reaktionen auf die Silberbeschichtung nicht nachweisen. Dies eröffnet interessante Perspektiven für die Osteosynthese in infektgefährdeten Gebieten wie auch in der Endoprothetik.

Tabelle 1. Ergebnisse der Toxizitätsprüfung

	Ausdrehmomente in Nm	Morphometrie Implantatoberfläche mit Knochenkontakt
HA	4,8 ± 2,7	97%
Silber + HA	5,4 ± 3,1	98%

Literatur

1. Chambers CW, Procter CM, Kabler PW (1962) Bactericidal effect of low concentrations of silver. J of AWWA 54:209–216
2. Dávid A, Pommer A, Eitenmüller J, Muhr G (1993) Der Einfluß der Hydroxylapatit-Beschichtung von AO/ASIF-Schrauben auf die Haftfestigkeit im Knochen. Unfallchirurg 96:12–17
3. Hydahl C, Pearson S, Tepic S, Perren SM (1991) Induction and prevention of pn loosening in external fixation: an in vivo study on sheep tibiae. J Orthop Trauma 5 (4):485–492
4. Ricketts CR, Lowbury EJ, Lawrence JC, Hall M, Wilkins MD (1970) Mechanism of prophylaxis by silver compounds against infection of burns. Br Med J 1 (707):444–446

Praktischer Einsatz eines thermischen Desinfektionssystems (Lobator SD-1) in der Knochenbank

Ch. Hofmann, T. v. Garrel, J. Henkel und L. Gotzen

Klinik für Unfallchirurgie, Zentrum für Operative Medizin I, Philipps-Universität Marburg, Baldingerstraße, D-35043 Marburg

Ein aktuelles Problem bei Knochentransplantationen war und bleibt bis heute die mögliche Übertragung einer HIV-Infektion mit dem Knochentransplantat. Nach den Knochenbankrichtlinien der Bundesärztekammer von 1990 ist zur Freigabe allogener Knochentransplantate ein zweiter negativer HIV-Test (nach drei Monaten) erforderlich. Einerseits ist dieser Test aus organisatorischen Gründen oftmals nicht durchführbar, andererseits wird auch bei kompletter Durchführung dieser Kontrolluntersuchung keine vollständige Sicherheit hinsichtlich der Gefahr einer HIV-Übertragung erzielt (J.-H. Kühne und H. J. Refior 1993). J. Hornsburgh (1989) berichtete über Serokonversionszeiten nach HIV-Infektion von über einem Jahr. Somit war die Entwicklung neuer Desinfektions- und Sterilisationsverfahren (chemische, radiologische und thermischen Verfahren) notwendig. Aus der Literatur ist bekannt, daß HIV ab einer Temperatur von 60 °C inaktiviert werden kann (J. Hilfenhaus 1987; L. Resnik et al. 1986).

In unserer Klinik beschäftigen wir uns seit 1987 mit der Problematik der Desinfektion von allogenen Knochentransplantaten durch thermische Behandlung. Es wurde ein neues, thermisches Desinfektionssystem entwickelt und etabliert. Die Wärmebehandlung bei 80 °C für 60 Minuten erfolgt im Lobator-SD1. Dieses Gerät wird zur Zeit in ca. 100 Kliniken erfolgreich eingesetzt.

Zielsetzung der Untersuchung war die Analyse des Spenderkollektivs, der Sicherheit der Transplantatbehandlung und der Kostenfaktor im Vergleich mit konventionellen Bankknochen.

Für die Spenderauswahl gelten folgende Bedingungen: sorgfältige Anamneseerhebung zum Ausschluß der Zugehörigkeit zu einer HIV-Risikogruppe sowie infektiöser,

Hefte zu „Der Unfallchirurg", Heft 249
Zusammengestellt von K. E. Rehm

systemischer oder maligner Erkrankungen; Laboruntersuchungen (negative HIV-, anti HCV-, HBs-Ag-, HBc-Ag- und Lues-Testung); Alter unter 80 Jahren sowie schriftliche Einverständniserklärung des Spenders oder der Angehörigen. HIV- und Luesdiagnostik am Spender sollte trotz sicherer Inaktivierung durch eine 80 °C-Wärmedesinfektion aus juristischen Gründen durchgeführt werden.

Für jedes Transplantat wurde ein Dokumentationsbogen erstellt, auf dem sämtliche Daten aufgezeichnet werden: persönliche Daten des Spenders, Laboruntersuchungen, Behandlung sowie Freigabe. Jedes Transplantat erhält eine fortlaufende Identifikationsnummer. Die gleiche Nummer trägt auch das entsprechende Empfängerformular. Außerdem wird jedes Transplantat zur einfacheren, intraoperativen Auswahl mit einer Polaroid-Kamera fotographisch dokumentiert.

Zur Führung der Knochenbank wurde ein Computerprogramm entwickelt, mit dem alle Informationen über laufende Untersuchungen, Transplantatbehandlung, Freigabe sowie auch alle Angaben über den Empfänger gespeichert und bearbeitet werden.

Eine Freigabe der Transplantate erfolgte durchschnittlich nach 14 Tagen bei vorliegender Hepatitisserologie, einmaliger HIV I/II-Testung und negativen mikrobiologischem Kulturbefund. Konventionelle, unbehandelte Knochenbanktransplantate können dagegen erst nach ca. 90–100 Tagen (nach Vorliegen des zweiten HIV-Tests) freigegeben werden.

Im Zeitraum vom Juli 1993 bis September 1994 wurden an unserer Klinik 227 Knochen- und Bandtransplantate von 206 Spendern entnommen. Der Anteil der Lebendspender betrug 199 (97,7%), Organspender waren zu 7 (2,3%) am Transplantataufkommen beteiligt. Von Letzteren wurden 27 Transplantate (u.a. auch Lig. patella). Die Geschlechtsverteilung der Spender war 40% männlich und 60% weiblich. Das durchschnittliche Spenderalter betrug 69,2 Jahre.

Die Transplantate nach Ort der Entnahme: Hüfte 184 (81,1%), LWS 23 (10,1%), Femurcondylen 10 (4,3%), Humeruskopf 2 (0,9%), Lig. Patella 4 (1,8%), andere 4 (1,8%). Thermobehandelt mit dem Lobator wurden 196 Transplantate (keine Bandtransplantate).

Der Bedarf an Knochentransplantaten an unserer Klinik ist wesentlich höher als das Angebot an Knochenspendern. Daher wurde ein Teil der Transplantate, 177 Hüftköpfe sowie Femurkondylen, von umliegenden Krankenhäusern bezogen, in denen ausgesuchte ärztliche Mitarbeiter zur Knochenentnahme ausgebildet wurden.

Von 277 Transplantaten wurden insgesamt 24 verworfen (davon 17 vor und 7 nach der Desinfektion). Gründe für die Transplantatverwerfung waren in 8 Fällen die Hämolyse der serologischen Blutproben beim Transport aus benachbarten Krankenhäusern, das Fehlen von Analysen 5 mal vor und 6 mal nach der Desinfektion, sowie in zwei Fällen eine positive Anti-HCV-Serologie; ein Patient litt an CLL.

Einmal fiel die mikrobiologische Untersuchung nach Wärmebehandlung positiv aus: in einer von zwei Kulturproben, die direkt nach der Behandlung eines Femurkopftransplantates abgenommen wurden, konnten Korynebakterien nachgewiesen werden. Da diese Keimspezies eine Inaktivierungstemperatur von unter 80 °C besitzt, ist von einer sekundären Kontamination durch unsachgemäße Probenbearbeitung auszugehen.

Die Kostenfaktoren unserer Knochenbank sind in Tabelle 1 aufgeführt. Sach- und Personalkosten machen bei den laborbehandelten Transplantaten 85% und bei den

Tabelle 1. Kosten pro Transplantat (in DM)

	Konventioneller Bankknochen	Lobator-behandelte Transplantate
Sach- und Personalkosten	242,00	275,00
Laufende Kosten und Gerätekosten	13,20	20,34
Transportkosten	27,97	27,97
Insgesamt	283,17	323,43

konventionellen Bankknochen 85,5% aus; entsprechend sind die laufenden und Gerätekosten 6,2% bzw. 4,7%. Insgesamt sind die lobatorbehandelten Transplantate um 14,6% teurer als die konventionellen Bankknochen.

Beim konventionellen Bankknochen beträgt die Verwerfungsrate aufgrund der Schwierigkeiten bei der Durchführung des 2. HIV-Testes nach 3 bzw 6 Monaten etwa 20 bis 50%, entsprechend steigen auch die Kosten pro verwendeten Transplantat (J.-H. Kühne und H. J. Refior 1993; G. Torwesten und M. Braun 1993). Knochentransplantate von überregionalen Gewebebanken (Bio Implant Service, Leiden, Pacific Coast Tissue Bank, USA) oder Knochenersatzmaterialien in der dem Hüftkopf entsprechenden Größe (Endobone, Biobase) kosten ein Mehrfaches im Vergleich zum thermodesinfizierten Transplantat.

Schlußfolgerung

Die Behandlung allogener Knochentransplantate im Lobator SD-1 erhöht die Transplantatsicherheit durch Inaktivierung der HIV und vegetativer bakterieller Erreger;

ermöglicht kürzere Lagerungszeiten (ca. 2 Wochen) im Vergleich zum konventionellen Bankknochen (3 Monate);

führt zur Kostenersparnis, da der 2. HIV-Test eingespart werden kann und somit die Ausfallrate niedrig bleibt.

Literatur

Wissenschaftlicher Beirat der Bundesärztekammer (1990) Richtlinien zum Führen einer Knochenbank. Dt Ärzteblatt 87:41–45

Kühne JH, Refior HJ (1993) Möglichkeiten zur HIV-Inaktivierung homologer Knochentransplantate. Unfallchirurgie 19 (5):313–317

Hornsburgh CR (1989) Duration of human immunodeficiency virus infection before detection of antibody (1989) Lancet 2:637–640

Hilfenhaus J, Gregersen JP, Müller H, Nowak T, Pranter W (1991) Inactivation of retroviruses in biologicals manufactured for human use. Symposium on virological aspects of the safety of biological products, London, England, 1990, In: Develop Biol Standard (75):159–169

Resnick L, Veren K, Salahuddin SZ, Tondreau S, Markham PD (1986) Stability and inactivation of HTLV-III/LAV under clinical and laboratory environments. J Amer med Ass 255:1887–1891

Torwesten G, Braun M (1993) Kostenanalyse einer Knochenbank. Z Orthop 131:51–56

Knocheninduktion durch Beschichtung metallischer Prüfkörper mit Bone Morphogenetic-Protein (BMP)

C.-H. Hartwig, G. Herr, C. Boll und W. Küsswetter

Orthopädische Universitätsklinik, Hoppe-Seyler-Straße 3, D-72076 Tübingen

Einleitung

Die Extrazellulärmatrix des Knochens enthält Wachstumsfaktoren, die in der Lage sind eine Knochenneubildung selbst in primär nicht ossifizierenden Geweben durch Transformation von Mesenchymzellen in Knochenzellen zu induzieren [3, 12, 14–16, 18, 19].

Diese der Knochenmatrix eigene Osteoinduktivität wies Urist 1965 erstmals nach und belegte sie mit dem Namen „Bone Morphogenetic Protein"-BMP [15]. Mittlerweile sind mehrere knorpel-, wie knocheninduzierende BMPs entdeckt worden, wovon einige bereits gentechnisch synthetisiert wurden [1, 14, 16, 19].

Bisher nur unzureichend definiert sind die für eine klinische Anwendung dieser Faktoren optimierten Trägermaterialien. Im Vordergrund des wissenschaftlichen Interesses stehen „Composites", d.h. Kombinationen des BMP mit Trägersubstanzen, wie z.B. inaktive Knochenmatrix oder bioaktive Keramiken (Hydroxylapatit- und Tricalciumphosphatkeramiken) zur Verbesserung der Osteoinduktivität [2, 5–9].

Ziel dieser Untersuchung war es, Titanprüfkörper mit drei unterschiedlichen, in der Endoprothetik gebräuchlichen Oberflächen (Aufrauhung durch Korundbestrahlung, Plasmapore- und Hydroxylapatitbeschichtung) mit BMP zu kombinieren und in einem Bioassay deren osteogenetische Potenz zu überprüfen.

Material und Methoden

Isolierung und Reinigung von BMP

Das für diese Untersuchungen eingesetzte BMP wurde aus Knochenmatrix von Schlachttieren mittels Extraktion unter dissoziativen Bedingungen mit 4 mol/l

Hefte zu „Der Unfallchirurg", Heft 249
Zusammengestellt von K. E. Rehm

GuHCL isoliert und die erhaltene BMP-Rohfraktion unter Einsatz verschiedener chromatographischer Verfahren hochgereinigt.

Implantatmaterialien

Es handelte sich um runde TiAl6V4-Probekörper der Größe 2 x 5 mm. Drei verschiedene Oberflächen standen zur Verfügung.

1. eine durch Korundbestrahlung aufgerauhte Oberfläche mit einer mittleren Rauhigkeit von 15–25 μm.
2. eine Plasmapore (PP)-Beschichtung (Fa. Aesculap, Tuttlingen); Porengröße 50–200 μm.
3. eine Hydroxylapatit (HA)-Beschichtung, Osprovit (Fa. Cerasiv, Plochingen); Schichtstärke 100 μm, Porosität 20%, Porengröße 20–200 μm (Abb. 1).

Coating

Die Beschichtung der verschiedenen Implantatoberflächen mit BMP erfolgte mittels TFA/ACN-Methode unter sterilen Bedingungen. Es wurden pro Oberfläche 70 μg eines 400000fach aufgereinigten BMPs eingesetzt.

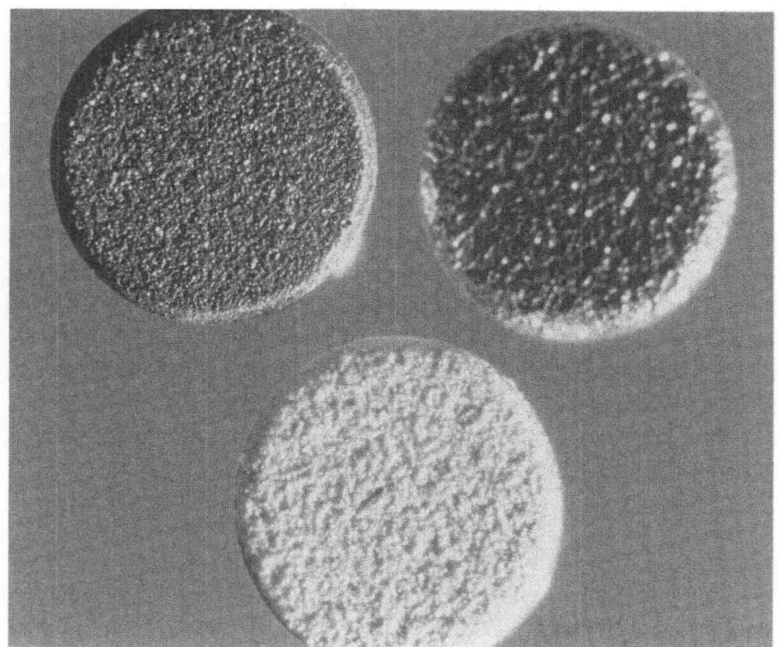

Abb. 1. Oberflächen. *li. oben* korund; *re. oben* Plasmapore; *Mitte unten* Hydroxylapatit

Bioassay

Die Testmaterialien wurden in stumpf präparierte Muskeltaschen der vorderen Bauchwandmuskulatur von adulten Wistar-Ratten implantiert. Nach 25 Tagen Liegedauer wurden die Probekörper mit anhängendem Muskelgewebe entnommen und anschließend untersucht. Pro Tier überprüften wir drei beschichtete Probekörper unterschiedlicher Oberflächenbeschaffenheit und 3 Negativkontrollen in Form verbundener Stichproben. Insgesamt standen 22 Ratten zur Verfügung.

Nachweis der biologischen Aktivität

Das Gewebe wurde bei Explantation makroskopisch auf Knochenneubildung untersucht, wonach wir aus jeder der 3 Materialgruppen je 2 BMP-beschichtete und 2 Kontrollimplantate nach Einbettung in MMA histologisch aufarbeiteten.

Zur Quantifizierung der neugebildeten Knochenmenge wurden die verbliebenen 20 Proben jeder Gruppe für 24 Stunden in 0,1 mol/l Tris-HCL und 1% Triton-X-100 unter Eiskühlung equilibriert und die Aktivität der in Lösung gegangenen alkalischen Phosphatase im klaren Überstand bei 405 nm (kinetischer Test, Fa. Merck) photometrisch bestimmt.

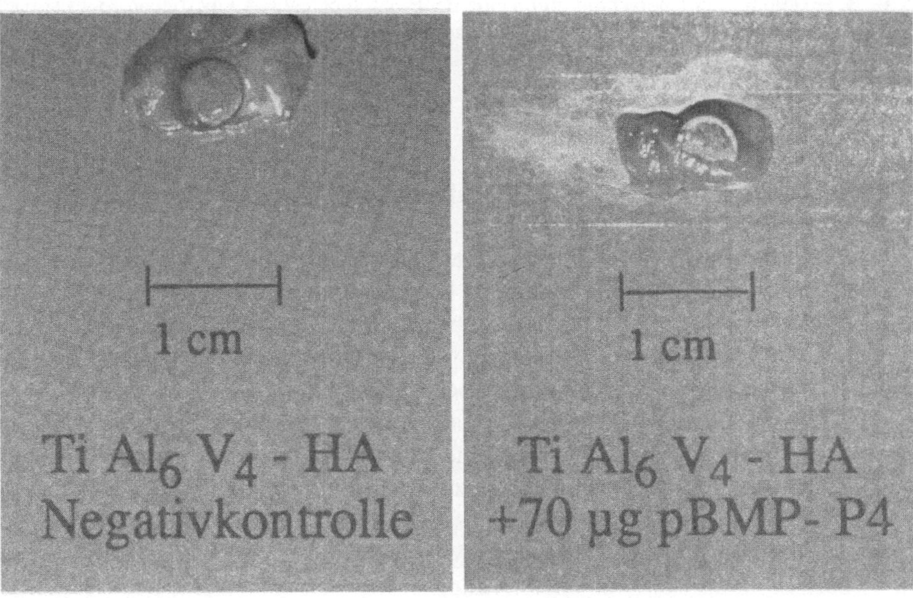

Abb. 2. HA-beschichtete Probekörper nach Explantation: bindegewebige Abkapselung der Negativkontrolle (*oben*); Knochenneubildung auf die BMP-beschichtete Oberfläche begrenzt (*unten*)

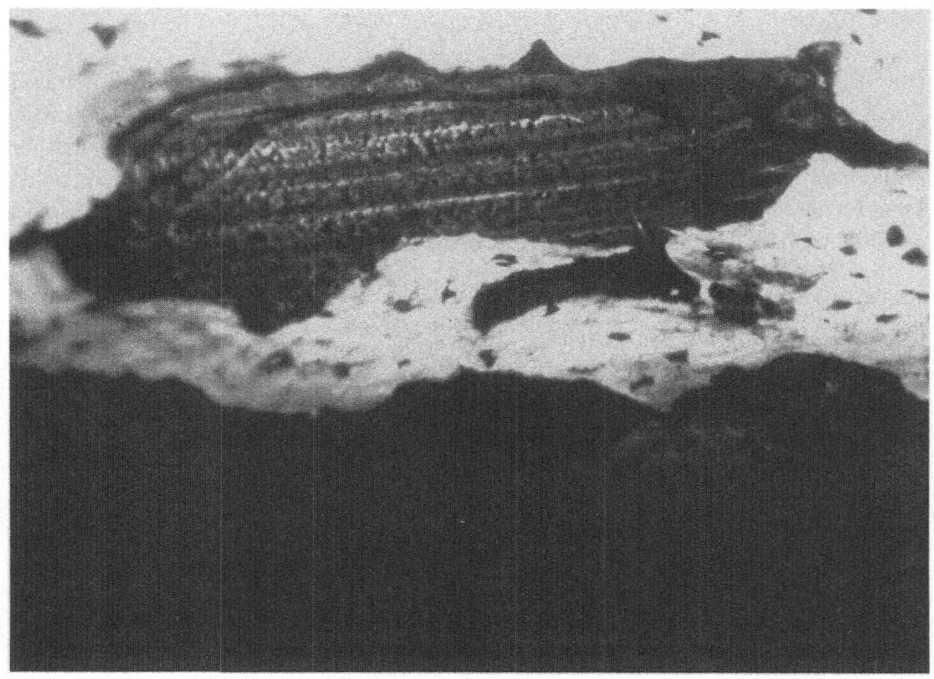

Abb. 3. Histologischer Querschnitt durch eine BMP-beschichtete HA-Oberfläche 25 Tage nach Implantation: direkter Kontakt zwischen HA und neugebildetem Knochen. Giemsa Färbung

Ergebnisse

Bei zahlreichen Proben konnte bereits makroskopisch eine Knochenneubildung festgestellt werden (Abb. 2).

Nach histologischer Aufarbeitung zeigte sich, daß diese unterschiedlich stark war. Sie war zudem auf die beschichtete Seite begrenzt und bei den HA-Prüfkörpern von einer deutlichen Markbildung begleitet (Abb. 3).

Die Kontrollprüfkörper waren bindegewebig abgekapselt und zeigten makro- wie mikroskopisch keinen Anhalt für eine Knochenneubildung.

Die meisten für die AP-Messung herangezogenen Prüfkörper erwiesen sich als biologisch aktiv und führten in reproduzierbarer Weise zu einer ektopen Knochenneubildung. Die Induktionshäufigkeit lag zwischen 75% und 100% (Tabelle 1).

Ein Vergleich der spezifischen alkalischen Phosphataseaktivität (mU/mg BMP) zwischen den 3 unterschiedlichen mit BMP-beschichteten Prüfkörpergruppen ergab die höchste Aktivität in der Gruppe der HA-beschichteten Prüfkörper (1374 mU/mg BMP) gefolgt von der Plasmapore-Gruppe (1023 mU/mg BMP) und der Korundgruppe (137 mU/mg BMP) Die unbeschichteten Prüfkörper zeigten nur eine geringe AP-Grundaktivität (Abb. 4).

Die Unterschiede der beschichteten porösen Oberflächen zur rauhgestrahlten Oberfläche waren statistisch signifikant ($p < 0{,}01$; Friedmann-Rank-Test), wohin-

Tabelle 1. Inzidenz der Knochenneubildung (n = 20)

Material	Anzahl ossifizierter Explantate/ Anzahl Implantate	Relative Induktionshäufigkeit
Korund	15/20	75%
Plasmapore	20/20	100%
Hydroxylapatit	20/20	100%

gegen sich die Aktivitäten der PP- und HA-Prüfkörper nicht signifikant voneinander unterschieden.

Diskussion

Die hier verwendete Hydroxylapatit-, und Plasmaporeoberfläche zeichnet sich durch eine osteophile Struktur aus, die auf der Anwesenheit von Materialporen unterschiedlicher Größe und Anzahl beruht. Die HA-Keramik und das Plasmapore weisen eine offene Makroporosität mit großer spezifischer Oberfläche auf, die für eine Osseointegration von entscheidender Bedeutung ist [4]. Titan und seine Legierungen sind in den letzten Jahren auf Grund zunehmender Reinheit und damit verbundener Biokompatibilität zum bevorzugten Grundwerkstoff für die Endoprothesenfertigung geworden [10, 11]. Die stabile Titanoberfläche bewirkt eine hervorragende Korrosionsbeständigkeit sowie einen nur geringen Metallionenrelease. In mehreren Studien wurde die Möglichkeit einer Verbundosteogenese zwischen porösen Titanimplantaten und dem umgebenden Knochen nachgewiesen [13, 17]. Die offenen Makroporen der Keramik-, wie der Titanoberfläche ermöglichen die Beschichtung mit BMP und führen

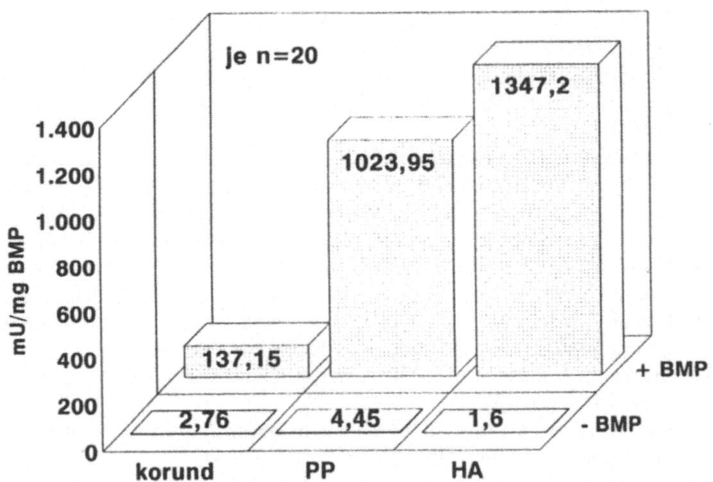

Abb. 4. Vergleich der spezifischen AP-Aktivitäten (Mittelwerte)

so zur vorbeschriebenen Knocheninduktionsrate, während diese bei der rauhgestrahlten TiAl6V4-Oberfläche deutlich geringer war.

Kawai et al. kombinierten spongiöse Titanblöcke mit teilgereinigtem BMP und wiesen im heterotopen Muskellager von Mäusen ebenfalls eine Osteoinduktion nach [9]. Die verwendete Dosis von 3 mg teilgereinigtem BMP betrug jedoch ein Vielfaches der in diesem Versuch eingesetzten hochgereinigten BMP-Menge (70 μg). Von einer Beschichtung im Sinne des Aufbringens eines filmartigen Oberflächenbelages im Unterschied zu den von uns eingesetzten Materialien kann hier nicht gesprochen werden, zumal zusätzlich alle Implantate mit einer Gelatineumhüllung versehen waren. Der Nachweis neugebildeten Knochens erfolgte durch histologische und röntgenoptische Verfahren.

In der hier vorgelegten Arbeit konnte erstmals gezeigt werden, daß es möglich ist, metallischen Implantaten durch Beschichtung mit BMP eine eigene osteoinduktive Aktivität zu verleihen. Die geprüften Oberflächen eignen sich als BMP-Carrier, wobei die osteogene Aktivität von der spezifischen Struktur abhängig ist. Es ist prinzipiell möglich, analog zu den von uns bereits beschriebenen BMP-Keramik-Kompositmaterialien osteoinduktive Kompositimplantate mit metallischem Grundkörper zu entwickeln [7].

Literatur

1. Cook SD, Baffes G, Wolfe M et al (1994) The Effect of recombinant Human Osteogenic Protein-1 on Healing of Large Segmental Bone Defects. J of Bone and Joint Surg 76-a Nr. 6
2. Damien CJ, Parsons JR, Benedict JJ et al (1990) Investigation of a hydroxyapatite and calcium sulfate composite supplemented with an osteoinductive factor. J Biomed Mater Res 24:639
3. Dethergate JR, Miller EJ (1987) Packaging and delivery of bone induction factors in a collagenous implant. Coll Relat Res 7:225
4. Dörre E (1989) Hydroxylapatitkeramik-Beschichtungen für Verankerungsteile von Hüftgelenkprothesen (Technische Aspekte). Biomed Tech 34:3, 46
5. Glass DA, Mellonig JT, Towle HJ Histologic evaluation of bone inductive proteins complexed with coralline hydroxylapatite in an extraskeletal site of the rat. J Periodontol 60:121
6. Herr G, Wahl D, Küsswetter W (1993) Osteogenic activity of bone morphogenetic protein and hydroxyapatite composite implants. Ann Chirurgiae et Gynaecol 82:99
7. Herr G, Küsswetter W, Thielemann F, Schmid U, Holz U (1994) Kombination von BMP mit verschiedenen keramischen Trägermaterialien. Der Unfallchirurg 241:168
8. Horisaka Y, Okamoto Y, Matsumoto N et al. (1991) Subperiosteal implantation of bone morphogenetic protein adsorbed to hydroxyapatite. Clin Orthop 268:303
9. Kawai T, Mieki A, Ohno Y (1993) Osteoinductive activity of composites of bone morphogenetic protein and pure titanium. Clin Orthop 290:296
10. Linder L, Lundskog J (1974) Incorporation of stainless steel, titanium, and vitallium in bone. J Injury 6:277
11. Rae T (1975) A study of the effects of particulate metal of orthopedic interest on murine macrophages in vitro. J Bone Joint Surg 57B:444
12. Reis HJ, Herr G, Küsswetter W et al. (1991) Reduced Immunogenicity of Xenogenic Bone Morphogenetic Protein. In: Fundamentals of bone growth: Methodology and applications. Eds. Dixon AD, Sarnat BG, Hoyte DA, CRC, Boca Raton, pp 179

13. Søballe K (1993) Hydroxapatite ceramic coating for bone implant fixation. Acta Orthop Scand Suppl. 255:64
14. Urist MR, Sato K, Brownell AG et al. (1983) Human bone morphogenetic protein (hBMP). Proc Soc Exp Biol Med 173:194–19
15. Urist MR (1965) Bone: formation by autoinduction. Sience 150:893
16. Wang EA, Rosen V, Cordes P et al. (1988) Purification and characterization of other distinct bone-inducing factors. Proc Natl Acad Sci USA 85:9484–9488
17. Winkler-Gniewek W (1989) Die Plasmapore-Beschichtung für die zementlose Verankerung von Gelenkendoprothesen. Aesculap-Wissenschaftl Info
18. Wozney JM (1989) Bone morphogenetic proteins. Prog Growth Factor Res 1:2677
19. Wu Z, Hu X (1988) Separation and purification of porcine bone morphogenetic protein. Clin Orthop 230:229

Testung Plattenfixateur (PF) versus Platte (P) im Tierexperiment

B. Hartung und H. Winker

Klinik für Unfall- und Wiederherstellungschirurgie, Klinikum Erfurt, PF 595, D-99012 Erfurt

Zielsetzung

Vergleichende Überprüfung der knöchernen Heilverläufe bei PF und P an der osteotomierten Schafstibia im gekreuzten Zwillingsversuch an 38 Merino-Schafen.

Ergebnisse

An 38 Merino-Schafen (76 Operationen) wurden vier verschiedene Tibiaosteotomien mit P oder PF versorgt und im gekreuzten Zwillingsversuch in gleichen Intervallen untersucht, so daß exakt der Ablauf der knöchernen Heilung bei beiden Verfahren überprüft werden konnte. Neben Röntgenverlaufsserien gleicher Zeitpunkte wurden Fotodokumentation der entnommenen Tibiapräparate, Übersichtsangiographie, intraossäre Gefäßdarstellung, Feinstfokus-Aufnahmen der Knochenscheiben, Aktivitätsmessungen mit Tc-Humanserumalbumin-Microsphären, Knochendünnschliffe und histologische Untersuchungen durchgeführt. Es zeigte sich, daß in 75% der PF-Osteosynthesen die kallusreiche sekundäre Knochenheilung und in 69% der P-Osteosynthesen die kalluslose primäre Knochenheilung eintrat. In der PF-Gruppe sahen wir drei kalluslose und in der P-Gruppe fünf kallusreiche Heilungen. Angiographisch fand sich in der P-Gruppe ein ruhiges, der Norm ähnelndes Gefäßbild, bei der PF-Gruppe dagegen ein Gefäßreichtum mit korkenzieherartigen Gefäßschlängelungen. Die medulläre Revaskularisation mit Überbrückung des Osteotomiespaltes war in der PF-Gruppe zeitlich früher zu beobachten. Als Ausdruck einer guten kapillären Durchblutung fanden sich in der kallösen Region erhebliche Aktivitätssteigerungen, wäh-

Hefte zu „Der Unfallchirurg“, Heft 249
Zusammengestellt von K. E. Rehm

rend bei kallusarmer Heilung eher rarifizierte Aktivitätsmuster die Regel waren. Histologisch bestätigten sich die verschiedenen Heilungstypen, Durchblutungsstörungen mit Außenschichtnekrosen im Plattenlager waren häufig nachweisbar, während in der PF-Gruppe starke periostale und etwas weniger starke endostale Geflechtknochenbildungen um die achte Woche mit zunehmender Remodeling um die 16. Woche herum gefunden wurden.

Schlußfolgerung

Mit der elastischeren PF-Montage wird schneller eine belastungsfähige knöcherne Konsolidierung durch Kallusheilung von osteotomierten Schafstibiae erreicht als mit der internen Plattenosteosynthese. Der PF der hier extern angewendet wurde, kann bei entsprechender Weichteildecke auch intern als auflagefreie Platte eingesetzt werden und läßt hier ähnliche Heilungsergebnisse erwarten.

Tierexperimentelle Untersuchung zum Einfluß des Andruckes von Osteosyntheseplatten auf die kortikale Durchblutung

M. P. Hahn, A. David, A. Pommer und G. Muhr

Unfallchirurgische Klinik, Berufsgenossenschaftliche Kliniken, Bergmannsheil, Universitätsklinik, Bürkle-de-la-Camp-Platz 1, D-44789 Bochum

Einleitung

Durch Messung der Durchblutung unter LCDC-Platten sollte der Einfluß des Plattendrucks auf die kortikale Durchblutung und die nachfolgende Porose untersucht werden. Gleichzeitig sollte dokumentiert werden, welche Auswirkung verschiedene Beschichtungen auf die Durchblutung im Implantatlager haben.

Material und Methode

Ein Teil der LCDC-Platten wurde im Plasma-Spray-Verfahren mit Hydroxylapatit oder mit einer rauhen Titanoberfläche knochenseitig beschichtet. Die Platten wurden an der Tibia von 60 Schafen angebracht. Dabei wurden die Schrauben gemäß Versuchsprotokoll entweder mit 3,0 Nm oder mit 1,5 Nm angezogen.

Vor Einbringen der Schrauben wurde die Kortikalisdurchblutung im Bereich der Plattenauflagefläche mit dem Laser-Doppler-Flow-Gerät (MBF 3 D, Fa. Moor, UK)

Hefte zu „Der Unfallchirurg", Heft 249
Zusammengestellt von K. E. Rehm

bestimmt. Zusätzlich wurde auch die Durchblutung der gegenüberliegenden Kortikalis gemessen.

Nach Anziehen der Schrauben wurde wiederum die Kortikalisdurchblutung gemessen. Jeweils 10 Tiere wurden nach 4, 8 und 12 Wochen narkotisiert und die Durchblutung wurde an den gleichen Orten erneut gemessen. Anschließend wurden die Tiere getötet.

Zur Markierung der Wachstums- und Heilungsvorgänge in der Kortikalis erfolgte die Fluoreszenzmarkierung mit Calcein grün nach 7 Tagen und Oxytetracylin nach 14 Tagen.

Alle lichtmikroskopischen Präparate wurden histomorphometrisch ausgewertet. Gemessen wurde der prozentuale Anteil der Porosefläche am Gesamtquerschnitt der plattennahen Kortikalis. Die Analyse erfolgte mit dem Software-Paket Optimas der Fa. Bioscan (München).

Die Flowwerte wurden mit der univarianten Varianzanalyse ANOVA und dem DUNCAN-Test verglichen. Bei der Analyse der histomorphometrischen Daten wurde die multivariante Varianzanalyse MANOVA verwendet. Das Signifikanzniveau betrug jeweils 0,05%.

Resultate

Der durchschnittliche in der Kortikalis gemessene Blutfluß in Nähe des Implantatlagers betrug 17,76 [AU] ± 5.32. Nach Abschluß der Messungen wurde die Platte eingebracht. Unter der Platte sank die Durchblutung bei Anziehen der Schrauben mit 1,5 Nm auf 7,5 [AU] ± 2,12, bei Anziehen der Schrauben mit 3,0 Nm auf 5,5 [AU] ± 2,20 ab. Der Unterschied war nicht signifikant. Der Vergleich zu den in der Kortikalis gemessenen Flux-Werten vor Einbringen der Platten war jedoch hochsignifikant ($p < 0{,}01$). Die unterschiedlichen Beschichtungen hatten keinen signifikanten Einfluß auf die gemessenen Werte.

Bei Messung in den Kortikalisbohrungen 4 Wochen nach Operation blieb der Flux-Wert für die nichtbeschichtete und für die mit Titan beschichteten Platten unterhalb des Ausgangswertes. Dahingegen zeigte sich unter den HA-beschichteten Platten eine deutliche Steigerung der Durchblutung. Dieser Anstieg war statistisch signifikant ($p < 0{,}05$). Diese Steigerung der Flux-Werte unter den HA-beschichteten Platten verlor sich nach 8 bzw. 12 Wochen (Tabelle 1).

Tabelle 1. Durchblutung in der Kortikalis unter der Platte im Zeitverlauf

	Ausgangswert	4 Wochen	8 Wochen	12 Wochen
LCDCP		14,42 ± 3,91	13,36 ± 10,05	16,34 ± 5,64
Titan 3,0		15,78 ± 3,56	14,50 ± 3,30	14,67 ± 6,13
Titan1,5	17,76 ± 5,32	15,71 ± 4,03	15,25 ± 1,49	18,25 ± 1,30
HA 3,0		20,94 ± 6,52	18,72 ± 1,45	13,33 ± 1,41
HA 1,5		24,00 ± 4,05	15,58 ± 4,19	18,22 ± 4,51

Tabelle 2. Mittelwerte und Standardabweichungen der Poroseflächen im Zeitverlauf (Angaben in Prozent)

	4 Wochen	8 Wochen	12 Wochen
LCDCP	8,61 ± 2,13	15,03 ± 2,44	18,07 ± 3,13
Titan 3,0 Nm	8,30 ± 2,29	15,41 ± 2,79	21,16 ± 3,19
Titan 1,5 Nm	15,34 ± 2,10	16,06 ± 2,11	23,06 ± 3,29
HA 3,0 Nm	12,07 ± 2,49	15,10 ± 2,01	29,30 ± 3,70
HA 1,5 Nm	14,97 ± 2,46	21,10 ± 2,64	38,96 ± 4,92

Die Fluoreszenmarkierungen unter den mit Hydroxylapatit beschichteten Platten wiesen darauf hin, daß der Knochen innerhalb von wenigen Wochen an das Hydroxylapatit herangewachsen ist. Calcein-Grün und Tetracyclin-Kennlinien waren unmittelbar unter der HA-Schicht zu finden.

Die Ausmessung der Poroseflächen mit Hilfe der digitalen Bildanalyse 1 Monat nach Operation ergab einen durchschnittlichen Wert von 8,6% für die LCDCP-Gruppe (ohne Beschichtung) (Tabelle 2). Unter den mit Titan-beschichteten Platten betrug bei einem Schraubendrehmoment von 3,0 Nm der Anteil der Porose 8,3%. Bei geringerem Anpreßdruck fand sich eine größere Porosefläche unter den Titan-beschichteten Platten (15,3%). Unter den HA-beschichteten Platten war ebenfalls eine größere Porosezone zu verzeichnen, wobei die Unterschiede bei geändertem Anpreßdruck nicht signifikant waren (12% versus 15%).

Nach 2 und 3 Monaten fand sich unter den Platten weiterhin eine deutlich ausgeprägte Porosefläche, die im zeitlichen Verlauf in den einzelnen Gruppen weiter zunahm.

Diskussion

Bereits frühzeitig berichteten Olerud 1968 und Schenk 1964 sowie Uhthoff 1971 über Porose der Kortikalis unter rigiden Platten. Sie hielten die fehlende Belastung des Knochenabschnitts unter der Platte für die Ursache dieser Porose. Der intrakortikale Knochenverlust ist jedoch nicht dort lokalisiert, wo rechnerisch und experimentell die höchste Knochenentlastung vorliegt (Gautier und Perren 1991).

Implantate wie Schrauben führen im Rahmen einer Osteosynthese in der Kortikalis zu einer begrenzten Zirkulationsstörung (Gunst 1979; Gautier 1991). Durch den Anpreßdruck der Implantate werden die Gefäße des Periosts komprimiert. Dabei ist die Blockierung des venösen Abflusses aus der Kortikalis von vorrangiger Bedeutung (Rhinelander 1974). Andererseits wird durch die viskoelastische Verformung des Knochens die Durchblutung der Kortikalis direkt gestört (Hönig 1992).

Nach Anbringen der Platte sanken die Durchblutungswerte in der Kortikalis auf den physiologischen Nullfluß ab. Damit führt die Plattenfixation tatsächlich zur kortikalen Ischämie unter dem Implantat. Bereits nach 4 Wochen hat sich die Durchblutung unter den Platten jedoch wieder normalisiert. Zu diesem Zeitpunkt findet sich nur unter den mit Hydroxylapatit beschichteten Platten eine signifikant höhere Durchblutung.

Die Ausmessung der Porosefläche mit Hilfe der digitalen Bildanalyse ergab für die LCDCP-Gruppe und die Titan-beschichteten Platten mit einem Schraubendrehmoment von 3,0 Nm einen Anteil von etwas mehr als 8%.

Bei geringerem Anpreßdruck bildete sich eine größere Porosefläche unter den Titan-beschichteten Platten aus, während unter den HA-beschichteten Platten sowohl bei hohem wie bei niedrigerem Anpreßdruck eine größere Porosefläche festzustellen war. Nach initialer Schädigung der Durchblutung kommt es bei diesen Platten offenbar zu einer überschießenden Revitalisierungsaktion.

Da die Flowmessung aber keine überdurchschnittliche Durchblutung der Kortikalis unter diesen Platten zeigte, ist die Porose unter den Platten nicht einfach nur durch vaskularitätsbedingte Resorptionslakunen zu erklären. Außerdem war gerade unter den Platten mit geringerem Anpreßdruck die Porose ausgeprägter als bei hohem Drehmoment.

Die Porose war im inneren Abschnitt der Kortikalis immer ausgeprägter als direkt unter der Platte. Damit kann die Porose nicht allein auf die Nekrose unter den Platten zurückgeführt werden. Die hier gefundene Porose scheint doch eine Folge der Streßprotektion zu sein (Uhthoff 1994). Dafür spricht zudem die Tatsache, daß bei hoher mechanischer Verankerung der HA-beschichteten Platten die Porose wesentlich größer als bei den anderen Platten ausfällt.

Zusammenfassung

Nach Anbringen von Osteosyntheseplatten kommt es unabhängig vom Makro- oder Mikrodesign zunächst zu einer kompletten Ischämie im Implantatlager. Nach vier Wochen ist diese Durchblutungsstörung nicht mehr nachweisbar.

Die unter den Platten zu beobachtende Porosierung ist einerseits Ausdruck der erhöhten Knochenumbauaktivität. Durch die osteoinduktive Qualität des Hydroxylapatits kommt es gerade unter diesen Beschichtungen zu einer erhöhten Knochenumbaurate.

Durch die mechanisch feste Verankerung der HA-beschichteten Platten wird andererseits die auf den Knochen wirkende Last gemindert, so daß es aufgrund des Streßprotektionseffektes zur zusätzlichen Porosierung der Kortikalis kommt.

Die unter Plattenosteosynthesen festzustellende Porose kann damit sowohl auf die initiale Durchblutungsminderung als auch auf die Streßprotektion zurückgeführt werden.

Literatur

1. Gautier E, Perren SM (1991) Die Reaktion der Kortikalis nach Verplattung – eine Folge der Belastungsänderung des Knochens oder ein Vaskularitätsproblem? In: Wolter D, Zimmer W (Hrsg) Die Plattenosteosynthese und ihre Konkurrenzverfahren. Springer, Berlin Heidelberg New York, S 21
2. Gunst MA, Suter C, Rahn BA (1979) Die Knochendurchblutung nach Plattenosteosynthese. Eine Untersuchung an der intakten Kaninchentibia mit Disulfinblau-Vitalfärbung. Hel Chir Acta 46:171–175
3. Hönig JF, Merten HA (1992) Einfluß punktförmig gelagerter Osteosyntheseplatten im Vergleich zur konventionellen Osteosyntheseplattenlagerung auf das subimplantäre Lagerungsgewebe. Unfallchirurg 95:271–279
4. Olerud S, Danckwardt-Lilieström G (1968) Fracture healing in compression osteosynthesis in the dog. J Bone Joint Surg 50B:844–851
5. Rhinelander FW (1974) Tibial blood supply in relation to fracture healing. Clin Orthop 105:34–81
6. Schenk R, Willenegger H (1964) Zur Histologie der primären Knochenheilung. Langenbeck Arch Klin Chir 308:440–452
7. Uhthoff HK, Boisvert D, Finnegan M (1994) Cortical Porosis under Plates. Reaction to Unloading or to Necrosis? J Bone Joint Surg 76A:1507–1512
8. Uhthoff HK, Dubuc FL (1971) Bone Structure Changes in the Dog Under Rigid Internal Fixation. Clin Orthop 81:165–170

Der Einfluß der frühen Vollbelastung auf die sekundäre Knochenheilung

P. Augat[1], J. Merk[1], L. Claes[1] und G. Bauer[2]

[1] Abteilung für Unfallchirurgische Forschung und Biomechanik, Universität Ulm, Helmholtzstraße 14, D-89081 Ulm
[2] Abteilung für Unfallchirurgie, Plastische und Wiederherstellungschirurgie, Universität Ulm, Steinhövelstraße 9, D-89075 Ulm

Einleitung

Der Trend bei der Behandlung diaphysärer Frakturen geht heute hin zu einer flexibleren Fixation, die eine mechanische Bewegung im Frakturspalt zuläßt und zu einer Sekundärheilung mit deutlicher Kallusproliferation führt. Eine flexible Stabilisierung bietet die Grundlage für die Einleitung einer interfragmentären Bewegung durch die funktionelle Belastung der betroffenen Extremität. Zusammen mit einer aktiven Muskel- und Gelenkmobilisierung fördert die begrenzte unspezifische Bewegung am Frakturort die Gefäßinvasion und die Osteogenese [1]. Verstärkte Kallusproliferation und schnellere enchondrale Ossifikation führen zu einer beschleunigten Heilung und schnelleren Wiederherstellung der mechanischen Belastungsfähigkeit des Knochens [2].

Hefte zu „Der Unfallchirurg", Heft 249
Zusammengestellt von K. E. Rehm

Während bei der Art der Frakturstabilisation problematische Frakturen dem Chirurg mit dem Fixateur externe die Stabilisierungsmethode und damit der Grad der Stabilität in weitem Rahmen vorgegeben ist, bleibt die Frage nach dem Zeitpunkt einer Dynamisierung weiterhin akut. Soll der Patient möglichst früh bis zur Schmerzgrenze belasten und die Fraktur damit einer funktionellen Belastung aussetzen oder soll die Dynamisierung erst verzögert begonnen werden, nachdem die Entzündungsreaktion im Hämatom abgeklungen sind und die Angiogenese des Frakturbereichs fortgeschritten ist? Um der Beantwortung dieser Fragestellung näher zu kommen wurde von uns ein Frakturheilungsexperiment mit zwei verschiedenen Dynamisierungszeitpunkten geplant.

Gegenstand dieser tierexperimentellen Untersuchung war der Einfluß einer unmittelbar postoperativ erlaubten vollen funktionellen Belastung auf die Heilung einer frischen Fraktur im Vergleich zu einer zeitlich verzögerten und langsam ansteigenden Dynamisierung der betroffenen Extremität.

Material und Methoden

Als Frakturmodell diente eine Querosteotomie in der Diaphysenmitte der rechten Tibia von insgesamt 15 württembergischen Landschaften (Tierversuchsgenehmigung Nr. 407; Regierungspräsidium Tübingen). In einem standardisierten Operationsablauf wurde die Tibia zunächst mit einem AO-Klammerfixateur (Doppelrohr mit 6 Schanzschen Schrauben) versorgt und anschließend im diaphysären Bereich osteotomiert, wobei der Osteotomiespalt einheitlich auf 3 mm Breite eingestellt wurde.

Um eine unmittelbar postoperativ beginnende Belastung zu verhindern wurde bei zehn der operierten Tiere eine Achillotenotomie durchgeführt. Dazu wurde die Achillessehne der operierten Extremität medial, etwa 5 cm oberhalb ihres Ansatzes am Calcaneus freigelegt und ihre beiden Anteile (M. gastrocnemius und M. flexor digitalis superficialis) vollständig durchtrennt. Im Anschluß an die Operation konnten sich die Tiere wieder frei in ihren Ställen bewegen.

Von der kompletten Tibia wurden nach Tötung der Versuchstiere, die neun Wochen postoperativ erfolgte, Feinstrukturröntgenaufnahmen im dorsovenralen und im latero-medialen Strahlengang angefertigt. Sie dienten der planimetrischen Bestimmung der periostalen Kallusfläche.

Zur Bestimmung der Biegesteifigkeit wurden die Tibien auf einer Materialprüfmaschine einer Drei-Punkt Biegeprüfung unterzogen. Die Belastung erfolgte bis zu einem Biegemoment von 1,5 Nm und lag damit immer im elastischen Bereich der Verformung.

Zur Ermittlung der Zugfestigkeit wurden insgesamt acht stäbchenförmige, aus dem Kallus- und Kortexbereich der Osteotomiezone gewonnene Proben, herangezogen. Um die mechanischen Eigenschaften mit einer höheren Ortsauflösung zu erfassen, wurde eine Drucksteifigkeitsbestimmung an sechs verschiedenen Lokalisationen des Heilungsbereichs vorgenommen.

Zur Differenzierung des bei der Osteotomieheilung gebildeten Gewebes wurde der dorso-ventrale Längsschnitt der Diaphyse einer nicht entkalkenden Knochenhistologie unterzogen. Unter Verwendung eines Netzokulars (Gitterabstand 250 mm) wurde der Osteotomiebereich mäanderförmig abgefahren und die Gewebeart unterhalb jedes Netzpunktes beurteilt. Dabei unterschieden wir zwischen Knochen-, Binde- und chondroidem Gewebe.

Die einzelnen Parameter dieser Untersuchung wurden einzeln auf einen statistisch signifikanten Unterschied zwischen den beiden Untersuchungsgruppen getestet. Als Nullhypothese wurde kein Unterschied zwischen den beiden Gruppen angenommen. Aufgrund der ungleichen Gruppengrößen wurde ein verteilungsfreier Mann-Whitney Test für unverbundene Strichproben durchgeführt. Die Ergebnisse wurden für $p < 0{,}05$ als signifikant und $p < 0{,}005$ als hochsignifikant bezeichnet.

Ergebnisse

Nach komplikationslosem Operationsverlauf tolerierten alle Tiere den Fixateur externe problemlos. Die Tiere mit tenotomierter Achillessehne hielten ihr Bein beim Laufen und im Stehen in Knie und Sprunggelenk gebeugt und bewegten sich auf den drei anderen Extremitäten. Nach vier bis fünf Wochen begannen sie schließlich zunehmend auf der Klaue zu laufen. Am Versuchsende war im Vergleich zur kontralateralen Seite subjektiv nur noch ein geringes Belastungsdefizit festzustellen. Die nicht tenotomierten Tiere belasteten das operierte Bein sofort postoperativ und entwickelten innerhalb der ersten Woche eine gleichmäßige Belastung aller Extremitäten.

Die früh belasteten Tiere hatten im Mittel eine dreimal so große Gesamtkallusfläche im Vergleich zu den tenotomierten Tieren.

Die Biegeprüfung ergab deutliche Unterschiede für die beiden Belastungsfälle. Die Biegefestigkeiten waren für die spätbelastenden Tiere signifikant erhöht.

Die Zugfestigkeiten der Längsproben aus dem Osteotomiegebiet zeigten sowohl im Kallus als auch interkortikal höhere Werte für die spätbelastenden Tiere.

An beiden Lokalisationen waren bei den entlastenden Tieren die Zugfestigkeiten mehr als doppelt so hoch und unterschieden sich auf Höhe des interkortikalen Spaltes signifikant voneinander.

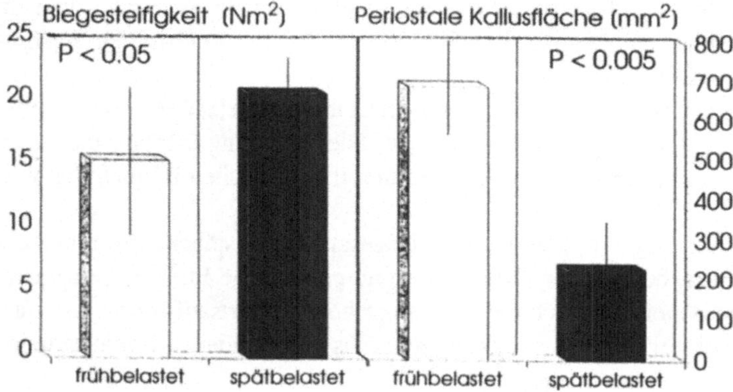

Abb. 1. Trotz geringerer periostaler Kallusfläche zeigen sich die höheren Steifigkeiten bei den spätbelastenden Tieren

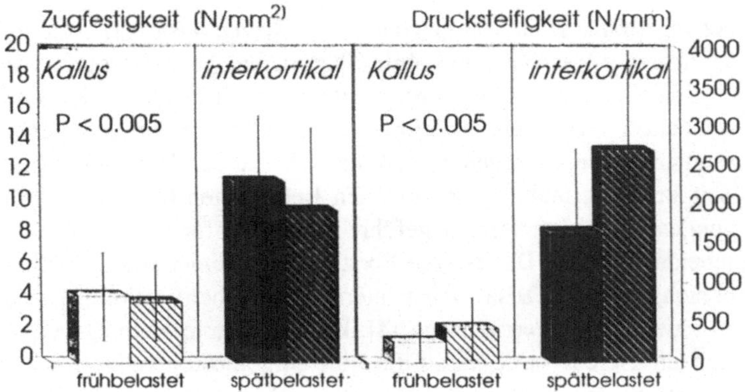

Abb. 2. Erhöhte Zugfestigkeiten und Drucksteifigkeiten für die spätbelasteten Tibien sowohl interkortikal als auch als Kallus

Auch die Drucksteifigkeiten an den verschiedenen Lokalisationen im Kallus und interkortikal waren für die spätbelastenden Tieren im Mittel über 6mal so groß wie bei den früh funktionell belastenden.

Die Osteotomien heilten alle nach dem typischen Muster der sekundären Knochenheilung. Die Überbrückung der Fragmentenden mit Osteonen die sich aus den Fragmentenden rekrutieren als auch mit Geflechtknochen der vom endostalen und periostalen Kallus einspriest ist teilweise schon erreicht. Im Kallus, auf Höhe der Osteotomie, traten in beiden Gruppen noch bindegewebige und chondroide Inseln auf. Die quantitative Gewebsdifferenzierung ergab einen signifikant höheren Knochenanteil im periostalen Kallus für die spätbelastende Gruppe. Auch interkortikal war der Spalt bei den tenotomierten Tieren mit prozentual mehr Knochen aufgefüllt. Entsprechend dem hohen Knochenanteil im Kallus waren die knorpeligen Bestandteile im Kallus bei den entlastenden Tieren hochsignifikant verringert. Auch interkortikal wiesen die frühbelastenden Tiere signifikant mehr Knorpel auf als die spätbelastenden.

Diskussion

In unserer tierexperimentellen Untersuchung führte eine Entlastung in der Frühphase einer frischen Fraktur biomechanisch und histologisch zu einem besseren Heilungsergebnis als eine im Vergleich dazu durchgeführte frühfunktionelle Vollbelastung. Die frühe Belastung der Fraktur führte zwar zu einer enormen Stimulation der Kallusproliferation, die aber nicht ausreichte um das Heilungsgebiet mechanisch zu stabilisieren. Die Qualität des frischgebildeten Gewebes auf Höhe der Fraktur und nicht so sehr die Quantität des periostalen Kallus spielt für das Heilungsergebnis eine ausschlaggebende Rolle. Für die sofort belastenden Tiere wurde eine zufriedenstellende Qualität des Gewebes auf Spalthöhe während des Untersuchungszeitraums in der Regel nicht erreicht. Die in der Frühphase entlastenden Tiere, die zwar keiner absoluten stabilen Spaltsituation aber einer kleineren interfragmentären Bewegung und einer verringerten Anzahl von mechanischen Reizen ausgesetzt waren, bildeten in den untersuchten 9 Wochen eine stabile Überbrückung der Osteotomie aus.

Beide Gruppen, die nicht-tenotomierten frühbelastenden und die tenotomierten spätbelastenden Tiere, wiesen ein sekundäres Knochenheilungsmuster auf. Es ist folglich davon auszugehen, daß die während des Heilungsverlaufs zu verschiedenen Zeitpunkten erlaubten funktionellen Belastungen beide zu interfragmentären Bewegungen im Frakturbereich geführt haben, die für die Art des Heilungsverlaufs entscheidend waren. Die externe Fixation trägt immer eine gewisse Fragmentinstabilität in sich, außer bei zusätzlicher interner Schraubenfixation [3], und führt somit immer zu einer sekundären Heilung [4]. Der verzögerte Heilungsverlauf bei den frühbelastenden Tieren wurde durch die frühzeitige postoperative Belastung der Osteotomie verursacht. Im Frakturbereich kam es so trotz externer Fixation von Beginn der Heilung an zu relativ großen interfragmentären Bewegungen, die eine starke periphere Kallusproliferation induzierten. Letztendlich konnte dadurch die Instabilität soweit reduziert werden, daß eine knöcherne Überbrückung der Fragmente zwar verzögert, aber noch innerhalb der 9-wöchigen Heilungsperiode beginnen konnte. Bei den spätbelastenden Tieren lag dagegen in den ersten drei bis fünf Wochen der Heilung eine weitgehende mechanische Entlastung des Frakturbereichs vor.

Es besteht also ein starker Einfluß der mechanischen Situation am Frakturort auf die Geschwindigkeit der Knochenheilung. Tiere, deren Osteotomie initial entlastet und später (ab 3. bis 5. Woche) allmählich zunehmend belastet wurde, zeigten eine schnellere Heilung. Wir führen dies auf die belastungsbedingt unterschiedliche Instabilität im Osteotomiebereich zurück. Mit zunehmenden interfragmentären Bewegungen kommt es zwar zu vermehrter peripherer Kallusproliferation, dieser Kallus kann aber instabilitätsbedingt erst entsprechend spät überbrückt werden. Es besteht also die Problematik, daß die Induktion einer vermehrten Kallusbildung, sei es durch stärkere Belastung oder flexiblere Fixation, nicht gleichzeitig die Beschleunigung der Heilung mit sich bringt. Das Problem liegt in der richtigen Dosierung der Instabilität zum richtigen Zeitpunkt, um zwar Kallusbildung zu provozieren, aber seine Überbrückung nicht zu verzögern.

Für die heute klinisch am häufigsten eingesetzten unilateralen Fixateur externe Montagen bedeutet dies, daß eine volle Belastung der operierten Extremität in der Frühphase auch dann nicht empfehlenswert wäre, wenn es das Schmerzempfinden des Patienten erlauben würde. Die Ergebnisse haben weiterhin Bedeutung für die Entwicklung von externen Stimulationsgeräten für immobilisierte, z.B. polytraumatisierte Patienten, bei denen eine maschinelle mechanische Stimulation mit großen Amplituden zu frühen Zeitpunkten nicht angezeigt wäre.

Literatur

1. Sarmiento A, Gersten LM, Sobol LM, Shankwiler JA, Vangsness CT (1989) Tibial shaft fractures treated with functional braces. Experience with 780 fractures. J Bone Joint Surg [Br]71B(4):602–609
2. Sarmiento A, Schaeffer JF, Beckerman L, Latte LL, Enis JE (1977) Fracture healing in rat femora as affected by functional weight-bearing. J Bone Joint Surg [Am] 59A(3):369–375
3. Claes L, Burri C, Gerngroß H (1981) Vergleichende Stabilitätsuntersuchungen an symmetrischen und einseitig ventromedialen Fixateur-externe-Osteosynthesen an der Tibia. Unfallchirurgie 7(4):194–197
4. Stürmer KM (1988) Histologie und Biomechanik der Frakturheilung unter den Bedingungen des Fixateur externe. Hefte zur Unfallheilkunde 200:233–243

Histologische Studie zum zeitlichen Heilungsverlauf der subtrochantären Mehrfragmentfraktur des Schaffemur mit Hilfe der polychromen Sequenzmarkierung

F. Baumgaertel[1], M. Buhl[1], B. Rahn[2] und S.M. Perren[2]

[1] Klinik für Unfallchirurgie, Zentrum für Operative Medizin I, Philipps-Universität Marburg, Baldingerstraße, D-35043 Marburg
[2] AO-Forschungsinstitut, Clavadelerstraße, CH-7270 Davos

Einleitung

Wenn eine meta- und diaphysäre Mehrfragmentfraktur anatomisch reponiert und im Sinne einer interfragemtären Kompressionsosteosynthese stabil fixiert wird, kann ein anderer Knochenheilungsverlauf beobachtet werden, als wenn die gleiche Fraktur lediglich zur Herstellung der Achsen und Längen distrahiert und mit einer Platte überbrückt wird. Wenn die überbrückende Platte noch dazu eine punktförmig gelagerte Unterfläche besitzt und die Schrauben nur unicortikal aber winkelstabil verwendet werden, so ist abermals eine veränderte Knochenbruchheilung insbesondere in der plattennahen Cortikalis zu erwarten.

Baumgaertel et al. (1994) konnte experimentell nachweisen, daß die überbrückenden Osteosynthesen einer künstlich erzeugten subtrochantären Mehrfragmentfraktur am Schaffemur im Vergleich mit der interfragmentären Kompressionsosteosynthese zu makroskopisch sichtbar besseren Knochenheilungsergebnissen führt, und daß die vorwiegend indirekt heilenden, mit viel Kallus einhergehenden Brüche biomechanisch den direkt heilenden Frakturen signifikant überlegen sind. Auch konnte gezeigt werden, daß die Rate der aseptischen Knochennekrosen bei den anatomisch reponierten Fragmenten höher ist.

Hefte zu „Der Unfallchirurg“, Heft 249
Zusammengestellt von K. E. Rehm

Material und Methode

Im Anschluß an die Experimente von Baumgaertel wurden die histologischen Unterschiede im 4, 8 und 12 Wochen-Heilungsablauf nach anatomischer Reposition mit Kompressionsosteosynthese und nach überbrückender biologischer Osteosynthese mit indirekter Reposition untersucht. Dabei wurden der zeitliche Ablauf, die quantitative Ausbildung und die Lokalisation der Kallusbildung untersucht.

Mit Hilfe der polychromen Sequenzmarkierung wurde der neu gebildete Knochen intravital in einwöchigen Abständen markiert. So konnte durch Farbkodierung eine Knochenentstehungszeit definiert werden. Verwendet wurden Kalzin grün, Xylol orange und Tretrazyklin.

Zuerst bildete sich demnach hellgrüner Kallus, dann rot gefärbter und zuletzt gelblicher. Grün entspricht der 4.–6. Woche, rot der 7.–9. Woche und gelb der 10.–12. Woche.

Nach Explantation der Femora wurden diese zur weiteren histologischen Bearbeitung in Längs- und Querschnitte gesägt. Dabei lagen die proximalen längs und die medialen Querschnitte exakt in der Frakturzone. Die „region of interest" lagen in dieser lateralen plattennahen Knochenhälfte, die Auswirkungen der Durchblutungsstörungen durch die Operation und das Plattenlager waren hier zu erwarten.

Mit computerunterstützter Bildanalyse wurden in den Radiographien die Menge des alten stark mineralisierten und des neuen wenig mineralisierten Knochens bestimmt. Die Präparate wurden mit einer Videokamera aufgenommen und digitalisiert. Danach wurde die jeweilige Fläche über eine Grauwertabstufung bestimmt und vermessen. Das gleiche Verfahren wurde für die Messung der Fluoreszenz verwertet. Bei der computerunterstützten quantitativen Auswertung wurde unterschieden die Knochenneubildung unter der Platte in den drei Gruppen der Osteosyntheseart: Anatomisch, überbrückend oder überbrückend mit gehobener Platte.

Ergebnisse

Bei der anatomischen Osteosynthese ist in der 4. und 8. Wochengruppe keine Fluoreszenz im Bereich direkt unter der Platte zu sehen. Bei den überbrückenden Osteosynthesen mit konventioneller Platte ist in diesen Zeitabschnitten bereits eine deutliche Fluoreszenz auszumachen. Bei abgehobener Platte durch punktförmige Auflagerung auf den Knochen ist die Fluoreszenz besonders in der 4. Wochengruppe am stärksten ausgeprägt. Auch in der 12. Wochengruppe hat sich insgesamt in der Gruppe mit Verwendung des vaskularitätsschonenden Implantates am meisten Knochen gebildet. In den anderen untersuchten Bereichen sind die Ergebnisse ähnlich. Bei der quantitativen Auswertung aus den Kontaktradiographien kann festgestellt werden, daß nach anatomischer Osteosynthese über den gesamten Zeitraum eine Zunahme des neuen wenig mineralisierten Knochens ergibt. Nach indirekter Reposition mit konventioneller DCP erreicht die Zunahme des mineralisierten Knochens nach 8 Wochen ein Plateau, d.h. die Knochenneubildung steht hier nicht mehr im Vordergrund, sondern die Mineralisation des vorher neu gebildeten Knochens. Nach indirekter Reposition und überbrückender Osteosynthese mit der Experimentalplatte ist dieses Plateau bereits nach 4 Wochen erreicht.

Diskussion

In der Zusammenfassung der Ergebnisse bedeutet dies, daß nach antomischer Reposition und Kompressionsosteosynthese die Durchblutung im Operationsgebiet schlecht ist, wodurch die Knochenneubildung, dargestellt durch die Fluoreszenz, erst spät einsetzt. Der Mineralisationsgrad des Kallus ist nicht sehr hoch. Nach überbrükkender Osteosynthese durch indirekte Reposition ist die Durchblutung deutlich besser, es resultiert daher eine früher einsetzende Knochenneubildung, die die Frakturzone stabilisiert. Gleichzeitig ist der Mineralisationsgrad dieses Kallus höher. Weiter verbessert werden konnten die Ergebnisse durch den Einsatz einer Experimentalplatte mit punktförmig gelagerter Unterfläche, in diesen Fällen war die Durchblutung unter der Platte noch besser, der Mineralisationsgrad noch höher. Vergleicht man die gefundene Bruchfestigkeit der für die Untersuchung verwendeten Knochen, so ist festzustellen, daß eine höhere Bruchfestigkeit mit einer größeren Fluoreszenzmenge korreliert. In der Zusammenfassung kann festgestellt werden, daß die indirekte Reposition und überbrückende („biologische") Osteosynthese aufgrund einer erhaltenen Vaskularität zu einer schnelleren und besseren Knochenheilung führt. Die Fragmente sind besser an die Gefäße angebunden, so daß ein Remodeling der Kortikalis und eine Sequestierung seltener auftritt. Die Fragmente können nach überbrückender Osteosynthese mit Nichtdenudierung als mikrovaskulär gestielte Knochentransplantate verstanden werden. Früheres Auftreten von großen Kallusmengen führt zu schneller Überbrückung der Frakturspalten und macht somit Spongiosaplastiken unnötig.

Literatur

Baumgaertel F, Perren SM, Rahn B (1994) Tierexperimentelle Untersuchungen zur „biologischen" Plattenosteosynthese von Mehrfachfrakturen des Femurs. Unfallchirurg 97:19–27

XIII. Kuratorium ZNS; Fahreignung und Fahrschulung bei Rückenmarks- und Hirnverletzten

Vorsitz: W. Arens, Ludwigshafen; K. Mayer, Tübingen

Medizinisch-psychologische Kriterien der Fahreignung

K. Mayer

BG-Unfallklinik, Schnarrenbergstraße 95, D-72076 Tübingen

Nach den Rechtsvorschriften der StVZO und nach Verordnung der zuständigen Länderministerien kann die Verwaltungsbehörde (Amt für öffentliche Ordnung, Landratsamt) verlangen, daß ein Fahrerlaubnisbewerber oder ein Fahrerlaubnisinhaber ein medizinisch-psychologisches Eignungsgutachten beibringt. Gefordert wird dies immer dann, wenn aufgrund wiederholter oder schwerwiegender Verkehrsdelikte Eignungsbedenken entstehen, aber auch bei Eignungsbedenken wegen körperlicher und/oder geistiger Behinderungen. Gefordert wird im allgemeinen ein Gutachten einer amtlich anerkannten medizinisch-psychologischen Untersuchungsstelle, im allgemeinen eines Medizinisch-Psychologischen Instituts bei einem TÜV (in den neuen Bundesländern DEKRA). Im Zweifels- oder Streitfalle kann ein Obergutachten eingeholt werden bei einem vom zuständigen Länderministerium anerkannten Obergutachter.

Die Beurteilung der Fahreignung ist immer eine interdisziplinär medizinisch-psychologische und gegebenenfalls auch technische Aufgabe. An der Untersuchung und Beurteilung Ärzte und Psychologen mit entsprechenden Kenntnissen und Erfahrungen beteiligt sein, gegebenenfalls auch technische Sachverständige. Bei den MPI an den TÜV sind Ärzte meist nur als freiberufliche Mitarbeiter tätig. Das Sagen haben im allgemeinen die psychologischen Gutachter als Angestellte des TÜV und ausschließlich mit diesen Untersuchungen befaßt. Dies führt häufig zu wirklichkeitsfremden und sachfremden Entscheidungen, insbesondere dann, wenn medizinische Fragestellungen vorwiegen wie etwa Alkohol- und Drogengefährdung, aber auch bei der Beurteilung von Erkrankungen und Verletzungen und deren Folgen.

Nach Hirnverletzungen und Hirnerkrankungen mit dadurch motorischen Behinderungen und psychischen Beeinträchtigungen wird im Zweifelsfalle immer eine medizinisch-psychologische Eignungsuntersuchung gefordert werden. Eine solche Eignungsuntersuchung ist notwendig wegen der möglichen Selbst- und Fremdgefährdung durch den Betroffenen. Eine Eignungsuntersuchung ist erforderlich zur Erfassung der Beeinträchtigung verkehrsrelevanter motorischer und kognitiver Funktionen, zur Erfassung von Anpassungs- und Verhaltensstörungen, aber auch der Kompensations-

Hefte zu „Der Unfallchirurg", Heft 249
Zusammengestellt von K. E. Rehm

möglichkeiten sowie der Schulungsbedürftigkeit und der Schulungsmöglichkeit. Eine solche Eignungsuntersuchung und Fahrschulung sollte unbedingt noch während der Rehabilitation und in einer Institution der Rehabilitation durch die noch während der Rehabilitation und in einer Institution der Rehabilitation durch die hier fachkundigen und rehabilitationserfahrenen Ärzte und Psychologen erfolgen. Für die Beurteilung der Fahreignung Behinderter sind die medizinisch-psychologischen Untersuchungsstellen beim TÜV erfahrungsgemäß nicht geeignet. Den Behinderten sollten die Untersuchungen in einer solchen Institution zusammen mit anderen Verkehrsdelinquenten („Mehrfachtäter", „Alkoholsünder") erspart werden.

Für die Beurteilung der Fahreignung bei Erkrankungen und Verletzungen gelten die Empfehlungen in dem Gutachten „Krankheit und Kraftverkehr" des Gemeinsamen Beirats für Verkehrsmedizin beim Bundesminister für Verkehr und beim Bundesminister für Gesundheit. Die Beurteilungskriterien sind außerdem zu entnehmen den Richtlinien für die Prüfung der körperlichen und geistigen Eignung von Fahrerlaubnisbewerbern und Fahrerlaubnisnehmern (Eignungsrichtlinien) der Medizinisch-Psychologischen Institute bei den TÜV. Diese Empfehlungen sind allerdings recht kursorisch und entsprechen auch trotz Überarbeitung für die letzte, inzwischen 4. Auflage im Jahre 1992 nicht den Erkenntnissen der Neurotraumatologie, Neuropsychologie und den Erfahrungen der neurologischen Rehabilitation.

Die heute üblichen medizinisch-psychologischen Untersuchungsmethoden und die Beurteilungskriterien sind das Ergebnis einer inzwischen über 40jährigen Entwicklung. Ich habe diese Entwicklung seit Anfang der 50iger Jahre sowohl in der Psychologie, in der Arbeits- und Betriebspsychologie, und weiterhin in der Medizin mitgemacht und mitgetragen. Ich bin auch heute noch als vom Verkehrsministerium Baden-Württemberg ankerkannter verkehrsmedizinisch-psychologischer Obergutachter tätig. Am anschaulichsten wäre eine Darstellung der Kriterien der Fahreignung anhand eines historischen Überblicks über die Theorien zur und über die Praxis der Fahrtauglichkeitsbegutachtung. Ich muß hier aber darauf verzichten.

Es ist zunächst zu unterscheiden zwischen *Fahrfertigkeit* und *Fahrverhalten* sowie *Fahreignung* und *Verkehrsverhalten.*

Die *Fahrfertigkeit* kann beispielsweise erheblich beeinträchtigt sein durch Verlust oder Lähmung von Extremitäten. Diese Behinderungen können ausgeglichen werden durch technische Umrüstung des Fahrzeuges und Einüben der dadurch notwendig anderen Bedienung des Fahrzeuges, aber auch Neuerlernen und Üben der Grob- und Feinmotorik und Koordination. Beim Querschnittsgelähmten ist also in erster Linie die Fahrfertigkeit beeinträchtigt. Gefordert ist und geschult werden muß darüberhinaus aber eine andere Verkehrseinstellung und ein anderes Verkehrsverhalten als vor der Verletzung, eine besonders kritische Einstellung, besondere Selbst- und Verhaltenskritik und ein kontrolliertes und gesteuertes Verhalten. So kann die Fahrfertigkeit erheblich beeinträchtigt sein, nicht aber die Fahreignung bei persönlichkeitsbedingten, der Behinderung entsprechendes und angepasstes Fahr- und Verkehrsverhalten. Demgegenüber kann trotz erhaltener oder wiedererlangter Fahrfertigkeit die Fahreignung nicht gegeben sein bei persönlichkeitsbedingt oder hirnorganisch nicht angepaßtem Fahr- und Verkehrsverhalten.

Bei der Beurteilung der Fahreignung, der Schulungsbedürftigkeit und der Schulungsmöglichkeit Behinderter ist zunächst zu beachten:

1. Handelt es sich um eine körperliche (motorische) Behinderung wie Querschnittslähmung oder Amputation von Gliedmaßen, um seelisch-geistige Beeinträchtigung oder um körperliche und seelisch-geistige Beeinträchtigung.
2. Handelt es sich um die Folgen einer Erkrankung oder Verletzung, die nicht fortschreiten, also beispielsweise um eine Halbseitenlähmung, einen Gesichtsfeldausfall oder Aufmerksamkeits- und Konzentrationsstörungen nach Hirnverletzung.
3. Handelt es sich um die Folgen einer wahrscheinlich fortschreitenden Erkrankung wie etwa um eine Lähmung beider Beine bei Multipler Sklerose oder um eine Halbseitenlähmung nach einer Hirnblutung bei einem älteren Menschen mit fortschreitender Gefäßkrankheit.
4. Besteht überhaupt die Möglichkeit der Verbesserung oder Kompensation der Behinderung und Beeinträchtigung.
5. Bietet die Persönlichkeit des Betreffenden ausreichende Voraussetzung für ein trotz und wegen der Behinderung angepaßtes Verkehrs- und Fahrverhalten.
6. Bietet die Persönlichkeit intellektuell, emotional und motivational die Möglichkeit zu einer Schulung.
7. Kann zumindest mit Auflagen wie technische Umrüstung, Umkreis- und Geschwindigkeitsbeschränkung, Fahrfertigkeit und Fahreignung angenommen werden.

Zu beurteilen ist also, ob und in welchem Ausmaß motorische Behinderungen, Beeinträchtigungen der Sinnesfunktionen, Beeinträchtigung kognitiver Leistungsfunktionen, der psychophysischen Leistungsfähigkeit und Belastbarkeit insgesamt sowie des Befindens, Erlebens und Verhaltens vorliegen.

Zu beurteilen ist, ob und in welchem Ausmaß insbesondere verkehrsrelevante Funktionen beeinträchtigt sind und, ob und in welcher Weise Kompensations- und Schulungsmöglichkeiten bestehen.

Notwendig sind hierzu eine allgemein-körperliche und neurologisch-psychiatrische Untersuchung, Untersuchung der Sinnesfunktionen mit gegebenenfalls apparativen Zusatzuntersuchungen und vor allem psychologische Untersuchung mit psychodiagnostischen Testverfahren. Die Ergebnisse solcher Untersuchungen, auch im Verlauf und im Vergleich, liegen im allgemeinen in den Reha-Kliniken vor. Für die auch verkehrspsychologische Beurteilung liegen zahlreiche erprobte und bewährte Standarduntersuchungsverfahren vor. Diese Verfahren erlauben eine ausreichend sichere Aussage über intellektuelle und kognitive Funktionen und vor allem auch die verkehrsrelevanten Funktionen. Sinnvoll kann im Einzelfalle eine ergänzende praktische oder simulierte Fahrprobe sein.

Nur beispielhaft soll angeführt sein:

1. *Zur Prüfung der intellektuellen Befähigung und Denkart.* Dieser wurde in den Anfängen der verkehrspsychologischen Untersuchungen keine wesentliche Bedeutung zugemessen. Einzelne Autoren haben lediglich darauf hingewiesen, daß für ein hinreichend unfallsicheres Fahrverhalten ein gewißes Mindestmaß an intelektueller Befähigung vorhanden sein muß. Wenn man aber unter Intelligenz die sinnvolle und zweckmäßige Anwendung der gegebenen Denkmittel zur Bewältigung praktischer und theoretischer Aufgaben versteht und Intelligenz als eine strukturierte Ganzheit

betrachtet, so läßt ein Vergleich zwischen Unfällern und Nichtunfällern (Unfäller sind Menschen, die unter in etwa gleichen Bedingungen häufiger als andere Unfälle verursachen oder erleiden) unschwer eine bestimmte Intelligenzstruktur erkennen, die ich als „Fahrintelligenz" bezeichnet habe. Grundsätzlich sind erhöht Unfallgefährdete in allen Intelligenzstufen anzutreffen. Wesentlicher als die erfaßte Intelligenzleistung (Intelligenzquotient) sind die Unterschiede der Intelligenzstruktur. Als Kriterien für eine ausreichend gute Fahrintelligenz haben sich eine vorwiegend ganzheitlich-anschauliche Denkart bei genügend sicherer geistiger Auffassung, umstellungsfähiger und dabei geordneter gedanklicher Durchdringung und eine praktisch probierende Arbeitswiese erwiesen. Unter den als erhöht unfallgefährdet zu betrachtenden Personen finden sich gehäuft solche mit eingeschränkter assoziativer Beweglichkeit und verminderter Fähigkeit, Wesentliches vom nebensächlichen Detail zu unterscheiden.

2. *Zur Aufmerksamkeitseinstellung und Konzentration.* Zu prüfen sind die Aufmerksamkeitseinstellung (gerichtet, fluktuierend, ablenkbar und störbar) sowie die konzentrative Belastbarkeit. Maßgeblich ist die Erfassung auch der Umstellbarkeit. Je schwerer umstellbar ein Mensch ist, je länger seine Umstellungszeit ist, desto höher ist unter gegebenen Umständen seine Unfallgefährdung. Auch die relativ kurzen Testverfahren erlauben Hinweise auf die konzentrative Dauerbelastbarkeit und das Ausmaß der Störbarkeit.

3. *Zur Reaktionsschnelligkeit und Reaktionssicherheit.* Hierbei handelt es sich um besonders verkehrsrelevante Leistungsbereiche. Hierzu liegen gute und erprobte Untersuchungsverfahren vor.

Die zur Erfassung der verkehrsrelevanten kognitiven Funktionen notwendigen Untersuchungsverfahren liegen vor und sind erprobt. Hier bedarf es nicht mehr der Entwicklung, Erprobung und Prüfung weiterer Verfahren.

Schwieriger ist aber die Erfassung:

4. Des *emotionalen Erlebens* und der *Persönlichkeit* und der sich daraus ergebenden Einstellungen und Verhaltenstendenzen. Erhöhte Risikobereitschaft, vermehrte affektive Störbarkeit und Verstimmbarkeit und Aggressivität können das Fahrverhalten und das Verkehrsverhalten wesentlich beeinflußen. Hierzu liegen zahlreiche Untersuchungen und Erfahrungen vor. Ich verweise auf die von mir seit langem bevorzugte Erfassung der für ein praktisches und zielstrebiges Handeln wesentlichen Persönlichkeitskomponenten: *Vitalität, Dynamik und Steuerung* sowie ihr Durchdringungs- und Ordnungsverhältnis zueinander. Diese „Strukturtypen des praktischen Handelns" stellen zweifellos eine gewiße Vereinfachung dar. Sie haben sich aber arbeitspsychologisch zur Beurteilung der Eignung für bestimmte Tätigkeiten und verkehrspsychologisch zur Beurteilung der Fahreignung durchaus bewährt (selbst dann, wenn man im Einzelfalle und bei komplizierter Fragestellung auch psychodynamische und tiefenpsychologische Aspekte miteinbeziehen muß).

Vitalität bezeichnet dabei die der Persönlichkeit angeborene, ursprüngliche Lebenskraft, die ihre körperlich-seelische Belastbarkeit sowie ihr Durchsetzungs- und Aushaltevermögen bestimmt.

Unter *Dynamik* sind die gesamten Antriebe und Strebungen eines Menschen zu verstehen. Die Antriebe bedingen die individuelle Intensität und Geschwindigkeit der Psychomotorik. Aus den Strebungen dagegen folgern die Ziele und die Art der persönlichen Lebensverwirklichung.

Mit Hilfe der *Steuerung* ist der Mensch imstande, Vitalkraft und Dynamik sinnvoll und ökonomisch aufeinander abzustimmen. Rationale und willentliche Steuerung regulieren mehr oder weniger die Verhaltens- und Reaktionsweise eines Menschen und beherrschen unter Umständen überschießende Antriebe und nicht realisierbare Strebungen.

Vitalität, Dynamik und Steuerung bestimmen nicht nur das Verhalten, sondern auch Befinden und Erleben des Betreffenden. Auch dies zu erfassen, ist wichtig für die Beurteilung der Fahreignung, der Schulungsbedürftigkeit und Schulungsfähigkeit. Es besteht demnach nicht nur die Notwendigkeit der Schulung verlorener motorischer Fertigkeiten oder kognitiver Funktionen. Dies ist unabdingbar. Wichtig ist das Erlernen von Einstellungen, einer angemessenen Verhaltenskontrolle und -steuerung, das Erlernen von Vermeidungs- und Bewältigungsstrategien.

Für die Fahrschulung Hirnverletzter und im Einzelfall auch Rückenmarkverletzter bietet sich an die Schulung im Fahrstimulator. Es sind Trainingsprogramme zu entwickeln für die motorischen und kognitiven Funktionen, insbesondere der verkehrsrelevanten Teilleistungen. Diese Fahrprogramme im Fahrsimulator haben den Vorteil, daß sie wirklichkeitsnah und praxisorientiert sind. Dies fördert die Motivation zum Lernen und Üben. Die Übung im Fahrsimulator mit wirklichkeitsnahen Verkehrssituationen erleichtert aber auch, dem einen oder anderen Behinderten verständlich zu machen, daß er trotz allen Bemühens eben doch nicht mehr geeignet zum Führen eines Kraftfahrzeuges ist und erhöht gefährdet ist.

Die Erfassung der Fahreignung und die Fahrschulung ist eine wichtige und bislang wenig beachtete und wenig geförderte Aufgabe der Rehabilitation. Das Führen eines Kraftfahrzeuges dient der besseren Alltagsbewältigung und Wiedereingliederung in Beruf und Gemeinschaft. Ich kenne zahlreiche Verletzte, die nach beruflich erfolgreicher Rehabilitation nicht zu vermitteln waren, da sie den ihnen angebotenen Arbeitsplatz mit öffentlichen Verkehrsmitteln nicht erreichen konnten und sie ohne gezielte Fahrschulung nach den üblichen Beurteilungskriterien als nicht geeignet zum Führen von Kraftfahrzeugen bezeichnet werden mußten. Notwendig ist daher zunächst ein Modellversuch für die Entwicklung geeigneter Fahrerprobungs- und Fahrübungsmethoden im Fahrsimulator. Die Entwicklung eines Fahrsimulators, der Fahrerprobungs- und Fahrschulungsprogramme sollte eine Gemeinschaftsarbeit von erfahrenen Reha-Ärzten und Psychologen sowie von Verkehrspsychologen sein.

Fahrschule als Bestandteil der Rehabilitation Querschnittgelähmter

H. Bilow

Abteilung für Orthopädie und Querschnittlähmungen,
Berufsgenossenschaftliche Unfallklinik Tübingen, Schnarrenbergerstraße 95,
D-72076 Tübingen

Camus versteht die Existenz eines Menschen als Produkt seiner erlebten Vergangenheit und der von ihm gedachten Zukunft. Dem frisch querschnittgelähmten Patienten bleibt zunächst sehr einseitig die Vergangenheit, mit der er seinen neuen Zustand, seinen funktionellen Schaden vergleichen kann. Die Gegenüberstellung läßt dabei den Istbefund zweifellos schlimmer erscheinen. Der Patient vermag in seiner Hilflosigkeit die tatsächlich verbliebenen Möglichkeiten nicht abzuschätzen und real einzuordnen. Wir Ärzte mit unserer medizinischen Kenntnis über seinen funktionellen Schaden sind insbesondere aufgefordert, den Patienten nicht nur körperlich zu behandeln, sondern ihm auch neue Zukunftsperspektiven aufzuzeigen. Dies gelingt neben verbaler Aufklärung durch eine praktische Führung aus seiner Hilflosigkeit zu einer weitestgehenden Seblständigkeit. Wie bieten „Hilfe zur Selbsthilfe", um ein Schlagwort aus der Rehabilitation zu gebrauchen. Es kommt also weniger darauf an etwas für den

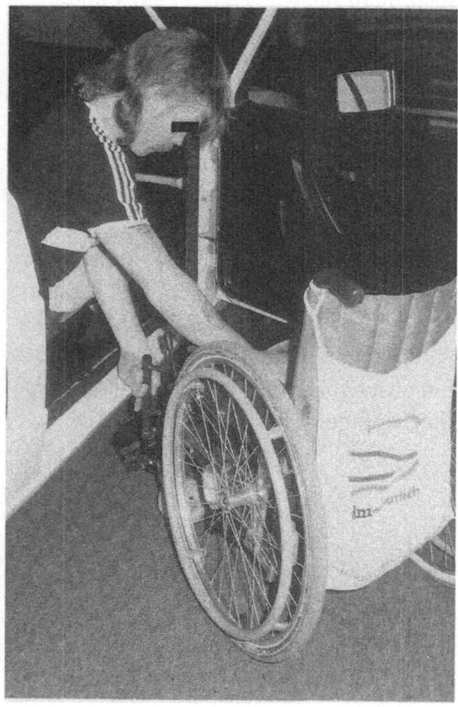

Abb. 1. Zum Training von Ein- und Ausstiegstechniken gehört auch das Einladen des Rollstuhls

Hefte zu „Der Unfallchirurg", Heft 249
Zusammengestellt von K. E. Rehm

Betroffenen zu tun, als vielmehr ihm das Selbsttun zu ermöglichen, ihm nicht nur ein Auto zu finanzieren, sondern ihn auch selbst fahren zu lassen. Die Querschnittlähmung an sich stellt keine Kontraindikation dar.

Gleichgültig ob der querschnittgelähmte Patient künftig einen PKW selbst steuern oder nur mitfahren möchte, er muß die Technik des Überwechselns vom Rollstuhl in das Auto beherrschen. Voraussetzung ist eine ausreichende Stützkraft und -technik. Die Ischiokuralmuskulatur sollte soweit gedehnt sein, daß die Beugefähigkeit der Hüftgelenke auch bei voll gestreckten Beinen ausgenutzt werden kann. Eine gewisse Sitzbalance erleichtert den Transfer vom Rollstuhl in das Auto. Dazu gehört auch das selbständige Aus- und Einladen des Rollstuhls.

Der einfachere Einstieg erfolgt über die Beifahrerseite, die ohne das einengende Lenkrad mehr Raum bietet. Doch auch von der Fahrerseite her muß der Einstieg geübt werden, falls einmal die Beifahrerseite zugeparkt wurde. Die Techniken werden von jüngeren Patienten gewöhnlich rasch erlernt. Ältere oder schwergewichtige Querschnittgelähmt bedürfen vieler Übungsstunden, um den gesamten Bewegungsablauf in Einzelteilen zu trainieren. Zuweilen gelingt das Überwechseln auch mit Rutschbrett nicht und der Rollstuhlfahrer bedarf zusätzlicher technischer Hilfen, wie Lifter oder gar Hebebühne. Ausreichend große Fahrzeuge erlauben, daß der Behinderte mit einem Rollstuhl direkt hinter das Steuerrad oder auf den Platz des Beifahrers rollt.

Parallel zu diesem Training wird bereits der Antrag beim Technischen Überwachungsverein gestellt, einen PKW trotz der Behinderung fahren zu dürfen. Dazu benötigt der TÜV ärztliche Angaben über Art und Ausmaß der Behinderung. Die anfängliche Scheu, Querschnittgelähmte am Straßenverkehr teilnehmen zu lassen, konnte beim TÜV deutlich abgebaut werden. So sind die früher geforderten verkehrsmedizinisch-psychologischen Gutachten nur in ausgesuchten Fällen noch erforderlich. Zusammen mit einer Fahrschule, die auf die Ausbildung von Behinderten

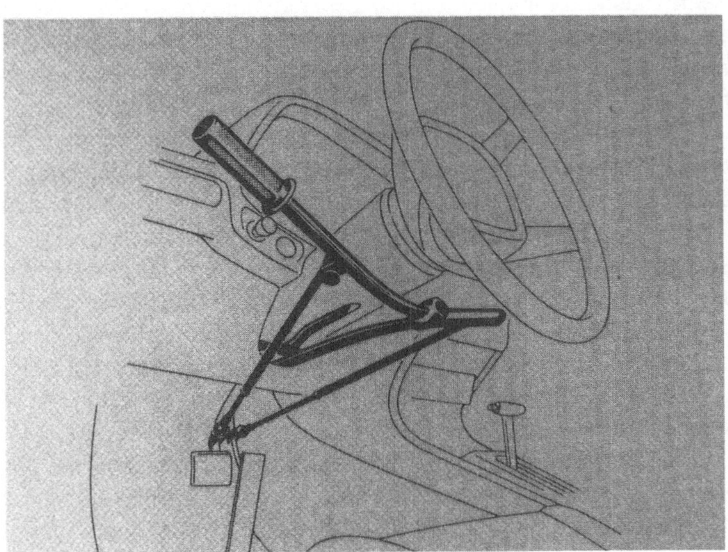

Abb. 2. Handbedienungsgerät mit Drehgriff oder -knopf zum Beschleunigen und Niederdrükken des Gestänges zum Bremsen

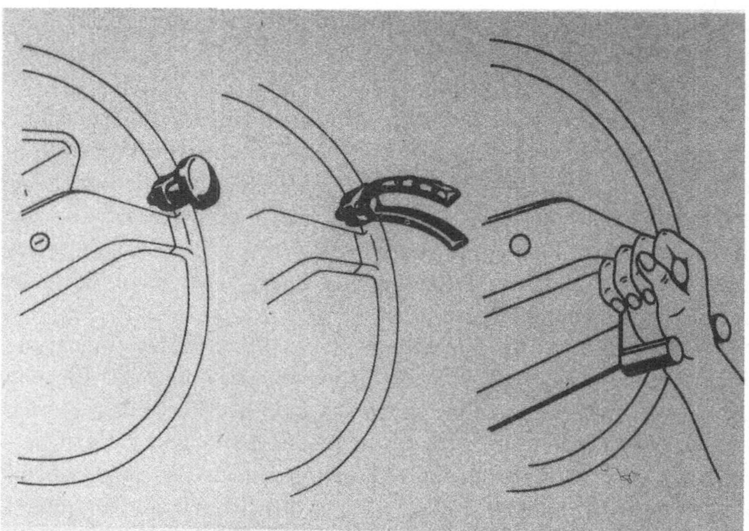

Abb. 3. Verschiedene Lenkhilfen (Drehknopf, Lenkradgabel und Spange), die auch Tetraplegikern das Autofahren ermöglichen

spezialisiert ist, wird die notwendige Umrüstung des PKWs festgelegt. Dies gilt insbesondere für inkomplett Gelähmte, die mit einer Restmotorik unter Umständen die Fußpedale bedienen können. Die Testung kann entfallen bei komplett Gelähmten, da von vornherein von einer reinen Handbedienung der PKWs auszugehen ist. Im wesentlichen werden dafür 2 Systeme angeboten: Beim einen erfolgt das Gasgeben über einen Drehgriff und das Bremsen durch Verschieben des gleichen Hebels nach unten. Beim anderen ermöglicht ein im Lenkrad eingebauter Ring das Gasgeben, während die Bremse über ein Hebelsystem bedient wird. Zusätzliche Lenkhilfen, wie Drehknopf oder Lenkgabel ermöglichen auch Tetraplegikern mit eingeschränkter Handfunktion das Auto zu fahren.

Querschnittgelähmte die vor dem Eintritt ihrer Behinderung bereits einen Führerschein besaßen, können nach nur wenigen Fahrstunden den Umgang mit dem Handgerät beim TÜV nachweisen. Querschnittgelähmte die bisher keine Erlaubnis zum Fahren eines PKWs erworben hatten, müssen wie Nichtbehinderte Theorie und Praxis in einer Fahrschule erwerben. Die praktische Fahrübung erfolgt auf speziell umgerüsteten PKWs. Die Zahl der erforderlichen Fahrstunden ist gegenüber den Nichtbehinderten erhöht, da in der Zeiteinheit der Querschnittgelähmte schon länger zum Ein- und Aussteigen benötigt. Auch müssen verloren gegangene motorische Funktionen durch erlernbare Geschicklichkeit ersetzt werden. Es können jedoch 80–120 Fahrstunden auflaufen.

Die zunehmende Zahl querschnittgelähmter Autofahrer hat die Einrichtung spezieller Serviceleistungen initiiert. Es gibt sowohl einen Autobahn-Service für Behinderte mit Hinweisen auf behindertengerechte Hotels, Gaststätten und Toiletten, wie auch von Autoverleihern, die ihre Dienste anbieten. Dabei werden die notwendigen Zusatzgeräte in die bereits bestehenden vorgefertigten Halterungen eingesetzt. Der ADAC veranstaltete erst kürzlich ein Sicherheitstraining für Behinderte, das die selben Übungen enthielt wie bei Nichtbehinderten. Es erwies sich, daß Behinderte ihr Auto genau so sicher beherrschen können.

Die Fahrschule ist also nicht etwa nur schmückendes Beiwerk in der Rehabilitation von Querschnittgelähmten, sondern unverzichtbarer Bestandteil für die soziale und insbesondere für die berufliche Rehabilitation, zumal weit über 60% der Arbeitsplätze direkt oder indirekt von der Benutzung eines Kraftfahrzeugs abhängen.

Erfahrungen mit dem Car-Fahrsimulator in der neurologischen Rehabilitation

M. Blattgerste

Johanniter Ordenskrankenhaus, Johanniterstraße 7, D-32545 Bad Oeynhausen

Einleitung

Rehabilitation hat als Ziel die Wiedereingliederung in das soziale Umfeld. Für sehr viele Menschen gehört heute das Autofahren im beruflichen oder privaten Bereich dazu. Gerade bei hirngeschädigten Patienten droht als Folge der Erkrankung oft ein Verlust von Selbständigkeit. Das Nicht-Autofahrenkönnen bedeutet dann eine zusätzliche soziale Isolierung (Legh-Smith et al. 1986; Katz et al. 1990).

Andererseits spielt bei Autounfällen menschliches Versagen eine überwiegende Rolle gegenüber technischen Mängeln (Ehrhardt 1962), es sollen sogar 90–95% der Autounfälle auf menschliche Fehler zurückzuführen sein (Katz et al. 1990). Deshalb muß es eine vorwiegende Aufgabe sein, die Frage der Verkehrstauglichkeit bereits in Kliniken zu klären (Ehrhardt 1962; Hartje 1991).

Bekannt ist, daß die Selbstbeurteilung gerade von hirngeschädigten Patienten sehr unzulänglich sein kann (Hartje 1991). Es findet sich auch kein spezielles Muster von Funktionsdefiziten, das die Fahrtauglichkeit sicher ausschließt (van Zomeren 1988). Einen Test mit vollkommenem Differenzierungsvermögen zwischen geeigneten und ungeeigneten Fahrern gibt es nicht (Kroj 1990). Die Beurteilung der Fahrtauglichkeit stützt sich bisher im medizinischen Bereich vorwiegend auf neuropsychologische Testverfahren. In mehreren Untersuchungen wurde aber bereits nachgewiesen, daß dies im Einzelfall nicht ausreicht (Hartje 1991; van Zomeren 1987). Auch von juristischer Seite wird eine umfassende Würdigung der Gesamtpersönlichkeit des Kraftfahrers gefordert (Undeutsch 1990). Bei der Begutachtung wird dann oft die Fahrprobe eingesetzt, die z.Zt. wohl die relativ zuverlässigste Aussage zuläßt. Dabei wird aber auch kritisiert, daß die Beurteilung des Prüfers sehr subjektiv bleibt (Hartje 1991).

In dieser Situation suchten wir in unserer Rehabilitationsklinik Möglichkeiten, die Patienten besser im Hinblick auf ihre Fahrtauglichkeit zu beraten, andererseits sie aber auch gezielt in diesem Bereich zu trainieren. Dabei war zu berücksichtigen, daß

Hefte zu „Der Unfallchirurg", Heft 249
Zusammengestellt von K. E. Rehm

„das Fahren eine komplexe Interaktion ist von kognitiven und Wahrnehmungs-Fähigkeiten (speziell im Zusammenhang mit visuellen Reizen), motorischen Fähigkeiten und Umgebunsfaktoren“ (Katz 1990). Im deutsch-sprachigen Raum gibt es in dieser Hinsicht Erfahrungen mit einem Übungs-PKW in einer Rehabilitationsklinik in Soltau (H. Hökendorf 1990).

Stationärer Übungs-PKW

Mit diesem Übungs-PKW in Soltau soll die bisherige Diagnostik und das Training der Fahrtauglichkeit in der Rehabilitationsklinik gegenüber der rein neuropsychologischen Betreuung erweitert und damit verbessert werden. Damit stellt er aus unserer Sicht eine Vorstufe zu einem Simulator dar und gibt Anstoß für Weiterentwicklungen. Der Übungs-PKW ist ein serienmäßiger PKW in Automatikausführung, für halbseitig Gelähmte kann der PKW auf Links- oder Rechtsbedienung umgerüstet werden. Vor dem PKW befindet sich eine Ampel und eine Projektionswand für Dias, die vom Kopf des Patienten im PKW ca. 2,40 m entfernt ist und einen horizontalen Blickwinkel von ca. 90° umfaßt. Die Darbietung der Signale und die Messung der Reaktionszeiten erfolgt EDV-gesteuert.

Am Übungs-PKW wurden Reaktionstests mit einfachen und mit Wahlreaktionsaufgaben entwickelt und normiert. Als Reize werden Dias mit Fahrtrichtungspfeilern, Verkehrssituationen, akustischen Signalen und Ampelsignalen verwendet. Auf diese Reize muß der Patient mit vorgegebenen Lenk-, Gas- und Bremsbewegungen reagieren. Parallel werden verschiedene neuropsychologische Tests und eine praktische Fahrprobe eingesetzt. Die Fahrprobe wird nach Gesamteindruck (Note 1–6) und auch nach Bewertungskategorien eingestuft.

Bei der Auswertung der ersten Ergebnisse wurde erneut belegt, daß die Ergebnisse der neuropsychologischen Testverfahren nur unzureichend mit der praktischen Fahrprobe korrelieren. Andererseits korrelierten einige Untertests der Übungs-PKW gut mit der praktischen Fahrprobe, jedoch auch nicht für alle Patienten. Außerdem wurden nach einer Trainingsphase am Übungs-PKW im Rahmen der Gesamtrehabilitation signifikante Verbesserungen der Testleistungen am PKW und in der Fahrprobe nachgewiesen, wobei eine Kontrollgruppe noch nicht mitgeführt wurde.

Methodik des CAR-Fahrsimulators

Um uns der Realität noch weiter anzunähern, suchten wir einen Fahrsimulator, insbesondere um einen Verkehrsablauf darzustellen. Neben einem anderen Modell mit fest vorgegebener Bildplatte bot sich der CAR-Fahrsimulator an, der aber auch bisher nicht in der Rehabilitation eingesetzt wurde.

Der Fahrsimulator besteht aus einem Gehäuse, in das das Cockpit eines handelsüblichen PKW mit dem Fahrersitz integriert ist. Armaturen, Lenksäule und ander Bedienelemente entsprechen dem Original. Es wird ein Automatikgetriebe simuliert. An der Stelle der Windschutzscheibe ist jedoch ein Bildschirm eingebaut, auf dem das simulierte Verkehrsgeschehen dargestellt wird.

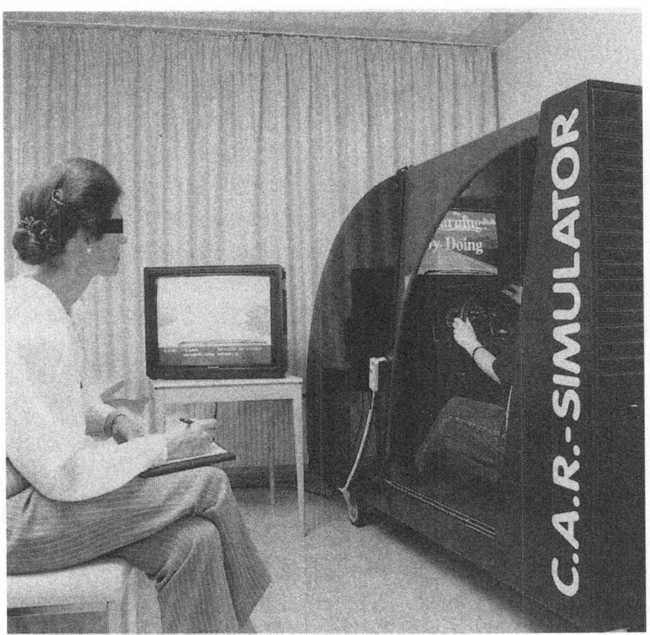

Abb. 1

Zusätzlich zur Normalausstattung verfügt unser Simulator über eine behindertengerechte Ausstattung: das Lenkrad besitzt einen Knauf, das Gaspedal kann nach links umgebaut werden, und eine Bedienung mit Handgas/-bremse ist möglich.

Ergänzt wird die Simulation durch einen Synchronbildschirm zur Außenbeobachtung, einen Computer Drucker, auf dem ein Protokoll der Fahrt festgehalten werden kann. Es sind verschiedene Programme installiert mit verschiedenen Wettersituationen und mit einem Reaktionsmeßprogramm. Auf dem Bildschirm wird eine künstliche Landschaft mit anderen bewegten Verkehrsteilnehmern dargestellt, in der der Patient sich mit Hilfe der Bedienelemente des Autos bewegen kann.

Mit Hilfe eines speziellen Programmes ist die Messung von Reaktionszeiten möglich. Für die Erstellung von Normalwerten (für verschiedene Altersstufen) untersuchten wir zunächst 267 Normalpersonen. Wichtig war jedoch auch die Erfahrung, daß der Simulator nach anfänglicher Skepsis von allen Altersstufen angenommen wurde.

Mit den gelieferten Programmen werden überwiegende Fehler, wie z.B. Unfälle gewertet. Dabei stellten wir in den ersten anderthalb Jahren fest, daß die genaue Verhaltensbeobachtung des Fahrens die wichtigsten Aufschlüsse ergibt. Wir beurteilen das Fahrverhalten deshalb anhand folgender Kriterien in freier Form: Genese von Unfällen, technische Fahrzeugbeherrschung, Geschwindigkeitsverhalten, Spurverhalten, Risikobereitschaft, Sichern, Entschlußfreudigkeit, Flexibilität, Regelgerechtigkeit, Reaktion, Informationsverarbeitung, Ermüdbarkeit, Verhalten im Konflikt, in der Interaktion und Fähigkeit zur Korrektur von Fehlverhalten.

Parallel zu den Untersuchungen mit dem Fahrsimulator wird bei den Patienten weitherhin die neuropsychologische Testung durchgeführt. In der Anfangsphase haben sehr schlechte Ergebnisse der Testung zu einem Ausschluß von der Testung am Fahrsimulator geführt. Nach den ersten Erfahrungen haben wir dies gelockert und planen auch die häufigere Einbeziehung einer praktischen Fahrprobe.

Nach den ersten Erfahrungen wird jetzt der Fahrsimulator zunehmend als Trainingsgerät eingesetzt. Dabei ergeben sich sehr komplexe Einsatzmöglichkeiten in den Bereichen sensomotorisches Training, Koordination, visuelle Exploration und Wahrnehmung, Aktiviertheit, selektive und geteilte Aufmerksamkeit, Daueraufmerksamkeit, vorausschauendes Verhalten, Selbsteinschätzung und Kritikfähigkeit.

Diskussion der ersten Erfahrungen

Unsere Erfahrungen basieren inzwischen auf 1183 Sitzungen bei 387 Patienten. In diesen Zahlen drückt sich aus, daß wir anfangs nur wenige oder einzelne Sitzungen mit einem Patienten durchgeführt haben nach Durchführung der neuropsychologischen Testung. Inzwischen setzen wir den Fahrsimulator parallel ein und verstärken auch das Training im Rahmen der Gesamtrehabilitation. Der CAR-Fahrsimulator wird von den Patienten fast immer trotz anfänglicher Skepsis gut akzeptiert. Die Begleitung durch eine Therapeutin ist notwendig, um den Umgang des Patienten mit dem Gerät zu leiten, den Patienten zu beobachten und das Verhalten optimal zu werten. Die Messung von exakten Reaktionszeiten ist für den Patienten ein sehr anschauliches Ergebnis, wichtiger ist jedoch die Beobachtung des komplexen Fahrverhaltens. Unser Ziel ist deshalb auch, die Prinzipien einer Fahrverhaltensanalyse (H.D. Sömen 1990) für die Beobachtung am Simulator auszubauen.

Im Vergleich mit der bisherigen neuropsychologischen Testung und dem entsprechenden Training ist der Fahrsimulator realitätsnäher in Bezug auf die sensomotorische Handhabung des Fahrzeuges und die gleichzeitige Verarbeitung der Rückmeldungen aus dem situativen Umfeld. Deshalb findet sich auch eine vergleichsweise höhere Akzeptanz und Motivation seitens des Patienten. Neben diesen subjektiven Maßstäben ist ja auch mehrfach belegt, daß die Ergebnisse neuropsychologischer Testverfahren nur bedingt auf die Fahrtauglichkeit übertragbar sind.

Auch gegenüber der praktischen Fahrprobe kristallisieren sich deutliche Vorteile der Simulation heraus: die Simulation ist gefahrlos und kann daher auch an die Grenzen der Belastbarkeit gehen bzw auch bei Patienten eingesetzt werden, denen ihre Defizite demonstriert werden sollen. Das Verfahren ist standardisierbar und reproduzierbar, damit bietet es – besser als die zufälligen Situationen der Fahrprobe – die Chance, ein Testverfahren zu entwickeln. Es können gezielt – je nach Behinderung – Schwierigkeiten und Situationen dargestellt bzw beliebig oft wiederholt werden. Auch ist z.B. provokatives Verhalten von anderen Verkehrsteilnehmern darstellbar, was besonders im Rahmen von Persönlichkeitsauffälligkeiten wertvoll sein kann. Eine Aufzeichnung der Fahrt zur anschließenden Besprechung (auch aus der Sicht anderer Verkehrsteilnehmer) ist eine wichtige Ergänzung des Trainings. Die letzten Punkte sind mit dem CAR-Fahrsimulator noch nicht möglich, haben sich jedoch aus den bisherigen Erfahrungen abgeleitet.

Zusammenfassend läßt sich festhalten, daß der CAR-Fahrsimulator ein wichtiges Test- und Trainingsinstrument in unserer Rehabilitation nach neurologischen Erkrankungen geworden ist, daß jedoch noch wichtige Weiterentwicklungen der Simulatoren zu erwarten sind.

Literatur beim Verfasser

Technische Lösung für einen zukünftigen Fahrsimulator in der Rehabilitation

H. Keil

DST Deutsche System-Technik GmbH, Hans-Bredow-Straße 20, D-28307 Bremen

Gegenstand der Simulation

In der nachfolgenden Beschreibung ist die technische Lösung für einen zukünftigen Fahrsimulator in der Rehabilitation dargestellt. Die Anforderungen gemäß der Ausschreibung der Zentralstelle für Unfallverhütung und Arbeitsmedizin (ZeFU) vom 12.11.1993 wurden dabei berücksichtigt.

Simulatorkonzept

Der grundsätzliche Aufbau des Rehabilitations-Fahrsimulators (im weiteren Reha-Trainer genannt) ist wie folgt vorgesehen:

- Kompakter Simulatoraufbau, teilbar in zwei Teile zur leichteren Verlegung innerhalb der Klinik
- Fahrzeugcockpit mit Original-PKW-Bedienelementen, Sitz und Sicherheitsgurt
- umrüstbar von Handschaltung auf Automatik, behindertengerechte Ausführung
- Platz für Testleiter mit eigenem Bedien-Display im Simulator integriert
- CGI-Sichtsystem (Computer Generated Image) mit 120° horizontaler Sichtdarstellung
- Rückwärtige Sichtdarstellung (Innen- und Außenspiegel)
- Integration von Meßwertaufnehmern zur Puls-, Hauttemperatur- und Schweißsekretionsermittlung

Hefte zu „Der Unfallchirurg", Heft 249
Zusammengestellt von K. E. Rehm

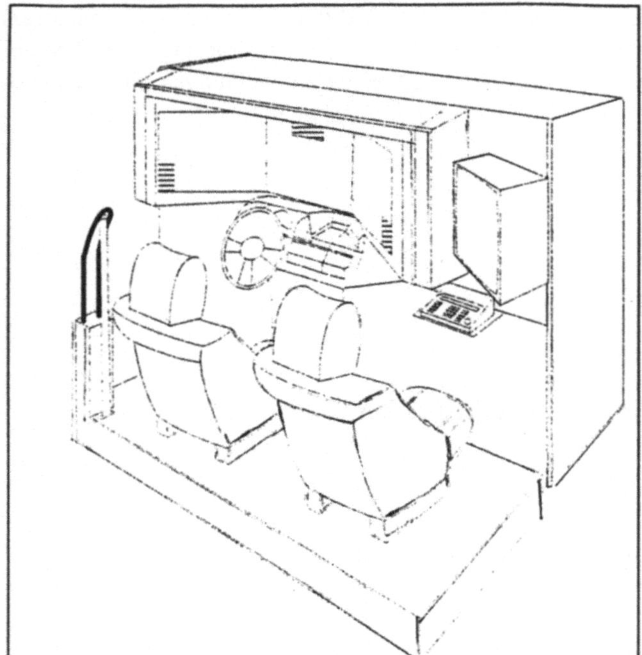

Abb. 1. Grundsätzlicher Aufbau des Fahrsimulators

Im Reha-Trainer finden wesentliche Standard-Komponenten des handelsüblichen DST Fahrschultrainers Verwendung. Es handelt sich dabei um Module wie die vollständige Lenkradmechanik, Pedalerie, Armaturen sowie deren elektronische Adaption.

Abbildung 1 zeigt den grundsätzlichen Aufbau des beschriebenen Reha-Trainers.

Der Reha-Trainer ist mit den im nachfolgenden aufgeführten Software-Funktionalitäten ausgestattet:

- Fahrzeugsimulation für das eigene Fahrzeug (Simulator)
- Fremdobjekt-Simulation für andere, sich im Straßenszenario bewegende, Fahrzeuge etc.
- Geräuschsimulation für das eigene Fahrzeug, wie Außengeräusche (Martinshorn usw.)
- Einführungsprogramm für die PKW-Bedienung und die Fahrzeugführung im Straßenverkehr
- Trainingsprogramm mit der Möglichkeit, Übungen in der integrierten Übungsbibliothek abzulegen
- Testprogramm mit automatisierter Auswertung und Ergebnis-Archivierung
- Menuegesteuerte Bedienoberfläche zur einfachen Bedienung des Simulators

Die eingesetzten Software-Module werden, soweit möglich, bereits im Hause DST entwickelten Simulatoren entnommen (z.B. Bedienereinführung, Fahrzeug-Simulation, Dynamikmodell, Geräuschsimulation, etc.).

Simulator-Komponenten

Der Reha-Trainer setzt sich aus folgenden vier Hauptkomponenten zusammen:

- Simulatorträger/Fahrzeugkabine
- Sichtsystem mit Sichtdarstellung
- Simulationsrechner
- Simulationssoftware

Diese Hauptkomponenten einschließlich Ihrer Unterbaugruppen werden im folgenden beschrieben.

Simulatorträger/Fahrzeugkabine

Der Simulatorträger nimmt alle Komponenten des Reha-Trainers auf. Er ist zweiteilig ausgeführt: zum einen die Trägerplatte für die beiden Fahrzeugsitze mit integrierter Handbremse, Schaltung und Sicherheitsgurt, zum anderen das Simulatorgehäuse, bzw. Fahrzeugkabine.

Im Simulatorgehäuse/Fahrzeugkabine sind das Cockpit (Fahrerarmaturen), der Testleiterplatz mit Bediener-Monitor, das CGI-Sichtsystem einschließlich Sichtmonitore, die Lautsprecher der Geräuschsimulation, sowie der Simulationsrechner mit der gesamten Interface-Elektronik sowie dem Drucker untergebracht. Weiterhin beinhaltet es die medizinischen Datenerfassungsgeräte.

Der Simulatorträger ist eine Metall-Holz-Verbundkonstruktion. Der Fußraum ist mit strapazierfähigem Teppichboden ausgekleidet.

Im demontierten Zustand sind die beiden Hauptmodule des Simulators max. 100 cm breit, so daß ein Transport durch normale Klinikraumtüren (min. 100 cm lichte Weite) sichergestellt ist.

Cockpit. Das Cockpit für den Fahrzeugführer ist mit Original-PKW-Bedien- und -Anzeigeelementen ausgestattet.

- *Armaturenbrett.* Das Armaturenbrett beinhaltet eine Original PKW-Instrumententafel mit einem funktionsfähigen Tachometer inklusive Kilometerzähler, Drehzahlmesser, Tankfüllstandsanzeige und Kühlwassertemperaturanzeige. Tankfüllstandsanzeige und Kühlwassertemperaturanzeige sind während der Fahrt auf einen mittleren Wert eingestellt, bei ausgeschalteter Zündung befinden sie sich in Nullstellung.
  Tachometer und Drehzahlmesser werden betriebsgerecht durch den Simulationsrechner angesteuert. Die Anzeige-Elemente sind alle entsprechend dem Original beleuchtet. Belüftungsbedienhebel, wie An-Aus und Warm-Kalt, sind als Originalteil bzw. dem Original nachgebildet in das Armaturenbrett integriert.
- *Lenkrad.* Das Lenkrad, inklusive der in die Lenksäule integrierten Bedienelemente (Blinkerhebel, Licht, Hupe) sind Original PKW-Teile. Die während der Fahrt auftretenden Lenkkräfte (selbsttätig rückdrehendes Lenkrad nach Kurvenfahrt) werden durch einen an der Lenksäule angeschlossenen Motor geschwindigkeitsab-

hängig nachgebildet. Das Lenkrad wird mit einem demontierbaren Lenkradknauf für Einhandbedienung ausgerüstet.

- *Pedalerie.* Die Pedalerie ist universell ausgeführt, und läßt sich, behindertengerecht durch den Anwender auf folgende Varianten umstellen:
  Kupplung links, Bremse Mitte, Gas rechts
  Bremse links, Gas rechts (Automatik)
  Gas links, Bremse rechts (Automatik)
  Bei den Automatik-Anordnungen werden die vorhandenen Brems- und Kupplungspedale mittels einer festen Pedalverbindung zu einem Pedal vereinigt. Das jeweils unbenutzte Gaspedal (links oder rechts) wird durch eine steckbare Haube verdeckt. Alternative Pedal-Anordnungen sind auf Wunsch kostenneutral realisierbar.
- *Schaltung/Handbremse.* Die Schaltung ist als Fünfgang-H-Schaltung, entsprechend einem Original-PKW ausgeführt. Die Handbremse ist eine voll funktionsfähige Originalhandbremse.
  Die Schaltung läßt sich, mittels einer leicht aufsteckbaren Überbau-Kulisse, durch den Anwender in einen *Automatik-Wählhebel* umrüsten. Hierdurch werden die Stellungen <Neutral>, <Vorwärts> und <Rückwärts> wählbar.
- *Sitz/Sicherheitsgurt.* Der Fahrersitz, wie auch der Sitz des Testleiters sind Original-Fahrzeugsitze, die verschiebbar auf Schienen montiert sind. Der Fahrersitz ist mit einer, vom Simulationsrechner gesteuerten, Vibrationsvorrichtung versehen, um so dem Probanden das Überfahren z.B. von Bordsteinen oder Ähnlichem zu signalisieren.
  Der Fahrersitz ist mit einem Sicherheitsgurt ausgerüstet, dessen Funktion durch den Simulationsrechner erfaßt wird.
- *Behinderten-Ausstattung.* Die Behinderten-Ausstattung entspricht einer typischen Ausstattung eines Fahrzeuges für die Behinderten-Fahrausbildung/-schulung. Gas und Bremse können hierbei mit der Hand bedient werden (Gasring und Bremshebel oder kombinierter Gas-/Bremshebel). Das Lenkrad wird mit einem abnehmbaren Lenkradknauf zur Einhandbedienung ausgerüstet. Es werden dabei weitestgehend Standard-Umrüstsätze verwendet. Die Bedienelemente sind leicht umrüstbar ausgeführt.

Testleiterplatz. Der Testleiter sitzt wie ein Beifahrer im Simulator. Hierdurch ist sichergestellt, daß er alle Reaktionen des Probanden unmittelbar beobachten kann, und gleichzeitig Einblick in die Sichtdarstellung des Simulators hat.

Zur Simulatorbedienung ist der Testleiterplatz mit einem 15" Monitor einschließlich Tastatur ausgerüstet. Mittels dieser Tastatur und dem Monitor werden der Simulator gesteuert, die verschiedenen Software-Funktionalitäten ausgewählt sowie die Auswertung initiert, dargestellt und Druckaufträge gestartet.

Der verwendete Testleitersitz ist wie der Fahrersitz ein Original-PKW-Sitz. Er ist verschiebbar montiert.

Sichtdarstellung

Die im Reha-Trainer zum Einsatz kommende Sichtdarstellung entspricht vollständig dem neuesten Stand der Technik und basiert auf Echtzeit-Grafiksystemen der Firma Silicon Graphics. Durch die hochauflösende 120° horizontale Bildpräsentation mit integrierten Rückspiegeln, und in Verbindung mit der texturierten „Echtbild"-Darstellung, ergibt sich eine wirklichkeitsgetreue Nachbildung der Sichtverhältnisse im realen Straßenverkehr insbesondere innerhalb komplexer Innenstadt-Szenarien.

Sichtsystem. Das CGI-Sichtsystem berechnet den horizontalen 120° Bildausschnitt mit Texturierung und Kantenglättung (Anti-Aliasing) in Echtzeit, hierdurch ist immer eine „flüssige" Bilddarstellung gewährleistet. Zur „flimmerfreien" Darstellung ist eine Bildwiederholrate von mindestens 60 Bildern pro Sekunde vorgesehen. Das Sichtsystem ist zur Ansteuerung der Monitore mit drei Video-Ausgängen versehen (3 x 40° horizontal). Ausgehend von einer internen mehrfach höheren Subpixelanzahl beträgt die Auflösung eines jeden Ausganges 960 x 680 Bildpunkte. Es ergibt sich damit eine Gesamtvideoauflösung von 2880 x 680 Bildpunkten.

Durch das systemintegrierte Kantenglättungsverfahren, sowie die verwendete photo-realistische Texturierung wird eine vollständig realistische Darstellung der Verkehrslandschaft erreicht.

Das Sichtsystem ermöglicht die Darstellung von tageszeitabhängigen Sonnenständen, Nebel verschiedener Stärken sowie Abend- und Nachtfahrten. Ebenfalls wird eine Sichtbehinderung durch Regen realisiert.

Die für den Reha-Fahrtrainer vorgesehene Verkehrslandschaft ist eine Weiterentwicklung einer bei DST vorhandenen Datenbasis. Sie umfaßt auf einer Fläche von ca 20 x 30 km die unterschiedlichsten Straßenarten. So sind Fahrten auf Autobahnen, Landstraßen sowie typische Stadtszenen enthalten. Durch die umfangreiche Straßenvielfalt mit Parkbuchten, begleitenden Fahrradwegen, Baustellen und verkehrsberuhigten Bereichen sind alle Arten des täglichen Straßenverkehrs wie z.B. Einparken, vorwärts als auch rückwärts mittels Rückspiegel, möglich.

Bestandteil der Datenbasis sind weiterhin Verkehrszeichen und Wechsellichtzeichen-Anlagen.

Frontal-Sichtpräsentation. Die Sichtdarstellung nach vorn ist durch 3 hochauflösende Farbmonitore realisiert. Die drei ca. 21" großen Monitore sind so angeordnet, daß sich ein Sichtwinkel von ca. 120° Grad ergibt. Ihr Abstand zum Armaturenbrett ist so bemessen, daß ein problemloser Sichtwinkel zwischen Frontsicht (Monitore) und Armaturenbrett möglich ist.

Optional ist die Darstellung über eine Auflichtprojektion auf eine gekrümmte 180° Projektionsfläche möglich.

Rückspiegelsichten. Der *Innenspiegel* befindet sich entsprechend der Anordnung in einem Original-PKW mitte-rechts oben im Blickfeld des Fahrers. Er ist in die Sichtdarstellung der Frontsicht integriert, und zur besseren Abhebung vom restlichen Bild mit einem auf dem Bildschirm aufgebrachten Rahmen versehen (siehe auch Abb. 1).

Bei Wahl der 180° Projektion für die Frontsicht wird der Innenspiegel durch einen kleinen, gesondert montierten Farbmonitor realisiert.

Die *Seitenspiegel* befinden sich rechts und links außen im dargestellten Sichtbereich des Fahrers. Beide Seitenspiegel sind in die Sichtdarstellung der Frontsicht integriert, und zur besseren Abhebung vom restlichen Bild mit einem auf dem Bildschirm aufgeklebten Rahmen versehen. Die Außenspiegel können je nach Wunsch senkrecht, wie in Abb. 1 gezeigt, oder auch waagerecht positioniert werden.

Bei Wahl der 180° Projektion für die Frontsicht, werden die Seitenspiegel durch kleine, gesondert montierte Farbmonitore realisiert.

Simulationsrechner

Der Simulationsrechner führt die Berechnungen aller Simulationsprozesse im Reha-Fahrsimulator durch. Er besteht aus zwei getrennten Modulen:

- *Eigenfahrzeug-Rechner.* Der Eigenfahrzeug-Rechner besteht aus der Interface-Elektronik zur Ansteuerung und Auswertung der Bedien- und Anzeige-Elemente im Cockpit, sowie dem Eigendynamik-Rechner neuester Generation mit integrierten Schnittstellen zum Szenario- und Fremdfahrzeug-Rechner.
  Der Eigenfahrzeug-Rechner übernimmt zusätzlich die Aufgabe die medizinischen Meßgeräte zu initialisieren und während des Betriebes diese abzufragen bzw. auszuwerten.
- *Szenario- und Fremdfahrzeug-Rechner.* Der Szenario- und Fremdfahrzeug-Rechner ist integraler Bestandteil der für die Sichtdarstellung eingesetzten Hochleistungs-Workstation. In einem Prozessor dieser Multiprozessor-Maschine wird das Verkehrsszenario, sowie die Fremdfahrzeugsteuerung online berechnet.
  Über einen Datenlink ist er mit dem Eigenfahrzeug-Rechner verbunden, so daß hier alle während der Simulation notwendigen Daten in Echtzeit ausgetauscht werden können. Über das angekoppelte Bedienerterminal des Testleiters wird der Simulator gesteuert; über den angeschlossenen Laserdrucker sind Testprotokolle etc. ausdruckbar.

Simulationssoftware

Fahrzeugsimulation. Die Fahrzeugsimulation ist geteilt in die Simulation des Eigenfahrzeugs und in die Simulation der Fremdfahrzeuge im Verkehrsszenario. Das Eigenfahrzueg kann sich hierbei völlig frei in der vorgegebenen Datenbasis bewegen. Die Fremdfahrzeuge bewegen sich auf 5 vorgegebenen komplexen Kursen, wobei sich auch mehrere Fahrzeuge auf einem Kurs bewegen können.

Die *Eigenfahrzeugsimulation* realisiert die vorbildgerechte Ansteuerung der Fahrzeug-Bedien- und Anzeige-Elemente im Fahrer-Cockpit. Erfaßt bzw. angesteuert werden:

- Lenkrad
- Gaspedal
- Fußbremse, Handbremse
- Kupplung, Schaltung (Schaltgetriebe bzw. Automatik-Wahlhebel)
- Blinker, Blinkerhebel
- Tachometer, Drehzahlmesser, Signalhupen
- Zündschloß, Beleuchtungsschalter, Hupe
- Sicherheitsgurt, Lüftungshebel, etc.
- alle eingebauten Behinderten-Hilfsreinrichtungen.

Neben den umfangreichen Programm-Anteilen für die verschiedenen Input/Output-Kanäle, ist ein wesentlicher Anteil dieses SW-Paketes die sogenannte Fahrzeugdynamik. DST setzt in diesem Fahrsimulator ein bereits in anderen PKW-Simulatoren erprobtes und bewährtes Dynamikmodell ein. In die Berechnung gehen unter anderem folgende Parameter ein:

- Fahrzeugmasse (Gewicht)
- Motorleistung
- Rollverlust
- CW-Wert
- Getriebeübersetzung
- Raddurchmesser
- Bremskräfte Fußbremse
- Bremskräfte Handbremse
- Steigung, etc.

Das Fahrzeugmodell ist auf ein durchschnittliches Fahrzeug der 75 PS-Klasse abgestimmt.

Mit den Ergebnissen der Fahrdynamik-Berechnung werden Sicht- und Geräuschsimulation angesteuert. Die Eigenfahrzeugsimulation ermöglicht die freie Fahrt in der Datenbasis, selbstverständlich mit den auch hier existierenden Einschränkungen, wie z.B. die Undurchdringbarkeit von Häusern oder anderen festen Objekten.

Fremdfahrzeuge bewegen sich grundsätzlich auf max. 5 vorgegebenen komplexen Kursen, wobei sich auch mehrere Fahrzeuge auf einem Kurs bewegen können. Die Kurse werden in Abstimmung mit dem Betreiber erstellt, und können dann während der Übungserstellung durch den Testleiter mit diversen Fahrezugen etc. bestückt werden.

Es sind 6 verschiedene Fremdfahrzeuge, sowie ein Fußgänger vordefiniert:

- 3 Typen PKW
- 1 Typ LKW
- 1 Typ Motorrad
- 1 Typ Fahrrad
- 1 Fußgänger

Die Fahrzeuge können auf einem Kurs an verschiedenen Ausgangspunkten mehrfach plaziert werden. So sind z.B. auch 5 PKW und 2 Motorräder auf einem Kurs darstellbar. Insgesamt können sich max. 64 Fahrzeuge im gesamten Verkehrsszenario bewegen, wobei die simultane Sichtdarstellung auf 6 fahrende Fahrzeuge (Objekte) festgelegt ist. Befinden sich mehr als 6 Fahrzeuge im aktuellen Sichtbereich, werden diese „überzähligen" Fahrzeuge angehalten, somit wird der flüssige Bildlauf beibehalten. Hierbei ist sichergestellt, daß kein Fahrzeug ruckartig, z.B. auf einer Kreuzung, stehenbleibt.

Für die Simulation der Fremdfahrzeuge wird ein den Erfordernissen angepaßtes Dynamikmodell eingesetzt, mit dem das realistische Verhalten im Verkehr sichergestellt wird.

Jedes Fremdfahrzeug verfügt über ein wählbares Verkehrsverhalten. Im Normalfall bewegt sich ein Fremdfahrzeug entsprechend dem ausgewählten Typ nach den Regeln der Straßenverkehrsordnung. D.h. an Kreuzungen werden Vorfahrtsregeln beachtet, in der Stadt wird max. Tempo 50 gefahren, außerorts entsprechend den zulässigen Geschwindigkeiten. Das Fahrzeug paßt sich Verkehrsgegebenheiten wie Stau, Hindernissen etc. in einem durchschnittlichen Umfang an.

Jedem Fremdfahrzeug sind jedoch auch abweichende Verhaltensmerkmale zuweisbar. Überhöhte Geschwindigkeiten, dichtes Auffahren (Drängler) sind genauso wählbar wie grundsätzlich zu langsames Fahren (Schleicher) etc. Somit kann also gezielt die Risikobereitschaft bzw. Behinderungstoleranz des Probanden untersucht werden.

Geräuschsimulation. Zur Geräuschsimulation werden 4 voneinander unabhängige Geräuschquellen zeitgleich gemischt. Diese Quellen sind in der Lautstärke und Frequenz abhängig von der Fahrgeschwindigkeit bzw. von der Drehzahl des Motors. Nachgebildet werden folgende Geräuschquellen:

- Motorgeräusche
- Getriebe-/Kupplungsgeräusche
- Anlasser
- Hupe, Blinker
- Fremdgeräusche (Martinshorn, Fremd-Hupe)

insgesamt sind 10 Einzelgeräusche vorgesehen.

Bedienoberfläche. Die klar strukturierte Bedienoberfläche ermöglicht durch ihre, dem technischen Stand entsprechenden, Menue-Bedienung eine Vielzahl von Eingaben zur Simulatorsteuerung, ohne daß der Testleiter eine besonders intensive Ausbildung erfahren muß.

Fahrzeug-Einweisung. Nach der Anwahl im Menue wird eine Einweisung auf das Fahrzeug gegeben. Hierbei werden Bedien- und Anzeige-Elemente gezeigt und erklärt, Auswirkungen von Fehlbedienungen erläutert. Die Einweisung erfolgt visuell auf einem Monitor der Frontsicht und akustisch über die integrierte Sprachausgabe.

Übungen/Training. Im Modul Übungen/Training können verschiedene Übungen generiert und abgelegt werden. Hierdurch kann sich der Anwender eine eigene Übungsbibliothek aufbauen. In den Übungen werden folgende, das Verkehrsszenario maßgeblich bestimmende, Vorgaben definiert:

- Anzahl und Nummer der zur Übung gehörenden Kurse der Fremdfahrzeuge
- Anzahl und Typ der Fremdfahrzeuge im Szenario
- Ausgangspunkte der verschiedenen Fremdfahrzeuge
- Merkmale der Fremdfahrzeuge („Normal", „Drängler", etc.)
- Störszenen wie über die Straße laufender Ball
- Wetterbedingungen
- Übungsdauer entsprechend der Dauerbelastbarkeit des Probanden

Für das Fahrtraining sind diese Übungen einzeln aufrufbar, und laufen dann gemäß den Vorgaben automatisch ab. Die Übungen können jederzeit durch den Testleiter gestoppt werden, dadurch wird die Übung sowie die Sichtdarstellung unmittelbar „eingefroren". Durch eine weitere Eingabe am Bedienterminal ist die Übung nahtlos fortsetzbar.

Auswertung/Test der Fahrergebnisse. Das Modul Auswertung/Test der Fahrergebnisse besteht aus zwei Untermodulen:

- *Definition der Auswertungsmatrix.* Hier ist zu den einzelnen Übungen je eine Auswertungsmatrix definierbar, in der festgelegt wird, welche Daten erfaßt werden sollen, und wie diese miteinander korreliert werden sollen. Selektierbar sind:
- verschiedene medizinische Daten (Puls, Temperatur, Schweiß)
- Situationsgerechte Benutzung von Bremse, Gas, Lenkung, Licht, Scheibenwischer, Heizung/Lüftung
- Fahrdaten, wie Spurtreue, Reaktionstest, Beachtung von Verkehrszeichen, Geschwindigkeit, Abstand zum Vorderfahrzeug.

Fahrt-Auswertung. Die Fahrt-Auswertung erstellt anhand der zuvor abgespeicherten Auswertungsmatrix ein Bewertungsprotokoll, daß auf dem Bildschirm des Testleiters ausgegeben wird, und über den Drucker ausgedruckt werden kann. Fahrt-Auswertungen können ebenfalls mit einem eindeutigen Namen oder Nummer abgespeichert und später zu Vergleichszwecken wieder abgerufen werden.

Unter Verwendung der in der Auswertungsmatrix vorgegebenen Parameter, werden Aussagen über die Risikobereitschaft des Probanden, auftretenden Streß, sowie die Qualität der Fahrten insgesamt getroffen. Hierbei sind sowohl Aussagen über den zeitlichen Verlauf der Fahrt möglich, als auch in Korrelation mit den medizinischen Daten.

Dokumentation

Mit dem Reha-Trainer werden folgende Dokumente ausgeliefert:

- Bedienerhandbuch mit den Inhalten
  - Funktionsbeschreibung
  - Beschreibung Fahrzeug-Einweisung

  - Beschreibung Übungen/Training
  - Beschreibung Auswertung/Test der Fahrergebnisse
- Hersteller-Dokumentation Drucker
- Installationshinweise, soweit erforderlich

Schulung

Die Schulung, die am Aufstellungsort über den Zeitraum von 2 Tagen stattfindet, setzt sich aus folgenden Inhalten zusammen:

- Einweisung in den Aufbau des Simulators
- Einführung in die gelieferte Dokumentation
- Einweisung in die Bedienung der Reha-Fahrsimulator-Funktionen wie z.B.:
  - Allgemeine Bedienung der Menüoberflächen
  - Generieren eigener Übungen
  - Durchführen von angewählten Übungen
  - Übungsauswertungen
- Durchführen der implementierten Systemselbsttests
  - Status/Fehlermeldungen des Systems
- Kennenlernen Fehlerkatalog und mögliche Abhilfen
- Vorbeugende Wartung

Lieferung/Aufstellung

Der Simulator hat in der Monitorversion einen Platzbedarf von ca 3 m x 2,5 m, und in der Höhe ca. 2 m. Einschließlich der notwendigen Verkehrsflächen ist er in einem normalen Klinikraum von 5 m x 6 m aufstellbar. Dies gilt ebenfalls für die optimale Ausführung mit 180° Grad Auflicht-Projektion. Das Gewicht beträgt ca. 400 kg für die Monitorversion (100 kg zusätzlich für die Projektionsausführung).

Folgende Umweltbedingungen müssen eingehalten werden:

- Arbeitstemperatur: 10–30 °C
- Lagertemperatur: 0–50 °C
- Relative Luftfeuchtigkeit (Arbeit), ohne Kondensation: 20–80%
- Relative Luftfeuchtigkeit (Lager): 5–80%
- Staubarm (normaler Klinikraum)
- Möglichkeit zum Abdunkeln (bei Ausführung mit 180° Grad Auflicht-Projektion)
- Elektr. Anschlußleistung: 230V-AC, 50 Hz, ca 1,5 KW

Wartung

Die sich auf ein Minimum beschränkende vorbeugende Wartung kann durch die Testleiter durchgeführt werden. Die dazu notwendigen Kenntnisse werden in der Schulung vermittelt. Auf Wunsch bietet DST einen Vertrag zur vorbeugenden Wartung von Hard- und Software an.

XIV. Vorlesungen

Die heutige Wertung von Biologie und Mechanik bei der Knochenheilung

S. Perren

AO-Forschungsinstitut, Clavadelerstraße, CH-7270 Davos

(Manuskript nicht eingegangen)

Braucht der Traumatologe die Magnet-Resonanz-Tomographie?

K. Bohndorf

Institut für Röntgendiagnostik, Zentralklinikum Augsburg, Stenglinstraße, D-86156 Augsburg

Nachdem in den letzten 10 Jahren die Wertigkeit der Magnetresonanztomographie (MRT) bei Fragestellungen in fast allen Körperregionen ausgiebig untersucht worden ist, hat sich in der täglichen Praxis neben den Untersuchungen des cerebrospinalen Systems die Anwendung der MRT als diagnostische Methode am Skelett, an Gelenken und peripheren Weichteilen durchgesetzt. Dies gilt auch für spezifisch traumatologische Fragestellungen, wobei generell die MRT ihre Anwendung vor allem bei chronischen posttraumatischen Beschwerdebildern und degenerativen Veränderungen findet. Während kalkhaltige Strukturen aufgrund des Fehlens von Protonen selbst nur ungenügend mittels MRT dargestellt werden, können Fett, Knochenmark, Knorpel, Muskeln, Ligamente, Flüssigkeit und Nerven in bisher nicht gekannter Kontrast- und Ortsauflösung direkt visualisiert werden. Die MRT ist im Vergleich zu nur röntgenologischen Verfahren ein völlig anderes Prinzip. Während in der Röntgenologie, auch in der Computertomographie, nur die Schwächung des Röntgenstrahles durch unterschiedliche Absorption im Körper bildlich dokumentiert wird, basiert die Bildinformation (das Signal) der MRT auf mindestens drei wesentlichen Komponenten: den

Hefte zu „Der Unfallchirurg", Heft 249
Zusammengestellt von K. E. Rehm

Relaxationszeiten T_1 und T_2 sowie der Protonendichte. Weitere Informationen, wie z.B. der Fluß in Gefäßen, sind ebenfalls gut abzubilden. Daraus ergibt sich, daß eine wesentlich differenziertere und subtilere Gewebecharakterisierung, sowohl von normalen als auch pathologischem Gewebe, im Vergleich zu den röntgenologischen Verfahren erreicht wird.

Die MRT hat sich als effektive Methode erwiesen, um traumabedingte Veränderungen am Knochen, wie Streß- und Insuffizienzfrakturen, zu erfassen. Dies gilt in gleicher Weise für die Weichteile, wo Hämatome oder Ödeme im Rahmen von Weichgewebs-, speziell Muskelverletzungen, sensitiv nachgewiesen werden können. Bandverletzungen, etwa Verletzungen der Kreuzbänder, sind mit einer Sensitivität und Spezifität von 90% korrekt zu beurteilen.

Besondere Bedeutung für die MRT haben jedoch die traumatischen und/oder degenerativen Veränderungen an Gelenken, speziell am Kniegelenk, gewonnen und hier eine deutliche Wandlung im diagnostischen Prozedere eingeleitet. Meniskusverletzungen werden MR-tomographisch mit einer diagnostischen Genauigkeit von ca. 90% erfaßt, wobei eine Abgrenzung zu degenerativen Veränderungen des meniskalen Faserknorpels möglich ist. Ausgeprägte Veränderungen des hyalinen Knorpels werden ohne intraartikuläre Injektion von Kontrastmittel abgebildet, jedoch entziehen sich frühe bzw. nicht fortgeschrittene Knorpelschäden einschließlich kleiner Knorpelrisse im Rahmen osteochondraler Frakturen einer genauen kernspintomographischen Beurteilung. Die Beurteilung des hyalinen Knorpels mittels MRT erreicht hier nicht die Möglichkeiten der Arthroskopie.

Wie das Kniegelenk, so ist auch das obere und untere Sprunggelenk der MR-Untersuchung sehr gut zugänglich. Die Diagnostik am Schultergelenk hat durch die MR-Tomographie eine wesentliche Erweiterung erfahren. Es gelingt mit hoher Sicherheit, Veränderungen der Rotatorenmanschette zu erfassen. Läsionen am Labrum werden demgegenüber im Vergleich zum Artro-CT schlechter abgebildet. Allerdings muß darauf hingewiesen werden, daß technische Faktoren die Verbreitung der Methode an der Schulter hemmen. Die Schulter liegt außerhalb des Magnetfeldzentrums mit relativ ungünstigen Möglichkeiten der Signalaquisition. Erst Geräte der neuesten Generation sind in der Lage, regelmäßig diagnostisch verwertbare Untersuchungen zu liefern.

Die Untersuchung des Handgelenks, obwohl theoretisch ein dankbares Einsatzgebiet der MRT, so etwa beim Karpaltunnelsyndrom, bei Verletzungen oder bei Osteonekrosen der Handwurzelknochen, leidet unter der für den Patienten unbequemen Lagerung, so daß Bewegungsartefakte nicht selten sind.

Die genannten Einsatzgebiete der MRT bei traumatologischen Fragestellungen zeigen, daß es auch für die Traumatologie eine Anzahl gesicherter Anwendungsgebiete der MRT gibt (Tabelle 1). Die MRT ist zweifelsohne die sensitive Methode zum Nachweis von Veränderungen am muskulo-skeletalen System. Sie bietet vielfach ergänzendes, hat jedoch insbesondere in der Gelenkdiagnostik neue, nichtinvasive Wege erschlossen. In der täglichen klinischen Praxis hat sich der Einsatz der MRT als Möglichkeit der Lösung von diagnostisch schwierigen Problemfällen bewährt. Der Einsatz der Magnetresonanztomographie als „Problemlöser" sollte in engster Absprache zwischen dem Traumatologen und dem Radiologen erfolgen, um einerseits teure

Tabelle 1. Indikationen für den Einsatz der Magnetresonanztomographie in der Traumatologie des Skeletts, der peripheren Weichteile und Gelenke: Übersicht

Skeletales Trauma:

- spongiöse Frakturen
- osteochondrale Frakturen
- posttraumatische Osteonekrosen (z.B. Femur, Humerus)

Gelenktrauma:

- intraartikuläre Bandläsionen (Kreuzbänder, Kollateralbänder)
- Meniskusverletzungen (speziell Knie)

Trauma der peripheren Weichteile:

- Muskelverletzungen (Hämatom, Rupturen)
- ligamentäre Verletzungen (z.B. Schulter)
- Tendinitis und Tendosynovitis bei chronischem Mikrotrauma

Stufendiagnostik zu vermeiden, andererseits um die MRT nicht mit Fragestellungen zu konfrontieren, die sie per se kaum einer Lösung wird zuführen können.

Die Entwicklung der Kernspintomographie von 1981 bis 1994 am Beispiel des Kniegelenks

J. S. Träger[1], E. Hipp[1], H. Weinhart[1], P. Gerhardt[2], A. Breit[3], H. Kett[3] und S. Braitinger[3]

[1] Klinik für Orthopädie und Sportorthopädie, Technische Universität München, Ismaninger Straße 22, D-81675 München
[2] Institut für Röntgendiagnostik, Technische Universität München, Ismaninger Straße 22, D-81675 München
[3] Institut für Kernspintomographie und Spektroskopie, Klinikum Passau, D-94032 Passau

Erster klinischer Einsatz der Kernspintomographie

Seit 1981 wurden von unserer Arbeitsgruppe gezielt kernspintomographische Untersuchungen bei Erkrankungen und Tumoren des Bewegungsapparates, insbesondere am Kniegelenk, durchgeführt. Bei der ersten Gerätegeneration, die von 1981 bis 1984 im Einsatz war, handelte es sich um Elektromagnete mit einer Feldstärke von weniger als 0,3 Tesla. Es gelang mit diesen Geräten erstmals, Kreuzbänder und Menisken des Kniegelenkes direkt und ohne Injektion von Kontrastmitteln darzustellen. Die ersten Bilder waren für die damalige Zeit bereits überzeugend und ließen erwarten, daß auch

Hefte zu „Der Unfallchirurg", Heft 249
Zusammengestellt von K. E. Rehm

die Darstellung von Verletzungen des Bandapparates gelingen könne. Dies stieß an unserer Klinik auf großes Interesse, da sich unsere Arbeitsgruppe zu der damaligen Zeit mit der computertomographischen Darstellung der Kreuzbänder und deren Verletzungen nach intraartikulärer Gabe von Kontrastmittel beschäftigte (Karpf 1981). Die damalige Gerätegeneration wies jedoch viele Nachteile für eine Routinediagnostik auf. Diese bestand in der manuellen Justierung, der mangelnden Einstellung schräger Schichtebenen und einer schlechten Signalausbeute.

Die daraufhin folgende Gerätegeneration ab 1985 besaß bereits supraleitende Magneten mit einer Magnetfeldstärke von mindestens 0,5 Tesla, später 1,0 bzw. 1,5 Tesla. Dies führte durch eine verbesserte Magnetfeldhomogenität und dank zahlreicher Neuentwicklungen auf dem Hardware- sowie auf dem Softwaresektor nicht nur zu einer Verbesserung der Bildqualität, sondern es wurde auch die Möglichkeit geschaffen, die MR-Bildgebung für die Untersuchung verschiedener Organe und Körperregionen anzuwenden. Als wesentliche Neuerung betrachteten wir die Reduzierung der Schichtdecke von 10 mm auf 2 mm. Die Meßzeiten pro Schicht wurden verringert von 50 Sekunden auf 15 Sekunden für Spinechosequenzen und von 6 Sekunden auf 1 Sekunde für Gradientenechosequenzen. Die Matrixgröße wurde vergrößert von 256 x 256 auf 512 x 512 und durch ein verkleinertes Voxel-Volumen von 2 mm^3 auf 0,5 mm^3 wurde die Ortsauflösung bzw. das Signal/Rauschverhältnis wesentlich verbessert. Um die Signalausbeute zu verbessern, wurden spezielle Empfängerspulen entwickelt, die möglichst nahe an der Oberfläche des untersuchten Organes die Signale aufnehmen können. Es wurde dadurch eine Verbesserung der Signalausbeute um den Faktor 1,4 erzielt und eine Verkürzung der Meßzeit ermöglicht.

3D-Volumentechnik

Durch Einführung der 3D-Gradientenechotechniken in die diagnostische Kernspintomographie wurden 1986/87 die diagnostischen Möglichkeiten wesentlich erweitert (Kett 1987). Die 3D-Volumentechnik bedeutet für die Kernspintomographie, daß nicht, wie bisher, bei der zweidimensionalen Multi-Slice-Technik die Schichten einzeln nacheinander angeregt werden, sondern daß eine extrem dicke Schicht, d.h. das gesamte zu untersuchende Volumen (z.B. Kniegelenk) angeregt wird und die ausgedehnten Signale als Volumendatensatz registriert werden. Der wesentliche Vorteil der 3D-Bildgebung besteht in der Möglichkeit, aus einem einzigen Datensatz beliebige Schichtorientierungen mit der gleichen hohen Ortsauflösung zu berechnen. Während in der Anfangszeit dieser Technik nur Rekonstruktionen senkrecht zueinander stehender Schnitte möglich waren, sind mittlerweile Berechnungen schräger Schichten in jeder Richtung des Raumes oder Rekonstruktionen entlang einer gekrümmten Schnittlinie möglich. Durch Erweiterungen der Rechnerkapazitäten und Verbesserungen der Software wurden die Rekonstruktionszeiten pro Bild von ursprünglich 10 Sekunden auf weniger als 1 Sekunde verringert. Automatisierte Rekonstruktionsvorgänge machen mittlerweile das manuelle Einstellen einzelner Schichtebenen überflüssig. Die 3D-Volumentechnik bringt vor allem für die Diagnostik des Kniegelenkes wesentliche Vorteile: Die Schichtdicke rekonstruierter Schichtebenen beträgt weniger als 1 mm im Vergleich zur üblichen Schichtdicke von 3–4 mm bei Spinechotechnik.

Desweiteren sind beliebige Rekonstruktionen aus dem Datensatz möglich, in Abwesenheit des Patienten, die den jeweiligen anatomischen Strukturen angepaßt sein müssen (Kreuzbänder, Menisken).

Niederfeldtechnologie

In den letzten Jahren wurde in der sog. Niederfeldtechnologie die Entwicklung sog. „dedicated systems" vorangetrieben, die lediglich zur Diagnostik von Extremitätengelenken aufgrund der Magnetgröße geeignet sind. Es handelt sich hier um sog. Permanentmagneten, die im allgemeinen nur verhältnismäßig niedrige Feldstärken (0,02–0,2 Tesla) erreichen. Allerdings treten hier noch Schwierigkeiten auf durch Inhomogenitäten des Magnetfeldes, die zur Einschränkung der Bildqualität führen. Diese Geräte sind jedoch äußerst bedienungsfreundlich und produzieren äußerst geringe Betriebskosten. Da der Patient nicht, wie bei den Großgeräten, in einer Röhre liegt, sondern nur die zu untersuchende Extremität sich im Magnetfeld befindet, werden diese Geräte vor allem von Patienten mit Klaustrophobie hervorragend akzeptiert. Wir verwenden ein derartiges Gerät bereits in unserer Routinediagnostik, allerdings ist hier noch eine weitere Entwicklung hinsichtlich der Variabilität der Pulssequenzen, der Realisierbarkeit der 3D-Volumentechnik der Magnetfeldhomogenität und der Spulentechnik erforderlich.

Die jüngste Entwicklung sind halboffene Magneten, die seitlich offen sind und einen direkten Zugang zum Patienten, z.B. zu Bewegungsuntersuchungen, ermöglichen. Es handelt sich auch hier um Niederfeldmagneten, d.h. eine Kombination aus einem permanenten und einem elektrischen Magneten.

Entwicklung der Kreuzbanddiagnostik

Seit 1986 führen wir routinemäßig an allen verletzten Kniegelenken Kernspintomographien mit der Fragestellung nach einer Ruptur des vorderen Kreuzbandes durch. Im Zeitalter der Spinechotechnik, d.h. bevor die 3D-Gradientenechotechnik eingeführt wurde, zeigte sich, daß die Lagerung des Kniegelenkes von entscheidender Bedeutung für die Darstellbarkeit des vorderen Kreuzbandes war. Aufgrund der engen räumlichen Beziehung des vorderen Kreuzbandes zur ventralen Begrenzung der Fossa intercondylica erwies sich die Lagerung in 15–20° Beugung als vorteilhaft, weil dadurch ein Abstand zwischen der knöchernen Begrenzung und dem vorderen Kreuzband entstand. Da sich beide Strukturen kernspintomographisch sowohl im T1- als auch im T2-betonten Bild homogen signalarm darstellen, können aufgrund der Lagerung die beiden Strukturen eindeutig voneinander differenziert werden. Die Schichtangulierung muß immer in zwei Ebenen erfolgen, nämlich sagittal uns schräg coronar, wobei der Verlauf des vorderen Kreuzbandes in einer Ebene dargestellt werden muß, um pathologische Veränderungen eindeutig differenzieren zu können. Zur Identifizierung von Flüssigkeit bzw. Blut sind T1- und T2-gewichtete Sequenzen notwendig. Folgende Diagnosekriterien weisen auf das Vorhandensein einer Kreuzbandruptur hin:

1. Kontinuitätsunterbrechung,
2. eine Verlaufsänderung des vorderen Kreuzbandes,
3. unterschiedliche Signalverhalten im Bandverlauf und
4. ein vergrößertes Volumen des Synovialschlauches.

In einer prospektiv angelegten Studie von 1986 bis 1989 untersuchten wir 110 Patienten mit 82 frischen und 28 veralteten Verletzungen des vorderen Kreuzbandes an einem 0,5 Tesla-Gerät in Spinechotechnik (T1 und T2). Die operative Kontrolle der kernspintomographischen Diagnosen ergab lediglich einen falsch-positiven Befund bei 91 richtig-positiven und 18 richtig-negativen Ergebnissen. Daraus errechnete sich eine Sensitivität von 98,9%, Spezifität von 94,5% und eine Treffgenauigkeit von 99%. Der positive prädiktive Wert beträgt 98,9% und der negative prädiktive Wert 100%. Wir folgern daraus, daß bei entsprechender Lagerung und Anwendung entsprechender Sequenzen und Schichtebenen eine sehr hohe diagnostische Sicherheit für die Ruptur des vorderen Kreuzbandes erzielt werden konnte. Zu dieser Zeit erwies sich als nachteilig die lange Untersuchungsdauer (30–45 Minuten). Von Nachteil und bedingt durch die damalige Technik war bei der Länge dieser Untersuchung noch keine umfassende Gelenkdiagnostik (Meniskus, Gelenkknorpel) möglich.

Einführung der 3D-Technik in die Kniegelenksdiagnostik

Seit 1988 führten wir in Zusammenarbeit mit der Arbeitsgruppe am Institut für Kernspintomographie und Spektroskopie in Passau die 3D-Technik für die Diagnostik des Kniegelenkes ein. Erst jetzt wurde eine umfassende Gelenkdiagnostik mit Erfassung des Gelenkknorpels, der Menisken und der Seitenbänder möglich. In einer vergleichenden Studie an 25 Patienten haben wir Spinechotechnik und 3D-Gradientenechotechnik miteinander verglichen. Es zeigte sich, daß die 3D-Technik die Kreuzbanddiagnostik wesentlich sicherer machte und ein hohes Maß an Treffsicherheit für den Meniskus erbrachte. Aus dieser Studie entwickelten wir ein standardisiertes Untersuchungsprogramm für das Kniegelenk, das wir seit 1990 routinemäßig anwenden (Träger et al. 1992). Eine erneute Untersuchung von 120 Patienten mit degenerativen und traumatisch bedingten Veränderungen des Kniegelenkes ergab ein hervorragendes Ergebnis für die Kreuzbanddiagnostik: Sensitivität, Spezifität und Treffgenauigkeit 100% bei 32 frischen Kreuzbandrupturen, acht veralteten Kreuzbandrupturen und drei frischen Teilrupturen, die erstmals in unserem Patientengut eindeutig kernspintomographisch identifiziert werden konnten.

Morphologische Studien

Durch die verbesserte bildliche Darstellung und die dünnen Schichten (Schichtdicke <1 mm) wurde es möglich, anatomische Variationen der Kreuzbänder, aber auch Variationen des Signalverhaltens im Bandverlauf bei 50 Probanden mit gesunden Kniegelenken vergleichend zu untersuchen (Abb. 1 und 2).

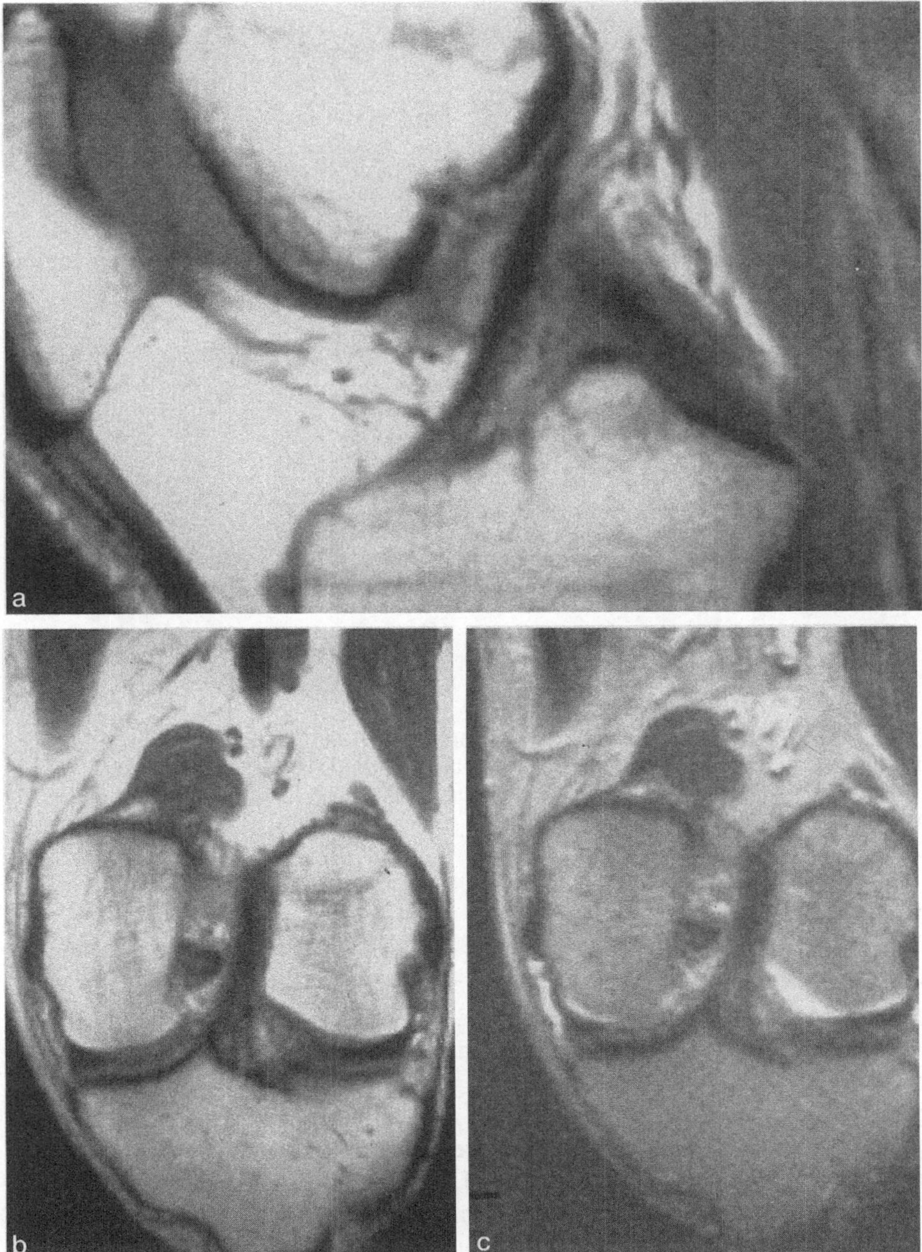

Abb. 1 a–c. Sagittale und schräg coronare Darstellung eines normalen vorderen Kreuzbandes in Spinechotechnik (T1-sagittal, T1- und T2-schräg coronar, Schichtdicke 3 mm)

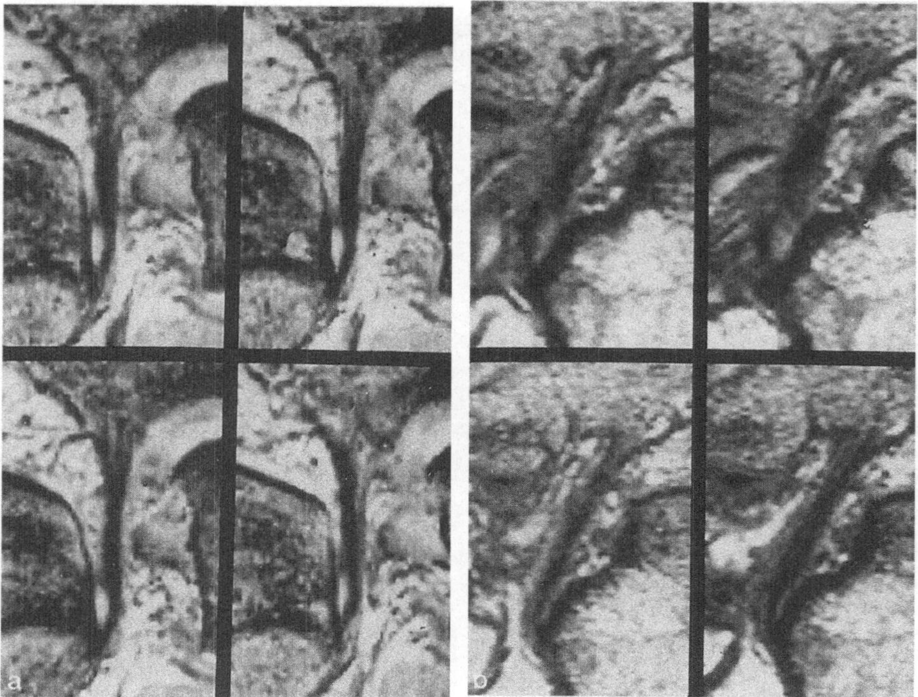

Abb. 2 a, b. Gleicher Proband wie in Abb. 1 (3D FISP 70, Schichtdicke 0,8 mm). Darstellung des Bandes auf 4 benachbarten sagittalen Schichten. Darstellung des Bandes auf 4 benachbarten, schräg coronaren Schichten. Beachte die unterschiedliche Darstellung zu den Bildern in Spinechotechnik (Abb. 1)

Meniskusdiagnostik

Vor der Einführung der 3D-Technik war eine sichere Diagnostik von Meniskusveränderungen nur möglich, wenn dieser in zwei Ebenen (sagittal und coronar) dargestellt wurde. Trotzdem wurden, bedingt durch die physikalischen Eigenschaften der verwendeten Technik (Spinecho), kleine degenerative Veränderungen und glatt begrenzte Rißformen leicht übersehen, bzw. wurden intrameniskale Signalveränderungen als Rißformen fehlinterpretiert. Eine wesentliche Verbesserung erfuhr die Meniskusdiagnostik durch die Einführung der 3D-Technik, die es ermöglichte, durch sog. radiäre Rekonstruktionen mit jeweils einem Drehpunkt für den Innen- und Außenmeniskus eine optimale anatomische Darstellung des Meniskuskörpers zu erhalten. Anschnittphänomene wurden dadurch weitgehend eliminiert. Die Lagebeziehung zu den benachbarten anatomischen Strukturen, wie z.B. Poplitealschlitz, Poplitealsehne und Seitenbänder erlaubt eine sichere Interpretation. Mittlerweile wird die Kernspintomographie auch für die postoperativen Kontrollen nach Meniskusnähten zur Beurteilung der Narbe und der Stabilität eingesetzt. An einem Patientengut von 120 Patienten mit 82 Meniskusläsionen erzielten wir eine Sensitivität von 89%, Spezifität von 98,7%, Treffgenauigkeit von 95,4% und einen positiven prädiktiven Wert von 97%.

Gelenkknorpel

Problematisch, wenngleich auch durch die 3D-Technik erheblich verbessert, ist nach wie vor die Diagnostik von Veränderungen und Verletzungen des Gelenkknorpels. Unsere früheren Untersuchungen Mitte der 80er Jahre zeigten, daß wir mit Hilfe der Spinechotechnik lediglich Läsionen Grad III und IV nach Frund eindeutig kernspintomographisch identifizieren können (Gradinger et al. 1990). Dabei handelt es sich um Knorpelläsionen, die an den subchondralen Knochen heranreichen, also eine bestimmte Tiefe aufweisen, die, wenn sie mit Gelenkflüssigkeit angefüllt sind, im T2-Bild aufgrund des Arthrographieeffektes durch die Flüssigkeit eindeutig identifiziert werden können. Einen zusätzlichen Hinweis geben bei derartigen tiefen Läsionen subchondrale Reaktionen im Sinne von Sklerosierungen bzw. kleinen umschriebenen Ödemen. Auch durch die zweidimensionale Anwendung von Gradientenechotechniken, wie z.B. FFE oder FLASH-Techniken konnte die Sensitivität nicht wesentlich verbessert werden. Erst durch die Einführung der 3D-Gradiententechnik, wobei wir den Typ FISP 70 bzw. 30 bevorzugen, zeigen sich anhand von Signalschwankungen in der Gelenkknorpelschicht häufig Knorpeldefekte bei unseren Untersuchungen. In Übereinstimmung mit anderen Autoren (Glückert 1989) finden wir bei Knorpelveränderungen Signalerhöhungen neben Signalerniedrigungen, die auf einen unterschiedlichen Wassergehalt des Gelenkknorpels im Defektbereich zurückzuführen sind. Unsere Ergebnisse zeigen, daß gesunder Gelenkknorpel bei entsprechenden Schichtrekonstruktionen für Patella, Femurkondylen und Tibiaplateaus mit hoher Sicherheit (negativer prädiktiver Wert von 95%) identifiziert werden kann. Nach wie vor sind Knorpeldefekte, die an den subchondralen Knochen heranreichen, gut diagnostizierbar, allerdings sind geringergradige Knorpelerweichungen bzw. Fibrillationen mit Oberflächendefekten zwar erkennbar, aber in ihrem Ausprägungsgrad nicht sicher voneinander zu unterscheiden. Für die Zukunft erhoffen wir uns eine Verbesserung der bildlichen Darstellung des Gelenkknorpels durch sog. sequenzselektive Fettsättigung, z.B. bei Gradientenechos.

Einheilung von Kreuzbandtransplantaten

Seit Einführung der Kernspintomographie in die klinische Routine versuchen wir das Ergebnis der rekonstruierten Kreuzbänder zu objektivieren. In einer retrospektiv angelegten Studie wurden 150 Patienten nach Rekonstruktion des vorderen Kreuzbandes mit Patellarsehnentransplantat (n = 76) oder Augmentation mit der Semitendinosussehne (n = 53) und Bandnähten (n = 21) kernspintomographisch untersucht. Die Signalcharakteristika des Kreuzbandersatzes wurden drei verschiedenen Typen zugeordnet und diese mit einem Stabilitätsscore korreliert. Wir konnten zeigen, daß anhand der Signalgebung und des Bandverlaufes auf die Funktionsfähigkeit des rekonstruierten Kreuzbandes geschlossen werden kann. Das bedeutet, daß die klinische Stabilität mit der von uns entwickelten MRI-Klassifikation korreliert werden kann und somit die Kernspintomographie als objektive nicht-invasive Methode zur Evaluierung geeignet ist (Gradinger et al. 1993).

Schlußfolgerung

Eine Verbesserung der Knorpeldiagnostik für die klinische Routine erwarten wir von sog. spektroskopisch fettunterdrückten Gradientenechosequenzen. Dies kann jedoch nur mit Hilfe der Hochfeldtechnologie verwirklicht werden, welche den höchsten Stellenwert für eine optimale Diagnostik und für wissenschaftliche Fragestellungen besitzt. Im Bereich der Niederfeldtechnologie ist sicherlich eine weitere Verbesserung technisch möglich, so daß diese in der klinischen Routine gut eingesetzt werden kann.

Diagnostische Arthroskopien am Kniegelenk erscheinen uns nach einer standardisierten kernspintomographischen Untersuchung des Kniegelenkes nur noch in Ausnahmefällen erforderlich zu sein.

Literatur

Glückert K, Kladny B (1989) Magnetresonanztomographie des Bewegungsapparates. Orthopädie 18:53

Karpf PM, Reiser M, Biehlt T (1981) Die Darstellung der Kreuzbänder durch die Computertomographie. In: Jäger M, Hackenbroch MH, Refior HJ (Hrsg) Kapselbandläsionen des Kniegelenkes. III Münchner Symposium für experimentelle Orthopädie 1981. Thieme, Stuttgart New York

Kett H, Obletter N, Breit A (1987) Weiterentwicklung der diagnostischen Möglichkeiten in der MR-Tomographie: Kombination von 3D-Sequenzen mit schnellem Bildverarbeitungssystem. RöFo 147:557

Träger J, Gradinger R, Glas K, Breit A, Hipp E (1992) Arthroskopisch kontrollierte Studie zur Überprüfung der Wertigkeit hochauflösender 3D-Bildgebung in der kernspintomographischen Diagnostik von Knorpel-, Meniskus- und Kreuzbandstrukturen. Arthroskopie 5:115

Gradinger R, Lehnert K, Träger J, Rupp N, Hipp E (1990) Wertigkeit von Computertomographie und Magnetresonanztomographie bei degenerativen Kniegelenksveränderungen. Orthop Praxis 11:703

Gradinger R, Ascherl R, Träger J, Kinast T, Hipp E (1994) Langzeitergebnisse nach autologem Kreuzbandersatz – Methodenvergleich und Kritik. In: Claes L (Hrsg) Hefte zu der Unfallchirurg 234, Springer, Berlin Heidelberg

The History of Fracture Care for the Last 5000 Years

C. L. Colton

Department Fract. Orthopedic Surgery, Queens Medical Centre, POB, GB-Nottingham, NG7 2UH

(Manuskript nicht eingegangen)

Hefte zu „Der Unfallchirurg", Heft 249
Zusammengestellt von K. E. Rehm

XV. Arbeitsgemeinschaft Arthroskopie

Vorsitz: P. Hertel, Berlin; T. Tiling, Köln

Auswirkungen des Hämarthros auf das Gelenk

H. H. Pässler[1], F. H. Fu[2] und C. H. Evans[2]

[1] ATOS-Klinik, Bismarckstraße 9–15, D-69115 Heidelberg
[2] Departement of Orthopaedic Surgery, University of Pittsburgh, Baum Boulevard at Craig Street, Pittsburgh, PA 15213, USA

Einleitung

Der posttraumatische Hämarthros gilt als wichtiges Kriterium für den Schweregrad einer Kniebinnenverletzung. Mit der Einführung der Arthroskopie in den 70er Jahren wurde zunehmend eine arthroskopische Gelenkuntersuchung mit Lavage des blutigen Ergusses gefordert [6, 14]. Dabei ist der diagnostische Wert einer Arthroskopie unbestritten. Hingegen wird der Wert der Lavage heute in Kenntnis neuerer Arbeiten zur Bandheilung [5, 19] kontrovers diskutiert. Insbesondere ist die Bedeutung des Hämarthros für die Entstehung posttraumatischer Knorpelschäden umstritten.

Häufig rezidivierende Gelenkeinblutungen und ihre deletären Auswirkungen auf den Knorpel sind bei Hämophiliepatienten bekannt. Ob ein einmaliger Hämarthros einen bleibenden Knorpelschaden verursacht, ist bisher nicht nachgewiesen. Nur wenige experimentelle Arbeiten haben sich mit der Wirkung von Hämarthros auf den Knorpel und andere intraartikuläre Strukturen beschäftigt.

Puhl und Mitarbeiter [15] injizierten mehrfach in 8tägigen Abständen je 3 ccm Blut in beide Kniegelenke von Kaninchen. Ein Bein wurde gipsimmobilisert, das andere konnte frei bewegt und belastet werden. Die Ergebnisse zeigten sowohl licht- als auch elektronenmikroskopisch enzymatische Schädigungen des Gelenkknorpels und im weiteren Verlauf auch trophische Schädigungen. Diese Veränderungen waren bei den immobilisierten Gelenken noch verstärkt. Der Grad der morphologischen Veränderungen nahm proportional zur Zahl der Blutinjektionen zu. Wegen der wiederholten Injektionen und des Fehlens einer Kontrollgruppe mit nur einer Injektion sind diese Ergebnisse nur zur Erklärung der Knorpelstruktion bei der Hämophilie anwendbar. Vasilio und Widilow [18] injizierten einmalig Eigenblut in die Kniegelenke von Ratten und Kaninchen. Eine Erythrozytophagie durch die Knorpelzelle konnte nicht festgestellt werden. Die anfänglich beobachteten Veränderungen der Knorpelzellen (Verarmung an Zellorganellen, Anstieg der intracytosplasmatischen Filamente und

Hefte zu „Der Unfallchirurg", Heft 249
Zusammengestellt von K. E. Rehm

Glykogengranula) waren nach 20 Tagen nicht mehr nachweisbar und damit reversibel. Auch in der Untersuchung von Zeman mit einer einmaligen massiven Eigenbluttinjektion in das Kniegelenk von Affen waren die Knorpelschäden reversibel.

Safran et al. [17] haben den Effekt einer Einzelinjektion von Eigenblut auf den Knorpel von Kaninchensprunggelenken und die resultierende Einsteifung bei mobilisierten, respektiven immobilisierten Gelenken untersucht. Auch in dieser Studie konnte weder in der mobilsierten noch in der immobilisierten Gruppe ein dauerhafter Knorpelschaden nach 28 Tagen nachgewiesen werden. Lediglich die vorübergehende Einsteifung war in der Immobilisierungsgruppe ausgeprägter, jedoch ebenfalls reversibel. Die Autoren schlossen aus ihren Ergebnissen, daß eine Abpunktion von Hämarthros oder gar ein Ausspülen nicht erforderlich sei.

Pförringer [14] untersuchte den Einfluß von Hämarthros auf die Kreuzbänder des Kaninchens. Hierzu hat der Autor an 3 aufeinanderfolgenden Tagen jeweils 1,5 ml Eigenblut in das Kniegelenk injiziert. Untersucht wurde die Wirkung von Hämarthros alleine, von Hämarthros und zusätzlicher Gipsimmobilisation, von Hämarthros und einer synovialen Kreuzbandläsion, sowie von Hämarthros, einer synovialen Kreuzbandläsion und einer Gipsimmobilisation. Pförringer fand eine temporäre Schwächung der Zugbelastbarkeit der Kreuzbänder durch Hämarthros, verstärkt bei zusätzlicher synovialer Läsion und noch intensiver durch zusätzliche Gipsimmobilisation. Die Veränderungen waren jedoch reversibel, die Regenerationsphase betrug 8–10 Wochen. Histologisch fand er herdförmige Degenerationen kollagener Fasern, Cystenbildung und Nekrosen in den Kreuzbändern, die auch nach Restitution der mechanischen Eigenschaften nachweisbar waren. Pförringer schloß aus seinen Untersuchungen, daß ein Kniegelenkshämarthros stets vollständig abpunktiert werden sollte und eine Arthroskopie mit vollständiger Lavage des Kniegelenks anzuraten sei.

Andererseits sprechen gegen eine Hämarthrosspülung neuere Erkenntnisse über die Ligamentheilung. Zahlreiche experimentelle [5, 19] und klinische [11, 13, 16] Arbeiten haben nachgewiesen, daß extraartikuläre Bandstrukturen und Meniskusabrisse unter einer nichtoperativen funktionellen Behandlung stabil ausheilen. Dies gilt selbst für distale hintere Kreuzbandrupturen, wenn die Subluxation der Tibia mittels eines im Bandverlauf eingebrachten synthetischen Augmentationsbandes während der Ausheilphase beseitigt wird [10]. Eine Erklärung hierfür geben die Ergebnisse der Arbeiten von Wilson und Dahners. Sie konnten bei der experimentellen Durchtrennung des Knieinnenbandes und darauffolgender nichtoperativer funktioneller Behandlung zeigen, daß mit dem Rupturhämatom Fibroplasten eingeschwemmt werden, die kontraktile Aktinfäden produzieren. Diese führen nach Vernetzung zu einem Kontraktionsprozeß, der die Bandenden einander annähert, wodurch schon nach 3 Wochen das heilende Band die gleiche Spannung aufweist wie vor der Durchtrennung. Die Anwesenheit des Hämatoms und damit der Fibroblasten ist folglich essentiell für die Heilung der band- und kapselnahen Meniskusrisse. Das subtile Ausspülen intraartikulärer Blutansammlungen aus dem Bereich der verletzten Strukturen kann demnach die spontane Ausheilung beeinträchtigen.

Wenn nur der initiale traumatische Hämarthros keinen dauerhaften schädigenden Einfluß auf den Gelenkknorpel bei Knieinnenverletzungen mit vorderer Kreuzbandruptur (VKB-Ruptur) hat, wir aber dennoch degenerative Knorpelschäden im weiteren Verlauf von Kreuzbandverletzungen beobachten, welche anderen Faktoren kommen für die degenerativen Folgeschäden in Betracht?

Myers et al. [8] verglichen die Wirkung einer sorgfältigen Blutstillung und einer Ausspülung jeglichen Blutes am Ende einer experimentellen vorderen Kreuzbanddurchtrennung beim Hund mit einer Kontrollgruppe ohne Blutstillung und ohne Lavage. Die resultierenden Knorpelschäden waren in beiden Behandlungsgruppen ähnlich. Die Autoren folgerten daraus, daß nicht der Hämarthros sondern die mechanische Instabilität für die Knorpelveränderungen verantwortlich zu machen sei.

Nach Ruptur des vorderen Kreuzbandes entwickeln 44% der Patienten in der Folge eine Arthrose [9]. Diese Tatsache hat viele Autoren veranlaßt, die Instabilität als alleinige Ursache der degenerativen Veränderungen anzusehen. Bedenkt man jedoch, daß auch nach Stabilisierung des Gelenkes durch eine Kreuzbandplastik 50–60% dieser Patienten arthrotische Zeichen entwickeln [4], so müssen noch andere Faktoren für die Induktion der Knorpelschäden verantwortlich sein.

Diese Tatsache hat viele Autoren veranlaßt, die Instabilität als alleinige Ursache der degenerativen Veränderungen anzusehen. Daniel und Mitarbeiter [3] haben jetzt in einer prospektiven Outcome-Studie festgestellt, daß bei den rekonstruierten Kreuzbandpatienten sogar ein höherer Grad an Arthrose vorlag als in der Gruppe der nicht rekonstruierten Patienten. Es kann demnach nicht alleine die mechanische Instabilität für die Entwicklung der Arthrose verantwortlich sein, sondern es müssen noch andere Faktoren bei der Induktion der Knorpelschäden eine Rolle spielen.

Unsere Arbeitsgruppe vermutet diese Faktoren im biomechanischen Milieu des Gelenkes. Hier spielen die Zytokine eine besondere Rolle. Es handelt sich hierbei um lösliche Proteine und Peptide, die als chemische Mediatoren bereits in nano- bis picomolaren Konzentrationen biologisch wirksam werden und die Interaktion zwischen einer Reihe unterschiedlicher Zellen vermitteln und regulieren und ebenfalls das diese Zellen umgebende Milieu kontrollieren. Grundsätzlich können alle Zellen, also auch die Synovialzellen, Zytokine über klassische sekretorische Mechanismen freisetzen. Von zahlreichen verschiedenen Zytokinen wurde inzwischen eine Mitwirkung bei der Entwicklung der Arthrose nachgewiesen [12]. Am häufigsten genannt sind Interleukin 1 (IL–1), IL–6, IL–8, basic fibroplastic growth factor (bFGF), tumor necrose factor (TNF-α) und granulocyte/macrophage-colony stimulating factor (GM-CSF). Interleukin-1-receptor antagonist protein (IRAP) und transforming growth factor-β (TGF-β) sind zwei Zytokine, die einige der knorpelkatabolen Effekte der erstgenannten Zytokine neutralisieren können.

IL-1 kommt in den Formen α und β vor. Beide Formen können die Synthese verschiedener struktureller Makromoleküle inhibieren, die die Matrix des hyalinen Knorpels [1] bilden. IL-1 stimuliert außerdem die Synthese von Metalloproteasen, die makromolekulare Bestandteile des Knorpels andauen.

IRAP ist ein spezifischer Antagonist von IL-1, das kompetitiv die Bindung von IL-1 an seine Rezeptoren blockiert.

TNF-α induziert ähnlich wie IL-1 den Abbau von Knorpelzellen und unterdrückt die Synthese der Proteoglykane [2], der Grundsubstanz der Knorpelmatrix. TNF-α stimuliert die Synthese von IL-1 und Metalloproteasen [12]. IL-1 und TNF-α werden derzeit als die wichtigsten Zytokine genannt, die für Knorpelzerstörung bei der Arthrose verantwortlich sind. TGF-β kann den durch IL-1 induzierten Verlust an Proteoglykanen von der Knorpelmatrix unterdrücken und vermindert die Sekretion von Metalloproteasen. TGF-β bewirkt diese Verminderung der katabolen Knorpelaktivität.

Wir haben die Konzentrationen der oben genannten Zytokine im Hämarthros nach frischer vorderer Kreuzbandruptur (Gruppe A) untersucht, die Konzentration im weiteren Verlauf gemessen und mit den Konzentrationen bei chronisch instabilen Kniegelenken (Gruppe B) verglichen. Hierzu wurden bei Patienten mit frischer VKB-Ruptur der Hämarthros punktiert. Die Punktion des Gelenkes wurde nach drei Wochen unmittelbar vor der Kreuzbandrekonstruktion mit autologer Patellarsehne, eine und drei Wochen postoperativ wiederholt. Die Proben wurden zentrifugiert und der Überstand bei –80° aufbewahrt und in den Ferguson Laboratorien in Pittsburgh mit dem ELISA-Verfahren analysiert. Von den 9 untersuchten Zytokinen konnten nur wenige in namhaften Konzentrationen nachgewiesen werden. Die Entzündungszytokine IL-6 und IL-8 lagen bei der Ruptur in hohen Konzentrationen vor, sanken etwas bis zur vorderen Kreuzbandersatzplastik nach 3 Wochen und stiegen postoperativ erneut an. Ähnlich verhielten sich die Konzentrationen des IL-1 Antagonisten IRAP. Auffallend war, daß dieses knorpelschützende Zytokin in der chronisch instabilen Gruppe B nicht nachgewiesen werden konnte.

IL-1β und TNF-α fielen durch 2 unterschiedliche Trends auf: Entweder sie lagen in der Gruppe A in hohen Konzentrationen vor oder sie waren nicht nachweisbar. Wenn IL-1β und TNF-α Konzentration initial hoch waren, fielen sie in den darauffolgenden 3 Wochen nach dem Unfall ab; und wenn die Konzentrationen bei Null lagen, verblieben sie dabei beziehungsweise die Kniegelenke waren zur Zeit der Operation trocken. 1 Woche postoperativ fanden sich hohe Zytokinkonzentrationen in den Fällen, in denen IL-1β und TNF-α unmittelbar nach dem Unfall hoch waren und sie waren niedrig beziehungsweise die Kniegelenke waren trocken, wenn die Konzentrationen eingangs niedrig waren. Niedrige bis mittlere Konzentrationen fanden sich in Gruppe B für IL-1β und TNF-α.

Tabelle 1. Mittlere Synovialflüssigkeitskonzentration (pg/ml) von IL-1β und TNF-α in zwei verschiedenen Patientengruppen nach frischer VKB-Ruptur

Zytokine		Unfall	intraop. 3 Wo	1 Wo postop.
IL-1β				
	Hoch	18,6 (± 4,3) (N = 29)	11.2 (± 3,9) (N = 8) trocken = 2	10,2 (± 3,1) (N = 6) trocken = 3
	Negativ	0 (N = 20)	0,3 (± 0,3) (N = 8) trocken = 4	2,2 (±0,9) (N = 4) trocken = 2
TNF-α				
	Hoch	78,5 (± 37,0) (N = 28)	20,0 (± 9,7) (N = 10) trocken = 6	16,9 (± 6,6) (N = 6) trocken = 3
	Negativ	0 (N = 21)	1,1 (±1,1) (N = 6) trocken = 3	1,1 (± 0,5) (N = 4) trocken = 2

Tabelle 2. Mittlere Synovialflüssigkeitskonzentration (pg/ml) von IL-1α, bFGF, TGF-β, GM-CSF, IL-6, IL-8 und IRAP 4 Wochen nach VKB-Ruptur (1 Woche nach Rekonstruktion) und in chronisch VKB-insuffizierten Kniegelenken. Beachte die ähnlichen Konzentrationen von IL-1α, bFGF, TGF-β und GM-CSF in diesen zwei Gruppen. Interessant ist auch die hohe Konzentration von IRAP in der akuten Gruppe nach 4 Wochen und das Fehlen dieses knorpelprotektiven Zytokins bei den chronischen instabilen Kniegelenken Zytokinkonzentrationen 4 Wo nach Unfall vs. chron. VKB-instabile Kniegelenke (Mittelwerte in pg/ml)

Zytokin	VKB-Ruptur	VKB-instabil
IL-1α	0,088	0
bFGF	3,15	2,77
TGF-β	2,43	5,11
GM-CSF	1,14	2,45
IL-6	6548	51,30
IL-8	1702	22,90
IRAP	1892	0

Die Ergebnisse dieser Untersuchungen können nur dahingehend interpretiert werden, daß es offensichtlich nach einer vorderen Kreuzbandruptur zu einer Entzündungskaskade kommt, die niemals mehr verschwindet. Dieser chronisch schwelende entzündliche Prozeß fördert den Knorpelkatabolismus durch Animation der Synthese freier Radikale und von Metalloprotealen und führt schließlich zur Entwicklung einer Arthrose. Wenn dies so wäre, müßte man eine chronische Erhöhung von Proteoglykanen erwarten, dem Abbauprodukt von Knorpel.

Lohmander et al. [7] konnten in der Tat nachweisen, daß es nach einer VKB-Ruptur bis zu 200 Wochen danach zu einer Erhöhung der Proteoglycan-Konzentration im Gelenk um das 3fache gegenüber einer Kontrollgruppe kam.

Die unterschiedlich hohen Konzentrationen von IL-1β und TNF-α erklären wir uns mit der Hypothese, daß die Patienten mit hohen Konzentrationen prädisponiert für die Entwicklung einer Arthrose und möglicherweise auch einer Fibroarthrose sind, während die Patienten mit Null-Werten oder sehr niedrigen Werten wahrscheinlich genetisch bedingt vor der Entwicklung einer Arthrose geschützt sind. Der Verlust des Knorpelprotektiven Zytokins IRAP bei den chronisch instabilen Kniegelenken erlaubt in niedrigen Konzentrationen vorkommenden knorpelkatabolen Zytokinen IL-1β und TNF-α einen ununterbrochenen niedrig-gradigen erosiven Entzündungsprozeß zu unterhalten. Mittels zu entwickelnder diagnostischer Tests können jene Patienten in Zukunft herausgefiltert werden, die ein erhöhtes Risiko für die Entwicklung einer Arthrose in sich tragen. Damit könnte das prä- und postoperative Management entsprechend gestaltet werden. Die Identifizierung des knorpelkatabolen Zytokine könnte schließlich zur Entwicklung spezifischer Medikamente führen, die diese katabolen Zytokine blockieren oder neutralisieren könnten und damit das vordere-kreuzbandinsuffiziente Knie vor degenerativen Veränderungen schützen könnte.

Literatur

1. Arner E, Pratta M (1989) Independent effects of interleukin-1 on proteoglycan breakdown, proteoglycan synthesis, and prostaglandin-E2 release from cartilage in organ culture. Arthritis-Rheumatology 32:288–297
2. Campell I, Piccoli D, Roberts M (1990) Effects of tumor necrosis factor a and b on resorption of human articular cartilage and production of plasminogen activator by human articular chondrocytes. Arthritis-Rheumatology 33:542–552
3. Daniel D, Stone M, Dobson B, Fithian D, Rossman D, Kaufmann K (1994) Fate of the ACL-injured patient. A prospective outcome study. The American Journal of Sports Medicine 22:632–644
4. Feretti A, Conteduca F, DeCarli A, Fontana M, Mariani PP (1991) Osteoarthritis of the knee after ACL reconstruction. International Orthopaedics 15:367–371
5. Hart DP, Dahners LE (1987) Healing of the collateral ligament in rats. The Journal of Bone and Joint Surgery 69-A:1194–1199
6. Hohlbach G, Schildberg FW, Miersch WD (1981) Die Diagnostik bei traumatischem Haemarthros des Kniegelenkes unter der besonderen Berücksichtigung der Arthroskopie. Unfallheilkunde 84:326–333
7. Lohmander L, Dahlberg L, Ryd L, Heinegard D (1989) Increased levels of proteoglycan fragments in knee joint fluid after injury and other arthopathies. Arthritis-Rheumatology 32:1434–1442
8. Myers S, Brandt K, O'Connor B, Visco D, Albrecht M (1990) Synovitis and osteoarthritic changes in canine articular cartilage after anterior cruciate ligament transection. Effect of surgical hemostasis. Arthritis-Rheumatology 33:1406–1415
9. Noyes F, Mooar P, Matthews D, Butler D (1983) The symptomatic anterior cruciate deficient knee. The Journal of Bone and Joint Surgery [Am] 65:154–162
10. Pässler H (1994) Die Augmentation der frischen hinteren Kreuzbandruptur ohne Naht – eine neue minitraumatische Alternative? Arthroskopie (in Vorbereitung):
11. Pässler HH, Deneke J, Dahners LE (1992) Augmentated repair and early mobilization of acute anterior cruciate ligament injuries. The American Journal of Sports Medicine 20:6–13
12. Pelletier J, Roughley P, DiBattista J, McCollum R, Pelletier J (1991) Are cytokines involved in osteoarthritic pathophysiology? Arthritis-Rheumatology 20:12–25
13. Petermann J, Garrel Tv, L LG (1993) Nonoperative treatment of acute medial ligament lesions of the knee joint. Knee Surgery, Sports Traumatology, Arthroscopy 1:93–96
14. Pförringer W (1982) Hämarthros und Kreuzbänder – biomechanische und morphologische Untersuchungen. Unfallchirurgie 8:353–377
15. Puhl W, Dustmann HO, Schulitz K-P (1971) Knorpelveränderungen bei experimentellen Hämarthros. Zeitschrift für Orthopädie und ihre Grenzgebiete 109:475–486
16. Röder W, Hennes R, Grebe P, Isemer F-E (1994) MRT-Monitoring der Wiederherstellung des Bandapparates des oberen Sprunggelenkes nach Verletzung. Unfallchirurg 97:467–471
17. Safran M, Johnston-Jones K, Kabo J, Meals R (1994) The effect of experimental hemarthrosis on joint stiffness and synovial histology in a rabbit model. Clin Orthop Rel Res 303:280–288
18. Vasilev V, Vidinow N (1984) Comparative assessment of articular cartilage and synovial membrane in experimental haemarthrosis. Acta Biologica Hungaria 35:305–314
19. Woo S-Y (1993) Die Heilung des medialen Seitenbandes. Sportverletzung, Sportschaden 7 (Sonderheft 1):3–16

Patellaluxation mit Hämarthros – immer Indikation zur Arthroskopie?

P. Hertel

Abteilung für Unfallchirurgie, Martin-Luther-Krankenhaus, Caspar-Theyß-Straße 27, D-14193 Berlin

Einleitung

Jeder Hämarthros sollte ätiologisch geklärt werden. Die Patellaluxation wird häufig verwechselt mit Innenbandverletzungen, Innenminiskusrissen, isolierten Kreuzbandrupturen. Ursache der ungenauen Differentialdiagnose sind häufig ausgedehnte Einblutungen in das mediale Retinaculum, ungenaue Anamnese, unterlassene axiale Röntgenaufnahme, ungenügende Einschätzung der praedisponierenden Faktoren wie Patellahochstand, Patelladysplasien, verstärkter Patellakippwinkel auf der nicht betroffenen Seite, flacher Kongruenzwinkel. Etwa 1/4 der primären Patellaluxationen wird erst bei der Arthroskopie anhand der typischen Verletzungsfolgen wie Einriß des medialen Retinaculums, Abscherfragmente am medialen Patellarand bzw. lateralen Femurcondylus oder Einriß des Ligamentum mucosum erkannt. Eine verhakte Kniescheibenverrenkung (Abb. 1) kommt nur selten in klinische Diagnostik.

Diagnostisches und therapeutisches Vorgehen

Ein Hämarthros wird abpunktiert, sofern er unter Spannung steht. Liegt keine Spannung vor und ist sowieso eine Arthroskopie geplant, wird nicht punktiert. Die Bei-

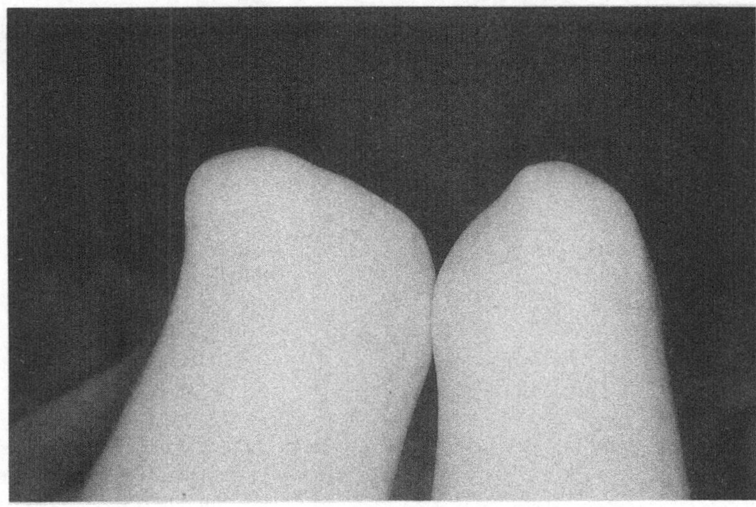

Abb. 1. Verhakte Patellaluxation rechts, vom Fuß her gesehen

Hefte zu „Der Unfallchirurg", Heft 249
Zusammengestellt von K. E. Rehm

mengung von Fettaugen zum Hämarthros spricht für eine osteochondrale Läsion. Es werden Röntgenaufnahmen in 2 Ebenen sowie eine Tangentialaufnahme der Kniescheibe angefertigt. Dabei wird nach osteochondralen Fragmenten gesucht und die Patellasubluxation bzw. die Kippung festgestellt. Immer sollte ein Seitenvergleich mit der nicht betroffenen Seite erfolgen. Die Arthroskopie wird in Vollnarkose durchgeführt. Das Arthroskop wird durch einen anterolateralen Standardzugang eingeführt. Von medial wird ein Tasthaken eingeführt. Die Spülkanüle sitzt im oberen Recessus. Der Bluterguß wird komplett ausgespült, wobei zur Entfernung von Koageln gelegentlich der Shaver eingesetzt werden muß. Die Kniescheibe wird besonders im zentralen und medialen Anteil nach Fissuren und osteochondralen Frakturen sowie Knorpel-Knochenabrissen abgesucht. Nur selten wird man im Bereich des medialen Retinaculums keine Läsionen finden. Dann wird arthroskopisch die Innenbandstabilität kontrolliert, da Patellaluxationen mit Innenbandverletzungen kombiniert sein können. In gleicher Weise wird auch das vordere Kreuzband kontrolliert. Dann wird im lateralen Recessus der gesamt chondrosynoviale Grenzbereich abgesucht, um Abscherfragmente des lateralen Femurcondylus zu entdecken. Gelegentlich

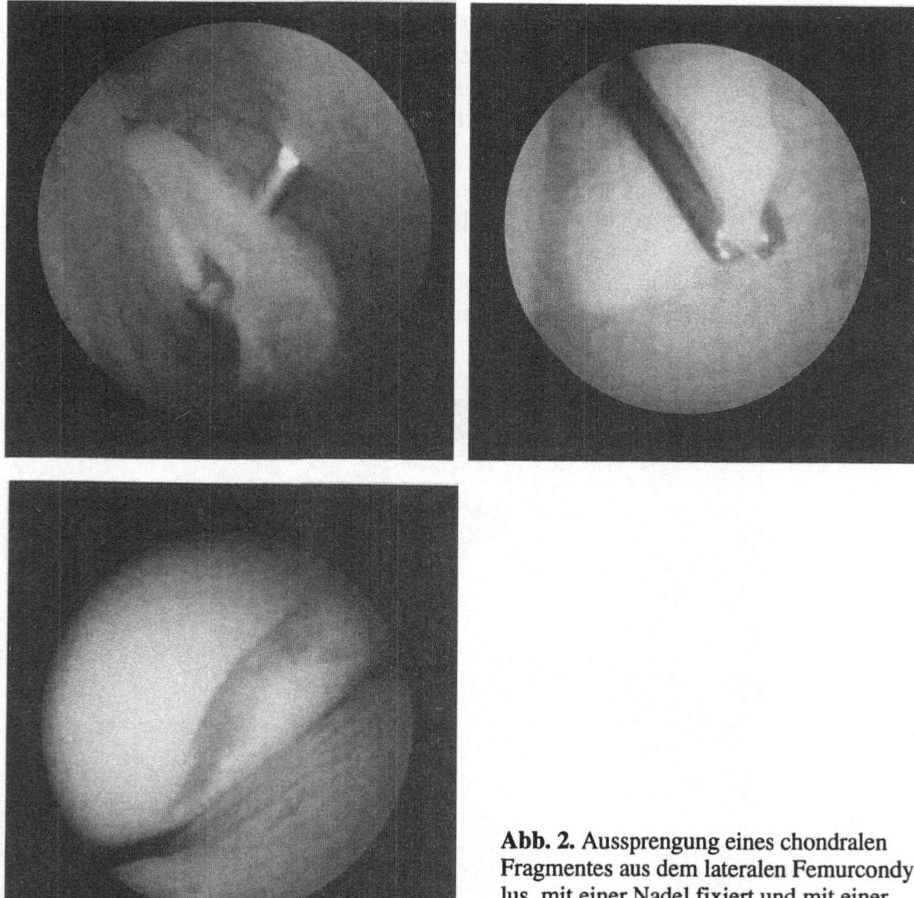

Abb. 2. Aussprengung eines chondralen Fragmentes aus dem lateralen Femurcondylus, mit einer Nadel fixiert und mit einer Kocher-Klemme extrahiert

findet man kleine chondrale oder osteochondrale Fragmente im lateralen Recessus oder intercondylär. Diese werden dann entfernt, ebenso wie Abscherfragmente vom medialen Patellarand. Refixiert werden nur größere osteochondrale Fragmente. Kleine osteochondrale Fragmente (bis zu 1 cm Größe) sowie chondrale Fragmente werden entfernt (Abb. 2).

Beim Vorliegen einer Einblutung im Bereich des medialen Retinaculums wird eine arthroskopische Retinaculum-Naht durchgeführt, sofern es sich zweifelsfrei um eine erstmalige Patellaluxation handelte. Dazu wird vor dem Innenband eine kräftige Kanüle eingestochen, die intraartikulär geführt und am medialen Patellarand vorbei auf der Vorderseite der Kniescheibe aus der Haut herausgestochen wird. Durch die Kanüle wird ein 1er-Vicryl-Faden durchgeführt, der mit derselben Kanüle durch den selben Ausstich, dann subkutan zum Einstich zurückgeführt wird. Es entsteht somit eine U-förmige Schlinge, die das gesamte mediale Retinaculum umfaßt und auch den Rißbereich einschließt. Diese Naht wird etwa 5fach wiederholt. Durch Sägebewegungen werden subkutane Fettbarrieren überwunden, bis die Naht dem Retinaculum flach anliegt. Die Patella wird dann manuell nach medial gedrückt und die Nähte sukzes-

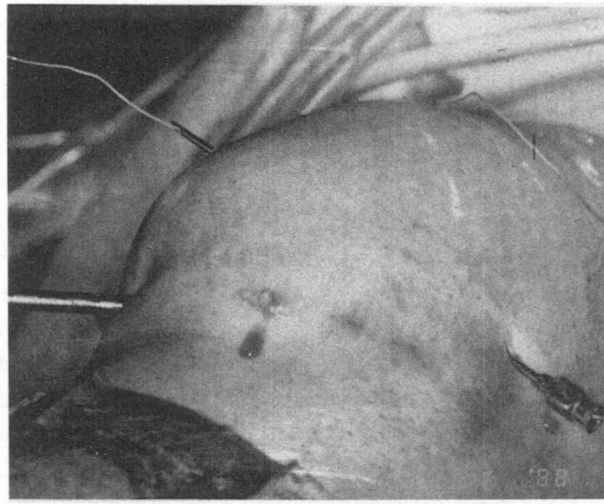

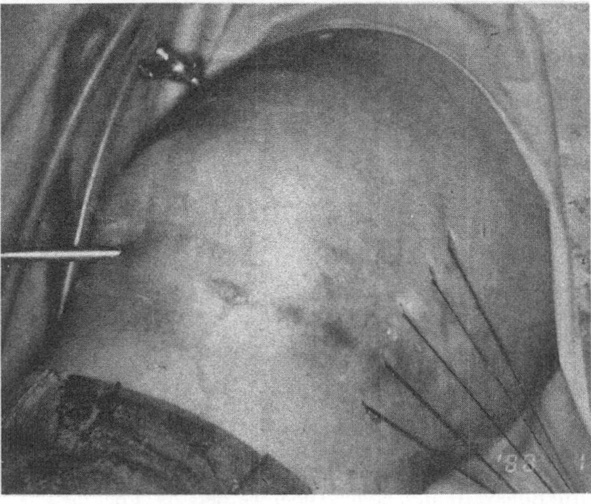

Abb. 3. Arthroskopische Retinaculum-Naht unter Verwendung einer kräftigen Kanüle. Es werden insgesamt 5 Nähte U-förmig um das gerissene Retinaculum herumgelegt

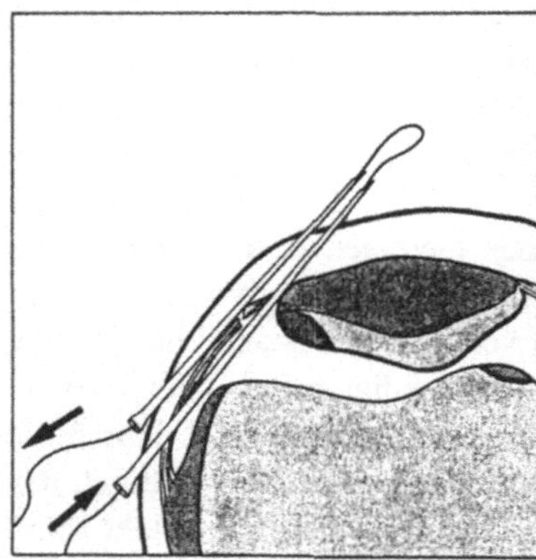

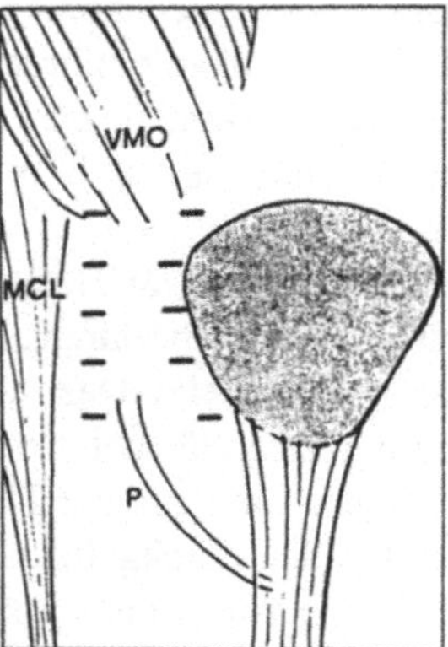

Abb. 4. Schematische Darstellung der arthroskopischen Retinaculum-Naht

sive unter relativ kräftiger Spannung geknotet, da das medial infiltrierte Hämatom und die arthroskopische Spülflüssigkeit das Retinaculum noch ausdehnen (Abb. 3 und Abb. 4). Die Knoten werden subkutan versenkt, die Nahtbreite sollte sich von deutlich oberhalb bis deutlich unterhalb der Kniescheibe erstrecken (Abb. 5).

Diskussion

Die Klärung eines Hämarthros ist sowohl bei Kindern als auch bei Erwachsenen immer sinnvoll. Auf die Verwendung der Arthroskopie zur Abklärung des Hämarthros sollte nur dann verzichtet werden, wenn sich in den ersten Tagen nach der Punktion eines Hämarthros eine harmlose Ursache wie Kontusion oder Distorsion mit hinreichender Sicherheit nachweisen läßt. Besteht die Sicherheit oder der Verdacht auf eine Patellaluxation, sollte in jedem Falle arthroskopiert werden, um osteochondrale oder chondrale Fragmente aus dem Gelenk zu entfernen. Auch aus therapeutischen Gründen ist die Arthroskopie sinnvoll, da durch ein einfaches, arthroskopisch anwendbares Nahtverfahren ohne gößere Narbenbildung die Reluxationsrate nach erstmaliger Patellaluxation von 30–40% auf etwa die Hälfte reduziert werden kann. Besonders praedisponiert für eine Reluxation, trotz durchgeführter Primärnaht, sind nach verschiedenen Angaben aus der Literatur Patienten mit ausgeprägter dysplastischer An-

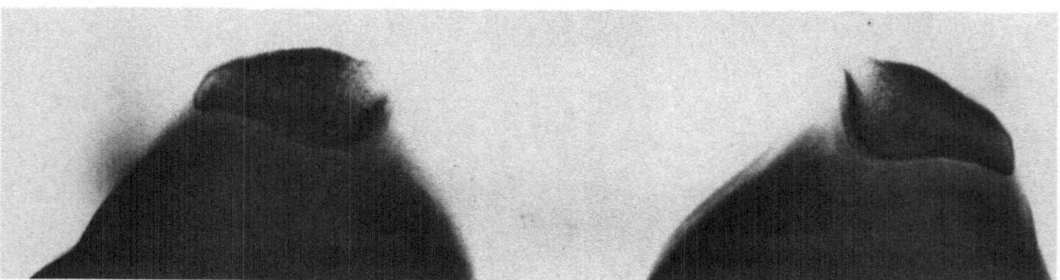

Abb. 5. Bei starker Patelladysplasie mit Lateralkippung, sollte primär ein erweitertes Rekonstruktionsverfahren angewendet werden, das über die alleinige Retinaculum-Naht hinausgeht

lage der Kniescheibe und hierbei besonders ein verstärkter Patellakippwinkel auch auf der primär nicht betroffenen Seite bei Frauen. Es sollte daher überlegt werden, ob in einem solchen Falle neben der Retinaculum-Naht auch weitere Verfahren wie die laterale Retinaculum-Spaltung bzw. die Transposition der Tuberositas tibiae in Frage kommen, letzteres jedoch nur nach Wachstumsabschluß.

Literatur

1. Boring RH, O'Donoghue DH (1978) Acute patellar dislocation: Results of immediate surgical repair. Clin Orthop 136:182–185
2. Cofield RH, Bryan RS (1977) Acute dislocation of the patella: Results of conservative treatment. J Trauma 17:526–531
3. Hertel P, Bernard M (1993) Arthroskopie und Patellaluxation. Arthroskopie 6:242–248
4. Harilainen A, Sandelin J (1993) Prospective long-term results of operative treatment in primary dislocation of the patella. Knee surgery, Sports traumatology. Arthroscopy 1:100–103
5. Yamamoto RK (1986) Arthroscopic repair of the medial retinaculum and capsule in acute patellar dislocations. Arthroscopy 2:125–131

Akute Kniebandruptur mit Hämarthros: Wann Arthroskopie?

T. Tiling

Chirurgische Klinik, Klinikum Merheim, Ostmerheimer Straße 200, D-51109 Köln

(Manuskript nicht eingegangen)

Hefte zu „Der Unfallchirurg", Heft 249
Zusammengestellt von K. E. Rehm

Kniegelenksbeteiligende Fraktur: Indikation zur Arthroskopie?

P. Lobenhoffer

Unfallchirurgische Klinik, Medizinische Hochschule Hannover, Konstanty-Gutschow-Straße 8, D-30623 Hannover

Der heutige Entwicklungsstand arthroskopischer Operationstechniken erlaubt den Einsatz arthroskopischer Techniken bei folgenden Fraktursituationen:

- Tibiakopffrakturen
- Eminentiaausrißfrakturen beim Kind
- Knöcherne Kreuzbandausrisse beim Erwachsenen

Künftig denkbare aber noch nicht etablierte Einsatzmöglichkeiten sind z.B. Patellafrakturen und monocondyläre Femurfrakturen. Hier sind jedoch noch keine nennenswerten Fallzahlen endoskopisch operiert worden.

Tibiakopffrakturen

Die größten Erfahrungen in der arthroskopischen Frakturchirurgie liegen für Tibiakopffrakturen vor. Indikationen stellen vor allem die B-Frakturen der AO-Klassifikation dar (Spaltbrüche, Impressionsbrüche und Spalt-Impressionsbrüche). Die technischen Ansprüche sind hoch: neben einer Video-Arthroskopieanlage wird ein Durchleuchtungsgerät und ein umfangreiches Instrumentarium benötigt (Tabelle 1). Die Lagerung entspricht der einer arthroskopischen Operation: Beinhalter mit Blutsperre, hängender Unterschenkel, Flexion bis über 90° möglich. Wir verwenden die anterolateralen und anteromedialen Standardzugänge für das Endoskop. Ein motorisiertes Schneidesystem ist obligat erforderlich. Zunächst werden mit dem Rotationsmesser Koagel und Synoviafetzen entfernt. Wenn ein Spaltbruch vorliegt, wird nun die Reposition perkutan mittels spitzer Zangen oder Kugelpfriem durchgeführt. Das Arthroskop kontrolliert die exakte Einrichtung der Knorpelfläche im Gelenk. Anschließend wird die Fraktur perkutan mit großen durchbohrten Schrauben stabilisiert. Die Arthroskopie ermöglicht neben der Repositionskontrolle das Debridement des Gelenks und die Beurteilung von Begleitverletzungen.

Tabelle 1. Voraussetzungen für minimal-invasive Osteosynthesen bei Tibiakopffrakturen

- Video-Arthroskopieanlage
- Shaversystem
- Rollenpumpe
- Arthroskopieinstrumentarium
- Kreuzbandzielinstrumentarium mit kanülierten Bohrern
- Durchleuchtungsgerät
- Spongiosastössel
- Kanüliertes Schraubensystem mit großen und kleinen Spongiosaschrauben
- Osteosynthese und Spongiosaentnahmeinstrumentarium

Hefte zu „Der Unfallchirurg", Heft 249
Zusammengestellt von K. E. Rehm

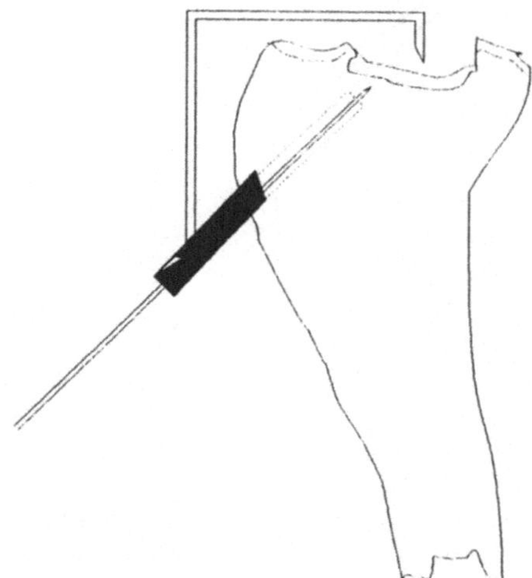

Abb. 1. Prinzip der arthroskopischen Technik. Mit einem Kreuzbandzielgerät wird ein Arbeitskanal von 6 mm Durchmesser bis unter die imprimierte Zone vorgebohrt. Durch den Kanal wird ein Stössel eingebracht, um den Defekt zu heben. Danach wird Spongiosa oder Hydroxylapatit unter die Hebezone plaziert

Bei Impressionsfrakturen muß die abgesunkene Knorpelfläche gehoben werden. Hierzu wird am besten über ein Knochenfenster ein Stößel unter das Implantat geführt. Bewährt hat es sich, bei der arthroskopischen Methode eines der üblichen Kreuzbandzielgeräte zu verwenden, um einen Spickdraht direkt unter die Impressionszone zu plazieren. Mit einem durchbohrten 6 mm-Bohrer wird der Draht dann bis kurz unter das Imprimat überbohrt. Über diesen Arbeitskanal wird das Imprimat dann unter arthroskopischer Kontrolle hochgestösselt. Die unter dem Imprimat stets verbleibende Defektzone muß mit Spongiosa oder Hydroxlapatit unterfüttert werden, zusätzlich werden unter Bildwandlerkontrolle Schrauben eingebracht, die subchondral die gehobene Fläche abstützen (Abb. 1).

Ergebnisse

Wir konnten von 1988 bis 1994 insgesamt 25 Patienten mit Tibiakopffraktur mit minimal-invasiven Methoden operativ behandeln. Das mittlere Alter der Patienten betrug 47 Jahre, in 21 Fällen lagen Impressions- und/oder Depressionsfrakturen vor, in 4 Fällen handelte es sich um Luxationsfrakturen. Bei 9 erfolgte ein kombiniert arthroskopisch/bildwandlergestütztes Vorgehen, bei 16 Patienten wurde nur unter Bildwandler reponiert und verschraubt. In 19 Fällen erfolgte eine autologe oder homologe Spongiosaplastik. Der mittlere Nachuntersuchungszeitraum beträgt mittlerweile 34 Monate, 84% der Patienten wurden nachuntersucht. In beiden Gruppen wies jeweils 1 Patient ein schlechtes Ergebnis auf (mod. Lysholm- und Courvoisier-Score), alle anderen Patienten waren beschwerdefrei und wurden als gut/sehr gut eingestuft.

Eminentiaausrißfrakturen

Die arthroskopische Reposition dislozierter Eminentiaausrißfrakturen eignet sich für die Typen Meyers II–IIIa, sofern das Fragment in sich intakt geblieben ist und eine

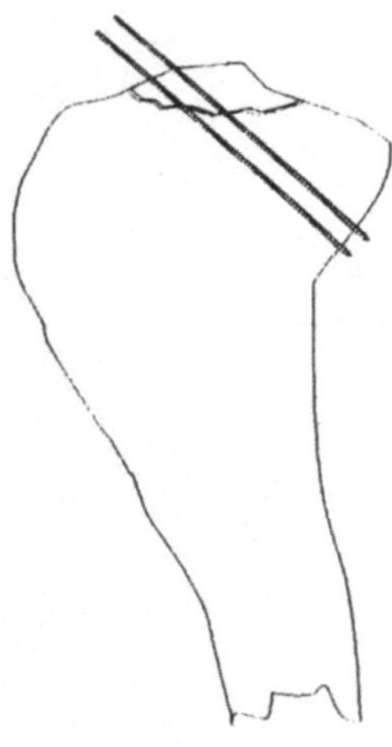

Abb. 2. Refixation eines Eminentiaausrisses mit 2 Spickdrähten von parapatellar medial und lateral

Reposition und Retention durch geschlossene Manipulation (Hyperextension) nicht möglich ist. Nach Ausspülen der Koagel und Reinigung des Fragmentbetts wird das dislozierte Fragment mit dem Häkchen unter arthroskopischer Kontrolle reponiert. Die Retention kann mit Spickdrähten erfolgen, die medial und lateral parapatellar eingebracht werden. Die Drähte werden unter Hautniveau gekürzt und nach 4 Wochen Gipsruhigstellung entfernt (Abb. 2). Alternativ können mit einem Kreuzbandzielgerät zwei Bohrkanäle von anteromedial durch das reponierte Fragment geführt werden. Ein resorbierbarer Faden wird U-förmig durch die Kanäle und das Fragment geführt und unter Spannung verknotet (Abb. 3). Ein Vorteil dieser Methode ist, daß die Metallentfernung entfällt.

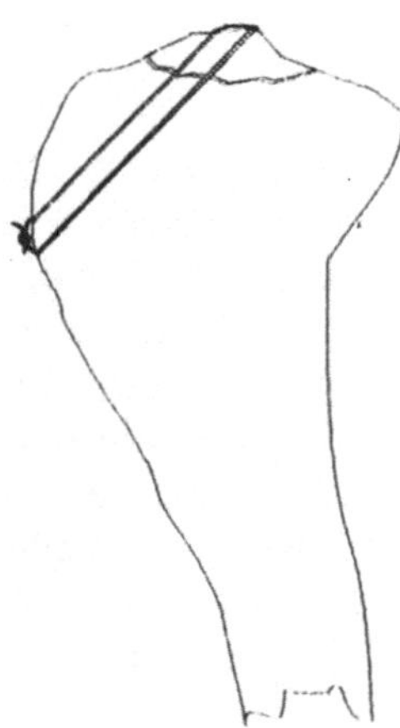

Abb. 3. Refixation eines Eminentiaausrisses mit einer resorbierbaren Fadencerclage über 2 Bohrkanäle

Ergebnisse

Seit 1989 konnten 5 Kinder mit Eminentiaausrißfrakturen arthroskopisch operiert werden. Die Repositonsstellung konnte in allen Fällen bis zur Ausheilung gehalten werden. Es gab keine peri- oder postoperativen Komplikationen, der Bewegungsumfang war bei Behandlungsende bei allen Kindern frei. Wachstumsstörungen wurden nicht beobachtet.

Knöcherner tibialer Kreuzbandausriß beim Erwachsenen

Diese seltene Verletzung hat bei Refixation des ausgerissenen vorderen Kreuzbandes eine relativ gute Prognose. Die Fixation erfolgt entweder mit arthroskopisch gelegten Nähten im Bandstumpf, die durch Knochenkanäle im Tibiakopf ausgeleitet und hier fixiert werden. Alternativ und einfacher kann eine direkte Verschraubung durch das Gelenk mit einem kanülierten Schraubensystem erfolgen (z.B. Schraubensystem n. Resch, Fa. Leibinger). In den letzten Jahren konnten wir bei zwei Patienten derartige Eingriffe durchführen, in beiden Fällen mit gutem klinischen Ergebnis.

Literatur

1. Caspari RB, Hutton PMJ, Whipple TL (1985) The role of arthroscopy in the management of tibial plateau fractures. Arthroscopy 1:76
2. Fowble CD, Zimmer JW, Schepsis A. The role of arthroscopy in the assessment and treatment of tibia plateau fractures. Arthroscopy 9(5):584–590
3. Haas N (1988) Komplexe Kapselband-Verletzungen des kindlichen Kniegelenks. Hefte zur Unfallheilkunde 200:484–487
4. Lais E, Hertel P, and Gondarzi AM (1987) Die arthroskopische Versorgung der dislozierten Ausrisse der Eminentia intercondylica bei Kindern und Jugendlichen. Unfallchirurg 90:471–477
5. Meyers MH (1970) Fracture of the Intercondylar Eminence of the Tibia. J Bone Joint Surg 52-A:1677–1684

Hämarthros bei „stabilem" Kniegelenk: Indikation zur Arthroskopie

A. Betz

Unfallchirurgische Klinik, Städtische Krankenanstalten, Luisenstraße 7, D-78464 Konstanz

(Manuskript nicht eingegangen)

Hefte zu „Der Unfallchirurg", Heft 249
Zusammengestellt von K. E. Rehm

Traumatische Schulterluxation: Indikation zur Arthroskopie?

P. Habermeyer

Klinik für Orthopädische Chirurgie und Sportmedizin, Sportklinik Stuttgart, Taubenheimerstraße 8, D-70372 Stuttgart

Mit dem zunehmenden Einsatz der Schulterarthroskopie ist Bewegung geraten in das bisherige Behandlungskonzept von Schulterluxationen. In Zeiten offener Schultergelenkschirurgie waren Indikationen zur primären Schulterstabilisation die dislozierten Luxationsfrakturen, die nicht reponierbaren verhakten Luxationen, sowie die Pfannenrandfrakturen (Bankart-Fraktur). Der überwiegende Großteil der Schultererstluxationen wurde konservativ behandelt.

Ein hohes Rezidiv-Risiko ist der wesentliche Faktor für die Indikationsstellung zur Operation. Generell gilt, je jünger der Patient, desto höher das Risiko (s. Tabelle 1). Zudem muß man die hohe Inzidenzrate der Schulterluxation berücksichtigen. Die Rate für die Erstluxation bei unter 20jährigen wird mit 20 per 100.000 Einwohner angegeben (Norlin). Der Anteil in einer Bevölkerungsgruppe von 20–30jährigen beträgt per 100.000 Einwohner [21] bzw. 18 auf 100.000 Einwohner [18].

In einer jetzt veröffentlichten prospektiven 10-Jahresübersicht [11] mußten bis zu einem Alter von 25 Jahren 60% der Patienten mit Erstluxation operiert werden oder erlebten weitere Rezidive. Erst ab 26 Jahre und darüber sank die Zahl der operierten Patienten oder der Patienten mit Rezidiv-Luxationen unter die 40%-Marke. Zwar lag die Rate einer Selbstheilung nach der 2. Luxation bei 22% im Krankengut des Zehnjahreskollektives von Hovelius, es fehlen jedoch Angaben über die symptomatischen Formen der Schultersubluxationen, d.h. der Patienten mit schmerzhafter Restinstabilität. Auch wird in der Untersuchung kein Hinweis auf die Sportfähigkeit bzw. das Niveau der Sportfähigkeit gegeben.

Tabelle 1. Rezidivrate in Abhängigkeit vom Alter des Patienten bei der traumatischen Erstluxation

Alter	Rezidivrate %	Autor
< 20 a	95	Mc Laughlin [15]
	94	Rowe [19]
	90	Henry [7]
	68	Vermeiren [23]
	66	Simonet [21]
< 22 a	55	Hovelius [10]
< 30 a	79	Rowe [19]
	67	Hoelen [9]
	48	Hovelius [10]
< 40 a	50	Rowe [19]
	12	Hovelius [10]

Hefte zu „Der Unfallchirurg“, Heft 249
Zusammengestellt von K. E. Rehm

Tabelle 2. Reluxationsrate in Abhängigkeit vom Hill-Sachs-Defekt

Hill-Sachs-Defekt	Reluxationsrate %	
ja	58	82
nein	37	50
	Hovelius [11] (p < 0,035)	Rowe [19]

Durch sportliche Aktivität insbesondere bei Kontaktsportarten, über Kopf- und Wurfsportarten, erhöht sich das Rezidiv-Risiko. Henry [7] beziffert die Rezidiv-Rate im Sport mit 88%, Wheeler [24] mit 92%. Bei einem Vergleich von Jugendlichen mit und ohne sportliche Aktivität fand sich eine Rezidivquote von 80% bei den Sportlern, aber nur von 30% bei den nicht Aktiven [21]. Darüber hinaus weisen männliche Kollektive ein zwei- [23] bis viermal [16] höheres Rezidiv-Risiko auf als weibliche.

Es gibt radiologische Kriterien zur Bemessung des Rezidiv-Risikos. Bei Vorliegen einer Hill-Sachs-Läsion ist die Rezidiv-Quote statistisch höher, als ohne Nachweis einer solchen (s. Tabelle 2).

Kommt es radiologisch zur Gelenkinkongruenz im Sinne einer Gelenkstufe, so ist dies mit einem statistisch signifikanten Reluxationsrisiko von 72% gegenüber 45% bei unbeschädigter Pfanne verbunden (p < 0,01) [11]. Hinsichtlich der Reluxationsrate muß eine begleitende Tuberkulum-majus Fraktur als günstig eingestuft werden. In diesem Fall kommt es nur in 10% zu einem Rezidiv [11]. Unabhängig von der Anzahl der Rezidive kommt es nach Schulterluxationen in 20% zur Instabilitätsarthrose. So fand Hovelius [11] in einer prospektiven Zehnjahresuntersuchung in 11% einen Arthrosegrad Typ I nach Samilson, in 8% Typ II und 1% Typ III.

Über den Erfolg einer immobilisierenden Behandlung durch Ruhigstellung im Gilchristverband gibt es in der Literatur widersprüchliche Angaben (s. Tabelle 3).

Tabelle 3. Rezidivrate in Abhängigkeit von der Dauer der Immobilisation

Autor	Ruhigstellung (Wochen)	Rezidiv Quote (%)
Rowe [19]	3	35
	0	70
Strömsöe [22]	3	64
(traumatische Erstluxation)	> 3	0
Kiviluoto [14]	3	22
	1	50
Henry [7]	3	90
	0	85
Hovelius [10]	3–4	29
	0	31

Aus diesem Grund empfehlen Neer [17] und Simonet [21] eine Ruhigstellung von 6 Wochen, welche von einer instruierten Rehabilitationsphase gefolgt wird.

Der Behandlungserfolg einer nach Immobilisation eingeleiteten Physiotherapie hängt von der Instabilitätsform ab. So konnte gezeigt werden, daß bei der atraumatischen Instabilität durch eine gezielte Physiotherapie in über 80% gute Ergebnisse erzielt werden konnten. Während bei einer atraumatischen Instabilitätsform durch Krankengymnastik nur in 16% ein Behandlungserfolg erzielt werden konnte [4]. Aus dieser Studie wurde gefolgert, daß bei der verletzungsbedingten Luxationsform auf eine zeit- und kostenintensive Rehabilitation verzichtet werden kann.

War bisher ein sehr abwartendes Verhalten bei der Indikation zur Operation Standard der orthopädischen, chirurgischen Behandlungsrichtlinie, so mehren sich in letzter Zeit Berichte über eine initiale Stabilisationstherapie bei der traumatischen Erstluxation. 1989 veröffentlichte erstmals Wheeler et al. [24] eine Vergleichsuntersuchung zur primär arthroskopischen versus nicht operativen Behandlung der akuten traumatischen Schulterluxation bei jungen Militärkadetten. Er berichtete über eine Reluxation von 92% bei konservativer und von 22% bei der arthroskopisch operativen Behandlung. Dieselbe Arbeitsgruppe veröffentlichte nun 1994 [1] neuere Ergebnisse unter gleichem Studiendesign mit lediglich geänderter arthroskopischer Fixationstechnik. Bei dem nicht operierten Kollektiv der jungen Kadetten lag die Reluxationsrate diesmal bei 80%, das arthroskopisch stabilisierte Kollektiv erlitt in 14% ein Rezidiv. 1991 publizierte Hertz et al. [8] eine prospektive Untersuchung zur traumatischen Schultererstluxation. 48 Patienten mit traumatischer Erstluxation wurden arthroskopisch diagnostiziert. Bei 38 Patienten befand sich ein Bankart-Defekt, bei 10 Patienten war das Labrum glenoidale intakt geblieben. Die 38 Patienten mit nachgewiesenem Bankart-Defekt wurden einer primär offenen Operation unterzogen, die 10 Patienten mit intaktem Labrum hingegen wurden konservativ nachbehandelt. Nach offener Stabilisationsoperation kam es in keinem Fall zu einem Rezidiv, während das konservative Kollektiv in 12,5% ein Rezidiv erlitt. Boszotta und Helperstorfer berichten 1993 [3] über eine Rezidiv-Rate von 0% und einer Sportfähigkeit von 85% nach arthroskopischer Stabilisation einer traumatischen Schultererstluxation. Kiefer und Mitarbeiter berichteten [13] über eine Rezidiv-Rate von 0% bei der arthroskopischen Stabilisation einer traumatischen Erstluxation, hingegen einer Rezidiv-Quote von 12,5% bei chronisch rezidivierenden Luxtionsformen. Diese nun in der Literatur in jüngster Zeit belegten Zahlen legen den Schluß nahe bei der traumatischen Erstluxation eine arthroskopische Operation durchzuführen.

Eine rein diagnostische Arthroskopie bei der traumatischen Schultererstluxation ist zur Einschätzung des eingetretenen Gelenkschadens geeignet. In einer Untersuchung von Norlin [18] fand sich bei 24 Patienten mit traumatischer Schultererstluxation in allen 24 Fällen eine Bankart-Läsion sowie ein Hill-Sachs-Defekt.

Eine arthroskopische Studie von Baker et al. [12] demonstrierte eine hohe Rate von Labrumabrissen und Kapsel-Band-Einrissen bei jungen Patienten mit traumatischer Erstluxation. Je komplexer der Labrum-Band-Schaden, desto instabiler war die Schulter.

Die primäre Stabilisation einer erstmalig aufgetretenen Schulterluxation beherbergt neben dem allgemeinen Operationsrisiko immer die Gefahr Patienten zu operieren, die keine weitere Luxation erleiden würden. Unter dieser Vorstellung erhebt sich die Frage, in welcher Form jedes weitere Rezidiv einer erstmalig traumatisch erlittenen Schulterluxation zu einer Vergrößerung des Gelenkschadens führt.

Ziel einer eigenen Untersuchung war es, anhand der Chronologie und der Rezidiv-Häufigkeit das intraartikuläre Schadensausmaß dem pathomorphologischen Befund einer traumatischen Erstluxation gegenüberzustellen. Zeigt sich nämlich, daß mit zunehmender Rezidiv-Frequenz der intraartikuläre Gelenkschaden zunimmt, so ergibt sich daraus zwangsweise die Indikation zu einer operativen Frühversorgung der traumatischen Schultererstluxation. So konnten wir in einer prospektiven Vergleichsuntersuchung zwischen traumatischer Erstluxation und traumatisch bedingter chronisch rezidivierender Luxationen bei 91 Patienten eine zunehmende Narkoseinstabilität bei Durchführung des Load-and-shift-Testes nach Hawkins [20] nachweisen. Mit steigender Luxationsrate erhöhte sich das intraartikuläre Gelenkvolumen als Ausdruck eines zunehmenden Kapselbandschadens. Die traumatische Ablösung des Labrum glenoidale vom Pfannenrand ist eine Initialläsion, die in 86% unserer Fälle bereits bei der ersten Luxation vorlag. Mit jedem weiteren Luxationsrezidiv kam es zu keiner weiteren gesicherten Zunahme an Abrißverletzungen des Labrums, es fand sich jedoch eine zunehmende Schädigung der labralen Stukturen im Sinne eines Substanzdefektes. Auch die Hill-Sachs-Läsion war als eine Initialläsion einzustufen, wir fanden sie in 78% unserer Fälle mit Erstluxation. Erst ab dem 5. Rezidiv kam es zu einer signifikant gesicherten Zunahme des dorsolateral gelegenen Humeruskopfdefektes. Zusätzlich zeigte sich, daß der Hill-Sachs-Defekt mit dem Auftreten einer Labrum-Läsion korreliert. Daraus ergibt sich, daß die traumatische Erstluxation in etwa 80% der Fälle zu einem kombinierten Verletzungsmuster bestehend aus Bankart-Defekt und Hill-Sachs-Defekt führt. Ein Knorpel-Knochen-Defekt am vorderen unteren Limbusrand ist ebenso wie die Labrum- und die Hill-Sachs-Läsion ein primäres Verletzungsereignis. So fanden wir in 23% unserer Patienten mit Erstluxationen einen Knorpel-Knochen-Defekt am vorderen unteren Pfannenrand, welcher sich mit zunehmender Rezidiv-Häufigkeit nicht signifikant erhöhte. Im Gegensatz dazu nimmt mit der Anzahl der Rezidive der Kapselbandschaden signifikant zu. Bei der Beurteilung des Vernarbungs- und Überdehnungszustandes insbesondere des Ligamentum glenohumerale inferius, kam es mit der Anzahl der Rezidive zu einer zunehmenden Schädigung. Je länger die Schulterinstabilität vorlag, je häufiger ein Rezidiv aufgetreten war und je größer das gemessene Gelenkvolumen bestimmt wurde, desto schlechter wurde der Zustand des Kapselbandapparates beurteilt. Daraus folgt, daß eine chronische Schulterluxation zu einer zunehmenden Schädigung des für die Stabilität essentiellen Kapselbandapparates führt. Als Folgerung aus dieser vergleichenden Untersuchung zur Pathomorphologie der Erstluxation und der chronisch rezidivierenden Instabilität ergibt sich, daß bei der Erstluxation der wichtigste Stabilisator, nämlich der Labrumbandapparat im Bereich seiner Insertion am Limbus abgerissen wird. Dieser Bankart-Perthes-Effekt korreliert mit dem dabei gleichzeitig auftretenden Hill-Sachs-Defekt. Mit zunehmenden Instabilitätsereignissen kommt es zu einer pathologisch erhöhten Translations-Bewegung des Humeruskopfes in anterionferiorer Richtung mit pathologischem Streß auf das untere glenohumerale Band. Um diesem pathologischen Mechanismus entgegenzuwirken und den Gelenkschaden klein zu halten, muß demnach eine möglichst frühzeitige Rekonstruktion des Labrum-Band-Apparates durchgeführt werden.

Tabelle 4. Indikation zur Arthroskopischen Operation bei der traumatischen Erstluxation

- Adäquates Trauma
- Kontakt, -Überkopfsportart
- < 25 Jahre
- Hill-Sachs-Defekt
- Kooperativer Patient

Die Gefäßversorgung des Labrum-Glenoidale erfolgt nicht aus dem darunterliegenden Knochen, sondern streng aus dem das Labrum umgebenden Periost- und Kapselgewebe [5]. Nach traumatischem Ausriß des Labrum glenoidale kann die Heilung nur von Seiten des Weichteil-Gewebes ausgehen. Da die nutritive Versorgung von Seiten des Scapulahalses fehlt, ist die fibroplastische Einheilung an der Übergangszone Knochen-Labrum erschwert. Auch aus diesem Grund muß für eine frühzeitige und anatomisch korrekte Refixaiton des Labrumbandansatzes am Glenoidrand gesorgt werden.

Unsere Beobachtungen stehen im Einklang mit dem Zitat Lanny Johnson's [12]: *„The primary lesion of dislocation is the Bankart/Perthes lesion“*. In diesem Zusammenhang und unter Berücksichtigung aller oben genannten Fakten, muß J. Esch [6] zitiert werden: *„...arthroscopy of acute shoulder-dislocations enables one to correct the pathology immediately and may provide the best results.“*

Zusammenfassend sehen wir heute die Indikation zur arthroskopischen Operation einer traumatischen Schultererstluxation, wenn ein adäquates Trauma vorliegt, wenn der Patient Kontakt und/oder Über-Kopf-Sportarten durchführt, nicht älter als 25 Jahre ist, radiologisch ein Hill-Sachs-Defekt nachgewiesen werden kann und wenn die Kooperation des Patienten gesichert ist. Umgekehrt ergibt sich die Kontraindikation zur arthroskopischen Stabilisation bei fehlendem adäquaten Trauma, bei Vorliegen einer allgemeinen Gelenklaxität, bei multidirektionaler Schulterinstabilität, bei Läsionen des Nervus axillaris und/oder des Plexus brachialis und bei radiologischem Nachweis einer wenig dislozierten Tuberkulum-majus-Fraktur (s. Tabelle 4 und 5).

Ist eine arthroskopische Erstversorgung aus personellen, technischen oder apparativen Gründen nicht möglich, so sollten zumindest die Hochleistungssportler in ein entsprechendes Zentrum weiter geschickt werden. Auf Grund von fehlenden Langzeitbeobachtungen arthroskopisch operierter Fälle ist jedoch auch ein abwartendes konservatives Therapiekonzept weiterhin berechtigt. Die offene Operation muß jedoch dann nach Eintreten des ersten Rezidives erfolgen.

Tabelle 5. Kontraindikationen zur Arthroskopischen OP bei der Erstluxation

- Kein adäquates Trauma
- allgemeine Gelenklaxität
- multidirektionale Instabilität
- N. axillaris-, Plexus brachialis-Läsion
- Tub. majus Fraktur

Eine rein diagnostisch durchgeführte Arthroskopie nach traumatischem Erstergebnis ist nur nach spezieller Aufklärung des Patienten im Rahmen einer klinischen Studie vertretbar, da durch diesen diagnostischen Eingriff bei lediglich erfolgender Ausspülung des Hämarthros keine nachweisbare Therapie erzielt werden kann.

Literatur

1. Arciero RA, Wheeler JH, Ryan JB, McBride JT (1994) Arthroscopic Bankart Repair versus nonoperative Treatment for acute, Initial Anterior Shoulder Dislocations. Am J Sports Med 22:589–594
2. Baker CL, Uribe JW, Whitman C (1990) Arthroscopic Evaluation of acute initial Anterior Shoulder Dislocations. Am J Sports Med 18:25–28
3. Boszotta H, Helperstorfer W (1993) Ergebnisse nach arthroskopischer ventraler Limbus-Kapsel-Refixation nach primärer traumatischer Schulterluxation. Akt Taumatol 23:239–243
4. Burkhead WZ, Rockwood (1992) Treatment of instability of the Shoulder with an Exercise Program. J Bone Joint Surg 74-A:890–896
5. Cooper DE, Arnoczky SP, O'Brien SJ, Narren RF (1992) Anatomy, Histology and Vascularity of the Gleniod Labrum. J Bone Joint Surg 74-A:46–52
6. Esch JC, Baker CL (1993) Arthroscopic Surgery – The Shoulder and Elbow. Lippincott, Philadelphia:129
7. Henry JH, Genung JA (1982) Natural History of Glenohumeral Dislocation revisted. Am J Sports Med 10:135–137
8. Hertz H, Kwasny O, Wöhry G (1991) Therapeutisches Vorgehen bei erstmaliger traumatischer Schulterluxation. Unfallchirurgie 17:76–79
9. Hoelen MA, Burgers AM, Rozing PM (1990) Prognosis of Primary anterior shoulder Dislocation in Young Adults. Arch Orthop Trauma Surg 110:51–54
10. Hovelius L (1987) Anterior Dislocation of the Shoulder in Teenagers and young Adults. Five year Prognosis. J Bone Joint Surg (Am) 69:393–599
11. Hovelius L, Fredin H, Johannson O, Norlin R, Thorling J (in Druck) Primary anterior Dislocation of the shoulder in the Young. J Bone Joint Surg
12. Johnson LL (1993) Diagnostic and surgical arthroscopy of the Shoulder. Mosby, St. Louis:301
13. Kiefer H, Hehl G, Richter M, Lang E (1994) Arthroskopische Kapsel-Labrum-Nahtrefixation bei traumatischer Erst- und rezidivierender Luxation. 11. Kongreß dt Arbeitsgem Arthroskopie (AGA), Innsbruck, 21.–22.10.94
14. Kiviluoto O, Pasila M, Jaroma H, Sundholm A (1980) Immobilization after Primary Dislocations of the Shoulder. Acta Orthop Scand 51:915–919
15. McLaughlin HL, Mac Lelland DI (1967) Recurrent anterior dislocation of the shoulder. II. A comparative Study. J Trauma 7:191–201
16. Moseley HF (1991) Recurrent Dislocations of the Shoulder. Mc Gill University Press, Montreal
17. Neer CS, Welsh RP (1977) The Shoulder in Sports. Orthop Clin North Am 8:583–591
18. Norlin R (1993) Intraarticular Pathology in acute, First-Time Anterior Shoulder Dislocation: An Arthroscopic Study. Arthroscopy 9:546–549
19. Rowe C, Sakellarides HT (1961) Factors related to Recurrences of anterior Dislocations of the Shoulder. Clin Orthop 20:40–48
20. Silliman JF, Hawkins RJ (1992) Classification and physical Diagnosis of Instability of the shoulder. Clin Orthop 291:7–19
21. Simonet WT, Cofield RH (1984) Prognosis in Anterior Shoulder Dislocation. Am J Sports Med 12:19–24

22. Strömsöe K, Senn E, Simmen B, Matter P (1980) Rezidivhäufigkeit nach erstmaliger traumatischer Schulterluxation. Helv Chir Acta 48:551–557
23. Vermeiren J, Handelberg F, Castelyn PP, Opdecam P (1993) The rate of Recurrence of Traumatic Anterior Dislocation of the Shoulder. International Orthopedics (SICOT) 17:337–341
24. Wheeler JH, Ryan JB, Arciero RA, Molinari RN (1989) Arthroscopic versus non operative Treatment of acute Shoulder Dislocations in young Athletes. Arthroscopy 5:213–217

XVI. Arbeitsgemeinschaft Sportmedizin I
Der Sportler, der andere Patient?

Vorsitz: T. Tiling, Köln; E. Eriksson, Stockholm

„Der Sportler: Ansprüche an den Traumatologen"

S. Wentz

Orthopädische Universitätsklinik Friedrichsheim, Marienburgstraße 2, D-60528 Frankfurt

Der Sport ist eine öffentliche Angelegenheit geworden. Der Freizeitsport in seiner gesundheitsfördernden Bedeutung und seiner sozialen Funktion der Freizeitgestaltung, ist genaugenommen ein Ventil für die Bewegungsarmut und mangelnde körperliche Tätigkeit einer Gesellschaft, die den Wechsel vom Arbeiter zum Angestellten mit immer kürzeren Arbeitszeiten vollzogen hat.

Der Leistungssport, obwohl nur eine Facette unserer Gesellschaft, verkörpert die Bemühung des Menschen, die ihm vorgegebenen Grenzen zu überschreiten. Er hat Vorbildfunktion und steht im öffentlichen Interesse in vorderster Reihe. Er wird staatlich subventioniert und ist ein nicht unerheblicher Wirtschaftsfaktor. Die Leistungssportler haben die Möglichkeit bei entsprechenden Erfolgen, diese in sozialen Aufstieg und wirtschaftlichen Wohlstand umzumünzen.

Diesem Anspruch auf Öffentlichkeit können sich die Mediziner, die im Sport, insbesondere im Leistungssport arbeiten, nicht entziehen. Sie profitieren ja auch vom Öffentlichkeitsinteresse am Leistungssport.

Bei einer Zahl von ca. 20 Millionen in Vereinen organisierten Sportlern in Deutschland ist der Anteil an Leistungssportlern mit 0,1–0,2% naturgemäß sehr gering. Natürlich kommt es bei der Ausübung des Sports in beiden Gruppen, Freizeit- und Leistungssportlern, zu Unfällen und Überlastungsschäden, die eine Vorstellung beim Arzt notwendig machen.

Sportunfälle pro Jahr	
Alte Bundesländer:	544 00 im organisiserten Sport 429 000 im nicht organisierten Sport
Organisierter Sport:	ca. 50 000 stationäre Versorgungen ca. 495 000 ambulante Versorgungen (1) Studie der ARAG/RUB/BAU 1991/92

Hefte zu „Der Unfallchirurg", Heft 249
Zusammengestellt von K. E. Rehm

Diese Schäden entstehen, indem die persönlichen Grenzen überschritten werden; kurzfristig durch Unfälle, langfristig durch Fehl- und Überbeanspruchung.

Leistungssportler können sich diesem Risiko kaum entziehen und Freizeitsportler setzen sich ihm mangels Training und Einsicht aus.

Die ärztliche Versorgung und die Erwartungshaltung gegenüber dem Arzt unterscheiden sich bei Freizeit- und Leistungssportlern erheblich. Für den Freizeitsportler ist die sportliche Aktivität unverzichtbarer Alltagsausgleich und dient zur Erhaltung und Förderung der Gesundheit. Dem gegenüber ist für den Leistungssportler die Gesundheit eine notwendige Voraussetzung zur Erbringung der Leistung.

Der Freizeitsportler erwartet somit von seinem behandelnden Arzt eine nach medizinischen Erkenntnissen sichere Wiederherstellung seiner Gesundheit bzw. Sportfähigkeit, wobei es ihm auf eine Woche mehr oder weniger nicht ankommt. Für den Leistungssportler dagegen ist jeder Tag ohne Training ein verlorener Tag. Unter dem Druck der Öffentlichkeit, von Verein und Trainer, sowie eigenen Ansprüchen erwartet er von seinem Arzt ein auf seine pyhsiologischen Verhältnisse zugeschnittenes Behandlungskonzept, das an die Grenzen des medizinisch Verantwortbaren geht.

Der Leistungssportler wird sich nur in die Behandlung eines Arztes begeben, zu dem ein „besonderes Vertrauensverhältnis" besteht. Dies setzt die ständige Erreichbarkeit, auch nach Feierabend, sowie an Wochenenden voraus. Traumatologische Kompetenz, sportwissenschaftliche Kenntnisse, psychologische Fähigkeiten, allgemeinmedizinische und internistische Grundkenntnisse sind eine Selbstverständlichkeit, ohne die ein Vertrauensverhältnis erst gar nicht entsteht. Der Leistungssportler erwartet weiterhin Vorschläge zu Präventivmaßnahmen, sowie nach Verletzung die Erstellung und regelmäßige Überprüfung eines Rehabilitationsplans. Der Sporttraumatologe ist wie sein Trainer, ständiger Begleiter durch eine Sportkarriere.

Der Leistungssportler fordert somit von dem ihn betreuenden Sporttraumatologen/Sportmediziner dasselbe wie von sich selbst:

„Leistung über der Norm"

Nun könnte der Eindruck entstehen, daß diese „Sonderbehandlung" von Leistungssportlern nur eine kostentreibende Bevorzugung für einige wenige darstellt. Dem steht entgegen, daß eine Reihe medizinischer Standardverfahren und ein nicht unerheblicher Wissensschatz, welches heute überwiegend der Allgemeinheit zugute kommt, für Leistungssportler entwickelt oder durch den Leistungssport beeinflußt wurde:

- die Entwicklung und Weiterentwicklung von Operationstechniken (Arthroskopie)
- die frühfunktionelle Therapie (Krankengymnastik, Motorschienen, Orthesen, Kraft- und Übungsgeräte)
- Präventivmaßnahmen (Sicherheitsskibindungen, Anpassung von Sportgeräten, Schuhentwicklung, physiologische Erkenntnisse)

Literatur

1. Gläser et al. (1994) Zur Belastung im Gesundheitswesen durch Sportunfälle. Dtsch Zeitschrift für Sportmedizin Nr. 7/8

Der Sporttraumatologe: Was sollte er können?

T. Tiling und J. Höher

Chirurgische Klinik, Ostmerheimer Straße 200, D-51109 Köln

(Manuskript nicht eingegangen)

Der Vereinsarzt: Alltagstraumatologie und seine Probleme

S. Kolbinger

Klinik für Unfall- und Wiederherstellungschirurgie III, Zentralklinikum, Stenglinstraße 2, D-86156 Augsburg

Um sich Sportmediziner zu nennen, reicht es meiner Meinung nach nicht aus, nur ein verletztes Knie- oder Sprunggelenk behandeln zu können. Der verantwortungsvolle Sportmediziner wird vielmehr seine Tätigkeit nicht auf die Praxis oder Klinik beschränken können, sondern auch auf das Trainingsgelände ausdehnen müssen. So beginnt die verantwortliche sportärztliche Tätigkeit bereits bei der Prävention von Verletzungen.

Prävention von Verletzungen

Die beste Prävention einer Verletzung ist ein guter Trainingszustand des Sportlers. Deshalb muß der Sportarzt auch Einblick und Einfluß auf den Trainingsablauf haben. Hier ist es natürlich von großem Vorteil, wenn der Sportarzt selbst nicht nur über theroretische, sondern auch über praktische Erfahrungen verfügt.

Daß im Bereich Prophylaxe eine Einflußnahme möglich ist, zeigt ein Beispiel aus der NHL, wo nur auf Druck der Sportärzte die allgemeine Helmpflicht als Verletzungsprophylaxe eingeführt wurde.

Hefte zu „Der Unfallchirurg“, Heft 249
Zusammengestellt von K. E. Rehm

Durchgeführte Leistungskontrollen, wie z.B. Laktatkontrollen, insbesondere im Aufbautraining wird jeder Trainer gerne verwerten. Auch die Erstellung eines Ernährungsplans gehören zu den Aufgaben eines Sportmediziners.

Die Arbeit im Team

Da der Sportmediziner immer nur ein Teil des Systems ist, ist eine enge Zusammenarbeit mit einer Vielzahl von Personen notwendig. Hier wäre zu erwähnen die Vereinsführung, Trainer, Kollegen anderer Fachrichtungen, Masseur, Physiotherapeut, Osteopath und Rehazentrum, um nur die wichtigsten zu nennen.

Kontrollfunktion

Ein weiteres Problem ist die Kontrolle von Medikamenten hinsichtlich der Dopingliste. Es muß ein klares Abkommen mit den Sportlern bestehen, daß keine Medikamente ohne Rücksprache mit dem Sportarzt eingenommen werden. Dies sollte auch zum Schutz des Arztes im Falle einer positiven Dopingprobe definiert sein. Neben der Kenntnis über verbotene Substanzen lohnt es sich auch immer wieder ausländische Präparate zu überprüfen. So wird z.B. ein bei uns eingeführter Erkältungssaft in Canada vom gleichen Hersteller in der gleichen Packung mit Ephedrin vertrieben, in Deutschland ohne. Vorsicht ist auch beim Einsatz von Cortison, vor allem in der Nachbehandlung oft angewendet, geboten.

Die Verletzung am Spielfeld

Neben den bisher geschilderten Problemen wird der Sportarzt beim Wettkampf in erster Linie mit Verletzungen konfrontiert werden. Hier ist nun der Traumatologe in seinem eigentlichen Sinn gefragt. Allerdings ist die Arbeit am Spielfeldrand nicht mit der in der Praxis oder Klinik zu vergleichen. Eine Verletzung muß sofort diagnostiziert, behandelt und eine Entscheidung darüber gefällt werden, ob der Verletzte weiterspielen darf oder nicht. Bei der Stellung der Diagnose steht der Sportmediziner deshalb häufig unter Zeitdruck. Zusätzlich steht kein aufwendiger diagnostischer Apparat zur Verfügung, weshalb die erste Diagnose meist nur aufgrund der manuellen Untersuchung gestellt werden kann. Auch die Räumlichkeiten für eine genaue Untersuchung sind oft beschränkt, die Ausstattung meist dürftig.

Probleme bei der Beurteilung von Verletzungen

Ein Vorteil des Sportarztes ist es, wenngleich auch etwas gewöhnungsbedürftig, die Verletzung frisch zu Gesicht zu bekommen und nicht erst wenn Ödeme, Hämatome und starke Schmerzen das erste Verletzungsbild verschleiert haben.

Bei schmerzhaftesten Kontusionen ist unter adäquater Therapie oft eine sehr schnell eintretende Schmerzfreiheit zu erzielen, wodurch der Spieler nicht am Weiterspielen gehindert wird.

Distorsionen und Bandschäden zeigen im Gegensatz dazu anfänglich oft nur eine geringe Symptomatik, bekannt vor allem bei Bandzerreißungen. Die Schwere der Verletzung wird häufig erst nach dem Spiel diagnostiziert.

Bei Muskelverletzungen, wie z.B. einer Zerrung, ist der Sportarzt immer vor schwierige Entscheidungsprobleme gestellt, da die Gefahr einer Verschlimmerung durch ein ev. Weiterspielen besteht. Eine Risikoabwägung sollte hierbei immer zugunsten der Gesundheit des Sportlers ausfallen.

Problematisch ist auch der sogenannte angeschlagene oder benommene Spieler. Eine kurze Benommenheit, hindert vor allem Kampfsportler nach einer kurzen Erholungsphase kaum, den Wettkampf wieder aufzunehmen. Hier muß der Sportarzt regulierend, aber auch feinfühlig eingreifen.

Die „psychische" Verletzung

Immer wieder ist zu erkennen, daß eine, vor allem im Wettkampf erlittene, Verletzung stark von der Persönlichkeit des Sportlers abhängig ist. Hierbei sind die verschiedensten Variationen zu erkennen. Von der Bagatellisierung einer Verletzung um den eigenen, vielleicht gerade erworbenen Stammplatz oder die Berufung in eine Auswahlmannschaft nicht zu gefährden, bis hin zur Vortäuschung einer Verletzung, um damit die augenblicklich schlechte Form zu vertuschen.

Die sportleradaptierte Therapie gehört mit zu den schwierigsten Aufgaben eines Sportmediziners, wobei hier immer die Möglichkeit einer Fehldiagnose, einer Überversorgung oder einer Unterversorgung einer Verletzung gegeben ist.

Zusammenarbeit mit der Klinik

Bei schweren Verletzungen ist es vor allem für den Klinikarzt wichtig, die Unterstützung der Klinik im Rücken zu haben. So muß es möglich sein, auch nachts oder am Wochenende z.B. ein Röntgenbild oder die fachgerechte Reposition einer Nasenbeinfraktur zu bekommen. Daß manchmal eine Sportverletzung aus diversen Gründen auch am Sonntag operiert werden sollte, ohne daß der klassische Notfall vorliegt, stellt die Logisitik mancher Klinik allerdings oft vor schier unlösbare Probleme. Zur Verlaufskontrolle ist eine Sportsprechstunde von enormer Wichtigkeit.

Therapie von Verletzungen

Auf die Therapie von Verletzungen möchte ich hier nur am Rande eingehen, da sie Thema anderer Vorträge ist. Die bekannte Tatsache, daß die Folgen einer Verletzung vor allem in der Frühphase wirkungsvoll eingedämmt werden können, spielt gerade im Leistungssport eine große Rolle.

Die großzügige und sofortige Anwendung von Kälte und Kompression verringert die subjektive Schmerzhaftigkeit, verhindert das Entstehen von Ödemen, Hämatomen, sodaß die Entwicklung von Gewebeschäden begrenzt bleibt.

Nach Abklingen der starken Schmerzen kann in den meisten Fällen eine genauere Diagnose gestellt werden. Diagnostische und therapeutische Maßnahmen werden so in keinster Weise behindert, sondern eher unterstützt. Zur differenzierten Diagnosesicherung kann auch die Injektion von Schmerzpunkten mit Lokalanästhestika herangezogen werden.

Eine, meiner Meinung nach, gute Möglichkeit die Faktoren Kälte und Kompression zu kombinieren ist neben der Anwickelung von Icepacks mit unelastischen Binden auch der Einsatz von mit Eiswasser gefüllten Gelenkbandagen, sogenannten Cryo-Cuffs. Unter strenger Kontrolle kann auch das Anlegen eines Tapeverbandes sofort nach dem Spiel in Erwägung gezogen werden.

Nachbehandlung

Die Nachbehandlung erfolgt bei Bagatelltraumen in enger Zusammenarbeit mit dem Physiotherapeuten. In den ersten 24 Stunden Kälte, Kompressionssalbenverbände, ev. stabilisierende Verbände und Schmerztherapie mit nicht-steroidalen Analgetika/Antiphlogistika. Nach Ablauf von 24 Stunden kann bereits mit Lymphdrainage begonnen werden. Nach 48 Stunden Beginn mit KG und physikalischer Therapie wie Ultraschall, Laser etc.

Zusammenfassung

Zusammenfassend gehört die Diagnose und Therapie am Spielfeldrand sicherlich zu den schwierigsten Aufgaben eine Sportarztes überhaupt. Ein jeder Sportarzt wird in diesen Situationen immer wieder vor Entscheidungen gestellt werden, in denen nicht nur seine ärztliche Kunst, sondern auch sein ärztliches Gewissen angesprochen wird. Wie er sich in solchen Fällen zu verhalten hat, darüber gibt es keine festen Regeln. Hier kann nur der einzelne an Ort und Stelle für sich und den Sportler die volle Verantwortung für seine Entscheidung übernehmen, wobei das oberste Gebot sein muß, dem verletzten Sportler zu helfen ohne ihm zu schaden.

Da es sich bei der Arbeit am Spielfeld doch in erster Linie um Verletzungen im eigentlichen Sinne handelt, sollte auch der Traumatologe diese Tätigkeit übernehmen. Es ist zu fordern, daß sich mehr Unfallchirurgen dieser Aufgabe stellen.

Der Nationalmannschaftsarzt: Fit zum richtigen Zeitpunkt

H. E. van Alste und A. Geisler

Abteilung Sporttraumatologie, Chirurgische Klinik, Kreiskrankenhaus Großburgwedel, Fuhrbergerstraße 8, D-30938 Großburgwedel

Bei größeren Sportereignissen steht der Leistungssportler zunehmend im Blickpunkt des öffentlichen Interesses. Aber auch persönliche Aspekte führen dazu, daß der Sportler zu einem bestimmten Zeitpunkt seine maximale Leistungsfähigkeit erzielen möchte. Daraus ergeben sich insbesondere im Fußballsport Probleme der Vorbereitung und des Trainingsaufbaus (Tabelle 1). Somit können starre Trainingskonzepte keine Anwendung finden, vielmehr muß eine praxisorientierte Trainingssteuerung stattfinden. Hierbei kann z.B. über den Feldstufentest unter Ermittlung der Laktatwerte unter verschiedenen Belastungen und der Herzfrequenzen eine Einteilung in entsprechende Leistungsklassen erfolgen. Bis zum Beginn der direkten Vorbereitungsphase sollte der Sportler ausspannen, abschalten und versuchen, einen stabilen physischen und psychischen Zustand zu erreichen. Dazu gehören z.B. Ortswechsel, lustbetontes Sporttreiben (z.B. Tennis, Schwimmen etc.) usw.

Zu beachten ist jedoch, daß die bestehende Ausdauerleistung erhalten bleibt. Dies um so mehr, da die Ausdauer viele positive Auswirkungen auf den Gesamtzustand des Organismus hat (Tabelle 2). Unter Berücksichtigung der anatomisch-physiologischen Grundlagen (Tabelle 3) muß dann ein weitgehend individuelles Trainingsprogramm erfolgen.

Bei einer Vorbereitung zum Beispiel zur Fußballweltmeisterschaft sollte mit einem 14tägigen Trainingslager in Deutschland begonnen werden, während dieser Pha-

Tabelle 1. Problematik der Vorbereitung

- Lange Saison mit vielen Spielen
- Spieler im Ausland
- Kurzfristige Änderung des Personalsituation
- Individuell verschiedene Leistungsmerkmale
- Selten einmaliger Saisonhöhepunkt

Tabelle 2. Positive Auswirkungen der Ausdauer

- Erhöhung der physischen Leistungsfähigkeit
- Optimierung der Erholungsfähigkeit
- Minimierung von Verletzungen
- Steigerung der psychischen Belastbarkeit
- Vermeidung technischer Fehler
- Konstant hohe Handlungs- und Reaktionsschnelligkeit
- Stabilere Gesundheit

Hefte zu „Der Unfallchirurg", Heft 249
Zusammengestellt von K. E. Rehm

Tabelle 3. Anatomisch-physiologische Grundlagen

- Muskelfaserzusammensetzung
- Zelluläre Energiespeicher
- Zelluläre Enzymaktivitäten
- Hormonelle Regulationsmechanismen
- Herz-Kreislauffaktoren
- Abwehr/Gesundheit

se 2–3 Testspiele. Es muß erwähnt werden, daß Testspiele als praxisorientiertes Training gelten, und somit für den Zuschauer häufig unattraktiv sind.

Bei einem Turnier im Ausland (außerhalb Europas) sollte die Anreise ca. 8–10 Tage vorher erfolgen, damit eine optimale Anpassung an Klima und Zeitumstellung möglich ist.

Die Ausdauer ist eine wichtige Voraussetzung für das Leistungsvermögen, sie muß aber immer in Bezug zu den Anforderungen des Fußballs eingeordnet werden!

Als Beispiele zum Erhalt der Ausdauer können dienen: 30 min Dauerlauf mit einem km-Schnitt von 4:30 bis 4:40 (laufstärkere) bzw. 4:50 bis 5:00 min (laufschwächere Spieler) – 2 x 20 min Dauerlauf (Zeiten wie oben), dazwischen 10 min Pause mit Dehnübungen – 5 x 1000 m mit etwas schnelleren Zeiten wie oben, Pausen dazwischen jeweils ca. 4 min.

Sind die Beine hinterher „bleischwer“ wurde zu schnell gelaufen. Die Laufeinheiten sollten möglichst in ausgeruhtem Zustand (am günstigsten vormittags) durchgeführt werden.

An Tagen ohne Dauerläufe oder Intervalläufen kann die Gelegenheit zum Sprinttraining genutzt werden, jedoch erst 14 Tage vor Turnierbeginn. Auch, oder gerade besonders das Sprinttraining muß in ausgeruhtem Zustand durchgeführt werden, der Körper muß gut aufgewärmt, die Muskulatur gut gedehnt sein. Es sollte nie ohne Vorbereitung gesprintet werden! Als Einstimmung können lockere Steigerungsläufe über 60–70 m dienen, erst danach Aufnahme des Sprintprogrammes (Tabelle 4).

Zu beachten ist, daß Sprints möglichst auf festem Untergrund durchgeführt werden, um den notwendigen kräftigen Abstoß vom Boden zur Entwicklung der Schnelligkeit zu erzielen. Sprints ganz leicht bergab fördern die Schnelligkeitsentwicklung.

Bei einem derart anspruchsvollen Trainingsprogramm ist auf eine richtige und sinnvolle Ernährung besonders großer Wert zu legen. Der Kohlehydrathaushalt muß dabei besonders Beachtung finden und ist auf den einzelnen Spieler abzustellen. Entstehende Defizite von Mineralien und Flüssigkeit sind konsequent zu ersetzen. Hierzu eignen sich einfache, aber wirksame Fruchtsaftschorlen (z.B. Apfel/Orangensaft mit

Tabelle 4. Beispiel für ein kurzes Sprintprogramm

- 5 x 10 m maximal (aus verschiedenen Ausgangspositionen) mit jeweils 1 min Trabpause
- 3 x 30 m maximal (2 Läufe aus dem Hochstart, 1 Lauf liegend), Pause jeweils 3 min
- 10 min lockeres Auslaufen

Mineralwasser im Verhältnis 1:1). An Trainingstagen sollten 3 bis 4 Liter adäquate Flüssigkeit zugeführt werden. „Durst“ als Kriterium für ausreichendes Trinken bedeutet schon, daß die Flüssigkeitszufuhr zu spät erfolgte.

Ein breiter Raum muß der physikalischen Therapie gewährt werden. Nach jedem Spiel, aber auch intensiverem Training sollte eine individuelle Behandlung des Spielers erfolgen. Entmüdungsbecken und Unterwassermassage können als einfache, aber wirkungsvolle Basismaßnahmen angewandt werden. Ebenso sollten bestehende Verletzungen soweit notwendig, einer physiotherapeutischen Behandlung zugeführt werden, ggf. Gabe von Zusatzpräparaten zur Beschleunigung der Regeneration.

Neben der Vermeidung von Verletzungen durch den Spieler selbst kommt der medikamentösen Verletzungsprophylaxe eine größere Bedeutung zu. Derzeit haben sich insbesondere die Vitamine E und C, Spurenelemente und Mineralien, Immunstimulantien als auch die verzweigtkettigen Aminosäuren Leucin, Isoleucin und Valin in ihrer Wirkungsweise herauskristallisiert.

Zur weiteren Beurteilung des „Status quo“ des Fußballers als auch zur individuellen Trainingssteuerung können folgende Laborparameter (soweit möglich) bestimmt werden: Blutbild, Eisen, Ferritin, Calcium, Magnesium, Laktattest, Harnstoffbestimmung und Craetinkinase. Auf den Eisenstoffwechsel wird besonders hingewiesen, haben doch Untersuchungen gezeigt, daß sich in manchen Sportarten 50% der Sportler in einem latenten bis manifesten Eisenmangel befanden.

Dennoch sollte der einzelne Parameter nicht über interpretiert werden, vielmehr ist er ein Mosaikstein in der Beurteilung des Sportlers wie auch viele andere Komponenten auch.

Gleichzeitig muß der Athlet frühzeitig lernen, die Signale seines Körpers nach dem Motto „listen to your body“ mit den notwendigen Konsequenzen zu verstehen.

Aus diesen Tatsachen läßt sich ableiten, daß ein Team turniererfahrener Betreuer erforderlich ist. Nur durch eine fein abgestimmte interaktive Kooperation zwischen Trainer, Mannschaft, Ärzten und Physiotherapeuten läßt sich derzeit eine maximale Leistung zum richtigen Zeitpunkt erzielen.

Literatur beim Verfasser

Der Rehabilitationstrainer: Versorgt und dann?

H. Buck

Institut für Sportrehabilitation, IFS, J. Haubrich Hof 5, D-50676 Köln

Die Sportfähigkeit als subjektiver Parameter stellt heutzutage einen Teil der Lebensqualität dar. Die vollständige Wiederherstellung der Sportfähigkeit in der Sportart, in der es zur Verletzung gekommen ist, ist ein erklärtes Therapieziel der rekonstruktiven Kniegelenkschirurgie und ein Zielparameter vieler Autoren [9, 32, 35, 40, 41, 47, 48].

Eine aus medizinischer Sicht vollendete Rehabilitation eines Freizeit- oder Leistungssportlers ist jedoch selten gleichbedeutend mit unmittelbarer, hundertprozentiger Leistungsfähigkeit.

Eine Literaturzusammenstellung von Conradi et al. (1992) und Scherer et al. (1993) über die Sportfähigkeit von 2079 Patienten nach VKB-Ruptur und unterschiedlichen therapeutischen Maßnahmen zeigt, daß 81% der Patienten ihre Sportfähigkeit wiedererlangen konnten. Eine weitere Aufsplittung des Krankengutes hinsichtlich der ausgeübten Sportarten und des Leistungsniveaus, das vor dem Trauma und nach der Rekonstruktion bestand, ergibt ein völlig anderes Bild.

Hier stehen 81% sportfähigen nur 47,1% voll rehabilitierte Patienten gegenüber. Dies bedeutet, daß trotz der vermeintlichen wiederhergestellten körperlichen Voraussetzungen weniger als die Hälfte aller Patienten, unabhängig von ihrer präpoerativen Ausgangssituation, die alte Sportart mit der gleichen Intensität und Frequenz wieder aufnehmen können, wie sie sie vor dem Unfall betrieben haben.

Knapp 42% müssen leichte oder deutliche Einschränkungen hinnehmen, knapp jeder zehnte ist tatsächlich völlig sportunfähig.

Diese Entwicklung kann aus der Sicht des in der Rehabilitation tätigen Sporttherapeuten/-wissenschaftlers kaum überraschen, denn nach vorherrschender Sichtweise ist für eine gelungene Rehabilitation allein entscheidend, daß der Knochen wieder gut zusammenwächst, das Band stabil ist, das Gelenk einen bestimmten Winkel erreicht und der Patient nach einem der zahlreichen Scoresysteme eine hohe Punktzahl erreicht. So wird nach operativen Eingriffen am Kapsel-Band-Apparat die Rückgewinnung der Kraftwerte der gesunden Extremität als rehabilitativer Erfolg gewertet. Die objektive Bewertung der Funktion und der aktuellen, individuellen Belastbarkeit wird trotz einem in den letzten Jahren in vielen Bereichen der Medizin deutlich werdenden Trend hinsichtlich der Verkürzung der Ruhigstellungs- und Entlastungszeiten, hin zur möglichst raschen Mobilisation [40, 41, 31], zu wenig beachtet.

Die Bedeutsamkeit der medizinischen Beratung über die aktuelle Belastbarkeit, die Funktion und damit der Sportunfähigkeit, soll hier nicht in Frage gestellt werden, gleichwohl aber die Vorgehensweise. Es wird häufig davon gesprochen, wie wichtig die postoperative Rehabilitation und die enge interdisziplinäre Zusammenarbeit ist, in der Praxis wird sie jedoch meist ignoriert. Einzelne Autoren schreiben der intensiven Nachsorge einen Anteil von 50% oder mehr am Gesamtergebnis [26, 33, 40, 31] zu.

Hefte zu „Der Unfallchirurg", Heft 249
Zusammengestellt von K. E. Rehm

Gerade nach operativ versorgten Bandinstabilitäten mit den zu erwartenden Bindegewebsproblematiken, wie Matrixverlust, cross-linking, etc [19, 20, 1], Innervationsproblemen, sowie Steuerungsproblemen der Bewegung/Motorik wird der betreuende Arzt vermehrt mit Fragen nach der Belastbarkeit und der Rückkehr zum Sport konfrontiert.

Diese Fragen sind sehr schwer zu beantworten, da die Fülle der beobachteten funktionellen Störungen, wie Störungen des Bewegungsentwurfes, der -ausführung, der -geschwindigkeit und der Feinmotorik eine hohe Komplexität besitzen.

Im klinischen und paraklinischen Bereich steht hier nur ein begrenztes Instrumentarium an funktionellen Untersuchungsmethoden zur Verfügung. Statische diagnostische Verfahren, Umfangsmessungen und Befragungsbogen genießen Priorität. Für die dynamische Analyse des den Patienten am meistbelastenden pathologischen Bewegungsmusters genügt in vielen Fällen der sogenannte klinische Blick.

Der herkömmliche Weg der Beurteilung der Beschwerden und der Belastungsfähigkeit des Bewgungsapparates basiert u.a. vorwiegend auf Schmerzbeschreibung, Tastbefunden, Beweglichkeitsprüfung, Reflexsteuerung, Anamnese und der Röntgen-, CT- bzw. NMR-Befundung. Es ist bekannt, daß Röntgen-, CT- und NMR-Befundung nicht mit der Beschwerdeproblematik korrelieren müssen. D.h. diese Zeichen können mit oder ohne Beschwerden einhergehen, bzw. gleiche Beschwerden können auch ohne diese Zeichen vorliegen.

Es bleibt auch festzuhalten, daß die Untersuchungen die mittels o.g. Methoden durchgeführt werden, die objektiv gute Resultate z.B. mit Kniestabilität zeigen, nicht immer mit der subjektiven Beurteilung des Patienten übereinstimmen und umgekehrt [36]. Hier fließen viele zusätzliche Faktoren, u.a. Arhtrosegrad, muskuläre Kompensationsschwierigkeiten, Bewegungskoordination und auch sportarztspezifische Probleme mit ein.

Mechanische Bewegungsstörungen können aber schon sehr früh auftreten, bevor eindeutige klinische und röntgenologische Zeichen vorliegen.

So sind zeitliche Koordinationsstörungen im Bewegungsablauf die ersten Vorzeichen einer sich manifestierenden Störung im Bewegungsapparat. Hier können zu Beginn die einzelnen räumlichen Bewegungsauslenkungen noch im Bereich der physiologischen Streubreite liegen.

Bei immer wiederkehrenden unphysiologischen Belastungen kann es zu einer für den Patienten stereotypen Fehlbelastung mit erheblichen Folgeerscheinungen kommen.

Die Belastungsgrenzen der Muskulatur, der Sehnen und Bänder, der Skelettmuskulatur und Gelenke, gerade auch im Rehabereich werden überwiegend durch die Hebelverhältnisse der einwirkenden Muskelzüge bestimmt. Bei totalen Überlastungen des Halte- und Bewegungsapparates sind die muskulären Hebelverhältnisse häufig so ungünstig, daß die Muskulatur ein Vielfaches der äußeren einwirkenden Kräfte aufbringen muß um den Bewegungsablauf durchzuführen. Es sind jedoch häufig nicht die hieraus resultierenden Maximalkräfte, die als Grenzen der Belastbarkeit anzusehen sind. Teilkräfte, die einen geringen Bruchteil der Maximalkräfte ausmachen, können z.B. Gelenkflächen zerstören, wenn sie aus einer ungünstigen Richtung auf die Gelenke einwirken [38, 39].

Unter physiologischen Bewegungsabläufen kommt es z.B. bei der Extension/Flexionsbewegung zu Roll- und Gleitbewegungen und z.T. zu Rotationen die den passiven Halte- und Bewegungsapparat, die knorpeligen Gelenkflächen und die aktiven Muskelgruppen beanspruchen. Pathologische Bewegungsabläufe, die sicherlich regelmäßig in der postoperativen Phase auftreten und durch falsche Belastungsreize zusätzlich manifestiert werden, ändern das biomechanische Bewegungsmuster der inneren Gelenkmechanik entscheidend. Dies führt selbstverständlich auch zu Veränderungen der Bewegungsmuster des gesamten Haltungsapparates mit ungleichmäßiger Beanspruchung benachbarter Gelenke und der Wirbelsäule [38].

In Abhängigkeit zu dieser veränderten inneren Gelenkbewegung und den äußeren Koordinationsabläufen erhöhen sich z.B. der patellare Flächendruck und die patellaren Scherkräfte. Letztere müssen nach der kausalen Histogenese nach Pauwels (1982) als besonders schädlich angesehen werden, da sie zu einer bindegewebigen Entartung führen.

Nach Rauch et al. (1991) fanden sich bei den chronischen vorderen Kreuzbandinstabilitäten in 35% durchschnittlich 4,2 Jahre nach dem Unfall eine beginnende Gonarthrose. Hiervon war bei 83% der Patienten eine partielle Menisektomie durchgeführt worden, alle wiesen arthroskopisch chondromalazische Veränderungen auf. Kannus u. Järvinnen (1987) geben in 70% der Fälle nach 8,3 Jahren eine posttraumatische Gonarthrose nach konservativ therapierten VKB-Verletzungen an. McDaniel u. Dameron (1980) stellen nach 9,9 bzw. 5,6 und 5 Jahren eine Arthroseinzidenz von 78%, 65% und 44% fest.

Die *postoperative Rehabilitationsphase* mit ihrem *programmatischen Aufbau* stellt das letzte Glied in der Therapiekette dar. Der Gesamterfolg kann dabei nur so gut sein, wie das schwächste Glied dieser Kette. Viele Komplikationen wie Restinstabilität, Knorpeldegeneration, Kniekontraktur und dauerhafte Muskelatrophie können direkt auf eine inadäquate Rehabilitation zurückgeführt werden. Werden bereits im Verlauf der Rehabilitation bionegative Belastungsreize in Form von unphysiologischen Übungen zu hoher Intensität oder zu geringen Regenerationszeiten gesetzt, der Übergang in das Training durch eine kompetente Beratung nicht gesteuert, so können immer wiederkehrende, sportspezifische Trainingsbelastungen, welche auch eine gewisse Einseitigkeit darstellen, mittel- und langfristig zu weiteren Über- und Fehlbelastungen führen und den Bewegungsapparat in seinen Strukturen verändern.

Zusammenhänge zwischen Belastungen im Sport und Dekompensationserscheinungen bei verschiedenen Sportarten sind hinlänglich bekannt [15, 8, 18]. Nicht nur bei Fußballspielern werden Zusammenhänge zwischen sportspezifischer Belastung, Tauma(ta) und Dekompensation anatomischer Strukturen bzw. Beschwerden von verschiedenen Autoren beschrieben [3, 13, 42].

Wenn schon eine einfache sportarttypische Belastung bei einem gesunden Sportler das arthromuskuläre Ungleichgewicht beeinflussen und zu ungünstigen biomechanischen Veränderungen des Bewegungsablaufes führen können [6], dann ist es sicherlich nicht verwunderlich, daß nach einem operativen Eingriff die Steuerung der Belastung noch sensibler zu handhaben ist.

Charakteristisch für Patienten in der postoperativen Phase ist die Tatsache, daß der funktionelle Verlust größer ist als wir es mit o.g. Maßstäben bewerten können.

In der Rehabilitation treten regelmäßig pathologische Bewegungsabläufe auf, welche durch falsche Belastungsreize zusätzlich manifestiert werden und das biomechanische Bewegungsmuster der inneren Gelenkmechanik entscheidend verändern können.

Eine Studie welche z.Zt. zusammen mit Herrn Prof. Tiling und Prof. Schumpe/ Biomechanik in Bonn durchgeführt wird, beschäftigt sich mit der leistungsdiagnostischen Beurteilung der Kniegelenkkinematik operativ versorgter und konservativ versorgter VKB-Rupturen bei unterschiedlichen Belastungen. Hier wird neben dynamometrischen Kraftmessungen und mehrkanaligen Abteilungen der beteiligten Muskelgruppen mit einem Oberflächen-EMG ein Ultraschallmeßverfahren zur nichtinvasiven, dreidimensionalen Beurteilung eingesetzt.

Mit Hilfe einer hochentwickelten Software lassen sich biomechanische Größen wie Winkelgeschwindigkeit und Winkelbeschleunigung darstellen. Ein zusätzliches Softwaremodul liefert Erkenntnisse über das Roll-Gleitverhalten im Kniegelenk, d.h. über die innere Biomechanik. Die Berechnung eines sog. Tibiastellungswinkels gibt Auskunft über Roll- bzw. Gleitanteile oder über paralleles Durchrutschen der Gelenkflächen bzw. ein dorsales Schubphänomen.

Nach ersten Auswertungen treten unphysiologische Veränderungen individuell, in Abhängigkeit von Art der Bewegung und der Intensität auf.

Eine Intensitätssteuerung über die Parameter der herkömmlichen Trainingslehre ist nicht erfolgversprechend [21].

Am Beispiel einer sehr gut trainierten Handballspielerin (Maximalkraft an der Beinpresse 140 kg) wird deutlich, daß in Abhängigkeit von Intensität (= Gewicht) und der Winkelstellung physiologische oder unphysiologische Belastungen auftreten können. Die traditionelle Trainingslehre würde für ein Muskelhypertrophietraining ca. 100 kg fordern, was die Patientin auch schmerzfrei absolvieren kann.

Die Frage, inwieweit die vermehrte Gleitbewegung auf Dauer eine individuelle Knieschädigung nach sich ziehen wird, kann nur damit beantwortet werden, daß funktionell instabile Gelenke ebenfalls diese Veränderung des Roll-Gleit-Anteils zeigen. In der Literatur finden sich genügend Studien für die langfristige Schädigung solcher Gelenke. Zusätzliche Untersuchungen mit anderen Belastungen z.B. traditionelle krankengymnastische Übungen, bis hin zu Freihanteltraining müssen zukünftig durchgeführt werden.

Weitere Veränderungen und funktionelle Defizite sind bei der Wiederaufnahme von Laufbelastungen und sportspezifischen Belastungen erkennbar.

Bei Bewegungen mit Stützphasen aus hohen horizontalen Geschwindigkeiten bleibt für die Sützphase nur eine begrenzte Zeit zur Verfügung, bis sich der Körperschwerpunkt über die Stützstelle bewegt hat, z.B. Absprünge aus Anläufen, bei Laufbewegungen, bei Richtungswechseln in fast allen Sportarten [4, 46, 45]. Solche elementaren neuromuskulären Bewegungsprogramme spielen innerhalb der sportlichen Leistung oftmals eine zentrale Rolle. Die Art und Weise der Kraftbereitstellung wird durch das Bewegungsprogramm bestimmt – eine frühzeitige Ansteuerung der Arbeitsmuskulatur bei reaktiven Bewegungen führt zu einem kürzeren Dehnugsverkürzungszyklus, der stärker FT-Muskelfaser anspricht und zu einer veränderten Kraftbereitstellung führt [10, 11, 43, 44].

Bei Sportlern mit Veränderungen, bzw. Patienten, welche sich am Ende der postoperativen Phase befinden, sind noch deutliche Defizite in der Vorinnervationsphase, der Aktivitätszeit bis zum 1. Maximum und der Hauptaktivitätsphase erkennbar. Diese individuell typische Innervationscharakteristik bei azyklischen Belastungen (kurze oder lange Zeitprogramme), ist auf strukturähnliche Bewegungen übertragbar [4, 5]. Eine solche Fehlbelastung führt selbstverständlich auch zu Veränderungen der Bewegungsmuster und damit zu einer Veränderung der für Sportler elementaren Leistungsvoraussetzung der Schnelligkeit. Schnelligkeit ist aber mit diejenige Grundvoraussetzung, die es dem Sportler erlaubt, im Sport erfolgreich zu sein.

Ich möchte hier nicht die Bedeutsamkeit der Vorgehensweise der medizinischen Versorgung in Frage stellen, gleichwohl aber der erfahrungsgemäß zu geringe Austausch an Informationen über die Belastbarkeit des Patienten/Sportlers der an der Rehabilitation beteiligten Fachleute.

Mit der Einführung der EAP (Erweiterten Ambulanten Physiotherapie) besteht seit 1994 für alle Versicherten, bei einer entsprechenden Indikation, eine über die normale Physiotherapie hinausgehende Versorgung wohnortnah durchzuführen.

Wird der Sportler mehrfach mit unterschiedlichen Aussagen konfrontiert und es kommt zu Schwierigkeiten bzw. Rückschlägen im Verlauf der Rehabilitation, schlägt das bestehende Vertrauen sehr schnell in Unverständnis, Ungeduld und Frustration um. Zweifel an der Richtigkeit der durchgeführten Operation, der Rehamaßnahmen, Verstärkung der Selbstzweifel und Verlust der positiven Einstellung (Compliance) führen zum Ausbleiben der erwartenden Leistung [24].

Erfahrungsgemäß liegt neben der fachlichen Qualifikation das Hauptproblem in der Kommunikation der an der Therapie beteiligten Berufsgruppen und dem Trainer.

Zusammenfassend möchte ich feststellen, daß Trainingsmittel oft anders wirken als empirisch abgeleitet wird. D.h. sie haben eine individuelle Wirkungsrichtung aufgrund individueller Voraussetzungen. Eine optimale Beratung und Betreuung des Sportlers kann nur dann erfolgen, wenn die Bereitschaft zur Zusammenarbeit zwischen Arzt, den Therapeuten, dem Sportler und dem Trainer gegeben ist. Alle beteiligten Personen müssen m.E. in die Problematik eingebunden werden, ihren medizinischen, biomechanischen und (sport-) therapeutischen Hintergrund erweitern, um nach der Durchführung von Funktionsanalysen (Kontrollmessungen) individuelle Rehabilitationspläne und Konditionspläne für den Sportler zu erarbeiten.

Literatur

1. Akeson WH, Amiel D, Abel MF, Grafin SR, Woo SL-Y (1987) Effects of immobilisation on joints. Clin Orthop 219:28–37
2. Arvidsson I, Eriksson E, Häggmark T, Johnson RJ (1981) Isokinetic tight muscle strength after ligament reconstruction in the ligament reconstruction in the knee joint: Results from a 5–10 year follow-up after reconstructions of the anterior cruciate ligament in the knee joint. Int J Sports Med 27–11:11
3. Barth T (1964) Gelenkschäden langjährig aktiver Fußballer. Med u Sport 4:119–122
4. Bauersfeld M, Voß G (1992) Neue Wege im Schnelligkeitstraining. Münster, Philippka-Verlag, Band 28 Trainerbibliothek
5. Behrend R (1988) Zur Kennzeichnung der Schnelligkeitsparameter des Absprunges im leichtathletischen Aufbautraining. Leipzig, DHfK, Dissertation A

6. Berthold F, Thierbach P (1981) Zur Belastbarkeit des Halte- und Bewegungsapparates aus sportmedizinischer Sicht. Med u Sport 21:165–171
7. Biedert R, Müller W, Hackenbruck W, Baumgartner R (1988) Comparative results of 163 anterior cruciate ligament injuries managed by repair/reinsertion, primary augmentation, or reconstruction. In: Surgery and Arthroscopy of the knee. Springer, Berlin
8. Biener KP, Caluori (1977) Tennissportunfälle (Sport injuries in Tennis). Med Klinik 72:745–757
9. Bonamo JJ, Fay C, Firestone T (1990) The conservative treatment of the anterior cruciate deficient knee. Am J Sports Med 18:618–623
10. Bosco C (1982) Neuromuscular function and mechanical efficiency of human leg extensor muscles during jumping exercises. Acta Physiologica Scandinavica 114:543–550
11. Bosco C (1986) Nopeuden, nopeusvoiman ja elastisuuden harjoitedemonstraation palaute. In: Mero/Mäkelä (Hrsg) Voimantuoton ja harjoitettavuuden mekanismit, Kuortaneen Urheiluopisto, S 41–45
12. Brüggemann GP (1993) Belastung und Beanspruchung der Haltungs- und Bewegungsorgane beim Sport. In: Wirth CJ (Hrsg) Überlastungsschäden im Sport. New York, Thieme Verlag Stuttgart, Band 23:1–11
13. Brüggemann GP, Hentsch P (1981) Arthrotische Sprunggelenkveränderungen bei Fußballspielern – biomechanische Überlegungen zu ihrer Entstehung. Orthop Praxis 4:335–338
14. Clancy WG, Ray JM (1987) Anterior cruciate ligament autografts. In: Jackson DW, Drez D Louise (Hrsg) The anterior cruciate deficient knee. Mosby Company
15. Clement DB, Taunton JE, Smart GW, McNicol KL (1981) A survey of overuse running injuries. Physician sports Med 9:47–58
16. Conradi P, Scherer MA, Gerngroß H (1992) Sportfähigkeit nach Kreuzbandnaht. Prakt Sporttraumat u Sportmed 8 (4):140–150
17. Ericson E (1981) Rehabilitation of muscle function after sport injury. Int J Sports Med (21–6):1–6
18. Francis LL, Welshon-Smith PRFK (1985) Aerobic dance injuries: a survey of instructors. Physician sports Med 2:105–111
19. Frank CB, Hart DA (1990) Cellular response to loading. In: Leadbetter WB, Buckwalter JA, Gordon SL (Hrsg) Sports induced inflammation: clinical and basic concept. Illinois, Am Acad of Orth Surgeons, pp 555–564
20. Frank CB, Andriacchi T, Brand R, Dahnes L, DeHaven K, Oakes B, Woo SL-Y (1988) Ligament, Injury and repair of the musculoskeletal soft tissue. Park ridge Illinois, Am Acad of Orthop surgeons, pp 41–128
21. Froböse I, Duisberg F, Verdonck A, Buck H (1990) Steuerung des postoperativ durchgeführten isokinetischen Aufbautrainings nach Sportverletzungen. Orth Praxis 26:189–192
22. Gollhofer A (1987) Komponenten der Schnellkraftleistungen im Dehnungsverkürzungs-Zyklus; Erlensee, STF-Verlag
23. Gomez MA, Woo SL-Y, Amiel D, Harwood F, Kitabayashi L, Matyas JR (1991) The effect of increased tension on healing medial collateral ligaments. Am J Sports Med 19 (4):347–354
24. Hermann H-D, Eberspächer H (1994) Psychologisches Aufbautraining nach Sportverletzungen. BLV Verlag, München
25. Kannus P, Järvinnen M (1988) Knee ligament injuries in adolescent. Eight year follow-up of conservative management. J Bone Jt Surg 70b:772–776
26. Kohn D (1991) Überlastungsschäden am Kniegelenk. Prakt Sporttraumat u Sportmed 7:132–138
27. Kohn D, Wirth CJ (1986) Grundsätze zur Nachehandlung nach autoplastischer Kreuzbandrekonstruktion. Sportverletzung-Sportschaden 3:67–73
28. McDaniel WJ, Dameron TB (1980) Untreated Ruptures of the anterior cruciate ligament. J Bone Joint Surg 62A:696–705
29. Müller HU (1979) Vergleichende Röntgenuntersuchungen der Knie- und Sprunggelenke bei ehemaligen Fußballspielern und Werktätigen mit schwerer bzw. leichter körperlicher Arbeit. Med u Sport 16:312–314

30. Noyes FR, Mooar PR, Matthews DS, Butler DL (1983) The symptomatic anterior cruciate-deficient knee. J Bone Jt Surg Am:154–162
31. Noyes FR, Mangine RE, Barber S (1987) Early knee motion after open and arthroscopic anterior cruciate ligament reconstruction. Am J Sports Med 15 (2):149–160
32. Noyes FR, Barber SD, Mooar LA (1989) A rationale for assessing sports activity levels and limitations in knee disorders. Clin Orthop 246:238–248
33. Paulos LE, Wnorowski DC, Beck CL (1991) Rehabilitation following knee surgery. Recommendations. Sports Med 11:257–275
34. Pauwels F (1965) Gesammelte Abhandlungen zur funktionellen Anatomie des Bewegungsapparates. Springer Verlag, Berlin
35. Podesta L, Sherman MF, Bonamo JR, Reiter I (1990) Rationale and protocol for postoperative anterior cruciate ligament rehabilitation. Clin Orthop Rel Res 257:262–273
36. Rauch G, Wirth T, Dörner P, Bauer H (1991) Ergebnisse operativ versorgter vorderer Kreuzbandverletzungen. Prakt Sporttraum u. Sportmed 7:740–747
37. Oth AJ (1991) Beweglichkeitsprüfungen im oberen und unteren Sprunggelenk bei ausgewählten Kollektiven. Med u Sport 31:42–45
38. Schumpe G, Meßler H (1987) Biomechanischer Vergleich des Bewegungsablaufes zwischen dem gesunden und dem endoprothetisch versorgten Kniegelenk. Orthop Praxis 4:290–360
39. Schumpe G, Steffny G (1991) Der muskuläre Einfluß auf die innere Gelenkstruktur während des Gehens – Betrachtungen hinsichtlich prothetischer Fragestellungen. In: Gangbildanalyse. Mecke Druck und Verlag, Duderstadt, S 314–322
40. Shelbourne KD, Nitz P (1990) Accelerated rehabilitation after anterior cruciate ligament reconstruction. Am J Sports Med 18 (3):292–299
41. Shelbourne KD, Wilckens JH (1990) Current concepts in anterior cruciate ligament rehabilitation. Orth Review 19:957–965
42. Steinbrück K (1993) Sportverletzungen – Sportschaden. In: Wirth CJ (Hrsg) Überlastungsschäden im Sport. Thieme Verlag, Stuttgart, 23:41–44
43. Viitasalo JT, Komi PV (1980) EMG, reflex and reaction time components, muscle structure and fatique during intermittent isometric contraction in man. Int J Sports Medicine 1:185–190
44. Viitasalo JT, Kvist M (1983) Some biomechanical aspects of the foot and ankle in athletes with and without shin splints. Am J Sports Med 11:125–130
45. Voß G (1991) Zur Ausbildung elementarer neuromuskulärer Bewegungsprogramme. Leistungssport 21 (3):47–50
46. Voß G, Zempel S, Gäbel B (1993) Zum Zusammenhang zwischen der Ausbildung elementarer Leistungsvoraussetzungen und der Leistungsentwicklung. Leistungssport 3:37–43
47. Weise K (1989) Die Sportfähigkeit nach Bandplastiken – Übersichtsreferat. Hefte Unfallheilkd 203:179–185
48. Whittington CF, Carlson CA (1991) Anterior cruciate ligament injuries. Evaluation, arthroscopic reconstruction and rehabilitation. Nurs Clin North Am 26:149–158

Der Osteopath: Therapieansätze außerhalb der Schulmedizin

W. Degraeve

Praxis für Manuelle Therapie – Osteopathie, Berlinerstraße 2, D-78658 Zimmern o. Rottweil

Osteopathie

Osteopathie ist eine holistische Heilmethode, die sowohl präventiv als auch kurativ, auf manuelle Art und Weise eingreift (diagnostisch und therapeutisch) und die inherenten Reaktionsmöglichkeiten des Körpers in seiner Ganzheit stimuliert.

Das Medium besteht aus 3 Systemen:

- Der Bewegungsapparat (Gelenke, Ligamente, Muskeln, Faszien usw)
- Die Zirkulation (arteriell, venös, lymphatisch usw)
- Das Nervensystem (neuro-vegetative, neuro-endokrinologische Regelkreise)

Die Bewegungsmöglichkeit und Dynamik dieser Systeme ist maßgebend für eine intakte Funktion (Gesundheit, Homeostasis). Eine „Störung" äußert sich in einem Bewegungsverlust (oft subklinisch) und ist für den Osteopathen trotzdem manuell feststellbar.

Ganzheitlich betrachtet sind Symptome oder Beschwerden, deren Lokalisation und Zeitpunkt des Entstehens meistens unterschiedlich zu den eigentlichen „Störstellen" sind, lediglich ein Ausdruck einer nicht intakten Funktion.

Die Osteopathie versteht sich als eine komplementäre und interaktive Heilkunst zu der Schulmedizin.

Struktur – Funktion

Aus der Sicht der Schulmedizin ist eine nicht intakte Struktur, durch bildgebende Verfahren festgestellt, in Zusammenhang mit Schmerzen, eine zwingende oder mögliche Indikation für Chirurgie, z.B. Bruch eines Knoches, Arthrose des Hüftgelenks. Man sieht eine direkte Verknüpfung zwischen Strukturdefizit und Schmerz als Basis für, im Fall eines Unfallchirurgen, eine Operation.

Schwieriger wird es, wenn sich ein Patient mit Schmerzen präsentiert und keine bildgebenden, klinischen oder anderen technischen Verfahren die logische Verbindung zwischen Schaden und Schmerz herstellen – z.B. eine Arthroskopie ohne Befund beim Patienten mit Knieschmerzen.

In der Osteopathie liegt der Akzent auf der Funktion, in der Chirurgie auf der Struktur. Sehen Sie dazu das untenstehende Schaubild: Ein funktionelles Defizit ergibt mit dem Faktor Zeit ein stukturelles Defizit.

Hefte zu „Der Unfallchirurg", Heft 249
Zusammengestellt von K. E. Rehm

Mobilitätsverlust Funktion ↔ Struktur

Mobilitätsverlust → Arthrose, Arthritis, usw.
Funktionsdefizit: osteopathisch → Funktionsdefizit: klassisch
Bildgebende Diagnostik unauffällig → nachweisbar
Zeit

Theoretischer Unterbau

Eine funktionelle Störung

- des Bewegungsapparates:
  Zusammengefaßt: Biomechanisch werden Kräfte durch Muskeln, Ligamente, Faszien, Periost und Gelenke übertragen. Ein Gelenk funktioniert immer als Teil einer Bewegungsentität. Beispiel: Eine einseitige Sprunggelenkdistorsion kann die Muskeln des Beines, Beckens, der Wirbelsäule asymmetrisch belasten und z.B. eine einseitige hypertone Nackenmuskulatur auslösen.
- der Zirkulation:
  Zusammengefaßt: Arterielle Unterversorgung oder venöse, lymphatische Stauung eines Körperabschnitts stört den lokalen Metabolismus. Beispiel: Fasziale Spannung im Leistenbereich kann Stauung im homolateralen Bein verursachen und die Ausheilung einer Knie-OP beeinträchtigen.
- des Nervensystems:
  Das neuro-reflektorische Denkmodell: Afferente Reize aus Dermatomen, Myotomen, Sklerotomen, Viszerotomen und Angiotomen kommen in das Zentrale Nervensystem (ZNS) auf segmentalem Niveau herein. Diese Reize werden hier beurteilt, verarbeitet, gespeichert oder weitergegeben. Die Verarbeitung von Afferenzen ist von der Reaktivität und Selektivität des ZNS abhängig. Hier kann z.B. Streß eine negative Rolle spielen. Zunahme von nozi-sensorischen Reizen erhöht die ortho-sympathische Basisaktivität und die gamma-Motoneuronenaktivität. Folge:
- Die effektive Durchblutung nimmt ab: Die alfa-Rezeptoren (hohe Affinität für Noradrenaline) sind aktiver und schließen den prä-kapillären Sphinkter der Kapillarzelle. Dieses Phänomen ist am deutlichsten im Bindegewebe (Haut, subkutan).
- Muskuläre Hypertonie, Hyperreflexe: Die erhöhte gamma-Motoneuronenaktivität erhöht den Basistonus und vermindert die Dehnfähigkeit der Muskelspindel.
  Die motorische Endplatte ist leichter erregbar, da die Reizschwelle nach unten verlegt ist und überträgt deswegen leichter die Aktionspotentiale zum Muskel.
- Bindegewebe: Die Kontraktionsmöglichkeiten der Myofibroblasten (kutan, subkutan, faszial und überall im Bindegewebe anwesend) nehmen zu.
  Die Grundsubstanz (amorphe Matrix) nimmt ab: die Elastizität und Zugkraft nimmt ab. Es entstehen „cross links“ (z.B. „frozen shoulder“)
- Nozi-Senso-Zeption: Der Schwellenwert der Sensoren (Kapselrezeptoren, Pacini Körperchen) und der freien Nervenenden sinkt. Folge: Hypersensibilität (eventuell

spontane Aktivität, „referred sensations"), erhöhte Schmerzempfindlichkeit. *Beispiel*: Tendomyose.

Die oben genannten neuro-physiologischen Änderungen bei einer erhöhten orthosympathischen Basisaktivität im Beispiel eines quergestreiften Muskels: Hypertonus, verminderte effektive Zirkulation, geänderte funktionelle Eigenschaften des Muskelbindegewebes und erhöhte Sensorenempfindlichkeit geben uns eine annehmbare Erklärung für die auftretenden klinischen Erscheinungsbilder:

- relativ schnell auftretende Ermüdung des Muskels
- rigor-ähnlicher Muskeltonus (Steifheit)
- erhöhte Druckempfindlichkeit bei externem Druck auf den Muskel und auch bei Kontraktion des Muskels selber
- bohrende, prickelnde, brennende oder dumpfe Sensationen im Muskel, muskulotendinöser Übergang, Sehnen oder Sehnen-Periost Übergang.

Belastbarkeit

Gerade im Bereich des Sports, und um so mehr im Profi-Sport, ist eine optimale neuro-physiologische und mechanische funtkionelle Integrität des Körpers eine notwendige Voraussetzung für Hochleistung ohne Verletzung. Hier ist die Belastbarkeit (Trainings- und Wettkampfsituation) des Körpers bis an die obere Grenze gefordert. Aus dem Abschnitt „theoretischer Unterbau" sehen Sie, grosso modo skizziert, welche Einfallswinkel der Osteopath diagnostisch und therapeutisch benutzen kann. Die Osteopathie könnte wesentlich, präventiv und kurativ, dazu beitragen, die Leistungssteigerung des Sportlers zu maximalisieren und das Verletzungsrisiko zu minimalisieren, und das in ständigem Dialog mit der Schulmedizin.

Beispiel: Jumper's Knee, Patellaspitzensyndrom

Anhand des Patellaspitzensyndroms versuchen wir die osteopathische Betrachtungsweise zu illustrieren. Die Frage ist: Welche Struktur könnte, trotz einer erfolgten Arthroskopie ohne Befund, die Ursache von Schmerzen im Bereich der Patellasehne und im infra-patellären Gewebebereich sein?

Mechanisch

Im *Ilium posterior* (dorsal Darstellung des Iliums gegenüber dem Sakrum, der Spina Iliaca Anterior Superior geht nach superior, posterior und lateral) verursacht durch den Rectus femoris einen Zug nach superior auf die Patellasehne.

Oberes Sprunggelenk. Während eines Inversionstraumas wird die Fibula nach inferior gezogen. Der M. biceps femoris kommt unter Spannung, weil das Caput fibulae auch nach inferior geht. Das Caput longum (biceps femoris) zieht auch an der Tuberositas iliaca und erzeugt ein Ilium posterior.

Bei intakter Bewegung (gehen) rotieren Talus und Tibia in entgegengesetzter Richtung (vertikale Achse). Eine Blockierung zwischen Tibia und Talus erzeugt größere Rotationskräfte im Kniegelenk und dadurch u.a. mehr aphysiologische Zugkräfte auf die Patellasehne.

Unteres Sprunggelenk. Eine antero-interne Läsion (Talus gleitet gegenüber das Calcaneum nach anterior, medial und inferior, der mediale longitudinale Fußbogen wird belastet und senkt sich) bewirkt eine Innenrotationsstellung der Tibia zum Femur.

Eine postero-externe Läsion (Talus gleitet gegenüber dem Calcaneus nach posterior, lateral und superior, der mediale longitudinale Fußbogen wird entlastet und hebt sich, der laterale longitudinale Fußbogen wird belastet) bewirkt eine Außenrotationsstellung der Tibias zum Femur.

In beiden Fällen ist die Zugrichtung des M. quadriceps auf die Patellasehne (Tuberositas tibiae) nicht mehr in der physiolgischen Achse („Malalignement“) und es kann eine Überlastungssymptomatik entstehen.

Der M. tibialis anterior steht in Verbindung mit der *Fascia cruris*. Durch die Fasica medialis tibiae besteht eine fasziale Verbindung zwischen Tuberositas tibiae und Malleolus internus. Ein Zug, ausgehend vom Sprunggelenk (z.B. Distorsion) kann sich bis zum infra-patellären Bereich fortsetzen und dort periostale oder fasziale Irritation auslösen.

Neurologisch

Motorisch efferent: Innervation M. Quadriceps L3/L4. Eine Hypertonie verursacht einen anhaltenden Zug auf die Patellasehne und ihre Insertion.

Dermatom: L3: medial Knie, L4: über Patella, L5: lateral Knie.
Sklerotom: L3: Femur ab Collum femoris, Patella und mediale Tibiakondyle.
L4: ventro-mediale Seite der Tibia.

Periphere Nerven:

N. femoralis (L2–L4): Muskuläre Ästchen für den Vastus medialis verlaufen in den Canalis adductorins (Engpaß) und geben dann Ästchen an den Vastus medialis ab.
Kutane Ästchen: N. cutaneus femoris ant. innervieren den antero-medialen Teil des Knies.
N. saphenus verläuft in der Canalis adductorins (Verbindungen mit N. obturatorius und N. cutaneus femoris anterius). Von hier aus entsteht ein infra-patelläres Ästchen und innerviert den antero-medialen Teil des Knies und Lig. patellae.
Der Plexus patellaris vereinigt Ästchen vom N. saphenus, N. cutaneus femoris lateralis und anterius.

N. cutaneus femoris lateralis (L2, L3): verläuft unter, manchmal durch das Lig. inguinale und innerviert den anterolateralen Teil des Knies.

N. obturatorius (L2–L4): Der Anteil von L2 ist eher gering. Er verläuft durch den M. psoas, liegt auf dem M. obturatorius internus und passiert das Foramen obturatorius. Anteriorer Ast: Kutaner Teil (inkonstant): distale 2/3 und medialer Teil des Oberschenkels.
Posteriorer Ast: Innerviert Kniekapsel, Kreuzbänder (zum größten Teil somatisch) und Membrana synovialis (zum größten Teil sympathisch).

Afferent viszeral: Nieren und Urether: Afferenzen in Segment L3.

Afferent aus Faszien: Coecum, Fasia iliaca: Afferenzen via Plexus lumbalis in Segment L4.

Vegetativ efferent (trophische Störungen): Th10–L1 in Zusammenhang mit segmentalen Blockierungen oder Bewegungseinschränkungen auf diesen Niveaus.

Der Leistungssportler: Ist Sport Mord?

P. Hertel

Abteilung für Unfallchirurgie, Martin-Luther-Krankenhaus, Caspar-Theyß-Straße 27, D-14193 Berlin

Der deutsche Ärztetag 1993 in Dresden hat in Resolution 23 gefordert:

„Das Gesundheitsschaden-Risiko aus den Bereichen Sport-Extremsport-Berufssport-Freizeitsport ist außerhalb der gesetzlichen Krankenversorgung abzusichern."

So unsinnig dieser Beschluß für den Freizeit- und Breitensport anzusehen ist (die internationalen kardiologischen, gerontologischen und diabetologischen Gesellschaften sprechen sich uneingeschränkt für den Breitensport aus), so bedenkenswert ist diese Forderung für den Leistungs- und Berufssport.

Persönlichkeitsverwirklichung, Publizität und nicht zuletzt finanzielle Gründe bringen nach wie vor junge Menschen zu Extremleistungen, die bisweilen mit körperlichen Schäden, Invalidität und Tod erkauft werden.

Sport ist Mord – diese provozierende Frage nach den Sportschäden ist mehrfach zu beantworten.

Die Unterschiede

Es gibt gute und schlechte Leistungssportarten, gemessen an der Häufigkeit der Verletzungen und Überlastungsschäden. Die epidemiologischen Bedingungen sind für die Abwägung extrem wichtig, besonders die Expositionszeit, Intensität, Trainingszustand und Leistungsklasse sind zu vermerken. Die Angaben aus Krankenhäusern oder

Hefte zu „Der Unfallchirurg", Heft 249
Zusammengestellt von K. E. Rehm

Praxen über Häufigkeiten von Sportverletzungen geben keinerlei Hinweis auf echte Gefährdungsmuster einer Sportart.

Einige gesicherte Statements können gegeben werden:

Berufsboxen ist eine geplante Schädel-Hirnverletzung und lebensgefährlich.
Fußball schädigt Knie- und Sprunggelenke [1].
Dauerlauf schädigt Hüften nicht.
Radfahren schädigt Knie nicht.
Rudern schädigt Wirbelsäulen nicht.

Das Doping

Medikamentöse Leistungssteigerung verzerrt den Wettbewerb und ist Zeichen einer charakterlichen Schwäche der Bevölkerung, des Trainers, des Sportarztes und des Sportlers. Körperliche Folgeschäden können ausgelöst werden je nach Doping-Mittel: Kreislaufkollaps bis zum Herzversagen, Sehnenüberlastung, Leberschaden, hormonelle Dauerschäden.

Eine Freigabe darf unter keinen Umständen erfolgen (man denke nur an Kinder und Halbwüchsige).

Zu fordern und im DSB teilweise verwirklicht sind: Selbstverpflichtung (siehe Zehnkämpfer im DLV), unabhängige Doping-Kommissionen mit unangemeldeten Kontrollen, einheitliche Sperre-Regelungen, Verpflichtung des Staates und der Sponsoren, diejenigen Verbände und Einzelsportler nicht zu unterstützen, die die Anti-Doping-Regeln nicht befolgen.

Das Alter

Leistungssport hat natürliche Altersbegrenzungen. Eine Ausdehnung des Leistungssportes zu den Älteren (ich denke an Seniorenwettkämpfe, Seniorenweltmeisterschaften) können uns unberührt lassen. Der Herzinfarkt beim Marathon von 10.000 Teilnehmern spielt sich auch in der Nachbarschaft mit 10.000 Einwohnern ab. Die Alten können wissen, was sie tun.

Weit gefährlicher ist sportliche Hochleistungsaktivität bei Kindern, besonders Turnerinnen, Tennisspielerinnen, Schwimmerinnen – die Damen sind aufgrund ihrer früheren Pubertät eher gefährdet.

81% von jugendlichen Spitzenturnern hatten pathologische Wirbelsäulenveränderungen, 14% davon Spondylolysen. Die Ursache ist hohes Leistungspensum in sehr frühen Jahren, alle diese Sportler hatten mit 19 Jahren (Turner) bzw. 16 1/2 Jahren (Turnerinnen) ihre Laufbahn bereits beendet und bis dahin viele internationale Meisterschaften bestritten und Medaillen gewonnen [2].

Es ist zu fordern:

Keine Teilnahme von Kindern bis zum 18. Lebensjahr an nationalen und internationalen Meisterschaften oder Tennisturnieren, Beschränkung auf Landesmeisterschaften, z.B. im Land Berlin oder Brandenburg.

Diese Beschränkung ist nicht leistungsportfeindlich, sondern durch Dämpfung der öffentlichen Erwartungshaltung kinderfreundlich. Kein Kind hat subjektiv oder objektiv ein besseres Leben, wenn es vorzeitig in extremes, körperschädigendes Leistungsverhalten hineingezogen wird. Die treibenden und steuernden Kräfte kommen überwiegend von außen, nämlich von Erwachsenen, die anderen Zwängen verfallen sind.

„Leistungssport ist Mord", dem kann in vielen Einzelbereichen des Leistungssports zugestimmt werden. Wünschenswert sind Persönlichkeiten unter Trainern und Sportfunktionären, die diese Auswüchse besonders bei Kindern und im Doping-Unwesen verantwortungsvoll bekämpfen, die Regeln behutsam so verändern, daß die Sportarten weniger verletzungsanfällig werden und den Leistungssport in seiner Vorbildfunktion für alle Sportler erhalten. Die olympische Idee, der friedliche Wettstreit der Völker in Sport und Kultur, ist ein gnadenloses Leistungsgeschäft, wenn sich dem einfachen „citius-altius-fortius" von Coubertin nicht das „humanius" von Hans Lenk dazugesellt [3].

Literatur

1. Kuppig R, Heisel J (1993) Fußballsport: Typische Verletzungsmuster in einer 7-Jahres-Analyse. Deutsche Zeitschrift für Sportmedizin 44:244–252
2. Pollähne W (1991) Ergebnisse der Wirbelsäulenlängsschnittauswertungen bei Hochleistungsturnern und Hochleistungsschwimmern aus radiologischer Sicht. Deutsche Zeitschrift für Sportmedizin 42:292–308
3. Lenk H (1977) Humanisierung im Hochleistungssport. Pragmatisches und Programmatisches zur Situation des Leistungssports in der Bundesrepublik aus der Sicht eines Ex-Aktiven und Ex-Trainers. In: Handlungsmuster Leistungssport: Karl Adam zum Gedenken, Hrsg. von Hans Lenk, Schorndorf: Hofmann

XVII. Arbeitsgemeinschaft Sportmedizin II
Der Sportler, die andere Therapie?

Vorsitz: T. Tiling, Köln; E. Eriksson, Stockholm

Muskelverletzungen, Hämatome

H. Mellerowicz

Orthopädische Klinik und Poliklinik, Oskar-Helene-Heim, Freie Universität Berlin, D-14195 Berlin

Abstract

Muskelverletzungen sind häufig. Vielfach wird in der Literatur die Ansicht vertreten, Muskelverletzungen heilen nur durch Narbenbildungen aus. Zahlreiche Untersuchungen weisen hingegen auf eine spezifische Regenerationsfähigkeit der Muskulatur hin. Die Bedingungen des Heilungsverlaufes nach operativen Verfahren sowie die Beurteilung des Heilungsverlaufes waren bisher nicht hinreichend bekannt. In unseren Untersuchungen wurde folgenden Fragestellungen nachgegangen:

- Muskelregeneration nach operativer Versorgung
- Vergleich unterschiedlicher Nahttechniken und Fibrinklebungen
- Stellenwert der bildgebenden Verfahren bei der Beurteilung des Heilungsverlaufes.

Die Untersuchungen erfolgten im Rechts-Links-Versuch am M. gastrocnemius der Ratte durch eine standardisierte Verletzung und Versorgung durch U-Nähte, Fibrinkleber, zirkuläre Naht gegenüber unversorgt belassener Verletzungen sowie in Hinsicht auf eine verspätete Versorgung nach 1/3 Tagen nach der Durchtrennung. Die Untersuchungen wurden mit Sonographie, MRT, biomechanischen Belastungsprüfungen sowie verschiedenen histologischen Verfahren durchgeführt.

Die sofortige operative Versorgung größerer Muskelverletzungen führt zu einer weitgehenden narbenarmen Muskelheilung ohne wesentliche Funktionseinbußen. Die Fibrinklebung kann über eine flächenhafte Adaptation der Ausbildung eines Hämatoms vorbeugen. Sekundärversorgungen bedingen größere Narbenbildungen, sind aber dennoch unversorgt belassenen Muskeldurchtrennungen überlegen.

Hefte zu „Der Unfallchirurg", Heft 249
Zusammengestellt von K. E. Rehm

Muskelverletzungen mit einer Dehiszenz über 1 cm nach Verletzung sollten einer möglichst frühzeitigen operativen Versorgung zugeführt werden. Bei Sekundärversorgungen und größeren Muskelretraktionen sind ggf. zusätzliche plastische Maßnahmen heranzuziehen. Der Verlauf der Muskelheilung kann durch Sonographie, in Einzelfällen erweitert durch Kernspintomographie auch mit Kontrastmittel kontrolliert werden.

Sehnenverletzungen der oberen Extremität

P. Habermeyer

Klinik für Orthopädische Chirurgie und Sportmedizin, Sportklinik Stuttgart, Taubenheimstraße 8, D-70372 Stuttgart

(Manuskript nicht eingegangen)

Sehnenläsionen der unteren Extremität

H. Zwipp und M. Amlang

Klinik für Unfall- und Wiederherstellungschirurgie, Universitätsklinikum „Carl Gustav Carus", Technische Universität Dresden, Fetscherstraße 74, D-01307 Dresden

Erkenntnisse über den ultrastrukturellen Aufbau von Sehnen, die differenten Durchblutungsmodalitäten im Vergleich zu Aponeurosen und Ligamenten und den Einfluß von Nahtmaterial auf die Sehnenheilung fanden in den letzten Jahren Berücksichtigung bei neueren Therapieschemata.

So konnte Matthews und Richards [15] anhand experimenteller Untersuchungen zeigen, daß eingebrachtes Nahtmaterial Adhäsionen verursacht, Sehnengewebe devitalisiert und eine fibröse Proliferation bedingt, die in der Nahtgegend und nicht im Bereich der Stümpfe wirksam wird. Eigene Untersuchungen im Rahmen einer Dissertation [11] zur ultrastrukturellen Ligamentheilung haben gezeigt, daß eingebrachtes Nahtmaterial die axiale Ausrichtung von Fibroblasten stört. Dagegen wird bei primär-funktioneller Behandlung diese begünstigt, was sich mit den klinischen Erfahrungen zur primär-funktionellen Behandlung der fibularen Bandruptur und der Achillessehnenruptur deckt [29, 31].

Hefte zu „Der Unfallchirurg", Heft 249
Zusammengestellt von K. E. Rehm

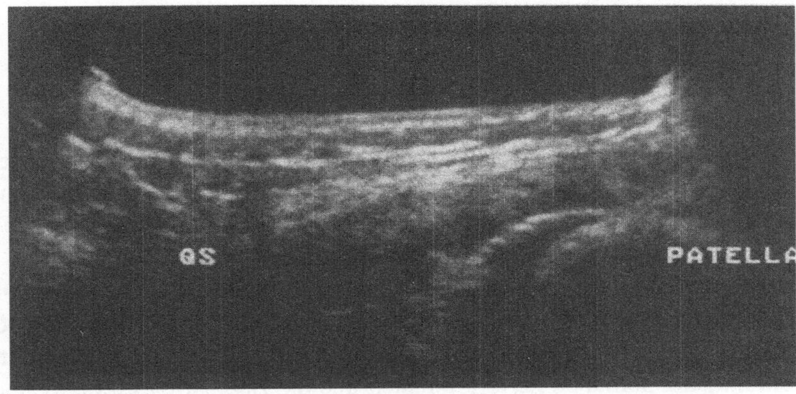

Abb. 1. Sonographische Darstellung (supapatellarer Vertikalschnitt) eines schuppenförmigen Ausrisses der Quadrizepssehne am oberen Patellapol bei einer Patientin mit primärem Parahyperthyreodismus

Quadrizepssehne

Die Quadrizepssehnen- und auch die Patellarsehnenruptur sind ein Teil der Verletzungen des Streckapparates des Kniegelenks. Hohes Lebensalter, Niereninsuffizienz, Hyperparathyreodismus (Abb. 1), Glucocorticoidtherapie und Diabetes mellitus sind Risikofaktoren, wobei der Verletzungsmechanismus die Kombination aus Quadrizepskontraktion und passiver Dehnung darstellt. Daneben gilt es aber auch in seltenen Fällen eine spontane Quadrizepsruptur bei Bagatelltraumen ähnlich der Achillessehnenruptur, wobei in der Literatur auch ca. 50 Fälle einer bilateralen, spontanen und gleichzeitigen Ruptur beschrieben sind [3, 12].

Obwohl die Syntome eindeutig sind (palpabler Defekt, Bein kann nicht gestreckt angehoben werden, lokaler Druckschmerz), gibt es eine hohe Rate an Fehldiagnosen [19]. Sonographie und evtl. das MRT sind die geeigneten bildgebenden Verfahren.

Eine komplette Ruptur ist eine absolute Operationsindikation. Hierbei ist bei neben der regelrechten Adaptation der Sehne (dreischichtiger Aufbau) auf eine Sicherung der Nähte z.B. durch eine Durchflechtungsnaht, die durch einen queren Bohrkanal in der Patella geführt wird, zu achten [19].

Die Rekonstruktion veralteter Quadrizepssehnenrupturen bereitet in der Regel große Probleme und erfordert verschiedene Ersatzplastiken.

Patellarsehne

Die Patellarsehnenruptur ist eine relativ seltene Verletzung. Die Symptome entsprechen denen der Quadrizepssehnenruptur. Röntgenenologisch ist der Patellahochstand auffällig. Sonographie und ggf. MRT ermöglichen die Darstellung der Patellarsehne.

Auch hier ist neben der exakten Rekonstruktion die Sicherung der Nähte entscheidend. Eine bewährte Methode ist die von Mc. Laughlin angegebene, zirkuläre Drahtnaht, die durch den unteren Patellapol und die Tuberositas tibiae geführt wird [19].

Achillessehne (akute Ruptur)

Ätiologie und Pathomechanik

Der *ätiologisch* endogen bedeutendste Faktor ist das Fehlverhalten des Sportlers selbst: Überlastung, Übermüdung, Übertraining wie Trainingsmangel, Disziplinlosigkeit des Sportlers, falscher Ehrgeiz, Selbstüberschätzung und organisatorische Mängel in der Gestaltung von Training und Wettkampf [5, 7, 13, 18].

Die *Pathomechanik* der Achillessehnenruptur betrifft nicht nur die Sehne, sondern stellt eine Fehlbelastung der Muskel-Sehnen-Einheit dar [18]. Nach Hohorst [8] und Thiel [24] sind 3 Faktoren für die Ruptur bedeutsam: Das Körpergewicht, das Überschreiten der normalen Zerreißfestigkeit und die Beschaffenheit der Sehne. Nach der Literatur [1, 4, 21, 27] beträgt die statische Reißfestigkeit 250–400 kp, die dynamische 535 kp bis 930 kp. *Pathophysiologisch* kann nur unter bestimmten Voraussetzungen eine Belastung der Achillessehne dieser Größenordnung erreicht werden, da bei der Willkürinnervation nie alle Muskelfasern gleichzeitig zur Kontraktion gebracht werden können. Wird die angespannte Sehne durch Schlag oder Tritt passiv überdehnt, daß der plantarflektierte Fuß unkoordiniert plötzlich dorsalflektiert wird, können so zusätzlich Muskeleigenreflexe des M. triceps surae ausgelöst werden. Durch den synchronen Einsatz aller motorischen Einheiten des gesamten Muskelquerschnitts und die besonders hohe Schnelligkeit des Muskelzuges kann nach Grafe [20] in dieser Situation eine gesunde Achillessehne rupturieren. Nach eigener Analyse von 153 operierten frischen, subcutanen Achillessehnenrupturen [30] findet sich am häufigsten ein indirektes Trauma (67,3%), ein direktes Trauma in 19% (davon 6,5% offen) und ein nicht eruierbares Trauma in 13,7% der Fälle (pathologische Ruptur). Die dominierende Unfallursache ist in knapp 80% der Fälle sportliche Aktivität, davon am häufigsten Fußball (18,3%), Tennis (9,8%) und Handball (8,5%). In Übereinstimmung mit anderen Autoren zeigt die eigene Analyse, daß die Achillessehnenruptur eine typische Verletzung des Mannes (86,3%) im 4. Dezennium (45,5%) ist. Auffälligerweise besteht in 35% der Fälle vor der Ruptur eine anamnestisch eruierbare Achillodynie. Die sog. Sehnentaille ist mit 88% die häufigste Rupturlokalisation, was seine Ursache in einer von Lagergren und Lindholm [14] nachgewiesenen Mikroangioorganopathie mit konsekutiver Minderdurchblutung in diesem Sehnenabschnitt hat.

Diagnostik

Fehldiagnosen in 15–77% der Fälle [6, 9, 17] sind erschreckend häufig, wenngleich anammestisch der sog. „Peitschenschlag", klinisch die „tastbare Delle" und der nicht durchführbare Zehenspitzen- Einbeinstand meist zur Diagnose führen. Klinisch objektivierbar ist der sog. Thompson-Test [25] sehr zuverlässig, wobei heute die Sonographie [22, 31] die verläßlichste Diagnose insbesondere bei Teilrupturen, veralteten Zerreißungen, Rupturen oder beim sog. tennis-leg liefert [23].

Klassifikation

Hinsichtlich der Verknüpfung von Rupturform und Trauma wird bei der Achillessehne neben partieller und totaler Ruptur grundsätzlich die offene Ruptur durch äußeres direktes Trauma, die geschlossene subcutane Ruptur durch indirektes Trauma und die pathologische Ruptur ohne adäquates Trauma unterschieden.

Die Rupturlokalisation betrifft nach eigener Analyse in 153 operierten Fällen das proximale Drittel in 10%, die Sehnentaille in 88% und das calcaneusnahe Drittel in nur 2%. Besondere Lokalisationen betreffen Rupturen im musculo-tendinösen Übergangsbereich (sog. tennis-leg) und die calcaneare Ausrißfraktur der Achillessehne, als klassische Verletzung beim Aldoleszenten. Diese wird von einigen Autoren als Entenschnabelfraktur zu dessen extraartikulären Frakturformen gezählt. Die *sonographische Klassifikation* [23, 31] läßt in der dynamischen Untersuchung adaptive, partiell-adaptive und non-adaptive Rupturformen unterscheiden.

Indikation

Aufgrund der umfangreichen eigenen Erfahrung mit der primär-funktionellen Behandlung bei subcutaner Achillessehnenruptur in mehr als 150 Fällen kann zum differenten Vorgehen folgende Empfehlung ausgesprochen werden:

a) Primär-funktionelle Behandlung. Sie ist bei allen subcutanen Rupturformen indiziert, bei denen sich auch in der klassischen Sehnentaille in 20°-Plantarflexion des Fußes trotz totaler Zerreißung sonographisch eine vollständige Adaptation (Hochleistungssportler) oder eine partielle Adaptation bis 5 mm (alle anderen) erkennen läßt (s. Abb. 2–4). Bei alten Patienten, schlechten Hautveränderungen und sicher

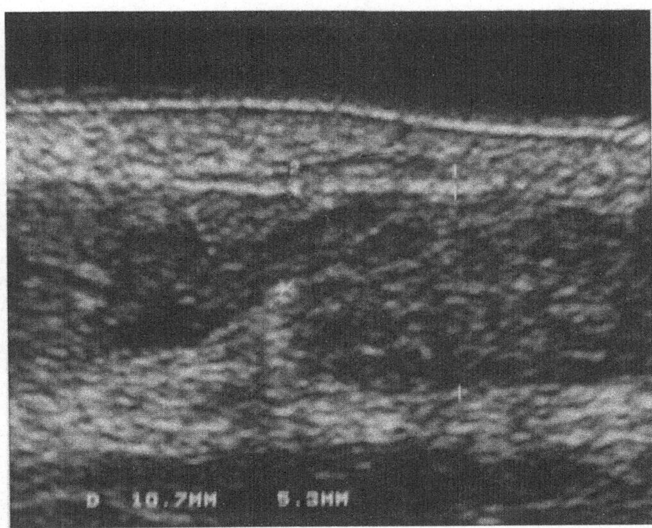

Abb. 2. Sonographie 1 Woche nach Achillessehnenruptur mit ca. 50% Adaptation bei 20°-Plantarflexion

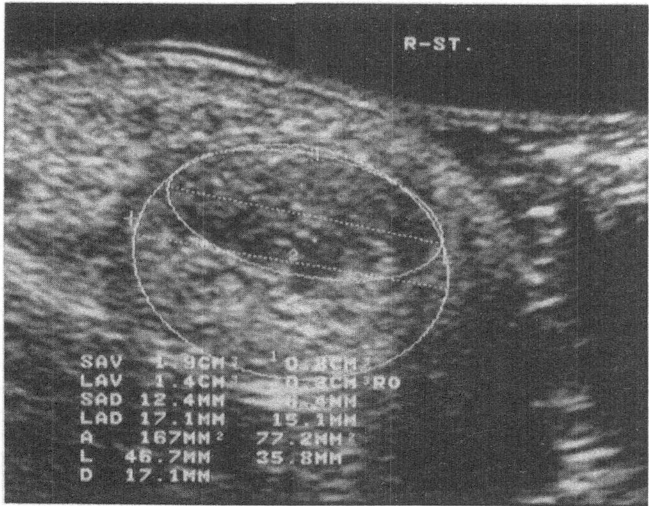

Abb. 3. Querschnitt zu Abb. 2

anzunehmenden pathologischen Rupturen sollte selbst bei größeren Diastasen die primär-funktionelle Behandlung durchgeführt werden, da eine potentielle Kraftminderung unter primär-funktioneller Behandlung als geringerer Nachteil gegenüber dem hohen Infektionsrisiko bei primär-operativer Behandlung anzusehen ist.

b) *Primär-operative Behandlung.* Sie ist indiziert bei allen offenen Rupturen oder bei sonographisch nicht vollständiger Adaptation in 20°-Spitzfußstellung, wenn es sich um Hochleistungssportler der Sprungdisziplinen handelt.

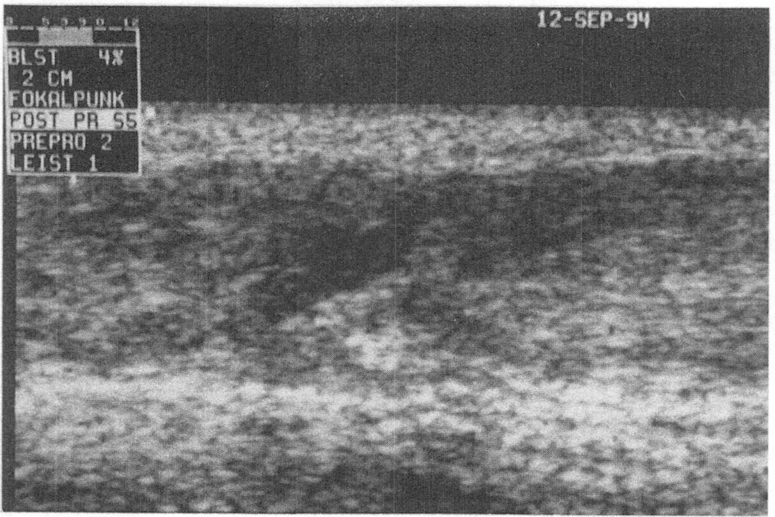

Abb. 4. Sonographie 3. Monat nach funktionell-konservativer Therapie mit Durchbauung der Defektzone

c) *Sekundär-plastische Maßnahmen.* Sie erscheinen in Anbetracht des hohen potentiellen Infektrisikos von 19,4% nur dann indiziert, wenn ein erheblicher (über 50%) Kraftverlust des Trizeps surae im dynamometrischen Seitenvergleich nachweisbar ist.

Therapie

a) *Konservativ-funktionell.* Die eigenentwickelte primär-funktionelle Behandlung mit einem Spezialschuh kann bei gegebener Indikation und nach initialer Ruhigstellung im Oberschenkelspaltgips mit 20° Plantarflexion des Fußes und individueller Anpassung des Spezialschuhs (Variostabil) in der Regel ab dem 3.–5. Tag nach Trauma begonnen werden. Der Spezialschuh verhindert durch eine ventrale Laschenverstärkung die Dorsalflexion und garantiert durch die Anhebung des Rückfußes um 3cm die gewünschte Plantarflexion zur Readaptation der Sehnenstümpfe. Aufgrund seiner Seitenverstärkung sind Torsionsbewegungen weitestgehend ausgeschlossen.

Das Behandlungsschema im zeitlichen Ablauf: In der 1. Woche darf der Patient mit dem Schuh bereits voll belasten und setzt bei ausschließlich ambulanter Behandlung seine isometrischen Übungen unter krankengymnastischer Leitung durch. Der Schuh soll die ersten 3 Wochen Tag und Nacht getragen werden. Danach darf er kurzfristig zur Fußhygiene abgenommen werden, wobei der Fuß in Spitzfußstellung zu halten ist. Ingesamt soll der Schuh für 6 Wochen Tag und Nacht getragen werden, danach für 2 Wochen nur tagsüber. Die ersten Redression um 1 cm erfolgt nach 4 Wochen, die zweite Redression um einen weiteren cm erfolgt nach 6 Wochen. Das initial begonnene krankengymnastische Übungsprogramm wird in der 2. und 3. Woche durch dosiertes Üben auf dem Fahrrad erweitert. Ab der 4. Woche beginnt im Spezialschuh die krankengymnastische Übungsbehandlung auf dem isokinetischen Fahrrad, das PNF (Propriozeptive-Neuromuscular-Fascilation) und Koordinationstraining sowie die Elektro- und Kryotherapie.

Ab der 6. Woche wird zusätzlich mit einem gezielten press-leg-Training begonnen.

Ab der 8. Woche gilt neben isometrischen und isokinetischen Übungen unbeschränktes Fahrradfahren, Schwimmen etc..

Ab der 10.–12. Woche kann mit einem Lauftraining auf ebenem Gelände begonnen werden, welches unter Kordinationstraining zum Kurven- und Waldlauf gesteigert wird.

Die *Sportfähigkeit* ist in der Regel zwischen der 13. und 16. Woche wiederhergestellt. Eine Ferseneinlage von 1 cm für insgesammt 1/2 Jahr nach Trauma wird empfohlen. Die *Arbeitsfähigkeit* ist je nach Beruf zwischen der 3.–10. Woche gegeben.

b) *Operativ-funktionell.* Bei gegebener Restindikation zum primär-operativen Vorgehen wird in Bauchlage des Patienten und bei liegender Blutsperre ein Längsschnitt medial der Achillessehne angelegt. Das Paratenon wird, sofern nicht bereits zerrissen, senkrecht wie Haut und Subkutangewebe gespalten und vorsichtig abgeschoben, um es später über der genähten Sehne mit fortlaufender atraumatischer, resorbierbarer 3 x 0 Naht wieder verschließen zu können. Die meist pferdeschweifähnlich aufgesplitterte Sehne wird durch eine gegenläufige Durchflechtungsnaht mit doppelarmierter 2 x 0 atraumatischer resorbierbarer Naht im Sinne der gegenläufigen Durchflechtungsnaht nach Bunell, Mason oder V-förmig im Sinne der Dreizipfelnaht adaptiert. Wenn immer möglich, soll die Naht so stabil sein, daß nach Wundheilung fuktionell problemlos im Spezialschuh nachbehandelt werden kann. Eine Fersenerhöhung ist dabei meist mit 1–2 cm ausreichend.

c) *Sekundär-plastische Maßnahmen.* Bei gegebener Indikation kommen bei kleineren Defekten Plastiken aus der Aponeurose des M. gastrocnemius in Frage, wie die Griffelschachtelplastik nach Max Lange, Umkehrplastiken nach Silfverskjöld oder die 2-Lappenumkehrplastik nach Lindholm zur Anwendung. Bei großen Defekten ist nach eigener Erfahrung die Peroneus brevis-Plastik nach Trillat/Blauth eine sehr zu empfehlende Methode, da sie nicht nur statisch, sondern auch dynamisch wirksam wird.

Nachbehandlung

Bei primär-funktioneller Behandlung sind Behandlung und Nachbehandlung untrennbar miteinander verknüpft. Bei primär-operativer Behandlung sollte sich nach Möglichkeit immer die funktionelle Behandlung im Spezialschuh unter den gleichen Bedingungen, wie bei primär-funktioneller Behandlung anschließen.

Komplikationen

a) *Primär-operativ.* Die eigenen Ergebnisse bei operativer Behandlung sind hinsichtlich der chirurgischen Komplikationen mit 11,8% (9,8% oberflächliche Wundrandnekrosen, 1,3% Fadenfisteln, 0,7% tiefe Infektionen) und einer Rerupturrate von 2% mit den Angaben in der Literatur vergleichbar. In Übereinstimmung mit anderen Autoren [2, 16, 20, 22] kann die chirurgische Komplikationsrate durch Verwendung von resorbierbarem Nahtmaterial im eigenen operierten Krankengut auf 8,6% gesenkt werden. Die Versorgung sollte möglichst in den ersten 6 Stunden erfolgen.
b) *Konservativ-immobilisierend.* In der Literatur werden Rerupturraten von 4–30% angegeben, was letztlich zur Entwicklung der eigenen primär-funktionellen Behandlung Anlaß gegeben hatte.
c) *Konservativ-funktionell.* Bei zwischenzeitlich über 150 eigenen Fällen einer primär-funktionellen Behandlung und maximaler Beobachtungsdauer von 5 Jahren, liegt die Rerupturrate bei adäquatem Trauma mit 2% nicht höher als bei primär operativer Therapie.
d) *Sekundär-plastisch.* Da im eigenen operierten Kollektiv [20] signifikant häufiger Komplikationen bei sekundär plastischen Eingriffen (3 von 8) beobachtet wurden, ist die Indikation hierzu immer kritisch zu stellen.

Prognose

Die Prognose bei frischer, nicht pathologischer Ruptur der Achillessehne ist hinsichtlich Kraftentwicklung, Gelenkfunktion und dauerhafter Stabilität der Sehne nach eigener prospektiv-randomisierter Studie [31] am günstigsten sowohl nach konservativ-funktioneller als auch nach operativ-funktioneller Behandlung. Im Hinblick auf prinzipiell mögliche chirurgische Komplikationen ist die primär-funktionelle Behandlung bei gewährleisteter Erfahrung in der sonographischen Verlaufsbeobachtung der primär-operativen Behandlung prognostisch sogar überlegen, da risikoärmer.

Achillessehne (chronische Läsion)

Der unspezifische Sammelbegriff „Achillodynie" sollte vermieden werden, da er nur global differente Schmerzzustände im Bereich der Achillessehnen beschreibt. So verbergen sich dahinter akute Entzündungen wie die Paratenonitis crepitans, die chronische Paratenonitis, Formen der Insertionstendinose, Periostitis und Bursitis bei dorsalem Fersensporn, Haglund-Ferse, Apophysitis calcanei, rheumatische und fokal toxische Entzündungen, lokale Druckschäden und andere Zeichen unadaptierter Belastung, d.h. ungewohnte Belastung beim Leistungssportler.

Tibialis posterior-Sehne

Traumatische Rupturen der Tibialis posterior-Sehne sind im Rahmen von OSG-Luxationsfrakturen extreme Raritäten. In einer eigenen 20-Jahres-Statistik sind nur 2 Läsionen gesehen worden.

Spontane oder pathologische Rupturen sind nach Jahss [10] jenseits des 40. Lebensjahres besonders bei Frauen (2/3) nicht allzuselten und können sogar bilateral (5%) beobachtet werden.

Tibialis anterior-Sehne

Die Spontanruptur der Tibialis anterior-Sehne ist nach Jahss [10] extrem selten und ereignet sich relativ asymptomatisch im 6. und 7. Dezennium, so daß spezielle chirurgische Maßnahmen meist nicht notwendig werden. Ein knöcherner Sehnenausriß konnte nach eigener Beobachtung in einem Fall als pseudarthrotische Fehlverheilung des Tuber ossis navicularis radiologisch sicher nachgewiesen werden.

Akute und chronische Entzündungen der Tibialis anterior-Sehne sind jedoch gelegentlich im Leistungssport bei enggeschnürten Sport- oder Eislaufschuhen beobachtbar.

Peronealsehnen

Klinische und sonographische Hinweise für eine chronische Tendovaginitis als Ausdruck einer chronischen Peronealmuskelkontraktur bei chronisch-mechanischer Instabilität des oberen Sprunggelenks kann nach eigenen früheren Beobachtungen bei langjährig bestehender Instabilität in 14% der Fälle gesehen werden [28]. Die häufigste Beeinträchtigung der Peronealsehnen ist posttraumatisch nach Calcaneusfraktur bei nicht reponiertem lateralen Wandausbruch (bulge) im Sinne des Peronealsehnenimpingementes gegeben.

Die Peronealsehnenluxation ist sowohl als frische Verletzung als auch als chronische Luxationsform ein nicht allzu seltenes Krankheitsbild. Frische Luxationen können im eigenen Krankengut hauptsächlich als Nebenbefund bei Komplexverletzungen des Fußes gesehen werden.

Literatur

1. Albrecht P (1925) Über die subkutane Zerreißung der Achillessehne. Arch Orthop Chir 23:359
2. Dederich R, Bonse H, Hild A, Konn G, Wolf L (1988) Achillessehnenrupturen. Ursachen – Operationstechnik – Ergebnisse-Begutachtungsprobleme. Unfallchirurg 91:259–269
3. Fischer W, Rahn G (1977) Zur Versorgung der gleichzeitigen bilateralen suprapatellaren Quadrizepssehnenruptur. Zbl Chir 102:435–438
4. Grafe H (1969) Aspekte zur Ätiologie der subkutanen Achillessehnenruptur. Zentralbl Chir 94:1073–1082
5. Heim CH (1978) Die subkutane Achillessehnenruptur. Inauguraldissertation, Zürich
6. Hepp WE, Blauth W (1978) Zur Behandlung von Achillessehnendefekten mit der „Peronaeus-brevis-Plastik". Arch Orthop Trauma Surg 91:195–200
7. Hess H (1978) Vom Medizinmann zum Sportarzt. Umschau 78:291–294
8. Hohorst L (1967) Achillessehnenriß und Unfall. Monatschr Unfallheilkd 70:41–44
9. Inglis AE, Scott WN, Sculco TP, Patterson HA (1976) Ruptures of the tendon Achillis. An objective assessment of surgical and non surgical treatment. J Bone Joint Surg [Am] 58:990–993
10. Jahss MH (1991) Tendon disorders of the foot. In: Disorders of the foot and ankle. (ed) Jahss, 2nd Ed, Vol II. Saunders, Philadelphia p 1461–1513
11. Jannsen A (1992) Licht- und elektornonmikroskopische Befunde zur Bandheilung des Lig collaterale mediale des Kaninchens. Dissertation, Medizinische Hochschule Hannover
12. Kleintz R, Nolte U (1989) Gleichzeitige, beidseitige Spontanruptur der Quadrizepssehne im Vergleich zur einseitigen, traumatischen Ruptur. Unfallchirurg 92:29–31
13. Krahl H, Plae R (1971) Sehnenrupturen nach Cortisoninjektionen. Med Sport 11:264–268
14. Lagergren A, Lindholm A (1959) Vascular distribution in the achilles tendon. Acta Chir Scand 116:491
15. Matthews P, Richards H (1976) Factors in the adherence of flexor tendon after repair. J Bone Joint Surg 58[Br]:230–236
16. Nistor L (1981) Surgical and non-surgical treatment of achilles tendon rupture. J Bone Joint Surg [Am] 63:394–399
17. Riede D (1966) Ätiologie, Diagnose und Therapie der subkutanen Achillessehnenrisse. Beitr Orthop Unfallchir 13:96–105
18. Schauwecker F, Weller S, Lenz B (1967) Zur Pathogenese des Achillessehnenrisses. Dtsch Med Wochenschr 92:1758–1761
19. Scott N, Insall JN (1991) Injuries of the Knee. In: Rockwood CA, Green DP, Buchholz RW (eds) Fractures in adults. Lipincott Comp Philadelphia

20. Stanley RK, Kieran TM, Jery RM, Gerad VY (1983) Achilles tendon rupture a case report and discussion of conservative versus surgical repair. J Foot Surg 22:33–39
21. Stucke K (1950) Über das elastische Verhalten der Achillessehne im Belastungsversuch. Langenbecks Arch Klin Chir 265:579–599
22. Suhr F (1980) Der Achillessehnenriß als Sport- und Arbeitsunfall. Unfallheilkunde 83:39–41
23. Thermann H, Zwipp H, Milbrandt H, Reimer P (1989) Die Ultraschallsonographie in der Diagnostik und Verlaufskontrolle der Achillessehnenruptur. Unfallchirurg 92:266–273
24. Thiel A (1972) Sportliche Belastbarkeit nach Achillessehnenruptur. Z Orthop 110:796–798
25. Thompson T, Doherty J (1962) Spontaneous rupture of tendon of achilles: a new clinical diagnostic test. J Trauma 2:126–129
26. Wilhelm K (1972) Die maximale statische und dynamische Belastbarkeit der Achillessehne beim Menschen im Experiment. Habilitationsschrift, Universität München
27. Wilhelm K (1977) Neue Aspekte zur Genese der Achillessehnenruptur, Zentralbl Chir 102:794–801
28. Zwipp H (1989) Die anterolaterale Rotationsinstabilität des oberen Sprunggelenkes. Hefte Unfallheilk 177:1–178
29. Zwipp H, Tscherne H, Hoffmann R, Wippermann B (1986) Therapie der frischen fibularen Bandruptur. Orthopäde 15:446–453
30. Zwipp H, Südkamp N, Thermann H, Samek N (1989) Die Achillessehnenruptur – 10 Jahres-Spätergebnisse nach operativer Behandlung – Eine retrospektive Studie. Unfallchirurg 92:554–559
31. Zwipp H, Thermann H, Südkamp N, Tscherne H, Milbrandt H, Reimer P, Heinz P (1990) Ein innovatives Konzept zur primärfunktionellen Behandlung der Achillessehnenruptur. Sportver Sportschad 4:29–35

Bänderverletzungen

E. Eriksson[1] und R. von Tiele-Winckler[2]

[1] Department for Arthroscopy and Sportsorthopaedic Surgery, Karolinska Hospital, POB 60500, S-10401 Stockholm, Sweden
[2] *Resident:* Institute for Clinical Orthopaedics and Traumatology, S. Matteo Hospital, University of Pavia, I-Pavia, Italy
Temporary Fellow: Department for Arthroscopy and Sportsorthopaedic Surgery, Karolinska Hospital, POB 60500, S-10401 Stockholm, Sweden

Einleitung

Das Kapitel Bänderverletzungen ist ein ausgesprochen weitgreifendes Gebiet, welches gerade in der Unfallchirurgie eine besondere Rolle spielt, da nur die Funktionstüchtigkeit der Band- und Kapselapparate eine regelrechte Gelenkfunktion ermöglicht.

Unzureichende Behandlung oder gar vernachlässigte Bandverletzungen können zu Funktionseinschränkungen aufgrund von Instabilität und/oder Schmerz führen. Eine

Hefte zu „Der Unfallchirurg", Heft 249
Zusammengestellt von K. E. Rehm

unzureichende Gelenkdynamik kann darüberhiaus frühzeitige degenerative Abnutzungserscheinungen und damit Arthrose einleiten.

In unserer Zeit, in welcher sowohl der Freizeitwert sportlicher Betätigungen, als auch die sozialen Bedürfnisse der Erhaltung der Arbeitsfähigkeit und die damit verbundenen versicherungstechnischen Umstände genauso in Betracht gezogen werden müssen, wie das subjektive Wohlbefinden des Patienten, kommt der Behandlung der Band- und Kapselverletzungen in der Gesamtbevölkerung mindestens ebensoviel Wichtigkeit zu, wie bei Hochleistungssportlern.

In dieser Arbeit werden wir das Gebiet der Bandverletzungen aufgrund seiner Fülle auf einige Teilbereiche einschränken, welche in den letzten Jahren das meiste Interesse gefunden haben und deren Behandlung sich aufgrund neuerer Erkenntnisse sowie raffinierterer konservativer und chirurgischer Therapie- und Kontrollmethoden grundsätzlich gewandelt hat. Diese Teilbereiche betreffen das Knie, die Schulter und das obere Sprunggelenk. Dabei ist es unsere Absicht, diesen drei Gelenken die häufigsten Band- und Kapselverletzungen aufzuzeigen, die von uns in der Abteilung für Arthroskopie und Sportorthopädische Unfallchirurgie am Karolinska Krankenhaus in Stockholm bevorzugten Behandlungsmethoden vorzustellen und unsere Erfahrungen daraus darzulegen.

Band- und Kapselverletzungen des Kniegelenkes

Das Kniegelenk ist das allgemein von Distorsionstraumen eines der am meisten heimgesuchten Gelenke. Sportunfälle mit Kniekapsel- und -bandverletzungen tauchen am meisten im alpinen Skisport, im weitverbreiteten Fußball und im Motorradsport (Motorcross) auf.

Am häufigsten ist der mediale Kapselapparat betroffen, und aufgrund seiner anatomisch-funktionellen Verbindung mit der tiefen Schicht des mediale Seitenbandes ist dabei oft auch der mediale Meniskus involviert. Ätiologisch sind diese Distorsionstraumen durch forcierte Außenrotation der Tibia gegen den Femur bei gebeugtem Kniegelenk, mit oder ohne valgisierend wirkende Kräfte verursacht. Dies erklärt, weshalb häufig auch der postero-mediale Kapselkomplex und das „posterior-oblique ligament" in Mitleidenschaft gezogen sind. Am häufigsten sind Läsionen des medialen Seitenbandes an der femoralen Insertion vorzufinden, unmittelbar gefolgt von der tibialen Insertion, seltener im Verlauf des Bandes, knöcherne Ausrisse sind sehr selten und fast ausschließlich femoral.

Traumen derselben Dynamik mit höherer Energie führen leicht zu komplexeren medialen Kapselschäden mit Läsion des vorderen Kreuzbandes (O'Donoghue Triade), seltener gar beider Kreuzbänder (Trillat Pentade). Reine Valgustraumen bei gestrecktem Kniegelenk haben selten mediale Kapselrisse zur Folge, eher schon die Fraktur des lateralen Tibiakopfes.

Am zweithäufigsten sind partielle, subtotale und totale Rupturen des vorderen Kreuzbandes zu beobachten. Meistens in Konkomitanz mit Läsionen des mediale Kapselapparates und des medialen Meniskus verbunden, kann man diese seltener auch isoliert vorfinden. Forcierte anteriore Translation der Tibia gegen den Femur entweder durch direkte Krafteinwirkung von dorsal gegen die Tibia, wie es bei Fußball vorkommt, oder durch übermäßige Aktion des Quadriceps (rückwärts fallender Skiläufer, in Kombination mit dem die Tibia nach ventral drückende Skistiefel). Brüske, kraftvolle Hyperextension, wie beim Leertritt eines Fußballers, sowie forsche Varisierung in Streckung, verbunden mit Extrarotation des Femur über der am Boden verankerten Tibia können ebenfalls eine isolierte VKB Ruptur zur Folge haben.

Weniger häufig sind Läsionen des lateralen Bandapparates durch Traumen in Varus- und Tibia-Intrarotation, bei welcher das laterale Seitenband Schäden von der einfachen Elongation bis hin zum knöchernen Ausriß am Fibulakopf, seltener am Femur aufweisen kann.

Oft treten auch hierbei konkomitante Läsionen des VKB und der postero-lateralen Kapselstrukturen auf. Der laterale Meniskus und die Popliteussehne sind seltener betroffen.

Traumatische Patellaluxationen, fast immer lateral, kommen vor allem im Motorradsport vor.

Management von Band- und Kapselverletzungen des Kniegelenkes

In unserer Abteilung für Arthroskopie und Sportorthopädische Unfallchirurgie kommen Distorsionstraumen des Kniegelenkes meist im akuten Zustand zur Beobachtung (1–24 Std nach Unfall).

In diesen Fällen liegt meist starke Schwellung durch vermeindliches Hämarthros, funktionelle Impotenz durch Bewegungs- und Belastungsschmerz, sowie antalgische Kontraktion vor. Eine klinische oder eine dynamische röntgenologische Untersuchung geben keinen ausreichenden Aufschluß über das Ausmaß der Kapsel- und Bandläsionen. Anamnestisch wird die Unfalldynamik soweit als möglich rekonstruiert, röntgenologische Standardaufnahmen dienen zum Ausschluß von Frakturen und Luxationen, sowie zur Dokumentation von knöchernen Avulsionen an den Bandansätzen.

Wir führen daraufhin immer bei vorliegendem Hämarthros eine diagnostische Arthroskopie im akuten Zustand durch.

Nach Auswaschen des Hämarthros, enorm erleichtert durch die Anwendung einer computerisierten Pumpe (wie z.B. der FMS IV), wird eine dynamische Kapsel- und Bänderbilanz unter arthroskopischer Kontrolle vorgenommen, gegebenenfalls werden unfunktionelle Faserstummel der Kreuzbänder entfernt und kapselnahe longitudinale Meniskusrisse repariert.

Zur Meniskusreparatur verwenden wir entweder eine „inside-out“ Technik mit Vernähung über der Gelenkkapsel oder eine neue „all-inside“ Technik durch Einschuß von resorbierbaren „Biofix“-Stiften, welche den rupturierten Meniskus bis zur Heilung zusammenhalten, ohne dabei mit den Kapselstrukturen zu interferieren.

Eventuelle Freikörper, wie bei Knorpelabsprengungen durch Scherkräfte bei Patellaluxationen, werden arthrokopisch entfernt, partielle Meniskektomie bei komplexen Meniskusrupturen ist bei Bedarf während der akuten Arthroskopie durchzuführen.

Kreuzbandreparaturen werden in dieser Instanz nur bei knöchernem Ausriß femoral oder tibial (meist junge Patienten) mittels transossärer Refixation mit nicht resorbierbarem Nahtmaterial vorgenommen. Dies ist sowohl miniarthrotomisch wie arthroskopisch assistiert möglich.

Mediale und laterale Seitenbandrupturen werden ebenfalls nur bei knöchernem Ausriß und starker Dislokation der Knochenfragmente (wie teilweise beim Fibulaköpfchen) akut chirurgisch versorgt.

In allen anderen Fällen behandeln wir Seitenbandläsionen zunächst konservativ mit Orthesen, welche vor rotatorischen, valgisierenden oder varisierenden Kräften für 4–6 Wochen schützen, wobei keine Extensions- und Flexionseinschränkung vorgenommen wird und der Patient belasten darf.

Akute vollständige vordere Kreuzbandrupturen werden nur in seltenen Fällen innerhalb von 7–10 Tagen nach dem Unfall rekonstruiert, meist nach akuter Arthroskopie für eine VKB-Rekonstruktion nach 6–8 Wochen Tagen posttraumatisch geplant. In der Zwischenzeit durchlaufen sie eine physiotherapeutisches Programm zur Wiedererlangung der vollen Flexion-Extension und Erhaltung des Muskeltrophismus. Dies betrifft die meisten Leistungssportler und Patienten im Alter nach Schluß der Wachstumsfugen bis circa 28–30 Jahre.

Bei jungen Patienten vor Schluß der Wachstumsfugen handeln wir je nach Schweregrad der klinischen Instabilitätssymptomatologie auf 2 verschiedene Weisen.

Entweder wird ein physiotherapeutisches Programm zur Erhaltung des Muskeltrophismus und zur aktiv-funktionellen Stabilisierung des Kniegelenkes angelegt und eine eventuelle VKB-Rekonstruktion nach abgeschlossenen Wachstum erwogen.

Oder wir operieren diese Patienten, wobei wir zur Kreuzbandplastik gestielte Beugersehnen, und zwar Semitendinosus und Gracilis verwenden, welche proximal und ipsilateral am myo-tendinösen Übergang mit einem subcutan vom Pes anserinus durchgeschobenen „tendon-stripper" rezesiert werden (falls zu kurz, können sie auch distal abgesetzt und als freie Transplantate verwendet werden). Bei dieser VKB-Rekonstruktion wird ein „flacher" Tibiatunnel cranial zur Epiphysenfuge getrieben und proximal wird das Implantat nach „over-the-top"-Technik über den laterale Femurcondylus gezogen und an der distalen lateralen Femurmetaphyse sowie am distalen Tibialtunnelausgang mit Knochenklammern befestigt. Diese Technik kompromitiert nicht die Aktivität der Epiphysenfugen im Sinne einer daraus resultierenden Dysmetrie oder Achsabweichung, und sie stabilisiert das Gelenk vor allem in der Streckstellung und geringen Beugegraden.

Patienten über 30 Jahren ohne besondere sportliche Aktivität und mit weitgehend sitzender beruflicher Tätigkeit werden zunächst 6 Monate physioterapeutisch vorbehandelt und dann eventuell zur VKB Rekonstruktion geplant.

Chronische „Giving-ways" und „Pivot-shifts" sind für uns eine absolute Indikation zur VKB-Rekonstruktion, auch bei Patienten im Alter von über 45–50 Jahren.

Die VKB Rekonstruktionen werden bei uns durchweg mit freiem autologen B-T-B Patellarsehnendrittel nach Zwei-Tunnel-Technik durchgeführt. Es kommen dabei entweder das mediale oder das zentrale Patellarsehnendrittel zur Verwendung, in Fällen von erhöhtem Q-Winkel oder Prädisposition zur lateralen Patellasubluxation das laterale Sehnendrittel. Die Implantatsfixation erfolgt immer mit Interferenzschrauben unter Vorspannung desselben bei voller Extension. Die Rekonstruktion wird miniarthrotomisch oder arthroskopisch assistiert durch den Tibiatunnel durchgeführt.

Ein konkomitant mitverletztes elongiertes oder teilweise zerfasertes mediales Seitenband wird hierbei nicht operativ mitversorgt, sondern einer valgus und extrarotationsschützenden Orthese behandelt.

Postoperativ wird nur die Beugung über 90° für 5–6 Wochen geschützt und dann graduell aktiv und passiv erhöht. Teilbelastung ist ab sofort möglich, Vollbelastung ohne sportliche Betätigung ab 4–6 Wochen, Jogging ab 12 Wochen und Rückkehr zur ursprünglichen sportlichen Aktivität nach 8–10 Monaten. Begleitende physiotherapeutische Maßnahmen werden individuell abgestimmt und beinhalten proprioceptive Übungen, isometrische und isokinetische Übungen in geschlossenen kinetischen Ketten, isokinetischer Muskelaufbau der Beuger bereits nach 5–6 Wochen, ab dem 3. Monat auch offene kinetische Ketten und dynamisch konzentrische und exzentrische Übungen. Ab 6 Monaten werden isokinetische Tests (Cybex, KinCom) durchgeführt und die Ergebnisse mit präoperativen Tests konfrontiert, funktionelle Tests und KT 1000 Beurteilung geben ein vollständiges Bild der Zwischen- und Endergebnisse.

Rupturen des hinteren Kreuzbandes werden von uns nicht akut rekonstruiert, aber zur Rekonstruktion bei starker residuierender Instabilität und Minderung der Lebensqualität geplant.

Auch hierbei verwenden wir ein freies B-T-B Patellarsehnentransplantat, welches arthroskopisch assistiert durch einen Femoraltunnel eingeführt wird. Zur tibialen Insertion wird die anatomische tibiale Ansatzstelle von dorsal freigelegt und das Implantat mittels posteriorer Arthrotomie in Position gebracht. Die Fixierung erfolgt proximal mit Interferenzschraube und distal mit Knochenklammern („staples“).

Die Nachbehandlung verläuft analog zu der der VKB-Rekonstruktion.

Reparierte Menisken werden postoperativ für 3–4 Wochen mit einer die Flexion von 0–50° zulassenden Orthese ohne Belastungseinschränkung nachbehandelt.

Laterale Patellaluxationen können für 3–4 Wochen mit einer Patella medialisierenden Palumbo-Orthese versorgt werden und gegebenenfalls wird physioterapeutisch den Vastus medialis gestärkt.

Die Schulter und ihre Stabilität

Die Schulter ist ein Kugelgelenk, bei welchem ossär eine relativ kleine Glenoidpfanne einen relativ großen humeralen Kopf aufnimmt, besitzt wie bekannt, statisch und dynamisch stabilisierende Weichteilstrukturen, welche dieses Gelenk bei seinen komplexen Bewegungsabläufen durch alle Freiheitsgrade vor Dislokationen schützen sollen.

Durch die anatomische 45° Anterotation der Scapulalängsachse und die circa 2–12° Anteversion des Glenoids ist dieses Gelenk schon von Natur her posterior stabiler als anterior.

Zur statischen Stabilität tragen das Labrum durch Vergrößerung und Vertiefung der Gelenkpfanne genauso bei wie durch eine „Saugnapf“-Wirkung, die drei Glenohumeralbänder superior, medium und inferior stabilisieren anterior und inferior bei Extrarotation in den verschiedenen Abduktionsgraden, wobei das lig. gl.-hum. inf. anterior und inferior, wie eine „Hängematte“ auch nach infero-posterior am Glenoidalrand ausgespannt, die anatomisch konstanteste Struktur ist und bei über 80° Abduktion seinen größten Stabilisierungsgrad erhält.

Die dynamisch stabilisierenden Strukturen sind muskulär und setzen sich aus Deltoid und Teres major in der äußeren Schicht, aus Subscapularis, Supraspinatus, Infraspinatus und Teres minor, der sogenannten Rotatorenkappe, zusammen. Hierbei kommt dem Subscapularis die wichtigste anterior stabilisierende Wirkung während der Außenrotation zu. Bei starker Abduktion gleitet er allerdings über den Humeruskopf und so wird wieder die Wichtigkeit des lig. gl.-hum. inferior besonders evident.

Medial setzen die Glenohumeralbänder am Glenoidalrand und am Labrum an. Man kann sich daher leicht vorstellen, welche Folgen für die vordere Stabilität eine vordere Labrum- und Kapselablösung hat, z.B. in Folge einer traumatischen vorderen Luxation.

Epidemioloische Studien (Simonet et al. 1984; Kroner et al. 1989) weisen aus, daß das Schultergelenk das allgemein häufigst luxierte Gelenk ist und daß dabei über 97% anteriore Dislokationen sind.

In unserer Abteilung bekommen wir häufig Patienten nach traumatischen Scapulohumeralluxationen zugewiesen. Bei der fast absoluten Mehrheit handelt es sich dabei um vordere Luxationen. Zum Teil beklagen diese Patienten Schmerzen oder Unsicherheitsgefühl bei Abduktions- und Außenrotationsbewegungen, Wurfsportler beklagen entweder funktionelle Impotenz oder Alterationen im athletischen Bewegungsablauf, einige haben bereits eine durch ein geringeres energisches Trauma verursachte Reluxation erlitten.

Klinisch zeigt sich eine vordere Schublade und ein meist positiver Apprehensiontest in über 80° Abduktion und Außenrotation.

Röntgenologisch ist nicht immer eine knöcherne Avulsion des vorderen Glenoidrandes nachzuweisen, am besten darstellbar mit dem „Westpoint-axillary-view“, a.p. Aufnahmen mit Humerusinnenrotation oder besser noch 45° cranio-caudal Aufnahmen oder der „Stryker-notch-view“ erlauben die Darstellung einer eventuellen Hill-Sachs Impressionsfraktur.

Die Beschädigung oder Ablösung des Labrums und/oder der Kapsel ist nichtoperativ mit Arthrografie, besser noch mit Arthro-CT oder Gadolinium-Kontrast MRI zu dokumentieren, welche auch die Glenohumeralbänder darstellen können.

In einer Abteilung mit Tageschirurgie, wie der unseren, ist es auch möglich, eine diagnostische Arthrokopie durchzuführen, welche noch die konkretesten Aufschlüsse über den anatómisch-pathologischen Sachverhalt gibt.

Behandlung von Schäden des vorderen scapulo-humeralen Bandapparates

Bei der preoperativen Planung muß eine sehr akurate Indikationsstellung für die Art der chirurgischen Stabilisierung vorgenommen werden.

Langstehende, oft rezidivierende und habituelle Schulterluxationen, schwere multidirektionale Instabilitäten und posteriore Instabilitäten verlangen, nach mehrmonatiger physiotherapeutischer Vorbehandlung, nach einer offenen Prozedur, welche von uns mit kapsularen „Shift“ durchgeführt wird.

Bei den Sequelen von traumatischen Schulterluxationen mit keinen oder wenigen traumatischen Rezidiven, mit oder ohne knöchernen Bankart-Schaden, bevorzugen wir die arthroskopische Technik der Reinsertion der anterioren Kapsel und des Labrums am Glenoidrand, wobei es möglich ist, die „heruntergefallenen" Glenohumeralbänder, im besonderen das inferiore um 1,5–2 cm zu shiften und damit eine Retension dieser wichtigen Stabilisatoren zu erhalten

Die Refixation der vorderen Kapsel und der Glenohumeralbänder führen wir nach Anfrischen des Glenoidalrandes mit 2–3 resorbierbaren „Suretacs®" durch, die Technik ist dadurch vereinfacht und macht es möglich, transglenoidale Nähte über dem M. infraspinatus zu vermeiden, welche oft postoperative Schmerzen verursachen oder gar zu Schäden des N. suprascapularis führen können.

Im besonderen in jungen Sportlern mit akuten erstmaligen Schulterluxationen mit Bankart-Schäden (fast 100% dieser Fälle weisen einen knöchernen oder nicht-knöchernen Bankart-Schaden auf) führen wir akute arthroskopische Bankart-Reparaturen mit Suretacs durch.

Postoperativ wird die obere Extremität mit einem Armhalter adduziert und intrarotiert am Körper angelegt, die passive Mobilisierung beginnt am postoperativen Tag mit Schutz der Abduktion > 45° und der Außenrotation für 6 Wochen, isometrische Übungen in Neutralposition zur Kräftigung der Rotatorenkappe fügen sich mit steigender Intensität hinzu, ab der 6. Woche sind passiv alle Bewegungsgrade mit Schutz der Außenrotation > 45° möglich, isometrische Übungen in Ausgangsstellung und Anfang von Proprioceptiver Neuromuskulärer Facilisation (PNF), ab der 9. Woche Theraband Übungen bis 45° Außenrotation und 90° Abduktion, isokinetisches Training und Gewichtstraining schließen sich ab der 12. Woche an, wobei wir sportspezifische Übungen im allgemeinen erst nach 4 Wochen zulassen, Rückkehr zu Wurf- und Kontaktsportarten nicht vor 6 Monate postoperativ.

Band- und Kapselverletzungen des oberen Sprunggelenkes

Distorsionstraumen des oberen Sprunggelenkes sind die am häufigsten vorkommenden Sportunfälle. In der Mehrheit handelt es sich um Inversionstraumen, welche bei supiniertem Fuß in Plantarflexion auftreten können. In dieser Position verläuft die Kraftübertragung fast ausschließlich durch den lateralen Band- und Sehnenapparat statt durch den knöchernen Teil des Gelenkes.

Die lateralen Bandzerrungen des oberen Sprunggelenkes werden allgemein in 3 klinische Grade eingeteilt:

- Grad 1 beschreibt klinisch leichte lateral Schwellung und Schmerz bei Inversionsstress.
- Grad 2 beschreibt klinisch allgemeine Schwellung und funktionelle Beeinträchtigung, Laufen und Springen ist nicht möglich.
- Grad 3 Läsionen weisen klinisch funktionelle Unfähigkeit, eindeutig perimalleolare Eckimose und Supinations- sowie vordere Schubladeninstabilität aus.

Anatomisch-pathologisch gehen die Läsionen des Bandapparates von der Elongation des vorderen talo-fibulären Bandes bis hin zu seinem Riß über die zusätzliche Zerrung des calcaneo-fibulären Bandes (Grad 2) bis hin zum vollständigen Riß dieser und auch des hinteren talo-fibulären Bandes mit Aufriß der Gelenkkapsel. Bei allen Graden können in zunehmender Form Läsionen der distalen tibio-fibulären Syndesmose, des medialen Deltoidbandes und/oder der Subtalarbänder assoziiert sein.

Interessant ist zu erwähnen, daß A. Lindstrand 1976 zu seiner Habilitationsarbeit in Lund 240 operierte Fälle aus einer prospektiven Studie präsentierte, in welchen er bei 217 die vollständige Ruptur des anterioren Ta-Fib.-Bandes mit und ohne konkomitante Läsionen des calcaneofibulären-Bandes nachweisen konnte.

Bei Ausschalten der antalgischen Kontraktur z.B. durch Spinal- oder Lokalanästhesie kann man immer dann eine vordere Schublade auslösen, wenn des vordere talo-fibuläre Band gerissen ist, sowie bei in Inversion gehaltenen Röntgenaufnahmen eine laterale Öffnung des Gelenkspaltes gegenüber der Gegenseite nachweisen (ab Grad 2).

Schwere Läsionen der distalen tibio-fibulären Syndesmose sind radiographisch durch die Diastase verschiedenen Grades zwischen Tibia und Fibula dokumentierbar. Oft sind diese, abgesehen vom Riß der ligg tibio-fibulari anterior und posterior, von distalen fibulären Frakturen, welche epi-, meta- oder diaphysär sein können.

Behandlung der Bänderverletzungen des Tibio-talargelenkes

Seitdem L. Broström in einer zusammenfassenden Diskussion seiner 6 in der Acta Chirurgica Scadinavica zwischen 1964 und 1966 veröffentlichen Arbeiten über Sprunggelenksdistorsionen, die Ergebnisse klinischer Untersuchungen und die vergleichenden Ergebnisse nach randomisiert-prospektiv chirurgischer sowie konservativer Behandlung in über 400 Fällen zu dem Schluß kam, daß Sprunggelenkdistorsionen in 80% der Fälle konservativ behandelt gut bis excellent ausheilen (gegen 97% bei chirurgischer Behandlung), ist die konservative Behandlung von akuten Distorsivtraumen der goldene Standard. Andere Autoren, wie z.B. J. P. McConkey (1987), sind zu ähnlichen Schlüssen gekommen.

Davon ausgenommen sind schwere Distorsionen mit Involvierung der tibio-fibulären Membrana interossa, bei welcher wir die tibio-fibulären Ligamente anterior und posterior vernähen und eine Synthese der tibio-fibulären Syndesmose mit einer nicht kompaktierenden Schraube vornehmen, welche nach ca. 6–8 Wochen wieder entfernt wird. Die post-operative Behandlung sieht keine Immobilisation sondern vielmehr den Schutz vor Inversion und Eversion sowie Belastungseinschränkung vor.

In unserer Abteilung werden akute tibio-talare Distorsionen grundsätzlich konservativ behandelt. Bei anfänglicher Kältetherapie (mit Cryo-Cuff®) wird die Bewegungs- und die Belastungsfreiheit nach Verträglichkeit des Patienten beibehalten. Eine „Air-Stirrup®"-Orthese schützt für 3–4 Wochen vor Inversion und Eversion. Belastung und Kontraktion der Suralmuskulatur favoriert dank der muskulären „Pumpe" die Drainage des post-traumatischen Ödems, der Trophismus und die Proprioception bleiben erhalten. Koadjuvante isometrische und proprioceptive Übungen kommen nach Abklingen des Ödems dazu (1–2 Wochen nach Verletzung).

Im letzten Jahr sind wir darüberhinaus dazu übergegangen, akute tibio-talare Distorsionstraumen einer diagnostischen Arthroskopie zu unterziehen. Abgesehen von der Dokumentierbarkeit eventueller Kapselrisse ist es dabei möglich, andernfalls nicht nachweisbare chondrale Verletzungen zu glätten, häufig auftretende, durch Scherkräfte abgehobelte Knorpelchips, die als freie Gelenkkörper nichts Gutes anrichten können, zu entfernen. In das Gelenk umgeschlagene Kapselfetzen, welche zwischen Tibia und Talus eingeklemmt werden können, und welche im Beispiel einen eingeschlagenen mediale Deltoid-Ligamentes im Laufe der Zeit zu einer schmerzhaften, meniskusähnlichen Formation vernarben können, lassen sich ebenfalls rechtzeitig dokumentieren.

Die chirurgische Reparatur des Bandapparates reservieren wir den Fällen, bei welchen die konservative Behandlung keinen befriedigenden Erfolg gebracht hat.

Wie schon L. Broström in 85 Biopsien von frisch wie chronisch rupturierten Kapseln und Bändern des oberen Sprunggelenkes ausgewiesen hat, verändern sich die Bandstrukturen nicht in der Zeit, werden nicht resorbiert, sondern bleiben vorhanden und vital auch wenn sie nicht spontan verheilen sollten. Eine nachträgliche Reparatur in den wenigen Fällen unzufriedenstellender klinischer Endergebnisse, wie bleibende Instabilität oder nach Redistorsionen, bleibt daher möglich.

Literatur

Broström L (1966) Sprained ankles. A pathologic arthrographic and clinical investigation. Thesis, Karolinska Institutet, Stockholm

Kroner K, Lind T, Jensen J (1989) The epidemiology of shoulder dislocations. Archives of Orthopedic and Trauma Surgery 108:288–90

Lindstrand A (1976) Lateral lesions in sprained ankles. Thesis, University Hospital of Lund, Lund

McConkey JP (1987) Ankle sprains consequences and mimics. In: Shepard RJ, Taunton JE (eds) Medicine and sport science Vol 23. Foot and ankle in sport and exercise. Basel Karger 39–55

Simonet WT, Melton LJ III, Cofield RH, Ilstrup DM (1984) Incidence of anterior dislocation in Olmstead County Minnesota. Clinical Orthopedics and Related Research 186:186–91

Frakturen der oberen Extremität

G. Muhr

Unfallchirurgische Klinik, Berufsgenossenschaftliche Klinik Bergmannsheil, Universitätsklinik, Bürkle-de-la-Camp-Platz 1, D-44789 Bochum

(Manuskript nicht eingegangen)

Hefte zu „Der Unfallchirurg", Heft 249
Zusammengestellt von K. E. Rehm

Frakturen der unteren Extremität

L. Gotzen

Klinik für Unfallchirurgie, Universitätsklinik Marburg, Baldingerstraße, D-35043 Marburg

(Manuskript nicht eingegangen)

Arthrose

G. Hörster

Unfallchirurgische Klinik, Städtisches Krankenhaus, Teutoburger Straße 50, D-33604 Bielefeld

(Manuskript nicht eingegangen)

Hefte zu „Der Unfallchirurg“, Heft 249
Zusammengestellt von K. E. Rehm

XVIII. Arbeitsgemeinschaft Becken

Vorsitz: H. Tscherne, Hannover; H. Reilmann, Braunschweig

Anatomie und Pathobiomechanik des vorderen Beckenrings

A. Meißner

Abteilung für Unfall- und Wiederherstellungschirurgie, Klinikum Steglitz, Universität Berlin, Hindenburgdamm 30, D-12200 Berlin

Das Becken ist eine Ringkonstruktion. Es besteht aus dem Kreuzbein und den beiden Hüftbeinen. Diese drei Knochen sind durch die drei Beckenfugen – Symphyse und die beiden Iliosakralgelenke – miteinander verbunden. Die Hauptfunktion des Bekkenringes besteht darin, unter statischen und dynamischen Bedingungen – also beim Stehen und Gehen – die Rumpfgewichtskräfte auf die unteren Extremitäten zu übertragen und zu verteilen.

Die geschlossene Ringkonstruktion des Beckens hat zur Folge, daß jede Veränderung – sei es eine Krafteinleitung, eine anatomische Veränderung oder eine Fraktur – nie isoliert sein kann, sondern sich an mindestens zwei Stellen des Beckenringes auswirken muß. So kann nie der hintere oder vordere Beckenring isoliert betrachtet werden, sondern man muß sich darüber im Klaren sein, daß jede Veränderung eines Bekkenringanteiles ihr Pendant in dem anderen findet.

Problem

Es stellen sich für die Praxis zwei Fragen an Anatomie und Biomechanik.

1. Zur Anatomie: Sind die Beckenfugen überhaupt Gelenke?
2. Zur Biomechanik: Welche Beweglichkeit findet in den Beckenfugen statt, und welche Kräfte treten an den Beckenfugen auf? Oder anders gefragt – welchen Kräften sind Implantate zur Stabilisierung gesprengter Beckenfugen ausgesetzt, und welche Beweglichkeit in den Fugen dürfen die Implantate maximal zulassen?

Diese Fragen sollen im folgenden für den vorderen Beckenring beantwortet werden.

Hefte zu „Der Unfallchirurg", Heft 249
Zusammengestellt von K. E. Rehm

Anatomie

Bis ins 19. Jahrhundert hinein war umstritten, ob es sich bei den Beckenfugen um echte Gelenke – also Diarthrosen – oder um rudimentäre, für den Menschen außer in der Schwangerschaft bedeutungslose Knorpelfugen – also Synchondrosen – handelt. Luschka beschrieb 1854 und 1858 den anatomischen Aufbau der Beckenfugen aus Gelenkhöhle, Synovialhaut, gegenüberliegenden Gelenkknorpeln und straffer Bandführung. Damit waren alle anatomischen Elemente einer Diarthrose vorhanden und bewiesen, daß auch die Schambeinfuge ein echtes Gelenk ist.

Biomechanik

Beweglichkeit qualitativ. Es stellt sich nun die Frage, welche Beweglichkeit in den Beckenfugen möglich ist. Brooke (1923) fand an 200 Leichenbecken, daß diese Beweglichkeit bei der Frau – und insbesondere bei Schwangeren – ausgeprägter ist als bei Männern und daß die Beweglichkeit im Alter abnimmt bis hin zur Ankylose. Nach den Theorien von Pauwels (1965) stellte sich uns die Frage, welche Beweglichkeit qualitativ in der Schambeinfuge möglich ist. An Leichen simulierten wir deshalb die statische Belastung beim Zwei- und Einbeinstand und haben die dadurch bedingte Dislokation in durchtrennten Schambeinfugen gemessen. Es fand sich generell eine Distraktion und eine Rotation um eine Quasivertikalachse im Sinne eines open-book-Mechanismus. Beim Einbeinstand wurden zusätzlich gefunden als Hauptkomponente ein vertikales Shifting mit sagittaler Dislokation und leichter Rotationskomponente um die Horizontalachse als Ausdruck der Nidationsbewegung in den ISG (Meissner 1991a).

Beweglichkeit quantitativ. Die nächste interessierende Frage war nun, welche physiologische Beweglichkeitskomponenten in der intakten Symphyse auftreten. Wal-

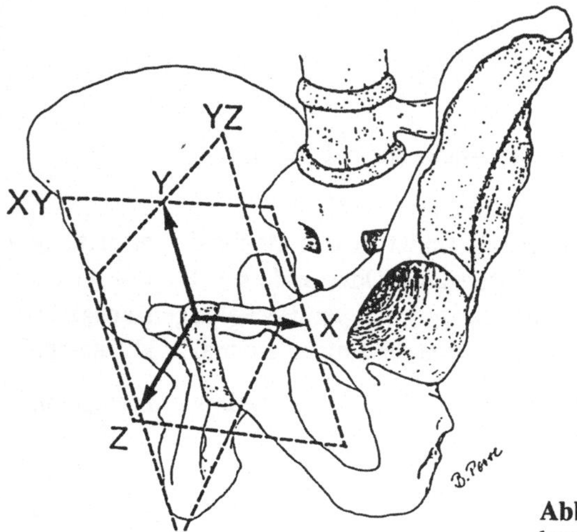

Abb. 1. Definition der Bewegungsrichtungskomponenten in der Symphyse

Tabelle 1. Durchschnittswerte der gemessenen auf die Schambeinfuge beim Gehen wirkenden Kraftkomponenten und maximal zulässige Dehnungen bzw. Rotation in die entsprechenden Richtungen

Richtung	Durchschnittskräfte bzw. Drehmoment	Maximal-beweglichkeit
y	F = 169 N	2,6 mm
z	F = 68 N	1,3 mm
yz	M = 2,5 Nm	1,6°

heim (1984) fand durch seine invasiven Messungen an jungen gesunden nicht schwangeren Probanden beim Gehen bzw. wechselseitigem Einbeinstand, daß alle anderen Bewegungskomponenten kaum messbar sind bis auf die folgenden. Er fand in vertikaler y-Richtung Maximalwerte von $y_{max} = 2{,}6$ mm und einen Durchschnittswert von $y_m = 1{,}2$ mm, in sagittaler z-Richtung $z_{max} = 1{,}3$ mm und $z_m = 0{,}6$ mm sowie Drehungen um eine Horizontalachse von $yz_{max} = 1{,}6°$ und $yz_m = 0{,}4°$ (Abb. 1). Dieses sind also auch diejenigen Werte, deren Überschreitung bei Mobilisierung die Stabilisierung einer gesprengten Schambeinfuge nicht zulassen sollte.

Kräfte. Jetzt stellt sich also noch die Frage, welchen Kräften die Schambeinfuge beim Gehen ausgesetzt ist. Da die Einzelkomponenten sich gegenseitig beeinflussen, müssen sie gleichzeitig multidirektional gemessen werden. An frischen Leichensymphysenpräparaten haben wir deshalb aufgrund der von Walheim gefundenen Meßwerte mit einer selbstentwickelten Prüfmaschine multidirektional die zugehörigen Kräfte bzw. Drehmomente gemessen. Aus den Kraft-Dehnungs-Diagrammen konnten dann die auslösenden Kräfte bzw. Drehmomente den von Walheim ermittelten oben angegebenen Dehnungen zugeordnet werden. So fanden sich als durchschnittliche Werte $F_{y\,m} = 169$ N, $F_{z\,m} = 68$ N und $M_{yz\,m} = 2{,}5$ Nm (Tabelle 1). Mit diesen Kraftkomponenten bzw. Drehmoment wird die Schambeinfuge physiologischerweise belastet und nach Stabilisierung von gesprengten Symphysen wirken diese Kräfte auf die Implantatmontagen.

Praktische Anwendung

In der Praxis müssen also Implantate an gesprengten Symphysen auch unter der angestrebten Mobilisation die genannten Kräfte und Drehmomente soweit kompensieren, daß keine Bewegungen in der Schambeinfuge möglich sind, die über die von Walheim gemessenen maximalen Normwerte hinausgehen. Deshalb haben wir die Mitte der achziger Jahre gängigen Stabilisationsverfahren – Platten, Drahtzuggurtung und PDS-Banding – in einem selbstentwickelten dynamischen multidirektionalen Gangsimulator über 55000 Lastwechsel – entsprechend durchschnittlicher Gehleistung Operierter in 6 Wochen – getestet. Dabei zeigte sich, daß alle Montagen bei voller Belastung rasch instabil wurden. Erst bei lediglich halber Belastung – entsprechend Mo-

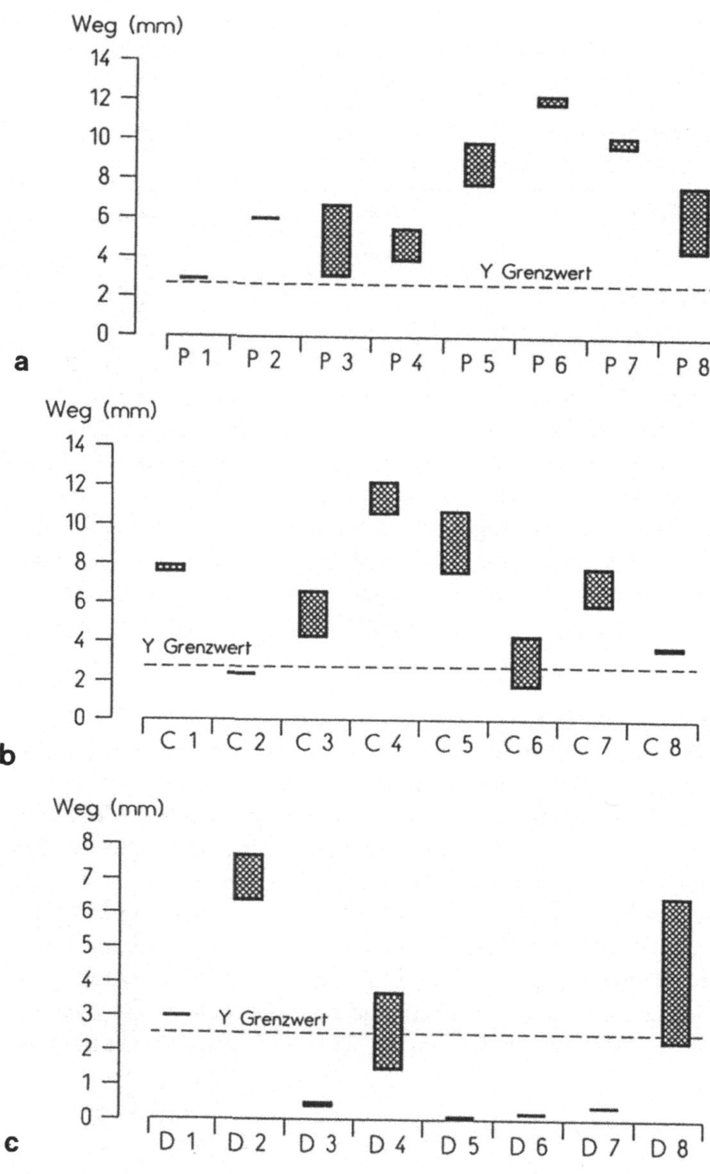

Abb. 2 a–c. Testergebnisse bei **a** Drahtcerclagen (*C*), **b** PDS-Bandings (*P*), **c** Plattenfixationen (*D*) nur für die y-Komponente

bilisation mit halbem Körpergewicht – waren günstigere Ergebnisse zu erzielen. Dennoch wurden alle PDS-Bandings und alle Drahtcerclagen bald instabil (Abb. 2). Lediglich die Hälfte der Plattenmontagen blieb bis zum Versuchsende stabil, und zwar handelte es sich um diejenigen Montagen, bei denen die Schrauben primär sehr gut zogen, während bei denjenigen mit Osteoporose, bei denen die Schrauben wegen der Gefahr des Überdrehens nicht befriedigend zogen, im Versuch eine Instabilisierung auftrat (Meissner 1991b und c).

Schlußfolgerung

Diese Ergebnisse, die im Gegensatz zu denjenigen von Hofmann und Ecke (1985) aufgrund unidirektionaler Zugversuche stehen, zeigen Folgendes:

1. An Patienten stattfindende dynamische multidirektionale Biomechanik muß auch ebenso dynamisch multidirektional analysiert werden, da statische unidirektionale Zugversuche zu falschen Resultaten und Rückschlüssen für die Praxis führen.
2. Zuggurtungen – wie die oben genannten – sind ungeeignet für die Stabilisation gesprengter Schambeinfugen unter Mobilisation mit dadurch bedingten Lastwechseln mit Nulldurchgang.
3. Plattenstabilisierungen gesprengter Schambeinfugen bei optimaler Montagefestigkeit in nicht osteoporotischem Knochen und stabilem oder hinreichend stabilisiertem hinteren Beckenring erlauben eine frühzeitige Mobilisation der Verletzten mit maximal halbem Körpergewicht.

Literatur

Brooke R (1923) The sacro-iliac joint. J Anat 58:299–305

Hofmann D, Ecke H, Burger H, Nazari P, Maier K, Pabst W (1985) Festigkeitsuntersuchung verschiedener Osteosyntheseverfahren bei Symphysenruptur und Sprengung der Iliosacralfuge. Hefte Unfallheilkd 174:75–78

Luschka H (1854) Die Kreuzdarmbeinfuge und die Schambeinfuge des Menschen. Archiv für pathologische Anatomie und Physiologie und für klinische Medizin 7:299–316

Luschka H (1858) Die Halbgelenke des menschlichen Körpers. Bd V, Reimer, Berlin

Meißner A, Hochmuth R (1991a) Vektormathematisches Modell zur Analyse komplexer Bewegungen im dreidimensionalen Raum am Beispiel der durchtrennten Symphyse. Biomedizinische Technik 36:1–2 12–19

Meißner A, Wilk R, Rahmanzadeh R (1991b) Experimentelle Untersuchungen zur Belastung der Symphyse beim „Gehen" und Vergleich von Symphysenstabilisierungsverfahren unter simulierten dynamischen Belastungen. Hefte Unfallheilkd 220:552–553

Meißner A, Wilk R, Boenick U (1991c) Vergleich verschiedener Stabilisierungsverfahren für gerissene Symphysen im selbstentwickelten Simulator für Gangbedingungen. Hefte Unfallheilkd 220:698

Pauwels F (1965) Gesammelte Abhandlungen zur funktionellen Anatomie des Bewegungsapparates. Springer, Berlin

Walheim GG, Selvik G (1984) Mobility of the pubic symphysis. In vivo measurements with an electromechanic method and a roentgen stereophotogrammetric method. Clin Orthop 191:129–135

Beckenringverletzung
Decision-making: Operative oder konservative Therapie?

F. Maurer

Berufsgenossenschaftliche Unfallklinik, Schnarrenbergstraße 95, D-72076 Tübingen

Einleitung

Bei der Gesamtzahl der Verletzungen des Beckenrings überwiegen die leichten Verletzungsformen. Diese bereiten hinsichtlich Diagnostik und Indikationsstellung für ihre Therapie keine wesentlichen Probleme. Allerdings kommt es abhängig von der Gewalteinwirkung beim Unfall auch zu schweren und schwersten Beckenverletzungen mit gleichzeitiger Verletzungen anderer Körperregionen und Organsysteme. Diese Unfallverletzten sind häufig polytraumatisiert. In solchen Fällen spielen bei der Entscheidungsfindung für eine konkrete Therapie der Beckenverletzung nicht nur deren qualitative Merkmale, sondern auch weitere Faktoren wie der Gesamtzustand des Verletzten und seine Begleitverletzungen eine wesentliche Rolle. Diese Arbeit soll verdeutlichen, anhand welcher Kriterien die Indikation entweder für konservatives oder operatives Vorgehen gestellt werden kann und welche Aspekte in diese Entscheidungsfindung einfließen.

Hauptteil

Das Festlegen der konkreten Behandlungsmaßnahmen bei Vorliegen einer Verletzung des Beckenrings setzt beim Behandler die Abwägung und kritische Beurteilung verschiedener Parameter voraus:

Parameter für „decision-making“:

- Diagnostik
- Klassifikation
- Verletzungsmuster
- Gesamtzustand des Verletzten
- Möglichkeiten
- Vor- und Nachteile

Die Grunglage für die beschriebene Entscheidungsfindung stellt eine ausreichende Diagnostik dar, welche zu einer eindeutigen Klassifizierung der Beckenverletzung führt. Diese Klassifizierung ermöglicht dann eine grundsätzliche Entscheidung hinsichtlich der anzustrebenden Therapieform. Darüberhinaus sollten bei den therapeutischen Überlegungen weitere Gesichtspunkte miteinzubezogen werden. Gerade beim Polytraumatisierten ist das gesamte Verletzungsmuster bei der anstehenden Versorgung zu beachten. Der Gesamtzustand des Unfallverletzten begrenzt häufig Narkosefähigkeit und Operabilität. Andererseits sind stabil versorgte Verletzungen gerade für

Hefte zu „Der Unfallchirurg“, Heft 249
Zusammengestellt von K. E. Rehm

eine anstehende Intensivtherapie von Vorteil. Der behandelnde Unfallchirurg sollte um das Spektrum aller zur Verfügung stehenden Therapieformen mit ihren Vor- und Nachteilen wissen und die eigenen wie auch die Möglichkeiten seiner Klink realistisch einschätzen.

Diagnostik bei Beckenverletzungen

- klinische Untersuchung
- Röntgen
- Sonografie Abdomen
- Computertomografie
- Spezielle Diagnostik (AUR, Angiografie...)

Die klinische Untersuchung wird durch die zur Verfügung stehende apparative Diagnostik oft in den Hintergrund gedrängt, ist aber initial die entscheidende Maßnahme, auf der die ganze weitere Diagnostik aufbaut. Neben der Inspektion der gesamten Beckenregion einschließlich der verschiedenen Körperöffnungen erfordert sie eine rektal-digitale und evtl. auch eine vaginal-digitale Untersuchung. Darüberhinaus ist es wichtig, einen Gefäßstatus für die unteren Extremitäten sowie einen möglichst genauen neurologischen Status zu erheben. Letzteres scheitert natürlich bei fehlender Mitarbeit des Patienten wie z.B. im Fall von Sedation, Intubation und Beatmung etc..

Zu einer vollständigen Diagnostik gehört auch unbedingt eine sonografische Untersuchung des Abdomens. Durch diese Ultraschalluntersuchung kann rasch und ohne Belastung des Verletzten das Vorhandensein von freier Flüssigkeit im Abdomen nachgewiesen werden. Eine intraabdominelle Organverletzung mit Blutung in die freie Bauchhöhle gehört zu den Verletzungen mit der höchsten Prioritätsstufe für eine operative Versorgung.

Die Röntgenuntersuchung, auf die auch bei einem Notfallpatienten möglichst nicht verzichtet werden sollte, ist die Beckenübersichtsaufnahme. Diese Aufnahme läßt bereits etwa 90% der Beckenringverletzungen erkennen. Die Spezialprojektionen nach Pennal, nämlich die sog. inlet und outlet-Aufnahmen, ermöglichen weitere Aussagen über die Verletzung und die Dislokation des vorderen und hinteren Beckenrings.

Ergänzend zur Nativ-Röntgendiagnostik läßt sich mit der Computertomografie vor allem die hintere Beckenregion abklären. Damit können z.B. Verletzungen des Kreuzbeins objektiviert werden, die sich den bisher genannten diagnostischen Möglichkeiten entziehen (Rommens; Dock). Gleichzeitig erhält man Informationen über vorliegende indirekte Verletzungszeichen wie Hämatome im Beckenbereich oder freie Flüssigkeit im Abdomen.

Spezielle diagnostische Maßnahmen z.B. Ausscheidungsurogramm, retrogrades Urethro-Zystogramm oder eine Angiografie der Beckenetage sind dann indiziert, wenn die klinische Untersuchung und vorausgegangenen übrigen diagnostischen Maßnahmen Hinweise für eine Verletzung des Urogenitalsystems oder des Gefäßsystems ergeben haben.

Klassifikation

Die Ergebnisse der Diagnostik führen zur Klassifikation der Verletzung. Am gängigsten ist hierbei die auf Tile zurückzuführende AO-Klassifikation:

- Typ A stabile Verletzung
- Typ B rotationsinstabil, vertikal stabil
- Typ C rotationsinstabil/vertikal instabil

Therapie

Stabile Verletzungen des Typ A werden konservativ behandelt. Dazu gehören insbesondere Verletzungen des Beckens, die den Beckenring als solchen überhaupt nicht tangieren, wie z.B. knöcherne Abrisse der Spinae iliacae und Sakrumquerfrakturen unterhalb der Iliosakralfuge. In seltenen Fällen von Abrißfrakturen mit großen Fragmenten und erheblicher Dislokation kann auch die Indikation zur operativen Refixation durch Schraubenosteosynthese gestellt werden. Die operative Behandlung stabiler aber stark dislozierter Typ A-Verletzungen bei einer Deformierung der Geburtswege von jungen Frauen oder begleitenden Blasenverletzungen ist sinnvoll.

Auch instabile Verletzungen können konservativ behandelt werden. Bei den transpubischen Instabilitäten vom Typ B mit Innenrotation liegt oft eine Verkeilung der Fragmente vor. Die lokale Muskulatur schient die Fraktur so gut, daß bei rascher Kallusbildung die Heilungszeiten kurz sind und damit die konservative Therapie möglich wird. Die Behandlung besteht in relativ langem Einhalten von Bettruhe und Lagerungs- und/oder Extensionsbehandlung. Eine exakte Reposition und sichere Retention ist dadurch aber nicht möglich, so daß auf lange Sicht Fehlstellungen mit Beckenasymmetrie, Beinlängendifferenz und fortbestehende Beschwerden in Kauf genommen werden müssen.

Wegen der bekannten Nachteile der konservativen Behandlung mit allen Komplikationsmöglichkeiten einer langdauernden Immobilisierung – möglicherweise sogar unter Anwendung der Beckenschwebe – besteht bei nachgewiesener einfacher oder komplexer Instabilität die Indikation zur operativen Stabilisierung des Beckens. Ob diese Stabilisierung als Notfalleingriff sofort erfolgen muß oder als Eingriff im Intervall durchgeführt werden kann, hängt von den Begleitumständen ab. Hierbei spielen der Gesamtzustand des Verunfallten und seine Begleitverletzungen eine ausschlaggebende Rolle.

Unter den folgenden Bedingungen ist eine Notfallstabilisierung bzw. sofortige (primäre) Stabilisierung in Betracht zu ziehen:

Notfallstabilisierung des Beckens

- Polytrauma
- Begleitverletzungen (Weichteile, Blutung, Urogenitalsystem)

In diesen Situationen wird meist eine notfallmäßige rasche Stabilisierung des Beckens mittels einer Fixateur-externe-Montage oder der Beckenzwinge durchgeführt. Erfordern die Begleitverletzungen eine Intervention vor Ort, so kommt auch die definitive interne Stabilisierung in gleicher Sitzung in Frage wie z.B. die Plattenosteosynthese der Symphyse bei Symphysenruptur und gleichzeitiger urologischer Intervention wegen einer Blasenverletzung.

Der Polytraumatisierte profitiert von der Reposition und Stabilisierung indem er besser zu lagern und zu pflegen ist. Darüberhinaus hat er keine instabilitätsbedingten Schmerzen. Bei Blutungen im Bereich der dorsalen Beckenregion bewirkt die Reposition und Kompression des dorsalen Beckens die Wiederherstellung des Kompartiments <Becken>. Damit kann ein Blutstillungseffekt erzielt werden. Sollte dadurch keine Wiederherstellung stabiler Kreislaufverhältnisse gelingen, so bleibt als ultima ratio die operative Intervention mit Tamponade des Beckens und des Retroperitoneums.

Nach Stabilisierung des Allgemeinzustands wird der Übergang von der externen zur internen Stabilisierung angestrebt. Neben der besseren Stabilität der internen Osteosynthese sprechen weitere Gründe für einen solchen Übergang zur internen Stabilisierung: der Fixateur externe kann lokale Probleme mit Auslockern der Schanzschen Schrauben bis hin zu Infektionen an ihren Eintrittsstellen machen und der Patient wird durch die interne Stabilisierung weniger behindert als mit einer Platz beanspruchenden und sperrigen äußeren Montage. Bei der transpubischen Typ B-Verletzung mit Außenrotation wird das Behandlungsziel, nämlich der Schluß des vorderen Beckenrings, auch durch kurzfristiges Anlegen eines Fixateur externe erreicht, weil die Heilungszeit sehr kurz ist.

Für die interne Stabilisierung eignen sich im Bereich des *vorderen Beckenrings* die überbrückende Platte oder die isolierte Zugschraube. Gerade für die Symphysensprengung erscheint die interne Fixation besonders sinnfoll, da wegen der rein ligamentär-knorpeligen Läsion und dem Fehlen stabilisierender Muskulatur der Fixateur relativ lange belassen werden muß. Bei einer Kombination von transpubischer und transsymphysärer Instabilität kann die interne Fixation der Symphyse eventuell mit einer transpubischen Schraube kombiniert werden oder, falls dies nicht möglich oder erwünscht ist, auch mit einer Fixateur externe-Montage.

Der *hintere Beckenring* kann bei transiliosakraler und transiliakaler Instabilität gut von ventral ebenfalls mit Platten stabilisiert werden. Weitere Stabilisierungsmöglichkeiten sind die Transfixation des Iliosakralgelenks mittels von lateral eingebrachter Zugschrauben sowie über einen dorsalen Zugang implantierte sacral-bars, Zuggurtungen und Platten.

Zusammenfassung

Bei Verletzungen des Beckenrings beruht die Entscheidung zugunsten operativer oder konservativer Behandlung wie auch bei anderen Verletzungen auf einer ausreichenden und exakten Diagnostik. Erst diese ermöglicht eine therapierelevante Klassifikation der Beckenverletzung. Die stabilen Verletzungen werden meist konservativ, die Verletzungen mit einer Form der Instabilität operativ behandelt. Weitere Gründe, die für eine operative Stabilisierung einer instabilen Beckenverletzung sprechen, sind Polytraumatisierung des Unfallverletzten und Begleitverletzungen. Zeitpunkt der Versorgung und die Auswahl des Stabilisierungsverfahrens hängen vom Gesamtzustand des Verunfallten und von seinen weiteren Verletzungen ab. Für die Notfallstabilisierung kommen rasch anwendbare und wenig invasive äußere Montagen (Fixateur externe, Beckenzwinge) in Frage. Der möglichst rasche Übergang zu einer definitiven internen Stabilisierung ist vorteilhaft.

Operative Technik vorderer Beckenringverletzungen

H.-J. Oestern und W. Quirini

Klinik für Unfall- und Wiederherstellungschirurgie, Allgemeines Krankenhaus Celle, Siemensplatz 4, D-29223 Celle

Die Krafteinwirkung beim aufrechten Gang fließt vom Schenkelhals über die Pfanne nach dorsal in das Sacroiliacalgelenk. Die vorderen Strukturen, d.h. der vordere Beckenring wirkt im wesentlichen als eine Zuggurtung. Dieser Funktion tragen auch die anatomischen Besonderheiten der Symphyse Rechnung. Der Diskus interpubicus besitzt eine Keilform, dessen Rücken nach ventral und dessen Schneide nach dorsal gerichtet ist. Die Grenzfläche gegen das Os pubis wird von hyalinem Knorpel aufgebaut. In den peripheren Anteilen überwiegt dichtgelagertes kollagenes Fasermaterial, zentral findet sich zumeist eine ausgedehnte spaltförmige Höhle [7]. Der Ober- und Unterrand werden von transversalen Faserbündeln verstärkt, im unteren wie im oberen Teil der Symphyse ziehen davon ausgehend überkreuzende Fasern zur Gegenseite.

Pathophysiologie

Das Volumen des Beckens errechnet sich nach folgender Formel: $V = 4/3 \times \pi \times r^3$ dies bedeutet, daß eine ventrale Diastase im Symphysenbereich von 20 mm zu einer Volumenzunahme um 50% führt. Allein diese Tatsache verdeutlicht die Bedeutung der ventralen Osteosynthese am Beckenring.

Entsprechend der AO-Klassifikation bilden Verletzungen vom Typ A eher eine Ausnahme im Hinblick auf eine operative Stabilisierung. Indikationen stellen im wesentlichen dislozierte Beckenrandabbrüche, bzw. weit dislozierte Abrißfrakturen, z.B. bei Leistungssportlern dar.

Bei den Verletzungen vom Typ B reicht normalerweise die Stabilisierung des vorderen Beckenringes aus.

Hefte zu „Der Unfallchirurg", Heft 249
Zusammengestellt von K. E. Rehm

Die C-Verletzungen benötigen eine dorsale interne Fixation, die mit einer Stabilisierung des vorderen Beckenringes kombiniert werden muß.

Praktikabler im Hinblick auf die therapeutische Vorgehensweise ist die Einleitung nach Lokalisationen in transsymphysäre, transpubische, transacetabuläre, transiliakale, transiliosakrale und transsakrale Instabilitäten [6].

Für den vorderen Beckenring sind die transsymphysären und transpubischen Instabilitäten von Bedeutung.

Transsymphysäre Instabilitäten

Zugang. Der Zugang zur Symphyse kann entweder über einen Längsschnitt in Kombination mit einer intraabdominellen Verletzung oder aber als Pfannenstielschnitt erfolgen. Die Fascie wird längs in der Linea alba eröffnet. Durch Schonung des M. rectus abdominis, der auf der frakturierten Seite häufig abgerissen ist, wird die Symphyse dargestellt.

Operationstechnik. Die Reposition der Symphysenruptur kann entweder manuell oder mit Hilfe spezieller Zangen erfolgen. Die von Jungbluth entwickelte Zange erlaubt eine Reposition in allen Ebenen. Werden die Schrauben von cranial eingebracht, kann die Osteosynthese nur über eine Cerclage erfolgen. Dieses Verfahren ist jedoch biomechanisch instabil und sollte nur als temporäre Stabilisierungsform angewendet werden. Das Standardosteosyntheseverfahren stellt die 4-Loch-Platte dar. Die Plattenlage ist cranial, die Schraubenlänge beträgt 50 bis 60 mm. Die lateralen Schrauben sollten dabei leicht konvergierend verlaufen, um eine entsprechende Länge und einen günstigen Schraubensitz zu erzielen.

Die von M. Tile [9] angegebene Doppelplattenosteosynthese ist zwar biomechanisch stabiler, aber aufgrund der Weichteilschädigungen nicht als biologische Osteosyntheseform für die frische Verletzung geeignet.

Wegen der erheblichen Wechsel- und Scherwirkungen im Bereich der lateralen Plattenschrauben wurde auch die 2-Loch-Plattenosteosynthese empfohlen.

Transpubische Instabilitäten

Zur Stabilisierung stehen 3 Verfahren zur Verfügung:

1. Rekonstruktionsplatte
2. Lange Zugschraube
3. Fixateur externe

Entsprechend diesen Verfahren sind die Zugänge zu wählen. Die Indikation für die Rekonstruktionsplatte und den direkten Zugangsweg stellen durch Fragmentanspießung bedingte Gefäß- oder Nervenverletzungen dar.

Zugang

Zur direkten Darstellung einer transpubischen Instabilität ist ein ilioinguinaler Zugang notwendig. Der Patient liegt in Rückenlage, die Hautinzision beginnt am hinteren Anteil des Darmbeinkammes, zieht entsprechend seinem Verlauf nach vorne bis zur Spina anterior superior und anschließend bogenförmig nach caudal und endet im Bereich der Mittellinie, etwa 2 Querfinger cranial der Symphyse. Der Hautschnitt kann zur Gegenseite verlängert werden, wenn eine Darstellung der Symphyse bzw. des gegenseitigen Schambeinastes notwendig ist. Es folgt zunächst die subperiostale Darstellung des Darmbeinkammes und anschließend die Spaltung der Aponeurose des M. obliquus abdominis externus. Im Bereich der Spina iliaca anterior superior ist der N. cutaneus femoris lateralis darzustellen. Der caudale Anteil der gespaltenen Externusaponeurose wird mit Hilfe von Klemmen gefaßt und nach caudal gehalten. Die sehnige Einstrahlung der tiefen Bauchmuskulatur in das Leistenband wird abgelöst. Anschließend wird der Samenstrang freipräpariert, der verstärkte mediale Anteil der Fascia iliaca, der Arcus iliopectineus wird zwischen der Gefäß- und Muskelloge dargestellt und mit der Schere von ventral nach dorsal gespalten. Dadurch wird der M. iliopsoas besser mobilisierbar. Nun werden drei Anteile umfahren:

1. M. iliopsoas mit N. femoralis und N. cutaneus femoris lateralis
2. die Arteria- und Vena femoralis und
3. der Samenstrang

Dadurch ist eine gefahrlose Darstellung des vorderen Beckenringes möglich. Mit Hilfe dieses Zugangs ist die Inspektion verletzter Gefäße und Nerven sowie die direkte Stabilisierung mit Hilfe einer Platte möglich.

Wegen des nachteiligen ilioinguinalen Zuganges bietet sich jedoch bei Frakturen ohne lokale Begleitverletzungen die lange 3,5 mm Schraube als ein weiteres Verfahren an. Der Eintrittspunkt der Schraube liegt lateral des Tuberculum pubicum, die Schraube verläuft parallel zum Pecten ossis pubis. Die Zielrichtung der Schraube bildet der vordere Pfeiler des Acetabulums. Die Bildwandlerkontrolle vermeidet eine Fehllage im Acetabulum.

Liegen Mehrfragmentfrakturen des vorderen Beckenringes vor, als Zusatzimplantat bei den C-Frakturen oder als alleiniges Verfahren bei B-Verletzungen kann eine Osteosynthese mittels Fixateur externe erfolgen. Die Behandlung instabiler vorderer Beckenringverletzungen mit *Fixateur externe* wurde Anfang der 70er Jahre erstmals von Bonnel [1] durchgeführt. Die Fixateur-externe-Stabilisierung am Becken ist eng verknüpft mit den Namen von Slätis [8] und Mears [4, 5] sowie im deutschen Sprachraum mit Havemann [3] und Egbers [2], die sich intensiv mit den verschiedenen Montageformen auseinandergesetzt haben.

Technik der Anlage des Fixateur externe. Über eine Inzision unterhalb der Spina iliaca anterior superior erfolgt die Darstellung des N. cutaneus femoris lateralis. Die Spina iliaca anterior wird dargestellt und die Corticalis einmal oberhalb der Spina und einmal unterhalb aufgebohrt.

In die stabilere, bzw. nicht verschobene Beckenhälfte werden zwei Schanz'sche Schrauben in einem Winkel von 30° zur frontalen und 70° zur medialen Ebene eingebracht. Dabei sucht sich die Schraube ihren Weg zwischen den beiden Corticales an der Basis des Os ileum bis zum Iliosacralgelenk. Das manuell erreichte Operationsergebnis wird durch Rohrstangen fixiert. Durch Distraktion wird eine Vorspannung erzielt, anschließend wird eine Dreieckskonstruktion körpernah an den Schanz'schen Schrauben fixiert. Über die parallel zur Dreiecksbasis an den Dreiecksschenkeln befestigte Querstange wird dann Kompression ausgeübt, die vorwiegend auf den hinteren Beckenring übertragen wird [2].

Ergebnis

In der Arbeitsgemeinschaft Becken der DGU und der AO wurden unter 1160 vorderen Beckenringverletzungen folgende Implantate verwandt.

Bei den transsymphysären Instabilitäten wurden 64mal die DCP, 52mal die Rekonstruktionsplatte und 5mal andere Implantate wie z.B. Cerclagen verwendet. Bei den transpubischen Instabilitäten wurden insgesamt 2 DC-Platten angewandt, 11 Rekonstruktionsplatten, 8mal eine Schraubenosteosynthese und 1mal ein anderes Osteosyntheseverfahren. Bei transsymphysären und transpubischen Instabilitäten wurde insgesamt 92mal eine Fixateur externe angewandt.

Zusammenfassung

1. Osteosynthesen bei A-Verletzungen sind eher die Ausnahme. Es handelt sich hierbei im wesentlichen um Abrißfrakturen bei Leistungssportlern oder um grob dislozierte Beckenschaufelfrakturen.
2. Das Standardverfahren bei den transsymphysären Instabilitäten stellt die 4-Loch-DC-Platte dar mit einer Schraubenlänge von 50 bis 60 mm und einer dorsal des Ansatzes des Musculus rectus abdominis plazierten Platte.
3. Bei den transpubischen Instabilitäten ist zur direkten Darstellung der Instabilität bei begleitenden lokalen Gefäßverletzungen der ilioinguinale Zugang notwendig.
4. Das Standardosteosyntheseverfahren der transpubischen Instabilitäten ist der Fixateur externe in seiner supraacetabulären Anwendung.

Literatur

1. Bonnel F (1975) Biomechanische Betrachtungen über Beckenverletzungen und die Anwendung des Fixateur externe bei Zerreißungen der Symphyse und des Sakroiliakalgelenks. Heft Unfallheilkd 124:161–163
2. Egbers HJ (1992) Stabilisierung des Beckenrings mit Fixateur externe. Biomechanische Untersuchungen und klinische Erfahrungen. Orthopäde 21:363–372
3. Havemann D, Schroeder L (1979) Stabilisation von Beckenfrakturen mit dem Fixateur externe. Unfallheilkd 148:538–542
4. Mears DC (1979) The management of complex pelvic fractures. In: Brooker AF, Edwards CC (eds) External fixation; the current state of the art. Williams & Wilkins, Baltimore pp 151–177

5. Mears DC, Fu FH (1980) Modern concepts of external skeletal fixation of the pelvis. Clin Orthop 151:65–72
6. Pohlemann T, Gänsslen A, Kiessling B, Bosch U, Haas N, Tscherne H (1992) Indikationsstellung und Osteosynthesetechniken am Beckenring. Unfallchirurg 95:197–209
7. Putz R, Müller-Gerbl M (1992) Anatomische Besonderheiten des Beckenrings. Unfallchirurg 95:164–167
8. Slätis P, Karaharju EO, Kaukonen JP, Kairento AL (1982) External fixation of pelvic fractures, principles of the trapezoid compression frame. In: Uhthoff HK (ed) Current concepts of external fixation. Springer Berlin Heidelberg New York pp 273–280
9. Tile M (1988) Pelvic ring fractures: Should they be fixed? J Bone Joint Surg 70:1–12

Vorderer Beckenring im Rahmen des Komplextraumas mit Blutstillung

U. Bosch

Unfallchirurgische Klinik, Medizinische Hochschule Hannover, Konstanty-Gutschow-Straße 8, D-30623 Hannover

Komplexe Beckenverletzungen sind Beckenfrakturen, die durch lokale pelvine Begleitverletzungen an Weichteilen, Gefäßen, Nerven und Beckenorganen kompliziert sind. In der Akutphase sind das Erkennen und die Kontrolle schwerer Blutungen ein Hauptproblem dieser Verletzungen [1, 2, 3, 4].

Art und Ausmaß der Verletzung des gewichttragenden dorsalen Beckenringsegments bestimmen den Grad der Instabilität des Beckenrings und damit auch das Ausmaß der möglichen Begleitverletzungen. Je weiter dorsal die Beckenringfraktur ist, desto eher drohen lebensgefährliche Blutungen oder Spätschäden. Die Frakturen des vorderen Beckenrings werden dagegen als weniger kritisch für die Stabilität des Bekkens beurteilt. Muskelkräfte und der Beckeninhalt, also die Beckenorgane, können zur Spontanreposition der Frakturen des vorderen Beckenrings beitragen, während dies für die Frakturen des hinteren Beckenrings nicht zutrifft [3, 5]. Welche Wertigkeit hat nun eine Verletzung des vorderen Beckenrings im Rahmen eines Komplextraumas?

Die im Vergleich zum hinteren Beckenring geringere mechanische Stabilität und die enge räumliche Beziehung zum Urogenitaltrakt (Blase und Urethra) sowie zu neurovaskulären Strukturen (Plexus venosus vesicalis und prostaticus bzw. vaginalis) sind Besonderheiten des vorderen Beckenrings. Für das Verständnis der vorderen Beckenringverletzungen ist die Zuordnung der Krafteinwirkung zu drei Hauptrichtungen hilfreich. Richtung und Intensität der Gewalteinwirkung können Hinweise auf die Verletzungsschwere, auf potentielle Begleitverletzungen sowie auf Blutungen geben [2, 6].

Bei sagittaler Gewalteinwirkung klappt das Becken unter Außenrotation der Bekkenhälften auf. Da das Ausmaß der Verletzung u.a. von der Intensität der Gewaltein-

Hefte zu „Der Unfallchirurg“, Heft 249
Zusammengestellt von K. E. Rehm

wirkung, also vom Energietransfer im Augenblick der Verletzung abhängig ist, finden sich „Open book"-Verletzungen mit unterschiedlich weit klaffender Symphyse und einer Zerreißung der sakrospinalen Bänder sowie der Beckenbodenmuskulatur. Massive Symphysenzerreißungen sind begleitet von einem erheblichen Weichteiltrauma, insbesondere des paravesikalen Venenplexus. Schwere Blutungen bis hin zu einem Beckenkompartment-Syndrom sind Komplikationen dieser Verletzung. Die Möglichkeiten zur spontanen Tamponade sind jedoch bei fehlendem Widerlager infolge der zerrissenen Band- und Beckenbodenstrukturen sehr begrenzt [2, 6].

Die laterale Gewalteinwirkung führt zu einer Innenrotation der getroffenen Beckenhälfte, wobei je nach Gewalteinwirkung die Frakturpathologie am vorderen Beckenring unterschiedlich ist. Hier findet sich seltener eine Verletzung des paravesikalen Venenplexus. Vielmehr ist dieser Verletzungstyp mit intraabdominellen Begleitverletzungen assoziiert. Außerdem ist die spontane Tamponade einer Blutung bei lateralen Kompressionsverletzungen eher möglich, da das Lig. sacrospinale und das Lig. sacrotuberale intakt sind und somit die Expansion des Beckenvolumens begrenzt wird [2, 6].

Die dritte Haupteinrichtung der Gewalteinwirkung ist die längsaxiale Richtung. hier kommt es zu vertikalen Scherverletzungen. Das Verletzungsmuster am vorderen Beckenring ist dabei variabel. Blutungskomplokationen sind hier sowohl vorne als auch hinten am Beckenring möglich [2, 6].

Untersuchungen von Burgess et al. [2] haben gezeigt, daß je nach Richtung der Gewalteinwirkung mit einer unterschiedlichen Blutungsaktivität zu rechnen ist. Bei sagittaler Gewalteinwirkung war in diesen Untersuchungen der mittlere Blutkonservenbedarf am höchsten (14,8 Konserven) und bei lateraler Gewalteinwirkung am niedrigsten (3,6 Konserven). Bei den Verstorbenen war dieser Unterschied noch gravierender. Hier wurden bei den sagittalen Kompressionsverletzungen 28,4 Konserven initial benötigt, bei den lateralen Kompressionsverletzungen dagegen nur 5,8 Konserven. Die Letalität betrug bei sagittaler 20 und bei lateraler Gewalteinwirkung 7%.

Welche Konsequenzen lassen sich daraus für die Therapie, insbesondere für die Blutstillung ableiten?

Bei „Open book"-Verletzungen und stark dislozierten Frakturen des vorderen Beckenrings findet sich die Quelle massiver Blutungen meist im Bereich des prävesikalen Venenplexus. Diese Blutungen sind durch die offene Symphyse oder dislozierte Fraktur gut für eine Hämatomausräumung und selektive Blutstillung zugänglich. Deshalb ist hier eine chirurgische Blutstillung naheliegend [1]. Jedoch zu welchem Zeitpunkt? Die Schwere der Verletzungen verlangt ein prioritätenorientiertes Vorgehen. Die klinische Erstversorgung orientiert sich daher an Algorithmen, die wichtige Entscheidungshilfen darstellen [1]. Externe oder interne Massenblutungen werden sofort operiert. Andernfalls erfolgt parallel zur Schockbehandlung eine Basisdiagnostik. Wenn allerdings eine Kreislaufstabilisierung nicht gelingt, dann sollte frühzeitig die Entscheidung zur chirurgischen Blutstillung erfolgen. Der Zugang erfolgt über eine Inzision im Unterbauch, entweder längs in der Medianlinie, wenn zusätzlich eine Laparotomie notwendig ist, oder über einen Pfannenstielschnitt. Nach Durchtrennen der Subkutanschicht stößt man häufig direkt auf die rupturierte Symphyse oder die Schambeinfragmente in einer Hämatomhöhle. Bei den Hochenergietraumen ist meistens einer der beiden Rektusmuskeln bereits am Schambeinast abgeschert. Bei umschriebenen Blutungsquellen erfolgt jetzt die selektive Blutstillung meist durch eine Ligatur. Anschließend wird der Beckenring mit einfachen Maßnahmen intern stabilisiert. Da die Blutungen aus dem Venenplexus jedoch eher diffuser Natur sind, kann die selektive Blutstillung durch Ligatur oder Koagulation problematisch werden. Diffuse Blutungen werden daher mit einer Mikulicztamponade kontrolliert, die in der Regel nach 2 Tagen eine Revisionsoperation erfordert. Die Tamponade ist eine rasche, sichere und zuverlässige Methode um eine intrapelvine Blutung zu beherrschen [1].

Beim Wundverschluß muß auf eine suffiziente Refixation der Rektusmuskeln geachtet werden, da ansonsten Bauchwandhernien die Folge sind. Bei ausgedehnter Zerreißung der Rektusmuskulatur kann dies problematisch sein.

Die Verletzungen des vorderen Beckenrings, insbesondere im Rahmen von Komplextraumen, dürfen nicht unterschätzt werden. Sie verlangen wie am hinteren Beckenring eine klare Analyse der Frakturpathologie und ein problemorientiertes therapeutisches Vorgehen.

Literatur

1. Bosch U, Pohlemann T, Tscherne H (1992) Strategie bei der Primärversorgung von Beckenverletzungen. Orthopäde 21:385
2. Burgess AR, Eastridge BJ, Young JWR, Ellison TS, Ellison PS, Poka A, Bathon GH, Brumback RJ (1990) Pelvic ring disruptions: effective classification system and treatment protocol. J Trauma 30:848
3. Failinger MS, McGanity PLJ (1992) Unstable fractures of the pelvic ring. J Bone Joint Surg [Am] 74:781
4. Kellam JF, Browner BD (1992) Fractures of the pelvic ring. In: Browner BD, Jupiter JB, Levine AM, Trafton PG (eds) Skeletal Trauma. Vol I, Saunders, Philadelphia London Toronto Montreal Sydney Tokyo, p 849
5. Seibel RW, Flint L (1986) Management of complicated pelvic fractures. Current Surgery 43:391
6. Tile M (1988) Pelvic ring fractures: should they be fixed? J Bone Joint Surg [Br] 70:1

Beckenfrakturen und begleitende urologische Verletzungen: Diagnostik und Therapie*

C.G. Stief[1], N. Schole[1], W.F. Thon[1], U. Jonas[1], T. Pohlemann[2], A. Gänsslen[2] und H. Tscherne[2]

[1] Urologische Klinik, Medizinische Hochschule Hannover, Konstanty-Gutschow-Straße 8, D-30625 Hannover
[2] Unfallchirurgische Klinik, Medizinische Hochschule Hannover, Konstanty-Gutschow-Straße 8, D-30625 Hannover

Komplexe Beckenverletzungen bedingen auf Grund ihrer hohen Letalität ein nach Prioritäten abgestuftes Behandlungsprogramm [1]. Die Wiederherstellung der Vital- und Kreislauffunktionen steht bei diesen Patienten im Vordergrund. Obwohl in ca. 40% der Patienten der Urogenitaltrakt mitbetroffen ist und dies eine urologische Primär (mit) Versorgung notwendig macht, so ist eine „Urologisierung" des Patienten zu vermeiden. Aus urologischer Sicht kann in vielen Fällen ein zweizeitiges Vorgehen gewählt werden, das zum einen eine zeitlich eng begrenzte Primärtherapie ermöglicht, zum anderen der Rekonvaleszenz eine sekundäre Versorgung mit zumeist besseren Ergebnissen als bei primärer gestattet.

Die enge anatomische Nachbarschaft der harnspeichernden bzw. harnableitenden Organe Blase und Harnröhre zu den knöchernen Strukturen des kleinen Beckens und dem muskulo-faszialen Beckenboden bedingt ein relativ hohes Verletzungsrisiko von Blase und Harnröhre bei Beckenfrakturen. Verletzungen des Ureters bei Beckenfrakturen sind extrem selten und in der Literatur nur als vereinzelte Fallberichte beschrieben. Abhängig vom Gesamtzustand des Patienten wird die Harnableitung über eine Nephrostomie oder einen perkutanen/transvesikalen Uretersplint gewährleistet oder die Lazeration primär operativ versorgt. Ebenfalls sehr selten sind Lazerationen der weiblichen Urethra. Auf Grund der empfindlichen weiblichen Kontinenzmechanismen ist hier eine Sicherung der Kontinuität durch Einlage eines transurethralen Katheters anzustreben.

Blasenrupturen

Verletzungen der Harnblase und der männlichen Urethra finden sich häufiger, wobei die Inzidenz dieser mit der Ausmaß der knöchernen Destruktion zunimmt: Eine Blasenbeteiligung wird bei komplexen Beckenverletzungen mit 15–25% angegeben. Bei Mitbeteiligung des Blasenhalses können Prostatazerreißungen auftreten; hierüber liegen keine epidemiologischen Daten vor. Blasenrupturen werden in intra- und extraperitoneale Rupturen unterteilt. Intraperitoneale Rupturen werden durch eine plötzliche stumpfe Gewalteinwirkung auf das untere Abdomen bei gefüllter Blase hervorgerufen. Typische Schmerzsymptome fehlen. Extraperitoneale Rupturen werden durch

* Unterstützt durch die Deutsche Forschungsgemeinschaft DFG Sti 96/2–4 und die Gesellschaft der Freunde der MHH.

Hefte zu „Der Unfallchirurg", Heft 249
Zusammengestellt von K. E. Rehm

Zug- und Scherkräfte des bindegewebigen Blasenhalteapparates während der Beckenringzerreißung verursacht; ossäre Durchspießungen sind eher selten. Klinisch finden sich hier diffuse Unterbauchschmerzen.

Über 95% der Blasenrupturen sind von Makrohämaturie begleitet, in den übrigen Fällen findet sich eine Mikrohämaturie. Wird eine Blasenruptur vermutet, sollte ein Cystogramm mit mindestens 300 ml Blasenfüllung und Dokumentation ap und seitlich sowie Ablaufbild durchgeführt werden. Diese Untersuchung ist dem CT in dieser Indikation überlegen [2]. Die intraperitoneale Ruptur erfordert eine transperitoneale operative Versorgung mit anschließender Drainage über mindestens 10 Tage. Eine isolierte extraperitoneale Ruptur kann bei nichtinfiziertem Urin konservativ durch transurethrale Kathetereinlage therapiert werden. Erfolgt auf Grund anderer Verletzungen die Exploration, so sollte die Blase im Bereich des Blasendachs eröffnet, die Ruptur von intravesikal versorgt (um die perivesikale Blutung nicht weiter zu fördern) und dann suprapubisch (Cystofix) abgeleitet werden.

Urethraverletzungen

Urethrale Lazertionen werden bei komplexen Beckenverletzungen in einem ähnlichen Ausmaß wie Blasenrupturen beobachtet. Sie werden in posteriore (Beteiligung von prostatischer und/oder membranöser Urethra ohne/mit Zerreißung des Diaphragma urogenitale) und anteriore (Bulbäre und penile Urethra) Urethraverletzungen unterteilt. Posteriore urethrale Traumatisierungen werden durch die bei Beckenfrakturen auftretenden Zug- und Scherkräfte bedingt, die oft gegensätzlich an der prostatischen und der membranösen Urethra ansetzen. Anteriore Urethraverletzungen werden zumeist durch stumpfe Gewalteinwirkung auf das Perineum oder den Penis bedingt.

98% der Patienten mit urethralen Verletzungen weisen Blutspuren im Bereich des Meatus urethrae auf, bei vielen Patienten mit anterioren Läsionen kommt es zu (teilweise ausgeprägten) subkutanen perinealen, skrotalen und/oder penilen Hämatomen. Im Falle eines Verdachtes einer Urethraverletzung muß ein retrogrades Urethrogramm (15–20 ml Kontrastmittel) angefertigt werden; ist dies nicht möglich, sollte ein suprapubischer Katheter eingelegt werden.

Bestätigt sich röntgenologisch eine partielle oder komplette Urethraverletzung, so verbietet sich jede transurethrale Manipulation und eine suprapubische Harnableitung ist indiziert. Liegt eine partielle Läsion vor, so wird nach zwei bis drei Wochen eine erneute röntgenologische Untersuchung der Urethra durchgeführt; üblicherweise sind diese nun abgeheilt. Findet sich eine in den meisten Fällen kurzstreckige Striktur, so kann diese endoskopisch therapiert werden. Liegt eine komplette Urethraverletzung vor, erfolgt die suprapubische Harnableitung über mindestens drei Monate. Die sekundäre operative Kontinuitätswiederherstellung der Urethra erfolgt nach Abheilung der knöchernen Verletzungen und eventuell vorliegender entzündlicher Prozesse. Betrug nach primärer Reanastomosierung die Rate von Harnröhrenstrikturen 50% und die Inzidenz der erektilen Dysfunktion ca. 80%, so belaufen sich diese Zahlen nach sekundärer Versorgung auf weniger als 10% resp. 10 bis 15%.

Urologische Langzeit-Auswirkungen

Ist die unmittelbare postoperative Phase sowie die erste Zeit der Rekonvaleszenz nach der komplexen Beckenverletzung überwunden, so berichten viele Patienten schon während der Rehabilitation über persistierende urologische Beschwerden. Neben Blasenentleerungsstörungen werden häufig Sexualfunktionsstörungen beklagt. Während unbestritten ist, daß die Miktionsbeschwerden neurogen (durch die Läsion der autonomen Innervation) verursacht werden, so wurde von vielen Autoren eine unterbrochene oder verminderte penile Arterialisation als Ursache der erektilen Dysfunktion angesehen. Unsere Untersuchungen haben jedoch gezeigt, daß die nach Beckenfrakturen auftretenden Erektionsstörungen autonomneurogener Genese sind. Die folgende Graphik zeigt die penile Arterialisation (Duplex-Sonographie) bei einem Normalkollektiv sowie bei Patienten mit erektiler Dysfunktion nach Beckenfraktur; es besteht kein statistisch oder biologisch signifikanter Unterschied:

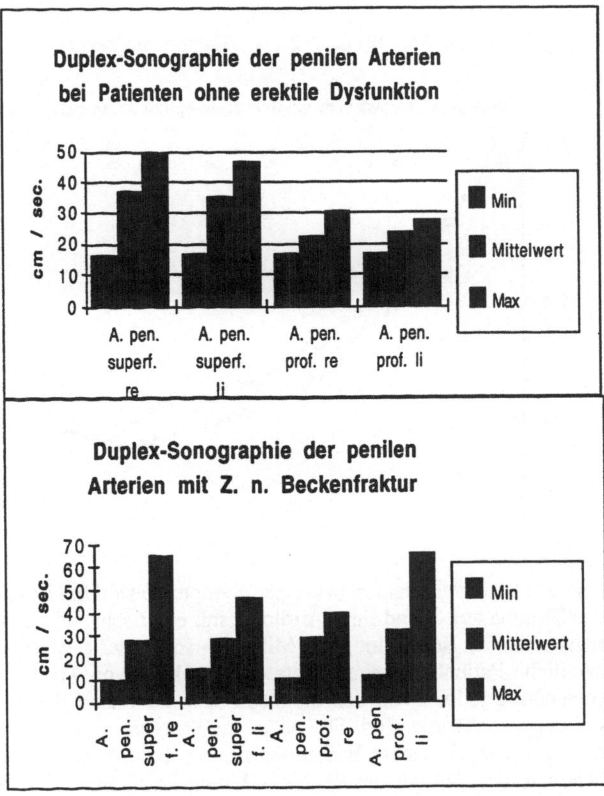

Abb. 1. Im Gegensatz zu den unauffälligen Befunden der penilen Arterien fand sich bei über 90% der Patienten eine pathologisches Corpus cavernosum-EMG (CC-EMG), was als Nachweis signifikanter autonom-cavernöser Innervationsstörungen angesehen werden muß. Die *obere Graphik* zeigt das Powerspektrum des CC-EMG bei einer Normalperson, die untere nach Beckenfraktur

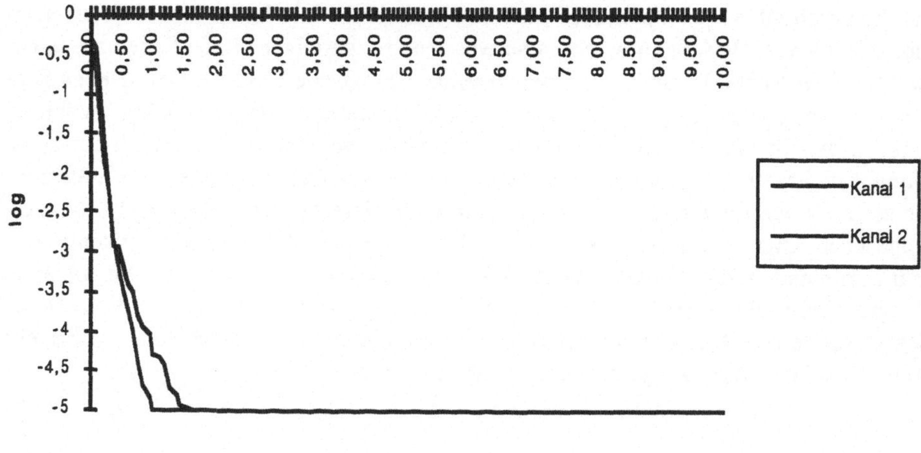

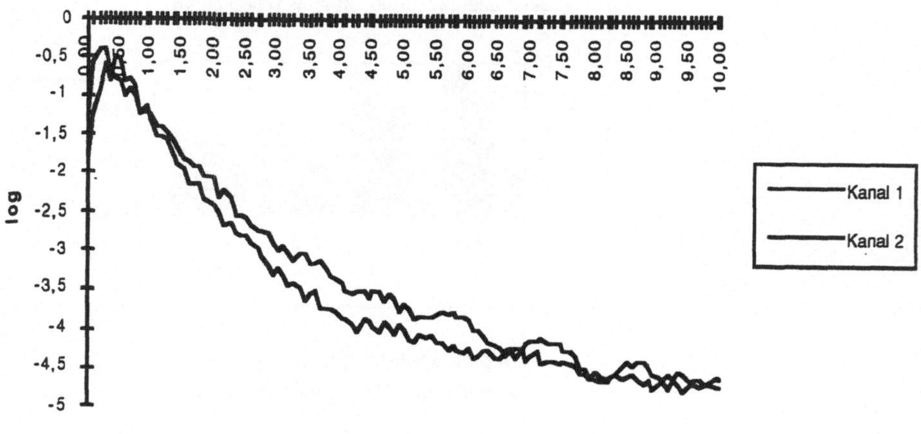

Abb. 2. Die vom Patienten beklagten Symptome sind bei einer Persistenz über 12 Monate nach dem Trauma auf Grund ihrer Ätiologie mit einer sehr hohen Wahrscheinlichkeit als permanent anzusehen. Zur Behandlung der Miktions- sowie der Sexualfunktionsstörungen (weibliche wie männliche Patienten) stehen heute eine Vielzahl von Therapieoptionen zur Verfügung, deren Anwendung jedoch von den diagnostischen Befunden des Patienten, seinen Fähigkeiten und Neigungen abhängig sind. Die adäquate Therapie dieser Störungen ist von größter medizinischer und soziologischer Bedeutung für den betroffenen Patienten. Aus diesem Grund sollten Patienten nach komplexen Beckenfrakturen im Rahmen der Routine-Nachsorge bei Vorliegen von urologischen Symptomen sofort, und in Abwesenheit nach 12 Monaten, in einem entsprechenden Zentrum vorgestellt werden

Literatur

1. Bosch U, Pohlemann T, Tscherne H (1992) Strategie bei der Primärversorgung von Beckenfrakturen. Orthopäde 21:385
2. Mee S, McAninch JW, Federle M (1987) Computerized tomography in bladder rupture. J Urol 137:207

Ergebnisse aus der prospektiven Studie der Arbeitsgruppe

A. Gänsslen, T. Pohlemann und H. Tscherne

Unfallchirurgische Klinik, Medizinische Hochschule Hannover, Konstanty-Gutschow-Straße 8, D-30625 Hannover

Die Arbeitsgruppe Becken der Deutschen Gesellschaft für Unfallchirurgie und der AO-International setzt sich aus insgesamt 10 Kliniken zusammen. In einem Drei-Jahres-Zeitraum wurden vom 01.01.1991 bis zum 31.12.1993 alle Becken- und Acetabulumfrakturen nach einem standardisierten Protokoll prospektiv erfaßt. Seit dem 01.01.1993 werden Nachuntersuchungen durchgeführt. Alle instabilen Beckenringfrakturen und alle Acetabulumfrakturen sowie eine statistisch ausgewählte Gruppe stabiler Beckenringfrakturen werden 2 Jahre nach Unfall nach einem eigens dafür entwickleten Nachuntersuchungsprotokoll evaluiert.

Im folgenden werden epidemiologische Ergebnisse nach Frakturen oder Rupturen der vorderen Beckenringregion dargestellt.

Im Rahmen der Studie wurden im Zeitraum 1991 bis 1993 insgesamt 1684 Patienten mit Frakturen des Beckens und des Acetabulums in den 10 beteiligten Kliniken behandelt. Davon entfielen 1328 Fälle auf Frakturen des Beckenringes. Verletzungen des vorderen Beckenringes fanden sich bei 1160 Patienten. Hierzu zählen die transpubischen und transsymphysären Instabilitäten. Die übrigen Patienten hatten Sakrumquerfrakturen, Steißbeinfrakturen, isolierte Iliumfrakturen oder Verletzungen des dorsalen Beckenringes in Kombination mit Acetabulumfrakturen, die hier nicht betrachtet werden.

Frakturen des vorderen Beckenringes kommen von allem Beckenfrakturen am häufigsten vor, in 87,3% aller Beckenringverletzungen war der vordere Beckenring mitbeteiligt. Nach der AO-Klassifikation verteilten sich diese Patienten auf 642 stabile A-Verletzungen, 276 rotatorisch instabile B-Verletzungen und 241 translatorisch instabile C-Verletzungen [1].

Hefte zu „Der Unfallchirurg“, Heft 249
Zusammengestellt von K. E. Rehm

Klassifikation

A-Verletzungen stellen isolierte Verletzungen des vorderen Beckenringes dar. Sie treten v.a. bei alten Menschen auf. Bei der Analyse der Lokalisationen der vorderen Beckenringfrakturen in dieser Gruppe finden sich v.a. einseitige transpubische Instabilitäten, hier am häufigsten die Kombination obere und untere Schambeinastfraktur (88%). Begleitende Verletzungen der Symphyse sind die Ausnahme (2%).

Bei der B-Verletzungen stehen die unilateralen open-book Verletzungen, d.h. Außenrotationsverletzungen, und die unilateralen lateralen Kompressionsverletzungen (Innenrotationsverletzungen) im Vordergrund. Es fanden sich insgesamt 101 open book- und 152 laterale Kompressionsverletzungen. Bilateral vorhandene rotatorische Instabilitäten fanden sich in nur 23 Fällen. Bei den Außentrotationsverletzungen lag am vorderen Beckenring in 86% eine Symphysensprengung vor, 17% der Patienten hatten zusätzlich eine Fraktur des vorderen Beckenringes. Isolierte vordere Beckenringfrakturen fanden sich bei 14% der open book Verletzungen. Bei den durch eine Innenrotation des Hemipelvis verursachten lateralen Kompressionsverletzungen fanden sich 97,3% transpubische Frakturen, nur 4 Patienten hatten eine isolierte Symphysensprengung. Die dorsale Komponente der B-Verletzungen bestand in einer Beteiligung der Iliosakralgelenke (n = 121) oder des Sakrums (n = 116). Rotatorische Instabilitäten in Kombination mit Iliumfrakturen sind die Ausnahme (n = 13).

Bei den C-Verletzungen waren die unilateralen translatorischen Instabilitäten am häufigsten vertreten (63%). Begleitende Acetabulumfrakturen fanden sich bei 63 Patienten. C-Verletzungen waren ventral mit einer hohen Rate transpubischer Instabilitäten (62%) kombiniert. Dorsal fanden sich wie bei den B-Verletzungen v.a. SI-Läsionen (57%) und Sakrumfrakturen (46%).

Komplextrauma

Das Komplextrauma des Beckens, definiert als begleitende pelvine Weichteil- und Organläsion, kommt bei den Beckentraumen mit Läsion im Bereich des vorderen Beckenringes in 10,4% der Fälle vor. Im folgenden wurden die Blasen- und Urethrarupturen analysiert, da diese durch die ventrale Läsion verursacht sein können.

Die Häufigkeit der begleitenden Blasen- und Urethraläsionen hängt erwartungsgemäß vom Instabilitätsgrad des gesamten Beckens ab. Mit zunehmender Instabilität findet sich auch eine höhere Rate dieser Begleitverletzungen. Diese steigt bei Blasenrupturen (n = 57) von 1,4% bei den stabilen A-Verletzungen auf 11,6% bei den translatorisch instabilen C-Verletzungen, bei Urethrarupturen (n = 33) entsprechend von 1,1% auf 5,8%.

Betrachtet man nur die stabilen und die rotatorisch instabilen Beckenringläsionen (A-, B-Verletzungen), hier kann die Organverletzung durch die ventrale Komponente bedingt sein, zeigte sich bei den Blasenrupturen, daß diese bei A-Verletzungen nur in Verbindung mit transpubischen Instabilitäten auftraten. Hier ist die Läsion durch direktes Trauma bei stark dislozierten Fragmenten zu erklären. Bei B-Verletzungen lag ein lateraler Kompressionsmechanismus in 18/19 Fällen vor.

Wie bei den Blasenverletzungen sind Urethrarupturen bei stabilen Verletzungen ausschließlich mit transpubischer Instabilität vergesellschaftet, so daß auch hier ein direktes Trauma angenommen werden kann. Bei rotatorischer Instabilität findet sich in 75% eine begleitende Symphysensprengung.

Therapie

23% der Beckenringfrakturen wurden operativ stabilisiert. Es zeigte sich eine Häufigkeitszunahme in Anhängigkeit vom Instabilitätsgrad des Beckens. Bei den 2,6% Stabilisierungen nach A-Verletzungen wurden v.a. begleitende Acetabulumfrakturen osteosynthetisch versorgt. B-Verletzungen wurden zu 39,9%, C-Verletzungen zu 46,8% operativ versorgt.

Die Analyse der Stabilisierungsverfahren bei den instabilen Beckenringfrakturen zeigt, daß bei den rotationsinstabilen B-Verletzungen überwiegend Plattenosteosynthesen an der Symphyse und Fixateur externe-Verfahren bei vorderer Beckenringfraktur zur Anwendung kamen.

Bei den translatorisch instabilen C-Verletzungen wurde die Symphyse ebenfalls in der Mehrzahl der Fälle mit einer Platte stabilisiert, die transpubischen Instabilitäten wurden mittels Fixateur oder transpubischer Schrauben versorgt (Tabelle 1).

Radiologisches Ergebnis

Am vorderen Beckenring zeigt das postoperative Röntgenbild nach rotatorisch instabilen B-Verletzungen in 85% der Fälle eine anatomische Stellung, Dislokationen bis zu 1 cm fanden sich bei 13,8%, Dislokationen über 1 cm waren die Ausnahme. Nach C-Verletzungen konnte der vordere Beckenring zu 70,3% anatomisch wiederhergestellt werden, Dislokationen über 1 cm lagen hier bei 2,2% der Fälle vor.

Tabelle 1. Osteosyntheseverfahren in Abhängigkeit von Beckenstabilität und Lokalisation der vorderen Beckenringläsion

	B-Verletzungen		C-Verletzungen	
	Symphyse	transpubisch	Symphyse	transpubisch
Plattenosteosynthese	72,9		61,4	
Fixateur externe	23,5	80,8	24,3	75,4
transpubische Schrauben		11,5		9,8
Fix. ext. + Platte		7,7	12,9	14,8
andere	3,6		1,4	

Zusammenfassung

Vordere Beckenringverletzungen stellen einen hohen Anteil begleitender Verletzungen bei Beckenringfrakturen.

Lokale Begleitverletzungen korrelieren mit dem Unfallmechanismus und der Verletzungsregion. Bei lateralen Kompressionsmechanismen und rotatorischer Instabilität des Beckens fanden sich häufig Blasenrupturen, Urethrarupturen fanden sich in Verbindung mit Symphysensprengungen und Außenrotationsmechanismen.

Therapeutisch hat sich bei Instabilität des Beckens die Plattenosteosynthese bei Symphysenverletzungen durchgesetzt. Transpubische Instabilitäten werden überwiegend mittels Fixateur externe behandelt.

Literatur

1. Müller M, Allgöwer M, Schneider R, Willenegger H (1991) Manual of internal fixation (3. Auflage). Springer-Verlag Berlin Heidelberg New York

XIX. Arbeitsgemeinschaft Wunde, Wundheilung, Weichteilschaden

Vorsitz: K. Weise, Leipzig; G. Muhr, Bochum; W. Mutschler, Homburg

Bildgebende Verfahren bei Weichteilschäden: Befunde mit NMR und Ultraschall

K. W. Sievers[1], H.-J. Kock[2] und K. Küllmer[2]

[1] Röntgendiagnostisches Zentralinstitut, Universitätsklinikum GHS Essen, Hufelandstraße 55, D-45122 Essen
[2] Abteilung für Unfallchirurgie, Universitätsklinikum GHS Essen, Hufelandstraße 55, D-45122 Essen

Ultraschall

Die Vorteile der B-mode-Sonographie in der Beurteilung vor allem geschlossener Weichteilschäden bei akuten Verletzungen in der Unfallchirurgie haben in den letzten Jahren zur Verbreitung dieses schonenden und kostengünstigen Verfahrens beigetragen. Im Vergleich zu den anderen bildgebenden Verfahren (Magnetresonanz- und Computertomographie) stellt die mit den heute üblichen Sonographiegeräten zu erzielende anatomische Darstellbarkeit gegenüber den aufwendigeren NMR- und CT-Verfahren noch einen Nachteil der Ultraschalluntersuchung dar. Jedoch läßt die technische Entwicklung hochauflösender Ultraschallgeräte hier erhebliche Verbesserungen erwarten [4]. Beim NMR ist die problematische anästhesiologische Betreuung als erheblich einschränkender Faktor für routinemäßige Untersuchungen des akuten Weichteilschadens zu nennen [3]. Gegen den verbreiteten Einsatz von NMR und CT in der akuten Unfallchirurgie spricht aber vor allem der zeitliche und finanzielle Mehraufwand dieser Verfahren im Vergleich zur kostengünstigen und in der Routine mit vertretbarem Aufwand zu betreibenden Sonographie.

Die allgemeinen Indikationen zur Akut-Sonographie bei Weichteilschäden dienen der möglichst frühzeitigen morphologischen Differenzierung der geschwollenen Extremität hinsichtlich des Vorhandenseins liquider Raumforderungen, Muskelrupturen, Sehnenschäden und Gefäßverletzungen bzw. Thrombosen. An technischen Vorraussetzungen bedarf es neben eines 7,5 oder 5 MHz-Linearschallkopfes ggf. einer Duplex-Einrichtung zur Gefäßdiagnostik [2]. Wenn auch die Ultraschallmethode generell stark von der Qualität der verwendeten Geräte und der Erfahrung der Untersucher abhängig ist, so wird insbesondere eine dynamische Beurteilung der Weichteile mit dieser Methode doch in der Regel sehr viel leichter als mit der CT und dem NMR

Hefte zu „Der Unfallchirurg“, Heft 249
Zusammengestellt von K. E. Rehm

durchführbar sein. Hingegen ist besonders die Magnetresonanztomographie zur Zeit nur als elektive Methode sowie für wissenschaftliche Fragestellungen des Weichteilschadens geeignet.

Magnetresonanztomographie

Die Magnetresonanz- (MRT) als auch die Computertomographie (CT) zeigen im Vergleich zur Sonographie einige wesentliche Vorteile. So weisen beide Methoden eine exzellente anatomische Auflösung auf, wobei die MRT auch multidirektional Gewebesstrukturen darstellen kann (Abb. 1). Somit können zum einen muskuläre Binnenstrukturen wie auch Sehnen gut abgegrenzt werden. Auch ist in der MRT die spezifische Diagnose einer liquiden Raumforderung (z.B. Hämatom) als Differentialdiagnose zu anderen Flüssigkeitsansammlungen (z.B. Serom) im Gegensatz zur Sonographie ohne Probleme möglich. Die CT ist hingegen bis auf weiteres die Methode der Wahl besonders zur Abklärung knöcherner Anteile und/oder Verkalkungen in den Weichteilen. Ein erheblicher Vorteil der MRT bei der Beantwortung wissenschaftlicher Fragestellungen liegt in der direkten Darstellung der Hauptkomponente von Weichteilen, den resonierfähigen Wasserstoffprotonen innerhalb des Wassers, die je nach Auftretenshäufigkeit und Bindungsverhältnissen eine präzise Aussage über Veränderungen erlauben. So können neben der anatomischen Darstellung 3 wesentliche Bereiche mit dieser Methode abgedeckt werden.

Die Einstufung der *Perfusion* des Gewebes ist durch dynamische Untersuchungen möglich, wobei systemische und lokale Änderungen der Blutzufuhr, Ödem, entzündliche Reaktionen und besonders die bis zu 18 Monate bestehende verstärkte Perfusion granulomatösen Gewebes zu berücksichtigen sind [5].

Für die Beurteilung der *Flüssigkeitsverteilungen* ist das 3-Fraktionenhydrationsmodell von Bedeutung [1]. So wird unterschieden in gebundenes Wasser, das mit einer Menge von ca. 8% über elektrische Dipole oder feste Ladungen an ein Makromolekül gebunden ist, und in ca. 10% freies Wasser. Das im Myoplasma zu 82% vorliegende strukturierte Wasser ist im Prinzip ungebunden, wird jedoch durch makromolekulare Nachbarn in seinem Relaxationsverhalten beeinflußt.

Zur Einstufung eines frischen Gewebeschadens ist die T2-Teit (per def. 37% des Signalzerfalles) geeignet, die die Änderungen der Zellstruktur wiederspiegelt. In einem Tiermodell wurde im Bereich des M. supraspinatus eine Stichinzision gesetzt und im Verlauf von 2 Monaten fortlaufend über die T2-Zeit gemessen. Hierbei zeigte sich ein initialer Anstieg als Zeichen einer eingebrochenen Struktur der Zellmembran mit Zunahme freirotatorischer Wasserstoffprotonen. Diese können nur im extrazellulären Raum vorliegen und entsprechen somit einem Ödem. Nach insgesamt 64 Tagen hatte sich die T2-Zeit wieder komplett normalisiert. Somit war in diesem Fall ein Ödem nicht mehr nachweisbar, allerdings wäre im weiteren Verlauf eine Fibrose – mithin ein weiteres Absinken der T2-Zeit – zu erwarten.

Ein zweites in vivo-Modell anhand eines Kompartmentsyndroms sollte die Frage nach Langzeitschäden beantworten: Hier wurde die T1-Zeit (per def. 63% der exponentiellen Signalintensität) für extracelluläre Veränderungen eingesetzt [6], die an 20 Patienten beim Zustand nach drohendem oder manifestem Kompartmentsyndrom und

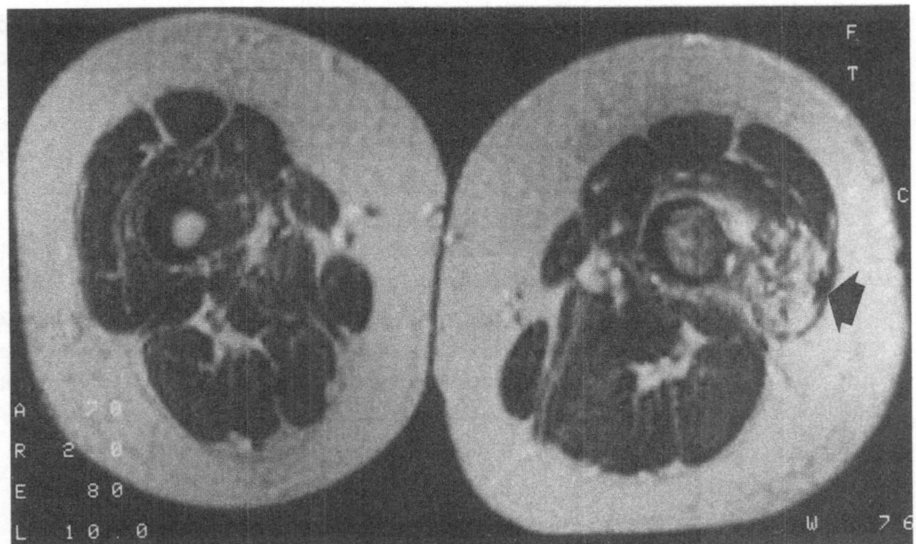

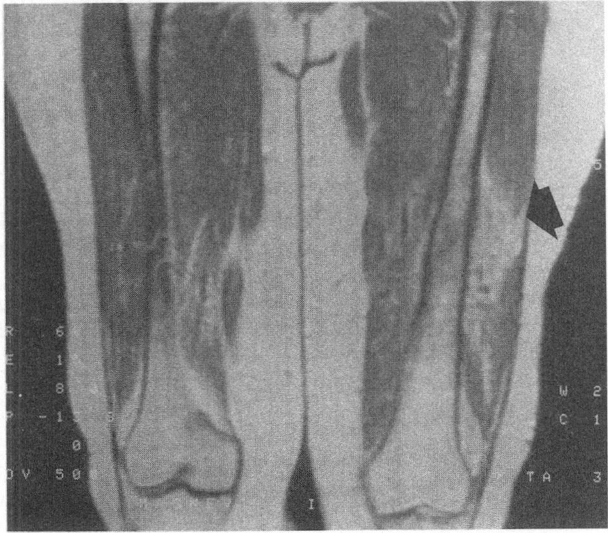

Abb. 1 a, b. 43jährige Patientin mit entzündlicher Symptomatik im linken Oberschenkel. **a** In der MR-Untersuchung in T2-Gewichtung (TR = 2000 ms, TE = 80 msec) Nachweis einer erhöhten Signalgebung im Sinne eines fokalen Weichteilödems um den Femur (→). **b** In der coronaren Schichtung in T1-Gewichtung (TR = 60 msec, TE = 15 msec) zeigt sich unter Gabe von Gadolinium-DTPA ein deutlich anreicherndes Areal als Hinweis auf entzündliche Veränderung (→). Es besteht eine Umwandlung des medullären Fettes mit Umformung der Compacta. Diagnose: ausgedehnte Osteomyelitis

Spaltung eine Einstufung einbringen sollte. Hierbei zeigte sich zunächst ein individuell und je nach Kompartment unterschiedlicher Wassergehalt, so daß jedes Kompartment mit der Gegenseite desselben Patienten verglichen werden mußte. Der Flüssigkeitsgehalt der normalen und auch der grenzwertig druckerhöhten Kompartimente lag annähernd auf der gleichen Höhe wie eine mitgemessene Gruppe von Probanden. Die manifesten Kompartmentsyndrome jedoch waren in ihrem Flüssigkeitsgehalt deutlich erniedrigt. Da die drohenden und auch die manifesten Kompartmentsydrome durch Kompartmentspaltung therapiert wurden, ist dies nicht mit einem iatrogenen Effekt zu erklären. Die Muskulatur innerhalb des jeweiligen Kompartments hat somit eine Schädigung erfahren, die am ehesten durch eine verstärkte Fibrosierung hervorgerufen wurde. Eine fettige Degeneration konnte durch den gleichbleibenden Fettgehalt zu normaler Muskulatur (6–8%) ausgeschlossen werden.

Für *Stoffwechselabläufe* wird die Funktionstüchtigkeit der Muskulatur in zunehmendem Maße auch durch die Spektroskopie zu erfassen sein, wobei ortslokalisiert z.B. die energiereichen Phosphate bestimmt werden können. So ist ein verstärkter Anstieg des anorganischen Phosphates zum Kreatinphosphat bei einem geschädigten Muskel unter Belastung zu beobachten, wobei die Bestimmung des pH-Wertes parallel zu den Messungen durchzuführen ist.

Literatur

1. Fullerton GD (1988) Physiologic Basis of Magnetic Relaxation. In: Stark DD, Brandley WG (eds): Magnetic Resonance Imaging. St. Louis: Mosby, 36–55
2. Harland U, Sattler H (1991) Ultraschallfibel Orthopädie, Traumatologie, Rheumatologie, Springer Berlin
3. Imhof H, Rand Th, Trattnig S, Kramer J (1994) Grundlagen der MR-Technik und MR-Bildinterpretation. Orthopäde 23:300–305
4. Johnstone AJ, Beggs I (1994) Ultrasound imaging of soft-tissue masses in the extremities. J Bone Joint Surg [Br]:688–689
5. Sievers KW, Feldmann HJ, Füller J, Molls M, Sack H (1993) Über die Wertigkeit der dynamischen MRT in der Perfusionsbeurteilung von Beckentumoren unter Hyperthermie. Fortschr Röntgenstr 159(3):245–250
6. Sievers KW, Gauger J, Bauermann T, Löhr E (1993) Changes of Soft-Tissue Water Examined With Magnetic Resonance and Electrical Impedance Tomography: An in Vivo Experiment. Angiology 44(11):889–895

Outcome nach offenem Unterschenkelbruch Typ III: Funktionelle und psychosoziale Aspekte

W. Knopp[1], J. Kugler[2], V. Heppert[3], E. Knoth[4], J. Kock[5], P. Reckert[6], F. Ruß[7] und K. Weise[8]

[1] Klinik für Unfallchirurgie, Plastische und Wiederherstellungschirurgie, Georg-August-Universität Göttingen, Robert-Koch-Straße 40, D-37075 Göttingen
[2] Abteilung für Medizinische Psychologie, Ruhr-Universität Bochum, Universitätsstraße 150, D-44780 Bochum
[3] Berufsgenossenschaftliche Unfallkliniken Ludwigshafen, Postfach 250362, D-67035 Ludwigshafen
[4] Abteilung für Unfallchirurgie, Diakoniekrankenhaus, Diakoniestraße 10, D-74523 Schwäbisch Hall
[5] Abteilung für Unfallchirurgie, Universitätsklinikum Essen, Hufelandstraße 55, D-45147 Essen
[6] Chirurgische Klinik und Poliklinik, Berufsgenossenschaftliche Kliniken Bergmannsheil, Universitätsklinik, Bürkle-de-la-Camp-Platz 1, D-44789 Bochum
[7] Abteilung für Unfallchirurgie, Universitätskliniken, D-66421 Homburg
[8] Chirurgische Klinik III, Zentrum für Chirurgie, Universität Leipzig, Leipzigstraße 20, D-04130 Leipzig

Bereits 1947 wurde für die Charta der Weltgesundheitsorganisation Gesundheit definiert als 'state of completely physical, mental and social well-being and not merely the absence of disease and infirmity' [1]. Damit rücken neben quantitativen auch qualitative Aspekte des Lebens in den Vordergrund. Lebensqualität ist jedoch erst in den letzten Jahren zum Forschungsgegenstand in der Medizin geworden. Das Literatursuchsystem Medline verzeichnet für 1970 erst 6 Arbeiten zum Thema Lebensqualität, für 1990 sind es schon 1432 Eintragungen.

Lebensqualität kann in mindestens vier Komponenten unterteilt werden [2]:

- Körperliche Verfassung des Patienten (z.B. Gesundheitszustand, Beschwerden)
- Funktions- und Leistungsfähigkeit in verschiedenen Lebensbereichen (z.B. Beruf, Haushalt, Freizeit)
- Psychisches Befinden des Patienten (z.B. Angst, Depression)
- Anzahl und Güte der Beziehungen zu anderen Menschen (z.B. Ehepartner, Familie, Freunde).

Ziel der multizentrischen Untersuchungen ist die Evaluation des Outcome nach offener Unterschenkelfraktur unter besonderer Berücksichtigung funktioneller und psychosozialer Aspekte.

7 Zentren beteiligten sich an der Untersuchung. Tabelle 1 zeigt die Verteilung der Patienten auf die einzelnen Zentren. Die mittlere Responserate von 63% belegt die Repräsentativität der Patientenstichprobe. Einschlußkriterien waren

- Behandlungszeitraum 1989–1991
- Typ III A–C [3]
- Einlieferung bis 7 Tage nach Unfall

Hefte zu „Der Unfallchirurg“, Heft 249
Zusammengestellt von K. E. Rehm

Tabelle 1. Anzahl der Patienten und der Responserate der beteiligten Zentren

Zentrum	N	Responserate (%)
Bochum	I + II: 20	53
	III: 48	91
Essen	III: 8	73
Homburg	III: 34	89
Leipzig	III: 9	50
Ludwigshafen	III: 15	39
Schwäbisch Hall	III: 4	33
Tübingen	III: 13	68
Gesamt	151	63

- isolierter Unterschenkelbruch oder in Kombination mit Fußverletzung
- Bagatellverletzungen ohne Auswirkung auf das Gesamtergebnis.

Aus Vergleichsgründen wurden in einem Zentrum auch Patienten mit Unterschenkelfraktur Typ I und II untersucht.

Die Erhebung bestand aus einem Arzt- und Patientenbogen. Im Arztbogen wurden u.a. neben demographischen Angaben die funktionelle Ausheilung erfragt. Im Patientenbogen wurde u.a. die globale Lebensqualität mittels visueller Analogskala (Minimum: 0; Maximum: 100), die physische Mobilität mit der deutschsprachigen Version des Nottingham Health Profile [4] sowie die Compliance mit dem Freiburger Fragebogen zur Krankheitsverarbeitung [5] erhoben.

Tabelle 2. Funktionelles Ergebnis für Patienten nach offener Unterschenkelfraktur Typ III mit erhaltenem Unterschenkel

Funktionelles Ergebnis	N = 90 Typ III-Erhaltung	
Funktion Kniegelenk	Einschränkung über 0–0–90	7%
Funktion Sprunggelenk	Einschränkung über 0–0–15	8%
Achse	Varus > 10 Grd	2%
	Valgus > 10 Grd	0%
Weichteilstatus	instabile Narbe	6%
	Schwellneigung	70%
	livide Hautfärbung	11%
Nervenläsion	inkomplett	29%
	komplett	3%
Fußsohle	asensibel	2%

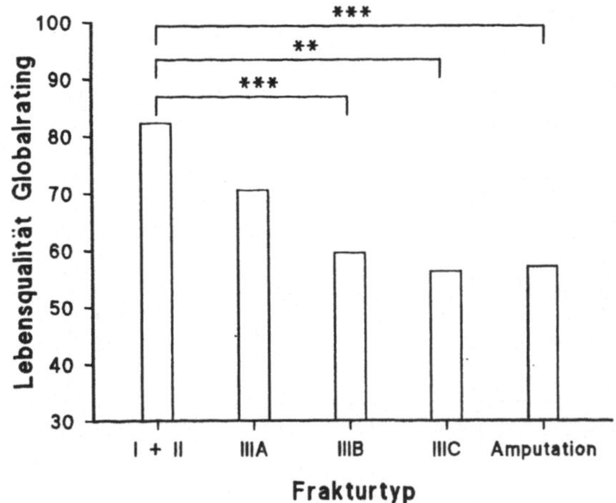

Abb. 1. Globalrating der Lebensqualität (visuelle Analogskala von 0 bis 100) je nach Frakturtyp bzw. Amputation. Bei signifikantem Gruppenunterschied in der Varianzanalyse geben die Sternchen die Signifikanzen für die post-hoc Einzelvergleiche an: *** $p < .001$; ** $p < .01$

Die Daten zum funktionellen Ergebnis bei Patienten mit offener Unterschenkelfraktur Typ III mit erhaltenem Unterschenkel belegen, daß nur bei 7%, bzw. 8% der Patienten die Funktion des Knie- bzw. Sprunggelenks stärker beeinträchtigt ist (Tabelle 2). Komplette Nervenläsionen waren unfallbedingt nur bei 3% der Patienten zu konstatieren. Bei 18 Patienten wurde der Unterschenkel amputiert: 15 Patienten klassifiziert nach Typ III C, 3 Patienten nach Typ III B.

Bei der Globaleinschätzung der Lebensqualität (Abb. 1) zeigte sich, daß Patienten nach Typ III B oder III C Fraktur, bzw. Patienten nach Amputation signifikant niedrigere Werte angaben als Patienten nach Typ I oder Typ II Fraktur. Unterschiede zwi-

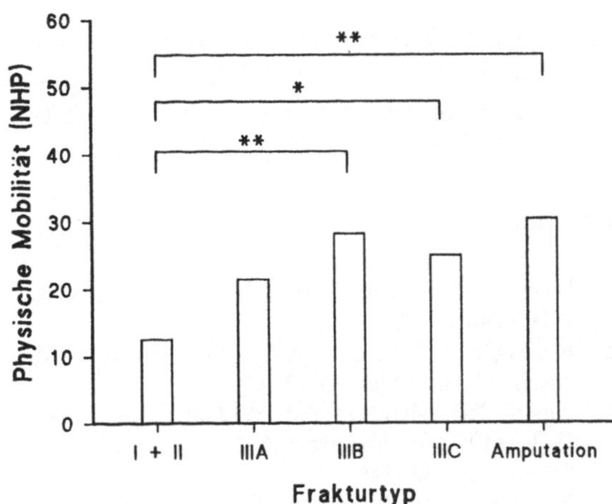

Abb. 2. Probleme hinsichtlich physischer Mobilität (Skala im Nottingham Health Profile) je nach Frakturtyp bzw. Amputation. Bei signifikantem Gruppenunterschied in der Varianzanalyse geben die Sternchen die Signifikanzen für die post-hoc Einzelvergleiche an: ** $p < .01$; * $p < .05$

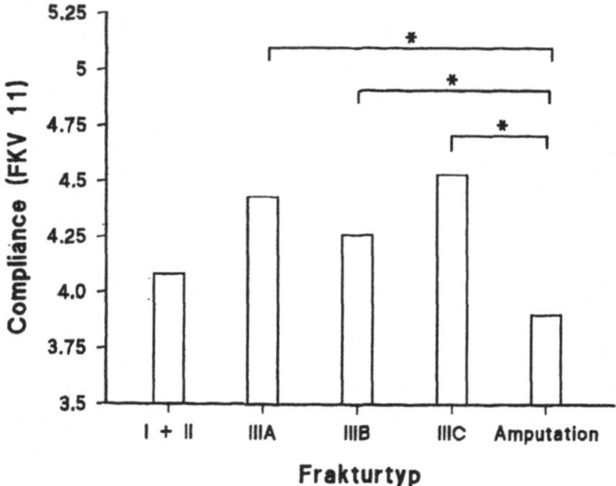

Abb. 3. Compliance und Arztvertrauen (Skala im Freiburger Fragebogen zur Krankheitsverarbeitung) je nach Frakturtyp bzw. Amputation. Bei signifikantem Gruppenunterschied in der Varianzanalyse geben die Sternchen die Signifikanzen für die post-hoc Einzelvergleiche an: * $p < .05$

schen Patienten nach Fraktur Typ III B oder III C bzw. nach Amputation waren nicht signifikant.

Änliches ergab sich für die eingeschätzte physische Mobilität im Nottingham Health Profile (Abb. 2): Patienten nach Typ III B oder III C Fraktur, bzw. Patienten nach Amputation zeigten signifikant stärkere Probleme als Patienten nach Typ I oder Typ II Fraktur. Unterschiede zwischen Patienten nach Fraktur Typ III B oder III C bzw. nach Amputation waren nicht signifikant.

Weiterhin zeigte sich, daß Patienten nach Typ III Fraktur signifikant mehr Compliance und Arztvertrauen angaben als Patienten nach Amputation (Abb. 3).

Zusammenfassend kann gesagt werden, daß trotz der Fortschritte hinsichtlich des funktionellen Outcome nach Typ III Frakturen eine Normalisierung der Lebensqualität, auch vor dem Hintergrund der hohen Compliance und des hohen Arztvertrauens des betroffenen Patienten, eine wichtige Zukunftsaufgabe sein wird.

Literatur

1. World Health Organization (1947) The constitution of the World Health Organization. WHO Chron 1:29
2. Bullinger M, Pöppel E (1988) Lebensqualität in der Medizin: Schlagwort oder Forschungsansatz. Dt Ärzteblatt 85:32–33
3. Gustilo RB, Mendoza RM, Williams DN (1984) Problems in the Management of Typ III (Severe) Open Fractures: A New Classifcation of Typ III Open Fractures. Journal of Trauma 24:742–746
4. Kohlmann T, Bullinger M, Hunt SM, McKenna SP (1992) Zur Messung von Dimensionen der subjektiven Gesundheit: Die deutsche Version des Nottingham Health Profile (NHP). Lübeck, Arbeitsbericht
5. Muthny F (1988) Freiburger Fragebogen zur Krankheitsverarbeitung (FKV). Beltz-Verlag, Weinheim

Aus der Grundlagenforschung zur Wundheilung: Rolle und Funktion von Heat Shock Proteinen

R. Hanselmann und W. Mutschler

Abteilung für Unfallchirurgie, Universitätskliniken des Saarlandes, D-66421 Homburg/Saar

Einleitung

Die Wundheilung ist ein komplexer biologischer Prozeß, der histologisch gut charakterisiert ist. Man teilt eine regelrecht ablaufende Wundheilung in vier sich überlagernde Phasen ein (Hämostase, Inflammation, Proliferation und Remodelling). Während der Hämostase kommt es zur Ausbildung eines Hämatoms und zum vorläufigen Verschluß von Blutungsquellen durch Gefäßkontraktion und Blutgerinnung. In der Inflammationsphase wandern immunkompetente Zellen (Granulozyten, Makrophagen, Lymphozyten) in das Wundgewebe ein, um nekrotisches Gewebe und eventuell eingedrungene Keime zu beseitigen. Bereits am ersten posttraumatischen Tag beginnt die Proliferationsphase. Sie zeichnet sich durch das Einwandern von Fibroblasten, Endothelzellen und Epithelzellen aus, die durch Proliferation und Bildung von Grundsubstanz, Granulations- und Narbengewebe bilden. In der letzten Phase, dem Remodelling, erhält das entstandene Ersatzgewebe seine endgültige Struktur um gegen verschiedene Belastungen (chemische und physikalische) zu bestehen. Während der vergangenen zehn Jahre wurde das Hauptaugenmerk auf Wachstumsfaktoren gelegt, weil sie eine Schlüsselrolle bei der Initiation und Regulation der Heilungsmechanismen spielen (Bennett and Schultz, 1993). Diese Faktoren, die mann mittlerweile zu den Zytokinen zählt, werden von verschiedenen Zellen synthetisiert und in das Wundgewebe abgegeben. Durch Bindung an ihren spezifischen Rezeptor induzieren sie intrazelluläre Mechanismen, die zur Proliferation, Migration und Proteinsynthese führen. Wie und welche Reaktionen intrazellulär ablaufen, wie z.B. die Signalübertragung von der Zelloberfläche zum Kern und wie die regelrechte Proteinsynthese und Faltung stattfindet, ist kaum untersucht.

Was als eine molekulare Kuriosität in Fruchtfliegen vor 30 Jahren begann, die sogenannte Hitze Schock- und Streßantwort, hat sich mittlerweile als ein wichtiger Bereich in der Zellbiologie und Biochemie konstituiert. Die Hitze Schock Proteine (HSP) werden von allen Zellen unter physiologischen Bedingungen gebildet und nach verschiedenen Streßformen (Hitze, toxische Substanzen, mechanisch, Proliferation und Infektionen) schnell aktiviert. In diesem Kontext haben HSP die Fähigkeit, die Proteinfaltung und Aufbau zu regulieren, Proteine durch das Zytoplasma und Membranen zu transportieren, Proteine zu schützen und zu stabilisieren (Nover et al. 1984), sowie deren Abbau einzuleiten. Weil diese Funktionen eine wichtige Rolle in der Wundheilung spielen, haben wir untersucht, ob HSP's nach Trauma und in gut oder schlecht heilenden Wunden exprimiert werden.

Hefte zu „Der Unfallchirurg", Heft 249
Zusammengestellt von K. E. Rehm

Material und Methoden

Gewebe

Es wurden 15 Biopsien von gut heilenden Wunden entnommen (offene Defektwunden nach Trauma mit viel Granulationsgewebe, guter Vaskularisierung und schnell ablaufender Wundheilung), zehn von mäßig heilenden Wunden (offene Defektwunden mit nur wenig Granulationsgewebe, die Wundheilung war deutlich verzögert) und 15 Proben von chronischen Wunden (Dekubitalulcera und anderen Defektwunden mit grau gefärbtem Wundgrund, sehr geringer Vaskularisation und ohne klinischen Hinweis auf einen fortschreitenden Wundverschluß). Von zehn Patienten wurden zu Beginn einer Operation und nach 90 Minuten Biopsien entnommen. Es sollte untersucht werden, ob HSP's direkt nach Traumatisierung eine höhere Expression zeigen. Die Gewebsproben wurden direkt nach Entnahme in flüssigem Stickstoff schockgefroren und bis zur Aufarbeitung bei –70 °C gelagert.

RNA-Analyse

Die RNA wurde nach der Vorschrift von Chomczynski und Sacchi (1987) isoliert. Bei der Northern-Blot Analyse wurden 20 µg RNA pro Lane aufgetragen und in einem 1% Agarose/Formaldehydgel aufgetrennt. Anschließend wurde die RNA auf eine Nylon Membran (Gene Screen, NEN-DuPont) geblotted und mit HSP 70, 60 und 27 spezifischen DNA Sonden hybridisiert. Für die Markierung der Proben verwendeten wir den Random priming labeling Kit von BRL. Die Hybridisierung wurde entsprechend der Angaben von Engel et al. (1993) durchgeführt.

Immunhistochemische Untersuchung

Die immunhistologischen Färbungen mit HSP 70 erfolgte nach der von Welter et al. (1992) beschriebenen Methode. Die polyklonalen Antikörper gegen HSP 70 (DAKO, hsp 70 polyclonal Antikörper vom Kaninchen) wurden 1:400 verdünnt.

RNA In-situ Hybridisierung

Die RNA In-situ Hybridisierung wurde nach einer in unserem Labor etablierten Methode durchgeführt (in Publikation). Als DNA Probe benutzten wir HSP 70 spezifische Oligonukleotide (21mer) mir den Sequenzen, sense 5'tgttccgtttccagcccccaa 3' and antisense 5'gggcttgtctccgtcgttgat 3'. Die Oligonukleotide wurden mit Biotin-16-UTP markiert und nach der Hybridisierung mit Fluoresceinisothiocyanat (FITC) markiertem Streptavidin (Vektor Laboratories, Burlingham, USA) Verdünnung 1:200 nachgewiesen. Die Amplifikation des Signals wurde mit biotinilierten Antistreptavidin und mit FITC markiertem Streptavidin erreicht. Zur Gegenfärbung benutzten wir Propidiumiodid und 4'-6-diamino-2-kphenylindole (DAPI).

Ergebnisse

Northern-Blot Analyse. Die Hybridisierung mit Hsp 70, HSP 60 und HSP 27 zeigte bei den Biopsien, die zu Beginn einer Operation und nach 90 Minuten entnommen wurden, eine Hochregulation des HSP 70, während HSP 27 nicht signifikant und HSP 60 nur gering expremiert waren (Abb. 1). Aufgrund dieser Ergebnisse galt unser primäres Interesse dem HSP 70. Weitere Northern-Blot Untersuchungen mit RNA Proben aus gut heilenden und chronischen Wunden zeigten deutliche Unterschiede der HSP 70 Expression (Abb. 2). Während in gut heilenden Wunden die Expression sehr hoch war, wiesen schlecht heilende Wunden nur eine geringe oder keine HSP 70 Expression auf. In Wundgewebe, in welchem nur eine mäßiggradige Granulation zu beobachten war, war auch nur eine mäßige HSP 70 Expression vorhanden. In unserer Versuchsreihe befand sich ein Patient mit einem Dekubitalulcus, der zu Beginn der Therapie ein schlecht heilendes Wundgewebe hatte. Unter der Therapie kam es dann zu Ausgranulation des Wundgrundes und einer schnell fortschreitenden Wundheilung. Und auch hier zeigte das Hitze Schock Protein 70 in der atrophischen Phase keine Expression und mit Auftreten von Granulationsgewebe eine hohe Syntheserate (s. Abb. 2, * markierten Lanes).

Immunhistochemische Untersuchungen. 15 Gewebsproben von verschiedenen Wundtypen wurden mit HSP 70 polyklonalen Antikörpern untersucht. In gut heilendem Gewebe, wies HSP 70 über das gesamte Präparat eine schwache basale Expression und eine besonders hohe Expression in Bereichen von kapillären Endothelzellen auf (Abb. 3). In chronisch atrophischen Wunden war keine Expression nachweisbar.

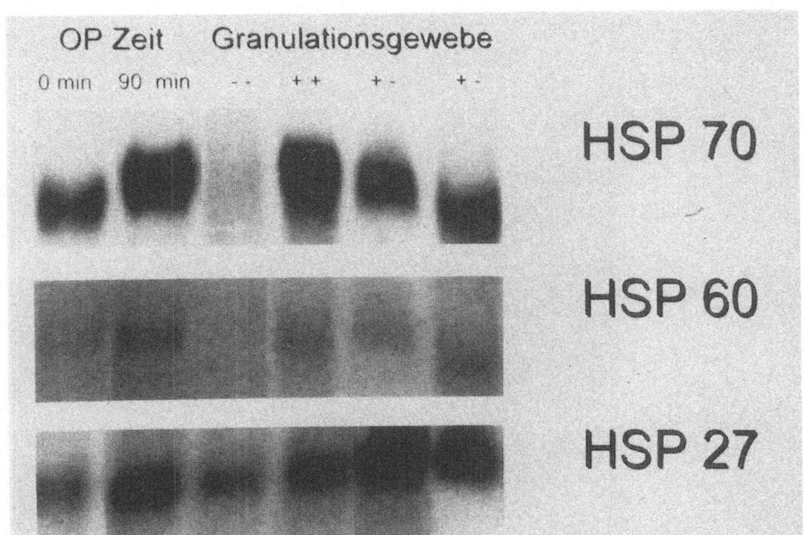

Abb. 1. Northern-Blot Analyse von unterschiedlichen Wunden mit HSP 70, HSP 60 und HSP 27 spezifischen Sonden (++ sind gut heilende Wunden; +– sind mäßig heilende Wunden; –– sind schlecht heilende Wunden)

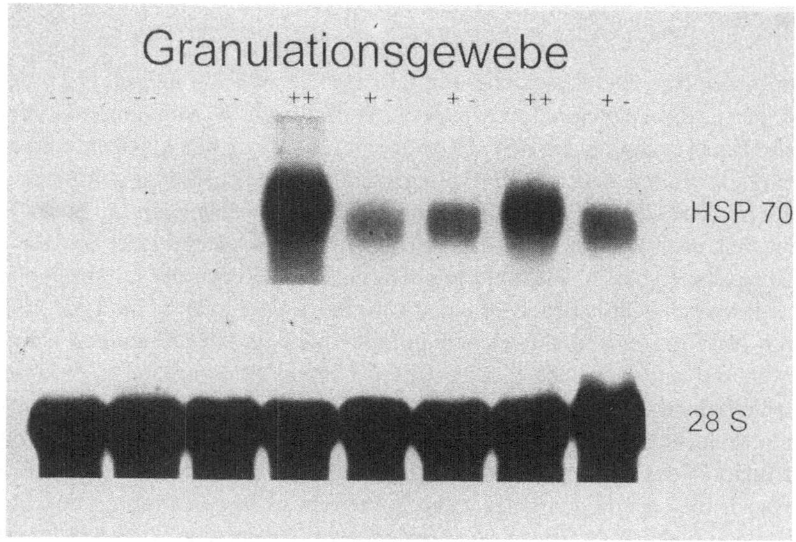

Abb. 2. Northern-Blot Analyse verschiedener Wunden mit einer HSP 70 spezifischen Sonde (++ sind gut heilende Wunden; + – sind mäßig heilende Wunden; – – sind schlecht heilende Wunden)

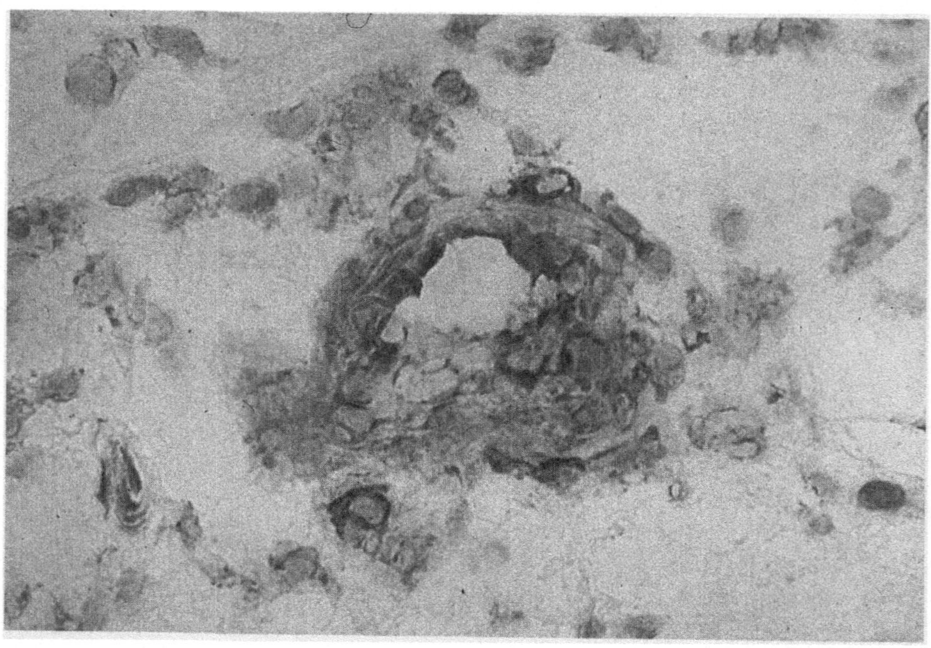

Abb. 3. Immunhistochemischer Nachweis von HSP 70 in gut heilenden Wunden mit HSP 70 spezifischen polyklonalen Antikörpern. Die Farbreaktion wurde mit Fast Red durchgeführt

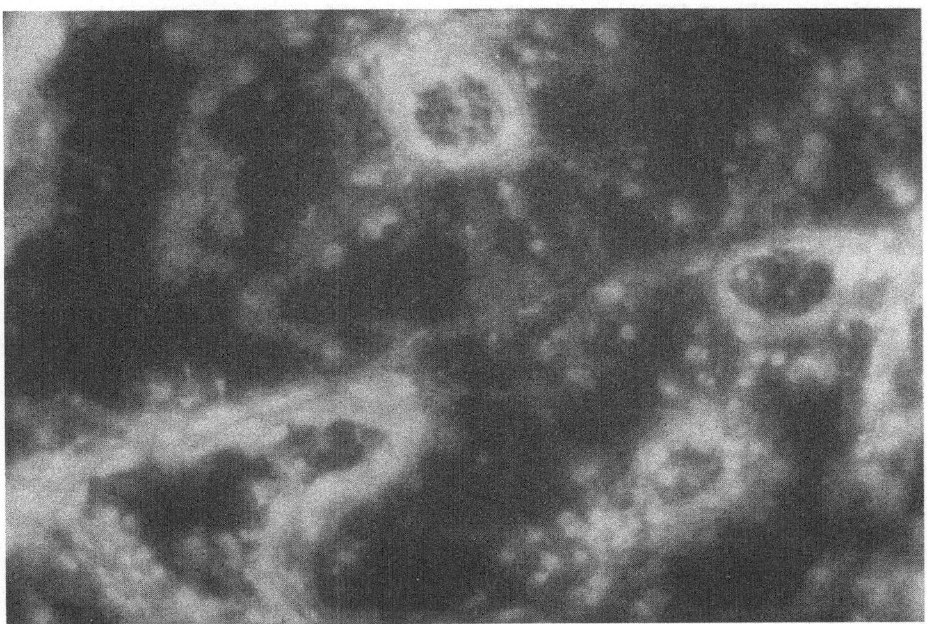

Abb. 4. In-situ Hybridisierung mit HSP 70 spezifischen 21mer Oligonukleotiden. Zum Fluoreszenznachweis wurde FITC (Fluoresceinisothiocyanat) verwendet

RNA In-situ Hybridisierung. Zehn Gewebsproben von gut und schlecht heilenden Wunden wurden mit HSP 70 spezifischen Oligonukleotidsonden hybridisiert. Die Ergebnisse stimmten mit den immunhistochemischen Befunden überein. Während eine schwache disseminierte Expression über dem gesamten Schnitt zu sehen war, war HSP 70 m-RNA in kapillären Endothelzellen konzentriert. In schlecht heilenden Wunden war wieder keine Expression vorhanden.

Diskussion

Während der letzten zwanzig Jahren wurden verschiedene Streßformen beschrieben, die zu einer Induktion von HSP's führen (Hitze, Vergiftung, Infektion, Proliferation, Ischämie u.a.). Verschiedene Funktionen, die HSP's unter physiologischen Bedingungen und nach Streß erfüllen, werden derzeit beforscht: Reguläres Falten von Proteinen nach der Translation und Transport des fertigen Proteins durch das Zytoplasma in die jeweiligen Zellkompartimente; Beteiligung der Hsp's an der Modifikation von proliferations- und migrationsassoziierten Proteinen oder anderer wichtiger Zellfunktionen. Einige andere HSP's sind wichtig bei der Proteindegradation. Zum Beispiel bindet Ubiquitin (HSP 8,5) Proteine, die eine nicht regelrechte Konfiguration aufweisen und leitet dadurch deren Abbau durch einen speziellen Proteasomkomplex ein. Weitere wichtige Funktionen zeigen sich in der Genregulation. HSP 90 z.B. reguliert die steroidinduzierte Genexpression. Dabei inaktiviert HSP 90 den Steroidrezeptor. Andere Forscher konnten nachweisen, daß es nach fokaler Ischämie im Gehirn zu einer erhöhten HSP 70 Produktion im Gehirn kommt (Sharp et al., 1993). Dabei zeigte sich ebenfalls die höchste Expression in kapillären Endothelzellen. Auch Currie und White (1981) konnten eine vermehrte Sythese von P 71 (Mitglied der HSP 70 Familie) als eine Konsequenz nach Trauma in verschiedenen Zelltypen nachweisen (Endothelzellen, Neuroglia, Epithelzellen).

Unsere Befunde stehen im Einklang mit diesen Ergebnissen. Wir konnten ebenfalls einen Anstieg der HSP 70 Expression nach operationsbedingtem Trauma in Endothelzellen feststellen. Die HSP 70 Expression war in gut heilenden Wunden besonders hoch, während sie in schlecht heilenden, chronischen Wunden gering bis unterhalb der Nachweisgrenze lag. Wir nehmen an, daß HSP 70 durch ein Trauma initiiert wird und daß die hohe Expression in gut heilenden Wunden so lange verbleibt, bis die Wundheilung abgeschlossen ist. Denn sowohl in Gewebe nach Operationstrauma als auch in Granulationsgewebe von gut heilenden Wunden ist die HSP 70 Konzentration erhöht. Welche Bedeutung HSP 70 für eine normgerechte Wundheilung hat und warum es in schlecht heilenden Wunden nicht mehr gebildet wird, muß noch weiter untersucht werden.

Literatur

Bennett NT, Schultz GS (1993) Growth factors and wound healing: Part I. Biochemical properties of Growth factors and their receptor. Am J Surg 165:728–737

Chomczynski P, Sacchi N (1987) Single step method of RNA isolation by acid guanidinium thiocyanate-phenol-chloroform extraction. Anal Biochem 162:156–159

Currie RW, White FP (1981) Trauma induced protein in rat tissue: A physiological role for a heat shock protein? Science 214:72–73

Engel M, Theisinger B, Seib T, Seitz G, Huwer H, Zang KD, Welter C, Dooley S (1993) High levels of nm23-H1 and nm23-H2 messenger RNA in human squamous-cell lung carcinoma are associated with poor differentiation and advanced tumor stages. Int J Cancer 55:375–379

Nover L (1984) Heat shock response of eukaryotic cells. Springer Verlag, Berlin Heidelberg New York Tokyo

Sharp FR, Kinouchi H, Koistinaho J, Chan PH, Sagar SM (1993) HSP 70 heat shock gene regulation during ischemia. Stroke 24(suppl I):I:72–75

Welter C, Theisinger B, Seitz G, Tomasetto C, Rio MC, Chambon P, et al (1992) Association of the human spasmolytic polypeptide and an estrogen-induced breast-cancer protein (pS2) with human pancreatic carcinoma. Lab Invest 66:187–92

Venöse Abflußstörung nach offenem Unterschenkelbruch Grad II/III

J. Buchholz[1], W. Knopp[2] und M. Reckert[1]

[1] Chirurgische Klinik und Poliklinik, Berufsgenossenschaftliche Kiniken Bergmannsheil, Universitätsklinik, Bürkle-de-la-Camp-Platz 1, D-44789 Bochum
[2] Klinik für Unfallchirurgie, Plastische und Wiederherstellungschirurgie, Georg-August-Universität Göttingen, Robert-Koch-Straße 40, D-37075 Göttingen

Einleitung

Die Behandlung weichteilgeschädigter Frakturen ist neben der Versorgung des Skelettsystems primär abhängig von der Art und Schwere der Gewebetraumatisierung. Durch Einführung und Verbesserung bestehender bzw. neuer Techniken war es möglich, im Verlauf der letzten 10 Jahre einen zunehmenden Erhalt von weichteilgeschädigten offenen Unterschenkelfrakturen Grad II/III zu erzielen. Neben dem Muster der Primärverletzung und der Art der Weichteilrekonstruktion, die durch das auslösende Trauma bestimmt waren, stellte sich jedoch heraus, daß nicht nur der Erhalt einer so geschädigten Extremität und die Wiedererlangung der Funktion, sondern auch noch weitere Faktoren das Spätschicksal solcher Patienten beeinflussen können.

Nach Abschluß der Primärbehandlung gewinnt hierbei besonders das venöse Gefäßsystem sowohl durch die Primärschädigung im Rahmen des Unfallereignisses, als auch durch evtl. Sekundärveränderungen im Rahmen der Rekonstruktion sowie durch zusätzliche operative Korrekturen oder Weichteilinfekte an zunehmender Bedeutung. Die Durchgängigkeit der Venen, Venolen und Kapillaren sowie die Kapazität von Kollateralen und die Funktionstüchtigkeit des Lymphgeflechtsystems entscheiden nach einer weichteilgeschädigten Fraktur über die Art und den evtl. Schweregrad einer weiteren venösen Abflußstörung die vom Normalbefund bis hin zum schweren postthrombotischen Syndrom reichen kann.

Diesbezügliche Aussagen erlaubt ein phlebographisch gewonnener, morphologischer Befund nur begrenzt. Um den sowohl aktuellen als auch ggf. zukünftigen funktionellen Zustand des Venensystems und damit auch der Weichteile frühzeitig besser erfassen zu können, werden zudem in jüngster Zeit gerade nichtinvasive Methoden zum Nachweis oder Ausschluß solcher Veränderungen angewandt.

Fragestellungen

1. Gibt es signifikante Veränderungen des Venensystems nach zweit- und drittgradig offenen Unterschenkelfrakturen?
2. Können eventuelle Folgen in bezug auf das Venensystem mit einer nichtinvasiven Untersuchungsmethode erfaßt werden?

Hefte zu „Der Unfallchirurg", Heft 249
Zusammengestellt von K. E. Rehm

3. Nehmen die Folgen am Venensystem und Weichteilmantel im Verlauf der Jahre nach dem Unfallereignis an Schwere zu?
4. Besteht eine Rentenrelevanz solcher Spätbefunde nach einem Trauma?

Methode und Patienten

Es wurden zur Beantwortung dieser Fragen 80 Patienten im Alter von 17 bis 74 Jahren (68 Männer und 12 Frauen) untersucht. Aufgrund des Datums des Unfallereignisses wurde hier eine Unterteilung nach den Verletzungsjahren in 3 Gruppen vorgenommen:

1. Gruppe: Verletzungsjahr 1985/86 20 Patienten.
2. Gruppe: Verletzungsjahr 1989/90 33 Patienten.
3. Gruppe: Verletzungsjahr 1993/94 27 Patienten.

Insgesamt fanden sich 39 Patienten mit zweitgradig offenen Frakturen und 41 Patienten mit drittgradig offenen Unterschenkelfrakturen. Von den 80 Patienten erlitten 33 den Unfall auf dem Weg zur Arbeit oder am Arbeitsplatz. 47 Patienten erlitten einen Freizeit-, Verkehrs- oder Haushaltsunfall. Das Durchschnittsalter zum Zeitpunkt der Verletzung betrug 32,3 Jahre, das Durchschnittsalter zum Zeitpunkt der Untersuchung 37,4 Jahre. Als Vergleichsgruppe diente eine Gruppe von 50 Probanden ohne bekannte venöse Vorerkrankungen und ohne Verletzungen im Bereich der unteren Extremitäten. Das Durchschnittsalter betrug 32 Jahre (16 Jahre bis 79 Jahre). Zudem erfolgte ein weiterer Vergleich im Rahmen der 80 verunfallten Patienten mit der Untersuchung des venösen Systems beim unverletzten Unterschenkel.

Bei der Untersuchung bedienten wir uns der optoelektrischen Methode mit Hilfe des Gerätes Vasoquant VO 4000 der Fira Elcat. Die hiermit durchgeführte Venenverschlußplethysmographie erfolgte am liegenden Patienten beim um 45 Grad hochgelagerten Bein (Abb. 1), wobei die Meßmanschette am größten Wadenumfang und die Stauungsmanschette an den Oberschenkeln angebracht waren. Anhand der Volumenzunahme der Wade bei einem Verschlußdruck von 80 mm HG wurde der arterielle Einstrom (AS) und die venöse Kapazität (VC) gemessen. Es handelt sich hierbei um die Erfassung von Umfangszu- oder abnahme durch eine Längenänderung eines Dehnungsmeßstreifens mit gleichzeitiger elektrischer Widerstandsänderung einer Hg-Säule. Die Erfassung der Wiederstandsänderung erfolgt dann mittels einer modifizierten Weathoneschen Brückenschaltung und wird im Plethysmogramm aufgezeich-

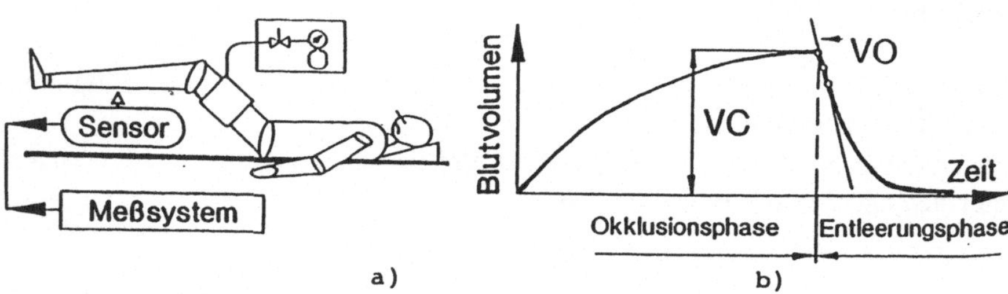

Abb. 1. a Untersuchungsanorgnung. **b** Typische Venenverschlußkurve eines Gesunden

net. Rechnergestützt erfolgt die Ermittlung der folgenden quantitativen Parameter. Neben der Durchführung der Venenverschlußplethysmographie erfolgte eine komplette Fotodokumentation der betroffenen unteren Extremitäten bei jedem Patienten zur gleichzeitigen Dokumentation von Narben und Weichteilverhältnissen sowie die Erhebung eines Befragungsbogens mit Angabe von subjektiven Beschwerden (Schmerzen, Schwellung etc.).

Die klinische Einteilung der venösen Abflußstörung unterteilten wir wie folgt:

Grad 0: Völlige Beschwedefreiheit.

Grad I: Leichtes postthrombotisches Syndrom, morgens keine Schwellung, Schwellung tagsüber zunehmend oder nur abens; keine dauernde Bandagierung; uneingeschränkte Geh- und Arbeitsfähigkeit.

Grad II: Mäßiges postthrombotisches Syndrom; morgens Schwellung; leichte bis mäßige Beinschwellung tagsüber; Ziehen in der Wade; keine Einschränkung der Arbeits- und Gehfähigkeit.

Grad III: Starkes thrombotisches Syndrom; starke Schwellung auch tagsüber; Schmerzen und/oder trophische Veränderungen; Ulcus cruris; Einschränkung der Arbeits- und Gehfähigkeit.

Ergebnis

Bei der statistischen Auswertung zeigt es sich, daß bei der gesunden Vergleichsgruppe der arterielle Einstrom im Mittel deutlich größer war als bei dem Patienten mit einer Unterschenkelfraktur Typ II/III. Diese Tendenz setzt sich auch bei einer zusätzlichen Unterteilung der Unterschenkelfrakturen Typ III in die Untergruppen a–c fort. Neben dem geringeren arteriellen Einstrom war der venöse Abstrom des verletzten Unterschenkels im Vergleich zu den gesunden Beinen der Gegenseite ebenfalls deutlich reduziert. Auch hier zeigte sich innerhalb der Gruppe der verletzten Unterschenkel, daß bei größerem Weichteilschaden ein geringerer venöser Abstrom vorlag. Der Vergleich des venösen Abstromes des gesunden Beines mit der erkrankten Seite bestätigte die Schädigung des venösen Systems (Differenz V 0% verletzt minus V 0% unverletzt). Zusätzlich zeigte sich auch eine deutliche Korrelation dieser plethysmographisch erhobenen Befunde mit den klinisch erhobenen Befunden bei der Nachuntersuchung (Tabelle 1 und 2). Hinzu kam, daß auch im zeitlichen Verlauf in der Gruppe der Patienten des Unfalljahres 1985/86 ein höherer Anteil an Veränderungen im Sinne eines postthrombotischen Syndroms Typ II und III zu verzeichnen war als bei den Patienten der Verletzungsjahre 1989/90 und 1993/94 (Tabelle 3).

Zusammenfassung

Aufgrund der klinischen wie auch der plethysmographischen rechnergestützten Auswertung konnten wir zeigen, daß bei jedem zweiten Patienten bei einem offenen Unterschenkelbruch II/III das venöse Gefäßsystem relevant geschädigt wurde. Diese Befunde waren frühzeitig mittels Venenverschlußplethysmographie nichtinvasiv zu

Tabelle 1

	Art. Einstrom	Venöser Abstrom	Differenz Vol% Gesund
Gesunde	2,8	64,9	15,3
Typ II	2,57	52,7	–13,1
Typ IIIa	2,3	45,6	–14,5
Typ IIIb	2,0	33,0	–20,5
Typ IIIc	1,4	29,7	–21,7

Tabelle 2

Bewertungskriterien (PTS)	0	I	II	III
Gesunde (n = 100)	97	3	0	6
Typ II (n = 39)	19	13	5	2
Typ III (n = 41)	16	15	6	4

Tabelle 3

Verletzungsjahr (PTS)	0	I	II	III
1985/86 (n = 20)	8	6	4	2
1989/90 (n = 33)	16	12	3	2
1993/94 (n = 27)	11	10	4	2
Gesunde				
1994 (n = 100)	97	3	0	0

messen. Im zeitlichen Verlauf muß man davon ausgehen, daß die klinische Symptomatik wie bei einem postthrombotischen Syndrom mit größerer Zeitdistanz zum Unfallereignis zunimmt und damit höhergradige Schweregrade zu verzeichnen sind. Demzufolge ist bei entsprechender klinischer Symptomatik und entsprechenden Meßergebnissen im Rahmen der Venenverschlußplethysmographie eine Rentenrelevanz bei diesen Patienten zu bejahen.

Zusätzlich ist bei Patienten mit zweit- und drittgradig offenen Unterschenkelfrakturen zu fordern, daß bereits in der primären operativen Versorgung sowohl von seiten der Schnittführung (besonders Compartment-Spaltung) als auch im Rahmen der Weichteilrekonstruktion die venösen Abflüsse des tiefen wie auch besonders des oberflächlich venösen Systems beachtet werden. Nach Abschluß der Weichteilbehandlung ist zudem eine Weiterführung einer Antikoagulation sowie ein Tragen von Kompressionsstrümpfen empfehlenswert.

Literatur

1. Weindorf N, Schultz-Ehrenburg U (1984) Der Wert der Venenverschlußplethysmographie in der Phlebographie in Akt Dermatol 10:83–87
2. Prasch H (1976) Zur Treffsicherheit der Dehnungsmeßstreifenplethysmographie in der Diagnostik einer tiefen Beinvenenthrombose. Phlebol Proktol 5:112–119
3. Rudolfsky G (1980) Untersuchungen zur Epidermiologie, Phathophysiologie, Diagnostik und Therapie venöser Erkrankungen. Vasa Supp 7
4. Ramon B, Gusilo MD, Robert L, Merkow MD, David Templema MD (1990) Current Concepts Review The Management of open Fractures. In: The Journal of Bone und Joint Surgery Vol 72A Nor 2. February 299–303
5. Franzeck UK (1991) Prospektive 5-Jahres-Verlaufsuntersuchung haemodynamischer und klinischer Parameter nach tiefer Bein-/Beckenvenenthrombose Vasa-Supp 33
6. Whitney RJ (1949) The measurement of changes in human limb volume by means of a mercury-in-rubber strain-gauge. J Physiol 109:5
7. Hertzman AB (1989) The blood supply of various skin areas as estimated by the photoelectric phethysmograph. Amer J Physiol 124:328
8. van Gerwen HJL, Brakee AJM, Kuiper JP (1992) Unblutige Venendruckmessung in Horizontallage zur Beurteilung der tiefen Veneninsuffizienz. Phlebol 21:140–3

XX. Arbeitsgemeinschaft Kindertraumatologie. Kniegelenksnahe ossäre Verletzungen im Kindesalter

Vorsitz: W. Kurz, Lübben; L. v. Laer, Basel

Die ossären Verletzungen des distalen Femurendes im Wachstumsalter

L. v. Laer[1] und W. Linhart[2]

[1] Abteilung für Traumatologie, Kinderspital Basel, CH-Basel
[2] Klinische Abteilung für Kinderorthopädie, Universitätsklinik Graz, Heinrichstraße 31, A-8010 Graz

Frakturformen

Insgesamt machen die Frakturen des distalen Femur etwa 0,5 aller kindlichen Extremitätenverletzungen aus. An erster Stelle der Häufigkeit stehen die Epiphysenlösungen, gefolgt von metaphysären Stauchungsfrakturen, typischen Epiphysenlösungen bei noch offenen Fugen, Übergangsfrakturen mit schon partiell verschlossenen Fugen im Übergangsalter vom Jugendlichen zum Erwachsenen und isolierte ossäre Seitenbandausrisse.

Krankengut

Diese Verteilung zeigt sich auch im eigenen Basler Krankengut aus den Jahren 1975–1992:

14 Patienten mit metaphysären Wulstfrakturen, 49 Patienten mit Epiphysenlösungen, 3 Patienten mit „typischen" Epiphysenfrakturen, 4 Patienten mit Übergangsfrakturen und 5 Patienten mit isolierten Seitenbandausrissen.

Im Vordergrund unserer Ausführungen steht die Wachstumsprognose dieser Frakturen, deren Folgen und deren Analyse, weshalb wir zusätzlich 11 Patienten aus Graz mit Epiphysenlösungen ausgewählt und in die Untersuchung mit einbeschlossen haben.

Hefte zu „Der Unfallchirurg", Heft 249
Zusammengestellt von K. E. Rehm

Wachstumsprognose

In der Literatur wird trotz kritischer Gegenstimmen immer noch der Feststellung von Aitken, später von Salter und Harris gefolgt, daß Epiphysenlösungen eine gute, Epiphysenfrakturen eine schlechte Wachstumsprognose aufweisen würden. Dabei wird unter schlechter Wachstumsprognose das Auftreten des vorzeitigen partiellen oder totalen Fugenschlusses geschildert, ohne daß exakte Häufigkeitsangaben vorgelegt werden. Da am distalen Femur die Epiphysenlösungen an erster Stelle der Häufigkeit stehen, interessierte es uns natürlich ganz besonders, diese immer wieder erwähnte Wachstumsprognose zu überprüfen und der Ursache auftretender Wachstumsstörungen nachzugehen.

Von den 11 Patienten aus Graz wiesen 6 eine *Wachstumsstörung* (WTS) (54,5%) des partiellen vorzeitigen Verschlusses mit mehr oder weniger ausgeprägtem Fehlwachstum auf.

In Basel waren es 11 Patienten von 75, die einen partiellen bzw. totalen vorzeitigen Verschluß der distalen Femurfuge erkennen ließen. Übergangsfrakturen und metaphysäre Stauchungsfrakturen wiesen dabei eine gute Wachstumsprognose auf. Bei diesen Frakturen kam es zu keinerlei Wachstumsstörungen, weshalb sie aus den weiteren Überlegungen ausgeklammert werden. Von den verbliebenen 57 Patienten waren es somit 11 (19,3%) bei denen es zu einer WTS gekommen war: 1 Seitenband, 1 Epiphysenfraktur, 9 Epiphysenlösungen.

Uns interessierte nun die Frage, welche Faktoren derartige Wachstumsstörungen u.U. beeinflussen könnten und ob eventuell eine therapeutische oder präventive Konsequenz daraus zu ziehen wäre.

Dabei gingen wir den Faktoren des Unfallgeschehens, des Ausmaßes der Dislokation, der iatrogenen Traumatisierung in Form von Repositionen, Nachrepositionen etc. nach ebenso wie dem Alter des Patienten bei Unfall, der Art der Fraktur und der Lokalisation sowie dem Ausmaß eines metaphysären Keiles.

Insgesamt handelte es sich um 17 Patienten mit WTS. 16mal war die ossäre Läsion Folge eines *Unfalles*, in einem Fall kam es im Rahmen einer septischen Arthritis zur Epiphysenlösung des distalen Femur. 4mal (25%) handelte es sich um einen Verkehrsunfall, 9mal (56%) um Spiel- und Sportfolgen, 2mal (12,5%) um einen Fenstersturz. In der Gegengruppe lagen die Häufigkeitszahlen bei 53% Sport- und Spiel- und 47% bei Verkehrsunfällen.

Das *Ausmaß der primären Dislokation* ist relativ zu bewerten, da es im Rahmen des Unfallgeschehens zu spontanen Repositionen einer durch den Unfall dislozierten Epiphysenlösung kommen kann und sich bei Behandlungsbeginn dann die Fraktur als undisloziert darstellt. Dies hat insofern Bedeutung, als es im Rahmen eines gravierenden Unfallgeschehens mit Dislokation zu Gefäßverletzungen kommen kann, die für die weitere Ernährung der Fuge essentiell wären und die eine WTS zur Folge haben könnten.

Bei Behandlungsbeginn zeigten sich von den 17 Patienten mit WTS 6 Frakturen undisloziert (35%) und 11 Frakturen disloziert (65%). In der Gegengruppe ohne WTS waren es 47% (undisloziert) und 53% (disloziert).

Dementsprechend waren bei den 11 Patienten mit dislozierten Frakturen *Repositionen* durchgeführt worden, davon 3 offen (27%) und 8 geschlossen (73%). 4mal war percutan gekreuzt gespickt worden, 2mal wurde eine metaphysäre Schraube eingesetzt. Bei dem Fall mit septischer Arthritis war damals noch eine offene Spülung durchgeführt worden mit Anlage einer Saug-Spüldrainage. Die 6 Patienten ohne Dislokation waren im Oberschenkelgips für durchschnittlich 7 Wochen ruhiggestellt worden (4/9). In keinem Fall waren Nachrepositionen vorgenommen worden. In der Gegengruppe lagen die Zahlen bei 58% Repositionen (25% offen, 75% geschlossen) und 42% Ruhigstellung ohne Reposition.

Das *Alter der Patienten* mit WTS bei Unfall lag bei durchschnittlich 11 Jahren (3/14), in der Gegengruppe der Patienten ohne WTS bei 9,1 Jahr (1/15). Dabei ist jedoch zu bedenken, daß das individuelle Fugenalter nicht exakt zu bestimmen ist: Die distale Femurfuge ist zu 70% am Längenwachstum des Femur beteiligt und damit langlebig, sie schließt sich – mit großen individuellen Schwankungen – zwischen dem 15. und 17. Lebensjahr. Des weiteren ist zu bedenken, daß die Folgen einer WTS bei einem Patienten mit Wachstumsfugen, die kurz vor dem physiologischen Fugenschluß stehen, weitaus weniger deutlich und gravierend sein werden, als bei einem Patienten mit noch weit offenen Fugen. Und dies kann im typischen Unfallalter der Epiphysenlösungen – auch an dieser Stelle –, jenseits des 10. Lebensjahres doch von gravierender Bedeutung sein.

Bei der Frage nach der *Art der Läsion* zeigten sich von 15 Epiphysenlösungen 11 mit (74%) und 4 ohne (26%) metaphysären Keil. Der Keil lag 6mal medial (54%), 3mal lateral (27%), 1mal dorsal und 1mal ventral. In der Gegengruppe war die Verteilung von Salter I und II identisch mit 26% und 74%. Hier lag der Keil in 46% medial und in 38% lateral.

In beiden Gruppen betrug das Ausmaß des Keiles in beiden Gruppen etwa 1/3 der Metaphysenbreite mit Schwankungen zwischen 10 bis 40% der Metaphysenbreite.

Ein partieller Verschluß der Fuge lag in 15 Fällen vor (11mal nach Salter II, 2mal nach Salter I, 1mal nach ossärem Seitenbandausriß, 1mal nach Epiphysenfraktur). Bei 2 Patienten (1mal nach Salter I, 1mal nach Salter II) lag ein vollständiger vorzeitiger Verschluß der Fuge vor.

Von 8 Patienten mit Epiphysenlösungen mit metaphysärem Keil des Typs Salter II mit partiellen Verschlüssen der Fuge korrelierte die Lokalisation der Brücke mit der Lokalisation des Keiles in 6 Fällen (75%) (4mal medial, 2mal lateral), bei 2 Patienten (25%) war dies nicht der Fall.

Bei 5 Patienten war ein CT durchgeführt worden, um das *Ausmaß der Brücke* zu eruieren: In 4 Fällen lagen kleine, schmale Brücken vor, die weniger als 1/10 der Fugenfläche betrugen. In einem Fall lag eine „Nekrosenbrücke“ vor mit Verknöcherung der halben Fuge medial.

Die *Wachstumsprognose der Brücken* selbst sind von deren Ausmaß, sowie vom Alter des Patienten abhängig. Schmale Brücken bei jungen Patienten können durch die Wachstumsschubkraft spontan gesprengt werden. Dies konnten wir bei 2 Patientinnen beobachten, bei einer Patientin mit nur kurzem Fehlwachstum, bei der anderen mit länger anhaltendem Fehlwachstum. Bei einem Patienten von 10 Jahren mit einer schmalen Brücke halfen wir „iatrogen“ nach indem wir die Brücke via Ilizarov-Distraktion sprengten. Bei einer Patientin mit 3 Jahren haben wir die schmale Brücke reseziert.

Die posttraumatisch entstandenen *Deformitäten* wurden einmal durch eine einseitige Fugenklammerung und in 4 Fällen durch Korrekturosteotomien beseitigt (2 x 1, 1 x 2, 1 x 3).

Bei der Nachuntersuchung wiesen 15 Patienten geschlossene Fugen auf. 4 Patienten davon wiesen noch eine Beinverkürzung von durchschnittlich 3,5 cm (3/4) auf. Sie lehnten eine (erneute) Korrektur dieser Deformität ab. Bei einer Patientin (mit Epiphysenfraktur) war es nach anfänglich normalem Wachstum nach der Brückenresektion zum späten, praepubertären Rezidiv der Brücke mit entsprechendem Fehlwachstum gekommen. Die daraus resultierende Deformität wurde mit einer Kallusdistraktion korrigiert.

Alles in allem wies keiner der untersuchten Faktoren einen signifikanten Bezug auf, der therapeutisch oder präventiv nutzbar wäre. Wachstumsstörungen nach Epiphysenlösungen, ossären metaphysären Bandausrissen und Epiphysenfrakturen bei noch weit offenen Fugen sind schicksalhaft und durch die Initialtherapie Therapie nicht zu verhindern.

Spontankorrekturen

Auf „Spontankorrekturen" verbliebener Achsenfehler soll hier nicht eingegangen werden, da aus längenprognostischen Gründen und angesichts des Durchschnittsalters dieser Patienten in diesem Bereich keine Fehlstellung belassen werden sollten.

Therapie

Das Ziel der Therapie besteht dementsprechend darin, bestehende Fehlstellungen zu beseitigen und die erreichte Stellung bis zur Konsolidation der Fraktur zu retinieren. Dies Ziel sollte im Interesse des Patienten mit einem Minimum an Aufwand erreicht werden. Bei kindlichen Patienten unterhalb des 10. Lebensjahres kann es im Rahmen von metaphysären Stauchungsfrakturen zu Antekurvationsfehlstellungen kommen. Diese können bis zu maximal 30° (bei Säuglingen) belassen werden. Ansonsten sind sämtliche Fehlstellungen > 10° im Rahmen extraartikulärer Frakturen zu beseitigen und mit gekreuzten Kirschnerdrähten zu retinieren. Dies, um primär im Rahmen der Erstnarkose eine definitive Therapie durchzuführen und Nachrepositionen, Therapiewechsel etc. zu vermeiden. Wir lassen hierzu die Drähte prinzipiell percutan herausstehen, schützen sie mit einem gipsfreien „Bahnhof", um sie dann bei Konsolidation ohne weitere Anästhesie ziehen zu können. Die Ruhigstellung erfolgt grundsätzlich 5 Wochen, dann sind sämtliche Frakturen bewegungsstabil konsolidiert. Epiphysenfrakturen sollten bei Dislokationen > 2 mm Frakturspaltweite operativ versorgt und bewegungsstabil durch Schraubenosteosynthesen stabilisiert werden.

Wichtig ist die *Information* des Patienten und seiner Eltern über die Wachstumsprognose und die weiteren Nachkontrollen. Epiphysenlösungen haben mit 15–20% WTS des vorzeitigen partiellen oder totalen Verschlusses eine schlechte Wachstumsprognose. Diese WTS ist primär therapeutisch nicht zu beeinflussen (gerade im Rahmen der Epiphysenlösungen nicht).

Klinische Kontrollen sollten in Halbjahresabständen bis Wachstumsabschluß durchgeführt werden, um die Folgen von WTS rechtzeitig zu erkennen und sie – bei Bedarf – adäquat behandeln zu können.

Ossäre Verletzungen der proximalen Tibia: Epiphysenverletzungen

K. Kunze

2. Chirurgische Abteilung - Unfallchirurgie, Akademisches Lehrkrankenhaus, Krankenhaus München-Neuperlach, D-München

Durch die Arbeitgemeinschaft Kindertraumatologie der Deutschen Gesellschaft für Unfallchirurgie wurden die Akten von 42 unfallverletzten Kindern aus 10 Kliniken aufgearbeitet, bei denen Epiphysenverletzungen, Epiphysenlösungen und Tuberositasausrisse der proximalen Tibia vorlagen. Tabelle 1 zeigt die beteiligten Kliniken. Im Einzelnen handelte es sich im 12 Tuberositasausrisse (davon 12 nachuntersucht), 16 Epiphysenfrakturen (davon 9 nachuntersucht) und 14 Epiphysenlösungen (davon 10 nachuntersucht). Von den 42 Patienten wurden also 31 (74%) nachuntersucht.

Die häufigsten Unfälle hatten sich beim Sport ereignet (18), gefolgt von Verkehrsunfällen (16). Die meisten der Kinder standen zum Zeitpunkt des Unfalles kurz vor dem Abschluß des Wachstums, 31 der 42 Kinder waren älter als 13 Jahre. Als Begleitverletzungen fanden sich viermal ein Schädelhirntrauma, zweimal eine Fibulafraktur, je einmal eine Innen- und Außenmeniskusverletzung, eine mediale Seitenbandverletzung des betreffenden Kniegelenkes, eine Tibiafraktur der Gegenseite, eine Oberschenkelschaftfraktur, eine Beckenringfraktur, eine Humerusfraktur, eine Schulterluxation und eine Kieferfraktur.

Neben der initialen Röntgendiagnostik, die immer aus einer Röntgenaufnahme a.p. und einer Röntgenaufnahme im seitlichen Strahlengang bestand, wurden zusätzlich sechsmal Tomographien, zweimal Schrägaufnahmen, zweimal Kernspintomographien und einmal eine Computertomographie durchgeführt. Nach der initialen Diagnostik wurden im Schnitt bei jedem Kind 6 Röntgenaufnahmen angefertigt.

Nach Abschluß der Therapie wurde die Stellung 28mal als o.B. bezeichnet. Einmal fand sich ein Seitversatz der Epiphysenfraktur um 3 mm, zum Zeitpunkt der Nachuntersuchung wies dieses Kind ein intermittierendes Hinken bei einem einfach positiven Lachman-Test auf.

Einmal fand sich eine geringe Fehlstellung nach einer Epiphysenlösung. Bei der Nachuntersuchung fand sich hier eine geringe Beinverlängerung von 0,5 cm. Einmal fand sich eine Seitenverschiebung von 3 mm und eine 12°-Valgusstellung nach einer Epiphysenlösung. Zum Zeitpunkt der Nachuntersuchung betrug die Beinverkürzung bei diesem Patienten 1 cm bei einem Valgus von 5° und einer endgradigen Beuge-

Hefte zu „Der Unfallchirurg", Heft 249
Zusammengestellt von K. E. Rehm

Tabelle 1. Fragebögen aus folgenden Kliniken wurden ausgewertet

- Basler Kinderspital
  (Prof. L. v. Laer)
- Berlin, Sankt Gertrauden Krankenhaus
  (Prof. H.-G. Breyer)
- Budapest, Orzagos Traumatologiai
  (Dr. E. Hargitai)
- Genf, Chirurgie pediatrique
  (Dr. E. Buess)
- UKE Hamburg Eppendorf,
  Abteilung Unfall- u. Wiederherstellungschirurgie
  (Priv. Doz. Dr. M. Dallek)
- Friedrich-Schiller-Universität Jena,
  Abteilung Kinderchirurgie
  (Dr. Silke Giggel)
- München, Kinderchirurgische Klinik im
  Dr. v. Haunersche Kinderspital
  (Prof. Dr. I. Joppich)
- Spreewaldklinik Lübben
  (Dr. sc. med. W. Kurz)
- Potsdam, Klinikum Ernst von Bergmann
  Abteilung Kinderchirurgie
  (Dr. H. Richter)
- Suhl, Kinderchirurgische Klinik
  (Dr. Petra Richter)

hemmung von 5°. Die Tuberositasausrisse wurden überwiegend operativ therapiert (9:3). Die Epiphysenfrakturen wurden gleich häufig konservativ und operativ behandelt (8:8), die Epiphysenlösungen überwiegend konservativ (11:3).

Zur Art der Versorgung s. Tabelle 2. Überwiegend wurden Verspickungen und Einzelverschraubungen durchgeführt. Die Dauer der Gipsruhigstellung betrug im Mittel 6 Wochen. Lediglich bei den operativ behandelten Epiphysenfrakturen betrug sie nur 4 Wochen. Durchschnittlich nach 7,6 Wochen wurde auf Stöcke als Gehhilfe verzichtet. Nach 20 Wochen wurde im Schnitt der Sport wieder augenommen. Die Nachuntersuchung der 31 Patienten erfolgte zwischen 2 und 22 Monaten bei einem Medianwert von 48 Wochen.

Bei der Nachuntersuchung fanden sich viermal eine Beinverlängerung um weniger als 1 cm nach Tuberositasausrissen oder Epiphysenfrakturen. Es fand sich lediglich eine Beinverkürzung um 1,75 cm bei einem Mädchen, welches zum Zeitpunkt der Untersuchung 14,5 Jahre war. Bei den Epiphysenlösungen fanden sich drei Beinverkürzungen um 1 cm, eine Beinverkürzung um 1,5 cm bei einem Jungen, der zum Zeitpunkt des Unfalles 5 Jahre alt war und nur eine Beinverlängerung um 1,5 cm bei einem Mädchen, welches zum Zeitpunkt des Unfalles 9 Jahre alt war. Es konnte kein Zusammenhang hergestellt werden zwischen resultierenden Beinlängendifferenzen

Tabelle 2. Art der Versorgung

	Tuberositas-ausrisse mit Dislok. (n = 9)	Epiphysen-frakturen ohne Dislok. (n = 9)	Epiphysen-frakturen mit Dislok. (n = 7)	Epiphysen-lösungen mit Dislok. (n = 11)
Gips	5 (k. A.: 4)	9	2 (k. A.: 5)	1
Punktion		5		1
geschlossene Reposition				7 (+ Gips)
offene Reposition	1			1
+ Schraube	5	1	2	1
+ Schr. + K.-Dr.	1		1	
+ Schr. + Zugg.	1		2	
+ K.-Draht	1	1		1
+ Naht		1		

3 Tuberositasausrisse ohne Dislokation: Gipsruhigstellung.
3 Epiphysenlösungen ohne Dislokation: Gipsruhigstellung.

und Dislokationen, die zum Zeitpunkt des Beginnes der Behandlung und zum Zeitpunkt des Behandlungsabschlusses bestanden haben. Ebenso konnte kein Zusammenhang hergestellt werden zwischen Beinlängendifferenzen und operativer bzw. konservativer Therapie. Die häufigsten pathologischen Nachuntersuchungsergebnisse fanden sich bei der Untersuchung des Bandapparates. Dreimal fand sich eine einfache Lockerung des vorderen Kreuzbandes (Lachman +). Fünfmal fanden sich komplexe Instabilitäten des Bandapparates (Lachman ++). Die einfachen Bandinstabilitäten verteilten sich gleichmäßig auf die verschiedenen Verletzungsarten, vier komplexe Bandinstabilitäten fanden sich als Folge der Epiphysenfrakturen. Nach den Tuberositasausrissen fanden sich zweimal Patellahochstände um 6 bzw. 10 mm bei Knaben, die zum Zeitpunkt des Unfalles 15,5 bzw. 13,5 Jahre alt waren. Einmal fanden sich Verkalkungen proximal und distal am Ansatz des Lig. patellae, einmal fand sich klinisch eine Neigung zur Patellaluxation bei einem 13 Jahre alten Knaben.

Als Einzelbefund waren zu registrieren, daß das Gangbild zweimal gestört war, die Kniegelenksbeweglichkeit dreimal endgradig eingeschränkt war und röntgenologisch die Kniegelenksachse fünfmal einen Valgus bis zu 5° aufwies, dreimal nach Epiphysenlösungen.

Periostale Abstützungen fanden sich dreimal medial und lateral. Ein Kind wies eine Zystenbildung in der Epiphyse mit chronischer Epiphysenlösung auf. Diese heilte zu einem späteren Zeitpunkt unter Ruhigstellung aus. Bei einem 8 Jahre alten Mädchen fand sich eine metaepiphysäre Knochenbrücke. Zum Zeitpunkt der Nachuntersuchung war hier bereits eine Spontankorrektur zu beobachten. Korrekturoperationen waren nicht erforderlich.

In den Tabellen 3 und 4 wurden die Kinder aufgeführt, bei denen bei der Nachuntersuchung pathologische Befunde auffielen, sowie die Art der Verletzung, die Art

Tabelle 3. Gute Ergebnisse bei Therapieabschluß, weniger gute Ergebnisse bei der Nachuntersuchung

	Verletzungsart	Versorgung	Stellung nach Therapie	Befunde bei Nachuntersuchung	Alter bei Unfall
Tuberositasausrisse					
	extraart. (4) mit Dislok.	off. Repos. + Schraube	o.B.	5° Valgus, Lachman + 0,5 cm Verlängerung	15 J. (m)
	extraart. (4) mit Dislok.	off. Repos. + Schraube	o.B.	4° Valgus; –7° Antekurvation Verkalkung lig. patellae; periost. Abstützung	14 J. (m)
	intraart. (5) mit Dislok.	off. Repos. + Schraube	o.B.	10 mm Pat.-Hochstand komplexe Bandinstabilität (++)	13,5 J. (m)
Epiphysenlösungen					
	Lyse (10) ohne Dislok.	konserv.	o.B.	5° Valgus, 1 cm Verkürzung, epi-metaph. Knochenbrücke	11,5 J. (m)
	Lyse (11) mit Dislok.	geschl. Repos. Gips	o.B.	Valgus, 1,5 cm Verkürzung Plateauneig. n. dorsal 5° Streckdefizit	15 J. (m)
	Lyse (11) mit Dislok.	off. Repos. + Schraube	keine Angabe	1 cm Verkürzung, Bandinstabilität Beschwerden bei Belastung	15 J. (w)

Tabelle 4. Gute Ergebnisse bei Therapieabschluß, weniger gute Ergebnisse bei der Nachuntersuchung

	Verletzungsart	Versorgung	Stellung nach Therapie	Befunde bei der Nachuntersuchung	Alter bei Unfall
Epiphysenfrakturen	Fraktur (7) ohne Dislok.	Punktion Gips	o.B.	1,75 cm Verkürzung Lachman ++	14,5 J. (w)
	Übergangsfr. epiphysär (8) ohne Dislok.	Punktion Gips	keine Angabe	komplexe Instabilität	15,5 J. (m)
	Übergangsfr. epiphysär (8) mit Dislok.	off. Repos. + Schraube (Thrombose)	o.B.	komplexe Instabilität	15,5 J. (m)
	Fraktur (7) mit Dislok.	off. Repos. + Schraube + K.-Draht	keine Angabe	komplexe Instabilität	15 J. (m)

der Versorgung und die Stellung nach Therapieabschluß. Auch bei dieser Aufstellung läßt sich keine Korrelation zwischen den erlittenen Verletzungen, der Art der Versorgung und den Nachuntersuchungsbefunden feststellen.

Zusammenfassung

Insgesamt scheinen die Verletzungen (Epiphysenfraktur, Epiphysenlösung, Ausriß der Tuberositas tibiae, der proximalen Tibia), die sich in der Mehrzahl kurz vor Abschluß des Wachstums ereignen, keine wesentlichen Probleme zu machen. Bemerkenswert allerdings die hohe Zahl der Bandinstabilitäten zum Zeitpunkt der Nachuntersuchung. Eine genauere Diagnostik des Kniegelenkbandapparates bis zur Arthroskopie bei solchen Verletzungen ist zu empfehlen, um für die Zeit nach Abschluß des Wachstums Therapieempfehlungen aussprechen zu können.

Ausrißfrakturen der Eminentia intercondylaris bei Kindern und Jugendlichen

H.-G. Breyer

Abteilung für Unfallchirurgie, Sankt Gertrauden-Krankenhaus, Paretzer Straße 12, D-10713 Berlin (Wilmersdorf)

Häufigkeit

Kreuzbandverletzungen kommen bei Kindern und Jugendlichen selten vor. Das kann auch nach intensiverer Anwendung der Arthroskopie beim kindlichen Hämarthros in den letzten Jahren festgestellt werden (Angel u. Hall 1989; Carl et al. 1990; Blauth et al. 1990; Knaepler et al. 1990). Während jedoch früher intraligamentäre Kreuzbandrupturen beim Kind als Ausnahme betrachtet und als häufigste Verletzungen der Kreuzbänder die tibialen Ausrißfrakturen der Eminentia intercondylaris angesehen wurden (Jonasch u. Bertel 1981; Hertel 1981; Häring u. Schenk 1981), wissen wir nach häufigem Einsatz der Arthroskopie beim kindlichen Hämarthros, daß die tibialen Kreuzbandausrisse lediglich knapp 1/3 aller vorderen Kreuzbandläsionen ausmachen (Carl et al. 1990; Knaepler et al. 1990; Helml et al. 1990; Hertel u. Bernard 1990).

Diagnose und Therapie

Die Diagnose der Ausrißverletzung ergibt sich aus Röntgenaufnahmen des Kniegelenkes in 2 Ebenen. Weitergehende Röntgenaufnahmen, insbesondere CT-Untersu-

Hefte zu „Der Unfallchirurg", Heft 249
Zusammengestellt von K. E. Rehm

chungen, sind nicht notwendig. Die Klassifikation dieser Verletzungen erfolgt nach Meyers und McKeever (1970) in die Typen I, II, III und IIIA, wobei die Typen I und II unvollständige, die Typen III und IIIA vollständige Lösungen ohne und mit Rotation des gelösten Fragmentes darstellen. Zifko und Gaudernak (1984) wiesen darauf hin, daß knöcherne tibiale Kreuzbandausrisse auch ohne Beteiligung der Eminentia intercondylaris auftreten können. Dies erscheint nicht nur von akademischem Interesse, da diese Ausrisse grundsätzlich operiert werden müssen. Eine Unterscheidung ist im seitlichen Röntgenbild möglich.

Die Therapie erfolgt in der Literatur nicht einheitlich. Während alle Autoren vorschlagen, den Typ I konservativ zu behandeln, werden Ausrisse der Typen II und III von einigen Autoren konservativ (Meyers u. McKeever 1970: v. Laer u. Brunner 1984; Zifko u. Gaudernak 1984), von anderen jedoch operativ (Hertel 1981; Häring u. Schenk 1981; Hertel u. Bernard 1990) behandelt.

Viele Autoren berichten von guten Repositionsergebnissen bei Typ II- und -III-Verletzungen (Zifko u. Gaudernak 1984) und stellen nach geschlossener Reposition das Knie in Streckstellung für die Dauer von 6 Wochen im Gipstutor ruhig.

Für das operative Vorgehen werden offene Verfahren wie die transepiphysäre Verschraubung (v. Laer u. Brunner 1984; Häring u. Schenk 1981) oder die transepiphysäre Naht mit Draht (Blount 1957) oder resorbierbarem Material (Vicryl: Zifko u. Gaudernak 1984; / PDS: Blauth et al. 1990) oder die Kirschner-Draht-Fixation vorgeschlagen.

Als elegantes Verfahren hat sich die arthroskopische Reposition und Refixation mit intraartikulären transcutanen Kirschner-Drähten erwiesen (McLennan 1982; Lais et al. 1987).

Das Spektrum der Behandlung stellt sich in der Literatur wie folgt dar.

Tabelle 1

Konservativ	Typ I	Typ II	Typ III
Punktion des Hämarthros	ja	ja	nein
Ruhigstellung ohne Reposition	ja	ja	(ja)
Reposition und Ruhigstellung	ja	ja	ja
Arthroskopie, Reposition, Ruhigstellung	nein	ja	ja

Tabelle 2

Operativ	Typ I	Typ II	Typ III
Offene Reposition, Fixation mit K-Drähten	nein	ja	ja
Offene Reposition, Schrauben-osteosynthese	nein	(ja)	ja
Offene Reposition, Drahtcerclage	nein	(ja)	ja
Offene Reposition, PDS-/Dexoncerclage	nein	nein	ja
Offene Reponsition, Fibrinklebung	nein	nein	ja
Arthroskop. Reposition, transartikuläre K-Draht-Fixation	nein	(ja)	ja

Aus einzelnen kleineren Sammelstudien geht hervor, daß die Prognose dieser Verletzungen offensichtlich unabhängig von der Vollständigkeit des Repositionsergebnisses und im ganzen gut ist. Eine Abhängigkeit von der Therapie scheint nicht zu bestehen.

Sammelstudie der AG Kindertraumatologie

Die Arbeitsgemeinschaft für Kindertraumatologie der Deutschen Gesellschaft für Unfallchirurgie hat versucht, in einer retrospektiven Sammelstudie Behandlungsergebnisse dieser seltenen Verletzungen zusammenzustellen. Beteiligt an der Studie haben sich 10 Kliniken in Deutschland, der Schweiz und in Ungarn. Insgesamt konnten 72 Fälle ausgewertet werden. Von diesen gehörten 7 zum Typ I, 34 zum Typ II und 31 zum Typ III nach Meyers u. McKeever. Das Durchschnittsalter bei den einzelnen Verletzungstypen war einheitlich bei 10,7 Jahren. Als Unfallursachen zeigten sich einerseits gehäuft Sportunfälle, andererseits Verkehrsunfälle mit dem Fahrrad bzw. Fahrradstürze.

Als Begleitverletzungen bestanden bei 42 der 72 Kinder ein deutliches Hämarthros, während die übrigen Verletzungen (Meniskus, Knorpel, mediale/laterale Instabilitäten) sehr selten waren. Meistens handelte es sich bei der Knieverletzung um eine Einzelverletzung. Die Therapie erfolgte bei 70 der 72 Kinder stationär mit einer durchschnittlichen Behandlungsdauer von 16,6 Tagen bei konservativer und von 17,4 Tagen bei operativer Behandlung. 27 Kinder wurden konservativ, 43 operativ behandelt. Während bei den Verletzungen des Typs I jeweils nur die Ruhigstellung oder die Punktion des Hämarthros und die Ruhigstellung erfolgen, wurden Verletzungen des Typs II ganz unterschiedlich behandelt, hier wurde praktisch das gesamte Spektrum der konservativen und operativen Therapie eingesetzt. Von den Verletzungstypen III wurde lediglich 1 Fall konservativ und die übrigen 30 operativ behandelt. Hier ergaben sich Häufungen bei den offenen Repositionen und Verschraubungen sowie den Drahtcerclagefixationen (s. Tabelle 3 und 4).

Tabelle 3. Eminentia-Ausrisse (Sammelstatistik)

n = 29/72	Typ I	Typ II	Typ III
Konservativ			
1 Gips	4	5	0
2 Punktion			
1 + 2	3	5	0
3 Repos/Gips	0	3	1
2 + 3	0	5	0
3a arthr. R/Gips	0	3	0
4 Repos/KD	0	0	0
AG Kindertraumatologie 1994			

Tabelle 4. Eminentia-Ausrisse (Sammelstatistik)

n = 43/72	Typ I	Typ II	Typ III
Operativ			
1 off. R/KD/Gips	0	0	2
2 off. R/Schraube	0	6	9
4a off. R/Cercl.	0	7	13
4b off. R/PDS-Dexon	0	0	4
4c off. R/Fibrin	0	0	2
AG Kindertraumatologie 1994			

Die durchschnittliche Ruhigstellungsdauer betrug bei konservativer Behandlung 5,8, bei operativer Behandlung 6,0 Wochen, die Materialentfernung bei operativer Behandlung erfolgte zwischen 6 und 104 Wochen nach der Operation, im Durchschnitt nach 24 Wochen. Die Aufnahme sportlicher Aktivitäten wurde bei konservativ behandelten Verletzungen durchschnittlich nach 11,7 Monaten, bei operativ behandelten jedoch erst nach 29,4 Monaten erlaubt.

Im Rahmen der Nachuntersuchung konnten zwischen 3 Monaten und 21 Jahren nach dem Unfallereignis, durchschnittlich nach 6,7 Jahren 52 Verletzte untersucht werden. 58 von ihnen hatten dabei ein freies Gangbild, bei 4 war ein leichtes Hinken zu beobachten. Eine Beinlängenverkürzung kam jeweils in 2 Fällen bei Verletzungen der Typen II und III vor, eine Verlängerung bei 3 bzw. 2 Patienten. Die gemessenen Differenzen sind jedoch nicht sicher auf die Eminentia-Verletzungen zu beziehen, da die Differenzen zwischen 0,5 und 1,5 cm und nur in einem Falle bei 2 cm lagen und bei einigen der Patienten Begleitverletzungen bestanden

Achsenfehlstellungen sehr geringen Ausmaßes wurden bei 5 Verletzungen des Typs II beobachtet. Extensionsdefizite zwischen 5 und 10° waren ebenfalls nur bei 2 bzw. 3 Patienten der Typen II und III vorhanden. Auffällig war, daß jeweils 2 Patienten mit Verletzungen der Typen II und III eine Hyperextension der verletzten Extremität von 5 bis maximal 15° aufwiesen. Endgradige Flexionsbehinderungen waren bei 3 Patienten des Typs II und 6 Patienten des Typs III vorhanden.

Die klinische Untersuchung der Bandstabilität ergab Instabilitäten des vorderen Kreuzbandes bei einem Patienten mit Typ I-Verletzung, bei 6 Patienten mit Typ II-Verletzung und bei 9 Patienten mit Typ III-Verletzungen. Diese Beobachtungen stehen im Widerspruch zur Literatur, da von den meisten Autoren keine verbleibenden Restinstabilitäten beschrieben wurden. Bei 2 Patienten mit Typ III-Verletzungen wurde eine hintere Instabilität nachgewiesen, ebenso bei zwei Patienten Kollateralbandinstabilitäten, wobei bei einem Patienten primär eine Kollateralband-Begleitverletzung vorgelegen hatte. Vergleicht man die konservative und die operative Behandlung der Typ II-Verletzung, so zeigt sich, daß die 21 konservativ behandelten Patienten (einschl. 3 arthroskopisch reponierter Verletzungen ohne Fixation) wesentlich bessere Ergebnisse aufwiesen: Von 14 Nachuntersuchten hatten 10 überhaupt keinen pathologischen Befund, 5 geringe Extension- oder Flexionsdefizite und je 1 Patient eine Verkürzung (im Oberschenkelbereich) und eine Valgsfehlstellung (bei gleichzeitiger proximaler Tibiametaphysenfraktur). Bei einem Patienten wurde über einen positiven Lachman-Test berichtet.

Bei den 10 Nachuntersuchten der 13 operativ behandelten Patienten war nur bei einem kein pathologischer Befund zu erheben. 4mal lagen Extensions- oder Flexionsdefizite vor, 2mal Beinverkürzungen und 5mal geringe oder einfach positive vordere Instabilitäten.

Zusammenfassend ist festzustellen, daß Ausrißverletzungen der Eminentia intercondylaris seltener als direkte Kreuzbandverletzungen bei Kindern sind. Die Prognose der Verletzungen scheint nach den Ergebnissen der Sammelstudie deutlich abhängig vom Dislokationsgrad und vom Ergebnis der erreichten Reposition zu sein. Wegen der relativ häufigen verbleibenden Restinstabilitäten des vorderen Kreuzbandes erscheint es angebracht, auch bei eindeutiger röntgenologischer Diagnose das Kniegelenk arthroskopisch zu untersuchen, um festzustellen, ob neben der Ausrißverletzung nicht zusätzlich eine intraligamentäre Teilruptur des vorderen Kreuzbandes vorliegt. Die Arthroskopie dient zusätzlich zum Ausschluß bzw. zur Behandlung von Begleitverletzungen und der Therapie des Hämarthros. Die von McLennan (1982) vorgeschlagene und von Hertel und Mitarbeitern (1990) durchgeführte Methode der arthroskopischen Reposition und Kirschnerdrahtfixation des Eminentiaausrißfragmentes ist von keinem der an der Sammelstudie beteiligten Autoren durchgeführt worden.

Die operative Behandlung der Typ II-Verletzungen scheint zu schlechteren Ergebnissen zu führen als die konservative, wobei Ergebnisse arthroskopischer Reposition und Fixation nicht beurteilt werden konnten.

Als weiterer Schluß aus der Sammelstudie ergibt sich, daß bei der Behandlung weniger experimentiert werden sollte, da die „biologischen" Verfahren mit resorbierbaren Materialien wie PDS und Dexon mit einer hohen Komplikationsquote, insbesondere mit Infektionen belastet waren. Insbesondere die Verwendung von resorbierbaren Bändern oder Kordeln muß kritisch überdacht werden. Monofiles Material scheint besser geeignet zu sein. Zu empfehlen ist außerdem die Verwendung einheitlicher Scores zur Nachuntersuchung, um bessere Vergleichbarkeit der Ergebnisse zu erzielen.

Literatur

Angel KR, Hall DJ (1989) Anterior cruciate ligament injury in children and adolescents. Arthroscopy 5:197–200

Blauth M, Lobenhoffer P, Haas N (1990) Therapie und Behandlungsergebnisse von Kreuzbandausrissen und -rupturen bei Kindern und Jugendlichen. In: Rahmanzadeh R, Breyer HG (Hrsg) Verletzungen der unteren Extremitäten bei Kindern und Jugendlichen. Springer, Berlin Heidelberg

Blount WP (1957) Knochenbrüche bei Kindern. Thieme, Stuttgart

Carl C, Hagena FW, Schroers U, Refior J (1990) Die vordere Kreuzbandläsion im Kindes- und Jugendalter. In: Rahmanzadeh R, Breyer HG (Hrsg) Verletzungen der unteren Extremitäten bei Kindern und Jugendlichen. Springer, Berlin Heidelberg

Häring M, Schenk R (1981) Zur transepiphysären Verschraubung des intercondylären Eminentiaausrisses am wachsenden Skelett. Unfallheilkunde 84:204–208

Hertel P (1981) Ergebnisse der operativen Behandlung von Eminentia-Ausrissen des Kniegelenkes im Kindesalter. Unfallheilkunde 84:387–404

Hertel P, Bernard M (1990) Kniebandverletzungen bei Kindern bis zu 14 Jahren. Arthroskopie 3:99–111

Jonasch E, Bertel (1981) Verletzungen bei Kindern bis zum 14. Lebensjahr. Hefte Unfallheilkd 150, Springer, Berlin Heidelberg New York

Knaepler H, Petermann J, Gotzen L (1990) Die Kreuzbandruptur im Kindes- und Jugendalter – Diagnostik, Morphologie und Therapie. In: Rahmanzadeh R, Breyer HG (Hrsg) Verletzungen der unteren Extremitäten bei Kindern und Jugendlichen. Springer, Berlin Heidelberg

Krämer J, Rosenthal A (1990) Arthroskopie auch bei Kindern und Jugendlichen. Arthroskopie 3:91–92

Laer v. L, Brunner R (1984) Einleitung und Therapie der Ausrißfrakturen der Eminentia intercondylica im Wachstumsalter. Unfallheilkunde 87:144–150

Lais E, Hertel, Goudarzi AM (1987) Die arthroskopische Versorgung der dislozierten Ausrisse der Eminentia intercondylica bei Kindern und Jugendlichen. Unfallchirurg 90:471–477

McLennan JG (1982) The role of arthroscopic surgery in the treatment of fractures of the intercondylar eminence of the tibia. J Bone Joint Surg 64–B:477–480

Meyers MH, McKeever FM (1970) Fracture of the intercondylar eminence of the tibia. J Bone Joint Surg 52–A:1677–1684

Zifko B, Gaudernak T (1984) Zur Problematik in der Therapie von „Eminentiaausrissen" bei Kindern und Jugendlichen. Behandlungsergebnisse anhand einer neuen Fraktureinteilung. Unfallheilkunde 87:267–272

Metaphysäre Frakturen

J. Engert

Kinderchirurgische Klinik, Universitätsklinik, Wiedumerstraße 8, D-44627 Herne

(Manuskript nicht eingegangen)

Hefte zu „Der Unfallchirurg", Heft 249
Zusammengestellt von K. E. Rehm

XXI. Arbeitsgemeinschaft Scoring

Vorsitz: H. J. Oestern, Celle; E. Neugebauer, Köln

Die Entwicklung verschiedener Traumascoresysteme

H.-J. Oestern, K. Kabus und G. Rieger

Klinik für Unfall- und Wiederherstellungschirurgie, Allgemeines Krankenhaus Celle, Siemensplatz 4, D-29223 Celle

In der Literatur der letzten Jahre steigt die Zahl der Scores zur quantitativen Erfassung der Verletzungsschwere ständig. Wesentliches Ziel dieser Klassifikationen war und ist eine frühzeitige Erkennung der Gefährdung des Patienten, um hieraus Hinweise auf die erforderliche Behandlung, von der Auswahl des Rettungsmittels bis zur Therapieplanung auf der Intensivstation abzuleiten. Ein Vergleich von Ergebnissen kann allerdings nur erzielt werden, wenn diese inhomogene Patientengut quantitativ beurteilt wird. Im Folgenden sollen präklinische Scores und definitive Klassifizierungen der Verletzungsschwere dargestellt werden.

Präklinische Scores

In der präklinischen Periode stehen nur begrenzte diagnostische Mittel zur Verfügung. Ein Vertreter der großen Gruppe physiologisch orientierter Klassifikationen für Mehrfachverletzte ist der Traumascore von Champion [3], der die Glasgow-Coma-Scale, die Kapillarfüllung, die Atemmechanik, den systolischen Blutdruck und die Atemfrequenz umfaßt. Aufgrund einer differenzierten Wertung waren maximal 16 Punkte erreichbar. Bei einer Gesamtpunktzahl von 12 und weniger wurde eine sofortige Verlegung in ein Traumazentrum empfohlen. Wegen der subjektiven Beurteilung der Parameter Atemmechanik und Kapillarfüllung wurde 1989 der Revised-Trauma-Score eingeführt [4, 5]. Die Parameter Glasgow-Coma-Scale, systolischer Blutdruck und Atemfrequenz wurden entsprechend einer Scalierung von 0–4 vereinheitlicht und durch regressionsanalytisch ermittelte Koeffizienten gewichtet.

Die Crams-Scale [8] bewertet Kreislauf, Atmung, Abdominalbefund, Motorik und Sprache mit jeweils 0–2 Punkten. Bei weniger als 9 erreichten Punkten wird der Patient als schwer verletzt eingestuft. Bei gleicher Aussagekraft hinsichtlich der Letalität ist CRAMS offenbar besser als der Traumascore geeignet, darüber hinaus auch hoch

Hefte zu „Der Unfallchirurg", Heft 249
Zusammengestellt von K. E. Rehm

gradig gefährdete Patienten, die bei adäquater Behandlung überleben, zu identifizieren [8, 9].

Definitive Klassifizierung der Verletzungsschwere

Nach abgeschlossener Diagnostik ist in der Klinik eine definitive Festlegung der Verletzungsschwere möglich. Diese basiert im wesentlichen auf einer pathologisch-anatomischen Beschreibung der Verletzungen, verbunden mit einer dem Einfluß auf die Prognose entsprechenden Bewertung der Einzeldiagnosen. Die 1971 [6] entwikkelte Abbreviated Injury Scale besteht nach mehreren Revisionen inzwischen aus einem unfangreichen Katalog mit über 2.000 Diagnosen und Sypmtomen und ordnet alle Einzelverletzungen einem von sechs Schweregraden zu. Zu beachten ist, daß es sich bei der AIS um eine Ordinalskala handelt, die keine lineare Korrelation mit der Letalität aufweist. Aus der Summe der Quadrate der höchsten AIS-Schweregrade der drei am schwersten betroffenen Körperregionen errechnet sich der $ISS = AIS_1^2 + AIS_2^2 + AIS_3^2$ [1]. Wesentliche Schwächen des ISS bestehen in der fehlenden Berücksichtigung mehrerer schwerer Verletzungen einer Körperregion und in der relativen Unterbewertung der Schädelhirnverletzung [7]. Hieraus ergeben sich steile Gipfel der Letalität bei ISS-Werten von 16 und 25. Der Score korreliert in einem weiten Bereich also nicht mit der Zielgröße [7].

So werden beispielsweise einem ISS von 25 gering gefährdete Patienten mit je einer Verletzung der AIS Schweregrade 3 und 4 verschiedener Regionen ebenso zugeordnet wie solche mit einer oder mehreren lebensbedrohlichen (AIS 5) Verletzungen einer Körperregion und entsprechend hohem Risiko.

Anatomische Klassifikationen wirken durch die präzise Beschreibung der einzelnen Verletzungen besonders objektiv. Demgegenüber konnte nachgewiesen werden, daß das Urteil des Untersuchers die Bewertung sehr stark beeinflußt und es werden natürlich nur die diagnostizierten Verletzungen erfaßt.

Aus diesem Grund kombiniert das TRISS-Verfahren [2] zur Berechnung der Überlebenswahrscheinlichkeit RTS, ISS, Patientenalter und Verletzungsmechanismus. Die in der TRISS-Formel enthaltenen Koeffizienten wurden im Rahmen der „Major-Trauma-Outcome-Study" (MTOS) aus den Daten von mehr als 20.000 Patienten ermittelt.

Mit Hilfe der TRISS-Methode konnten bei prospektiver Anwendung 99,3% der Überlebenden korrekt eingeschätzt werden, die Sensitivität betrug bei penetrierenden Verletzungen 80,7%, bei stumpfem Trauma jedoch nur 58,8% [4].

Beim Polytraumaschlüssel (PTS [12]) handelt es sich um einen anatomisch orientierten Score mit differenzierter Berücksichtigung des Patientenalters. Das zugrundliegende Konzept unterscheidet sich wesentlich von dem der AIS und der auf ihr basierenden Klassifikationen. Die Bewertung der Einzelverletzungen beruht nicht auf Expertenkonsens sondern entspricht ihrem tatsächlichen, durch Diskriminanzanalyse ermittelten Einfluß auf die Letalität. Die Berechnung der Gesamtverletzungsschwere erfolgt durch einfache Addition.

Eine 1989 durchgeführte kritische Überprüfung des PTS führte zu einer Neubewertung zahlreicher Verletzungen, insbesondere die Extremitätenfrakturen konnten deutlich niedriger eingestuft werden [13, 14]. Die ursprünglich als Kriterium des Schweregrades der Schädelhirnverletzung verwendete Einteilung nach der Dauer der Bewußtlosigkeit wurde durch die GCS zum Zeitpunkt der Erstuntersuchung ersetzt. Durch Berücksichtigung des Basendefizites und des Quotienten aus arteriellem Sauerstoffpartialdruck p_aO_2 und inspiratorischer Sauerstoffkonzentration F_iO_2 bei Klinikaufnahme konnte die Genauigkeit der Vorhersage signifikant gesteigert werden [13].

Trotz des begrenzten Umfanges und des geringen methodischen Aufwandes wies der revidierte PTS auch bei prospektiver Überprüfung eine vergleichsweise hohe Vorhersagegenauigkeit auf.

Diskussion

Zur Zeit können der RTS, der ISS bzw. deren Kombination TRISS und der PTS als internationaler Standard angesehen werden.

Die TRISS-Methode weist bei stumpfen Verletzungen nur eine Sensitivität von etwa 60% auf. Ein großer Teil der Verstorbenen wird also nicht korrekt klassifiziert, weil die tatsächliche Gefährdung in Folge einiger Schwachpunkte dieses Verfahrens unterschätzt wird. Eine Bewertung der Verletzungsschwere muß neben anatomischen Kriterien auch die Reaktion auf das Trauma berücksichtigen. Diese läßt sich durch physiologische und biochemische Parameter erfassen, wobei die zweite Möglichkeit weniger genutzt wird. Beispielsweise korreliert das bei Klinikaufnahme bestimmte Basendefizit besser mit Ausmaß und Dauer der Zirkulationsstörung als hämodynamische Meßwerte und korreliert gut mit der Letalität [15].

Ein weiterer von den definitiven Klassifikationen weitgehend vernachlässigter, im Intensiv-Score-Apache aber seit Jahren enthaltener Ansatz, besteht in der Berücksichtigung chronischer Vorerkrankungen. Die Einbeziehung dieser vom Trauma unabhängigen, die Prognose aber wesentlich beeinflussenden Faktoren, dürfte die Aussagekraft künftiger Score-Systeme steigern, insbesondere deren Korrelation mit Morbiditätskriterien und Behandlungskosten [10, 11].

Dies zu erreichen, ist ein Ziel des Traumaregisters, welches die Basis für eine interne und externe Qualitätskontrolle und ökonomische Überlegungen darstellt [14].

Literatur

1. Baker SP, O'Neill B, Haddon W, Long WB (1974) The Injury Severity Score: A method for describing patients with multiple injuries and evaluating emergency care. J Trauma 14:187–196
2. Boyd CR, Tolson MA, Copes WS (1987) Evaluating trauma care: The TRISS method. J Trauma 27:370–378
3. Champion HR, Sacco WJ, Carnazzo AJ, Copes WS, Fouty WJ (1981) Trauma score. Crit Care Med 9:672–676
4. Champion HR, Copes WS, Sacco WJ, Lawnick M, Bain LW, Gann DS, Genarelli T, MacKenzie EJ, Schwaitzberg S (1990) A new characterization of injury severity. J Trauma 30:539–546
5. Champion HR, Copes WS, Sacco JW, Lawnick M, Keast SL, Bain LW (1988) The injury severity score revisited. J Trauma 28:69–77

6. Committee on Medical Aspects of Automotive Safety (1971) Rating the severity of tissue damage. I. The abbreviated scale. JAMA 215:277–280
7. Copes WS, Champion HR, Sacco WJ, Lawnick MM, Gann DS, Genarelli T, MacKenzie E, Schwaitzenberg S (1990) Progress in characterizing anatomic injury. J Trauma 30:1200–1207
8. Emerman CL, Shade B, Kubincanek J (1991) A comparison of EMT judgement and prehospital trauma triage instruments. J Trauma 31:1369–1375
9. Gormican SP (1982) CRAMS Scale: Field triage of trauma victims. Ann Emerg Med 11:132–135
10. MacKenzie EJ, Morris JA, Edelstein SL (1989) Effect of preexisting disease on length of hospital stay in trauma patients. J Trauma 29:757–765
11. Morris JA, MacKenzie EJ, Damiano AM, Bass SM (1990) Mortality in trauma patients: The interaction between host factors and severity. J Trauma 30:1476–1482
12. Oestern HJ, Tscherne H, Sturm J, Nerlich M (1985) Klassifizierung der Verletzungsschwere. Unfallchirurg 88:465–472
13. Oestern HJ, Kabus K, Neumann C (1991) Der Hannoversche Polytraumschlüssel. Hefte Unfallheilkunde 220:210–215
14. Oestern HJ, Kabus K, Rieger G (1994) Vergleich verschiedener Traumascoresysteme. Eine Übersicht. Unfallchirurg 97:177–184
15. Rutherford EJ, Morris JA, Reed GW, Hall KS (1992) Base deficit stratifies mortality and determines therapy. J Trauma 33:417–423

Leistungsfähigkeit verschiedener Score-Systeme

E. Neugebauer

Biochemische und Experimentelle Abteilung, Städt. Klinikum Merheim,
Ostmerheimer Straße 200, D-51109 Köln

Einleitung

Trotz vieler potentieller Möglichkeiten, die mit der Erfassung von Scores verbunden sind, ist der praktische Nutzen für viele Kliniker nicht erkennbar. Einschätzungen reichen von wissenschaftlicher Spielerei bis hin zu unverzichtbarem Instrument für die tägliche klinische Entscheidungsfindung am Einzelpatienten. Scores sind deshalb häufig in Mißkredit geraten, weil sie a) als Konkurrenz zum Kliniker und dessen klinischer Erfahrung gesehen wurden und b) für Fragestellungen zur Prognose am Einzelpatienten eingesetzt wurden und hier die Erwartungshaltung einer möglichst 100%igen Treffsicherheit nicht erfüllt haben. Die Vielzahl von existierenden Scores hat zusätzlich dazubeigetragen, daß sich der „normale“ Kliniker verständlicherweise abwartend verhalten hat, diese in der täglichen Routine einzusetzten. Nicht Aufwand und Nutzen haben die Diskussion um Scoresysteme bestimmt, sondern die Unzulänglichkeit einzelner Scores und die vermeintliche Verbesserung durch eine Neu- oder Weiterentwicklung bestehender Scoresysteme.

Hefte zu „Der Unfallchirurg“, Heft 249
Zusammengestellt von K. E. Rehm

Tabelle 1. Zielsetzungen und Bedeutung von Scores

Ziel	Bedeutung
Schweregrad, Klassifikation	Vergleiche von Patienten, Therapieverfahren und Behandlungsergebnissen
Verlaufsbeurteilung	Therapieüberwachung, Erfolgskontrolle
Therapiekontrolle (Population)	Qualitätskontrolle und Sicherung, Definition von Standards
Leistungsaufwand	Ökonomie (Personal- und Sachkosten)
Prognoseeinschätzung	Therapieentscheidungen, -planungen
Triage	Patientenselektion

Basierend auf der Erkenntnis, daß Score-Systeme im Bereich der Notfall- und Intensivmedizin einen praktischen Nutzen als Klassifikationsinstrumente, z.B. der Verletzungsschwere, Instrumente zur Therapiekontrolle und -bewertung und zur Leistungserfassung haben, hat sich die Arbeitsgemeinschaft Scoring der Deutschen Gesellschaft für Unfallchirurgie gegründet. Scores sind nicht Konkurrenz, sondern Ergänzung zur klinischen Beurteilung von Patienten und der Schlüssel zur notwendigen Qualitätskontrolle und -sicherung. Im Folgenden sollen vor allem die Bereiche angesprochen werden, in denen die Leistungsfähigkeit verschiedener Scoresysteme in der Notfall- und Intensivmedizin nachgewiesen ist. Tabelle 1 gibt einen Überblick zu Zielsetzungen und Bedeutung von Scores.

Schweregradklassifikation – Verletzungsschwere

Erster Schritt bei der Evaluierung der präklinischen Versorgung Schwerstverletzter ist die Erfassung und die Beschreibung der Verletzungsschwere. Score-Systeme haben sich dabei als geeignete Klassifikationsinstrumente erwiesen [3, 13, 16, 17, 18]. Die zur Erhebung notwendigen Befunde müssen rasch und problemlos verfügbar sein, die Berechnung der Scores sollte ohne großen zeitlichen und methodischen Aufwand möglich sein. Präklinisch hat sich international der 1981 von Champion publizierte Trauma-Score (TS) als geeignetes Instrument erwiesen. Er bewertet den Status der Vitalfunktionen und resultiert in Punktwerten von 1–16, welche mit dem Zielkriterium „Überleben" korrelieren [6]. Die Validität des TS für Köln wurde 1990 in einer prospektiven Studie belegt [3]. Eine Weiterentwicklung stellt der Revised Trauma Score (RTS) [7] aus dem Jahre 1990 dar. Hier sind die von subjektiver Beurteilung abhängigen Parameter „Atemtechnik" und „Kapillarfüllung" nicht mehr enthalten. Die Skalierung der verbleibenden Parameter wurde vereinheitlicht (jeweils 0–4 Punkte) und durch regressionsanalytisch ermittelte Koeffizienten gewichtet. Nachteilig ist, daß dieser Score keine präklinische Risikobeurteilung mehr zuläßt. Zu diesem Zweck wurde die TRIAGE-Version (T-RTS) empfohlen, die durch einfache Addition der Punktzahlen für GCS (Glasgow Coma Scale), systolischer Blutdruck und Atemfrequenz eine orientierende Beurteilung ermöglicht.

Nach abgeschlossener Diagnostik ist in der Klinik eine definitive Festlegung der Verletzungsschwere möglich. Hier hat sich international der Injury Severity Score (ISS) durchgesetzt [2]. Dieser anatomisch-morphologische Score berücksichtigt die drei am schwersten verletzten Körperregionen, er ist ein statischer Score, der zuverlässig erst nach Abschluß der Diagnostik erhoben werden kann. Für den ISS konnte in zahlreichen Studien nicht nur eine hohe Korrelation mit der Letalität, sondern auch mit der Behandlungsdauer, der Beatmungsdauer, dem Blutkonservenbedarf und dem Grad der Invalidität nachgewiesen werden. Wesentliche Schwächen des ISS bestehen jedoch in der fehlenden Berücksichtigung mehrerer schwerer Verletzungen einer Körperregion und der relativen Unterbewertung der Schädel-Hirn-Verletzung. Im deutschen Sprachraum ist darüber hinaus der Polytraumschlüssel (PTS) [14] verbreitet. Hierbei handelt es sich um einen ebenfalls anatomisch orientierten Score mit differenzierter Berücksichtigung des Patientenalters. Die Bewertung der Einzelverletzungen beruht nicht auf Expertenkonsens wie beim ISS, sondern entspricht ihrem tatsächlichen, durch Diskriminanzanalyse ermittelten Einfluß auf die Letalität.

Im Gegensatz zum PTS fehlt dem TS und ISS die Einbeziehung des Patientenalters als prognostisch wichtiges Kriterium. In der Literatur wurde gezeigt, daß die ISS-Letalität stark altersabhängig ist. Patienten im Alter zwischen 15–44 Jahren zum Beispiel versterben zu 50% mit einem ISS von 40 Punkten (Gesamtbereich von 0–75 Punkte), während für Patienten älter als 65 Jahre nur ein ISS von 20 Punkten erreicht sein muß, um mit einer Wahrscheinlichkeit von 50% zu versterben. Patientenalter, Traumascore (physiologische Parameter) und ISS (anatomisch-morphologische Parameter) sind im TRISS-Score vereint [5]. Der TRISS-Score erwies sich in einer eigenen Studie an 612 Traumapatienten, die in 32 Kliniken eingeschlossen wurden als Score mit der höchsten Sensitivität und Spezifität bezogen auf das Kriterium „Überleben".

Über die Anwendung der genannten Score-Systeme sind Diagnose, Therapie und Systemvergleiche national wie auch international möglich, für die es in der Literatur viele Beispile gibt und auf die hier nicht näher eingegangen werden kann [12].

Verlaufsbeurteilung – Einzelpatient

Für die Beurteilung des klinischen Verlaufs können Scores sowohl in der Phase der Intensivtherapie als auch zur Beschreibung der Rekonvaleszenz z.B. nach einem Trauma herangezogen werden. Die Grundidee ist, daß wenn Score-Systeme den Schweregrad einer Erkrankung quantifizieren können, dann können Änderungen von Score-Werten den Verlauf der Erkrankung beurteilen helfen. Für die Beurteilung des Intensivpatienten haben sich z.B. der APACHE II-Score, der MOF-Score von Goris und die Glasgow-Coma-Scale (GCS) durchgesetzt. Beim APACHE II-Score zeigt z.B. ein Anstieg von Score-Werten eine weitere Verschlechterung an, wohingegen ein Abfall einer Besserung des Zustandes des Patienten entspricht. Die Komplexität der pathophysiologischen Prozesse bei Intensivpatienten und die zunehmend aufwendigen Therapiemaßnahmen erschweren oft die exakte Beurteilung von Krankheitszustand und Verlauf. Score-Systeme komprimieren dagegen Einzelinformationen in einem Summenwert. Zwangsläufig ist diese Komprimierung mit einem Informationsverlust verbunden, zur Beurteilung von Trends bei Langzeitverläufen jedoch als Zusatzinformation äußerst hilfreich. Für die schnelle Kommunikation bei der Visite auf der Intensivstation oder bei der Übergabe sowie als gemeinsame Sprache zwischen Ärzten und Schwestern hat sich der APACHE II-Score als hilfreiches Instrument erwiesen.

Für die Beurteilung der Rekonvaleszenz bei einem polytraumatisierten Patienten im Verlauf sind zahlreiche Scores entwickelt worden. Beispiele sind der ADL (Activities of Daily Living) [10], wobei die Selbständigkeit des Patienten hinsichtlich Körperpflege, An- und Auskleiden, Beweglichkeit einschließlich aller Transfers und Maßnahmen der Körperhygiene bewertet werden, der BARTEL-Index oder die FIM-Skala (Functional Independence Measure). Neben diesen Instrumenten zur Beurteilung der physischen Funktionen können zur Verlaufsbeurteilung darüber hinaus Instrumente zur Messung der Lebensqualität, die zusätzlich die psychische, die soziale und die symptombeschreibende Komponente einschließen, herangezogen werden [15].

Therapiekontrolle – Populationen

Sind die notwendigen Voraussetzungen wie Nachweis der Reliabilität und Validität erfüllt können Score-Systeme wertvolle Instrumente der Qualitätskontrolle und -sicherung sein. Hier liegt das aus meiner Sicht bisher zu wenig genutzte Haupteinsatzfeld. Für die Scores in der Notfallmedizin wurde dies in exemplarischer Weise von Bouillon et al. [4] dargestellt. Neben den Testgüterkriterien muß allerdings gewährleistet sein, daß, will man nicht nur die eigene Klinik evaluieren, von allen Beteiligten der gleiche Score verwendet wird. Für die Qualitätskontrolle und -Sicherung in der Versorgung von Schwerstverletzten bietet das neuentwickelte Traumaregister der DGU [1] hierfür erstmals eine hervorragende Grundlage. Die Möglichkeiten, die hierdurch gegeben sind, wurden in der amerikanischen MTOS-Studie aufgezeigt [8]. Mit Hilfe der nationalen Traumadatenbank wurden hier Standardüberlebenskurven definiert. 140 beteiligte Kliniken dokumentierten mehr als 150.000 Patienten und konnten ihre Ergebnisqualität (Zielkriterium „Überleben") mit dem Standard vergleichen. Als Klassifikationsinstrument wurde der TRISS-Score verwendet. Mit Hilfe des nun neuentwickelten Trauma-Registers [1] der DGU aus dem der TRISS-Score errechnet werden kann, ergibt sich ebenfalls die Möglichkeit, innerhalb Deutschlands Klinikvergleiche vorzunehmen, aber darüber hinaus auch Systemvergleiche (deutsches System „stay and play" versus amerikanisches System „scoop and run") anzustellen. Die Umsetzung der Erkenntnisse aus Klinik bzw. Systemvergleichen sollte zur Verbesserung der Strukturqualität (Ressourcen), Prozeßqualität (Verwendung von Ressourcen) und Ergebnisqualität (Behandlungserfolg) beitragen.

Beurteilung des Leistungsaufwandes

Score-Systeme können helfen, sowohl den Leistungsaufwand für die Behandlung z.B. von Intensivpatienten zu dokumentieren, als auch die hierfür aufgewendeten Kosten in Relation zum Outcome (Überleben) zu bestimmen. Als Beispiel möge hier das Therapeutic Intervention Scoring System (TISS) dienen [11]. Auf dem Markt sind inzwischen Computerprogramme erhältlich, die auf der Basis des TISS sogenannte „Cost-Performance-Profiles" erstellen. Ein solches Programm ist z.B. das RIYADH-ICU-Programm (RIP) [9], welches momentan an der eigenen Klinik eingesetzt wird. Der Leistungsaufwand für die Intensivüberwachung und Behandlung eines Einzelpatienten wird im TISS-Score mit Punkten für Einzelleistungen von 1–4 belegt, die täglich zu einem Gesamtwert addiert werden [11]. Während Punktwerte von 10–19 einer Intensivüberwachung, von 20–39 einer vollen Intensivpflege entsprechen, bedeuten 40–50 Punkte eine maximale Intensivtherapie. Der tägliche therapeutische Aufwand (Score-Wert) wird in Deutsche Mark umgerechnet, wobei, basierend auf einer ökonomischen Analyse in unserer Klinik ein TISS-Punkt DM 50 entsprach. Damit liefert dieser Score eine Diskussionsgrundlage zur Berechnung des Personalschlüssels, zur operativen Ausstattung und zum Sachkostenbedarf einer Intensivstation. In England wird der TISS vom Pflegepersonal der Intensivstation erhoben. Er ist hier an einigen Kliniken bereits Grundlage der Personalplanung auf einer Intensivstation, d.h. die Schwestern selbst haben ein hohes Interesse an einer sorgfältigen Dokumentation. Ähnliche Entwicklungen sind für Deutschland mit der Einführung des GSG zu erwarten.

Fazit

Trotz vieler umstrittener Bereiche zum Einsatz von Score-Systemen in der Notfall- und Intensivmedizin (z.B. zur Prognoseeinschätzung von Einzelpatienten, für das Auftreten von Komplikationen und den Tod bzw. das Überleben oder als Triage-Instrument an der Unfallstelle oder für die Verlegung eines Patienten auf die Intensivstation) ist das nutzbare Potential wie oben ausgeführt, enorm. Ohne die Bemühungen und Versuche zur Optimierung und Weiterentwicklung bestehender Score-Systeme kritisieren zu wollen, sollten wir aber auf dem Weg dahin nicht vergessen, bisher Erreichtes auch umzusetzen.

Literatur

1. Arbeitsgemeinschaft „Scoring" der Deutschen Gesellschaft für Unfallchirurgie (DGU) (1994). Das Traumaregister der Deutschen Gesellschaft für Unfallchirurgie. Unfallchirurg 97:230–237
2. Baker SP, O'Neill B, Haddon W (1974) The Injury Severity Score: A method for describing patients with multiple injuries an evaluating emergency care. J Trauma 14:187
3. Bouillon B, Krämer M, Tiling T, Neugebauer E (1993) Traumascoresysteme als Instrumente der Qualitätskontrolle. Eine prospektive Studie zur Validierung von 7 Traumascoresysteme an 612 Traumapatienten. Unfallchirurg 96:55
4. Bouillon B, Krämer M, Paffrath T, Dimmeler S, Neugebauer E, Tiling T (1994) Qualitätssicherung in der Versorgung Schwerstverletzter: wie können Scoresysteme helfen? Unfallchirurg 97:191–198
5. Boyd CR, Tolson MA, Copes WS (1987) Evaluating trauma care: The TRISS method. J Trauma 27:370

6. Champion HR, Sacco WJ, Carnazzo AJ, Copes WS, Fouty WJ (1981) Trauma score. Crit Care Med 9:672
7. Champion HR, Sacco WJ, Copes WS, Sacco WJ, Lawnick M, Bain LW, Gann DS, Genarelli TA, Flanagen ME (1989) A revision of the trauma score. J Trauma 29:623–629
8. Champion HR, Copes WS, Sacco WJ, Lawnick MM, Keast SL, Bain LW, Flanagan ME, Frey CF (1990) The Major Trauma Outcome Study. J Trauma 30:1356
9. Chang RWS, Bihari DJ (1994) Outcome prediction for the individual patient in the ICU. Unfallchirurg 97:199–204
10. Katz S, Ford AB, Moskowitz RW (1963) Studies of illness in the aged. The index of ADL: a standardized measure of biological and psychological function. JAMA 185:914–919
11. Keene RA, Cullen DJ (1983) Therapeutic Intervention Scoring System Update. Crit Care Med 11:1
12. Neugebauer E, Bouillon B (1994) Leitthemenheft: Scoring beim Schwerstverletzten. Unfallchirurg 4:171–237
13. Oestern HJ, Tscherne H, Sturm J, Nerlich M (1985) Klassifizierung der Verletzungsschwere. Unfallchirurg 88:465–472
14. Oestern HJ, Kabus K (1994) Vergleich verschiedener Trauma-Scoresysteme. Eine Übersicht. Unfallchirurg 4:177–184
15. Schaefer A, Neugebauer E, Bouillon B, Tiling T, Troidl H (1994) Instrumente zur Messung der Lebensqualität bei Schwerstverletzten. Unfallchirurg 4:223–229
16. Schweiberer L, Nast-Kolb D, Duswald KH, Waydhas C, Müller K (1987) Das Polytrauma – Behandlung nach dem diagnostischen und therapeutischen Stufenplan. Unfallchirurg 90:529
17. Seefelder C, Matzek N, Rossi R (1988) Polytrauma Bewertungsskalen. Notfallmedizin 14:227
18. Tscherne H, Regel G, Sturm JA, Friedl HP (1987) Schweregrad und Prioritäten bei Mehrfachverletzungen. Chirurg 58:631

Score-Systeme beim Polytrauma: Praktische und theoretische Grenzen

C. Waydhas und D. Nast-Kolb

Chirurgische Klinik und Poliklinik, Klinikum Innenstadt,
Ludwig-Maximilians-Universität München, Nußbaumstraße 20, D-80336 München

Score-Systeme wurden erstmals 1971 in die Klassifizierung von Polytraumapatienten eingeführt. Seither wurden mehr als 50 verschiedene Score-Systeme entwickelt und publiziert. Sie basieren auf der Quantifizierung der anatomisch definierten Verletzungen, des Zustands der Körperhomöostase (pathophysiologische oder biochemische Parameter) oder Kombinationen aus beiden, teilweise ergänzt durch zusätzliche Variable wie Unfallmechanismus, Alter, Vorerkrankungen. Durch ein definiertes Berechnungsverfahren wird das multifaktorielle und vielschichtige Bild der Mehrfachverletzung in eine einzige, möglichst objektive und nachvollziehbare Zahl kondensiert. Der so berechnete Punktewert spiegelt die Verletzungsschwere wider. Die ursprüngliche Intention bei der Entwicklung von Score-Systemen war die Vergleich-

Hefte zu „Der Unfallchirurg“, Heft 249
Zusammengestellt von K. E. Rehm

barkeit von Patientengruppen, um Therapieverfahren zu evaluieren, Problembereiche zu erkennen, Fortschritte zu dokumentieren oder einen Vergleich zwischen verschiedenen Krankenhäusern zu ermöglichen. Scores stellen gegenwärtig die Basis für die Qualitätskontrolle und Qualitätssicherung dar. Für die Evaluierung von Therapieverfahren ist die Kenntnis der Verletzungsschwere der zu vergleichenden Kollektive unabdingbare Voraussetzung. Weiterhin wird der Verletzungs-Score individueller Patienten für die Suche nach fehlerhaft behandelten Patienten, für die Selektion von Patienten zur Aufnahme in wissenschaftlichen Studien oder sogar als Kriterium für Therapieentscheidungen eingesetzt oder propagiert. Somit können Scores zu weitreichenden Konsequenzen für Patienten aber auch ganze Abteilungen oder Institutionen führen.

Ergebnisse und Diskussion

Score-Systeme stellen aber nicht die Realität selbst dar, sondern sind nur Meßverfahren. Wie alle Meßmethoden unterliegen auch sie einer Reihe von Qualitätsanforderungen. Sie müssen reliabel, valide und praktikabel sein. Außerdem sollten die Rahmenbedingungen für die Interpretation der Meßwerte definiert sein. Für nur wenige der zahlreichen Polytraumascores (ISS, PTS, RTS) sind Untersuchungen zu diesen Qualitätsaspekten bekannt. Aus den Ergebnissen lassen sich eine Reihe von Problemen und Grenzen der Scores ableiten (Waydhas 1994):

Untersuchungsabhängigkeit (Reliabilität)

Bei 15 Untersuchern differierte der mittlere ISS von 375 Traumapatienten zwischen 10,9 und 18,5 Punkten, wobei ärztliches und Pflegepersonal zuverlässiger bewertete als medizinisch-technisches Personal (McKenzie 1985). Waydhas et al. (Waydhas 1992) fanden bei 107 Patienten, je nach Untersucher, einen mittleren ISS zwischen 33,1 und 39,2 Punkten ($p < 0{,}001$). Bei den individuellen Scores von Patienten wichen die Werte um bis zu 80% voneinander ab, wobei in dem Bereich zwischen 35 und 60 Punkten, in dem die Prognoseabschätzung am schwierigsten ist, die größte Streuung bestand. In einer weiteren Studie konnte gezeigt werden, daß bei 37 Patienten und einem mittleren ISS von $29{,}7 \pm 6{,}2$ Punkten die Standardabweichung zwischen den 9 Scoren größer war als beim PTS ($29{,}2 \pm 4{,}1$) (Teijink 1993). Die untersucherbedingten Unterschiede waren jedoch auch beim PTS für Patientenkollektive signifikant verschieden (Variationen zwischen 39,7 und 30,8 Punkten) und wiesen für einzelne Patienten Differenzen bis zu 70% auf (Waydhas 1992).

Die Analyse dieser unerwartet hohen untersucherabhängigen Schwankungsbreite ergab folgende Beobachtungen:

a. bessere mediziniche Kenntnisse bei Ärzten und Pflegepersonal führen zu einer zuverlässigeren Übertragung der Diagnosen aus dem Entlassungsbericht in die Diagnosen der Scores (MacKenzie 1985),

b. erfahrene Scorer bewerten die Verletzungsschwere in der Regel höher (Waydhas 1992),
c. die Übereinstimmung innerhalb derjenigen Scorer, welche zuvor in einem Team gearbeitet hatten war sehr gut (Foltin 1993, Waydhas 1992).

Somit birgt die Score-Berechnung ein deutliches Risiko für eine (unbewußte) Beeinflussung des Ergebnisses (Bias).

Daraus lassen sich Maßnahmen ableiten, mit denen der Einfluß des Untersuchers minimiert werden kann. Einerseits führt eine einheitliche und wiederholte Schulung der Scorer zu einem relativ homogenen Bewertungsverhalten. Zum anderen erscheint eine zentralisierte Berechnung der Scores anhand der eingesendeten Rohdaten durch ein eingespieltes und abgestimmtes Team noch zuverläßiger (DGU, AAAM).

Grenzen der Einzelparameter (Reliabilität)

Dabei kann die Genauigkeit der Scoreberechnung im wesentlichen durch 2 Aspekte beeinträchtigt werden: (1) Mehrdeutige Interpretationsmöglichkeiten treten bei den anatomisch ausgerichteten Scores (PTS, Scores basierend auf dem AIS) beispielsweise auf, wenn eine Diagnose der Patientenakte in der Score-Anleitung nicht genau so vorhanden ist oder anders bezeichnet wird. Dann muß die am zutreffendste Diagnose in der Score-Anleitung gefunden werden. Verschiedene Scorer treffen diese Zuordnung aber unterschiedlich. (2) Bei physiologischen Scores (z.B. TS, RTS, GCS) deren Einzelparameter oft durch (subjektive) Untersuchung erhoben werden, kann die exakte und reproduzierbare Datenerfassung mitunter schwierig sein. Beim TS beispielsweise ist die Rekapillarisierungszeit bei schlechter Beleuchtung erschwert [9] und die verbale Antwortreaktion im Glasgow-Coma-Scale ist beim beatmeten Patienten nicht in der Art und Weise zu prüfen, wie vorgeschrieben. Entsprechende Modifikationen des GCS für intubierte Patienten sind aber nicht evaluiert. Damit besteht eine nicht zu unterschätzende Gefahr, daß diese Werte „extrapoliert" werden und der Scorewert verfälscht oder gar manipuliert wird.

Grenzen der Durchführbarkeit (Praktibilität)

Die praktische Anwendung von Scores wird auch durch den Aufwand, den ihre Berechnung erfordert, eingeschränkt. So werden für das AIS-Scoring aus den Patientenakten mindestens 15 min pro Patient benötigt. Auch hier könnte eine zentralisierte Scoring-Einrichtung den Aufwand für die einzelnen Anwender (z.B. Kliniken) reduzieren.

Einfluß der Patientenselektion (Validität)

Ganz erheblichen Einfluß auf die Zuverlässigkeit eines Scores hat die Selektion der Patienten sowohl bei der Evaluierung eines Score-Systemes als auch bei der anschließenden Anwendung. Als einziges Meßverfahren erlaubt die TRISS-Methode die

Überprüfung (M Statistik), ob die Studien- und Referenzpatienten vergleichbar sind. Einige Probleme seien exemplarisch genannt: Ein schweres Schädel-Hirn-Trauma kann allein, vollkommen unabhängig vom Vorliegen oder Fehlen weiterer Verletzungen, die Prognose des Patienten bestimmen. Im Injury Severity Score (ISS) erreicht ein Patient mit isoliertem schwerem SHT zwar innerhalb der Region „Schädel“ die Maximalzahl von 25 Punkten (Überleben unsicher), diese 25 Punkte entsprechen aber nur 33% der maximal erreichbaren Punktezahl von 75 (Foltin 1993) und können durch Kombinationsverletzungen (mit niedriger Letalität) übertroffen werden. Sind in einer Patientenpopulation viele schwere Schädel-Hirn-Traumatisierte enthalten, so führt dies zu einer hohen Letalitätsrate bei relativ geringen Scorewerten. Dies könnte fälschlicherweise zu dem Schluß verleiten, daß die Behandlung in dieser Klinik schlecht sei. Ähnliches gilt für Patienten mit Stürzen aus geringer Höhe, also der Gruppe der alten Menschen mit Frakturen am coxalen Femurende. Auch sie weisen eine relativ hohe Sterblichkeit auf, gemessen an der mit einem Score berechneten Verletzungsschwere.

Grenzen der Aussagekraft (Validität)

Scores sind praktisch ausschließlich bezüglich der Letalität validiert. Dies bedeutet, daß die Verletzungsschwere, welche durch den Score ausgedrückt wird, an der Sterblichkeit bemessen wurde. Dementsprechend ist es unzuläßig aus der Höhe eines Scorewertes etwa auf das Risiko für ein posttraumatisches Organversagen oder auf die Behandlungsdauer zu schließen. Ungeeignet sind Trauma-Scores um das Langzeitergebnis und den Grad der endgültigen Rehabilitation und Wiedereingliederung ins Arbeitsleben vorherzusagen (Collopy 1992). Patienten selbst mit schwerstem Thoraxtrauma haben, sofern sie die unmittelbaren Unfallfolgen überleben in aller Regel eine vollständige Restitution. Dagegen kann eine vergleichsweise ungefährliche Fraktur im Extremitätenbereich zu einer langandauernden und schwerwiegenden Einschränkung der Lebensqualität führen. Weiterhin besteht auch keine Korrelation zwischen der scoredefinierten Traumaschwere und den stationären Gesamtbehandlungskosten polytraumatisierter Patienten. Bei der Interpretation von Scorepunkten ist besonders zu beachten, daß es sich ausschließlich um Wahrscheinlichkeiten handelt, mit denen jegliche Folgerungen, Auswirkungen, Vorhersagen etc abgeleitet werden können. Sie bleiben damit in der Anwendung auf individuelle Patienten problematisch und können in diesem Zusammenhang immer nur als hinweisende aber niemals als beweisende Hilfsmittel herangezogen werden. Selbst wenn ein bestimmter Scorewert eine 80%ige Wahrscheinlichkeit des Überlebens anzeigt, so versterben normalerweise trotzdem 1 von 5 Patienten.

Schlußfolgerungen

Diese lange Liste von Problemen, Einschränkungen und Grenzen bei der Anwendung von Score-Systemen mag den Eindruck erwecken, daß diese Klassifizierungen ungeeignet seien. Die Traumascores sind jeoch ein unverzichtbares Meßinstrument für das

Qualitätsmanagement in der Polytraumaversorgung, für die Traumaforschung und für die Weiterentwicklung von Behandlungsmethoden.

Gerade die gute Kenntnis über die Schwächen dieser Meßmethode schützt den Anwender und Benutzer vor einem allzu unkritischen und unreflektierten Glauben an die Richtigkeit des gemessenen Werts, vermindert das Risiko weitreichender Fehlinterpretationen und Mißdeutungen und erlaubt bei bekannten Problembereichen die gezielte Anwendung von Verbesserungsmaßnahmen.

Literatur

Arbeitsgemeinschaft „Scoring“ der Deutschen Gesellschaft für Unfallchirurgie (DGU) (1994) Das Traumaregister der Deutschen Gesellschaft für Unfallchirurgie. Unfallchirurg 97:230

Association for the advancement of automotive medicine (1990) The abbreviated injury scale. 1990 revision

Collopy BT, Tulloh BR, Rennie GC, Fink RLW, Rush JH, Trinca GW (1992) Correlation between injury severity scores and subjective ratings of injury severity: a basis for trauma audit. Injury 23:489

Foltin E, Helml F, Rodemund CH, Haller H (1993) Polytrauma und Letalitätsvorhersage. Unfallchirurgie 19:81

MacKenzie EJ, Shapiro S, Eastham JN (1985) The abbreviated injury scale and injury severity score: Levels of inter- and intrarater reliability. Medical Care 23:823

Teijink JAW, Dwars BJ, Patka P, Haarman HJThM (1993) Scoring multitrauma patients: which scoring systems? Injury 24:13

Waydhas C, Nast-Kolb D, Trupka A, Kerim-Sade C, Kanz G, Zoller J, Schweiberer L (1992) Traumascores: Reproduzierbarkeit und Zuverlässigkeit. Unfallchirurg 95:67

Waydhas C, Nast-Kolb D, Ruchholtz S, Schweiberer L (1994) Praktische und theoretische Grenzen von Scoresystemen. Unfallchirurg 97:18

Scores als Entscheidungshilfe

G. Regel, H. C. Pape und H. Tscherne

Unfallchirurgische Klinik, Medizinische Hochschule Hannover, Konstanty-Gutschow-Straße 8, D-30623 Hannover

In der Traumatologie sind in den letzten Jahren eine Vielzahl von Bewertungsschemata (scores) entstanden. Einerseits dienen diese dem Einsatz im akademisch wissenschaftlichen Interesse (Objektivierung epidemiologischer Daten, Vergleichbarkeit bei Therapiestudien), andererseits sollen sie vor allem *eine Entscheidungshilfe* gerade für den unerfahrenen Kliniker bei der Behandlung von Unfallverletzten bieten.

Es treten jedoch vereinzelt Zweifel auf inwiefern solche Scoresysteme notwendig sind, im klinischen Alltag wirklich zum Einsatz kommen, oder lediglich „hochtrabende“ akademische Spielereien darstellen.

Hefte zu „Der Unfallchirurg“, Heft 249
Zusammengestellt von K. E. Rehm

Vorstellung eigener Scoresysteme

An unserer Klinik wurden seit 1985 einige Scoresysteme in die klinische Routine aufgenommen. Diese betreffen zum einen die Einschätzung des Schädel-Hirn-Traumas: *Glasgow Coma Scale* (GCS); der Gesamtverletzungsschwere polytraumatisierter Patienten: – der *Polytraumaschlüssel* (PTS), der 1985 von Oestern vorgestellt wurde (Tabelle 1) [7]. Andererseits ist ein weiterer Score zur Beurteilung von isolierten Extremitätenverletzungen eingeführt worden und detailliert in einem Bewertungsschema erfaßt (Tabelle 2). Dieser Score heißt *Hannover Fracture Scale* (HFS] [11]. Dieses seit 1989 eingesetzte Bewertungsschema beinhaltet Kriterien zur Bewertung des Knochen- und Weichteilschadens. Gleichzeitig werden jedoch auch wichtige Zusatzpakete wie Durchblutung, Ischämiezeit, Neurologie und auch Kontamination berücksichtigt.

Praxis dieser klinisch orientierten Scoresysteme

Der *Polytraumaschlüssel* (PTS) ist ein Score, der die Bedeutung der Einzelverletzung für die Prognose des Patienten und die Letalitätswahrscheinlichkeit wiederspiegelt (Tabelle 1).

Die PTS-Schweregradbeurteilung der Verletzungen einzelner Körperregionen bietet zunächst für sich eine wichtige Entscheidungshilfe. So ist z.B. bei einer Thoraxverletzung beim $PTS_{Thorax} > 8$ eine klare Indikation (auch ohne initialer respiratorischer Insuffizienz) zur Intubation und Beatmung [9].

Wesentlich bedeutender sind jedoch die *Entscheidungshilfen*, die aus der Gesamtverletzungsschwere hervorgehen:

Hier ist zunächst wie beim isolierten Thoraxtrauma, auch die Gesamt-PTS-Punktzahl als Entscheidungskriterium für die primäre Intubation und Beatmung einsetzbar. Polytraumatisierte mit einer PTS Zahl > 30 werden grundsätzlich auch ohne neurologische Symptomatik oder Ateminsuffizienz prophylaktisch intubiert.

Die Gewährleistung einer optimalen Oxygenisierung ist gerade bei diesen Patienten, die immer unter dem Einfluß eines traumatisch-hämorrhagischen Schocks stehen von enormer Bedeutung [4, 10]. Gerade dieser Gesichtspunkt wird häufig von unerfahrenen Notärzten unterschätzt, welches die Entwicklung eines protrahierten Schockgeschehens bzw. auch von Schockfolgeerkrankungen nachweislich fördert [8, 10].

Zusätzlich stellt der Polytraumaschlüssel auch bei der ersten operativen Versorgung polytraumatisierter Patienten eine wichtige *Entscheidungshilfe* dar:

So z.B. bei der Entscheidung Extremitätenerhalt bzw. -amputation wird der Wert eines derartigen Scores hervorgehoben [11]. An unserer Klinik wird bei drittgradig geschlossenen oder offenen Verletzungen einer Extremität bei Vorliegen wesentlicher Begleitverletzungen (PTS-Gruppe III oder IV) frühzeitig eine Amputation unter dem Gesichtspunkt 1) Verkürzung der initialen Operationsdauer (Vermeidung langwieriger Rekonstruktionsversuche) und damit 2) Reduzierung eines protrahierten Schockgeschehens und dadurch 3) Senkung der Lebensgefährdung, durchgeführt („life for limb"-Theorie) [12].

Tabelle 1. Der Polytrauma Schlüssel (PTS) – Aufteilung in 5 Körperregionen und Altersgruppierungen. Der Schweregrad der Verletzung läßt eine prognostische Aussage über die Letalitätswahrscheinlichkeit zu

PTS Schädel		PTS Thorax	
SHT 1°	4	Brustbein-Rippenbrüche (1–3)	2
SHT 2°	8	Rippenserienbruch	5
SHT 3°	12	R.-serienbruch bds	10
Mittelgesichtsfraktur	2	Hämatompneumothorax	2
Mittelgesichtsfraktur schwer	4	Lungenkontusion	7
		Lungenkontusion bds	9
		instabiler Thorax	3
		Aortenruptur	7
PTS Abdomen		**PTS Becken & Wirbelsäule**	
Milzruptur	9	einfacher Beckenbruch	3
Milz-u. Leberruptur	13 (18)	komb. Beckenbruch	9
Leberruptur (ausgedehnt)	13 (18)	Becken- und Urogenitalverletzung	12
Darm, Mesenterium, Niere, Pankreas	9	Wirbelbruch	
		W.-bruch mit Querschnitt	3
		Beckenquetschung	15
PTS Extremitäten		**PTS-Alter**	
Zentraler Hüftverrenkungsbruch	12	0–39 Jahre	0
Oberschenkelfraktur einfach	8	40–49	1
Oberschenkelstück-OS-Trümmerfraktur	12	50–54	2
Unterschenkelfraktur	4	55–59	3
Knieband, Kniescheibe, Sprunggelenk	2	60–64	5
Oberarm, Schulter	4	65–69	8
Ellbogen, Unterarm	2	70–74	13
Gefäßverletzung unter Ellbogen-/Kniegelenk	4	≥ 75	21
Gefäßverletzung über Ellbogen-/Kniegelenk	8		
Oberschenkel-Oberarmamputation	12		
Unterschenkel-Unterarmamputation	8		
je 2° und 3° offener Bruch 4			
große Weichteilquetschung	2		

Schweregrad der Verletzung	Punktzahl	Letalität
I	–19	bis zu 10%
II	20–34	bis zu 25%
III	35–48	bis zu 50%
IV	49–	bis zu 75%

Tabelle 2. Der Hannover Fracture Scale (HFS) – Aufteilung in 7 Schweregradkriterien. Aus der Gesamtpunktzahl resultiert die Einordnung in die Gruppierung OI–IV oder GO–III

A Fraktur

Frakturtyp	A	1
Frakturtyp	B	2
Frakturtyp	C	4

Knochenverlust	0
< 2 cm	1
> 2 cm	2

B Weichteile

Haut (Wunde, Kontusion, Schürfung)

Nein		0
< 1/4	Zirkumferenz	1
1/4–1/2	Zirkumferenz	2
1/2–3/4	Zirkumferenz	3
>3/4	Zirkumferenz	4

Hautdefekt

Nein		0
< 1/4	Zirkumferenz	1
1/4–1/2	Zirkumferenz	2
1/2–3/4	Zirkumferenz	3
> 3/4	Zirkumferenz	4

tiefe Weichteile (Muskeln, Sehnen Gelenkkapsel, Bänder)
Quetschung, Durchtrennung, Defekt

Nein		0
< 1/4	Zirkumferenz	1
1/4–1/2	Zirkumferenz	2
1/2–3/4	Zirkumferenz	3
> 3/4	Zirkumferenz	4

Amputation

Nein	0
subtotale Guillotine	1
subtotal crash	2
total Guillotine	3
total crash	4

C Durchblutung

normal	0
Inkomplette Ischämie	
(Kapillatpuls +)	1
Komplette Ischämie	
< 4 Stunden	2
4–8 Stunden	3
> 8 Stunden	5

D Nerven

Palmar-Plantarsensibilität:	ja	0
	nein	1
Finger-Zehenmotorik	ja	0
	nein	1

E Kontamination

Fremdkörper	keine	0
	einzelne	1
	massiv	2

Keimnachweis

kein	0
aerob, 1 Keimart	2
> 1 Keimart	3
anaerob	2
aerob-anaerob	4

F Allgemeine Begleitverletzungen

Monotrauma, PTS 1	0
PTS 2	1
PTS 3	2
PTS 4	4

G *nur bei WT Score >2 Punkte*
Versorgungsbeginn

6–12 Stunden	1
> 12 Stunden	3

Gesamtpunktzahl

Der prognostische Aussagewert für die Letalität wurde bereits in der Originalarbeit von Oestern 1985 erläutert [7]. So läßt sich jeder Punktzahl eine Letalitätswahrscheinlichkeit zuordnen.

Hannover Fracture Scale (HFS)

Eine wesentliche Voraussetzung für eine adäquate Frakturversorgung ist neben einer genauen Analyse der knöchernen Verletzung auch die Beurteilung des Weichteilschadens und der Schwere der Begleitverletzungen. Nur durch eine globale Schweregradbeurteilung ist ein optimales therapeutisches Vorgehen gewährleistet [5, 11].

Die Hannover Fracture Scale gliedert sich wie folgt in sechs Bereiche: Beurteilung der Fraktur, der Weichteile, der Durchblutung, der Nerven, der Kontamination, der Gesamtverletzungsschwere und des therapiefreien Intervalls (Tabelle 2). Jeder der einzelnen Bereiche, insbesondere aber die Gesamtpunktzahl stellt sowohl eine Entscheidungshilfe, als auch ein prognostisches Kriterium dar.

Je nach der Summe aller erhobenen Befunde erfolgt die Einteilung der Fraktur in die Gruppe mit keinem oder geringem Weichteilschaden (2–3 Punkte), II-gradigem (4–12 Punkte) und III-gradigem (13–69 Punkte) Weichteilschaden, sowie in IV-gradig offene Verletzungen bzw. subtotale Amputationen (> 70 Punkten). Die Bewertung mit diesem detaillierten Punkte-Score ermöglicht auch dem Unerfahrenen die genaue und objektive Beurteilung des Weichteilschadens. Ein differenziertes therapeutisches Vorgehen ist dann möglich:

Durch Berücksichtigung eines potentiellen Gefäß- oder Nervenschadens werden zusätzlich Kriterien erfaßt, die für die Entscheidung Extremitätenerhalt oder -amputation bedeutsam sind.

Probleme bei der Anwendung klinisch orientierter Scoresysteme

Die Etablierung klinischer Scoresysteme ist häufig schwierig [1, 2, 3, 6]. Meist scheitert die dauerhafte Anwendung und Verbreitung an der ungenügenden Einsicht der betroffenen Ärzte, daß der jeweilige Score überhaupt praktikabel und klinisch relevant ist. Zusätzlich fehlt vielfach das nötige Engagement bei der Dokumentation. Der klinisch Erfahrene wird sich nicht nach einem Score richten. Hinzu kommt, daß jeder Score seine Versagerquote hat, das heißt sowohl *Fehlentscheidungen* als auch *Fehlvorhersagen* zu erwarten sind [2, 3, 7].

Der Hannover Polytraumaschlüssel (PTS) ist ein anatomisch orientiertes System zur Klassifizierung der Verletzungsschwere. Er wird bei Aufnahme des Patienten in der Klinik, nach Abschluß der Initialdiagnostik erstellt. Die Gesamtverletzungsschwere berechnet sich aus der Summe aller Einzelverletzungen. Zur Berechnung des PTS sind alle Verletzungen einer von fünf Körperregionen zugeordnet. Jede Verletzung ist mit einem Punktwert versehen. Die Summe dieser Punkte ergibt die Gesamtverletzungsschwere. Hier ist somit ein Unterschied beispielsweise zum ISS gegeben, in welchem nur die drei schwersten Verletzungen aus verschiedenen Körperregionen bewertet werden [1]. Die Höhe der Punktzahl ergibt sich im ISS daraus, daß die Einzelpunkte nicht addiert sondern quadriert werden. Hierbei kann eine Über- oder Unterbewertung der Verletzungsschwere resultieren [7].

Beim PTS soll durch die Addition mehrerer Einzelverletzungen der Summationseffekt durch eine größere Anzahl nicht unmittelbar lebensbedrohlicher Verletzungen zur Geltung kommen. Ziel ist es somit, eine (wie häufig beobachtet) zu niedrige Einschätzung der Verletzungsschwere zu vermeiden. Zusätzlich findet beim PTS die prognostische Bedeutung des Alters eine Berücksichtigung.

Theoretisch könnte somit eine differenzierte Beurteilung der Verletzungsschwere durch Verwendung des PTS angenommen werden. Eine kürzlich durchgeführte Überprüfung des PTS ergab allerdings, daß der Summationseffekt, insbesonder der Extremitätenverletzungen, für das Kriterium „Überleben" nicht eine solche Aussagekraft hatte, wie in der Validisierung von 1985. Hierfür erscheinen zwei Faktoren von Bedeutung zu sein: 1) eine Änderung der Verletzungsschwere/-verteilung, d.h. des Patientengutes. 2) eine Änderung der Therapiekonzepte.

Nachweislich haben Fortschritte in der Behandlung der Extremitätenverletzungen z.B. dazugeführt, daß diese nicht mehr in dem Maße für das Überleben des polytraumatisierten Patienten ausschlaggebend sind. Es soll daher auch in dieser Hinsicht eine Überarbeitung des PTS 85 durchgeführt werden.

Die Hannover Fracture Scale (HFS) stellt eine wesentliche Fortentwicklung zur objektiven Beurteilung des Weichteilschadens dar. So läßt die ursprüngliche Einteilung nach OI-IV und GO-III noch erhebliche Fehleinschätzungen zu.

Die Ergänzung dieses Scores um die Kriterien Durchblutung (C), Nervenschaden (D), Keimnachweis (E), Allgemeine Begleitverletzungen (F), sowie Versorgungsbeginn (G) ermöglichen eine objektivere Bewertung, die durch die Einführung eines Punktesystems noch unterstützt wird [11].

Als wesentlicher Nachteil kann sicherlich die oft geforderte und hier begrenzte Praktibilität dieses Scores angeführt werden. Der Dokumentationsaufwand ist nicht unerheblich und der Score kann frühestens nach 24–48 Stunden endgültig erstellt werden.

Aus unserer Sicht hat das klinische Scoring einige wesentliche Vorteile:

Für den traumatologisch Unerfahrenen stellen diese Bewertungsrichtlinien eine bedeutende Entscheidungshilfe dar. Zusätzlich verdeutlicht der Score welches Gewicht die Einzelverletzung hat für die Gesamtprognose; aber auch wie schwer eine klinisch häufig unauffällig erscheinende Kombinationsverletzung wirklich ist.

Das wichtigste ist jedoch, daß ein guter Score potentielle Gefahren aufdeckt bevor sie klinisch manifest werden, so z.B. bei Schwerverletzten (der Gruppe III und IV nach dem PTS-Score) die Gefahr einer zu späten Intubation und Beatmung oder das Risiko einer aufgebohrten Femurmarknagelung für die Entwicklung pulmonale Komplikationen.

Immer wieder wird darauf hingewiesen, daß die frühzeitige Erkennung der Gesamtverletzungsschwere die erforderliche „Maximaltherapie" rechtzeitig initieren hilft [8, 12]. Dieses verhindert somit eine Eskalation in mancher Situation wo Spätkomplikationen sich rasch entwickeln können (ARDS/MOV).

Literatur

1. Baker SP, O'Neill B, Haddon W, Long WB (1974) The injury severity score: a method of describing patients with multiple injuries and evaluating emergency care. J Trauma 14:187
2. Champion HR, Sacco WJ, Leppar RL, Atzinger EM, Copes WS, Pralli RH (1980) An anatomic index of injury severity. J Trauma 20:97
3. Cowley RA, Sacco WJ, Gill W, Champion HR, Long WB, Copes WS, Godfarb MA, Sperrazza J (1974) A prognostic index for severe trauma. J Trauma 14:1029
4. Goris RJA, Nuytinck HKS, Redl H (1987) Scoring systems and predictors of ARDS and MOF. Prog Clin Biol Res 293:3–15
5. Helfet DL, Howey T, Sanders R, Johansen K (1990) Limb Salvage versus Amputation. Preliminary results of the Mangled Extremity Severity Score. Clin Orthop 256:80–86
6. Milholland AV, Cowley RA, Sacco WJ (1979) Development and prospective study of an anatomical index and an acute trauma index. Am Surg 45:246
7. Oestern HJ, Tscherne H, Sturm J, Nerlich M (1985) Klassifizierung der Verletzungsschwere. Unfallchirurg 88:465
8. Regel G, Sturm JA, Pape HC, Gratz KF und Tscherne H (1991) Das Multiorganversagen. Unfallchirurg 94:487–497
9. Schmidt U, Muggia-Sullam M, Holch M, Kant CJ, Brummerloh C, Frame SB, Rowe DW, Enderson BL, Nerlich M, Maull KL, Tscherne H (1993) Primärversorgung des Polytraumas. Unfallchirurg 96(6):287–291
10. Sturm JA, Regel G, Tscherne H (1991) Der traumatisch-hämorrhagische Schock. Chirurg 62:775–782
11. Südkamp N, Haas N, Flory PJ, Tscherne H, Berger A (1989) Kriterien der Amputation, Rekonstruktion von Extremitäten bei Mehrfachverletzten. Chirurg 60(11):774–781
12. Tscherne H, Oestern HJ und Sturm JA (1984) Die Belastbarkeit Mehrfachverletzter und ihre Bedeutung für die operative Versorgung. Langenbecks Arch Chir 364:71–77

Bisherige Ergebnisse des Traumaregisters der DGU

B. Bouillon und die Arbeitsgemeinschaft „Scoring" der DGU*

Städt. Klinikum Merheim, Ostmerheimerstraße 200, D-51109 Köln

Einleitung

Basierend auf der Erkenntnis, daß Scoresysteme ein potentes Hilfsmittel für die Vergleichbarkeit von Patientengruppen, für die Evaluierung von Therapieverfahren und für die Qualitätskontrolle und Qualitätssicherung darstellen, hat die Deutsche Gesellschaft für Unfallchirurgie (DGU) im Januar 1992 die Arbeitsgemeinschaft „Scoring" gegründet.

Erstes Ziel dieser Arbeitsgemeinschaft sollte die Erarbeitung einer einheitlichen Erfassung und Dokumentation von Schwerverletzten sein. In regelmäßigen Arbeitstreffen wurde über den Inhalt einer standardisierten Dokumentation diskutiert und im Januar 1993 ein erster Dokumentationsbogen vorgestellt. Dieser wurde im Sinne einer Pilotphase in sechs beteiligten Kliniken getestet. Im Oktober 1993 wurden die praktischen Erfahrungen und ersten Ergebnisse im Umgang mit dem Dokumentationsbogen diskutiert und das endgültige Traumaregister der DGU erstellt. Im April 1994 wurde das Traumaregister erstmals publiziert [1].

Aufbau des Traumaregisters

Das Traumaregister der DGU ermöglicht eine standardisierte Erfassung schwerverletzter Patienten vom Unfallort bis zur Klinikentlassung. Die Daten setzten sich aus routinemäßig zu erhebenden Parametern zusammen und sollen prospektiv dokumentiert werden. Es werden anatomische und physiologische Parameter, diagnostische und therapeutische Schritte sowie Komplikationen und Behandlungsergebnisse zu vier definierten Zeitpunkten festgehalten [1].

Zeitpunkt A erfaßt die präklinische Phase. Dokumentiert werden der Zustand des Patienten (Vitalfunktionen), die Verdachtsdiagnose des Notarztes, die vor Ort durchgeführten Maßnahmen und die Zeitabläufe.

Zeitpunkt B erfaßt die Phase in der Notaufnahme. Es werden der Zustand des Patienten (Vitalfunktionen, Laborparameter), die diagnostischen Maßnahmen, die Diagnosen, die in der Notaufnahme durchgeführten Maßnahmen und die Zeitabläufe dokumentiert.

---

* Mitglieder der Arbeitsgemeinschaft „Scoring" der Deutschen Gesellschaft für Unfallchirurgie (DGU) sind: M. Bardenheuer (Essen), B. Bouillon (Köln), S. Dimmeler (Köln), G. Exner (Hamburg), R. Inglis (Frankfurt), M. Krämer (Köln), D. Nast-Kolb (München), E. Neugebauer (Köln), U. Obertacke (Essen), H.J. Oestern (Celle), T. Paffrath (Köln), H. C. Pape (Hannover), G. Regel (Hannover), S. Ruchholtz (München), K. P. Schmit-Neuerburg (Essen), L. Schweiberer (München), C. Waydhas (München).

Hefte zu „Der Unfallchirurg", Heft 249
Zusammengestellt von K. E. Rehm

Zeitpunkt C dokumentiert den Zustand des Patienten bei Aufnahme auf die Intensivstation (Vitalfunktionen, Laborparameter).

Zeitpunkt D efaßt den Befund des Patienten bei Entlassung aus der Klinik. Dokumentiert werden der Zustand des Patienten (Vitalfunktionen), die durchgeführten Operationen sowie die definierten Komplikationen Sepsis, Organversagen und der Tod.

Im Rahmen der Dokumentation werden sowohl „fertige" Scores (Glaosgow Coma Scale, Abbreviated Injury Scale) als auch Rohdaten (Vitalparameter, Laborparameter, Diagnosen, Therapiekonzepte, Komplikationen) erfaßt, aus denen sich international gängige Scores wie Revised Trauma Score (RTS), Injury Severity Score (ISS), Polytraumaschlüssel (PTS), und TRISS berechnen lassen [1, 2, 3, 4, 5, 7, 8, 9].

Die Dokumentation wurde bewußt einfach gehalten um durch eine gute Praktikabilität eine hohe Compliance und Reliabilität bei den teilnehmenden Kliniken zu erzielen und die Fehlerquoten niedrig zu halten [1, 10]. Daher wurde auch ein ausführlicher Leitfaden (Manual) zur Ausfüllung des Traumaregisters erstellt.

Die Dokumentationsbögen werden zentral erfaßt und in eine Datenbank eingegeben. Hierzu wurde ein eigenes Softwareprogramm entwickelt. Auswertungen sind für die Gesamtpopulation ebenso wie für einzelne teilnehmende Kliniken möglich. Die Datensicherheit ist durch anonymisierte Erfassung der Patientendaten gewährleistet. Kliniksbezogene Auswertungen erfolgen ebenfalls anonymisiert.

Ziel des Traumaregister ist es, Standards zu Behandlungsstrategien und Behandlungsergebnissen zu definieren. An diesen Standards kann sich dann jede interessierte Klinik orientieren (Qualitätskontrolle). Abweichungen von der Norm sollten nach Durchführung einer Ursachenforschung intern diskutiert und Verbesserungen im Sinne der Qualitätssicherung umgesetzt werden. Score Systeme dienen dabei, als gemeinsame Sprache, der vergleichenden Klassifikation von Traumapatienten.

Ergebnisse

Im Rahmen der Pilotphase wurden vom 01.02.1993 bis zum 30.09.1994 in sechs Kliniken 306 Schwerverletzte dokumentiert und im DGU Traumaregister erfaßt. Auf Grund von Änderungen der Erhebungsbögen im Oktober 1993 sind nicht alle Parameter für jeden Patienten verfügbar.

Die erfaßte Population wurde definiert durch ein Alter von 35 Jahren, einen Injury Severity Score von 20 und einen Revised Trauma Score von 7. Zwei Drittel der Patienten waren männlich. Die beobachtete Letalität betrug 26%.

Bei 248 Patienten lagen verläßliche Informationen zur Versorgung am Unfallort (Zeitpunkt A) vor. 8 Patienten, die später die Klinik erreichten, mußten am Unfallort reanimiert werden (3%). Keiner dieser Patienten überlebte seine schweren Verletzungen. 114 Patienten wurden am Unfallort intubiert (46%), 141 Patienten (57%) analgosediert oder narkotisiert. Bei 24 Patienten (10%) wurde präklinisch eine Thoraxdrainage gelegt.

In der Notaufnahme (Zeitpunkt B) wurden zusätzlich 73 Patienten (29%) auf Grund ihrer ausgedehnten Verletzungen intubiert. 43 Patienten (17%) erhielten in der Notaufnahme eine Thoraxdrainage.

Mit Hilfe der TRISS Methodologie kann für jeden Patienten die individuelle Überlebenswahrscheinlichkeit berechnet werden [3, 4, 6, 8]. TRISS erfaßt den physiologischen Zustand des Patienten mittels Revised Trauma Score (RTS), das anatomische Verletzungsausmaß mittels Injury Severity Score (ISS) sowie den wichtigen prognostischen Faktor das Alter und kombiniert diese Informationen durch eine Regressionsformel. Die Vergleichspopulation rekrutierte sich aus der Major Trauma Outcome Study (MTOS) basierend auf mehr als 150.000 Patienten [6, 8].

Die TRISS Methodologie vergleicht die an Hand der Scores vorausgesagte Letalität mit der tatsächlich beobachteten Letalität und ermöglicht somit eine Qualitätskontrolle. Es existieren hierbei zwei Methoden der Qualitätskontrolle [8].

Mit Hilfe der PRE-Charts (preliminary outcome based evaluation) können individuelle Patienten, die ein nach dem Standard unerwartetes Outcome (Überleben/Versterben) zeigten, identifiziert und einer weiteren Analyse zugeführt werden [6, 8]. In einem Koordinatensystem werden RTS und ISS der Patienten eingetragen. Zusätzlich ist eine Linie eingetragen, die entsprechend dem MTO Standard die Überlebenswahrscheinlichkeit von 50% angibt. Patienten unterhalb dieser Linie haben eine Überlebenswahrscheinlichkeit über 50%, Patienten oberhalb dieser Linie eine Überlebenswahrscheinlichkeit von unter 50%. Hiermit kann leicht ein unerwartetes Outcome eines individuellen Patienten identifiziert werden und der Verlauf einer weiteren Analyse unterzogen werden (Audit).

Die DEF-Methode (definitive outcome based evaluation) ist aufwendiger und erfordert größere Patientenzahlen. Dabei wird die Ergebnisqualität einer Klinik für eine ganze Population am Standard gemessen [6, 8]. Grundlage ist die Bestimmung des Z-Wertes. Dieser quantifiziert statistisch die Summer der vorausgesagt Versterbenden mit den tatsächlich Verstorbenen. Ein Z-Wert kleiner –1,96 zeigt ein statistisch signifikant besseres Überleben ($p < 0{,}05$) der Population im Vergleich zum MTOS Standard an. Ein Z-Wert größer als + 1,96 zeigt ein statistisch schlechteres Überleben der beobachteten Population an.

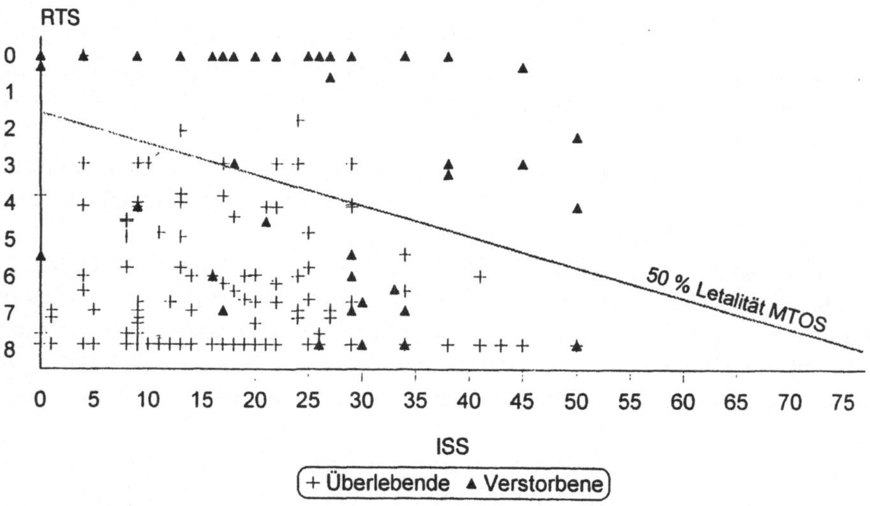

Abb. 1. Pre Chart für 193 Patienten des DGU Traumaregisters

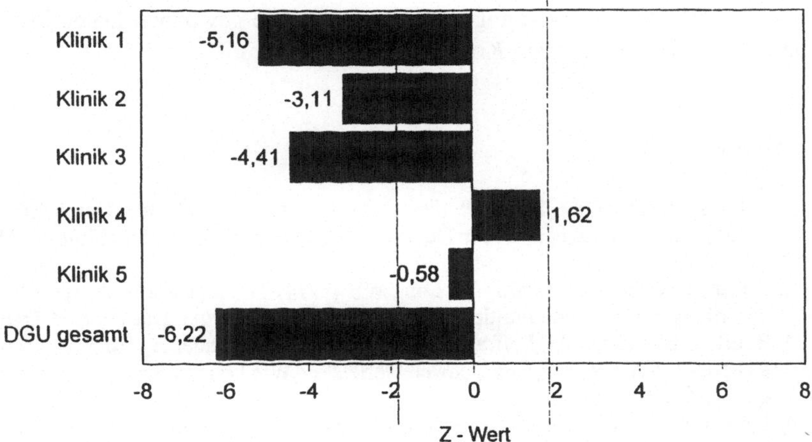

Abb. 2. Z-Statistik für 224 Patienten des DGU Traumaregisters

Die Abb. 1 zeigt das Pre-Chart für 193 Patienten des DGU Traumaregisters, deren Daten für diese Auswertung verwertbar waren. Die Abb. 2 zeigt die Z-Statistik für 223 Patienten des DGU Traumaregisters, deren Daten für die Berechnung der Z-Statistik auswertbar waren. Zur Berechnung wurde, wie in der MTOS Studie angegeben, der RTS bei Kliniksaufnahme und der endgültige ISS bei Abschluß der Behandlung herangezogen. Dabei zeigt sich, daß die im DGU-Traumaregister efaßten Patienten ein statistisch signifikant besseres Ergebnis bezüglich ihres Überlebens aufwiesen als die Patienten der MTOS Studie.

Diskussion

Das Traumaregister der DGU ist eine ausgezeichnete Möglichkeit in einem der komplexesten Felder der Unfallchirurgie, der Versorgung Schwerstverletzter, verläßliche Daten unter Beteiligung möglichst vieler Kliniken zu erheben. Ziel ist es einen Qualitätsstandard zu definieren und in der weiteren Folge Konzepte zur Qualitätsverbesserung zu erarbeiten und zu überprüfen. Voraussetzung, damit dieses gelingen kann, ist die ehrliche Erhebung der Daten, der verantwortungsvolle Umgang mit den erhobenen Daten, sowie die Bereitschaft die Ergebnisse in neue Konzeptionen in der Versorgung Schwerverletzer umzusetzen.

Es ermöglicht sowohl globale Bewertungen (TRISS Methodologie) als auch spezielle Analysen konkreter Therapien am Unfallort, wie in der Klinik. Wird die Konzeption der Frühintubation Schwerstverletzter am Unfallort tatsächlich eingehalten, wie sehen die Zeitabläufe in der Diagnostik in der Realität aus, werden kreilaufstabile Patienten mit einer intraabdominellen Blutung in einer adäquaten Zeit laparotomiert, wie sieht die Realität in der osteosynthetischen Versorgung von Frakturen großer Röhrenknochen aus und wie sind ihre Ergebnisse?

Ziel ist auch, wie oben bereits ausgeführt, eine Standard Überlebenskurve für Deutschland zu definieren. Überdies ist es möglich und geplant, ökonomische Analysen zur Polytraumaversorgung durchzuführen. Die gewonnen Daten können Grundlage für Verhandlungen mit Kostenträgern sein.

Literatur

1. Arbeitsgemeinschaft „Scoring“ der Deutschen Gesellschaft für Unfallchirurgie (DGU) (1994) Das Traumaregister der Deutschen Gesellschaft für Unfallchirurgie. Unfallchirurg 97:230
2. Baker SP, O'Neill B, Haddon W, Long WB (1974) The injury severity score: A method for describing patients with multiple injuries and evaluating emergency care. J Trauma 14:187
3. Bouillon B, Krämer M, Paffrath T, Dimmeler S, Neugebauer E, Tiling T (1994) Qualitätssicherung in der Versorgung Schwerstverletzter: Wie können Scoresysteme helfen. Unfallchirurg 97:191
4. Boyd CR, Tolson MA, Copes WS (1987) Evaluating trauma care: The TRISS method. J Trauma 27:370
5. Champion HR, Sacco WJ, Carnazzo AJ, Copes WS, Fouty WJ (1981) Trauma score. Crit Care Med 9:672
6. Champion HR, Copes WS, Sacco WJ, Lawnick MM, Keast SL, Bain LW, Flanagan ME, Frey CF (1990) The major trauma outcome study. J Trauma 30:1356
7. Oestern HJ, Tscherne H, Sturm J, Nerlich M (1985) Klassifikation der Verletzungsschwere. Unfallchirurg 88:465
8. Schmidt U, Nerlich M, Tscherne H (1993) Qualitätssicherung in der Unfallchirurgie – was bietet die TRISS-Methode. Unfallchirurg 96:283
9. Teasdale G, Jennet B (1974) Assessment of coma and impaired consciousness. A practical scale. Lancet 13:81–83
10. Waydhas C, Nast-Kolb D, Ruchholtz S, Schweiberer L (1994) Praktische und theoretische Grenzen von Scoresystemen. Unfallchirurg 97:185

XXII. Arbeitsgemeinschaft Laserchirugie

Vorsitz: H. Rudolph, Rotenburg/Wümme; M. Roesgen, Düsseldorf

Physikalische Grundlagen der Laserchirurgie

K. Giering[1], C. Philipp[2] und H.-P. Berlien[1, 2]

[1] Laser-Medizin-Zentrum Berlin, Krahmerstraße 6–10, D-12207 Berlin
[2] Fachgebiet Lasermedizin, Universitätsklinikum Benjamin Franklin, Hindenburgdamm 30, D-12200 Berlin

Allgemeine Grundlagen der Laseranwendung

Voraussetzung für eine Wechselwirkung zwischen Laser und Gewebe ist die Absorption des Laserstrahls im Gewebe. Für die thermische Wirkung ist die Umwandlung der Strahlungsenergie in Wärme notwendig. Bis zur Absorption dringt das Photon in das Gewebe ein, wobei sein Weg durch Streuergebnisse bestimmt wird. Die optische Eindringtiefe wird durch Absorption und Streuung bestimmt. Die Streuung nimmt mit zunehmender Wellenlänge ab. Das Absorptionsverhalten wird im wesentlichen durch die Wasserabsorption und die Absorption an Chromopheren wie Hämoglobin oder Myoglobin bestimmt.

In Abb. 1 sind die wichtigsten derzeit in der Medizin zur Anwendung kommenden Laser mit den entsprechenden Wellenlängen dargestellt.

Durch die Verwendung verschiedener Lasermedien können Laser unterschiedlicher Wellenlänge realisiert werden. Nach der Art der Anregungen lassen sich kontinuierlich (cw) oder gepulst (Pulslänge < 500 µs) emittierende Laser unterscheiden. Für die Gewebewirkung sind bei cw-Lasern die Leistung, der Strahlquerschnitt und die Bestrahlungsdauer, bei gepulsten Lasern die Energiedichte und die Energie pro Puls maßgeblich.

Die Fläche des Laserstrahls auf der Gewebeoberfläche heißt Fokusgröße. Als Leistungs- bzw. Energiedichte wird die auf den Strahlenquerschnitt bezogene Leistung bzw. Energie bezeichnet. Der Gesamtenergieeintrag ins Gewebe wird durch die Gesamtbestrahlungszeit (cw-Laser) bzw. durch die Gesamtpulszahl (gepulste Laser) bestimmt.

Hefte zu „Der Unfallchirurg“, Heft 249
Zusammengestellt von K. E. Rehm

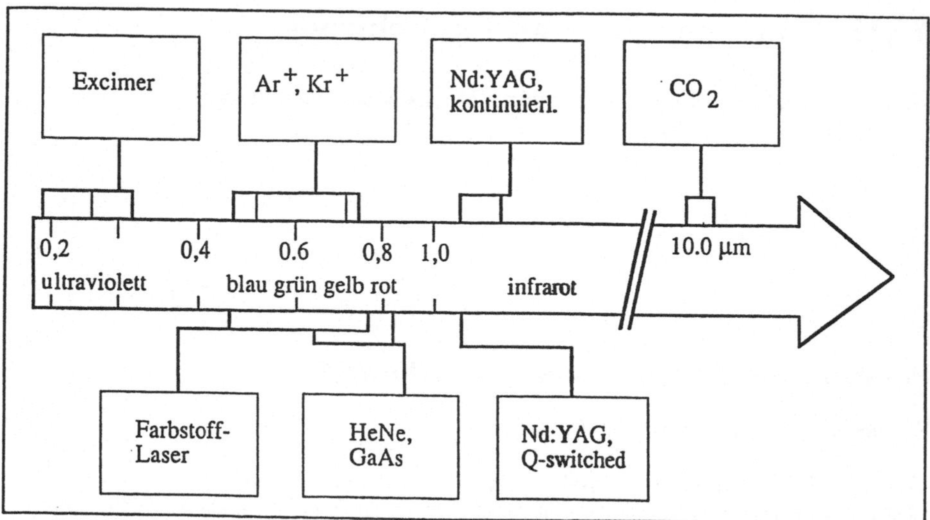

Abb. 1. Gegenwärtig in der Medizin gebräuchliche Laser

Optische und thermische Gewebeeigenschaften

Der Streu- bzw. der Absorptionskoeffizient bestimmt die Wahrscheinlichkeit, mit der ein Photon auf einer bestimmten Weglänge gestreut bzw. absorbiert wird. Unter der otpischen Eindringtiefe versteht man die Länge der Strecke, nach der die ursprünglich auf das Gewebe auftreffende Leistungs- bzw. Energiedichte auf den Bruchteil 1/e abgefallen ist.

In der klinischen Anwendung wird beobachtet, daß sich die thermische Wirkung (Temperaturanstieg im Gewebe) über die Zone der optischen Eindringtiefe hinaus ausbreiten kann, wenn die Expositionszeit lang genug ist. Diese als Wirktiefe bezeichnete Strecke kann laser- und gewebeabhängig bis zu 20 mm betragen und wird außerhalb der optischen Eindringtiefe ausschließlich von den thermischen Eigenschaften des Gewebes beeinflußt:

- der Wärmeleitung
- der Wärmekapazität und
- dem Wärmeabfluß durch Perfusion.

Wärme fließt immer von wärmeren zu kälteren Geweberegionen. Der Wärmefluß ist direkt proportional zum bestehenden Temperaturgradienten. Der Proportionalitätsfaktor, die Wärmeleitfähigkeit, ist im wesentlichen vom Wassergehalt des Gewebes abhängig. Die Temperaturerhöhung im Gewebe bei Wärmezufuhr wird durch die ebenfalls stark wasserabhängige spezifische Wärmekapazität beschrieben. Auch bei Lasern mit einer hohen optischen Eindringtiefe (wie z.B. dem Nd:YAG-Laser) läßt sich die Wirktiefe bei kurzen Expositionszeiten (von z.B. 0,1 s) auf weniger als 1 mm begrenzen.

Die sich im Gewebe einstellende Temperaturverteilung wird weiterhin durch die Perfusionsrate bestimmt. Wird nur eine kleine Menge des im bestrahlten Volumen befindlichen Blutes ausgetauscht, ist dieser Einfluß gering. Dagegen wird in Geweben mit hoher Perfusionsrate durch Wärmetransport entlang der Gefäße Wärme abgeführt. Dies kann den thermischen Effekt lokal vermindern, aber den Einfluß der geringeren Temperaturerhöhung auch in ein größeres Volumen verteilen.

Gewebewirkungen

Die möglichen Gewebewirkungen sind in Abhängigkeit von der Bestrahlungsdauer (Expositionszeit) und der Leistungs- bzw. Energiedichte der Laserstrahlung in Abb. 2 dargestellt.

Im Bereich niedriger Leistungs- bzw. Energiedichten sind im wesentlichen photochemische Prozesse wirksam. Die Absorption von Licht führt primär nicht zu einer Erwärmung des Gewebes (z.B.: HeNe-Laser, cw-DYE-Laser).

Mit höherer Leistungs- bzw. Energiedichte beginnt der Bereich der photothermisch induzierten Effekte. Bei Temperaturen zwischen 40 °C und 60 °C kommt es zu Störungen des zellulären Stoffwechsels und der Membranfunktionen in deren Folge häufig eine Ödembildung und andere Entzündungszeichen beobachtet werden. Dies wird auch als thermisch-dynamische Reaktion bezeichnet (z.B.: Argon-Laser, Nd:YAG-Laser).

Bei Temperaturen zwischen 60 °C und 100 °C tritt Eiweißfällung, d.h. Koagulation auf. Bei noch höheren Leistungs- bzw. Energiedichten wird das Gewebe auf über 100 °C aufgeheizt, es kommt zur Wasserverdampfung und Gewebeaustrocknung.

Bei ca. 150 °C beginnt die Karbonisation (Verkohlung), ab 300 °C tritt die Vaporisation (Verdampfung) des Gewebes ein (Nd:YAG-Laser, CO_2-Laser).

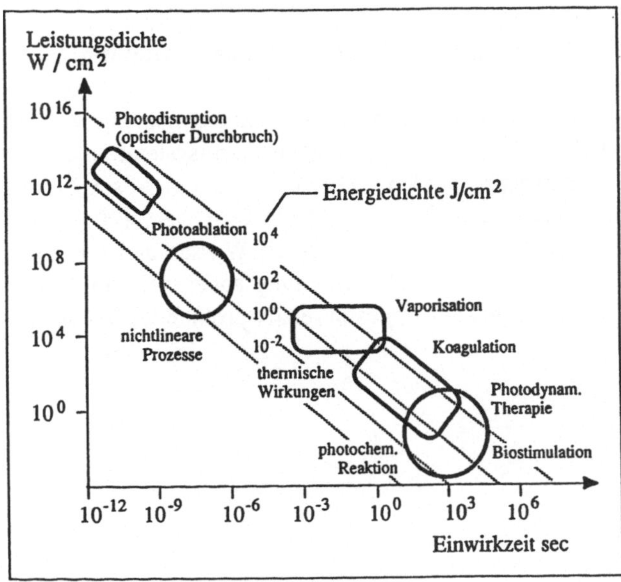

Abb. 2. Leistungs- bzw. Energiedichtebereiche und Expositionszeiten für verschiedene Gewebewirkungen

Die Schneidwirkung des CO_2-Lasers ist durch die starke Absorption der Strahlung in Wasser bedingt. Infolge der dadurch sehr geringen Eindringtiefe ins Gewebe (~0,1 mm) wird die absorbierte Energie in dieser dünnen Schicht in Wärme umgewandelt. Dadurch erfolgt ein schneller Temperaturanstieg auf über 300 °C. Im Gegensatz dazu ist bei 1064 nm (Nd:YAG-Laser) anfangs die Absorption im Gewebe viel schwächer, so daß bei gleicher Laserleistung und Bestrahlungszeit ein wesentlich größeres Gewebevolumen erfaßt wird, die Temperaturerhöhung jedoch geringer ist. Damit tritt zunächst nur eine Koagulation auf. Infolge einer fortschreitenden Gewebeaustrocknung und der hiermit verbundenen Veränderung der physikalischen Gewebeparameter kommt es zu einer verstärkten Absorption, bis schließlich die Karbonisation beginnt. Dadurch nimmt die Absorption schlagartig weiter zu, so daß jetzt eine Vaporisation des Gewebes einsetzt und damit ein Schneiden (mit breitem Koagulationssaum) möglich wird.

Bei Verwendung gepulster Laser mit sehr hohen Energiedichten kommt es zu einer nichtlinearen Wechselwirkung (Abb. 2), dem optischen Druchbruch. Das hierbei entstehende Plasma ist für Strahlung nicht mehr transparent und wirkt als Absorber für weitere zugeführte Energie.

Wird der Laserstrahl auf die Oberfläche fokussiert, erfolgt eine explosionsartige Gewebeabtragung ohne wesentliche thermische Wirkungen auf das verbleibende Gewebe (Photoablation). Die Pulswiederholungsfrequenz spielt hierbei jedoch eine entscheidende Rolle; bei Pulsfrequenzen über 20 Hz können thermische Veränderungen beobachtet werden. Durch die explosionsartige Expansion des Plasmas wird eine Stoßwelle erzeugt, die im Gewebe in Abhängigkeit von dessen Elastizität zu Kavitationen bzw. zur Fragmentation führen kann (z.B.: Excimer-Laser, gepulste Dye-Laser, Ho:YAG-Laser, Er:YAG-Laser).

Übertragungsmöglichkeiten der Laserstrahlung

Die Laserstrahlung kann zum Applikationsort in Abhängigkeit von der Wellenlänge durch Lichtleitfaden, Spiegelgelenkarmsysteme und zunehmend auch durch Hohlleiter übertragen werden. Wegen der starken Absorption der im infraroten Spektralbereich liegenden Strahlung des CO_2-Lasers (10,6 mm), weitgehend auch der des Er:YAG-Lasers (2,94 mm) durch Wasser und OH-Ionen ist eine Faserübertragung hier nicht möglich. Die Strahlung anderer in der Medizin zum Einsatz kommender Lasersysteme kann dagegen relativ problemlos in Fasern weitergeleitet werden.

Einsatzmöglichkeiten verschiedener Laser in der Traumatologie

C. Philipp[1], K. Giering[2] und H.-P. Berlien[1, 2]

[1] Fachgebiet Lasermedizin, Universitätsklinikum Benjamin Franklin, Hindenburgdamm 30, D-12200 Berlin
[2] Laser-Medizin-Zentrum Berlin, Krahmerstraße 6–10, D-12207 Berlin

Lasereinsatz in der Traumatologie

Die beim Lasereinsatz in der Traumatologie hauptsächlich zur Anwendung kommenden Verfahren und dazu verwendbare Laser sind in Tabelle 1 dargestellt. Die Eignung der einzelnen Laser wurde durch + (gut) bzw – (schlecht) gekennzeichnet, wobei in der letzten Spalte die Anwendbarkeit für Schneiden bzw. Abtragen angegeben wurde.

„Thermische" und „athermische" Laser

Die in der Traumatologie zur Anwendung kommenden Laser kann man nach ihrer Wirkung auf das Gewebe in zwei verschiedene Gruppen einteilen:

- „thermisch" wirkende Laser
- „athermisch" wirkende Laser.

Diese Begriffe charakterisieren die unterschiedliche Größe der thermisch veränderten Randzone bei der Wechselwirkung der Laserstrahlen mit dem Gewebe. Die „thermisch" wirkenden Laser verursachen eine breite, „athermisch" wirkende Laser dagegen eine schmale Randzone. Welche Wirkung ein Laser verursacht, hängt neben den Laserparametern (Energie- bzw. Leistungsdichte, Energie pro Puls, Pulswiederholungsrate bzw. Bestrahlungszeit) auch von den gewebespezifischen Parametern (Absorptions- und Streukoeffizient, Wärmeleitfähigkeit und Wärmekapazität) ab. In den

Tabelle 1. Einsatzmöglichkeiten verschiedener Laser in der Traumatologie

Laser/Wellenlänge [nm]	Photodynamische Therapie	IR-Diaphanoskopie	Koagulieren	Schneiden/Abtragen
Nd:YAG/1060		++	++	+/–
Nd:YAG/1320			+	(+)+/–
CO_2/10600			–	++/+
Dioden/780-900	++	++	+	+/–
Er:YAG/2940				++/+
Ho:YAG/2100			(+)	+/++
Excimer/308			–	(–)/+
cw-DYE/488-700	++			

Hefte zu „Der Unfallchirurg", Heft 249
Zusammengestellt von K. E. Rehm

Tabelle 2. „Thermische" Laser in der Arthroskopie

Charakteristika	CO_2-Laser	Nd:YAG-Laser
Wellenlänge [nm]	10600	1060/1320
Übertragung	starres System	Faser
Gewebekontakt	Non-Kontakt	Kontakt/Non-Kontakt
Medium	Gas	Wasser/Gas
Gewebewirkung	Vaporisation	Vaporisation Koagulation Schrumpfung

Tabellen 2 und 3 sind jeweils die wichtigsten Laser der beiden Gruppen und die durch sie hervorgerufenen Wirkungenen kurz charakterisiert.

Verwendete Lasersysteme

CO_2-Laser

Charakteristika:
Wellenlänge: 10,6 μm
Betriebsart: cw
Hauptabsorber: Wasser
Eindringtiefe in Gewebe: ~ 0,1 mm
Strahlführung: Spiegelgelenkarm, Hohlleiter

Unter den thermisch wirkenden Lasern spielt der CO_2-Laser aufgrund seiner hohen Wasserabsorption, im Gelenk nur unter Gasdistension anwendbar, eine eingeschränkte Rolle in der Traumatologie. Er kommt im wesentlichen in der Operationsmikroskopgeführten Mikrochirurgie zur Anwendung, z.B. bei der Handchirurgie zur Präparation von Weichgeweben. Die Vorteile liegen in der genauen Dosierbarkeit und

Tabelle 3. „Athermische" Laser in der Arthroskopie

Charakteristika	Ho:YAG-Laser	Excimer-Laser
Wellenlänge [nm]	2100	308
Übertragung	Faser	Faser
Gewebekontakt	Near-Kontakt	Non-Kontakt
Medium	Wasser	Wasser
Gewebewirkung	Kurzzeitvaporisation Mikrokavitation Wärmestau bei hohen Pulswiederholfrequenzen	Photoablation mit geringer Effizienz Wärmestau bei sehr hohen Pulswiederholfrequenzen

hohen Fokussierbarkeit der Strahlung und der Non-Kontakt Applikation, die mögliche mechanische Schäden auf ein Minimum reduziert. Durch seine begrenzte Koagulationswirkung können kapilläre Blutungen bereits während der Vaporisation des Gewebes verhindert werden, was eine gute Sicht im OP-Feld zur Folge hat. Größere Gefäße (über 1 mm Durchmesser) lassen sich jedoch mit dem CO_2-Laser nicht verschließen. Dadurch ist seine Anwendbarkeit im Bereich der Organchirurgie stark eingeschränkt. Hartgewebe wie Knochen zeigen durch die thermische Veränderung eine schlechte Heilungstendenz; zur Zeit bestehen keine Indikationen im Bereich der Knochenchirurgie. Die hauptsächlichen Anwendungsgebiete liegen für diesen Laser in der HNO und der Gynäkologie.

Experimentelle CO_2-Laservarianten, wie der bei 9,6 μm emittierende oder gepulst angeregte CO_2-Laser spielen derzeit in der Medizin keine Rolle; sie unterscheiden sich in ihrer Gewebewirkung jedoch deutlich.

Nd:YAG-Laser

Charakteristika:
Wellenlänge: 1064 nm; 1320 nm
Betriebsart: cw
Hauptabsorber: Hämoglobin, Melanin (1064 nm); Wasser (1320 nm)
Eindringtiefe in Gewebe: bis 8 mm
Strahlführung: Faser

Der wohl am häufigsten eingesetzte chirurgische Laser ist der Nd:YAG-Laser mit einer Wellenlänge von 1064 nm, weil sich hiermit eine Vielzahl von Gewebereaktionen (Hypertomie, Koagulation, Vaporisation) auslösen lassen. Da die Strahlung über Fasern übertragen werden kann, läßt sich dieser Laser auch in der Endoskopie und interstitiell anwenden. Es kann dabei im Kontakt- bzw. im Non-Kontakt-Verfahren gearbeitet werden.

Die Non-Kontakt-Anwendung kann über eine Faser mit einem divergenten Strahl oder mit einem Fokussierhandstück realisiert werden. Bei Benutzung eines Fokussierhandstücks hat man die Möglichkeit, im Fokus des Laserstrahls zu vaporisieren oder defokussiert zu koagulieren. Bei jeder Non-Kontakt-Vaporisation wird ein breiter Koagulationssaum von 3–5 mm erreicht, mit dem es möglich ist, eine gute Blutstillung zu erzielen, da Venen bis zu etwa 3 mm Durchmesser und Arterien bis zu etwa 1,5 mm Durchmesser sicher verschließbar sind.

Zum sauberen Schneiden und zum Erzielen eines schmalen Koagulationssaums wird die bare fiber im Kontakt verwendet. Der Haupteffekt des Schneidens beruht auf der Bildung einer Karbonisationsschicht zwischen Faserendfläche und Gewebe, die einen Großteil der Nd:YAG-Strahlung absorbiert. Die Breite des Koagulationssaums hängt in erheblichem Maße von der Expositionszeit und von der Wärmeleitung des Gewebes ab. Bei geringer Laserleistung tritt keine Karbonisationszone auf, da die Erwärmung des Gewebes dazu nicht ausreicht. Die Breite des Koagulatinssaums kann so nur durch kurze Expositionszeiten limitiert werden. Entsteht jedoch eine Karbonisationsschicht, wird ein Großteil der nachfolgenden Strahlung von dieser Karbonisationsschicht absorbiert und kann nicht tiefer in das Gewebe eindringen. Daher ist der Koagulationssaum bei der Kontakt-Vaporisation auf 0,1 mm bis 1 mm begrenzt und hängt vom Verhältnis der Laserleistung zur Bestrahlungszeit ab.

Ein weiterer Parameter, der den Schneideffekt und die Koagulationsbreite beeinflußt, ist der Faserdurchmesser. Für ein präzises Schneiden sollten Fasern mit möglichst kleinen Durchmessern gewählt werden, da mit diesen die höchsten Leistungsdichten erzielt werden können und somit eine sofortige Karbonisation ermöglicht wird. Aber auch eine Koagulation ist mit dem divergenten Strahl einer bare fiber möglich. Hierfür ist eine frische gebrochene Faser vorteilhaft; jedoch kann in der endoskopischen Anwendung eine Karbonisationsschicht auf der Faser durch Pyrolyse entfernt werden. Tabelle 4 erläutert die Möglichkeiten der bare fiber-Präparation. Die angegebenen Parameter beziehen sich auf eine 600 µm-Faser.

Der wesentliche Vorteil bei der Anwendung der bare fiber besteht in der Möglichkeit, alternativ ohne Applikationswechsel in der Kontakt-Methode zu schneiden und in der Non-Kontakt-Methode zu koagulieren.

Die bare fiber kann weiterhin zur interstitiellen Thermotherapie (ITT) eingesetzt werden, wobei eine frisch gebrochene Faser (ohne Karbonisationsreste) benutzt wird. Der Vorteil der bare fiber gegenüber speziellen ITT-Applikationen ist ihr geringer Durchmesser. Dadurch können handelsübliche Venenpunktionssysteme zur Punktion und Einführung der Laserfaser verwendet werden, was auch mehrfache Punktion und eine Formgebung der Koagulationszone erlaubt.

Im Gegensatz zu anderen chirurgischen Verfahren (z.B. zur mono- und bipolaren HF-Applikation) kann der Laser auch in elektrolytischen Lösungen eingesetzt werden. Im Prinzip gleicht diese Anwendung jener in Luft. Jedoch ist wegen des Kühleffekts im flüssigen Medium eine Non-Kontakt-Vaporisation nicht möglich; im Kontakt wird dadurch aber ein schmalerer Koagulationssaum für eine präzise Vaporisation als in Luft erzeugt. Deshalb wird in der offenen Chirurgie häufig eine kontinuierliche Kochsalzspülung benutzt, um den Gewebeeffekt unter Wasser nachzuahmen. Im Vergleich zum Lasereinsatz in gasförmigen Medien sind für flüssige Medien höhere Ausgangsleistungen und längere Expositionszeiten notwendig.

Der bei einer Wellenlänge von 1320 nm emittierende Nd:YAG-Laser hat infolge der wesentlich höheren Wasserabsorption eine etwa um den Faktor 10 geringere Ein-

Tabelle 4. Bare-fiber-Präparation

Anschwärzen	Anfrischen
	neu Anbrechen oder
in Luft: – Kontakt – steriler Kork	in Luft: – Non-Kontakt – mindestens 10 mm Abstand zum darunterliegenden Gewebe (Pyrolyse)
Leistung: 35 W Expositionsdauer: 0,5 s Einzelpulse	Leistung: 35 W Expositionsdauer: 0,5 s nur ein Puls; Faser muß kurz aufleuchten

dringtiefe. Deshalb ist es möglich, mit diesem Laser oberflächlich zu koagulieren und Gewebe zu entfernen, ohne tieferliegende Gewebeschichten thermisch zu schädigen. Dieser Laser wird erfolgreich in der Arthroskopie zur Synovialiskoagulation und zur Knorpelglättung eingesetzt. Auch zur perkutanen Behandlung der Bandscheibenprotrusionen wird der Nd:YAG-Laser verwendet, wobei bei einer Wellenlänge von 1064 nm primär eine Koagulation, bei 1320 nm überwiegend eine Vaporisation des nucleus erreicht wird. Letztere ist auch mit dem Ho:YAG-Laser möglich.

Ho:YAG-Laser

Charakteristika

Wellenlänge: 2,1 μm
Betriebsart: gepulst
Hauptabsorber: Kollagene, Wasser
Eindringtiefe in Gewebe: ~ 1 mm
Strahlführung: Faser

Dieser im „near-contact" (Strahlungsübertragung mittels Faser) unter Spülung eingesetzte Laser wird gepulst (typische Pulsdauer 205 μs) vorwiegend zur Ablation von Knorpelmaterial verwendet.

Durch einen entsprechenden Faserhalter wird dabei der Abstand zwischen Faserende und Gewebe so eingestellt, daß durch die auftretende Kavitationen das Wasser von der Gewebeoberfläche entfernt wird.

Infolge der im Verlgeich zur Er:YAG-Strahlung deutlich geringeren Absorption im Gewebe ist dieser Laser dem Er:YAG-Laser hinsichtlich seiner Effektivität unterlegen; er bietet aber den Vorteil des endoskopischen Einsatzes. Im Vergleich zum Nd:YAG-Laser (1320 nm) läßt sich mit diesem Laser Gewebe effektiver abtragen, jedoch kann er weniger zur Koagulation eingesetzt werden. Für eine Anwendung am Knochen ist er nicht geeignet.

Im Pulsbetrieb muß beachtet werden, daß die Pulswiederholungsrate nicht zu hoch gewählt wird, damit die Gefahr eines Wärmestaus im Gewebe vermieden wird. Bei zur Ablation nicht ausreichenden Energiedichte sind thermische Schädigungen des Gewebes möglich.

Mit dem Ho:YAG-Laser kann, wie mit allen gepulsten Lasersystemen, ein chirurgischer Schnitt nicht ausgeführt werden, da nur punktförmige Abtragungen möglich sind. Durch die Plazierung mehrerer Punktdefekte kann ein Schnitt, wenn auch mit rauher Oberfläche, imitiert werden.

Er:YAG-Laser

Charakteristika:

Wellenlänge: 2,94 μm
Betriebsart: gepulst
Hauptabsorber: Kollagene, Wasser

Eindringtiefe in Gewebe: < 50 µm
Strahlführung: Spiegelgelenkarm

Die Wirkungsweise des Er:YAG-Lasers entspricht der des Ho:YAG-Lasers.

Der Er:YAG-Laser ist infolge der starken Absorption seiner Strahlung durch Kollagene besonders zur Hartgewebebearbeitung unter Spülung geeignet. Er empfiehlt sich weniger für eine Anwendung in Weichgewebe, da es in Verbindung mit der Plasmabildung im Gewebe zu Kavitationen und Zerreißungen kommt. Wie auch beim Ho:YAG-Laser besteht bei zu hoher Pulswiederholfrequenz die Gefahr eines Wärmestaus. Die Strahlung des Er-YAG-Lasers kann zur Zeit nicht effektiv durch Fasern übertragen werden, so daß dieser Laser für eine endoskopische Anwendung ausscheidet.

Excimer-Laser

Charakteristika:
Wellenlänge: 308 nm
Betriebsart: gepulst
Hauptabsorber: keine spezifischen Absorber, Wasser
Eindringtiefe in Gewebe: < 50 µm
Strahlführung: Faser

Der Excimer-Laser ermöglicht eine annähernd athermische und damit atraumatische Gewebeabtragung. Jedoch ist die Wirksamkeit im Vergleich zum Ho-YAG-Laser erheblich geringer, so daß dieser Laser zur Zeit nicht effektiv zur Ablation einsetzbar ist. Feinste Präparationsarbeiten sind (auch endoskopisch) durchführbar.

In Tabelle 5 sind die Laseranwendungen in der Arthroskopie zusammenfassend aufgeführt.

Tabelle 5. Einsatzgebiete verschiedener Laser in der Traumatologie

Laser/Wellenlänge [nm]	hyaliner Knorpel	Faserknorpel	Osteotomie
Excimer/308	+	+	+
Nd:YAG/1064	–	+[a]	–
Nd:YAG/1320	(+)[b]	++[a]	–
Ho:YAG/2100	(+)[b]	++[a]	(+)
Er:YAG/2940		+(+)	++

[a] Kontakt- oder Non-Kontakt-Applikation.
[b] Bei hohen Energien pro Puls und dünnen Knorpelschichten besteht die Gefahr von Knochenverletzungen.

Laseroperationen im Gelenk mit dem CO_2-, Neodym:YAG- und Holmium:YAG-Laser (Video)

H. Rudolph und V. Studtmann

II. Chirurgische Klinik für Unfall-, Wiederherstellungs-, Gefäß- und plastische Chirurgie, Diakoniekrankenhaus Rotenburg (Wümme), Elise-Averdieck-Straße 17, D-27342 Rotenburg (Wümme)

Nach wie vor sprechen selbst Laseranwender nur vom Laser ohne dabei zu differenzieren, zuweilen nicht einmal differenzieren zu können, mit welchem speziellen Laser sie arbeiten. Oft sind ihnen nicht einmal die Wellenlänge oder wesentliche Leistungsdaten ihres Lasers bekannt. So haben sich in einem voll besetzten Vortragssaal beim diesjährigen Münchner Chirurgenkongreß auf die Frage nach eigenen Lasererfahrungen gerade eben 2 Hände erhoben. Z.Zt. fristet der Laser in der Unfallchirurgie das Außenseiterdasein eines seltsamen Exoten. Hinzu kommt, daß er von einigen Anwendern auch lediglich aus PR-Zwecken eingesetzt wird. Gründe dafür sind die allgemeine Unkenntnis über technische Möglichkeiten und Grenzen des Lasers sowie die noch immmer hohen Investitionskosten der Geräte.

Wir haben in unserer Klinik seit 1988 Erfahrung mit dem arthroskopischen Einsatz der Laserchirurgie und setzten damals zunächst CO_2-Laser im Gelenk ein. Der CO_2-Laser ist ein Oberflächen-Laser [1, 4, 6, 7]. Das Gewebe wird ohne Tiefenwirkung verdampft. Wir haben von 1988 bis 1990 an unserer Klinik 342 periarthroskopische Eingriffe mit einem leistungsstarken 60 Watt CO_2-Laser durchgeführt. Bei Kontrollarthroskopien nach 3–6 Monaten zeigte sich die für den Laser typische, reizlose Narbenbildung an Synovialis und Meniscusresten. Neben der aufwendigen Abdeckung bei starrer Strahlführung und dem teuren, großvolumigen Instrumentarium war der Hauptnachteil das gasförmige Arbeitsmilieu [7, 9, 10]. Versuche der Erstanwender, den CO_2-Laser unter Mißachtung der physikalischen Grundgesetze auch im flüssigen Milieu einzusetzten, mußten erwartungsgemäß scheitern.

Neodym:YAG- und Holmium:YAG-Laser haben den CO_2-Laser vollständig aus der periarthroskopischen Chirurgie verdrängt. Beide werden in flüssigem Medium angewandt.

Tabelle 1. Periathroskopische Lasertherapie. 1988–1990 mit dem CO_2-Laser, seit dem 01.01.90 bis zum 31.08.1994 mit dem 1320 nm Neodym:YAG-Laser

	CO_2	Nd:YAG 1320 nm
Meniskus	141	1399
Knorpel	16	1155
Synovialis	185	1751
	342	4305
Gesamt	4647	

Hefte zu „Der Unfallchirurg", Heft 249
Zusammengestellt von K. E. Rehm

Wir verwenden seit 1990 einen leistungsstarken Neodym:YAG-Laser mit einer ganz speziellen Wellenlänge von 1320 nm, dessen gute Schneid- und Koagulationseigenschaften auf Meniscus-, Knorpel- und Synovialgewebe dem herkömmlichen 1064 nm Neodym:YAG-Laser deutlich überlegen sind [5, 7]. Zur Strahlführung werden 0,2–0,6 mm starke flexible Glasfasern verwandt, die über verschieden gebogene Knopfkanülen im Gelenk plaziert werden. Eine ausgebrannte Lichtleiterspitze wird am Tisch mit einem handelsüblichen Abisolierer und einem Glaskeramikschneider neu präpariert. An gut erreichbarer Stelle werden größere Gewebeanteile kombiniert mit dem mechanischen Instrumentarium abgetragen. Die Feinarbeit und Glättung der Resektionsränder erfolgt dann mit dem Laser. Die allzubekannten Druckschäden an Knorpel oder Meniskus durch unser gebräuchliches, mechanisches Instrumentarium werden durch das dagegen geradezu Mini-Laserinstrumentarium auch in engen Gelenkabschnitten sicher vermieden.

Der 2. für die periarthroskopische Chirurgie brauchbare Laser ist der Holmium:YAG-Laser mit einer Wellenlänge von 2.100 nm [2, 7]. Seine Lichtleiter sind ebenfalls flexible Glasfasern, allerdings mit einem festen Handstück und integrierter Lichtleiterspitze, die nach 2–3 Operationen verbraucht ist. Die Lichtleiter des Neodym:YAG-Laser werden in unserer Klinik wesentlich kostengünstiger durch hauseigene Techniker zugeschnitten und gewartet.

Periarthroskopisch wird der Holmium:YAG-Laser wie der Neodym:YAG-Laser eingesetzt. Meniskusgewebe wird mit dem Holmium:YAG-Laser etwas besser als mit den Neodym:YAG-Laser geschnitten. Bei Synovialis und degenerativ zerstörtem Meniskusgewebe ist der Neodym:YAG-Laser überlegen. Die makroskopische Wirkung auf Knorpelgewebe ist bei beiden vergleichbar. Die Arbeitsweise dieser beiden Laser und ihre Gewebewirkung wird in einem Videofilm demonstriert.

Seit dem 1. Oktober 1990 bis zum 31. August 1994 wurden in der II. Chirurgischen Klinik für Unfall-, Wiederherstellungs-, Gefäß- und Plastische Chirurgie des Diakonenkrankenhauses Rotenburg/W 4.695 Gelenkeingriffe mit dem speziellen 1320 nm Neodym:YAG-Laser durchgeführt. Zahlenmäßig an erster Stelle stehen 1.912 Lasersynovialektomien. Da Blutgefäße bis zu einem Durchmesser von 1 mm sicher koaguliert werden, haben wir Nachblutungen nicht beobachtet. Die postoperative Mobilisierung des Gelenkes gelingt mühelos [8]. Kontrollarthroskopien 3–12 Monate nach dem Eingriff zeigen eine reizlos veheilte Synovialis ohne Verklebungen oder narbige Verziehungen.

Von besonderer Bedeutung sind die 1.246 Behandlungen degenerativ geschädigten Gelenkknorpels mit dem 1320 nm Neodym:YAG-Laser. Die degenerativen Korpelfasern werden koaguliert, die Knorpeloberfläche geglättet. Schon früh haben wir den Begriff der Knorpelversiegelung geprägt.

Prof. Lehmann vom Pathologischen Institut der Westfälischen Wilhelms-Universität Münster hat dazu Knorpelproben unserer Patienten untersucht und seine Ergebnisse bereits ausführlich dargestellt. Lichtmikroskopische Untersuchungen bestätigen den makroskopischen Eindruck der sehr guten Knorpelregeneration 9–10 Monate nach Behandlung mit dem 1320 nm Neodym:YAG-Laser, obwohl in den Proben direkt im Anschluß an die Laserbehandlung die Struktur des hyalinen Knorpels zerstört war [3].

Licht- und Elektronenmikroskopisch ist wieder gesunder hyaliner Knorpel zu sehen. In den Chondrocyten findet sich ein euchromatinreicher Zellkern und reichlich endoplasmatisches Retikulum als Zeichen besonders starker synthetischer Tätigkeit – die Knorpelregeneration ist noch nicht abgeschlossen.

Diese hohe Knorpel-regenerative Wirkung nach Behandlung mit dem 1320 nm Neodym:YAG-Laser konnte bisher noch bei keiner anderen Laserbehandlung nachgewiesen werden.

Damit scheint dieses laserchirurgische Verfahren allen anderen Knorpelbehandlungen mit mechanischen Instrumenten weit überlegen – eine Wiederherstellung und Regeneration des hyalinen Gelenkknorpels möglich.

Literatur

1. Helfmann J, Brodzinkski T (1989) Thermische Wirkungen der Laser. In: Berlien HP, Müller G Angewandte Lasermedizin, ecomed, S. II.3.3.1–II.3.3.7
2. Imhoff A, Holdener H, Zweifel K, Leu H (1990) Lasersysteme in der arthroskopischen Kniechirurgie, der Holmium:YAG-Laser im Vergleich. 3rd International Congress and Training Course: Lasers in Orthopedics, 19/20 September in Hannover
3. Lehmann RR (1993) Morphologische und histologische Veränderungen des Gewebes nach Lasertherapie. VII. Rotenburger Laseraufbaukursus für Fortgeschrittene, 28/29 Oktober 1993 in Rotenburg/Wümme
4. Rudolph H, Herberhold HJ, Krüger U (1989) Der Mikrolaser in der Mikrochirurgie. In: Samii M, Rudolph H (1990) Moderne Verfahren der Rekonstruktion von Knochenstrukturen – Gefäß- und Nervennaht sowie -transplantation – Aufgaben der Plastischen und Wiederherstellungschirurgie bei Sportverletzungen. K Sasse Verlag Rotenburg/Wümme, S 207–209
5. Rudolph H, Studtmann V (1991) Anwendungsmöglichkeiten der Laser an Bindegewebe und Knorpel. In: Draf W, Rudolph H Gewebekleber – Laser in der plastischen Chirurgie – Möglichkeiten der interdisziplinären Zusammenarbeit. Georg Thieme Verlag, S 60–63
6. Rudolph H, Studtmann V (1993) Arthroskopische Lasertherapie – Indikation, Technik und Resultate. Minimal-Invasive Chirurgie, Suppl. Zuckschwerdt Verlag München, im Druck
7. Rudolph H, Studtmann V (1993) Arthroskopische Operationen mit dem CO_2, Neodym:YAG (1320 nm) und Holmium:YAG-Laser (Video). Hefte zu „Der Unfallchirurg", Rehm KE (Hrsg), 241:519–524
8. Rudolph H, Studtmann V, Luitjens KD (1992) Der 1320 nm Neodym:YAG-Laser bei periarthroskopischen Eingriffen am Schultergelenk. In: Rahmanzadeh R, Meißner A Unfall- und Wiederherstellungschirurgie des Schultergürtels. Springer Berlin Heidelberg, S 420–423
9. Whipple TL, Caspari BC, Meyers JF (1984) Synovial Response to Laser Induced Carbon Ash Residue. Lasers in Surgery & Medicine 3, S 291–295
10. Whipple TL, Caspari BC, Meyers JF (1985) Arthroscopic Laser Meniscectomy in a Gas Medium. Arthroscopy 2 (1):2–7

Erfahrungen mit dem Excimer- und Holmium:YAG-Laser bei Gelenkeingriffen

H. Pelinka

Unfall-Krankenhaus Lorenz Böhler, Donaueschingenstraße 13, A-1200 Wien

(Manuskript nicht eingegangen)

Laseroperationen zur Narbenkorrektur

V. Studtmann und H. Rudolph

II. Chirurgische Klinik für Unfall-, Wiederherstellungs-, Gefäß- und Plastische Chirurgie, Diakoniekrankenhaus Rotenburg (Wümme), Elise-Averdieck-Straße 17, D-27342 Rotenburg (Wümme)

Aufgrund der besonderen Lasereigenschaften, wie die sehr gute Wundheilung und ausgezeichnete Narbenbildung, bietet gerade die Plastische und Wiederherstellungschirurgie ein weites Feld für die Laseranwendung. An erster Stelle wird hier eindeutig die Unfallchirurgie in die Pflicht genommen, wenn es darum geht, Unfallfolgen zu behandeln.

Zur Oberflächenbehandlung eignet sich besonders gut der CO_2-Laser. Er arbeitet bei einer Wellenlänge von 10.600 nm und besitzt eine hohe Absorption in Wasser. Nahezu die gesamte Energie des CO_2-Laserstrahles wird daher an der Oberfläche des bestrahlten Gewebes abgegeben und führt zur Verdampfung – Vaporisation. Die Eindringtiefe im verbleibenden Gewebe beträgt 0,2 mm [3]. Dabei ist die Zone irreversibler Gewebeschädigung einschließlich der Carbonisationszone nur 0,1 mm dünn.

Diese Eigenschaften prädisponieren den CO_2-Laser für seine Verwendung in der Mikro- und Neurochirurgie [1, 4, 6]. Eine Blutstillung kleinster perineuraler Gefäße ist mit dem CO_2-Laser ohne Schädigung des direkt darunter liegenden Nervengewebes mit hoher Präzision möglich.

Flexible Lichtleiter gibt es für den klinischen Gebrauch des CO_2-Lasers trotz vollmundiger Versprechungen der Industrie noch nicht. Der CO_2-Laserstrahl muß also gerade über bewegliche Spiegelgelenkarme in das OP-Gebiet geführt werden. Bei seiner früheren Verwendung in der Gelenkchirurgie war hierfür eine sterile Abdeckung erforderlich.

An der Körperoberfläche ist dies nicht notwendig. Es wird ein unsteriles Handstück zur Applikation verwendet. Der Punkt größtmöglicher Focussierung liegt kurz hinter der Austrittsöffnung des Handstückes, das in vielen Fällen mit einem Abstandshalter versehen ist.

Der Focusdurchmesser ist variabel und kann mit den anderen Leistungsparametern wie Impulsstärke und Ausgangsleistung an einem Bedienpult eingestellt werden.

Hefte zu „Der Unfallchirurg", Heft 249
Zusammengestellt von K. E. Rehm

So können schonend und sehr präzise veränderte Hautbezirke schichtweise abgetragen werden. Die Oberfläche von flächenhaften, unschön verfärbten Narben kann mit definierter Energieabgabe Punkt für Punkt in immer gleicher Schichtdicke abgetragen werden. Karbonisationsreste verbleiben dabei kaum. Es entsteht eine gleichmäßige Abtragungsfläche, das Stratum germinativum in der Tiefe bleibt unbeschädigt. Von hier aus kommt es innerhalb weniger Tage zu einer Reepithelialisierung.

Gleiches gilt für professionell angefertigte Tätowierungen [2, 5]. Bei kunstgerecht angefertigten Tätowierungen wird der Farbstoff nur in die oberste Hautschicht eingebracht und kann dann mit dem CO_2-Laser häufig schon in einer Sitzung vollständig entfernt werden.

Die Patienten wünschen aber in der Regel nur die Entfernung der bei weitem nicht so schönen Laientätowierungen, die häufig selbst angefertigt sind. Dabei wird der Farbstoff unprofessionell bis tief in das subcutane Fettgewebe appliziert. Die Entfernung ist hier wie bei allen anderen Methoden auch mit dem Laser schwierig.

Um eine akzeptable Narbenbildung zu erzielen, tragen wir die Farbeinlagerungen schichtweise und in mehreren Sitzungen ab. Die Behandlung erfolgte bei kleinen Tätowierungen in lokaler Infiltrationsanaesthesie, bei großflächigen Tätowierungen ist jedoch eine Allgemeinanaesthesie nicht zu umgehen. Damit aus der Narbenform nach Entfernung des Farbstoffes nicht mehr die ursprüngliche Tätowierung zu erkennen ist, werden umgebende, nicht tätowierte Hautareale sparsam mitbehandelt. So wird das ehemalige Tätowierungsmuster kaschiert.

Auch Narbenkeloide können mit dem CO_2-Laser behandelt werden. Sie werden ebenfalls schichtweise und in mehreren Sitzungen abgetragen. Auch in gut vascularisierten Keloiden treten dabei keine Blutungen auf, da Blutgefäße bis zu einem Durchmesser von 0,5 mm von dem CO_2-Laser sicher koaguliert werden.

Die praktische Vorgehensweise bei Entfernung von Tätowierungen und Keloiden wird in einem kurzen Videofilm demonstriert.

Literatur

1. Ascher PW (1989) Der Laser in der Neurochirurgie. In: Berlien HP, Müller G Angewandte Lasermedizin, ecomed S III.3.1.1–III.3.1.2
2. Fischer H, Stocker HJ, Gubisch W, Greulich M (1991) Beseitigung von Tätowierungen mit dem CO_2-Laser nach einem Hautstreifenschema. In: Draw W, Rudolph H Gewebekleber – Laser in der Plastischen Chirurgie – Möglichkeiten der interdisziplinären Zusammenarbeit. Georg Thieme Verlag S 63–65
3. Helfmann J, Brodzinski T (1989) Thermische Wirkungen der Laser. In: Berlien HP, Müller G Angewandte Lasermedizin, ecomed S II.3.3.1.–II.3.3.7
4. Rudolph H, Herberhold HJ, Krüger U (1989) Der Mikrolaser in der Mikrochirurgie. In: Samii M, Rudolph H Moderne Verfahren der Rekonstruktion von Knochenstrukturen – Gefäß- und Nervennaht sowie -transplantation – Aufgaben der Plastischen und Wiederherstellungschirurgie bei Sportverletzungen. K Sasse Verlag Rotenburg/W, S 207–209
5. Rudolph H, Studtmann V (1991) Anwendungsmöglichkeiten der Laser an Bindegewebe und Knorpel. In: Draf W, Rudolph H Gewebekleber – Laser in der Plastischen Chirurgie – Möglichkeiten der intersiziplinären Zusammenarbeit. Georg Thieme Verlag, S 60–63
6. Seifert V, Stolke D (1991) Experimentelle Untersuchungen zur laserassistierten Hirnnervenanastomisierung. In: Siebert E, Wirth CJ Laser in der Orthopädie. Georg Thieme Verlag Stuttgart New York, S 93–99

XXIII. Arbeitsgemeinschaft EDV und Qualitätskontrolle. Ist die Fraktur des oberen Sprunggelenkes als Tracer-Diagnose geeignet?

Vorsitz: J. Grüber, Hamburg; R. Inglis, Frankfurt

OSG-Fraktur: Welche Klassifizierungsschemata und Schlüsselsysteme sind für die Qualitätssicherung geeignet?

E. Soldner

Berufsgenossenschaftliche Unfallklinik Frankfurt am Main, Friedberger Landstraße 430, D-60389 Frankfurt

Gesetzliche Grundlagen

Qualitätssicherung für die ambulante und stationäre Versorgung ist seit dem 1. Januar 1989 in der Bundesrepublik Deutschland gesetzlich fixiert. § 137 SGB V führt dazu aus, daß sich im stationären Bereich Maßnahmen zur Qualitätssicherung auf die Qualität der Behandlung, der Versorgungsabläufe und der Behandlungsergebnisse erstrecken müssen. Diese Maßnahmen müssen als Basis vergleichender Prüfungen herangezogen werden können.

Grundlage der Vorschriften zur Qualitätssicherung im Krankenhaus bildet der in § 2 SGB V, Abs. 1 niedergelegte Versorgungsauftrag, der folgendes fordert: „Qualität und Wirksamkeit der Leistungen haben dem allgemein anerkannten Stand der medizinischen Erkenntnisse zu entsprechen und den medizinischen Fortschritt zu berücksichtigen.“

Formen der Qualitätssicherung

Donabedian gliedert Qualitätssicherung in drei Stufen:

- Strukturqualität
- Prozeßqualität
- Ergebnisqualität

Strukturqualität ist durch die Summe der Ressourcen definiert, d.h. die Voraussetzung für eine adäquate medizinische Versorgung. Personelle und technische Ausstattung einer Klinik können sich unter Umständen im Rückschluß an qualitätssichernden Maßnahmen orientieren.

Hefte zu „Der Unfallchirurg“, Heft 249
Zusammengestellt von K. E. Rehm

Die Erfassung aller diagnostischen und therapeutischen Maßnahmen bildet die Grundlage der *Prozeßqualität.*

Eine Beurteilung des abschließenden Ergebnisses der Behandlung führt zur *Ergebnisqualität.*

Während eine interne Qualitätssicherung Maßnahmen innherhalb einer Klinik umfaßt, ist die Voraussetzung für eine externe Qualitätssicherung der qualitative und quantitative Vergleich mehrerer Kliniken nach standardisierten Kriterien.

Valide Daten in Form einer Dokumentation von Diagnose und Therapie sind unabdingbare Voraussetzungen für eine Qualitätssicherung. Der Gesetzgeber fordert daher in Zukunft eine Dokumentation der Diagnose nach ICD 9 bzw. ICD 10 und eine Verschlüsselung der Therapie – zunächst im operativen Bereich – nach dem Prozedurenschlüssel nach § 301 SGB V.

Die Deutsche Gesellschaft für Unfallchirurgie hat in ihrer Arbeitsgruppe Qualitätssicherung im Rahmen des Wissenschaftsausschusses eine Pilotstudie zur Feststellung der Ergebnisqualität entwickelt. Diese Untersuchung bezieht sich auf Frakturen des oberen Sprunggelenkes.

Die Frakturen des oberen Sprunggelenkes eignen sich hierfür besonders, da sie einfach und anerkannt klassifiziert werden können.

Standardisierte Therapieverfahren erlauben einen systematisierten Vergleich.

Die Altersstruktur und geringe Polymorbidität der Patienten ermöglichen eine Nachuntersuchung in hohem Maße.

Ferner läßt sich davon ausgehen, daß eine enge Korrelation zwischen Ergebnis der Sprunggelenkfraktur und Qualität der Therapie besteht. Die wirtschaftliche Relevanz dieser Verletzung wird durch die Häufigkeit dieser Fraktur und die Altersstruktur der Patienten bestimmt.

Klassifizierungsschemata

Aus der Palette der Klassifizierungsschemata werden die drei am häufigsten gebräuchlichen Einteilungen dargestellt:

- AO-Klassifikation
- Einteilung nach Lauge-Hansen
- Einteilung nach Weber

Das Prinzip der AO besteht in einer Klassifikation nach zunehmendem Schweregrad der Fraktur, Darstellung der morphologischen Komplexität, des Schwierigkeitgrades der Behandlung und der Prognose der Verletzung.

Die einfachste Fraktur mit der besten Prognose wird A 1 zugeordnet, die schwierigste Fraktur mit der schlechtesten Prognose entspricht C 3.

Diese AO-Klassifikation erfüllt ohne Zweifel die Kriterien, die der Durchführung einer Qualitätssicherung zugrunde liegen. Eine Schwierigkeit der weiteren Anwendung dieser Klassifikation und Übertragung auf andere Verletzungen liegt darin, daß es sich ausschließlich um eine Einteilung *knöcherner* Verletzungen handelt.

Die Einteilung nach Lauge-Hansen und Weber lassen in ähnlicher Weise Rückschlüsse auf die Prognose der Verletzung zu und erlauben die systematische Erfassung der Fraktur.

Diagnoseschlüssel

Grundlage einer standardisierten, EDV-gestützten Dokumentation stellen heute Diagnose- und Therapieschlüssel dar. Folgende Diagnoseschlüssel besitzen die größte klinische Relevanz:

- ICD 9 (dreistellig)
- ICD 9 (vierstellig)
- ICD 10
- MEDDOK-Schlüssel

Der *dreistellige ICD 9* verzeichnet unter der Schlüsselziffer 824 einen Knöchelbruch bzw. Malleolarfraktur. Eine derart pauschale Einteilung ohne jegliche Differenzierung erlaubt keine Qualitätskontrolle.

Der *vierstellige ICD 9* unterscheidet zwischen offenen und geschlossenen Frakturen des Innnenköchels, des Außenknöchels, bimalleolären und sogenannten trimalleolären Frakturen.

Eine Aussage hinsichtlich Frakturhöhe und -art wird nicht getroffen. Eine Vergleichbarkeit der erfaßten Frakturen, insbesonders im Hinblick auf die Prognose, ist somit nicht gegeben.

ICD 10 unterscheidet geschlossene und offene Frakturen des Innen- und Außenknöchels. Offensichtlich besteht somit in diesem Bereich eine noch geringere Differenzierung als im bisher gebräuchlichen ICD 9. Diese Verschlüsselung ist daher für eine Qualitätskontrolle ebenfalls nicht geeignet.

Der MEDDOK-Schlüssel im Rahmen der medizinischen Basisdokumentation der BG-Kliniken unterscheidet bezüglich der Diagnose zwischen Verletzungsort und Verletzungsart. Erst die Kombination dieser beiden Schlüssel ergibt eine Diagnose. Der MEDDOK-Schlüssel differenziert zwischen Gesamtbereich des Sprunggelenkes, Außenknöchel, Innenknöchel und beiden Knöcheln. Die Verletzungsart wird bei Sprunggelenkverrenkungsbrüchen mit der Ziffer 571, d.h. Luxationsfraktur (Verrenkungsbruch) bezeichnet. Auch bei dieser Dokumentation wird aus pragmatischen Gründen auf eine weitere Differenzierung hinsichtlich Frakturhöhe und Frakturart verzichtet. Eine Prognose bezüglich der Verletzung ist somit nur sehr eingeschränkt möglich, war jedoch auch nicht die Intention dieser Basisdokumentation.

Therapieschlüssel

Die im Bundesanzeiger veröffentlichte Bekanntmachung über die Einführung eines Schlüssels nach § 301 des 5. Buches Sozialgesetzbuch zur Angabe von Operationen vom 14.10.1994 regelt die Anwendung eines Therapieschlüssels auf den Abrechnungsunterlagen für die Krankenkassen.

Nach diesem Operationsschlüssel nach § 301 SGB V wird unter der Ziffer 5–793 eine offene Reposition einer einfachen Fraktur im Gelenkbereich eines langen Röhrenknochens mit Osteosynthese und offener Reposition einer Gelenkluxation sowie unter der Ziffer 5–794 eine offene Reposition einer Mehrfragmentfraktur im Gelenkbereich mit Osteosynthese bezeichnet.

Die 4. Stelle unterscheidet dann zwischen einer offenen Reposition einer Gelenkluxation ohne Osteosynthese, einer Versorgung durch Schraube, durch Draht oder Zuggurtung/Cerclage, durch Platte, durch Fixateur externe, durch Fixateur externe mit interner Osteosynthese sowie durch Materialkombinationen. Die 4. Stelle X bezeichnet sonstige und Y nicht näher bezeichnete Versorgungen. Diese Differenzierung der Therapien läßt nur dann eine sinnvolle Qualitätskontrolle zu, wenn eine Kombination mit einer aussagekräftigen Verschlüsselung der Diagnose vorliegt. Der Prozedurenschlüssel allein läßt sicher keine Rückschlüsse für die Durchführung einer Qualitätssicherung zu.

Zusammenfassend läßt sich feststellen, daß gerade die vom Gesetzgeber eingeführten Diagnose- und Therapieschlüssel erhebliche Zweifel an der Möglichkeit der Durchführung einer Qualitätssicherung durch die vorhandenen Maßnahmen entstehen lassen. Der Einfluß der beteiligten Institutionen – insbesondere der Arbeitsgemeinschaft der wissenschaftlich-medizinischen Fachgesellschaften – konnte aufgrund des vom Bundesministerium für Gesundheit vorgegebenen Zeitplanes für die Einführung der Dokumentation nur beschränkt bleiben.

Entscheidend ist, daß die Verantwortung für die Erhebung und Auswertung der Daten in ärztlicher Hand verbleibt und die Notwendigkeit der Durchführung dieser Maßnahmen auch von ärztlicher Seite anerkannt wird.

Literatur

1. Beske F (1991) Qualitätssicherung im Krankenhaus – Rechtsgrundlagen und Problemanalyse. Hefte zur Unfallheilkunde, Springer Berlin Heidelberg, 220:335–339
2. Daßbach A (1985) Aktuelle Fragen der medizinischen Dokumentation und Qualitätssicherung. Die Berufsgenossenschaft, 405–411
3. Härle A (1989) Dokumentation und Qualitätskontrolle. F Enke-Verlag Stuttgart, Z Orthop 127:488–491
4. Meenen NM, Stürmer KM, Pohlemann T, Rack TH, Soldner E (1993) Anforderungen an die Verschlüsselung von Diagnose, Therapieverfahren und Komplikationen in der Unfallchirurgie – Tätigkeitsbericht der Arbeitsgruppe Dokumentation/EDV im Wissenschaftsausschuß der DGU. Hefte zu „Der Unfallchirurg", (Rehm KE Hrsg), Springer Berlin Heidelberg, 232:302–308
5. Soldner E, Börner M (1993) Ein neues Konzept zur Qualitätssicherung unter Einbeziehung der medizinischen Dokumentation der Berufsgenossenschaftlichen Unfallkliniken und des Unfallverletzten-Diagnoseschlüssels der Berufsgenossenschaften. Hefte zu „Der Unfallchirurg", (6. Deutsch-Österr.-Schweiz. Unfalltagung), Springer Berlin Heidelberg, 230:1399–1401
6. Stürmer KM (1994) Chancen und Risiken der Qualitätssicherung. Hefte zu „Der Unfallchirurg", (Rehm KE Hrsg), Springer Berlin Heidelberg, 241:537–543

Behandlung der OSG Frakturen in Schweizer Spitälern. Eine Auswertung der Medizinischen Statistik VESKA (MSV)

J. Stutz

Abteilung für Informatik, Inselspital, Postfach, CH-3010 Bern

Bevor ich über die Behandlung der OSG Frakturen in Schweizer Spitälern berichten werde, welche an die MSV angeschlossen sind, möchte ich Ihnen das ganze Projekt kurz vorstellen.

MSV ist eine Dienstleistung der Vereinigung der Schweizerischen Krankenhäuser, welche den schweizerischen Spitälern die Möglichkeit bietet, Diagnosen und Operationen mit Hilfe der EDV einheitlich zu erfassen und auszuwerten. Die Zielsetzung läßt sich wie folgt formulieren:

- Einheitliche Erfassung von Diagnosen und Operationen
- Rascher Überblick über Leistungen und Patientengut
- Schneller Zugriff auf Fälle mit bestimmten Diagnosen und Operationen
- Verfolgen der zeitlichen Entwicklung
- Bereitstellung von Grundlagen für wissenschaftliche Zwecke
- Schweizerische Gesamtstatistik

Für die Kodierung von Diagnosen übernahm die VESKA die Internationale Klassifikation der Krankheiten, 9. Revision (ICD 9 der WHO). Die Operationen werden nach dem VESKA Operationsschlüssel kodiert.

Für die Qualitätskontrolle von erfaßten Daten benützen wir verschiedene Plausibilitätsprogramme. Unsere neueste Dienstleistung Richtung Qualitätskontrolle sind die Vergleichsauswertungen. Diese stellen einen Versuch dar, eine einzelne Abteilung mit einem geeignet erscheinenden Kollektiv von gleichen Fachabteilungen zu vergleichen. Dies geschieht anhand von Meßwerten, die aus den Daten der MSV gewonnen werden, also Personalien, Aufenthaltsdaten, Diagnosen und Operationen. Der Auswertungszeitraum beschränkt sich immer auf ein Jahr. Diese Auswertungen sollen dem Chefarzt Rückschlüsse auf die Tätigkeit seiner Abteilung gestatten.

Die MSV ist zweisprachig, deutsch und französisch. Die Teilnahme ist freiwillig, so daß nur motivierte Chefärzte mitmachen, welche alle Interesse daran haben, daß die Kodierungsqualität gut wird.

Im Jahre 1993 nahmen 50% aller öffentlichen Akutspitäler an der MSV teil.

In unserer alljährlichen Publikation Schweizerische Gesamtstatistik präsentieren wir nur Daten der hospitalisierten Patienten. Wir verzichten auf eine gesamtschweizerische Statistik der ambulanten Behandlungsfälle, weil die einzelnen Polikliniken den Behandlungsfall unterschiedlich definieren. Das Spektrum reicht von einer einzelnen Konsultation bis zu einer einjährigen Behandlungsperiode verschiedener Krankheiten bei derselben Person. Aus diesem Grunde werde ich nur die Angaben über die Therapie bei der Malleolarfraktur bei hospitalisierten Patienten präsentieren.

Hefte zu „Der Unfallchirurg", Heft 249
Zusammengestellt von K. E. Rehm

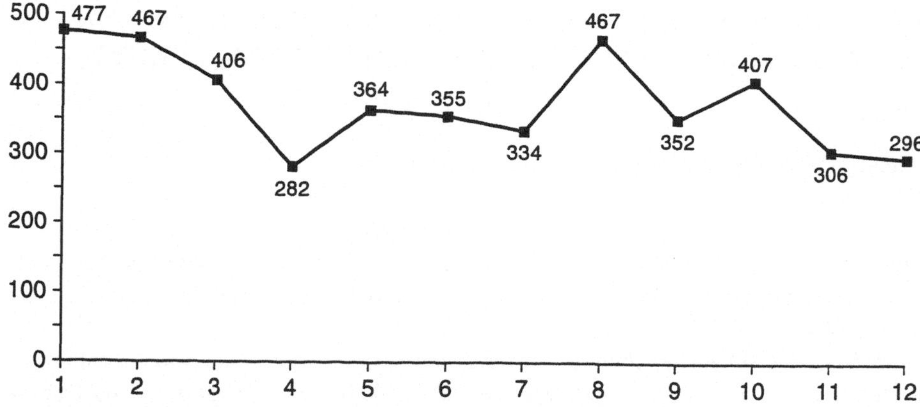

Abb. 1. Dg. 824.0- 7 gesamtschweizerisch; 4413 Fälle: 2084 Männer (47,2%), 2329 Frauen (52,8%)

Im Jahre 1993 wurden insgesamt 472.319 Fälle gemeldet, davon 4.413 mit der Diagnose OSG Fraktur. Eine konservative Behandlung, d.h. eine unblutige Reposition oder Ruhigstellung durch Gips oder andere Mittel, wurde in 77 Fällen gemeldet. 26% dieser Patienten hatten eine oder mehrere Begleitdiagnosen. Bei 141 Fällen wurde eine operative Behandlung, blutige Reposition durchgeführt. 24% der operierten Patienten hatten eine oder mehrere Begleitdiagnosen.

Die meisten Spitaleintritte infolge OSG Fraktur finden im Januar, Februar und August statt. Der Wintersport und die sommerlichen Bergwanderungen sind die Hauptgründe dafür.

Die Angaben über die konservative und operative Behandlung der Malleolarfraktur sind nach Spitalkategorien aufgeteilt.

Tabelle 1. Patienten mit OSG Fraktur und konservativer Behandlung. Altersverteilung nach Spitalkategorien

	Kategorie A		Kategorie B		Kategorie C	
	Begleit-Diagnose ohne	mit	Begleit-Diagnose ohne	mit	Begleit-Diagnose ohne	mit
0–10 Jahre	–	–	–	–	–	–
11–20 Jahre	–	–	8	2	3	2
21–30 Jahre	–	–	6	–	5	–
31–40 Jahre	–	1	2	–	3	–
41–50 Jahre	–	–	1	–	6	–
51–60 Jahre	–	–	2	4	4	–
61–70 Jahre	–	–	3	3	3	2
71–80 Jahre	–	–	3	–	5	2
81 und mehr	–	–	–	–	3	4
Total Fälle	–	1	25	9	32	10

Kategorie A: Universitätsspitäler – Basel, Bern, Zürich
Kategorie B: Kantonsspitäler mit 500 oder mehr Betten und große Regionsspitäler mit 250 bis 499 Betten – insgesamt 16 Häuser
Kategorie C: Kleinere Regionalspitäler, Bezirks- und Kreisspitäler mit 75 bis 249 Betten – insgesamt 52 Häuser.

In den Schweizer Spitälern werden nur wenige hospitalisierte Patienten mit der OSG Fraktur konservativ behandelt. In den Universitätsspitälern ist diese Therapie eine Ausnahme (1993 nur ein einziger Fall gemeldet). Die konservative Behandlung der Malleolarfraktur wird in den meisten Fällen ambulant durchgeführt. Als Beispiel gebe ich Ihnen einige Zahlen: In der orthopädischen Klinik des KS Fribourg mit 4.752 Aufnahmen wurden konservativ nur 9 hospitalisierte, aber 34 ambulante Patienten konservativ behandelt. Das RS Langenthal mit 4.457 Aufnahmen in der chirurgischen Abteilung meldete nur 1 hospitalisierten, aber 50 ambulante Patienten mit konservativer Behandlung.

Am häufigsten sind die OSG Frakturen mit blutiger Reposition in allen Spitalkategorien in der Altersgruppe 21–30jährigen vertreten. In der Kategorie C ist eine identische Anzahl bei 51–60jährigen Patienten. In dieser Spitalkategorie gibt es die höchste Zahl von Begleitdiagnosen; nämlich 26%.

Der durchschnittliche Spitalaufenthalt der operierten Patienten nimmt mit dem zunehmenden Alter zu. Die längste Verweildauer – 26.9 Tage – in der Altersgruppe der 61–70jährigen Patienten wurde durch die nicht traumatologischen Begleitdiagnosen verursacht: Depressionen, Herzinsuffizienzen und Venenthrombosen.

Die Begleitdiagnosen – bei den konservativ Behandelten wie auch bei den Operierten – sind mit wenigen Ausnahmen nur verschiedene andere Verletzungen, z.B. diverse andere Frakturen der unteren Extremitäten, Commotio cerebri, Frakturen der oberen Extremitäten und verschiedene Prellungen. Bei den anderen Begleitdiagnosen handelt es sich 1 x um schweren depressiven Zustand, eine Hypertonie, Herzinsuffizienz, Varizen und eine tiefe Thrombophlebitis.

Tabelle 2. Patienten mit OSG Fraktur und blutiger Reposition. Altersverteilung nach Spitalkategorien

	Kategorie A		Kategorie B		Kategorie C	
	Begleit-Diagnose ohne	mit	Begleit-Diagnose ohne	mit	Begleit-Diagnose ohne	mit
0–10 Jahre	–	–	–	–	–	–
11–20 Jahre	4	1	8	4	5	2
21–30 Jahre	6	1	10	2	10	4
31–40 Jahre	3	2	1	2	8	–
41–50 Jahre	3	1	5	2	9	4
51–60 Jahre	2	–	–	–	10	2
61–70 Jahre	3	–	7	2	–	–
71–80 Jahre	1	1	7	–	4	4
81 und mehr	1	–	–	–	–	–
Total Fälle	23	6	38	12	46	16

Tabelle 3. Patienten mit OSG Fraktur und blutiger Reposition. Altersverteilung und Verweilsdauer, gesamtschweizerisch

Alter	Anzahl	ø Spitalaufenthalt Tage
0–10 Jahre	–	–
11–20 Jahre	24	7
21–30 Jahre	20	7,7
31–40 Jahre	14	9,8
41–50 Jahre	33	8,6
51–60 Jahre	22	12,2
61–70 Jahre	17	26,9
71–80 Jahre	10	12,6
81 und mehr	1	19
Total Fälle	141	13 Tage

Von den 218 Patienten über die ich berichtet habe, ist keiner gestorben.

Bei den restlichen 4.195 OSG Frakturen wurden andere Operationen durchgeführt, hauptsächlich Osteosynthesen, Arthrotomien, Arthroskopien, Bandnaht und bandrekonstruktive Eingriffe. Nur bei wenigen Patienten dieser Gruppe wurde keine Therapie angegeben.

Ist die AO-Dokumentation für die externe Qualitätssicherung geeignet?

R. Inglis

Klinik für Unfallchirurgie, Zentrum der Chirurgie, Johann-Wolfgang-Goethe-Universität, Theodor-Stern-Kai 7, D-60590 Frankfurt

Der Begriff *Qualität* ist offensichtlich ein Chamäleon; je nachdem, aus welcher Richtung man ihm sich nähert, scheint er unterschiedliche Bedeutung zu gewinnen.

Aus dem Lateinischen übersetzt bedeutet Qualitas eine Eigenschaft, übersetzt man jedoch den Begriff Qualität ins Lateinische so findet man „natura“, „bonitas“ und „nota“.

Das bedeutet aber, daß dieses Wort verschiedene Seiten hat, verschiedene *Aspekte*, die einzeln zu betrachten sind, um den wahren Inhalt zu erkennen.

Für die medizinische Qualitätssicherung ergibt sich daraus etwas anderes als für die Qualitätssicherung in der Medizin. Einmal unterstellt der Begriff eine Eigenschaft, hier Präzision, die bereits besteht und die es zu bewahren gilt, andererseits er

Hefte zu „Der Unfallchirurg“, Heft 249
Zusammengestellt von K. E. Rehm

gibt sich aus dem Wort ein Ziel, eine Optimierung, die unerreichbar ist, die aber möglichst weit approximiert werden soll.

Das bedeutet aktuell aber, die Möglichkeit beider Definitionen nebeneinander ist entweder möglich im Sinne von: „Was ich operiere hat eine Qualität, gleichgültig, wie andere es sehen“ oder: „Das Ergebnis meiner Operationen ist niemals perfekt, allerdings muß ich mich permanent anstrengen und kann die Güte meines Tuns nur ermitteln, wenn ich sie an der anderer messe“.

Aus dem Gesagten wird deutlich, daß eine perspektivische Ganzheitssicht des Begriffs nicht möglich ist, da der Begriff selber die Perspektive verstellt, dieses Phänomen ist aus der Physik des „Winzigkleinen“ beim Dualismus des Elektrons als Teilchen und gleichzeitig als Korpuskel bekannt, nicht aber von makroskopischen Objekten.

Da der Begriff, etwas anders formuliert, verschiedene Aspekte hat, bietet sich als Alternative die aspektivische Sicht an, wie die Ägyptologin Brunner-Traut sie formuliert hat. Aspektivisch heißt hier aber nicht das Fehlen einer Perspektive sondern ein gleichwertiges Nebeneinander mehrerer Aspekte.

Die Möglichkeiten und Gefahren dieser Sehweise seien kurz dargestellt.

In der Geschichte der Malerei finden sich Regeln zur perspektivischen Darstellung in Vollendung erst bei Leonardo da Vinci und Dürer. Bilder früherer Zeiten zeigen eher ein Nebeneinander von Gegenständen, Landschaften, Lebewesen.

Die aspektivische Darstellung in Vollendung findet sich im alten Ägypten, dort übrigens in der gesamten Kultur; hier werden die dargestellten Objekte nicht in der Perspektive gezeigt sondern nach dem Grad ihrer Wichtigkeit.

Deswegen wird der Herrscher immer größer „abgebildet“ als seine Untertanen, und deswegen werden bei einem Tragtier in Seitenansicht die beiden Satteltaschen gleichzeitig dargestellt, indem die eigentlich unsichtbare, auf der abgewandten Seite des Esels hängende, nach oben umgeklappt wird und über dem Tier zu schweben scheint, da sie wie die sichtbare ebenfalls Gold oder Heu enthält. Die aspektivische Sicht hingegen enthält auch Gefahren. So kann eine Eigenschaft einer Göttergestalt derart dominieren oder zum Wesen gehören, daß diese Eigenschaft als solche zusammen mit dem Körper dargestellt wird, der Gott somit den Kopf eines heiligen Schakals erhält; uns erscheint die Gestalt aus unserer perspektivischen „ganzheitlichen Sicht“ wie ein Monstrum, wir sind zur Synthese der Einzelaspekte ihrem jeweiligen Grad der Wichtigkeit folgend eben nicht (mehr) fähig.

Wenden wir uns allerdings der AO-Dokumentation unter aspektivischer Sicht zu, so müssen wir versuchen, die wesentlichen Eigenschaften darzustellen, ohne die perspektivische Sicht auf das Ganze zu verlieren.

Die AO-Dokumentation wurde mit den Zielen geschaffen, eine Vereinheitlichung der Einteilung der Frakturen zu erzielen, um aus dieser Einteilung verschiedene Therapiearten miteinander vergleichen zu können, oder gar die optimalen Therapiearten zu finden.

Das bedeutet aber, daß bereits im Ansatz und trotz der vorrangigen Versuche der Vereinheitlichung *Qualitätsaspekte* für die Entwicklung der Dokumentation entscheidend waren.

Was aber macht die Vereinheitlichung aus?

Offensichtlich ist es die immer feinere Unterteilung in Frakturqualitäten beginnend mit der Norminierung der anatomischen Region über die Region am einzelnen Knochen bis hin zur Definition zu Gemeinsamkeiten, die für jeden Knochen wiedergefunden werden können und dort jeweils dasselbe bedeuten, wobei nur unwesentliche begriffliche Verschiedenheiten ergänzt werden müssen.

Daß diese Normierung und Klassifizierung als Ergebnis für jeden Knochen einen selbsterklärenden Zahlencode liefern ist dabei von untergeordneter Bedeutung, die ihre Erklärung in der Tatsache findet, daß zu Beginn der Klassifizierung mit Lochkarten gearbeitet wurde und mittels dieser alphanumerischen Codes, also solche, die außer Zahlen auch andere Zeichen zulassen, nicht dargestellt werden konnten.

Der Vorteil der Entwicklung dieser Art der Klassifizierung besteht zwar darin, daß mittels des Röntgenverfahrens am Knochen jede Einzelstruktur ebenso darstellbar ist wie jeder Fehler einer Osteosynthese, diese Nachweise sind in der Unfallchirurgie aber lediglich einfacher möglich als in anderen Gebieten, dort schwieriger im Auffinden der Parameter für eine Normierung, keinesfalls aber unmöglich.

Es ist unbestreitbar, daß Konsequenzen aus der konsequenten Analyse von Tausenden von Wintersportunfällen die das Sprunggelenk schonenden Konstruktionsprinzipien von Skischuhen resultieren, unstreitbar, daß die Analyse von Snowboardunfällen, Frontalzusammenstößen von Kraftfahrzeugen und dergleichen Resultierende aus der AO-Dokumentation sind.

Wenn aber die Analysen dieser hochgradig normierten Massendaten überprüfbar richtige Konsequenzen ergeben, so muß es die Art bzw. Präzision der Erfassung dieser Massendaten sein, die diese Ergebnisse ermöglicht.

Das wiederum heißt, die Normierung ist es, die Qualität erzeugt.

Sehen wir einen Patienten mit einem geschwollenen Sprunggelenk und gehen bei Diagnostik und Therapie nicht aspektivisch im Sinne von Müller-Traut vor, so sehen wir die Schwellung und die Wunde und die Fraktur, sehen aber nicht die Gleichzeitigkeit von Hämatom und Ödem, sehen nicht den schockverstärkenden und die Durchblutung reduzierenden Schmerz, sehen nicht den Auslöser, dessen Betätigung zur Entfesselung der Arachidonkaskade und unter Umständen zur Vernichtung der Extremität führt, sehen nicht das drohende Kompartmentsyndrom.

Unter aspektivischer Sicht zählen wir das gleichzeitige und gleichwertige Nebeneinander der Einzelaspekte auf, notieren es und erhalten eine Checkliste.

Während Checklistenmedizin von manchen Kollegen als seelenlose mechanistische Bearbeitung eines Falles unter Außerachtlassen des Individuums angesehen und deswegen abgelehnt wird, führt hier die Behandlung unter Berücksichtigung aller Einzelaspekte zur Normierung einer Therapie; die Checklisten können auch von weniger Erfahrenen benutzt werden und ermöglichen eine Sicht der Einzelaspekte zum Wohl des Patienten auch dann, wenn diesem Kollegen eine ganzheitliche Sicht garnicht möglich ist.

Konsequenz daraus ist die Analyse aller erfaßbaren Einzelaspekte und folgend die Synthese zum dann definierbaren normierbaren Ziel, das Therapie heißt. Ein anderes

Vorgehen erfordert beim Therapeuten einen Grad an Perfektion, der leider nur von wenigen erreicht wird.

Aus dieser Sicht ergibt sich aber die Sammlung aller Daten von allen Patienten gleichzeitig, da aus Gründen der Gesetze der Statistik nacheinander gewonnene Werte ebenso unsinnig sind wie die mehrfache statistische Analyse der Teilmengen einer Patientengruppe im Sinne von „Zwischenergebnissen".

Die AO-Dokumentation ermöglicht diese Art der bereits vom Ansatz her gedachten vollständigen Datensammlung mit dem Ziel eine Ganzheitssicht aus Einzelaspekten zusammenzusetzen.

Um so unverständlicher ist es daher, daß heute immer noch Einzelaspekte nacheinander abgehandelt werden, auch wenn sie den wohlklingenden Namen Tracerdiagnosen erhalten, ein ebenfalls nichtsinnhafter Begriff, da solche Diagnosen derart behandelt weder etwas markieren können noch in der Lage sind, etwas zu finden.

Verblüffend ist es allerdings, daß wir heute nicht den Zielen der AO folgend Untersuchungsergebnisse veröffentlichen etwa mit Titeln wie:

„Übersicht über die Behandlung von B.2.-Frakturen am proximalen Oberschenkel" oder „Richtlinien für die operative Therapie der C.3.-Frakturen der Metacarpalia", Arbeiten, die die direkte Vergleichbarkeit ermöglichen könnten.

Statt dessen berichten wir hartnäckig von „120 Frakturen des Coxalen Femurendes" und beziehen uns darin auf Arbeiten über „Ergebnisse der Umstellungsosteotomie bei Pertrochanteren Oberschenkelfrakturen".

Während die letztzitierten Arbeiten die perspektivische Sicht anstreben und damit gleichzeitig jegliche Vergleiche verhindern, entsprechen die erstzitierten Arbeiten der dem Menschen eigentlich innewohnenden archaischen aspektivistischen Sehweise.

Wie anders ist es sonst zu erklären, daß erst Leonardo die Gesetze der Perspektive formuliert, daß Kinder bis zum 10. Lebensjahr aspektivisch malen und daß in der modernen Kunst diese Methode dergestalt wiederaufgegriffen wird, daß Picasso ein Gesicht im selben Bild gleichzeitig von vorn und von der Seite malt, um so das Wesen der dargestellten Person zu erfassen.

Ohne Normierung allerdings führt auch die aspektivische Sehweise ins Leere. Als Beispiel mag hier noch einmal das vorchristliche Ägypten dienen.

Hier wurden körperliche Funktionen trotz bekannter Zusammenhänge in der Vorstellungsweise nicht verknüpft sondern alleinstehend nebeneinander gesehen. Dieses führte beim Menschen zu einer verteilten Zuständigkeit einzelner Götter für die Körperregionen. Veranschaulicht wird dieses durch ein Gebet an die Götter mit dem Ziel ein Kind von einer bestimmten Erkrankung zu schützen. Das gleichzeitige und nebeneinander bestehende Eins des Körpers wird hier aufgeschlüsselt in die damals bekannten anatomischen Regionen, deren Schutz in einer monotonen Aufzählung einzeln von der jeweils zuständigen Gottheit erbeten wird.

Wie wir sehen, finden sich hier durchaus Parallelen zu Spezialisierungsbestrebungen und Diversifizierungen in der Medizin von heute...

Qualität, das dürfen wir nicht vergessen, ist lediglich approximierbar.

Selbst ein Goldstandard ist keine fixe Größe oder Eigenschaft oder Qualitätsdimension.

Qualität liegt nur dann vor, wenn sie gemessen werden kann; aspektivisch oder multiparametrisch, wie wir es heute nennen, ist das sicherer und einfacher und überhaupt erst überprüfbar möglich.

Deswegen ist die AO-Dokumentation im Falle einer allgemeinen und konsequenten Anwendung nicht nur ein taugliches Instrument zur externen Qualitätssicherung. Die Traumatologie wäre ohne dieses Werkzeug, wie man heute sagt, „Echt arm dran".

Die Einführung der AO-Dokumentation als reales Instrument für die externe und die interne Qualitätskontrolle ist aber an folgende Voraussetzung geknüpft:

1. Errichtung eines nationalen Registers mit national zentral durch unsere Gesellschaft geführter Referenzdatenbank.
2. Übernahme der schon bestehenden anonymisierten Referenzdaten von der AO in der Schweiz.
3. Verpflichtung aller unfallchirurgisch tätigen Kliniken zur Meldung jeder Fraktur und Frakturversorgung an das Register unabhängig von einer operativen oder konservativen Therapie.
4. Errichtung eines Beratergremiums, das in regelmäßigen Abständen die relativen Ergebnisse der einzelnen Kliniken wertet und gegebenenfalls die Beraterfunktion für eine Qualitätsanpassung der Kliniken mit minderer Qualität übernimmt.
5. Kritikfähigkeit der Kliniken, die Verbesserungsvorschläge zu akzeptieren.

Auch wenn diese Voraussetzungen an die Errichtung einer neuen Institution gebunden sind, so ist es doch eine Institution aus den „eigenen Reihen" und weder der Gesetzgeber ist es, der bei minderer Qualität mit Schließung der Klinik drohen kann noch sind es die Krankenkassen, die im gleichen Falle die Bezahlung einer Leistung verweigern könnten und *dadurch* das Spektrum der Kliniken beschneiden.

Und schließlich muß es unser Ziel sein, das Bewußtsein für das aus gesetzlichen aber auch und nicht zu wenig aus rein medizinischen Gründen Unvermeidliche, den eigentlichen Leistungsnachweis, also das Bewußtsein und das Arbeiten für den Leistungsnachweis bei den Kollegen zu wecken und wachzuhalten, die bezüglich der Dokumentation der eigenen Leistung, nicht im egoistischen sondern im objektiven Leistungsvergleich noch nicht erwacht sind. Besser der Weckruf kommt aus der Gesellschaft für Unfallchirurgie als aus Bonn.

Literatur

1. Brunner-Traut E (1992) Frühformen des Erkennens am Beispiel Altägyptens. Wissenschaftliche Buchgesellschaft Darmstadt
2. da Vinci Leonardo (1925) Traktat von der Malerei. Verlag Eugen Diederichs, Jena
3. Menge H, Müller H (1962) Langenscheidts Taschenwörterbuch der Lateinischen und Deutschen Sprache. Langenscheidt KG – Verlagsbuchhandlung Berlin Schöneberg 26. Auflage

Frühergebnisse nach operativer und konservativer Versorgung nach OSG-Frakturen

D. Hempel

II. Chirurgie, Krankenhaus Barmbeck, Rübenkamp 148, D-22307 Hamburg

(Manuskript nicht eingegangen)

Spätergebnisse nach operativer und konservativer Versorgung von OSG-Frakturen

H. C. Nonnemann

Unfallchirurgische Klinik, St. Josef-Krankenhaus, Bäumerplan, D-12101 Berlin

Bei den Verrenkungsbrüchen des oberen Sprunggelenkes handelt es sich ohne Zweifel um eine komplexe Verletzung. Auf der Suche nach einer Systematisierung hat Dupuytren 1836 erste Versuche an Leichenknochen unternommen. Maisonneuve beschrieb eine dieser Frakturen 1840 und von Volkmann empfahl als erster 1875 die operative Behandlung. Die umfangreichsten Arbeiten zur Klassifizierung dieser Frakturen hat Lauge-Hansen nach 1948 unternommen. Weber veröffentlichte seine Monographie 1966. Er hat ausdrücklich bedauert, daß die Lauge-Hansen'schen Arbeiten in Deutschland nicht weiter bekannt geworden sind.

Heute ist im allgemeinen die Einteilung der Fibulafrakturen nach Weber A, B, C üblich. Kaum jemand stellt sich aber wahrscheinlich dabei vor, welche weiteren Kombinationen diese Verletzungen am oberen Sprunggelenk haben.

Wir haben uns bereits Anfang der 60er Jahre für die Lauge-Hansen'sche Einteilung entschlossen und diese auch konsequent seitdem in allen Arbeiten durchgehalten. Lauge-Hansen unterschied die Einteilung in Supination/Adduktion, Pronation/Abduktion, Supination/Eversion und Pronation/Eversion. In den Lauge-Hansen'schen Arbeiten ist dann noch die Supination/Inversion und die Pronation/Inversion beschrieben. Diese beiden letzten Kategorien machen jedoch insgesamt nur 2% der bimalleolären Luxationsfrakturen aus, so daß Maatz sie in seinem Schema vernachlässigt hat.

Maatz hat ein Schema entworfen, mit dem sich in der täglichen Routine sehr gut arbeiten läßt. Dieses Schema beginnt mit der Supinations-/Adduktionsfraktur. Dabei bricht zuerst die Fibula und anschließend der Malleolus tibialis. Es handelt sich also um ein dynamisches Geschehen, eine Teilverletzung entsteht nach der anderen. Das Schema beginnt mit der Fibula, dem wichtigeren Knochen am oberen Sprunggelenk.

Hefte zu „Der Unfallchirurg", Heft 249
Zusammengestellt von K. E. Rehm

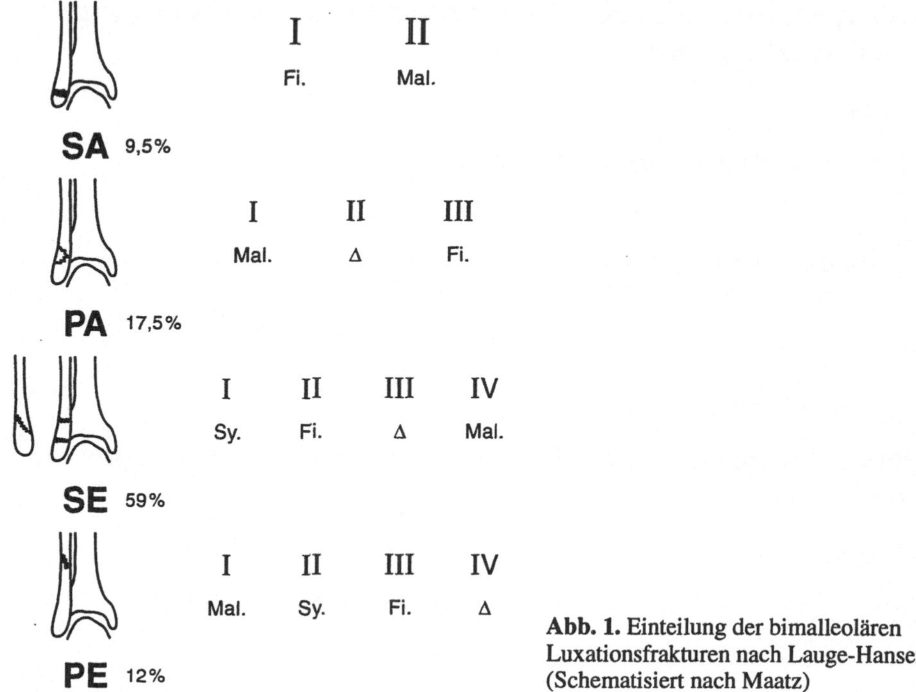

Abb. 1. Einteilung der bimalleolären Luxationsfrakturen nach Lauge-Hansen (Schematisiert nach Maatz)

Es folgt die Pronations-/Abduktionsfraktur, dabei wandert in diesem Schema der Malleolus an die erste Stelle und bei dem dynamischen Geschehen bricht zuerst der Malleolus, anschließend das Volkmann'sche Dreieck und schließlich die Fibula. Bei der komplexeren Supinations-/Eversionsfraktur reißt zuerst die Syndesmose, anschließend bricht die Fibula, dann das Dreieck und als letztes der Malleolus tibialis. Maatz hat uns für die SE-Gruppe den Merksatz überliefert: „Sy Fil Drei Mal". Bei der Pronations-/Eversionsfraktur bricht zuerst der Malleolus, er wandert also im Schema nach vorne, dann reißt die Syndesmose, anschließend bricht die Fibula und schließlich das Volkmann'sche Dreieck. Für diese Gruppe hat uns Maatz hinterlassen: „Mal Sy Fil Drei" (Abb. 1).

Ein Kollektiv von 938 Verrenkungsbrüchen im Auguste-Viktoria-Krankenhaus in den 60er Jahren ergab, daß auf die SA 8,9%, auf die PA 14,5%, auf die SE 58,1% und auf die PE 15,0% entfielen. Als NE (nicht einzuordnen) sind die Invasionsfrakturen bezeichnet, die 2,6% in diesem Krankengut ausmachen. Anfang der 60er Jahre haben wir dann die Behandlungsergebnisse sehr genau beobachtet. Damals wurden noch sehr viele Frakturen konservativ behandelt. In den Jahren 58/59 wurden bei 200 Verrenkungsbrüchen wiederholte Repositionen in 21% notwendig und es wurden 10% Pseudarthrosen am Malleolus tibialis gesehen, während zwischen 1965 und 1970 wiederholte Repositionen nur in 8% erforderlich waren und Pseudarthrosen in 5% auftraten. Parallel dazu nahm in diesen Jahren die Zahl der operativen Versorgungen ganz wesentlich zu, nämlich von 8% (1956–1959) auf 65,4% (1969/1970).

Operationsindikationen stellen für uns alle Innenknöchelfrakturen dar. Außenknöchelfrakturen bieten eine Indikation wenn (a) die Fragmentdehiszenz mehr als 1 mm beträgt, (b) ein Achsenknick oder (c) eine Längendifferenz besteht, im Zweifelsfall verglichen mit der Kollateralseite. Außerdem ist eine absolute Operationsindikation ein Volkmann'sches Dreieck größer als 1/5 der Gelenkfläche.

Die operative Versorgung geschieht in aller Regel durch eine Drittelrohr-Platte am Außenknöchel, die anmodelliert wird oder bei kleinem Fragment durch eine Zuggurtung und am Innenknöchel durch eine Malleolarschraube oder bei kleinem Fragment durch eine Zuggurtung. Das Volkmann'sche Dreieck versorgen wir nach dem Vorschlag von Maatz von hinten, wobei dann die proximale Spitze des Dreiecks gut in ihr Bett eingefügt werden kann und eine Stufenbildung an der Gelenkfläche vermieden wird.

An Komplikationen hatten wir in einem Kollektiv von 449 Fällen 5mal eine oberflächliche Infektion, 2mal eine tiefe Weichteilinfektion und 1mal eine Osteomyelitis der Fibula sowie 1mal eine Non Union der Fibula. Alle Komplikationen sind ausgeheilt, die Letztgenannte durch eine zweite Operation.

Maatz selbst hat angenommen, daß in seinem Schema die Zahl der Komplikationen von oben nach unten zunähmen, daß also die PE-Frakturen die größte Zahl der Komplikationen haben würde. Das hat sich bei der späteren Analyse nicht bestätigt. Eine SE-Fraktur, bei der im Computertomogramm schon die ganz erhebliche Zerstörung der Gelenkfläche erkennbar ist, besteht bereits zum Zeitpunkt der Materialentfernung eine ausgeprägte posttraumatische Arthrose, trotz regelrechter Versorgung. Anders bei einer PE-Fraktur, die ebenfalls regelrecht versorgt wurde und wo zum Zeitpunkt der Metallentfernung keine wesentlichen Arthrosezeichen zu sehen sind.

Aus einem Kollektiv von 449 Fällen konnten 101 berufsgenossenschaftlich versicherte Fälle im weiteren Verlauf analysiert werden. Es zeigt sich, daß bei den SA-Frakturen eine durchschnittliche Arbeitsunfähigkeit von 2,5 Monaten bestand und daß eine vorläufige MdE oder eine MdE zur Dauerrente nicht registriert wurde. Bei der PA entstanden 15% vorläufige Renten und 0% rentenpflichtige Schädigungen bei Eintritt der Dauerrente mit einer Arbeitsunfähigkeit für ebenfalls 2,5 Monate. Bei den SE-Frakturen fanden wir in 89% vorläufige Renten und bei Eintritt der Dauerrente noch in 16% eine MdE von 20% oder mehr. Die PE-Verletzungen ergaben eine Arbeitsunfähigkeit während 4,5 Monaten, eine vorläufige Rentenfrequenz von 36% und zur Dauerrente von 0%.

Zur Prognose kann man sagen, daß die Funktion nach einer SA-Verletzung frühzeitig vollkommen wieder hergestellt wird, nach einer PA-Verletzung spätestens nach 2 Jahren die volle Funktion wieder hergestellt sein wird, daß etwa 1/5 der Patienten nach SE-Verletzungen dauernde Funktionsstörungen behalten, während nach PE-Verletzungen die Spätresultate bei regelrechter früher Versorgung sehr gut sind.

Sind Frakturen des oberen Sprunggelenks als Gegenstand externer Qualitätssicherung geeignet?

A. Ekkernkamp und J. Richter

Unfallchirurgische Klinik, Berufsgenossenschaftliche Klinken Bergmannsheil, Universitätsklinik, Bürkle-de-la-Camp-Platz 1, D-44789 Bochum

Nach Beendigung der Diskussion über die *Notwendigkeit* externer Qualitätssicherungsmaßnahmen hat die Disputation über die „richtige" Qualitätssicherung ihren vorläufigen Höhepunkt erreicht. Im Spannungsfeld zwischen Kassenärztlicher Bundesvereinigung, Bundesärztekammer und Krankenhausgesellschaft treten die Überlegungen der wissenschaftlichen Fachgesellschaften scheinbar in den Hintergrund. Umso begrüßenswerter ist die Iniative des Wissenschaftsausschußes der DGU, Qualitätssicherungsmaßnahmen aktiv mitzugestalten.

Welche Anforderungen sind an Verletzungen oder Krankheitsbilder zu stellen, damit sie als Tracer-Diagnose geeignet sind:

Nach Kessner muß sie typisch sein, klar umrissen, leicht diagnostizierbar und über eine hohe Prävalenz verfügen. Um speziell ärztliche Leistungen beurteilen zu können, weniger pflegerische oder das soziale Umfeld, muß die Tracer-Diagnose durch *ärztliche* Intervention (z.B. Operation) beeinflußbar sein.

Weitere Einflüsse auf den Verlauf eines Tracers sollten bekannt sein, schließlich ist ein gewisses Maß an Minder-Compliance auf seiten der Patienten einzukalkulieren (z.B. zu frühe Vollbelastung).

Bisherige Situation

Die gegenwärtig von der Ärztekammer Baden-Württemberg, Nordrhein, Westfalen-Lippe, Sachsen, Sachsen-Anhalt und Schleswig-Holstein durchgeführten flächendekkenden externen Qualitätssicherungsmaßnahmen gehen auf die Empfehlungen Schegas aus den 70er Jahren zurück und wurden 10 Jahre später von Scheibe aufgegriffen und zunächst auf freiwilliger Basis durchgeführt.

Als Tracer dienen die Cholecystitis/Cholecystolithiasis, die Leistenhernie und die Schenkelhalsfraktur.

Im Kammerbereich Baden-Württemberg werden zusätzlich das Rektumcarzinom, die Appendicitis, die per-/subtrochante Femurfraktur und – in Anfängen – die distale Radiusfraktur extern qualitätsgesichert.

Übertragung von Methodik und Ergebnissen der Schenkelhalsfraktur auf Verletzungen des oberen Sprunggelenkes

a) Daten. Abgefragt werden bisher zur Schenkelhalsfraktur 59 Punkte, nur wenige dienen der statistischen Erfassung, die Majorität ist qualitätsrelevant. Sinnvoll ist die

Hefte zu „Der Unfallchirurg", Heft 249
Zusammengestellt von K. E. Rehm

Frakturklassifikation, hier gilt für das proximale Femur die einfache Einteilung nach Pauwels, am oberen Sprunggelenk konkurrieren die AO-Klassifikation, die Klassifikation nach Lauge-Hansen und die Weber-Einteilung (A-B-C) um die Gunst des Untersuchers.

Unter den Gesichtspunkten Exaktheit und Vergleichbarkeit müßten AO- und Lauge-Hansen-Einteilung bevorzugt werden, wegen der flächendeckenden Beteiligung nicht spezialisierter Abteilungen und der täglichen Praxis sollte auf die einfache und röntgenanatomische Gesichtspunkte berücksichtigende Einteilung nach B. G. Weber zurückgegriffen werden.

Analog der Schenkelhalsfraktur wird detailliert die *Therapie* abzufragen sein, auch das Ausmaß der medikamentösen Thromboseprophylaxe, zumal die Mehrzahl der Patienten noch postoperativ im Unterschenkelverband ruhiggestellt wird.

Die Frage nach der *Anaesthesieform* gewinnt zunehmend an Bedeutung. Einige Autoren weisen auf die signifikant niedrigere Thromboserate nach Leitungsanaesthesie hin, ursächlich diskutiert werden ein erhöhter Einstrom oder bestimmte Abläufe der Fibrinolyse (Modig 1981, Davis 1989, Nielson 1990, Mitchell 1991).

Während Prozeß- und Strukturqualität unstrittig qualitätsrelevant erfaßt werden, besteht die Hauptkritik an externen Maßnahmen mit Tracern in der mangelnden Ermittlung von Ergebnissen.

Die gebräuchlichen Fragebögen für die Schenkelhalsfraktur fordern Angaben zu diesen Komplikationen:

Osteitis, Fistel, anatomische Fehlstellung, Implantatdislokation, Implantatbruch, Position des Osteosynthesemateriales unzureichend, Endoprothesen-Luxation, Nervus-fibularis-Parese.

Mit Ausnahme der beiden letzten Fragen wäre eine Übertragung auf das obere Sprunggelenk problemlos möglich.

b) Ergebnisse. Im Jahre 1993 wurden im Ärztekammerbereich Westfalen-Lippe, der mit 30.000 Kammerangehörigen etwa 10% der Gesamtärzteschaft repräsentiert, 4.137 Bögen zur Diagnose „Schenkelhalsfraktur" ausgewertet. Es handelte sich bei den Patienten um 790 Männer und 3.347 Frauen. 3.363 Personen hatten das 70. Lebensjahr überschritten, was einem vom Hundersatz von 81,3% entspricht.

Die Rangfolge der Begleiterkrankungen lautet in absteigender Folge: Osteoporose, Diabetes mellitus, Varikosis, Adipositas, Coxarthrose, arterielle Verschlußkrankheit.

3.857 der 4.137 Personen wurden operativ behandelt. 38,7% der Patienten mit Schenkelhalsfraktur wurden prothetisch mittels Hemiarthroplastik, 37,5% mit Totalendoprothese versorgt. In 16,9% erfolgte eine Schraubenosteosynthese.

An intraoperativen Komplikationen wurden 36 Knochenverletzungen angegeben, was einer Rate von weniger als 1% entspricht. Dokumentiert wurde *eine* Gefäßverletzung und *eine* Nervenverletzung. Hingegen – realitätsnäher – wurden 1.133 postoperative Komplikationen (29,4%) genannt, hauptsächlich handelte es sich um Harnwegsinfekte oder kardiopulmonale Probleme.

3.656mal (94,8%) war eine Reintervention nicht erforderlich, 165mal (4,3%) wurde eine, 36mal (0,9%) waren mehrere Revisionen notwendig.

Als Gründe für die Reintervention wurden irreponible Prothesenluxationen oder -fehllagen angegeben.

Die medikamentöse Thromboseprophylaxe – mit oder ohne Verbund zur physikalischen Therapie – wird in 99,5% der Kliniken durchgeführt.

Die mittlere Verweildauer im Krankenhaus der Patienten mit Schenkelhalsfraktur oder Komplikation betrug im Jahre 1993 – 26 Tage, mit Komplikationen 35 Tage.

Ermittelt wurde auch die präoperative Liegezeit. 13,7% der schenkelhalsfrakturierten Patienten wurden am Unfalltag operiert, 67,5% der Patienten wiesen eine präoperative Liegezeit von 1 bis 4 Tagen auf, länger als 4 Tage mußten 703 Patienten (18,2%) warten. In 65% der Patienten gelang die Benutzung des Bewegungsbades. Insgesamt 288 Patienten (7,0%) verstarben während der Hospitalisation.

Ergebnisdiskussion

Die Anzahl operationspflichtiger Sprunggelenkfrakturen pro Jahr ist hier nicht bekannt. Sie dürfte gering über der Zahl der jährlich eintretenden Schenkelhalsfrakturen liegen.

Sicherlich wäre das Durchschnittsalter der betroffenen Patienten niedriger, die Liste der Begleiterkrankungen könnte – mit Ausnahme der Coxarthrose – übernommen werden.

Das Verhältnis operativ zu konservativ behandelten Frakturen dürfte über die Zeit pendeln. Derzeit werden auch am Bergmannsheil Bochum die stabilen Weber-B-Frakturen nicht-operativ behandelt (Richter, J. Langenbeck's Archiv 1993).

Unter den Operationsverfahren dürften die Plattenosteosynthesen mittels Drittelrohrplatten und Zugschrauben, eventuell aus Titan, überwiegen. Am Innenknöchel sind Schrauben oder Zuggurtungen zu erwarten.

Werden Aufwand und literaturmäßig belegte Komplikationsrate der Schenkelhalsfraktur als Operation am größten Gelenk des menschlichen Körpers mit der offenen Reposition und Osteosynthese einer Sprunggelenk-Fraktur verglichen, so dürfte die Rate intraoperativer Komplikationen beim OSG auch nicht höher als 1% liegen (sinnvoll? ehrlich?).

Die Rate postoperativer Komplikationen (29,4%) oder Reinterventionen (5,2%) könnte vergleichbar hoch sein, die sorgfältige Analyse wäre interessant und neu.

Die Verweildauer der Patienten im Krankenhaus dürfte deutlich unter derjenigen beim Schenkelhalsbruch liegen

Gänzlich negiert werden müßte die präoperative Liegezeit, zumal die Patienten abschwellende Maßnahmen auch zu Hause durchführen könnten (Ekkernkamp, A. OP-Journal 1994).

Resummé

Unter Abwägung der Vor- und Nachteile der Sprunggelenkfraktur als Gegenstand externer Qualitätssicherungsmaßnahmen, sei subsumiert: Die Sprunggelenkfraktur bietet sich als Tracer-Diagnose an, da es sich häufig um eine isolierte Verletzung handelt; die Patienten sind jung, die Bruchformen gut klassifizierbar, die Therapiemöglichkeiten gut. Zu exkludieren wären kindliche und Übergangsbrüche sowie – stabile Weber-B-Frakturen.

Nachteilig erscheint die zu vernachlässigende Rate therapeutischer Probleme.

Hinzu kommt die kurze Hospitalzeit, so daß die kritischen Frühergebnisse am Schenkelhals (26. bis 35. Tag) für das Sprunggelenk noch weiter – in die erste Woche nach OP – vorgezogen werden müßten.

Telefoninterviews der Patienten nach Demissio wie in den Niederlanden oder schriftliche Nachfragen bei Patienten und Hausärzten (Scheibe, O: „Nachuntersuchung" von Leistenbruch-Patienten) haben sich nicht bewährt.

Das bisher intern diskutierte Modell der Finanzierung eines „unabhängigen Untersuchers", der in den einzelnen Kliniken an fixierten Tagen dokumentiert, ist aufwendig, teuer und würde möglicherweise – da nicht auf freiwilliger Basis – als unerwünschte Kontrolle von den Unfallchirurgen abgelehnt werden.

Die Therapie der Sprunggelenkfraktur wird künftig über Sonderentgelte vergütet; qualitätssichernde Maßnahmen werden verpflichtend. Die wissenschaftliche Fachgesellschaft ist gefordert.

Literatur beim Verfasser

Komplikationen nach Behandlung von OSG-Frakturen: Ist die OSG-Fraktur als Tracer-Diagnose geeignet?

Ch. Eggers, J. Grüber, U. Behrmann und A. Stahlenbrecher

Abteilung für Unfall-, Wiederherstellungs- und Handchirurgie, Allgemeines Krankenhaus St. Georg, Lohmühlenstraße 5, D-20099 Hamburg

Qualitätssicherung ist zur Zeit trotz intensiver Bemühungen noch nicht bundesweit etabliert. Zuständig sind die Ärztekammern der Länder. Durchgeführt wird bisher in Nordrhein, Westfalen-Lippe, Sachsen und Sachsen-Anhalt sowie in Baden-Württemberg eine Qualitätssicherung nach Schega und Selbmann mit Tracerdiagnosen. Als Tracerdiagnose im Bereich Traumatologie dient zur Zeit die Schenkelhalsfraktur, diskutiert wird auch die Anwendung der OSG-Fraktur. Der Wissenschaftsausschuß der DGU plant zur Ermittlung von Qualitätsstandards in der Unfallchirurgie ein Pilotprojekt mit dem Ziel, an ausgewählten Kliniken mit standardisierten Nachuntersuchungen durch externe Untersucher die Endergebnisqualität von OSG-Frakturen zu ermitteln.

Hefte zu „Der Unfallchirurg", Heft 249
Zusammengestellt von K. E. Rehm

Fragestellung

1. Läßt eine konsequente Erfassung von Komplikationen während der stationären Behandlung von OSG-Frakturen Rückschlüsse auf das Komplikationsspektrum einer unfallchirurgischen Abteilung zu?
2. Ist das Komplikationsmuster der Beispieldiagnose OSG-Fraktur identisch mit dem des gesamten Krankengutes?
3. Unterscheiden sich die genannten Kollektive hinsichtlich ihrer Altersverteilung?
4. Ist der Weiterbildungsstand der Operateure beider Gruppen vergleichbar?

Methode

1. Als Beobachtungszeitraum wird ein 3-Jahres-Zeitraum gewählt, weil in den Bundesländern nach 2–3 Jahren die Beispieldiagnosen gewechselt werden.
2. Als Diagnose werden alle isolierten OSG-Frakturen ohne lokale Risikofaktoren ausgewählt (AO-Klassifikation Typ 44-A1–3, -B1–3, -C1–3).
3. Als Beobachtungszeitraum wird die Verweildauer während der primären stationären Behandlung gewählt.
4. Die Risikofaktoren, intra- und postoperative Störungen sind gemäß dem Standard der Ärztekammer Hamburg definiert. Hierzu zählen als allgemeine Komplikationen Thrombose /Lungenembolie und Pneumonie, als spezielle Komplikationen Achsenfehlstellung, Implantatfehllage und -dislokation sowie Infektionen.
5. Beurteilt wird ausschließlich die operative Behandlung, unabhängig vom gewählten Verfahren.

Ergebnisse

1. Im Beobachtungszeitraum 01.01.1991 bis 31.12.1993, wurden 6355 Eingriffe durchgeführt, davon 152 isolierte OSG-Frakturen.
2. Die Altersverteilung der Kollektive unterscheiden sich signifikant. Die meisten Patienten mit OSG-Frakturen waren 20 bis 30 Jahre alt, während wir bei dem Gesamtkrankengut eine sehr große Anzahl von alten Patienten, insbesondere bei hüftgelenknahen Frakturen zu verzeichnen haben (Abb. 1).
3. Mit zunehmender Qualifikation steigt der Anteil je Operateur am Gesamtoperationsaufkommen. Die OSG-Frakturen wurden in unserer Klinik überwiegend von Assistenten in der Weiterbildung und von Fachärzten für Chirurgie vorgenommen, Mitarbeiter mit der Teilgebietsbezeichnung Unfallchirurgie jedoch haben nur 3 OSG-Frakturen operiert (Abb. 2).
4. Bei insgesamt 6355 Eingriffen in unserer Klinik wurde eine Komplikationsrate von 3,6% verzeichnet. Bei den 152 Eingriffen am OSG konnten wir eine Komplikationsrate von 3,3% ermitteln.
5. Bezüglich allgemeiner Komplikationen zeigten sich Thrombosen im Gesamtkrankengut zu 0,37, nach OSG-Frakturen zu 0,6%. Lungenembolien und Pneumonien

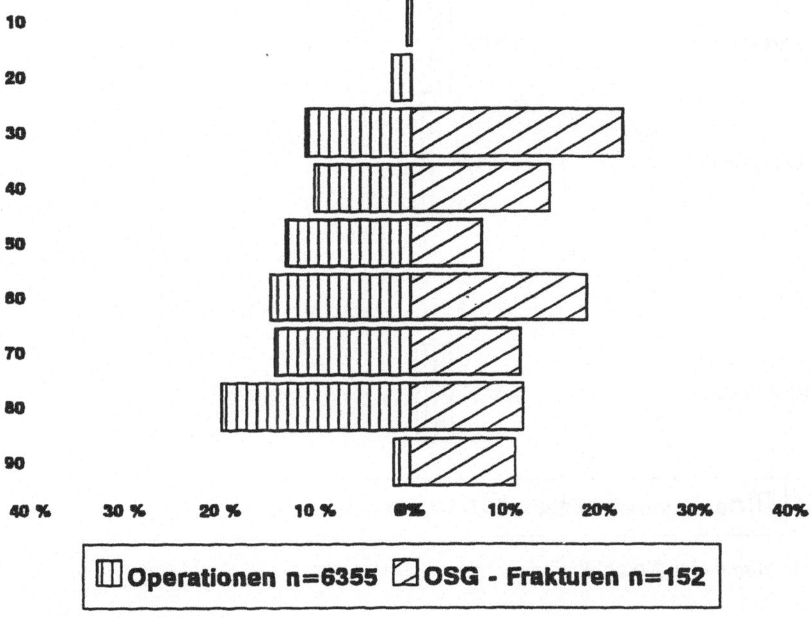

Abb. 1. Altersverteilung

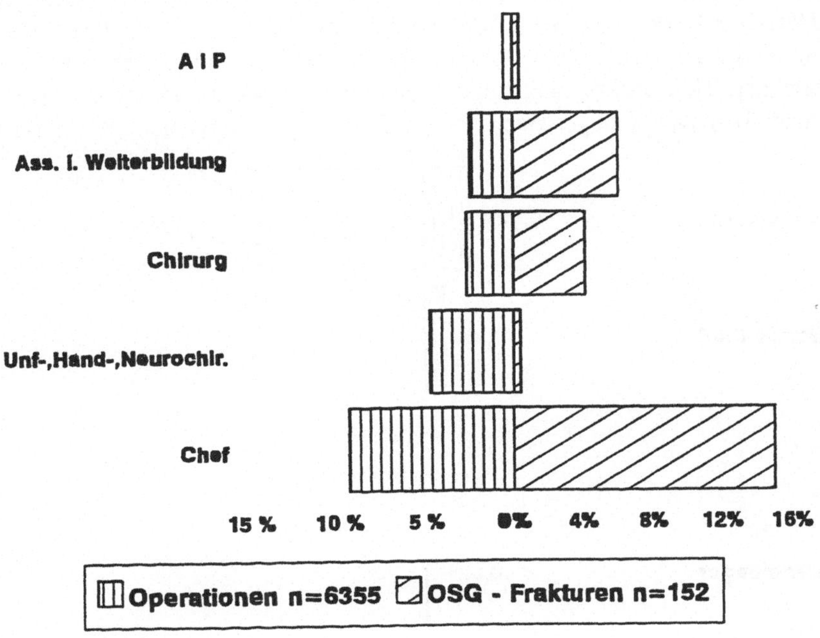

Abb. 2. Verteilung der Operateure

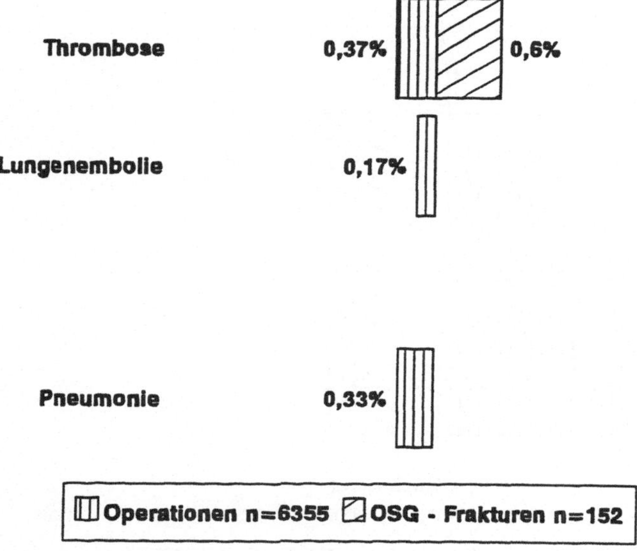

Abb. 3. Allgemeine Komplikationen

traten nach Operationen am OSG nicht auf, im Gesamtkrankengut bei 0,17% bzw. 0,33% (Abb. 3).

6. Im Gesamtkrankengut fanden wir 0,4% oberflächlicher Wundinfektionen und 0,2% tiefe Infektionen, bei 0,02% Implantatlagerinfektionen. Bei den OSG-Frakturen wird eine relativ hohe Rate oberlächlicher Wundinfektionen von 2,6% verzeichnet. Tiefe Infekte und Implantatlagerinfekte wurden im Beobachtungszeitraum überhaupt nicht gesehen (Abb. 4). Ebenso wurden spezielle Komplikationen

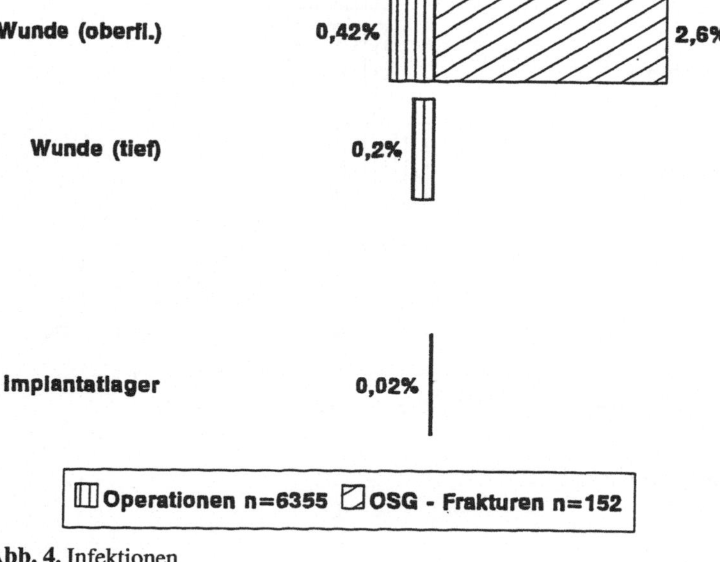

Abb. 4. Infektionen

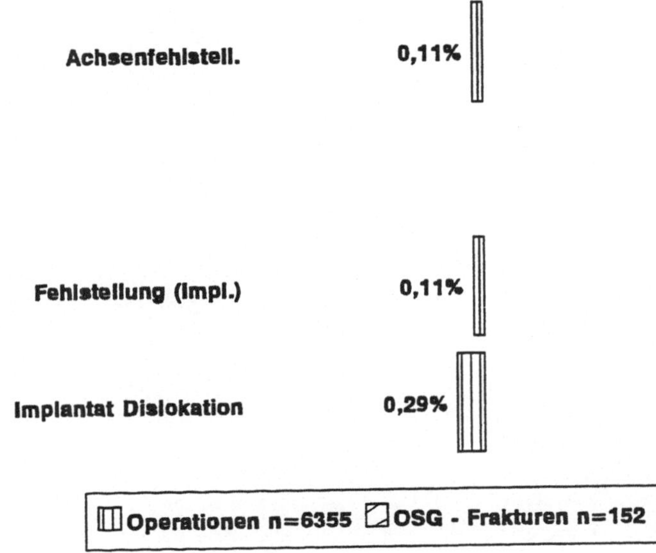

Abb. 5. Spezielle Komplikationen

wie Achsenfehlstellung, Implantatfehllage oder -dislokation bei den OSG-Frakturen nicht beobachtet (Abb. 5.)

Zusammenfassung

Hinsichtlich der Operationshäufigkeit liegt in unserer Klinik eine ausreichende Anzahl von OSG-Frakturen vor. Ihre Komplikationsrate gleicht dem des Gesamtkrankengutes. Ihr Komplikationsmuster, die Qualifikation der beteiligten Operateure und die Altersverteilung der Patienten jedoch unterscheiden sich signifikant. Somit spiegelt die OSG-Fraktur als Tracerdiagnose nicht ausreichend das Gesamtkomplikationsspektrum unserer Klinik wieder.

Da der Beobachtungszeitraum auf den primären stationären Aufenthalt begrenzt ist, sind mit dieser Untersuchung keine Aussagen über Spätkomplikationen möglich. Die Endergebnisqualität läßt sich somit mit dieser Untersuchung nicht beurteilen.

Schlußveranstaltung

Präsident: Professor Dr. A. Rüter

Wir kommen nun zur Schlußveranstaltung im Kreise einiger Treuer, die bei uns geblieben sind. Bevor ich zur angekündigten Preisverteilung komme, bleibt mir aber die Zeit und die Gelegenheit noch einmal herzlich denjenigen zu danken, bei denen ich mich bisher noch nicht bedankt habe und ohne die dieser Kongreß, der glaube ich, in weiten Teilen organisatorisch in Ordnung war, und von der Thematik her auch Themen angeschnitten hat, die offensichtlich unser aller tägliches Berufsleben berühren, so nicht abgelaufen wäre. Das ist einmal allen voran mein erster Oberarzt und Kongreßsekretär, Herr PD Dr. Braun. Herr Braun herzlichen Dank. Sie haben damals sofort gesagt: Ich mache das. Zum Glück versteht er was vom Computer und hatte sowohl in der Klinik wie zu Hause diese Listen, Anmeldungen, Annahme, Ablehnung, Zeiten ändern, Vorsitzende merken, da 2 zum selben Zeitpunkt eingesetzt waren etc., Sie kennen das ja. Nochmals vielen Dank. Das hat sehr gut geklappt. Ohne sie wäre ich völlig hilflos gewesen.

Und dann waren natürlich die große Stütze der ganzen Geschichte unsere tragenden Säulen der Gesellschaft, Herr Probst und Herr Hertel. Beide haben mir von Anfang bis Ende geholfen, mich beraten und mich über sicher viele Klippen hinweggeleitet, in die ich alleine gepurzelt wäre. Ihnen beiden vielen Dank.

Noch wesentlich angenehmer war die Zusammenarbeit mit den Damen, die dahinter gestanden haben, nämlich die Damen von Intercongress. Sie haben mit großer Zuverlässigkeit den Kongreß vorbereitet, mit großem Geschick die Kontakte mit der Industrie hergestellt und dabei die Aussteller davon überzeugt, daß es einfach billiger nicht geht. Dies war eine große Sorge vor dem Hintergrund der Restriktion. So sind wir auch von dieser Seite, ohne die ja ein Kongreß heute nicht mehr machbar ist, nämlich dem finanziellen Rückgrat, das über die Ausstellung kommt, auf der sicheren Seite gesegelt. Das war der technische Teil der Zusammenarbeit, schon der war gut. Der persönliche war für mich besonders angenehm. Ich hoffe für Sie auch und so möchte ich Sie jetzt auf die Bühne zu mir bitten. Frau Röder, als Vertreterin vor Ort. Ich fang bei Ihnen an, mich sehr herzlich zu bedanken. Der Dank gilt auch Frau Klein, der Organisatorin in der Zentrale Wiesbaden. Eigentlich schade, daß das Jahr jetzt vorbei ist. Aber Herr Muhr wird sich in Ihren treusorgenden Armen wohlfühlen. Vielen Dank. Frau Kraus, auf der jetzt die ganze Verantwortung der Firma Intercongress ruht, der sie aber, glaube ich, glänzend gewachsen ist, darf ich mit einem kleinen Korb aus der bayerischen Heimat erfreuen. Sehr herzlichen Dank und alles Gute für Sie und Ihre Firma.

Hefte zu „Der Unfallchirurg", Heft 249
Zusammengestellt von K. E. Rehm

Nun kommen wir zur Preisverleihung. Dies ist eine sehr angenehme Aufgabe für den Präsidenten. Sie haben an den Postern, den Videos und den Forumbeiträgen gesehen, daß jüngere Mitarbeiter sich mit enormer Mühe auf diesen Gebieten betätigen und dort viele innovative Dinge erscheinen, die wir durch die Möglichkeit der Preisverleihung auch anerkennen und auch etwas lukrativ machen können.

Ich komme auf das Wort jüngere Mitarbeiter zurück und darf Frau Trentz bitten, zu mir zu kommen.

Liebe Frau Trentz, ohne große Diskussion hat die Deutsche Gesellschaft für Unfallchirurgie Ihnen und Ihren Mitarbeitern Uhlschmid, Welti, Saad, Friedl, Amgwerd den ersten Preis für den besten wissenschaftlichen Beitrag der Ausstellung, also der Poster, für das Thema:„Die Bedeutung der Osteoblastenkultur als Testsystem für biokompatible Werkstoffe“ zuerkannt. Ich gratuliere Ihnen sehr herzlich.

Wie sie vielleicht wissen, vergeben wir 3 Posterpreise. Ist jemand aus der Arbeitsgruppe Claes, Becker, Simnacher, Hoellen aus Ulm da? Ich habe das Vergnügen, daß die Ulmer eine Dame schicken. Wir berücksichtigen also auch die Frauenquote. Dies ist ganz neu hier in der Deutschen Gesellschaft für Unfallchirurgie. Diese Arbeitsgruppe bekommt den 2. Posterpreis für den wissenschaftlichen Beitrag in der Ausstellung: „Verbesserung in der Osteosynthesestabilität bei pertrochontären Frakturen bei osteoporotischem Knochen“.

Dann haben wir, wie gesagt, einen 3. Ausstellungspreis. Ist jemand aus der Arbeitsgruppe Wirtz, Wittner, Thielemann, Holz, Gerlach aus Stuttgart noch da? Unser Past-Präsident hat offensichtlich nicht mitbekommen, daß wir seine Gruppe hier ehren wollen. Aber es ist glaube ich, nicht wie beim Golf, wo der Preis dann weitergeht, wenn der Empfänger nicht da ist, sondern er bleibt bei dieser Gruppe. Sie hat den Preis bekommen für den Beitrag: „Behandlungsmöglichkeiten der posttraumatischen Humeruskopfmethode“.

Dann kommen wir zu dem Videopreis. Er ist verliehen an die Arbeitsgruppe Bruns und Henne-Bruns aus der Orthopädischen Universitätsklinik Hamburg, Ist jemand da?

Die Leute unterschätzen oft, wie gut ihre Beiträge sind. Der Titel lautet: „Die autologe Perichondriumtransplantation“.

Wir haben dann noch den Forumpreis zu vergeben. Dieser geht an die Gruppe Scherer, Metak, Katik und Blüm von der TU München. Herr Scherer ist da. Er hat gewußt, daß er etwas Gutes geboten hat. Der Preis wird verliehen für den Beitrag: „Zur Bedeutung des Popliteussystems für das Kniegelenk“. Herr Scherer, herzlichen Glückwunsch.

PD Dr. Scherer

Mit Erlaubnis des Präsidenten möchte ich mich bedanken, erstens bei der Gesellschaft für die Würdigung unserer Arbeit mit der Preisverleihung, bei meinem Mitarbeiter, Gerhard Metak, ohne den in den letzten 1 1/2 Jahren überhaupt keine geordnete Arbeit für mich möglich gewesen wäre und natürlich, obwohl er leider nicht da ist, bei meinem experimentalchirurgischen Chef, Herrn Prof. Blümel, der mich seit 12 Jahren 100%ig unterstützt. Vielen Dank.

Der Präsident

Meine Damen und Herren, wir sind nun wirklich am Ende dieser 58. Jahrestagung. Ich hoffe, Sie haben eine gute Heimreise und ich wünsche mir, daß Sie mit dem Gefühl heimreisen, daß es für Sie wert war in Berlin gewesen zu sein.

Prof. Muhr

Meine Damen und Herren, das letzte Wort zu haben, ist manchmal ganz angenehm. Lassen Sie mich die angenehme Aufgabe übernehmen, dem Herrn Präsidenten der 58. Tagung für diesen schönen Kongreß zu danken. Er war in jeder Beziehung rund und wir haben es genossen. Die Aussteller sind zufrieden, das Publikum, die große Anzahl von Besuchern, die hier gewesen sind, dies spricht für die Qualität und auch die interpersonelle Kommunikation, die hier möglich ist. Ich möchte nicht versäumen, auch der Frau des Präsidenten zu danken. Für ihre Mühen, die sie mit uns gehabt hat. Die Abende waren wirklich unvergeßlich. Natürlich, wenn man das ganze schildert und sieht, wie gut das Umfeld war, wenn der Saal 2 halb gefüllt ist, ein riesengroßer Saal, bei Themen, die man fast als Nebenthemen deklariert, dann muß man in der Tat ganz klar neidlos, neidvoll anerkennen, daß alles perfekt funktioniert hat. Ich darf mich herzlich im Namen aller bei Dir, Herr Präsident, bedanken für diese schöne und bei uns im Inneren sehr verhaftend bleibende Tagung. Ich möchte nicht versäumen, meine Damen und Herren, wenn ich das jetzt so gelobt habe, darauf hinzuweisen, daß es natürlich ganz schwer sein wird, da etwas besser zu machen. Wie Sie mich alle kennen, werden wir alles daran setzen, daß wir das tun und so darf ich Sie jetzt schon für das nächste Jahr zur 59. Tagung ins ICC nach Berlin einladen. Vielen Dank, gute Heimreise, schönes Wochenende.

XXIV. Fortbildungskurse

Arthroskopie des Kniegelenkes: Kniegelenkstrauma

Kursleiter: T. Tiling, Köln; W. Glinz, Zürich

Arthroskopische Diagnostik und Befunde

W. Glinz

Zentrum für Gelenk- und Sporttraumatologie, Klinik Pyramide am See, CH-8034 Zürich

Grenzen der klinischen Beurteilung

Viele Verletzungen am Kniegelenk lassen sich *klinisch* erkennen. So sind Bandverletzungen am Kniegelenk, Rupturen des Streckapparates und Frakturen im wesentlichen eine klinische Diagnose, letztere verbunden mit der radiologischen Abklärung.

Die Grenzen der klinischen Beurteilung liegen bei den Bandverletzungen im *Erkennen* von *partiellen Rupturen*, die gelegentlich nur zu geringer Instabilität führen, und beim Erkennen von *Begleitverletzungen. Meniskusläsionen* können häufig nicht mit Sicherheit diagnostiziert werden. *Verletzungen am Gelenkknorpel* sind klinisch im Femorotibialgelenk nicht und im Femoropatellargelenk nur ausnahmsweise zu diagnostizieren. Das gleiche gilt für *Plicaverletzungen.*

Diagnostik und arthroskopische Therapie nicht zu trennen

Die Wahl der Methode zur weiteren Abklärung (MRI, Computertomographie, Arthroskopie) sind gekoppelt mit der Frage der Operationsindikation generell. Ist eine Operationsindikation mit großer Wahrscheinlichkeit gegeben, wird man wegen der großen Zuverlässigkeit und gleichzeitigen Möglichkeit der Therapie der Arthroskopie den Vorzug geben. Die rein diagnostische Arthroskopie hat heute einen geringen Stellenwert. Sie ist vor allem noch berechtigt, wenn bei Kreuzbandverletzungen die Rekonstruktion durch offene Operation erfolgt. In diesen Fällen dient sie nicht so sehr der Diagnostik der Kreuzbandläsion, sondern der häufigen Begleitverletzungen im Innern des Kniegelenkes. Bei komplexen, kombinierten Knieverletzungen dient die Arthroskopie zur Bilanzierung der intraartikulären Schäden; die Behandlung erfolgt dann je nach Situation durch Arthroskopie, durch Arthrotomie oder durch ein kombiniertes Vorgehen.

Ein Spezialfall mit klarer Indikation zur Akut-Arthroskopie stellt die *Blockierung des Kniegelenkes* dar. Die Arthroskopie ergibt zunächst einmal eine zuverlässige Dia-

Hefte zu „Der Unfallchirurg", Heft 249
Zusammengestellt von K. E. Rehm

Tabelle 1. Befunde bei akuter Blockade des Kniegelenkes (148 Patienten)

	n
Meniskusverletzung	125
Knorpel- oder Knorpel-Knochen Absprengung	5
Vordere Kreuzbandruptur total	5
Vordere Kreuzbandruptur partiell	27
Hintere Kreuzbandruptur partiell	1
Mediale Seitenbandverletzung	8
Hoffa-/Plica-/Synovialisverletzung	10
Kein pathologischer Befund	4

gnose. Akute Knieblockaden werden gemeinhin lediglich auf Meniskusverletzungen oder freie Gelenkkörper (z.B. durch eine Knorpelknochenabsprengung) zurückgeführt, was nur in einem Teil der Fälle korrekt ist. Die Tabelle 1 zeigt, daß neben diesen beiden bekannten Verletzungen besonders häufig auch partielle vordere Kreuzbandrupturen zum Bild einer schmerzbedingten Blockade führen; bei Streckung des Gelenkes kommt es zur zunehmenden Anspannung des verletzten Bandes. Bei der totalen vorderen Kreuzbandruptur dagegen ist die Überstreckbarkeit ja klassisch.

Meniskusverletzungen

Die Arthroskopie ist heute zweifellos die zuverlässigste Methode der Diagnostik und Beurteilung von Meniskusverletzungen und Meniskusschäden. Sie gibt Auskunft über Form und Ausmaß einer Meniskusverletzung und bildet dadurch die Basis für rationale Therapieentscheide.

Zur Technik

Es wird grundsätzlich ein kontralateraler Zugang zur Inspektion eines Meniskus verwendet; vom medialen vorderen Zugang aus wird der laterale Meniskus beurteilt und umgekehrt. Wir verwenden also routinemäßig zwei Inzisionen. Dadurch kann durch den seitengleichen Zugang ein Tasthäkchen zur Palpation unter arthroskopischer Sicht eingeführt werden. Eine reine Meniskusinspektion ist in den meisten Fällen ungenügend; Rißbildungen an der Unterfläche können allein durch Betrachten nicht beurteilt werden, das Ausmaß einer Meniskusrißbildung meist ungenügend.

Für eine adäquate Sicht über das laterale und ganz besonders das mediale Meniskus-Hinterhorn ist die Möglichkeit einer forcierten Varisierung und Valgisierung unerläßlich. Wird am hängenden Knie untersucht, kann auf die Verwendung eines Beinhalters nicht verzichtet werden. Der stehende oder sitzende Arthroskopeur führt dabei den Fuß mit seiner Hüfte und seiner Leiste und wendet so den notwendigen Druck an.

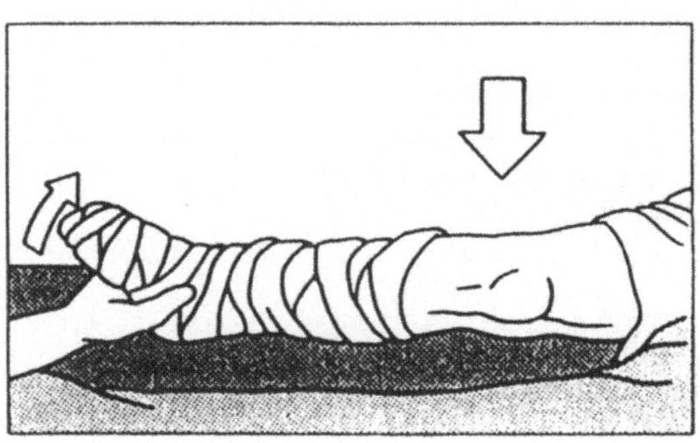

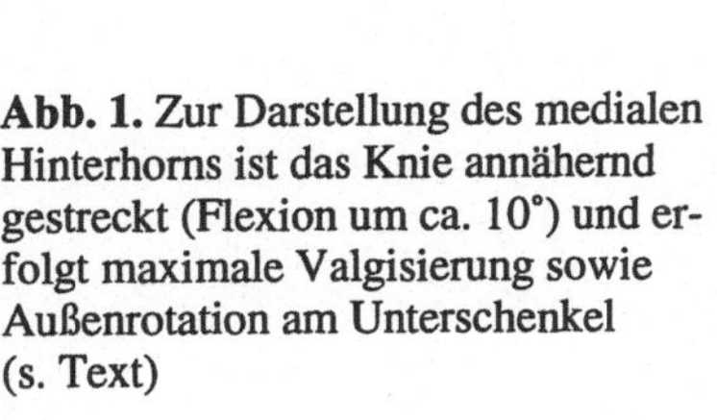

Abb. 1. Zur Darstellung des medialen Hinterhorns ist das Knie annähernd gestreckt (Flexion um ca. 10°) und erfolgt maximale Valgisierung sowie Außenrotation am Unterschenkel (s. Text)

Wir bevorzugen die Untersuchung in Rückenlage, Knie und Fuß frei beweglich. Für die Beurteilung des lateralen Kompartiments wird das Gelenk in Flexion von 80° nach außen gelegt (Figure-4-Position). Der Fuß bleibt auf dem Operationstisch abgestützt. Durch die eigene Schwerkraft öffnet sich so wie von selbst der laterale Gelenkspalt. Der Operationstisch wird seitlich in Richtung auf den Untersucher gekippt.

Zur *Beurteilung des medialen Meniskus-Vorderhorns und der Mittelzone* steht der Untersucher lateral des Kniegelenks. Das annähernd rechtwinklig gebeugte Kniegelenk wird nun gegen die Körpermittelachse gelagert. Der Fuß stützt sich wiederum auf dem Operationstisch ab. Auch hier öffnet sich durch die Lagerung das Gelenk selbständig.

Am meisten Probleme bereitet die korrekte Beurteilung des *Hinterhorns des medialen Meniskus*. Sie erfolgt durch gleichen Zugang, aber nun bei fast völlig gestrecktem Kniegelenk (Flexion von ca. 10°). Eine maximale Valgisierung wird durch Druck auf das Kniegelenk von lateral mit der Hand ausgeführt (Abb. 1). Die Schwester oder ein Assistent fixiert mit der Hand den Fuß, um ein plötzliches Durchstrecken des Kniegelenks unter dem Druck des Untersuchers zu verhindern. Die Sicht auf das Hinterhorn wird durch Außenrotation am Fuß und Unterschenkel verbessert. Zusammen mit der Palpation kann so in der Regel das gesamte Hinterhorn beurteilt werden.

Befunde

Am medialen Meniskus sind Korbhenkelläsionen oder ausgedehnte Längsrisse mit 37% die häufigste Rißform, während sich die übrigen Risse vornehmlich im Hinterhornbereich zeigen. Am lateralen Meniskus sind die einzelnen Meniskusabschnitte ungefähr gleich häufig betroffen. Gut zwei Drittel (68%) der Meniskusverletzungen betrafen den medialen, ein Drittel den lateralen Meniskus.

Begleitschäden im Innern des Kniegelenks sind bei Meniskusverletzungen häufig; in unserem Krankengut fand sich ein Knorpelschaden und/oder eine begleitende Bandverletzung in 71,2%.

Tabelle 2. Häufigkeit verschiedener Rißformen bei 404 arthroskopisch operierten Meniskusverletzungen

I. Medialer Meniskus			
Korbhenkelriß, ausgedehnter Längsriß		101	
	Vorderhorn	Mittelzone	Hinterhorn
Längsriß	3	–	51
Querriß	2	3	24
Horizontaler Riß	2	2	8
Lappenriß	4	13	32
Multiple Risse		28	
II. Lateraler Meniskus			
Korbhenkelriß, ausgedehnter Längsriß		23	
	Vorderhorn	Mittelzone	Hinterhorn
Längsriß	7	–	16
Querriß	2	9	2
Horizontaler Riß	1	3	9
Lappenriß	9	6	9
Multiple Risse		15	

Kreuzbandverletzungen

Totale Rupturen am vorderen Kreuzband werden in der Regel mühelos erkannt. Eine seltene Form ist die Ruptur bei erhaltenem Synovialisschlauch. Hier ergibt die Palpation, im Zweifelsfall auch die Längseröffnung der Synovialis die Diagnose.

Schwieriger zu beurteilen sind *partielle Rupturen des vorderen Kreuzbandes*. Oftmals werden bei erhaltenen Synovialisanteilen totale Rupturen fälschlicherweise als partielle Rupturen beurteilt. Oft überdeckt bei der partiellen Ruptur ein Gewirr von einzelnen zerrissenen Fasern die noch intakten Strukturen. Die Palpation mit dem Tasthäkchen ist unerläßlich. Überdies wird die Untersuchung zuverlässiger, wenn das Kreuzband von zwei Seiten, also von einem medialen und lateralen vorderen Zugang inspiziert wird. Unter arthroskopischer Sicht wird der Lachmantest durchgeführt.

Totale *hintere Kreuzbandrupturen* am femoralen Ansatz sind leicht zu erkennen. Außerordentlich schwierig sind aber Rupturen im Verlauf des hinteren Kreuzbandes oder am distalen Ansatz zu beurteilen. Die über dem hinteren Kreuzband liegende Synovialis mit verdeckendem Fett erschwert die Sicht. Der distale Bandansatz kann kaum eingesehen werden. Auch hier ist die Palpation unerläßlich. Erschwerend kann auch sein, daß das Kniegelenk bei der Untersuchung von selbst in hinterer Schublade liegt; dadurch kann ein straffer Bandverlauf vorgetäuscht werden. Hintere Kreuzbandrupturen werden darum arthroskopisch häufig übersehen.

Bei totalen Rupturen ist die klinische Stabilitätsprüfung zuverlässiger als die Arthroskopie. Bei der differenzierten Diagnostik von hinteren Kreuzbandverletzungen kommt der MRI-Untersuchung besondere Bedeutung zu; sie ist zuverläßiger als die arthroskopische Beurteilung.

Knorpelschäden

Bei der Beurteilung von Knorpelverletzungen und chronischen Knorpelschäden ist die Arthroskopie konkurrenzlos. Im MRI werden Knorpelschäden nur unzuverlässig erkannt, klinisch in der Regel überhaupt nicht. Das Spektrum der Befunde reicht von der reinen Knorpelerweichung über Einrisse im Knorpel, Loslösung von Knorpelfragmenten und scholligem Zerfall bis zu tiefreichenden Knorpeldefekten oder völlig freiliegendem Knochen. Werden für die Befunde die Knorpelschäden in Schweregrade eingeteilt, ist es auch notwendig anzugeben, nach welcher Skala sie klassifiziert werden. Wir bevorzugen die exakte Beschreibung mit Ausmaß, Art der Schädigung und Tiefe, so daß der Leser des Arhtroskopie-Berichtes auch wirklich weiß, welche Schädigung vorlag, und damit Befunde späterer Arthroskopien damit verglichen werden können.

Traumatischer Knorpelschaden und Patellaluxation

J. Raunest

Abteilung für Allgemein- und Unfallchirurgie, Heinrich-Heine-Universität Düsseldorf, Moorenstraße 5, D-40225 Düsseldorf

Rekonstruktion osteochondraler Frakturen

Osteochondrale Fragmente erlauben je nach Größe und Integrität eine arthroskopische Rekonstruktion. Grundsätzlich bieten sich hierzu die perkutane Zugschraubenosteosynthese sowie die Verankerung mit resorbierbaren Polydioxanonstiften (Ethipins) an (Abb. 1 und 2). Gegenüber der Osteosynthese sind in Abhängigkeit von der Verletzungsmorphologie und dem Zustand der Knorpeltextur die Indikationen zur Knorpelresektion abzugrenzen. Abbildung 3 stellt hierzu die Differentialindikationen von resektiven und rekonstruktiven Eingriffen zusammen.

Hefte zu „Der Unfallchirurg", Heft 249
Zusammengestellt von K. E. Rehm

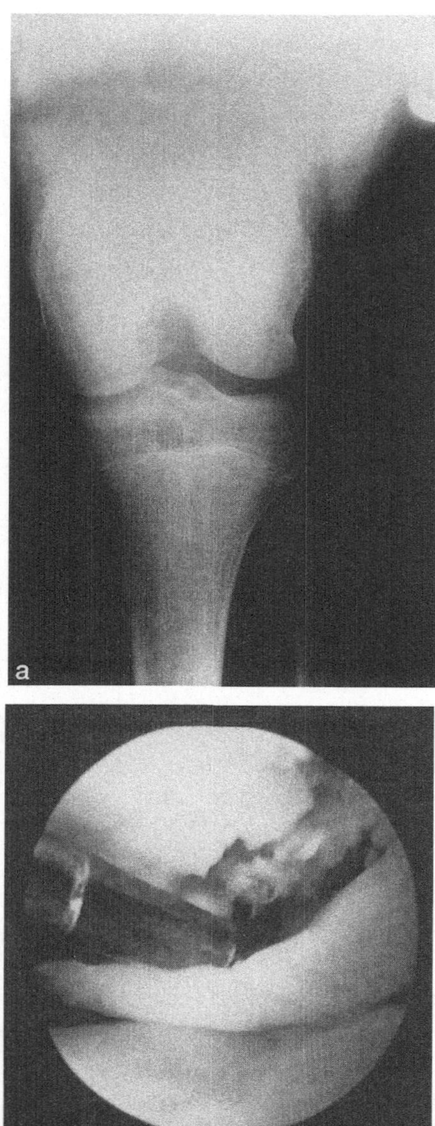

Abb. 1 a, b. Distorsionstrauma des Kniegelenks bei einem 16jährigen Patienten. (**a**) Röntgenologischer Nachweis eines osteochondralen Fragments in Projektion auf die Interkondylenregion. (**b**) Arthroskopischer Aspekt der Frakturregion an der lateralen Femurkondyle. Operatives Vorgehen: Arthroskopische Refixation durch Polydioxanon-Stifte

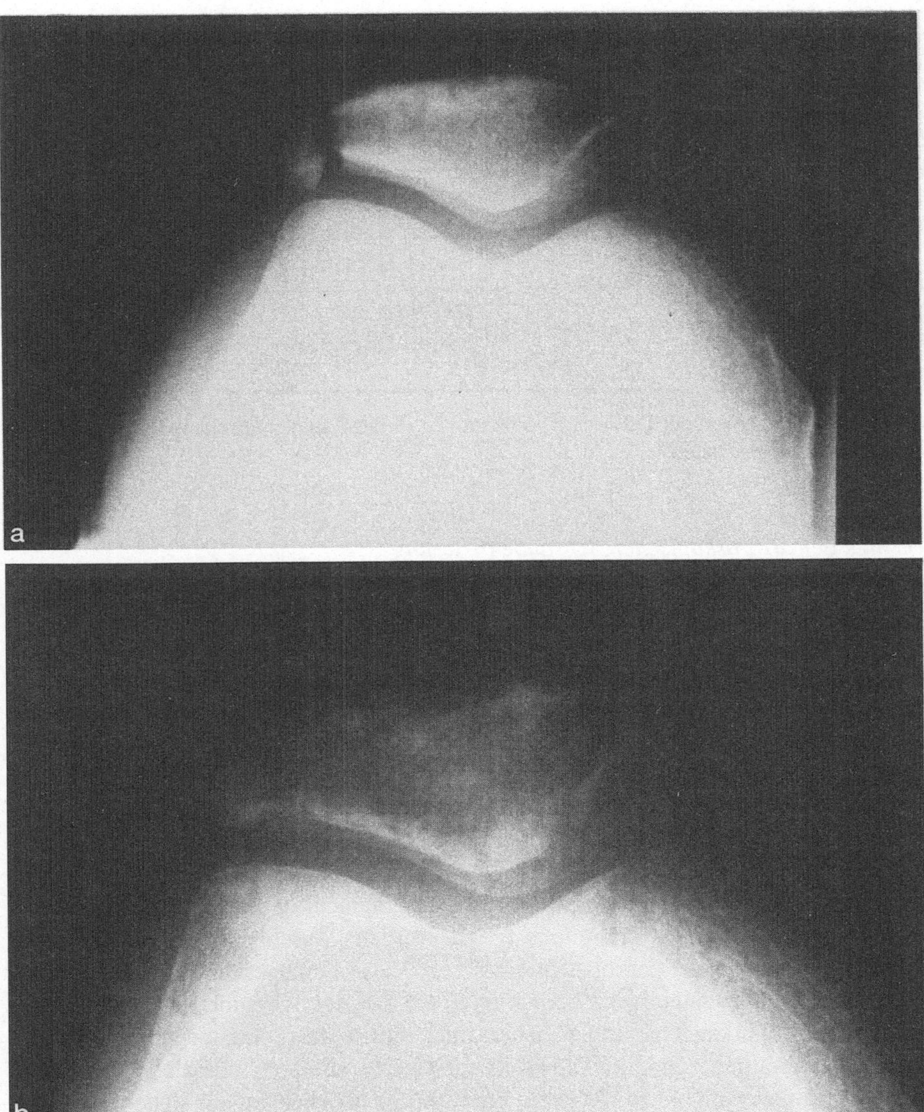

Abb. 2 a, b. Laterale Abscherfraktur der Kniescheibe mit Absprenung eines großen Knorpelareals aus der Retropatellarfläche. Operatives Vorgehen: Perkutane Fixierung durch Polydioxanon-Stifte unter arthroskopischer Kontrolle. **(a)** Präoperativer Befund. **(b)** Knöcherne Konsolidierung nach 10 Wochen postop.

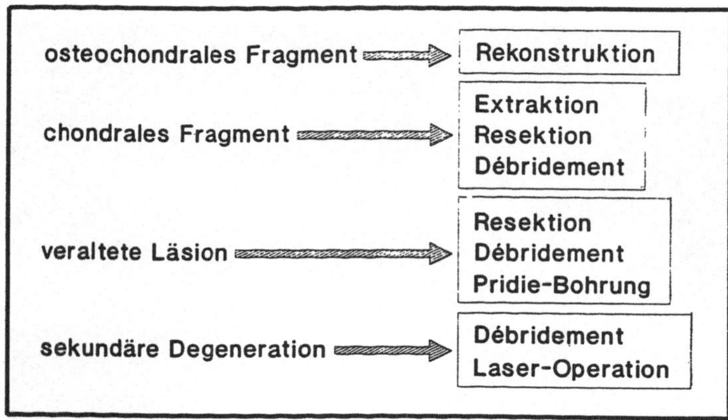

Abb. 3. Therapieübersicht: Differentialindikationen in der arthroskopischen Behandlung traumatischer Knorpelschäden

Technik der arthroskopischen Schraubenfixierung

Als Implantate eignen sich in erster Linie versenkte 2,7 mm Schrauben sowie 1,5 bzw. 2,0 mm Implantate aus dem Kleinfragment-Instrumentarium der AO. Ihr Einsatz ist jedoch nicht unproblematisch, da selbst bei sorgfältig im Knorpelniveau versenktem Schraubenkopf eine mechanische Arrosion der korrespondierenden Knorpelflächen nicht ausgeschlossen ist.

Die geplante Bohrposition wird zunächst mit einer Kanüle markiert. Hierbei ist das Kniegelenk soweit zu beugen, daß der Bohrkanal senkrecht zur Knorpeloberfläche orientiert ist; gegebenenfalls muß die Lage der Gelenkinzision korrigiert werden. Vor Anlage der Bohrkanäle und der folgenden Arbeitsschritte (Messung, Gewindeschneiden) sollte das reponierte osteochondrale Fragment unbedingt mit zwei perkutanen Kirschner-Drähten präliminär fixiert werden. Anschließend wird die Zugschraubenosteosynthese perkutan in typischer Weise durchgeführt. Bei der Bemessung der Schraubenlänge ist zu berücksichtigen, daß der Schraubenkern eine sichere Führung im Bohrkanal gefunden haben muß, bevor der Schraubenkopf unter das Hautniveau eindringt; andernfalls besteht die Gefahr, die Schraube als „Corpus alienum" in der Gelenkhöhle zu verlieren. Eine weitere Möglichkeit zur sicheren Schraubenführung besteht in der Anwendung kanülierter Schrauben. Diese können in einem Arbeitsgang über den zur temporären Retention eingebrachten Kirschner-Draht ohne die Gefahr eines Implantatverlustes sicher eingebracht werden (Abb. 4).

Fixierung mit Polydioxanon-Stiften

Eine gute Alternative besteht in der Anwendung resorbierbarer Poydioxanonstifte (Abb. 5). Diese unter der Bezeichnung „Ethipin" erhältichen Implantate besitzen den Vorzug einer hohen Materialelastizität, die bei ausreichend fixierenden Eigenschaften eine mechanische Irritation benachbarter Knorpelflächen weitgehend ausschließt. Zur

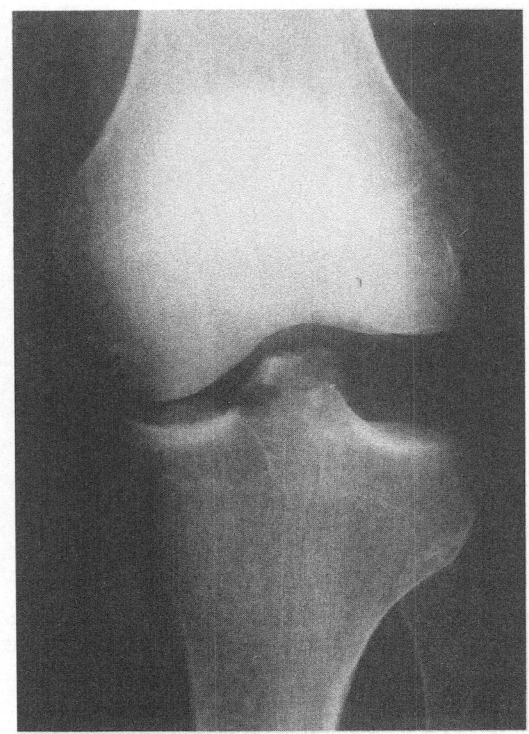

Abb. 4. Komplexes Kniebinnentrauma mit knöchernem Ausriß der Eminentia intercondylaris, Flake Fracture des lateralen Tibiaplateaus und einer Impression der zentralen Gelenkfläche am medialen Tibiaplateau. Operatives Vorgehen: Reposition der Eminentia unter arthroskopischer Kontrolle und perkutane Zugschraubenosteosynthese; arthroskopisch kontrollierte Elevation des medialen Tibiaplateaus, Spongiosaplastik und Schraubenosteosynthese; Rekonstruktion des posterolateralen Kapsel-Bandkomplexes

sicheren Fixierung sind mindestens 3, besser 5 divergierend eingebrachte Stifte notwendig, die möglichst in ihrer Gesamtlänge von 40 mm eingeführt werden.

Knorpelresektion

Ziel der arthroskopischen Knorpelresektion ist eine möglichst sparsame Entfernung des traumatisch veränderten Knorpelgewebes. Die arthroskopische Technik erlaubt hierbei mit geeignetem Instrumentarium eine selektive Gewebeabtragung unter dem Prinzip eines maximalen Strukturerhalts. Hierbei wird das postoperative Resultat entscheidend beeinflußt durch die vollständige Entfernung unterminierter und instabiler Knorpelareale, womit eine wirksame Prophylaxe gegen eine Detritussynovitis erfolgt. Keinesfalls verfolgt der Eingriff das Ziel einer Nivellierung der hyalinen Gelenkflächen im Sinne einer Knorpel„glättung".

Generell sollten Knorpelschäden im Stadium I nach Outerbridge nicht operativ angegangen werden. Bei gezielter Indikation besteht im Stadium II und III ein sinn-

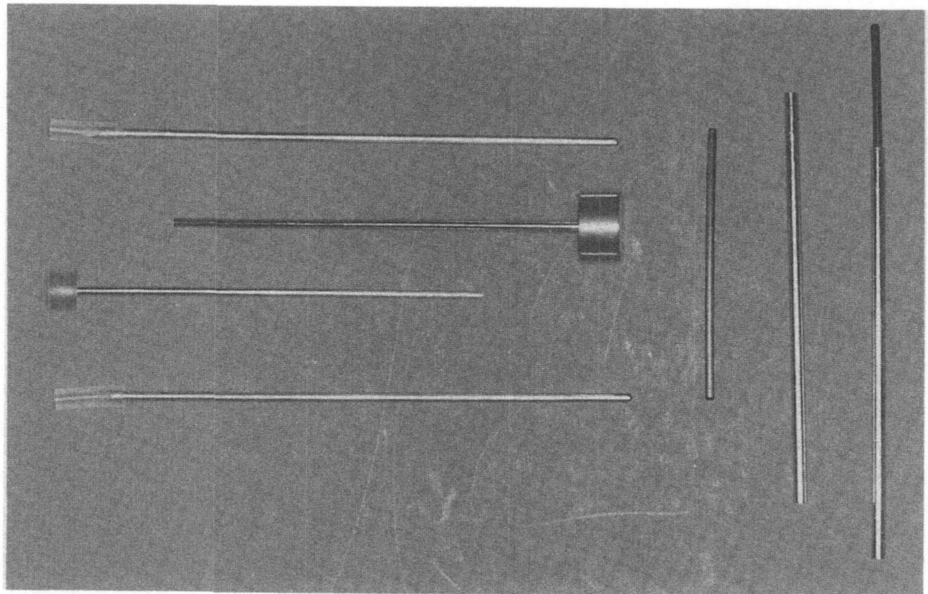

Abb. 5. Instrumentarium zur arthroskopischen Fragmentfixierung mit Polydioxanon-Stiften: 1,3 mm Kirschner-Drähte, Polydioxanon-Stifte, Applikator, Stempel

voller Ansatz zur mechanischen Knorpelabtragung. Diese kann mit dem arthroskopischen Skalpell, mit Küretten, Punches oder mit motorgetriebenen Instrumenten vorgenommen werden.

Operationstechnik im Retropatellarbereich

Neben dem anteromedialen und -lateralen Standardzugängen eignen sich supra- und parapetellare Portale als Instrumentenzugang. Durch externe manuelle Fixierung der Patella wird ein gutes Widerlager gegeben, und die Kniescheibenfacetten können durch Verkippen leichter zugänglich gemacht werden.

Gegebenenfalls kann die Exposition weiter verbessert werden, indem die Kniescheibe durch einen dritten Zugang, der in der Regel parapatellar angelegt ist, mit Hilfe einer Tastsonde von der Femurgelenkfläche abgehoben und ventralisiert wird. Für isolierte Knorpelschäden eignet sich der Einsatz von Küretten, geradeausschneidenden und gebogenen Messern, sowie im Einzelfall von motorgetriebenen Instrumenten.

Operationstechnik am femoralen Patellagleitlager

Knorpelschäden der Trochlea sind insbesondere bei synovitischen Gelenken oft schwer in ihrer vollständigen Ausdehnung einzustellen, da der Hoffa'sche Fettkörper den optischen und instrumentellen Zugang verlegen kann. In diesem Falle sollte

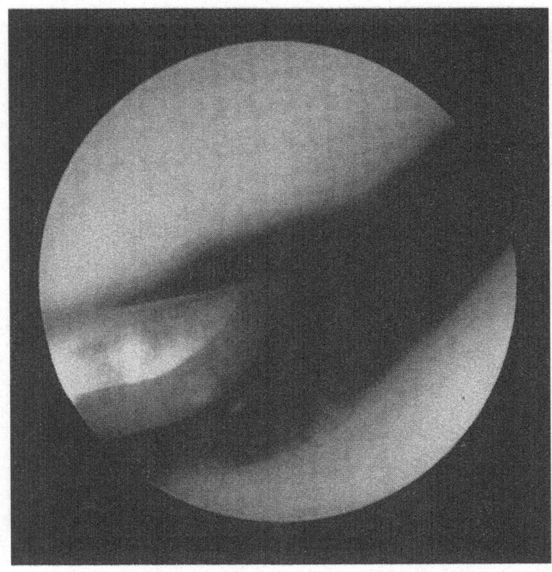

Abb. 6. Technik der Knorpelresektion im Bereich des femoralen Gleitlagers: „Abschaben“ instabiler Knorpelstrukturen durch senkrechte Führung eines arthroskopischen Messers

durch eine dritte, medial-parapatellare Inzision ein Tasthäkchen eingesetzt werden, mit dem der Fettkörper von der Knorpelfläche während des Operationsvorgangs abgedrängt wird. Unterminierte Knorpelareale lassen sich mit der Ringkürette schrittweise abtragen. Darüber hinaus eignen sich arthroskopische Skalpelle und motorgetriebene Instrumente insbesondere bei ausgedehnten Korpelschäden (Abb. 6).

Operationstechnik an der medialen Femurkondyle

Das Arthroskop befindet sich primär kontralateral; das entsprechende Instrumentarium wird durch eine anteromediale Stichinzision eingeführt. Weitere Zugänge sind im Regelfall nicht erforderlich.

Knorpelschäden der Femurkondyle sind bevorzugt mit dem arthroskopischen Skalpell anzugehen. Hierbei ergeben sich zwei grundsätzlich verschiedene Möglichkeiten der Instrumentenhandhabung: Einerseits kann die Messerklinge senkrecht mit der Schneide auf den Knorpel gerichtet sein, um in dieser Position den Knorpel „abzuschaben“. Andererseits läßt sich gerade in der Hauptbelastungszone an der Konvexität der Gelenkfläche durch tangentiale Klingenführung eine Schnittresektion des Knorpels durchführen, die hinsichtlich ihrer Präzision die besseren Ergebnisse erzielt. Die erstere Instrumententechnik bietet sich vorwiegend am konkav strukturierten Übergang zum Gleitlager an. Verhältnismäßig grobe Instrumente, wie die arthroskopische Feile oder verschiedene motorgetriebene Einsätze sollten in der Hauptbelastungszone des hyalinen Knorpels nicht zur Anwendung kommen (Abb. 7).

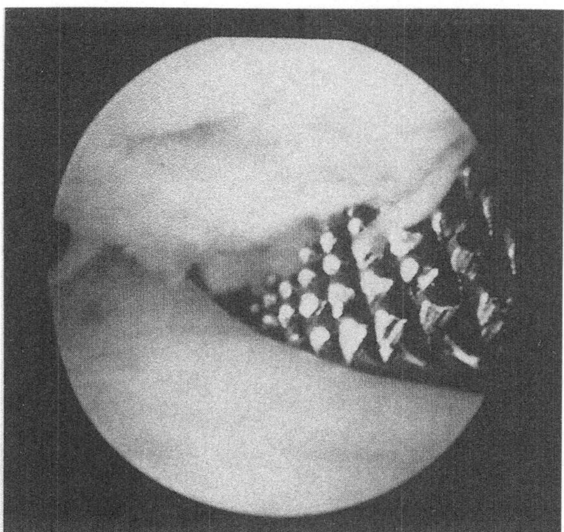

Abb. 7. Anwendung der arthroskopischen Feile bei Knorpelaufbrüchen an der Femurkondyle. Ein deutliches Mißverhältnis zwischen der Instrumentengröße und dem geringen Gelenkraum ist offensichtlich; aufgrund der grobmechanischen Gewebeabtragung kann dieses Instrument *nicht* zur Anwendung im Hauptbelastungsbereich der Gelenkkörper empfohlen werden

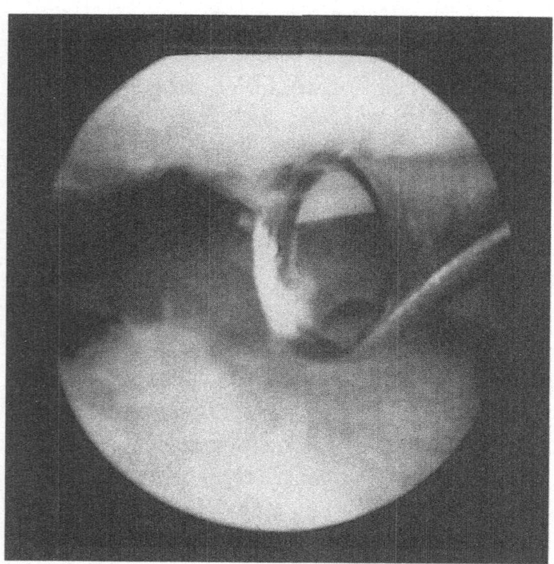

Abb. 8. Knorpelresektion am medialen Tibiaplateau mit Hilfe einer Ringkürette

Operationstechnik am medialen Tibiaplateau

Mit Rücksicht auf die konkav konfigurierte Gelenkfläche sind hier gebogene Instrumente mit Vorteil einzusetzen. Diese Voraussetzungen erfüllen in erster Linie Ringküretten, Punches und gebogene Messer (Abb. 8). Darüber hinaus können hier im Einzelfall die Kugelkopffräse sowie der Cutter zum Einsatz kommen. Im Gegensatz zu den Gegebenheiten an der korrespondierenden Femurkondyle ist es eher ungünstig, den Knorpel des Tibiaplateaus mit dem Skalpell durch einen Schnitt zu resezieren. Gegebenenfalls kann eine schichtweise Resektion durch die senkrecht über die Knorpelfläche geführte Skalpellklinge erfolgen.

Operationstechnik an der lateralen Femurkondyle

Das operative Vorgehen entspricht weitgehend den Behandlungsprinzipien an der lateralen Kondyle. Knorpelschäden der Hauptbelastungszone sind mit dem Skalpell gut erreichbar und werden entweder durch tangentiale oder radiäre Schnittführung abgetragen. Umschrieben begrenzte Schäden sollten mit einer kleinen Ringkürette oder einem Basketpunch angegangen werden, gegebenenfalls auch unter Einsatz der Kugelkopffräse.

Operationstechnik am lateralen Tibiaplateau

Hierzu bestehen ähnliche Voraussetzungen wie bei der Behandlung von Knorpelschäden am inneren Schienbeinkopf. Das Arthroskop befindet sich primär anteromedial, der instrumentelle Zugang wird anterolateral angelegt. Da das laterale Tibiaplateau insbesondere zum Gelenkzentrum hin eine konvexe Wölbung aufweist, bietet sich hier mit Vorzug die Knorpelresektion durch einen Skalpellschnitt an, der in der Regel eine glattberandete Resektionsgrenze hinterläßt.

Abrasionschondroplastik

Der arthroskopischen Abrasionschondroplastik kommt ein sehr enges Indikationsspektrum zu: sie eignet sich in erster Linie bei posttraumatisch induzierten Arthrosen mit eburnisierten Gelenkflächen und bietet keine angemessene Therapiemöglichkeit für die Chondromalazie Stadium II und III, die grundsätzlich einer limitierten Knorpelresektion zugeführt werden sollte.

Operationstechnische Voraussetzungen

Da mit einer Arthrose einhergehenden Veränderungen der Gelenkkörper und des Kapsel-Bandapparates bedingen häufig sehr enge intraartikuläre Verhältnisse, die eine gute arthroskopische Gelenkdarstellung und die instrumentellen Zugangsmöglichkeiten wesentlich beeinträchtigen können. Zur Verbesserung dieser ungünstigen Ausgangsbedingungen ist eine adäquate Distension der Gelenkhöhle bei einem konstant hohen Flow erforderlich.

Zur Durchführung der Abrasionschondroplastik sind motorgetriebene Instrumente obligat. Hierfür eignet sich insbesondere die Kugelkopffräse, aber auch ein Rosenberg-Resektor oder ein Trimmer können mit Vorteil eingesetzt werden.

Gelenkzugänge

Zur Abrasion im Bereich der Femurkondylen bzw. des Tibiaplateaus sind der anteromediale und -laterale Zugang im allgemeinen ausreichend. Während der Operation müssen dabei Optik und Instrument wechselweise umgesetzt werden. Bei Eingriffen an der Retropartellarfläche bzw. dem femoralen Gleitlager kann ferner ein medial oder lateral angelegter Suprapatellarzugang erforderlich werden, insbesondere wenn ausgedehnte Osteophytenformationen den Zugang über die Standardinzisionen versperren.

Abrasionstechnik

Die adäquate Resektionstiefe an der eburnisierten Gelenkfläche ist von essentieller Bedeutung für den Operationserfolg. Die Resektionstiefe orientiert sich streng am Verlauf der tide mark. Hiermit endet die Abtragung auf intrakortikalem Niveau ohne eine Eröffnung spongiöser Knochenräume (Abb. 9). Im allgemeinen ist das ideale Resektionsniveau bei eburnisierten Gelenkarealen bereits nach Entfernung einer 1 mm starken Schicht erreicht. Die Flächenausdehnung des Abrasionsareals sollte etwa 1–2 mm in den noch erhaltenen Knorpelbezirk hineinreichen. Vor einer flächenhaften Abrasion empfiehlt es sich in jedem Fall die Resektionstiefe durch eine punktförmige „Probe"fräsung zu verifizieren.

Das Niveau der tide mark gibt sich durch feine, punktförmige Blutungen zu erkennen, die bei Unterbrechung der Flüssigkeitszufuhr und entsprechender Absaugung auftreten. Eine unter Gelenkdistension homogen rot erscheinende Abrasionsfläche ist stets Hinweis für eine zu tiefe Resektion. Erfahrungsgemäß besteht die Tendenz zu einer übermäßigen Tiefenausdehnung der Resektion, so daß hier nur zur Vorsicht und sorgfältigen Beachtung der morphologischen Zeichen für die tide mark geraten werden kann.

Lasereingriffe am Knorpel

Die Laserarthroskopie stellt eine wesentliche Neuentwicklung in der arthroskopischen Chirurgie dar. Insbesondere bei Anwendung am hyalinen Knorpel haben klinische Studien eine Überlegenheit gegenüber konventionellen Operationsverfahren belegt. Demgegenüber stehen experimentelle Ergebnisse verschiedener Arbeitsgruppen, die im in-vitro-Versuch sowie am in-vivo-Modell zum Teil erhebliche laserinduzierte

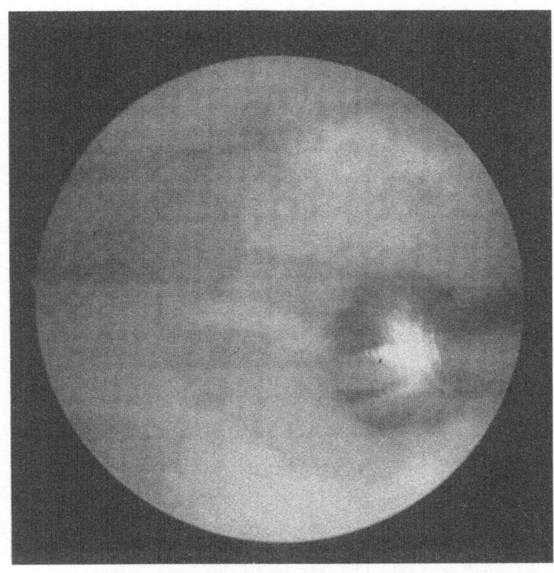

Abb. 9. Technik der arthroskopischen Knorpelabrasion mit einer Kugelkopffräse

Schädigungen am hyalinen Knorpel belegen. Die Diskussion um die endgültige Bewertung dieses neuen Verfahrens ist derzeit noch nicht abgeschlossen. Unabhängig davon erscheint es sinnvoll, operationstechnische Grundzüge der Laserarthroskopie bei einer Abhandlung klinisch etablierter Standardverfahren zu berücksichtigen.

Technische Voraussetzungen

Für die Knorpelresektion eignen sich in erster Linie der Ho:YAG- und XeCl-Excimer-Laser. Gegenüber mechanischen Verfahren bieten diese Laser zwei völlig neuartige Formen der Gewebebehandlung: Ablation von Knorpelstrukturen und Konsolidierung der Resektionsfläche im Sinne einer „Versiegelung“. Die wesentliche Indikation für eine Laseranwendung stellen traumatische Knorpelaufbrüche im Sinne einer Chondromalazie II.° nach Outerbridge dar.

Operationstechnik

Ein bedeutender operationstechnischer Vorteil besteht in der geringen Dimension des Lichtleiters, der mit einem Durchmesser von 600–800 µm mühelos über eine Punktion durch die Gelenkkapsel einzubringen ist und auch in für mechanische Instrumente schwer zugängliche Gelenkareale leicht zu dirigieren ist. Entscheidend für den Erfolg einer Laseroperation ist eine gezielte Vorgabe der physikalischen Parameter, insbesondere der Energiedichte und der Repetitionsrate.

Die Quarzfaser sollte zur effektiven Gewebeabtragung möglichst in einem Winkel von 60–90° auf die Knorpelfläche gerichtet sein (Abb. 10). Dies läßt sich in der Regel

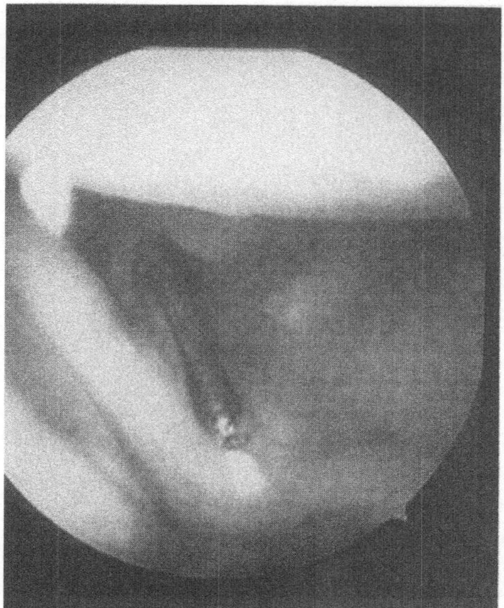

Abb. 10. Knorpelabtragung am Tibiaplateau mit einem XeCl-Excimer-Laser

durch Änderung der Gelenkbeugung leicht erreichen; ansonsten erlaubt der dünnlumige Lichtleiter ohne weiteres multiple Punktionen der Gelenkkapsel. Bei ausgedehnten und weitflächig unterminierten Knorpelarealen bietet sich ein kombiniertes Vorgehen an, indem zunächst eine grobe mechanische Resektion der instabilen Knorpelbezirke erfolgt, um anschließend den Resektionsrand subtil mit dem Laser zu abladieren.

Pridie-Bohrung

Die nicht immer zufriedenstellenden Ergebnisse der Pridie-Bohrung und die erhebliche Traumatisierung der Gelenkkörper sollten Anlaß zu einer kritischen Indikationsstellung sein. Das Hauptindikationsgebiet bilden eburnisierte und sklerotisch umgewandelte Gelenkflächen, die ihr Regenerationspotential verloren haben.

Operationstechnik

Zur arhtroskopischen Pridie-Bohrung dient ein 2,0 mm AO-Bohrer mit entsprechender Bohrhülse oder ein 2,0 mm Kirschner-Draht. Die Bohrungen sollten eine Tiefe von etwa 4 cm erreichen und in einer Distanz von 5 mm angelegt werden. Darüber hinaus ist ein Débridement der eburnisierten Gelenkflächen mit motorgetriebenen Instrumenten zu empfehlen.

Eine optimale arthroskopische Exposition des Knorpelareals ist die entscheidende Voraussetzung zur Anlage von Pridie-Bohrungen. Das Gelenkflächenareal der Femurkondylen läßt sich durch Variation der Gelenkbeugung verhältnismäßig leicht einstellen. Schwieriger kann sich das Vorgehen am Tibiaplateau und der Retropatellarfläche gestalten. Letztere ist im allgemeinen durch externes Verkippen der Kniescheibe besser zugänglich. In der Regel befindet sich das Arthroskop kontralateral, und der Gelenkzugang für den Bohrer wird nach vorheriger Positionskontrolle mit einer Kanüle isolateral angelegt. Bei günstiger Position des Gelenkzugangs läßt sich hiermit durch radiär divergierende Anlage der Bohrkanäle ein ausreichend großes Gelenkareal mit Pridie-Bohrungen versehen. Insbesondere im Bereich der Retropatellarfläche und des Tibiaplateaus kann die Richtung der Bohrkanäle nicht immer in senkrechter Orientierung zur Gelenkfläche verlaufen. Sofern nicht durch tangentiale Bohrungen Aufbrüche der Gelenkflächen entstehen, ist gegen eine schräge Orientierung der Bohrkanäle nichts einzuwenden.

Die Anwendung von 2,0 mm Kirschner-Drähten bietet den Vorteil, daß ohne eine klinisch relevante Traumatisierung der Kapselstrukturen multiple Gelenkzugänge angelegt werden können, deren Morbidität im Gegensatz zu Inzisionen für Bohrer und Hülse lediglich dem Effekt einer Punktion entsprechen. Zum Abschluß des Eingriffs wird obligat eine Redon-Drainage eingelegt.

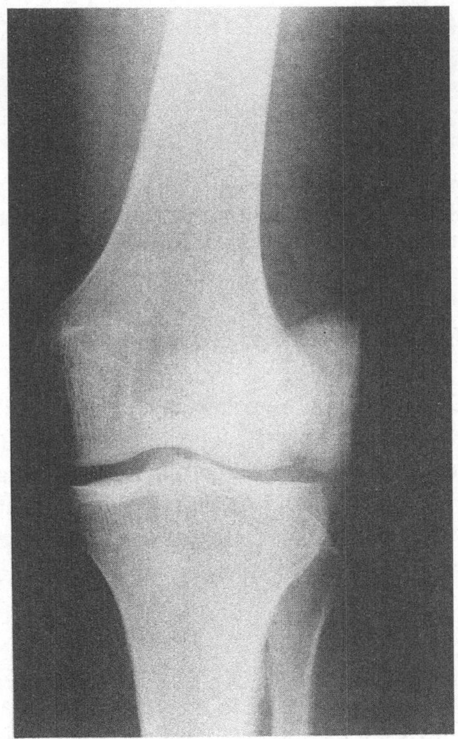

Abb. 11. Laterale Patellaluxation ohne Nachweis einer Fraktur. Neben einer Beurteilung und Behandlung der obligat mit diesem Verletzungsmuster einhergehenden Kapsel-Bandläsionen ist die Indikation zur Arthroskopie aus der Häufigkeit begleitender Knorpelfrakturen unbedingt gegeben

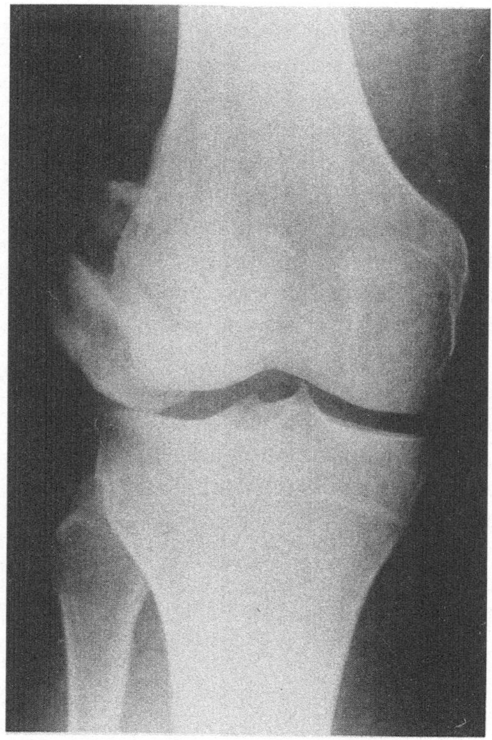

Abb. 12. Patellaluxation mit osteochondralen Trümmerfrakturen. Arthroskopische Operation: Refixation eines osteochondralen Hauptfragmentes an die Patella; Resektion der übrigen Fragmente; mediales Realignment der Kniescheibe

Laterale Retinakulmspaltung

Die Indikation zum lateralen release ergibt sich in erster Linie bei einer lateralen Subluxation bzw. Dislokation der Patella (Abb. 11, 12). Neben Gesichtspunkten der mechanischen Patellaführung ist die Konfiguration des femoropatellaren Gelenkspalts ein wesentliches Kriterium für die Indikationsstellung. Eine Zusammenstellung der wesentlichen Entscheidungskriterien in der Indikationsstellung zum arthroskopischen bzw. konventionellen Eingriff ist in Abb. 13 gegeben.

Operationstechnische Voraussetzungen

Durch die ausgeprägte Vaskularisierung der lateralen Kapselstrukturen kann der arthroskopische Retinakulumeingriff mit erheblichen Komplikationen belastet sein, so daß verschiedene operationstechnische Vorkehrungen zu treffen sind.

Hierzu gehört die obligate Anwendung einer pneumatischen Blutsperre bzw. Blutleere. Als geeignetes Instrument hat sich das Elektromesser bewährt. Gegenüber mechanischen Instrumenten bietet die Diathermieanwendung den Vorzug einer Koagulation von Kapselgefäßen und ermöglicht darüber hinaus eine gezielte Blutstillung

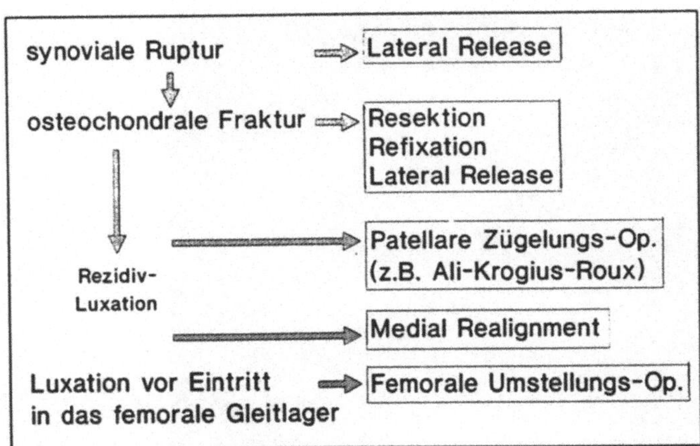

Abb. 13. Therapieübersicht: Operatives Vorgehen bei Patellaluxation

größerer Gefäße. Daneben bietet sich der Laser zur lateralen Retinakulumspaltung an. Beim Einsatz elektrochirurgischer Instrumente ist die Instillation einer elektrolytfreien Lösung zur Gelenkdistension obligat.

Operatives Vorgehen

Ziel der Operation ist eine Durchtrennung der lateral stablisierenden parapatellaren Strukturen auf Subkutanniveau. Hierzu bedarf es eines bogenförmig geführten Schnittes, der proximal etwa 4 cm über dem oberen Patellapol beginnt, parallel zum lateralen Kniescheibenrand in 1 cm Abstand von der Patella fortgesetzt wird und sich nach distal bis auf das Niveau des anterolateralen Gelenkzugangs erstreckt.

Am gestreckten Kniegelenk erfolgt die Retinakuluminzision zunächst parallel zum lateralen Patellarand durch eine Inzision, die in 1 cm Abstand neben der Kniescheibe geführt wird (Abb. 14 a). Dieses Kapselareal weist die geringste Vaskularisierung auf und ist damit für die Schnittführung am besten geeignet. Die unmittelbar parapatellar verlaufenden Vasa nutricia der Patella werden dabei geschont. Anschließend wird unter leichter Flexion von 30° die Insertion des M. vastus lat. dargestellt und die zuvor angelegte Inzision durch einen bogenförmigen Schnitt nach proximal erweitert. Danach wird das Kniegelenk wieder gestreckt. Die anschließende Schnittführung folgt über einer Strecke von etwa 4 cm in proximaler Richtung der Grenze zwischen der mittelständigen Quadrizepssehne und dem Ansatz des M. vastus lat. Schließlich wird die Retinakulumspaltung nach distal durch einen Schnitt am lateralen Rand des Lig. patellae vervollständigt. Hierzu wird das Elektromesser unter Flexion des Kniegelenks von 30° bis auf den Punkt des anterolateralen Gelenkzugangs geführt (Abb. 14 b).

Es empfiehlt sich, den Operationsverlauf in der beschriebenen Reihenfolge vorzunehmen, da es beim abschließenden Operationsschritt häufig zu störenden Flüssigkeitsleckagen kommen kann. Während des gesamten Operationsvorgangs ist eine sorgfältige Blutstillung von entscheidender Bedeutung.

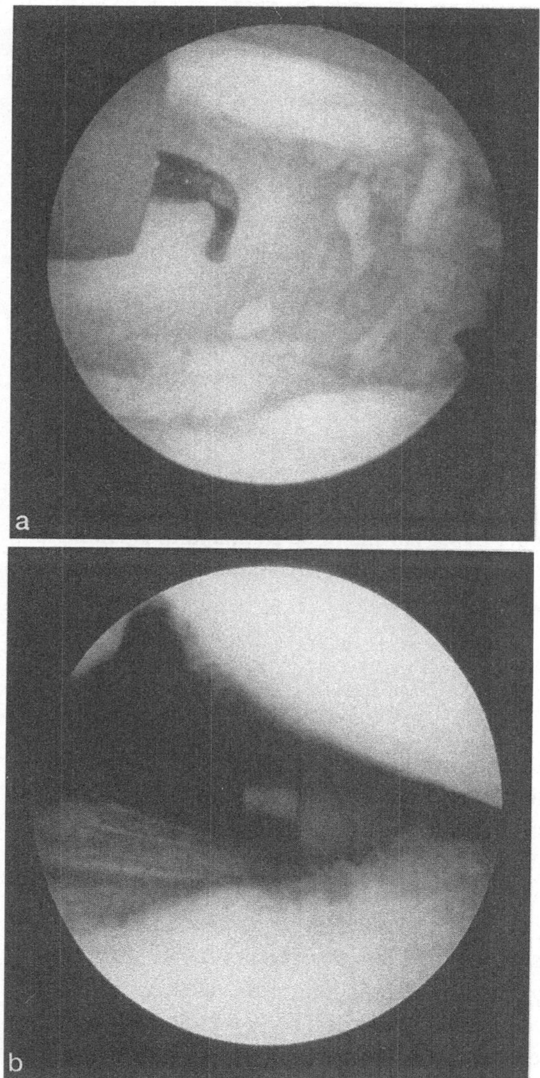

Abb. 14 a, b. Arthroskopische Technik der lateralen Retinakulumspaltung. (**a**) parapatellare Schnittführung, (**b**) Vervollständigung des Release bis auf das Niveau des Außenmeniskus

Abschließend wird die Effizienz und Vollständigkeit der chirurgischen Maßnahmen überprüft, indem die Patella durch externen Druck evertiert wird. Bei einer ausreichenden Retinakulumspaltung läßt sich die Kniescheibe um etwa 60° kippen. Nach ausgiebiger Spülung der Gelenkhöhle wird der Eingriff durch Einlage einer Redon-Drainage beendet.

Die arthroskopische ausgeführte Retinakalumspaltung birgt verschiedene „typische" Komplikationsrisiken, die in Abb. 15 zusammengefaßt sind. Zur Vermeidung perioperativer Komplikationen und funktionell unzureichender Ergebnisse ist eine

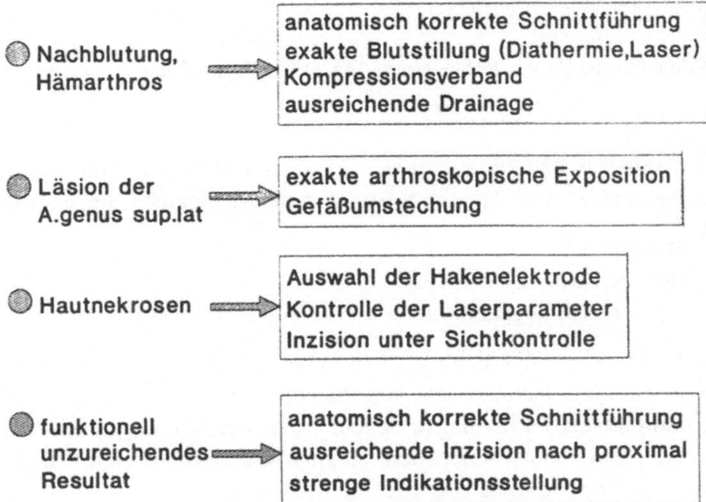

Abb. 15. Möglichkeiten und Prophylaxe von typischen Komplikationen bei der lateralen Retinakulumspaltung

anatomisch korrekte Präparation grundlegende Voraussetzung. Weitere Hinweise sind der tabellarischen Übersicht zu entnehmen.

Literatur

1. Aichroth PM, Cannon WD, Patel DV (1992) Knee surgery – Current practice. Deutscher Ärzte-Verlag Köln
2. Caspari RB (1985) The role of arthroscopy in the management of tibial plateau fractures. Arthroscopy 1:76
3. Dainer RD (1988) Arthroscopic treatment of acute patellar dislocations. Arthroscopy 4:267
4. Glinz W, Kieser C, Munzinger U (1990) Arthroskopie bei Knorpelschäden und bei Arthrose. Fortschr Arhtroskopie Bd 6, Enke-Verlag Stuttgart
5. Löhnert J, Raunest J (1990) Arthroskopische Operationslehre. Biermann-Verlag Zülpich
6. Löhnert J, Raunest J (1988) Arthroscopic surgery of the knee. Georg-Thieme-Verlag Stuttgart New York
7. McLennan JG (1982) The role of arthroscopic surgery in the treatment of fractures of the intercondylar eminence of the tibia. J Bone Joint Surg [Br] 64:477
8. Noyes FR (1989) A system for grading articular cartilage lesions at arthroscopy. Am J Sports Med 17:505
9. Raunest J, Sager M, Derra E (1994) Experimentelle Befunde zur Knorpelablation und Abrasionschondroplastik mit thermischen und gepulsten UV-Lasern. Arthroskopie 7:174
10. Zamber W, Teitz CC, McGuire DA, Frost JD, Hermanson BK (1989) Articular cartilage lesions of the knee. Arthroscopy 5:258

Traumatischer Meniskusschaden

M. Strobel

Orthopädische Praxis, Hebbelstraße 14a, D-94315 Straubing

Meniskusläsionen zählen zu den häufigsten Befunden, die bei der Arthroskopie zu finden sind. Je nach Genese lassen sich die Meniskusläsionen aufteilen:

1. traumatisch
2. degenerativ
3. traumatisch/degenerativ.

In vielen Fällen läßt sich trotz Eruierung des Unfallmechanismus nicht eindeutig entscheiden, ob es sich um eine rein traumatische oder rein degenerative Genese handelt. In den meisten Fällen liegen degenerative Veränderungen vor. Mit der Frage, ob ein Trauma nun adäquat oder nicht adäquat war, müssen sich häufig Gutachter im Rahmen von Zusammenhangsgutachten beschäftigen.

Bei der klinischen Untersuchung zeigen sich Schmerzen, Bewegungseinschränkungen, teilweise mit Blockierung, sowie ein intraartikulärer Erguß.

Arthroskopische Befunde

Bei der Arthroskopie lassen sich frische und veraltete Meniuskusrupturen unterscheiden:

Frische Meniskusläsion

1. Blutiger Erguß
2. Meniskusbasis (intakt, frische Unterblutungen)
3. Abgerissener Meniskusteil (scharfkantig, glatt, prall elastisch)
4. Begleitläsion, frische Bandruptur (vordere, hintere Kreuzbandruptur, mediale Seitenbandruptur)
5. Knorpelveränderungen (selten).

Chronische Meniskusläsion

1. Seröser Erguß
2. Meniskusbasis abgerundet, zerfasert (Horizontalrupturen)
3. Abgerissener Meniskusteil (abgerundet, eingerissen, faserig, hart oder völlig zerfasert)
4. Begleitläsionen (alle Bandrupturen, Knorpelläsionen degenerativ).

Typische traumatische Meniskusläsionen

Innenmeniskus

Basisnaher hinterer Längsriß (oft degenerative Vorschädigung). Bei der Inspektion kann der Meniskus völlig intakt erscheinen. Die Rißzone zeigt sich erst nach genauer Palpation mit dem Tasthaken.

Korbhenkelläsion. Eine Korbhenkelläsion führt meist zu einem posttraumatischen Streckdefizit. Es gilt dabei jedoch zu bedenken, daß das Streckdefizit um so kleiner ausfällt, je weiter die Ruptur nach anterior in Richtung des Meniskusvorderhornes reicht. Ein geringes Streckdefizit spricht daher nicht gegen eine Korbhenkelläsion. Der abgerissene Meniskusteil kann in luxierter Stellung oder reponierter Stellung vorliegen. Ist er in die Fossa intercondylaris subluxiert, läßt sich das mediale Tibiaplateau nur schwer arthroskopisch darstellen. Es empfiehlt sich in diesen Fällen zunächst die Reposition des luxierten Korbhenkels.

Gleichzeitig ist zu beachten, daß auch im dorsalen Meniskusdrittel ausgeprägte, basisnahe Läsionen vorhanden sind, die dann besonders gut darstellbar sind, wenn eine 70°-Optik verwendet wird oder der Bereich über einen dorsomedialen Zugang inspiziert wird.

Rampenläsion. Führt ein Trauma zu einer vorderen Kreuzbandruptur gerät beim Unfallmechanismus auch das Innenmeniskushinterhorn so weit nach anterior, evtl. unter den medialen Femurkondylus, daß es hierbei von der Abhängung abreißt. Palpatorisch erscheint der Meniskus nahezu intakt, erst die Inspektion vom dorsomedialen Rezessus (Passage der Area intercondylaris) ermöglicht in diesen Fällen die eindeutige Diagnosestellung. Der Meniskus kann mit seiner gesamten Abhängung abgerissen sein, sodaß die Rückfläche des medialen Tibiaplateaus zu sehen ist.

Außenmeniskus

Inkompletter oder kompletter (seltener) Längsriß. Bei vorderen Kreuzbandrupturen werden, nicht wie vielfach publiziert, am häufigsten Innenmeniskusläsionen, sondern wesentlich häufiger Längsrisse im Hinterhornbereich des Außenmeniskus, gefunden. Meist handelt es sich um inkomplette oder komplette Längsrisse.

Korbhenkelläsion. Seltener als am Innenmeniskus. Bei der Läsion sollte aber immer die Refixation angestrebt werden, da als therapeutische Maßnahme lediglich eine subtotale Meniuskusresektion in Betracht kommt, diese aber zu hohen Prozentsätzen zu einer Kompartmentarthrose führt.

Arthroskopische Therapie

Grundüberlegungen

Bei der operativen Therapie von Meniskusläsionen muß entschieden werden, ob eine Resektion oder Refixation durchgeführt werden soll. Bei frischen Verletzungen, insbesondere wenn gleichzeitig eine Bandruptur vorliegt (vordere Kreuzbandruptur, mediale Seitenbandruptur) sollte unbedingt eine Meniskusrefixation angestrebt werden. Insbesondere im Bereich des Außenminiskus sollte bei großen, frisch abgerissenen Meniskusteilen immer versucht werden, diese zu refixieren. Es ist bekannt, daß nach subtotalen oder totalen Außenmeniskusresektionen mit einer sehr hohen Arthrosewahrscheinlichkeit innerhalb von 10 Jahren zu rechnen ist.

Es stehen verschiedene Therapiemöglichkeiten zur Wahl:

1. Resektion
2. Refixation
3. Anfrischung.

Resektionstechniken

Fragmentationstechnik. Die zu resezierenden Meniskusteile werden mit kleinen Instrumenten (z.B. Punch) von der Meniskusbasis abgetrennt. Hierbei entstehen zahlreiche kleine Meniskusteile unterschiedlicher Größe. Diese Fragmente befinden sich bei dieser Technik zunächst im Gelenk und müssen daher in einem zweiten Arbeitsgang aus dem Gelenkraum entfernt werden. Dieses geschieht z.B. mit einer großlumigen Injektionskanüle oder dem Shaver. Bei traumatischen Läsionen wird diese Fragmentationstechnik z.B. verwendet, um die Ansätze des angerissenen Meniskusanteiles zu durchtrennen oder die Restbasis nachzuglätten.

Der Nachteil dieser Technik liegt in den anfallenden kleinen Meniskusteilen, die in den dorsomedialen Rezessus gelangen können und sich hierdurch einer gezielten Absaugung entziehen.

On-Block-Resektion. Hierbei wird der zu entfernende Meniskusteil so weit abgetrennt bis nur noch eine kleine Gewebebrücke bestehen bleibt. Diese fixiert das abgerissene Meniskusgewebe noch mit der Restbasis. Bei Entfernung des abgerissenen Meniskusanteiles wird diese Gewebebrücke zerrissen.

Kombinierte Resektionstechniken. In vielen Fällen ist ein kombiniertes Verfahren angezeigt.

Resektionsbeispiele

Korbhenkelläsion. Eine Korbhenkelläsion tritt bevorzugt am Innenmeniskus, seltener am Außenmeniskus auf. Es existieren verschiedene Resektionstechniken. Bei der

Anlage des Instrumentenzugangs ist darauf zu achten, daß von ihm aus sowohl der anteriore, als auch der posteriore Ansatz des Korbhenkels zu erreichen sind.

OP-Technik (Korbhenkel)

1. Reposition des in die Fossa intercondylaris eingeschlagenen Korbhenkels mit dem Testhaken oder einer Faßzange.
2. Durchtrennung des hinteren Ansatzes mit dem HF-Messer oder einem kleinen Punch. Das HF-Messer wird dabei in die Rupturzone eingesetzt und in posteriore Richtung geschoben.
3. Mit der Hakenelektrode des HF-Messers wird dann geprüft, ob die Durchtrennung des hinteren Ansatzes komplett erfolgt, Gegebenenfalls muß unter maximaler Aufklappung noch der Rest durchtrennt werden. Insbesondere im oberen Teil des hinteren Ansatzes bleibt gerne noch Meniskusgewebe intakt, das die spätere Extraktion behindern kann.
4. Durchtrennung des anterioren Ansatzes. Nach kompletter hinterer Durchtrennung wird der anteriore Ansatz bis auf eine kleine Restbrücke abgelöst. Die Durchtrennung kann mit dem HF-Messer erfolgen, wobei die Fähigkeit des HF-Messers, in alle Gewebsrichtungen zu schneiden, zur Geltung kommt. Der Haken des HF-Messers wird unter den freien Meniskusrand gelegt; durch vorsichtige Rotation wird der freie Meniskusrand angehoben und durchtrennt. Hierbei muß der Kontakt zwischen Hakenelektrode und Knorpel vermieden werden.
5. Entfernen des Korbhenkels. Einführen der Faßzange, Fassen des Korbhenkels im vorderen Anteil und Extraktion in toto.
6. Palpation des vorderen und hinteren Ansatzes sowie der Restbasis. In seltenen Fällen liegt ein doppelter oder sogar dreifacher Korbhenkel vor, der durch diese abschließende Palpation nicht übersehen wird.

Bei engem Gelenkspalt kann alternativ die Technik mit zwei Instrumentenzugängen Anwendung finden. Ein Instrumentenzugang wird suprameniskeal medial, der andere hoch medial, direkt medial neben dem Lig. patellae in Höhe des hohen anterolateralen Arthroskopzuganges, angelegt.

OP-Technik II (Korbhenkel)

1. Durchtrennung des vorderen Ansatzes mit dem HF-Messer oder einem Punch.
2. Fassen des abgetrennten anterioren Anteiles mit der Faßzange. Durch den Zug mit der Meniskusfaßzange und gleichzeitiger Aufklappung kommt es häufig zur Reposition des Korbhenkels.
3. Anlage eines hohen medialen Instrumentenzugangs.
4. Einführen des HF-Messers oder des nach oben abgewinkelten Punches direkt zum Hinterhorn (Passage der Fossa intercondylaris). Mit dem HF-Messer wird der dorsale Ansatz des Korbhenkels unterfahren und unter gleichzeitigem, nach anterior gerichteten Zug durchtrennt. Durch den gleichzeitigen Zug am Korbhenkel mit der Meniskusfaßzange kann während des Schneidevorganges die zunehmende Durchtrennung registriert werden. Die Extraktion des Korbhenkels gelingt meist in toto.
5. Nachglätten der Restbasis, Ausschluß eines doppelten Korbhenkels.

Bei einer Korbhenkelläsion muß immer eine Ruptur des vorderen Kreuzbandes ausgeschlossen werden.

Längsruptur. Der Längsriß des Innenmeniskus ist die häufigste Meniskusverletzung. Die sorgfältige Palpation unter medialer Aufklappung des Gelenkspaltes in extensionsnaher Stellung ermöglicht meist die Darstellung der Ruptur und die Subluxation oder Luxation des hinteren Meniskussegmentes. Die Längsruptur kann auch inkomplett ausgebildet sein.

OP-Technik (Längsruptur)

1. Durchtrennung des posterioren Ansatzes mit dem HF-Messer oder dem geraden Punch. Erreicht der hintere Längsriß das Hinterhorn, kann bei sehr ungünstigen Verhältnissen die Durchtrennung des hinteren Ansatzes auch durch einen hohen medialen Instrumentenzugang notwendig sein.
2. Einsetzen der Hakenelektrode in die Rupturzone und Durchtrennung des anterioren Ansatzes, wobei darauf zu achten ist, daß ein möglichst homogener Übergang in Richtung auf den freien noch intakten Meniskusrand erzielt wird. Während des Schneidevorganges wird wiederholt geprüft, wie groß die Gewebebrücke am anterioren Ansatz ist.
3. Fassen des Meniskusfragmentes mit der Faßzange und Extraktion.
4. Palpation der Restbasis mit dem Testhaken, Glättung der Abtragungszone mit dem Meniskuscutter, falls notwendig.

Bei Längsrissen am Außenmeniskus wird die Indikation zur Resektion zurückhaltend gestellt. Inkomplette Längsrisse, wie man sie häufig bei frischen und veralteten vorderen Kreuzbandrupturen findet, werden belassen, angefrischt oder wenn nur irgend möglich refixiert. Der Hiatus popliteus darf nicht mit einem basisnahen hinteren Längsriß des Außenmeniskus verwechselt werden.

Radiärruptur. Die traumatische Radiärruptur tritt bevorzugt am Außenmeniskus, hier am Hinterhorn und an der Pars intermedia, auf. Radiärrupturen finden sich bei traumatischen Läsionen auch am Innenmeniskus, insbesondere, wenn das vordere Kreuzband ruptiert ist.

OP-Technik (Radiärruptur)

1. Palpation mit dem Testhaken, um die Tiefe des Radiärrisses zu erfassen.
2. Resektion des anterioren Anteiles mit dem geraden Punch oder dem HF-Messer. Bei der Resektion mit dem HF-Messer sollte eine kleine Gewebebrücke erhalten bleiben, um das abgetrennte, anterior gestielte Fragment kontrolliert mit der Faßzange fassen und entfernen zu können.
3. Resektion des posterioren Anteils mit dem Punch oder dem HF-Messer in gleicher Technik.
4. Palpation der Restbasis bzw. Nachglätten mit dem Meniskuscutter, falls erforderlich.

Extraktion

Die Extraktion des abgetrennten Meniskusfragmentes geschieht in 3 Schritten:

1. Fassen des Meniskusanteiles mit der Faßzange. Hierbei ist darauf zu achten, daß das Meniskusteil an der schmalsten Stelle gefaßt wird.
2. Zerreissen der Gewebebrücke. Unter vorsichtigem Zug wird die Gewebebrücke zerrissen, wobei darauf geachtet wird, daß der Meniskusteil nicht mit einem Ruck aus dem Gelenk herausgezogen wird. Bei der unkontrollierten Extraktion kann es leicht passieren, daß das Meniskusteil im subkutanen Gewebe verbleibt.
3. Kontrollierte Extraktion. Mit der arthroskopischen Optik kann man bisweilen das Meniskusfragment bis zum Kapselschlitz des Instrumentenzuganges verfolgen.

Refixationstechniken

Man unterscheidet:

1. Outside-in-Technik
2. Allinside-Technik
3. Inside-out-Technik.

Die Art der verwendeten Refixationstechnik hängt im wesentlichen von der Lokalisation der Ruptur ab. Teilt man den Meniskus in 3 Drittel ein, so sollten die basisnahen Läsionen im dorsalen Drittel des Außenmeniskus mit einer Allinside-Technik therapiert werden. Für die Rampenläsion des Innenmeniskus bietet sich ebenfalls die Allinside-Technik an. Rupturen im anterioren und mittleren Meniskusdrittel können mit der Outside-In-Technik behandelt werden.

Bei gleichzeitig vorliegender Ruptur des vorderen Kreuzbandes ist eine Meniskusrefixation nur dann auf Dauer erfolgversprechend, wenn auch die Bandverletzung stabilisiert wird.

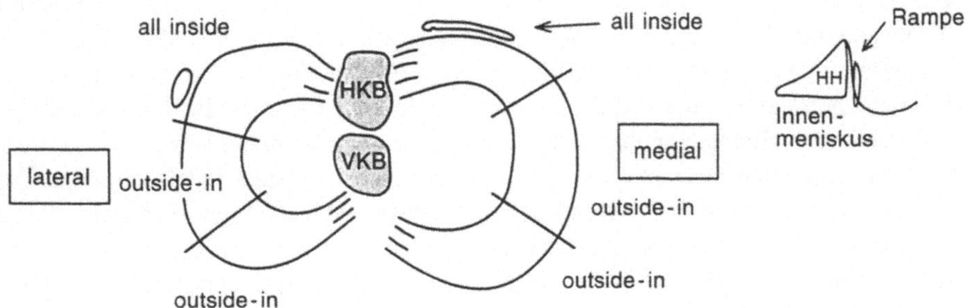

Abb. 1

Outside-in-Technik

Hierbei wird eine Nadel von außen durch die Haut zunächst durch die Meniskusbasis und anschließend durch das abgelöste Meniskusfragment gestochen. Die Vorteile dieser Technik liegen in der einfachen Handhabung und der sicheren Schonung der Gefäß-Nervenstränge. Neben den verschiedenen bekannten Techniken zur Meniskusrefixation haben wir eine outside-in-Technik entwickelt, die einfach zu handhaben und gleichzeitig sicher, schnell und preiswert durchzuführen ist. Spezielle Operationsinstrumente sind hierzu nicht erforderlich.

Instrumentarium. Das Instrumentarium besteht aus 3 normalen Injektionskanülen, wie sie zur Blutentnahme verwendet werden. Darüber hinaus empfiehlt sich eine kleine Mosquitoklemme oder eine kleine Fadenfaßzange. Als Nahtmaterial wird PDS 2/0 verwendet.

Vorbereitung. Von den 3 Kanülen wird die erste als Orientierungskanüle benutzt; die beiden anderen werden als Fadenkanülen verwendet. In die zweite Kanüle wird der PDS-Faden (Länge halbiert) von der Spitze aus eingeführt und die Fadenenden werden miteinander verknotet, so daß eine Fadenschlinge entsteht. In die dritte Kanüle wird ebenfalls der PDS-Faden von der Spitze aus eingeführt, wobei der Faden jedoch an der Spitze der Kanüle ca. 3 bis 4 cm überstehen soll (Fadenkanüle).

OP-Technik

1. Palpation des Meniskusrisses und Bestimmung der Ausdehnung.
2. Anfrischen der Meniskusbasis z.B. mit dem Meniskuscutter oder einer kleinen Raspel bzw. durch Schaffen von kleinen Stichkanälen, die durch Einstechen der Orientierungskanüle durch Meniskusbasis und Meniskusfragment entstehen.
3. Einstechen der Orientierungskanüle durch die Meniskusbasis und das losgelöste Fragment. Die Orientierungskanüle gibt dabei die genaue Stichrichtung.
4. Einstechen der Kanüle mit dem freien Fuß (Fadenkanüle) neben der Orientierungskanüle. Die Kanüle passiert die Meniskusbasis sowie das abgelöste Meniskusfragment und wird intraartikulär sichtbar. Entfernung der Orientierungskanüle.
5. Einstechen der Kanüle mit der Fadenschlaufe etwas ventral der Kanüle mit dem freien Faden. Beide Kanülen sollten arthroskopisch erkennbar sein.
6. Vorschieben der mehr anterior plazierten mit Fadenschlaufe und anschließend Zurückziehen dieser Kanüle. Hierdurch entsteht intraartikulär eine Schlinge, die ggfls. mit dem Tasthaken oder einer kleinen Faßzange vergrößert werden kann.
7. Vorschieben des Fadens in der Fadenkanüle, so daß das Fadenende im Gelenk liegt. Auf Grund der Rigidität des PDS-Fadens richtet sich das Fadenende meist im Gelenk auf und läßt sich durch Rotation der Kanüle im Gelenk etwas manipulieren. Der Knorpel sollte nicht mit der Kanülenspitze tangiert werden.
8. Fassen des freien Fadenendes mit einer kleinen Fadenfaßzange oder einer feinen Mosquitoklemme, wobei das Faßinstrument durch die Fadenschlaufe geführt wird.
9. Ist das freie Fadenende gefaßt, zurückziehen beider Kanülen in Richtung Meniskusbasis.

10. Kleine Stichinzision der Haut zwischen den beiden Kanülen. Spreizen des Subkutangewebes in quere Richtung mit der Mosquitoklemme und komplettes Herausziehen der Kanülen.
11. Zug an der Fadenschlinge. Durch den Zug gerät der aus dem Instrumentenzugang hervorschauende Faden wieder nach intraartikulär und wird mit der Fadenschlinge durch das Meniskusgewebe nach außen gezogen.
12. Spreizen des Subkutangewebes und Anziehen der beiden Fäden, wobei intraartikulär der Steg der U-Naht auf dem Meniskus sichtbar wird. Unter arthroskopischer Kontrolle können die Reposition des Meniskus und die Lage der Naht geprüft werden.
13. Anlegen weiterer Nähte in der oben beschriebenen Technik.
14. Verknoten der Fäden, wobei die Knoten auf die Kapsel versenkt werden.

Allinside-Technik

Instrumentarium. Suture Hooks mit verschieden gebogenen Hakenansätzen

Vorbereitung. Von den verschiedenen Hakenansätzen des Sutur-hooks wird der für die Läsion geeignete Ansatz ausgesucht und an den Handgriff angeschraubt. Dann wird ein PDS-Faden mit Hilfe des Rollmechanismus in den Nahthaken eingezogen. Der Faden sollte nicht überstehen, um das Einstechen in den Meniskus nicht zu behindern.

OP-Technik

1. Palpation des Meniskusrisses und Bestimmung der Ausdehnung.
2. Anfrischung der Meniskusbasis (siehe oben), falls notwendig.
3. Einstechen des Nahthakens durch Meniskusgewebe und Kapsel.
4. Vortreiben des Fadens mit Hilfe des Rollmechanismus am Nahthaken.
5. Fassen des Fadens mit einer kleinen Klemme. Es kann hilfreich sein, die Klemme gleichzeitig mit dem Nahthaken einzuführen, damit Weichteilbrücken, die das spätere Knoten behindern, vermieden werden.
6. Herausleiten beider Fäden durch den Instrumentenzugang. Bei Allinside-Nähten des Innenmeniskushinterhornes bzw. der Rampe ist ein posteromedialer Instrumentenzugang notwendig.
7. Ausschluß einer Gewebebrücke zwischen den Fäden, der Knotenschieber wird über beide Fäden eingeführt, ohne jedoch einen Knoten vorzutreiben.
8. Vorschieben von drei, besser vier oder fünf Knoten mit Hilfe des Knotenschiebers.
9. Abschneiden des Fadens mit einem kleinen Punch oder einer Schere.
10. Abschließende Nahtkontrolle mit einem kleinen Spiegelchen. Besonders am Außenmeniskushinterhorn sollte unbedingt mit einem Spiegelchen geprüft werden, ob mit der Naht wirklich die Meniskusbasis und das abgerissene Meniskusfragment gefaßt wurde.

Inside-out-Technik

Hier wird unter arthroskopischer Kontrolle von innen eine Nadel, die mit einem Faden versehen ist, durch das abgelöste Meniskusfragment und anschließend durch die Meniskusbasis gestochen. Das Risiko dieser OP-Technik besteht im unkontrollierten Austritt der Nadel auf der dorsomedialen bzw. dorsolateralen Gelenkseite. Bei dieser Technik sollte nicht auf eine Gegeninzision der dorsomedialen bzw. dorsolateralen Gelenkecke verzichtet werden.

Anfrischung

Sehr kleine, solitäre, inkomplette Meniskusrupturen (kleiner als 1 cm) können mit einer Injektionskanüle perkutan „angestichelt" werden. Es ist darauf zu achten, daß die Meniskusoberfläche nicht verletzt wird.

Arthroskopisch unterstützte Osteosynthese bei Tibiakopffrakturen

N. P. Südkamp

Unfallchirurgische Klinik, Universitätsklinikum Rudolf Virchow, Freie Universität Berlin, Augustenburger Platz 1, D-13353 Berlin

Einleitung

Die adäquate Behandlung der Tibiakopffrakturen besteht in der anatomischen Rekonstruktion der Gelenkfläche und der suffizienten Stabilisierung der Fraktur. Das Verfahren der Wahl in den meisten Fällen besteht in der offenen Reposition unter Anhebung des imprimierten Gelenkabschnittes, Spongiosaunterfütterung und innere Stabilisierung mittels Schrauben- oder Plattenosteosynthese. Dies ist in den meisten Fällen mit großen Zugängen, massiver Weichteilablösung und mit einer Arthrotomie verbunden.

Die operative Arthroskopie bietet eine exzellente Übersicht über sämtliche Gelenkabschnitte des Tibiakopfes. Zusätzlich können intraartikuläre Begleitverletzungen, insbesondere Meniskusverletzungen oder ligamentäre Verletzungen auf einfache Weise entdeckt und auf arthroskopischem Wege therapiert werden. Große Zugänge mit massiver Weichteilablösung können mit Hilfe der Arthroskopie vermieden werden. Der Verlauf der Fraktur und das Ausmaß der erzielten Reposition der Gelenksfläche können mittels arthroskopischer Technik dargestellt werden. Für die Fixation der Frakturfragmente stellen minimal invasive Methoden wie das perkutane Einbringen von kanülierten Schrauben unter Bildwandlerkontrolle eine suffiziente Behand-

Hefte zu „Der Unfallchirurg", Heft 249
Zusammengestellt von K. E. Rehm

lungsform dar. Die Vorteile der arthroskopisch kontrollierten Reposition und perkutanen Fixation bestehen in der besseren Übersicht und verminderten Morbidität verbunden mit der geringeren chirurgischen Weichteilablösung. Allerdings können mit einem solchen minimal invasiven Verfahren auch nicht alle Schweregrade von Tibiakopfbrüchen versorgt werden. Die arthroskopische Technik ist zum heutigen Zeitpunkt limitiert auf die einfacheren Plateau-, selten auf einfache Luxationsfrakturen und auf die Eminentiaausrisse.

Operative Technik und Nachbehandlung

Die erforderliche Zusatzausrüstung für dieses Operationsverfahren besteht aus einer Arthroskopieeinheit, einem Bildwandler und Zielinstrumenten. Diese Zusatzausrüstung ist technisch aufwendig und umfangreich, hier dargestellt ist eine integrierte Arthroskopieeinheit mit Videokette, Shaversystem und druckgesteuerter Rollenpumpe, rechts sehen sie den typischen intraoperativen Aufbau mit Einsatz eines Bildverstärkers.

Das technische Vorgehen entspricht in den wesentlichen Schritten dem der offenen Operationsverfahren, nämlich der Reposition, eventuell mit Anhebung von Impressionen sowie deren Unterfütterung mit Spongiosa und die Retention durch Schrauben oder K-Drähte. Dabei eignen sich besonders kanülierte Schrauben.

Nach den üblichen präoperativen Vorbereitungen für eine normale arthroskopische Untersuchung des Kniegelenks wird mit der klinischen Untersuchung in Vollnarkose begonnen. Das Arthroskop wird über den antero-lateralen Zugang paraligamentär eingebracht. Die Spülkanüle wird in den suprapatellaren Recessus eingebracht. Ein anderer antero-medialer Zugang wird zum Einbringen von Instrumenten geschaffen. Danach erfolgt eine diagnostische Untersuchung des Kniegelenks unter besonderer Berücksichtigung meniskaler und ligamentärer Strukturen. Der Verlauf der Fraktur und das Ausmaß der Gelenksimpression wird analysiert. Intraartikuläre Trümmer und Hämatome werden entfernt. Nach dem diagnostischen Teil folgt die Reposition der Fraktur. Dafür erfolgt eine kleine Incision und die Erstellung eines anterioren metaphysären Knochenfensters unterhalb der Frakturregion. Über dieses Knochenfenster werden die imprimierten Frakturabschnitte hochgestößelt. Die Reposition erfolgt unter arthroskopischer und radiologischer Kontrolle mittels Bildwandler.

Wenn ein zufriedenstellendes Repositionsergebnis erreicht ist, erfolgt die temporäre Fixation mittels perkutan eingebrachter Kirschner-Drähte. Die endgülte Fixation erfolgt mit Hilfe kanülierter Schrauben, geeignet sind hier die große (6,5 mm) und die kleine (4 mm) kanülierte AO Schraube. Größere metaphysäre Knochendefekte unter dem angehobenen imprimierten Fragment werden mit einer Hydroxylapatit-Keramik (Endobon), autogener oder allogener Spongiosa aufgefüllt.

Das Therapieschema verschiedener Tibiakopfverletzungen umfaßt folgende Schritte:

- Bei der Typ I Plateaufraktur, dem Depressionsbruch, erfolgt die Anhebung und Reposition des Fragmentes mit anschließender perkutaner Verschraubung.

- Beim Typ 2 der Plateaubrüche muß das Imprimat angehoben und mit Spongiosa unterfüttert werden. Um die Impressionszone über ein Cortikalisfenster zu versorgen ist bei der arthroskopischen Technik eine Zielvorrichtung unerläßlich.
- Die Stabilisierung wird in aller Regel durch Schrauben vorgenommen.
- Der gemischte Depressions-/Impressionstyp 3 der Plateaufrakturen stellt meist schon die Grenze des arthroskopisch machbaren dar, besonders wenn das Imprimat nicht aus einem intakten Stück besteht, aber auch wegen der gleichzeitig notwendigen Imprimatanhebung und der Reposition des Depressionsfragmentes.
- Von den Luxationstypen eignet sich so richtig kein Frakturtyp für die arthroskopische Operation, allenfalls der Spaltbruch, der nach Reposition von ventral percutan verschraubt wird.
- Der relativ einfach aussehende Randabriß sind Grenzfälle für die arthroskopische Operation, da diese Verletzung von komplexen Bandverletzungen begleitet ist, die arthroskopisch nicht immer zu versorgen sind, darüber hinaus ist der verletzte Abschnitt des Tibiakopfes für den Arthroskopeur unter dem Meniskus verborgen.
- Die Eminentiaausrisse eignen sich durchweg für die arthroskopische Operation, die Reposition erfolgt arthroskopisch kontrolliert mit anschließender Retention durch K-Drähte.

Nachdem eine ausreichende Reposition und Fixation der Fragmente erreicht ist, erfolgt der Hautverschluß unter Einbringung einer intraartikulären Drainage.

Für die erste frühpostoperative Phase wird eine dorsale Gipsschiene angebracht. Nach Stabilisierung der Weichteilverhältnisse wird eine Irom-Schiene für 12 Wochen getragen. Teilbelastung ist postoperativ mit 15 kg erlaubt, nach 12 Wochen wird die Vollbelastung erlaubt.

Ergebnisse

Wir haben bisher insgesamt 21 Patienten mit Tibiakopffrakturen (4-B-1-, 8-B-2-, und 10-B-3-Frakturen gemäß AO-Klassifikation) mittels arthroskopisch und radiologisch kontrollierter Reposition und perkutaner Verschraubung behandelt. 10 Patienten waren männlich, 11 Patienten waren weiblich. Das Durchschnittsalter betrug 50,5 Jahre (von 21 bis 81 Jahre). In allen Fällen wurde eine arthroskopisch kontrollierte Reposition erreicht und eine perkutane Verschraubung durchgeführt. Bei 11 Patienten wurden größere Spongiosadefekte im Tibiakopf mit Hydroxylapatit (Endobon) aufgefüllt. In sämtlichen Fällen konnte die traumatische Varus-Valgusdeformität korrigiert werden und eine normale Angulation des Kniegelenks erreicht werden. Bei vier Patienten fanden sich begleitende intraartikuläre Verletzungen, die gleichzeitig arthroskopisch therapiert wurden (2 Eminentiaausrisse, 1 Außenmeniskusriß und eine partielle Ruptur des vorderen Kreuzbandes).

Bei allen Patienten konnten eine arthroskopisch kontrollierte Reposition und Stabilisierung mittels perkutaner kanülierter Schraubenosteosynthese erreicht werden. Im Rahmen der Nachuntersuchung 8 bis 16 Monate postoperativ verfügten 20 Patienten über ein gutes Bewegungsausmaß (kein Streckdefizit, Beugung über 90°). Ein Patient entwickelte eine Arthrofibrose mit persistierendem Streckdefizit von 10°. Eine Arthrolyse wurde arthroskopisch durchgeführt und die Physiotherapie intensiviert, worauf eine Verbesserung des Bewegungsaumaßes erreicht werden konnte. Alle Patienten mit Hydroxylapatit-Keramik zeigten radiologisch eine knöcherne Konsolidierung und Integration der Hydroxylapatit-Keramik. Unsere Ergebnisse legen nahe, daß die minimal invasive Technik unter Verwendung der arthroskopischen Technik, der BV-Kontrolle und der perkutanen Verschraubung vorteilhaft für den Patienten ist und zu guten Ergebnissen führt.

Literatur

1. Fowble CD, Zimmer JW, Schepsis A (1993) The role of arthroscopy in the assessment and treatment of tibia plateau fractures. Arthroscopy 9(5):584–590
2. Guanche CA, Markman AW (1993) Arthroscopic management of tibial plateau fractures. Arthroscopy 9(4):467–471
3. Itokazu M, Matsunaga T (1993) Arthroscopic restoration of depressed tibial plateau fractures using bone and hydroxyapatite grafts. Arthroscopy 9(1):103–108
4. O'Dwyer KJ, Bobic VR (1992) Arthroscopic management of tibia plateau fractures. Injury 23(4):261–264

Arthroskopie des Kniegelenks: Kniegelenkstrauma

Kursleiter: T. Tiling, Köln; P. Hertel, Berlin

Vordere Kreuzbandnaht

H. Kiefer

Klinik für Unfall- und Wiederherstellungschirurgie, Lukas-Krankenhaus, Hindenburgstraße 56, D-32257 Bünde

Eine primäre Naht eines intraligamentären frisch rupturierten vorderen Kreuzbandes führt nicht zur Restitution, sondern fast immer zu einer mechanischen Instabilität und experimentell bewiesen zu arthrotischen Folgeschäden. Eine unmittelbar proximale oder distale Ruptur kann mit Nahtrekonstruktion bisweilen zu stabilen Kniegelenken führen. Während die überwiegend „guten" Ergebnisse der 60er und 70er Jahre auf ungenauen klinischen Studien beruhen, waren die Ergebnisse in den 80er Jahren durch besseres Studiendesign und peniblere Scores ernüchternd. Nach heutigem Wissensstand gilt als bewiesen, daß eine alleinige Nahtrekonstruktion eines intraligamentär oder ansatznah gerissenen vorderen Kreuzbandes – zumindest statistisch gesehen – eine normale Funktion nicht wiederkehren lassen kann.

Die „Augmentationsnaht", d.h. die Verstärkung eines durch Naht rekonstruierten vorderen Kreuzbandes kann – zumindest theroretisch – zu besseren Ergebnissen und stabileren Kniegelenken führen: Als Augmentationsmaterialien sind Sehnentransplantate (Semitendinosus, Ligamentum patellae), nicht resorbierbare Kunststoffbänder (Polypropylen, Polyester) und resorbierbare Kunststoffkordeln (PDS, PDSII) gebräuchlich. Während eine Augmentationsnaht mit einem autogenen Transplantat bereits weitgehend einer Bandplastik gleichkommt und alloplastische Materialien – wie Bandprothesen – durch Reibung schrittweise zerrieben werden und die Abriebprodukte meist eine Synovitis verursachen, könnte durch ein resorbierbares Verstärkungsband eine mechanische Schutzfunktion für das heilende genähte Band bewirkt werden. Idealerweise wäre nach Abschluß der Bandheilung das Augmentationsband aufgelöst. Es würde während der Heilungsphase störende Zugkräfte vom Band fernhalten, damit eine funktionelle Nachbehandlung ohne Brace ermöglichen und durch zunehmende Degradation eine schrittweise zunehmende Lastaufnahme durch das rekonstruierte Band bewirken.

Während die ursprüngliche PDS-Kordel hierfür zunächst euphorisch angewandt wurde, waren die klinischen Ergebnisse jedoch nicht wesentlich gegenüber reiner Naht verbessert.

Hefte zu „Der Unfallchirurg", Heft 249
Zusammengestellt von K. E. Rehm

Durch ein geändertes Herstellungsverfahren wurde die Polydioxanonkordel II jedoch kompakter. Sie weist ein jeweils um etwa den Faktor 2 verlangsamtes Resorptionsverhalten, eine höhere Reißfestigkeit und eine höhere Steifigkeit auf.

Zeitgleich wurde eine arthroskopische Technik entwickelt, mit der sowohl eine Kreuzbandrekonstruktion als auch eine Augmentation vorgenommen werden kann.

Indikation

Als gute Indikation ist ein unmittelbarer Abriß des vorderen Kreuzbandes am Dach der Fossa intercondylaris oder distal an der Eminentia intercondylaris anzusehen. Der Riß sollte möglichst frisch sein, was nach den Empfehlungen der ESSKA-Konsensus-Konferenz in Stockholm innerhalb der ersten maximal 2 Wochen bedeutet. Nach eigenen Beobachtungen und experimentellen Untersuchungen sollte eine Rekonstruktion jedoch zum frühestmöglichen Zeitpunkt erfolgen, um bessere Heilungschancen zu bewirken, d.h. möglichst innerhalb von 2–3 Tagen. Als relative Indikation sind Rekonstruktionen zwischen der 1. und 2. Woche nach dem Unfall und/oder bei relativ weit proximalen Rupturen mit kurzem (2–5 mm langen) proximalen Stumpf anzusehen. Intraligamentäre Rupturen in den mittleren 3/5 des Bandes sind für eine Rekonstruktion ungeeignet.

Operationsprinzip

Nach sorgfältiger Narkoseuntersuchung incl. Arthrometrie mit dem KT1000-Arthrometer erfolgt eine arthroskopische Kniegelenksrevision mit Ausspülen des obligaten Haemarthros und der Sanierung von Begleitverletzungen an Menisken und Knorpel. Anschließend erfolgen bei der proximalen Kreuzbandruptur die Nahtarmierung des distalen Kreuzbandstumpfes und die Ausleitung der Fäden durch 2 transfemoral durch den lateralen Condylus gebohrten Bohrlöcher. Parallel zum Kreuzband wird eine gedoppelte PDSII-Kordel durch Femurcondylus, Fossa intercondylaris und Tibiakopf ebenfalls durch Bohrlöcher gezogen. Die Kreuzbandfäden werden über eine Knochenbrücke am lateralen Femurcondylus geknotet, die beiden Enden der Augmentationskordel ebendort mit Stapels oder Spongiosaschraube mit Unterlegscheibe fixiert.

Operationstechnik

Für die hier beschriebene arthroskopische Technik wird folgendes Instrumentarium bzw. Material verwendet:

Instrumente/Material

- Standard-Arthroskopieinstrumente:
- Suture-Punch nach Caspari (Zimmer),
- zwei 2,5 mm Kirschner-Drähte mit endständiger Öse (Zimmer),
- 2,5 mm Doppelbohrbüchse oder zwei Einzelbohrbüchsen,
- Zielgerät für arthroskopisches Bohren (beliebiger Hersteller),
- verzögert resorbierbare Fäden 2 x 0 (PDS, Maxon),
- 2 mm PDS-Kordel II mit endständiger Dahtarmierung (Eticon),
- 3,2 mm Bohrer,
- 35 mm Spongiosaschraube mit Unterlegscheibe.

Technik

Das Arthroskop wird im anteromedialen Standardzugang plaziert, eine 4,5 mm Spülkanüle durch ein superomediales Portal intraarticulär eingeführt. Nach diagnostischer Durchmusterung des Kniegelenks und Sanierung intraartikulärer Begleitverletzungen wie Meniskusresektion oder -reinsertion erfolgt die Exploration des vorderen Kreuzbandes durch einen anteromedialen, unmittelbar neben der Patellarsehne liegenden Zugang. Ist das vordere Kreuzband proximal in der Fossa intercondylaris unmittelbar am knöchernen Ansatz abgerissen oder steht ein Stumpf von maximal 3 mm Länge, so kommt die arthroskopische Reinsertion mit Augmentation in Betracht. Zunächst

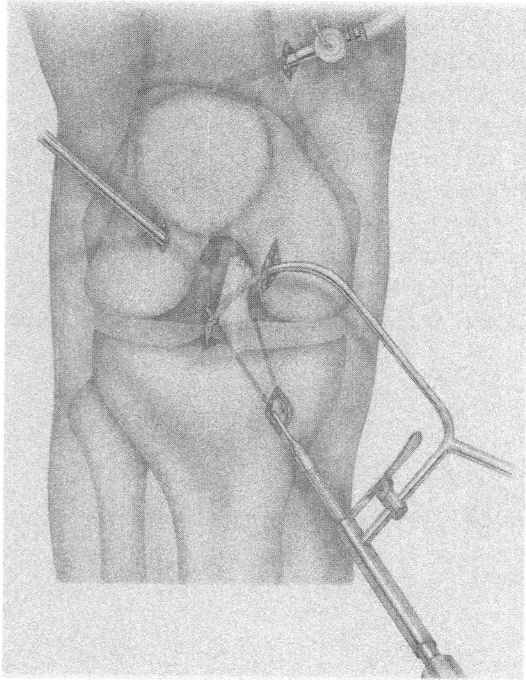

Abb. 1. Tibiale Bohrlöcher

wird ein Zielgerät durch den geringgradig erweiterten anteromedialen Zugang unmittelbar medial neben die Eminentia intercondylaris eingesetzt. Hierdurch wird mit einem 2,5 mm Bohrer über eine kleine separate Incision ein Bohrloch durch den Tibiakopf angelegt. Mit einer Ahle läßt sich ein Führungsfaden durch das Bohrloch ins Kniegelenk einschieben, der dann zunächst durch die anteromediale Arbeitsincision mit einer Klemme gefaßt und herausgeleitet wird. Anschließend Anlage eines zweiten parallelen Bohrloches durch dieselbe Hautincision, unmittelbar lateral neben dem Kreuzbandstumpf und Einführen eines zweiten Führungsfadens. Durch diese beiden Bohrlöcher wird später die PDS-Kordel U-förmig durch den Tibiakopf und zurück gezogen werden. Vorteilhaft sind hierbei das Belassen einer 5 mm breiten Knochenbrücke zwischen den Bohrlöchern als Widerlager sowie unterschiedlich gefärbte Führungsfäden (Abb. 1).

Der Kreuzbandstumpf wird mit Hilfe der im anteromedialen Zugang eingebrachten Nahtzange (Suture-Punch) schrittweise von distal nach proximal durchstochen und jeweils ein verzögernd resorbierbarer Faden (PDS, Maxon) durchgezogen. Die Fadenenden werden durch das mediale Portal herausgeleitet und die proximalen bzw. distalen Fäden gruppenweise angeklemmt. Dieser Vorgang wird 5 bis 7mal wiederholt (Abb. 2).

Eine ca. 5 cm lange Incision am lateralen Femurcondylus wird zum Ausführen der Bohrdräte ca. 5 cm proximal des Gelenkspaltes nach proximal angelegt und das distale Femur durch Abschieben des N. vastus lateralis vom Septum intermusculare auf 2 cm freigelegt. In der Fossa intercondylaris wird nun der Ursprung des vorderen Kreuzbandes mit einem kleinen Raspatorium oder einem Shaver angefrischt. Eine doppelläufige 2,5 mm Parallelbohrbüchse wird über den medialen Zugang ins Kniegelenk eingeführt, am Ursprung des Kreuzbandes plaziert und der laterale Femurcondylus bei mindestens 110° gebeugtem Knie von der Fossa intercondylaris aus mit zwei 2,5 mm Bohrdrähten mit endständiger Öse zur Fadenarmierung durchbohrt. Die

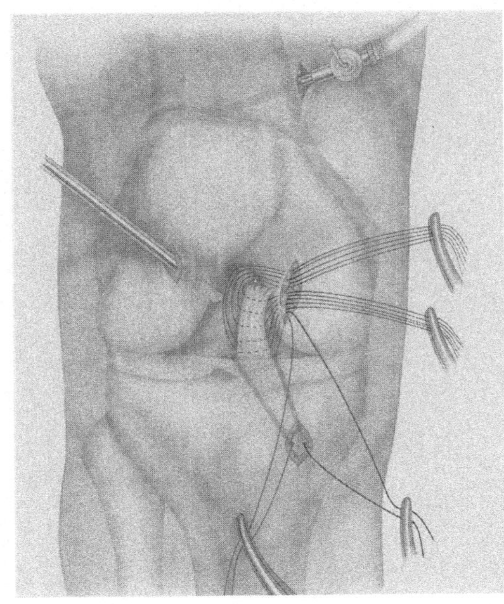

Abb. 2. Kreuzbandnaht

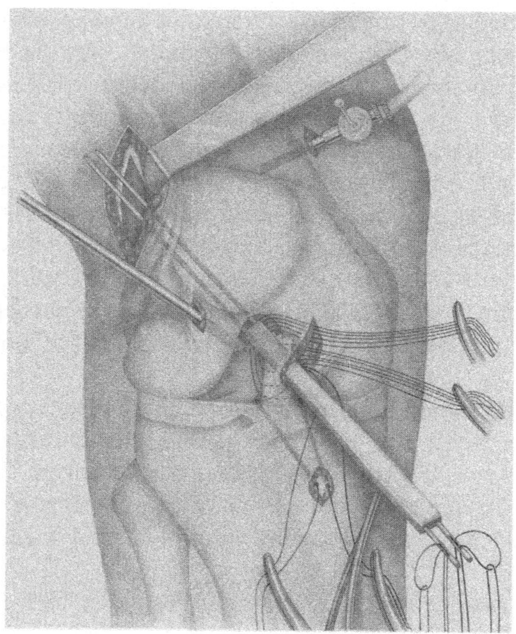

Abb. 3. Transcondyläre Bohrkante

Drähte werden mit zwei in sich hängenden Führungsfäden armiert (korrespondierende Farben wie tibial), so daß sich ein Durch- und Rückzugssystem ergibt (Abb. 3).

Die Durch- und Rückzugsfäden werden jetzt mit den Spickdrähten durch den anteromedialen Zugang und durch den lateralen Femurcondylus hindurchgezogen. Die

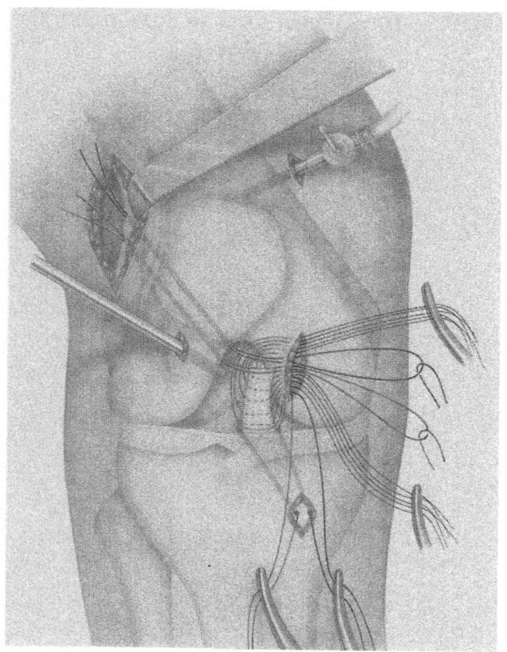

Abb. 4. Durch- und Rückzugsfäden

Rückzugsfäden werden benötigt, um evtl. herausgerutschte Fäden neu zu fassen und um später die Kordel durchzuziehen (Abb. 4).

Mit Hilfe dieser Durch- und Rückzugsfäden werden die Ausziehnähte des vorderen Kreuzbandes gruppenweise transfemoral durchgezogen und einzeln angespannt. Der regelrechte Verlauf der Fäden kann durch unbehindertes Hin- und Herziehen der Doppelschlinge unter arthroskopischer Sicht kontrolliert werden. Der vordere Kreuzbandstumpf kommt an seinen proximalen Ursprung zu liegen. Mit Hilfe der Durchzugsfäden werden jetzt noch die ursprünglich im Tibiakopf plazierten Führungsfäden ebenfalls nach transfemoral ausgeleitet. Das andere Ende dieser Führungsfäden wird an jeweils eine der endständigen Ösen der Drahtdurchzieher der PDS-Kordel II geknotet (Abb. 5).

Die PDS-Kordel II mit zweifacher Drahtarmierung wird in einem Zug vom Tibiakopf durch die transtibialen Bohrlöcher mit Hilfe der Führungsfäden zunächst ins Kniegelenk und dann weiter trans-condylär nach lateral-femoral durchgezogen. Die Kreuzbandausziehnähte werden unter Spannung über der Knochenbrücke des lateralen Femurcondylus in 30 Grad Flexion geknüpft. Danach wird die PDS-Kordel II mit 50 N Vorspannung (Federwaage) oder maximal aufbringbarer Kraft manuell nach mehrfachem Durchbewegen des Kniegelenks mit Hilfe einer Spongiosaschraube und Unterlegscheibe an der Femurmetaphyse fixiert. Abschließend erfolgt die Prüfung der freien Kniegelenksbeweglichkeit, wobei insbesondere auf vollständige Streckung zu achten ist. Bei objektivierbarem Streckdefizit wird eine Notch-Plastik angeschlossen. Nach Einlegen von Redondrainagen intraartikulär sowie subfascial lateral erfolgen Wundverschluß und Anlage eines Oberschenkelkompressionsstrumpfes sowie einer Cryo-Cuff-Kompressionsbandage (Aircast) vor Öffnen der Blutsperre (Abb. 6).

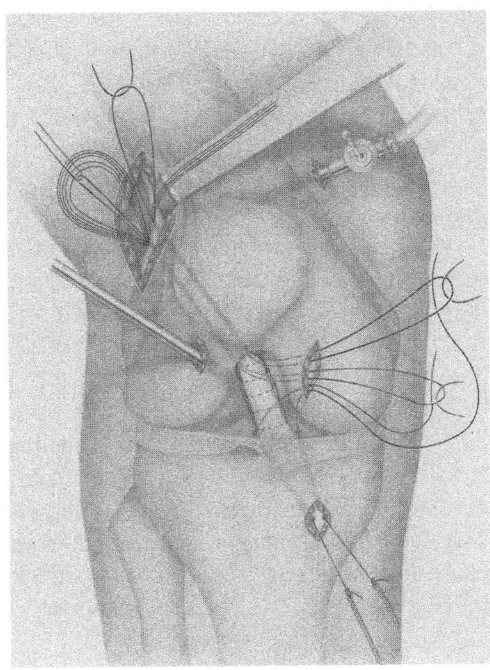

Abb. 5. Durchzug der Kreuzbandnähte

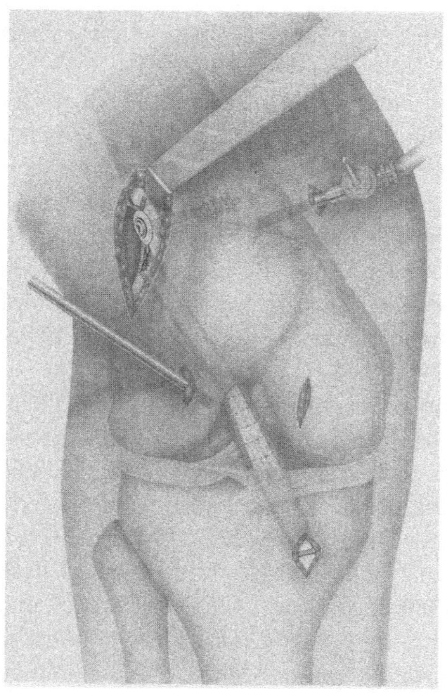

Abb. 6. PDS-Kordel II-Augmentation

Postoperative Nachbehandlung

Die Augmentationstechnik des reinserierten vorderen Kreuzbandes mit verzögert resorbierbarer PDS-Kordel II ermöglicht eine freie frühfunktionelle Nachbehandlung ohne zusätzliche Orthese. Das Bein wird zunächst in einer flachen Schaumstoffschiene gelagert. Die Cryo-Cuff-Bandage wird für 10–14 Tage intermittierend belassen und vom Patienten selbständig bedient. Die postoperative Begleitmedikation besteht in einer Low-Dose-Heparinisierung und in der oralen Verabreichung von Antiphlogistika.

Die krankengymnastische Nachbehandlung beginnt mit dem Dainagezug am 1. bis spätestens 2. postoperativen Tag. Bewegungsübungen sollten in den ersten 6 Wochen 0–0–90° für Streckung/Beugung nicht überschreiten. Zur passiven Mobilisierung kommt anfänglich eine Kniemotorschiene zum Einsatz, später soll der Patient aktiv bewegen.

Muskelkräftigungsübungen werden auch für die Quadizepsmuskulatur sofort erlaubt, wobei das Programm neben isometrischen und isotonischen Übungen PNF und Ko-Kontraktionen beinhaltet. Auf eine gute Beweglichkeit der Patella wird besonders geachtet. Nach gesicherter Wundheilung darf der Patient das Bein schrittweise belasten. Die Vollbelastung wird bei ergußfreiem, reizlosem Kniegelenk und nach Erreichen einer Mindestbeweglichkeit für Streckung/Beugung von 0–10–90° erlaubt, was im Normalfall ca. 2–3 Wochen postoperativ möglich ist.

Ab der 7. Woche kann bei entsprechender Ausstattung ein isokinetisches Muskelaufbautraining mit hohen Trainingsgeschwindigkeiten durchgeführt werden. Der Patient darf radfahren und mit leichtem Lauftraining auf ebenem Untergrund beginnen. Die volle Sportfähigkeit ist ein Jahr postoperativ wieder gegeben.

Ergebnisse

In der Abteilung Unfallchirurgie, Hand-, Plastische und Wiederherstellungschirurgie der Universität Ulm wurden im Rahmen einer prospektiven, kontrollierten Studie jeweils 50 Patienten mit frischer vorderer Kreuzbandruptur in der genannten Naht- und Augmentationstechnik rekonstruiert bzw. primär durch ein Patellarsehnentransplantat mit anhängendem Knochenblöckchen in isometrischer Positionierung und Interferenzschraubenverankerung versorgt. Mit aller gebotenen Vorsicht läßt sich aus den Einjahreskontrollen erkennen, daß die subjektiven Ergebnisse und die isokinetischen Testwerte für die Muskelkraft in der Naht- und Augmentationsgruppe besser sind als in der Gruppe mit dem primären Bandersatz. Die Beweglichkeit ist nach einem Jahr in beiden Gruppen gleich gut. Bezüglich der Stabilität ergeben sich gleich gute Ergebnisse, wenn man von höhergradigen Restinstabilitäten in der Nahtrekonstruktionsgruppe bei Einzelfällen absieht. Die Interpretation dieser wenigen Instabilitäten ist noch nicht abschließend möglich; technische Fehler zu Beginn der Lernkurve sind jedoch als Ursache wahrscheinlich.

Schlußfolgerungen

1. Bei geeigneten, frischen prox. Kreuzbandrupturen ist eine transossäre Reinsertion unter gleichzeitigem Augmentationsschutz möglich. Die Einheilung ist bei Einzelfällen nachgewiesen und bezüglich klinischer Stabilität, Beweglichkeit, Muskelkraft und subjektiver Einschätzung im Vergleich zu einer primären Bandersatzgruppe zumindest nach einem Jahr ebenbürtig.
2. Durch die arthroskopische Technik ist eine Minimierung der Morbidität und der Hospitalisierungszeit möglich, das kosmetische Ergebnis ist günstiger.
3. Mit der resorbierbaren und sehr verzögert degradierenden PDS-Kordel II ist eine völlig freifunktionelle Nachbehandlung ohne Kompromittierung der Naht mit rascher Vollbelastung möglich. Abriebprodukte lösen sich auf, Probleme durch aseptische Entzündung wurden nicht beobachtet.
4. Durch die Rekonstruktion des vorderen Kreuzbandes können Proprizeptoren im Bandstumpf evtl. erhalten werden, wobei eine abschließende Bewertung jedoch noch nicht möglich ist.
5. Bei geeigneter Indikation läßt eine Nahtrekonstruktion mit Augmentation ein gutes Ergebnis erwarten, eine spätere Bandplastik ist im Versagensfall immer noch möglich (Second line of defense).

Refixation knöcherner Kreuzbandausriß

P. Hertel und E. Lais

Unfallchirurgische Abteilung, Martin-Luther-Krankenhaus, Caspar-Theyß-Straße 27, D-14193 Berlin

Operationsprinzip

Die knöchernen distalen vorderen Kreuzbandausrisse werden nach klinischer und röntgenologischer Diagnostik unter arthroskopischer Kontrolle reponiert und mit Kirschner-Drähten fixiert.

Die Kirschner-Drähte werden transkutan unter arthroskopischer Sicht und intraoperativer Röntgen- oder BV-Kontrolle eingebracht. Die Nachbehandlung erfolgt im Gipsverband bis zur sechsten Woche.

Vorteile

Es kann auf eine Arthrotomie verzichtet werden. Damit sinkt die Morbidität nach dem Eingriff; die Entlassung aus stationärer Behandlung kann am vierten postoperativen Tag erfolgen.

Bei der Arthroskopie können Begleitverletzungen sicher erkannt und behandelt werden (Knorpelverletzungen, Meniskusverletzungen). Der Hämarthros wird aus dem Gelenk gespült und bereits fixierte Fibringerinsel und Koagel entfernt.

Bei den Verletzugen bei Kindern ist der Kirschner-Draht das Osteosynthesematerial, das die Epiphysenfuge kreuzen darf, ohne daß mit Wachstumsstörungen gerechnet werden muß.

Die Entfernung der unter Hautniveau versenkten, nicht abgebogenen Kirschner-Drähte kann ohne Schwierigkeit in Lokalanästhesie ambulant sofort nach Abnahme des Gipses erfolgen.

Nachteile

Ein Nachteil bei Erwachsenen ist die Ruhigstellung im Gipsverband. Sie bedingt nach der Gipsabnahme einen Verlust an Beweglichkeit, der durch krankengymnastische Übungsbehandlungen wieder gewonnen werden muß. Jedoch ist eine stabile Osteosynthese knöcherner Ausrisse bei Erwachsenen mit Schrauben oder Drahtnähten wegen der oft in sich fakturierten Ausrisse in der Regel nicht möglich.

Hefte zu „Der Unfallchirurg", Heft 249
Zusammengestellt von K. E. Rehm

Indikationen

Knöcherne Kreuzbandausrisse nach Meyers und McKeever II und III bei Kindern.

Distale knöcherne Kreuzbandausrisse bei Erwachsenen, wenn nicht zusätzlich intraligamentäre Kreuzbandverletzungen oder ausgedehnte Seitenbandverletzungen vorliegen.

Kontraindikationen

Bei den Verletzungen bei Kindern sind keine bedeutsamen Kontraindikationen bekannt.

Im Erwachsenenalter müssen ausgedehnte Kollateralbandverletzungen (kenntlich an der vermehrten seitlichen Aufklappbarkeit des Kniegelenks in 20 Grd Beugung und in Streckstellung) sowie gleichzeitig bestehende intraligamentäre Kreuzbandverletzungen offen versorgt werden.

Diagnosestellung

Ein wichtiger Hinweis auf das Vorliegen eines knöchernen Kreuzbandausrisses ist der ausgedehnte Hämarthros mit Fettbeimengungen. Dann ist eine genaue klinische und röntgenologische Diagnostik mit Untersuchung in Narkose und Arthroskopie notwendig.

Die Prüfung der Seitenbandstabilität in 0 und 20° Beugung deckt begleitende Kollateralbandverletzungen auf.

Bei der Untersuchung zeigt sich eine vermehrte Schubladenverschieblichkeit in Strecknähe und ein weicher Anschlag (positiver Lachman-Test).

Differentialdiagnostisch ist bei Vorliegen eines Hämarthros mit Fettbeimenungen auch an eine Patellaluxation zu denken. Hier findet sich aber bei der Bänderprüfung keine vermehrte Schubladenverschieblichkeit in Strecknähe und ein fester Anschlag (negativer Lachman-Test).

Die endgültige Diagnose und Operationsindikation wird durch Röntgenbilder gestellt, die im anteroposterioren und im seitlichen Strahlengang angefertigt werden. Zusätzliche Tunnelaufnahmen und Schrägaufnahmen machen häufig die Dislokation des Fragments deutlicher.

Patientenaufklärung

Infektionen sind bei arthroskopischen Operationen sehr selten. Wenn die Kirschner-Drähte nicht ausreichend unter das Hautniveau versenkt werden, kann es zu Hautreizungen oder Perforationen der Haut im Gips kommen.

Durch die Inzisionen für die Zugänge können gelegentlich Saphenusäste lädiert werden. Das führt zu Hyp- oder Hyperästhesien in Hautbezirken, die lateral der Inzisionen liegen.

Verlassen die Kirschner-Drähte das hintere Tibianiveau, so drohen Gefäß- oder Nervenverletzungen in der Poplitea. Es muß deshalb unbedingt darauf geachtet werden, daß die Kirschner-Drähte die hintere Tibiafläche nicht bzw. nur gering übertragen.

Bei Erwachsenen muß nach der Gipsabnahme mit einer vorübergehenden Bewegungseinschränkung gerechnet werden.

Operationsvorbereitung

Wenn nicht sofort operiert wird, empfiehlt sich eine entlastende Punktion des immer bestehenden erheblichen Hämarthros. Das dient zur Schmerzlinderung und ermöglicht eine bessere klinische Untersuchung der Stabilitätsverhältnisse.

Danach Schienenlagerung und Eisbehandlung bis zum Operationszeitpunkt (drei bis fünf Tage nach dem Unfall).

Instrumentarium

- Arthroskop (25° Optik, eventuell 70° Optik).
- Videokassette.
- Arthroskopische Instrumente (Meniskushaken, Bandscheibenzange, evtl. Shaver zum Entfernen festsitzender Koagel und Fibrinflocken).
- Bohrmaschine mit Kirschner-Drähten Stärke 1,5 bis 2 mm.
- Zangen zum Abkneifen der Drähte.
- Röntgenbildverstärker oder die Möglichkeit, intraoperativ Röntgenbilder anzufertigen.

Lagerung

- Rückenlage.
- Beinhalter.
- Blutsperre am Oberschenkel.

Postoperative Behandlung

Thromboseprophylaxe bei Erwachsenen während der stationären Behandlung mit der 1mal täglicher Gabe von niedermolekularem Heparin.

Lagerung postoperativ mit dem Wattekompressionsverband in einer leichten Beugestellung (30 bis 40°) auf einer Braunschen Schaumstoffschiene.

Am vierten postoperativen Tag Entfernung des Wattekompressionsverbands und der Hautnähte. Bei reizlosen Wundverhältnissen sowie Fehlen eines stärkeren Gelenkergusses Anlage eines zirkulären Gipgsverbands, mit der dem Patient in ambulante Behandlung entlassen werden kann.

Gehen mit Entlastung durch Unterarmstützen, wobei Abrollen und eine leichte Teilbelastung erlaubt sind.

Nach sechs Wochen wird der Gipsverband entfernt und in Lokalanästhesie die Kirschner-Drähte extrahiert. Danach schließt sich eine krankengymnastische Übungsbehandlung an, verbunden mit muskelkräftigenden Übungen für Beuger und Strecker. Kryotherapie ist empfehlenswert.

Nach Gipsabnahme Röntgenkontrolle des Kniegelenks in zwei Ebenen. Im allgemeinen kann innerhalb einer Woche zügig zur Vollbelastung übergegangen werden.

Besonderheiten

Die Operationstechnik ist anspruchsvoll und erfordert einen versierten Operateur.

Die Ausrisse sind häufig nicht in ganzer Ausdehnung sichtbar und können von den Vorderhörnern der Menisken und vom Hoffa-Fettkörper verdeckt sein. Das Operationsgebiet liegt dicht vor der Optik. Manipulationen, wie Reposition und Einbringen der Kirschner-Drähte, erfolgen auf engstem Raum. Wird beim Einbringen des lateralen Kirschner-Drahts die Optik von medial eingeführt, dann ergibt sich ein größerer Abstand zwischen dem Kirschner-Draht, Meniskushaken und der Optik im lateralen Operationsgebiet.

In unserem Patientengut war es bei zwei Erwachsenen notwendig, einen Kirschner-Draht von distal ventral nach proximal dorsal einzubohren, weil das Eminentiafragment weit dorsal ausgerissen war.

Peri- und postoperative Komplikationen

Die Gefährdung von Gefäßen und Nerven in der Fossa poplitea muß durch Einsatz der intraoperativen Röntgenkontrolle unbedingt vermieden werden. Sollte dennoch während der Operation ein Kirschner-Draht das Niveau der hinteren Tibiafläche überschritten haben, muß am Ende der Operation nach Öffnen der Blutsperre unbedingt nach klinischen Verletzungszeichen gesucht werden (Fußpulse, Schwellneigung, „Neurologie“). Erhärtet sich der Verdacht auf eine entsprechende Verletzung, so muß sofort operativ von dorsal revidiert werden.

Die Kirschner-Drähte müssen sicher unter dem Hautniveau abgekniffen werden, sonst kann es zu Hautnekrosen und kleineren Infekten im Gipsverband kommen. Vor Anlage des Gipsverbandes müssen die Drahtenden erneut kontrolliert werden, da dann ein durch Spülflüssigkeit verursachtes Ödem resorbiert ist.

Ergebnisse

Bei den Eminentiaausrissen bei Kindern (n = 9; Tabelle 1) fand sich bei den Nachuntersuchungen keine Bewegungseinschränkung. Die Bandverhältnisse waren stabil. Röntgenologisch waren die Ausrisse eingeheilt. Bei einigen Patienten verblieb eine stufenförmige Anhebung im Bereich der vorderen Eminentia ventral von einigen

Tabelle 1. Ergebnisse bei Kindern und Jugendlichen (n = 9)

Pat.	Geschlecht	Alter (Jahre)	Unfallereignis	Begleitverletzungen	Operationstag	Nachuntersuchung	Klinischer Befund	Röntgenbefund
Ch.R.	männl.	13	Verwindungstrauma	Prox. med. Kollateralriß	7	18 Mon.	Bandführung stabil, Beweglichkeit frei	3 mm ventrale Anhebung der vorderen Eminentia
M.S.	männl.	14	Verkehrsunfall	Keine	15	29 Mon.	Bandführung stabil Beweglichkeit frei	3 mm ventrale Anhebung der vorderen Eminentia
R.R.	männl.	13	Fahrradsturz	Keine	8	27 Mon.	Bandführung stabil, Beweglichkeit frei	Stufenlos verheilt
L.M	männl.	15	Fahrradsturz	Keine	5	25 Mon.	Bandführung stabil, Beweglichkeit frei	Stufenlos verheilt
S.R.	männl.	13	Fahrradsturz	Keine	16	27 Mon.	Bandführung stabil, Beweglichkeit frei	Wolkige Verkalkungsfigur über der Eminentia, 3 mm Höhe
B.M.	weibl.	8	Skisturz	Keine	7	7 Mon.	Bandführung stabil Beweglichkeit frei	2 mm ventrale Anhebung der vorderen Eminentia
R.D.	männl.	11	Verkehrsunfall, Konstusion	Keine	3	7 Jahre	Bandführung stabil, Beweglichkeit frei	Stufenlos verheilt
M.N.	weibl.	9	Fahrradsturz	Med. Kondylus oberfl. Knorpelabschilferung	4	6 Jahre	Bandführung stabil, Beweglichkeit frei	3 mm angehoben
D.S.	weibl.	12	Verkehrsunfall	Med. Kollateralband	16	2 Mon.	Bandführung stabil, Beweglichkeit frei	Wolkige Verkalkungsfigur über der Eminentia 5 mm Höhe

Tabelle 2. Ergebnisse bei Erwachsenen (n = 8)

Pat.	Geschlecht	Alter (Jahre)	Unfallereignis	Begleitverletzungen	Operationstag	Nachuntersuchung	Klinischer Befund	Röntgenbefund
W.S.	weibl.	49	Ski	Keine	12	8 Mon.	Bänderführung stabil, freie Beweglichkeit	o. B.
C.S.	weibl.	52	Ski	Riß im Innenmeniskushinterhorn	4	12 Mon.	Bänderführung fest, freie Beweglichkeit	o. B.
C.B.	weibl.	36	Ski	Keine	7	12 Mon.	Streckdefizit von 10°, Bänderführung fest	o.B.
H.M.	weibl.	54	Ski	Keine	4	7 Mon.	Bänderführung fest, Streckdefizit unter 10°	Verkalkungsfigur von 5 mm über der Eminenz, bei Kontrollen n. 6 Mon. resorbiert
K.K.	männl.	43	Ski	Dehnung inneres Seitenband	9	2 Jahre	Bänderführung fest, Beweglichkeit frei	o. B.
D.M.	weibl.	46	Sprung über Hindernis	Dehnung inneres Seitenband	6	2 Jahre	Streckdefizit unter 10° Bänderführung fest	4 mm Anhebung der vorderen Eminenz
D.K.	männl.	51	Gelegenheitsursache	Keine	5	2 Jahre	Bänderführung fest, Beweglichkeit frei	o. B.
S.D.	weibl.	44	Ski	Riß des med. Kollateralbandes	3	7 Mon.	Bänderführung fest, Streckdefizit unter 10°	o. B.

Millimetern, oder es fanden sich Ansatzverkalkungen im Bereich des vorderen Kreuzbands.

Bei Erwachsenen (n = 8; Tabelle 2) waren ebenfalls röntgenologisch alle Ausrißverletzungen verheilt. Hier fand sich jedoch zweimal ein leichtes Streckdefizit von 10°; immer waren die Bandverhältnisse stabil. Einmal mußte einige Wochen nach der Operation eine Mobilisation in Narkose durchgeführt werden, danach war die Beweglichkeit frei.

Alle erwachsenen Patienten haben im Berufsleben und sportlich das gleiche Niveau erreicht wie vor der Verletzung.

Literatur

1. Blauth W, Hassenpflug J, Schoeder L (1982) Ausrißfrakturen der Eminentia intercondylaris im Kindesalter. In: Eichler J, Weber U (Hrsg) Frakturen im Kindesalter. Thieme Verlag, Stuttgart New York
2. Hertel P (1981) Ergebnisse der operativen Behandlung von Eminentia-Ausrissen des Kniegelenks im Kindesalter. Unfallheilkd 84:397–404
3. Lais E, Hertel P, Moazami Goudarzi Y (1987) Die arthroskopische Versorgung der dislozierten Ausrisse der Eminentia intercondylaris bei Kindern und Jugendlichen. Unfallchirurg 90:471–477
4. McLennan JG (1982) The role of arthroscopic surgery in the treatment of fractures of the intercondylar eminence of the tibia. J Bone Jt Surg 64B:477
5. Meyers MH, McKeever FM (1959) Fracture of the intercondylar eminence of the tibia. J Bone Jt Surg 41A:209–222
6. Meyers MH, McKeever FM (1970) Fracture of the intercondylar eminence of the tibia. J Bone Jt Surg 51A:1677–1684
7. Molander M-L, Wallin G, Wikstad I (1981) Fracture of the intercondylar eminence of the tibia. J Bone Jt Surg 63B:89–91

Arthroskopischer vorderer Kreuzbandersatz

T. Tiling, J. Höher und T. Pfeifer

Abteilung für Unfallchirurgie, Klinikum Köln-Merheim, Ostmerheimer Straße 200, D-51109 Köln

Einleitung

Die autologe bone-tendon-bone-Transplantation der Patellasehne als Ersatz für die akute und chronische vordere Kreuzbandverletzung kann heute als golden standard angesehen werden. Operationstechnische Verbesserungen der letzten Jahre betreffen einmal die Frage, wo genau die Transplantate positioniert werden müssen und deren Verankerungstechnik und andererseits die Verminderung des operativen Traumas. In

Hefte zu „Der Unfallchirurg", Heft 249
Zusammengestellt von K. E. Rehm

der Verminderung des operativen Traumas spielt die Arthroskopie die zentrale Rolle. Im Rahmen der Miniarthrotomietechnik mußten alle Begleitschäden zuvor arthroskopisch abgeklärt und operiert werden. Einige Schritte der Miniarthrotomietechnik sind jedoch sicher arthroskopisch besser zu sehen und exakter durchführbar. Die Miniarthrotomie hat möglicherweise einen negativen Einfluß auf die Schmerzen und Rehabilitation. Auch bei einer arthroskopischen Technik kann eine zweite Inzision am lateralen Femurende vermieden werden. In kontrollierten Studien konnte jedoch ein Benefit für den Patienten bei alleiniger arthroskopischer Operationstechnik nicht nachgewiesen werden.

Operationstechnik

In Rückenlage wird das zu operierende Bein im Beinhalter mit nicht aufgeblasener Blutsperrenmanschette gelagert. Zunächst wird die Stabilität des Kniegelenks in Narkose untersucht. Bestehen Zweifel an der Indikation zur vorderen Kreuzbandersatzplastik oder wird die Indikation dazu noch abhängig gemacht vom arthroskopischen Befund des Kniegelenks, beginnt die Operation mit der diagnostischen Arthroskopie. Dies ist auch das übliche Vorgehen, wenn keine Blutsperre sondern eine druckgesteuerte Rollenpumpe für die Arthroskopie zur Vermeidung von Blutungen verwendet wird. Wird die operative Arthroskopie nicht mit einer Rollenpumpe durchgeführt, ist eine Blutsperre erforderlich. Um die Zeit der Blutsperre möglichst kurz zu halten, ist es wegen der Blutungsneigung günstiger, zunächst das ligamentum patellae-Transplantat ohne Blutsperre zu entnehmen und ebenfalls die diagnostische und arthroskopische Chirurgie der Begleitschäden ohne Blutsperre durchzuführen und die Blutsperre erst anzulegen, wenn mit der arthroskopischen, eigentlichen Operation der Kreuzbandersatzplastik begonnen wird.

Die Entnahme des ligamentum patellae-Transplantates kann auf verschiedenen Wegen erfolgen. Wir bevorzugen als einfachsten und ungefährlichsten Zugang eine antero laterale Längsinzision am Rande des ligamentum patellae. Der Vorteil gegenüber einer antero-medialen Längsinzision oder Inzision über dem ligamentum patellae besteht in einer erhaltenen Sensibilität der Haut über dem vorderen Kniegelenksbereich durch Schonung des nervus infrapatellaris medial und zentral, was dem Patienten weniger Probleme beim Knien bereitet. Der Nachteil besteht darin, daß die Inzision länger sein muß, um von diesem Zugang auch den antero medialen tibialen Bohrkanal durchzuführen. Eine Alternative stellt ein Horizontal- oder Längsschnitt von 3 cm über dem medialen Schienbeinkopf mit einer zweiten Inzision längs mittig der Patellaspitze von ebenfalls 3 cm dar. Dieser Zugang mag kosmetische Vorteile aufweisen, ist jedoch präparatorisch schwieriger und es können nach unserer Erfahrung eher Transplantatverletzungen bis hin zu einer Fraktur der Patella auftreten.

Unabhängig vom gewählten Zugang wird die Gleitschicht über dem ligamentum patellae vom ligamentum patellae abpräpariert. Bei der gedeckten Technik verwenden wir hierzu einen schmalen und flachen Handgriff eines geraden Meniskotoms nach Smilie. Mit dem Elektromesser wird dann ein 10 mm breites Transplantat aus der Mitte des ligamentum patellae markiert und nach cranial der Ligamentknochenübergang mit einem Meißel angemeißelt und dann in einem Winkel von 45° der proximale

Knochenblock aus der distalen Patella herausgesägt. Vor Herauspräparieren des Knochenblocks wird dieser mit einem 2-mm-Bohrer durchbohrt. Hierfür kann auch eine Schablone verwendet werden. Der Knochenblock wird dann herausgehebelt und eine Armierungsnaht durch den Knochenblock gelegt. Unter cranialer Anspannung des Knochenblocks wird jetzt mit dem Meniskotom oder bei der offenen Technik mit einem Elferskalpell entlang des Faserverlaufs ein 10 mm breites Transplantat nach distal herausgeschnitten, bis man zur tuberositas tibiae gelangt. Hier wird jetzt wiederum die tuborositas tibiae mit einem Meißel angemeißelt und mit dem Sägeblatt wiederum in 45° Abwinkelung wahlweise unter Verwendung einer Schablone herausgesägt. Der Knochenblock wird ebenfalls mit einem 2-mm-Bohrer durchbohrt und dann der tuberositas-Knochenblock mit dem anhängenden Transplantat bei der gedeckten Technik subcutan herausgezogen.

Der Bohrkanal durch den Knochenblock sollte patellarseitig transplantatnah und an der tuberositas tibiae transplantatfern durchgeführt werden, um bei der Implantation ein vorzeitiges Durchschneiden der Fäden bei der Schraubenverankerung zu vermeiden.

Vom ersten Assistenten wird während des weiteren Operationsablaufs das ligamentum patellae-Transplantat mit dem Liston und der Schere zurecht geschnitten bis beide Knochenblöcke durch eine in der Regel 9 mm weite Bohrhülse passen. Durch die Ränder des patellanahen Ligamentanteils wird zusätzlich zu den beiden Knochenarmierungsfäden ein resorbierbarer Faden zur Ausspannung der lateralen Bandanteile bei der Implantation angelegt.

Am anteromedialen Schienbeinkopf wird eine Inzision von 2 cm Länge direkt am Oberrand des Pes anserinus angelegt und das Periost nach medial und lateral als Vorbereitung für den tibialen Bohrkanal präpariert.

Die arthroskopische Operation beginnt mit der diagnostischen Arthroskopie über eine anterolateral gewählte längsverlaufende Porta. Die anteromediale ebenfalls längsgewählte Porta wird zunächst mit der Nadel entsprechend der Hauptpathologie am Meniskus und Knorpel ausgelotet. Eine erforderliche athroskopische partielle Meniskektomie oder Meniskusrefixation in der outside-in-Technik und eine eventuelle Knorpelglättung und Anbohrungen werden zunächst durchgeführt. Die eigentliche Kreuzbandoperation beginnt mit der Resektion der vorderen Kreuzbandreste und sorgfältigen Säuberung der Intercondylargrube von allem vorderen Kreuzbandgewebe, Narbengewebe und synovialem Gewebe bis zum hinteren Kreuzband und Darstellen der over the top Position femural. Hierfür verwenden wir eine Kürette und den Shaver.

Es wird dann ein Zielgerät durch die anteromediale Porta eingeführt und medial des Zentrums des Kreuzbandstumpfes eingehakt und soweit wie möglich tibial-distal festgesetzt. Je länger das entnommene ligamentum patellae Transplantat ist, desto mehr von distal kommend muß das Zielgerät tibial angesetzt werden. Der richtungsweisende Kirschner-Draht mit selbstschneidendem Gewinde wird tibial eingebohrt. Nach Überprüfen der richtigen Positionierung im vorderen Kreuzbandstumpf (zentrisch etwas medialisiert) wird der Kirschner-Draht mit einem 10-mm-Bohrer überbohrt. Der tibiale Kanal wird mit dem Bohrer und der Abrasionsfräse soweit abgerundet bis man mit der Abrasionsfräse von außen durch den Tibiakanal bis zur over the top Position femural kommt. Alternativ kann hierfür auch eine Raspel verwendet werden. Der tibiale Bohrkanal wird durch einen Kunststoffstopfen verschlossen und druch die anteromediale Porta ein Shaver eingeführt und der tibiale Bohrkanal sorgfältigst von allen Knochen- und Bandresten gesäubert und abgeglättet.

Entscheidend für die spätere Anatometrie ist, daß sowohl der tibiale wie der femurale Bohrkanal nicht zu weit ventral liegen. Bei Verwendung eines 9 mm Bohrers femural und eines knöchernen Sicherheitsabstandes zur over the top-Position von 1 mm verwenden wir ein femurales Zielgerät (Linvatec, Concept) mit einer vorgegebenen Positionierung des richtungsweisenden Kirschner-Drahtes 5,5 mm ventral der over the top Position. Das femurale Zielgerät wird durch den Tibiakanal eingeführt und mit seiner dorsalen Lippe über die knöcherne over the top Position geschoben. Ein selbstschneidender Gewinde-Kirschner-Draht wird durch das Zielgerät bei maximaler Außenrotation des Zielgerätes eingebohrt, um femural eine Position für das rechte Kniegelenk zwischen zehn und elf Uhr und für das linke Kniegelenk zwischen ein und zwei Uhr zu erreichen. Das Kniegelenk wird hierfür beim Einsetzen des Zielgerätes und Bohren des Kirschner-Drahtes in einer Beugung von 60–70° gehalten. Der Kirschner-Draht wird zunächst nur bis zum Verschwinden des Gewindes eingebohrt und dann mehrfach hin- und hergebohrt bis er mühelos in dem kleinen Kanal bewegt werden kann.

Der Kirschner-Draht wird jetzt aus der Maschine ausgespannt und mit dem Seitenschneider eine kleine Kerbe an der Stelle angebracht, an der der Kirschner-Draht gerade den tibialen Kanal durch außen verläßt. Die Spitze des Kirschner-Drahts verbleibt dabei in dem femoral gebohrten Loch. Das Knie wird jetzt voll gestreckt und gebeugt. Dabei wird die Relativbewegung der Drahtmarkierung gegenüber dem tibialen Tunnelkanalende beobachtet. Findet sich kein Wandern der Markierung, so ist der Kirschner-Draht im isometrischen Punkt verankert. Wir streben jedoch eine Position etwas mehr dorsal dieses isometrischen Punktes an, so daß der anatometrische Punkt etwas mehr in der over the top Position zum Liegen kommt. Entsprechend der Relativbewegung des Markierungspunktes wird gegebenenfalls der Kirschner-Draht solange femural neu eingebohrt bis eine Position gefunden wird, bei der die Markierung beim Beugen maximal 2 mm aus dem tibialen Kanal herauskommt und bei den letzten 30° der Streckung nicht in das Knie hineinzieht.

Mit einem langen Kirschner-Draht wird jetzt dieser gefundene Punkt erneut aufgesucht und der Kirschner-Draht transtibial in 60–70° Kniebeugung femural eingebohrt und femural bis durch die Haut herausgebohrt. Transtibial wird dieser Kirschner-Draht dann mit einem 9 mm Bohrer überbohrt. Beim Vorschieben des Bohrers intraartikulär darf dieser sich nicht drehen, wenn das hintere Kreuzband passiert wird, um dieses nicht zu verletzen. Die Tiefe des femuralen Bohrkanals wird bestimmt nach der Länge des knöchernen Transplantatanteils und beträgt in der Regel 30–40 mm. Die Tiefe des Bohrvorgangs kann an dem Bohrer abgelesen werden. Der Bohrer und richtungsweisende Kirschner-Draht werden entfernt.

Zur Frage, ob eine Erweiterung der Intercondylengrube erforderlich wird, bringen wir eine dicke Abrasionsfräse mit ihrem Kopf durch den tibialen Bohrkanal bis zum Eingang des femuralen Bohrkanals und strecken das Kniegelenk unter Beobachtung des Abstandes zwischen Abrasionsfräse und Intercondylengrube. Findet sich ein Impingement, wird die Intercondylengrube entsprechend ventral und lateral durch eine anteromedial eingebrachte Kugelkopffräse erweitert. Die Erweiterung der Intercondylengrube wird erst zu diesem Operationszeitpunkt durchgeführt, um nicht schon zu Beginn der Operation die natürliche Anatomie zu verändern, da dieses nach unserer Meinung einen negativen Einfluß auf die femurale Positionierung hat und weil auch nicht in jedem Fall eine Notch Plastik erforderlich ist.

Mit einem großen Rosenbergresektor, transtibial eingeführt, wird das Kniegelenk von allen Knochendetritus durch Absaugen gesäubert unter Einbeziehung des femuralen Kanals. Dann wird ein Abrasionsfräser tanstibial eingebracht und etwa 3 mm der ventralen Kante des femuralen Tunnels abgefräst und dadurch der Eingang für das Transpalantat ventral erweitert, um später der femuralen Verankerungsschraube den richtigen Weg und einfacheres Eindrehen in das Femur ohne Verletzung des Transplantates zu erleichtern.

Transtibial wird ein langer dickerer Kirschner-Draht versehen mit einer distalen Öse transfemural bis nach femural percutan gebohrt. Entfernen der Bohrmaschine. Das zwischenzeitlich präparierte Transplantat ist im knöchernen Anteil jeweils mit einem Ausziehfaden armiert. In der Regel wird der Tuberositasknochenanteil femural eingezogen. Dieser knöcherne Transplantatanteil wird mit einer kleinen Kugelkopffräse auf der spongiösen Seite rinnenförmig verkleinert, um das Einführen des Zieldrahtes für die femurale Schraubenverankerung zu erleichtern. Der femurale Ausziehfaden wird dann in die Öse des Kirschner-Drahts eingefädelt und das Transplantat transtibial nach femural eingezogen, wobei sorgfältigst auf eine korrekte Drehung des femuralen knöchernen Anteils zu achten ist. Die periostale Knochenseite muß laterodorsal im femuralen Tunnel zu liegen kommen. Das Transplantat wird so weit eingezogen, daß gerade der knöcherne Transplantatanteil im femuralen Tunnel verschwindet. Über die anteromediale Porta oder hart am ligamentum patellae Rand medialseitig wird jetzt ein feiner Führungsdraht auf die Vorderfläche des Transplantates und die ventrale Fläche des knöchernen Transplantatsblocks in den femuralen Tunnel geschoben und über diesen Draht wird dann eine kanülierte 7-mm-Titanschraube in maximaler Kniebeugung eingebracht. Die maximale Beugung ist erforderlich, damit die Schraube nicht das Transplantat aufdreht und dabei das Transplantat am Übergang zum knöchernen Anteil verletzt. Zuletzt wird der Führungsdraht für die Titanschraube entfernt und mit der Hakensonde die Transplantatposition und Verankerung überprüft.

Das Transplantat wird nach tibial kräftig angespannt und durch Streckung und Beugung sowohl ein mögliches Pumpen des Transplantates als auch die ausreichende Weite der Intercondylengrube überprüft. Findet sich ein ventrales oder laterales Impingment erfolgt eine Nachpräparation der Intercondylengrube durch eine Notchplastik. Bei Pumpen des Bandes und insbesondere Einziehen des Bandes in Streckstellung muß die Positionierung korrigiert werden.

Für die Verankerung des Transplantates tibialseitig wird das Transplantat um 90° nach außen verdreht und es erfolgt dann in 20° Beugung unter maximalem manuellen Fadenzug die tibiale Verankerung mit einer 9 mm Titanschraube. Dabei ist es wichtig nicht den Transplantatblock tibial in das Kniegelenk vorzuschieben. Es wird deshalb nach zwei Umdrehungen die Titanschraube zunächst wieder herausgedreht, das Transplantat wieder maximal gespannt und dann erst endgültig die Titanschraube eingedreht. Mit der Hakensonde wird die Transplantatspannung überprüft. Ist das Transplantat gelockert, muß die Schraube erneut entfernt werden und die Fixation nochmals vorgenommen werden bis ein gespanntes Transplantat gefunden wird. Danach wird das Kniegelenk zwischen 0 und 120° gestreckt und gebeugt und nach diesem Bewegungsvorgang erneut die Spannung des Transplantates mit der Hakensonde und dem manuellen Lachmantest überprüft. Weiterhin wird geprüft, daß das Transplantat nicht an der lateralen Femurcondyle scheuert und ventral impingiert. Zum Schluß wird der ligamentäre Ausziehfaden durch einen 2 mm Bohrkanal durch die tuberositas tibiae gefädelt und transossär zum Spannen der ventralen Transplantatfasern verknotet.

Vor Verschluß des Wundbereichs wird die Intercondylengrube von Faserresten und das Gelenk von Debris befreit und insbesondere darauf geachtet, daß der Transplantatübergang vom Tibiaplateau zum Transplantat absolut glatt und frei von Bindegewebe und Knochenpartikelresten ist. Nach sorgfältigem Ausspülen des Gelenks und nochmaligem Durchmustern des Gelenks wird durch den Arthroskopieschaft anterolateral eine zwölfer Redondrainage in den vorderen Gelenkraum eingeführt und der Arthroskopieschaft entfernt.

Eventuell überstehende Anteile des tibial eingebrachten Knochenblocks werden entfernt und das Periost über dem tibialen Tunneleingang wird mit Einzelknopfnähten verschlossen. Eine zweite Redondrainage wird hier subfaciasal eingelegt. Das bei der Präparation abfallende Knochenmaterial wird in den knöchernen Patelladefekt eingelegt. Der entstandene Defekt in der Patellasehne wird nicht verschlossen. Es wird lediglich die Gleitschicht bzw. die Körperfascie über dem ligamentum patellae wieder vernäht. Verschluß der Haut mit Einzelknopfnähten und Anbringen eines Verbandes.

Intraoperativ erfolgt dann noch in Narkose die erste KT1000 Überprüfung des Lachmantests, die bei intakter Gegenseite eine Differenz unter 3 mm als gutes Operationsergebnis erbringen sollte. Das Bein wird dann elastisch abgewickelt und eine konfektionierte Lagerungsschiene in Streckstellung angelegt.

Die Lowdose-Heparin-Prophylaxe wird postoperativ weitergeführt. Der Patient erhält neben einem Antiphlogistikum (Rantudil) und periphär wirksamen Analgetikum (Imbun) eine on demand Analgesie mit Dipidolor.

Die postoperative Lagerung erfolgt wechselweise in Vollstreckung und auf einer 45° AO-Schiene sowie passive motion und krankengymnastischer, unlimitierter Bewegungstherapie. Vollbelastung erfolgt nach 14 Tagen. Wenn zusätzlich eine Meniskusrefixaiton durchgeführt wurde, wird die Vollbelastung erst nach 6 Wochen erlaubt.

Technik und Ergebnisse der hinteren Kreuzbandrekonstruktion unter Verwendung des ventralen Zugangs

P. Lobenhoffer

Unfallchirurgische Klinik, Medizinische Hochschule Hannover, Kontanty-Gutschow-Straße 8, D-30625 Hannover

Indikationen

Isolierte posteriore Instabilität

Chronische posteriore Instabilitäten verursachen nur geringe subjektive Instabilitätsbeschwerden, resultieren aber in einem Teil der Fälle in einer medialen und retropatellaren Arthrose. Da der natürliche Verlauf der isolierten HBK-Insuffizienz in einem Teil der Fälle günstig zu sein scheint und die verfügbaren Operationsverfahren keine vollständige Wiederherstellung der Stabilität gewährleisten, empfehlen wir nur Patienten mit ausgeprägter *Instabilität (mehr als 10 mm hintere Schublade)* eine operative Therapie mit einem hinteren Kreuzbandersatz.

Posteriore und posterolaterale Instabilität

Sofern eine zusätzliche posterolaterale Komponente besteht, kommt es im Allgemeinen zu einer erheblichen Beeinträchtigung der Belastungsinstabilität des Kniegelenks. Der Patient bemerkt in der Belastungsphase in Extensionsnähe ein Nachgeben auf der Lateralseite. Häufig werden Schmerzen auf der Außenseite angegeben. *Patienten mit signifikanter Komplexinstabilität (posterior und posterolateral) empfehlen wir die operative Therapie.*

Korrekturosteotomie

Sofern die knöcherne Beinachse bereits einem Varusmorphotyp entspricht, ist durch ligamentäre Stabilisierungsoperationen auf der Lateralseite keine dauerhafte Stabilität zu erreichen, da der Patient im belasteten Stand die Bandstrukturen kontinuierlich überdehnt. In diesen nicht seltenen Fällen muß zunächst die *Beinachse auf einen leichten Valgus korrigiert werden* und im zweiten Schritt die Bandplastik erfolgen. Bei der Durchführung einer Umstellung sollte bedacht werden, daß eine deutliche Retroversion des Tibiaplateaus einer hinteren Schublade entgegenwirkt, wogegen eine fehlende Retroversion eine posteriore Dislokation der Tibia begünstigt. In allen Fällen analysieren wir sorgfältig im Seitenvergleich das Verhalten des lateralen Gelenkspalts unter Belastung. Kommt es zu einer Aufklappung mit konsekutiver Varusstellung der Beinachse, führen wir zunächst eine Tibiakopfosteotomie durch, wobei der Korrekturwinkel die ligamentäre Instabilitätskomponente einbeziehen muß. Bis 8°

Hefte zu „Der Unfallchirurg", Heft 249
Zusammengestellt von K. E. Rehm

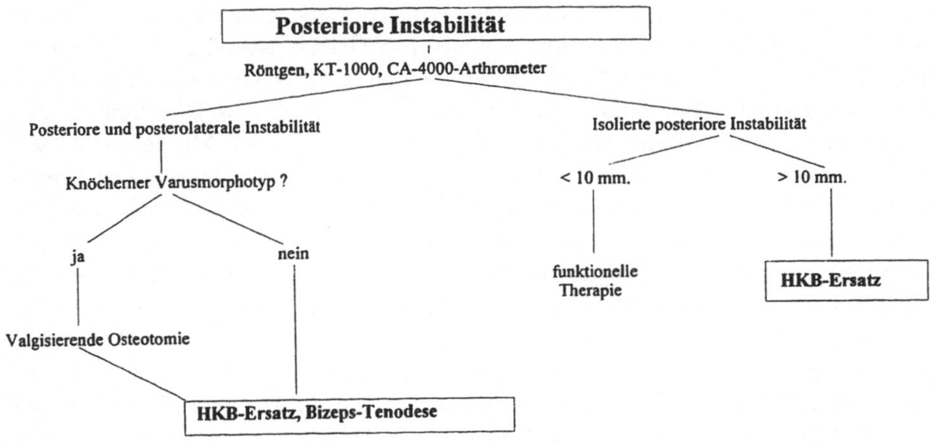

Abb. 1

bevorzugen wir die interligamentäre Hebeosteotomie von medial her, bei größerer knöcherner Korrektur führen wir eine zuklappende Osteotomie von lateral her durch.

Posterolaterale Stabilisierung

Posteriore Instabilitäten sind häufig mit Auslockerungen der posterolateralen Gelenksecke und resultierender posterolateraler Drehinstabilität verbunden. Die alleinige Rekonstruktion des hinteren Kreuzbandes beseitigt nach unserer Erfahrung die Insuffizienz der funktionell bedeutsamen posterolateralen Strukturen nicht ausreichend. Bei allen posterolateralen Rotationsinstabilitäten über 1+ führen wir daher in Verbindung mit dem hinteren Kreuzbandersatz eine *posterolaterale Stabilisierung* durch. Unter den operativen Verfahren hat sich für uns die Bizeps-Tenodese nach Clancy am besten bewährt. Es handelt sich um ein relativ invasives Verfahren, das die Kräfteverteilung auf der Knieaußenseite nachhaltig verändert. Ein wesentlicher muskulärer Faktor bei der Entstehung der aktiven hinteren Schublade wird beseitigt.

Technik des hinteren Kreuzbandersatzes

Nach Narkoseuntersuchung und Abdeckung des Patienten erfolgt zunächst eine diagnostische Arthroskopie. Sollten Menisculäsionen vorliegen, werden sie arthroskopisch saniert. Als Ersatzmaterial wird bevorzugt ein Patellarsehnentransplantat verwendet. Sofern keine Kontraindikationen bestehen, kann ein autologes Transplantat aus dem mittleren Drittel des Ligamentum patellae benutzt werden. In vielen Fällen ist dies jedoch nicht möglich, da Weichteilschädigungen vorliegen (direktes Trauma, Z.n. Marknagelung, verkürzte Sehne, etc.). Wir verwenden dann bevorzugt ein cryokonserviertes homologes Patellarsehnentransplantat oder ein homologes Achillessehnentransplantat. Der Zugang zum Gelenk beim autologen Ersatz durch den Entnahmedefekt des Transplantats. Die Restsehne wird zur Seite gehalten, der Hoffa'sche Fettkörper wird an der Patella gelöst und aus dem Gelenk luxiert, so daß man Einblick auf die Interkondylärgrube erhält. Wird keine Sehne entnommen, benutzen wir eine anteromediale Mini-Arthrotomie zwischen Patellaspitze und Tibiakopf als Zugang zum Gelenk. Zunächst wird der tibile Bohrkanal angelegt. Mit speziellen 90° abwärts gebogenen Instrumenten werden die Reste der Insertion des hinteren Kreuzbandes an der proximalen Tibia entfernt. Hierbei wird eine kleine Perforation der dorsalen Kapsel durchgeführt, so daß die Instrumente ganz bis zum caudalen Ende der Insertionszone des HKB gelangen. Diese reicht mindestens 9 mm von der Kante des Tibiaplateaus nach caudal. Dann wird ein speziell geformter Zielbügel durch die Interdkondylärgrube eingebracht und so plaziert, daß der Führungsdraht ca. 3 mm über der distalen Kante der tibialen Insertion des HKB dorsal aus der Tibia austritt. Am ventralen Tibiakopf wird der Bügel so angesetzt, daß die Öffnung des Kanals auf Höhe der Tuberositas tibiae zu liegen kommt. Ein Bildwandler wird benutzt, um in der seitlichen Projektion die korrekte Plazierung des Bügels und den Vorschub des Drahtes zu kontrollieren. In der ap.-Richtung kontrolliert der Operateur den Zielbügel und achtet darauf, ihn ausreichend weit lateral zu plazieren. Bei liegendem Zielbügel wird der Draht nun mit dem 10 mm Bohrer überbohrt, wobei wir für die Perforation der dorsalen Kortikalis einen stirnschneidenden Bohrer im Handbohrfutter verwenden. Auch dieser Schritt sollte mit dem Bildwandler kontrolliert werden. Der Kanaleingang am dorsalen Tibiakopf wird nun sorgfältig mit einer Raspel geglättet. Für den femoralen Bohrkanal verwenden wir einen der üblichen winkelverstellbaren Zielbügel für die vordere Kreuzbandplastik. Wir lassen den Draht relativ weit ventral und im Dach der Interkondylärgrube austreten. Optimale Isometriebedingungen ergaben sich in biomechanischen Untersuchungen für einen Punkt ca. 11 mm dorsal der ventralen Knochen-Knorpelgrenze, also relativ weit dorsal. Im Tierversuch erwiesen sich aber Kniegelenke als besonders stabil, bei denen das Transplantat etwas weiter anterior fixiert war, so daß es zu einer Anspannung in Flexion kam. Wir gehen daher

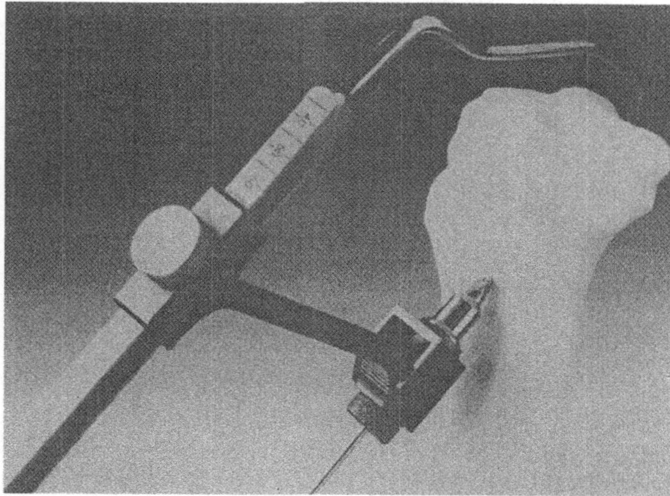

Abb. 2. Tibiales Zielgerät

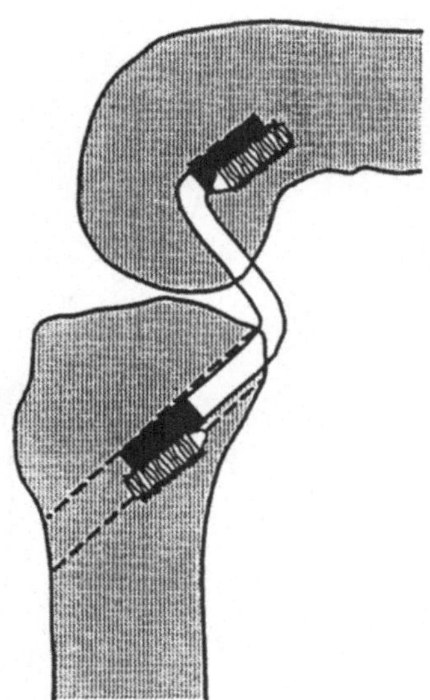

Abb. 3. Fixation mit Interferenzschrauben

einen Kompromiß ein und verwenden einen Kanal, dessen Zentrum 8 mm hinter dem Knorpel-Knochenübergang der Interkondylärgrube liegt. Das Transplantat wird nun von tibial nach femoral in das Gelenk eingezogen. Die Patellarsehne wird so plaziert, daß der femorale Knochenblock mit dem Bohrkanal abschließt und damit die Sehne vor direktem Kontakt mit dem Rand des Kanals geschützt ist. Das Transplantat wird zunächst femoral mit einer Interferenzschraube fixiert. Nun wird es in Beugung und vorderer Schublade im tibialen Bohrkanal unter Vorspannung mit einer weiteren Interferenzschraube blockiert. Reicht die Länge des Transplantats hierfür nicht aus, werden die durch den Knochenblock geführten Nähte über eine Schraube geknotet.

Technik der Bizeps-Tenodese

Laterale Hautinzision vom Tuberculum Gerdy ca. 12 cm nach proximal. Subcutane Präparation nach dorsal und Inzision der oberflächlichen Fascie am Fibulaköpfchen, Aufsuchen des Nervus peroneus und Mobiliserung weit nach proximal. Nun Darstellen der Grenze zwischen gemeinsamer Bizepssehne und Septum intermusculare. Mobilisierung des M. bizeps, ohne daß nach distal seine Insertionen in die poterolaterale Gelenksecke tangiert werden. Der Muskelbauch wird digital nach proximal hin weiter mobilisiert, so daß ausreichend Verschiebestrecke für die Umlenkung entsteht. Die distalen Muskelfasern des kurzen Bizepskopfes werden entfernt. Kurze Inzision im Tractus iliotibialis und Freilegen des Außenbandursprungs. Oberhalb desselben Anlage einer flachen Knochengrube von 1 x 1,5 cm Größe. Das Septum intermusculare wird im Bereich der Kaplan-Fasern geschlitzt und die Bizepssehne wird durch den Septumschlitz nach proximal gezogen. Die Sehne wird nun in der Knochengrube mit einer Spongiosaschraube fixiert. Um ein Abrutschen der Sehne über den Schraubenkopf zu verhindern, wird die Schraube mit einer Krallenplatte armiert, welche aus ei-

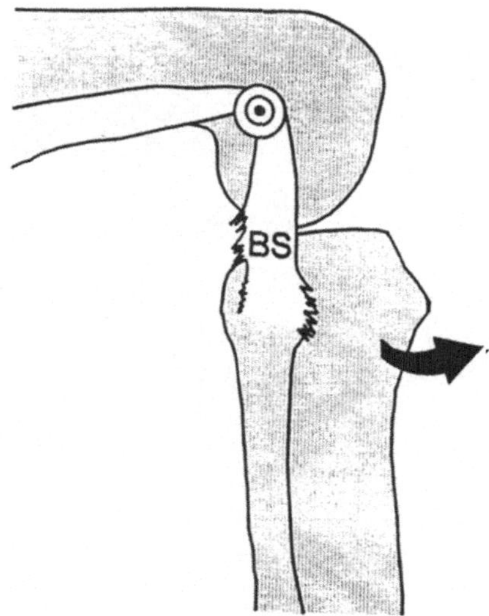

Abb. 4. Prinzip der Bizepstenodese

ner abgeschnittenen Halbrohrplatte gefertigt wird. Der Tractus wird nun fortlaufend verschlossen.

Nachbehandlung

Der Patient wird postoperativ in Streckung in einer einfachen Knieschiene fixiert. Ab 2. postoperativen Tag ist Aufstehen unter Teilbelastung bis 1/2 Körpergewicht erlaubt. Der Bewegungsumfang von 0/0/60° wird mittels Motorschiene und auch aktiv erarbeitet. Ab 7. Woche soll der Bewegungsumfang für die Beugung zunehmend erweitert werden. Vollbelastung wird je nach Muskeltonus zwischen 9. und 12. Woche erlaubt.

Ergebnisse

Von 1989 bis 1991 wurden 18 Patienten mit chronischer posteriorer und posterolateraler Knieinstabilität mit oben genannter Operationsmethode therapiert. Es handelt sich um überwiegend männliche Patienten (80:20%) mit einem durchschnittlichen Alter von 23 Jahren. Die Instabilität bestand im Mittel bereits 3,8 Jahre (1–8). Die Eingriffe verliefen komplikationslos, 16 Patienten konnten durchschnittlich 18 Monate (9–42) nach der Operation nachuntersucht werden. Der Tegner-Aktivitätsscore betrug vor dem die Instabilität auslösenden Unfall 5,6, vor der Operation 1,4 und bei der Nachuntersuchung 4,0. Beim Lysholm-Score erreichten die Patienten 83 (72–99) Punkte. Der Einbeinsprung nach Tegner wurde als Maß für die Koordination verwendet. Die Patienten zeigten im Durchschnitt eine Sprungweite von 78% der gesunden Gegenseite. Die Bewertung mit dem IKDC-Bogen ordnete 33% der Patienten in die Gruppen A und B und 67% in die Gruppe C ein.

Zeit postop	Bewegungs-umfang	Belastung	Übungsprogramm
1. Tag	ROM-Brace bei 10° blockiert	keine	Thromboseprophylaxe durch Wadenpumpe, isometrische Übungen für Hüftbeuger, Abduktoren, Kniestrecker, aktive Übungen gesundes Bein mit Kokontraktion. Wichtig: Anspannen des Quadriceps beim Heben des Beines (wg. hinterer Schublade)
2. Tag – Entlassung	ROM-Brace 0/0/60° Erweiterung des Beweg. umfangs nach Beschwerden	bis 1/2 Körpergewicht	Motorschiene 2 x 1/2 Stunde, steigernd, Achsengerechte passive, aktive und assistierte Bewegung des Beines bis Schmerzgrenze. Volle Streckung soll erreicht werden! Übung bevorzugt in Bauch- und Seitenlage und im Sitzen passive Patellamobilisation, PNF-Training mit prox. u. dist. Widerstand. Redonentfernung, Aufstehen z. Toilette, Krankengymnastik ohne Brace! Wichtig: Zahl der Beugezyklen begrenzen, wenn Biceps-Tenodese (Sägewirkung)!
Entlassung bis 3. Woche	0/0/60°	1/2 Körpergewicht	Übungsprogramm bevorzugt in ambulanten Therapiezentrum täglich für 3 Stunden: Einzel-KG mit PNF, aktiver Bewegungstherapie mit Widerständen, Kokontraktion n. Brunkov, manuelle Therapie. Stabilisierungs- und Koordinationsübungen mit Teilbelastung. Krafttraining für Quadriceps in strecknaher Stellung, gesundes Bein, obere Extrem., Kreislauftraining, Gerätetraining unter Anleitung und Aufsicht: Leg press, Standfahrrad m. verkürzt. Kurbeln.

Zeit postop	Bewegungs-umfang	Belastung	Übungsprogramm
Entlassung bis 3. Woche	0/0/60°	1/2 Körpergewicht	Keine isolierte Ischiocruralmuskelkontraktionen! Elektrotherapie: Mittelfrequenzstrom 15' täglich ggf. Biofeedback für Quadriceps. Kryotherapie mit Würfeleis am Ende jeder Übungsserie. Wichtig: Beugung nicht forcieren, Zahl der Flexionszyklen nicht zu hoch, wenn Biceps-Tenodese durchgeführt wurde.
4.–6. Woche	0/0/60°	1/2 Körpergewicht	Krankengymnastik und muskuläre Rehabilitation weiter, steigende Widerstände beim Muskeltraining für Quadriceps
7.–12. Woche	0/0/90° langsam steigern	Vollbelastung, wenn Muskeltonus regelrecht, frühestens nach 9 Wochen	Programm weiter, Betonung der Quadricepsmuskulatur (axialer Druck). Übungszeit 2–3 Stunden täglich
ab 13.Woche	frei	Vollbelastung	Koordinations- und Geschicklichkeitstraining (Kippkreisel, Trampolin), Sportart- und berufsspezifisches Training. Training nach Anspruch und Fortschritt: Isokinetisches Muskeltraining, Laufband, Fahrrad, Schwimmen, Reflexschulung. Vermeiden dynamischer Sportarten im 1. postoperativen Jahr wegen Gefahr der Transplantatdehnung

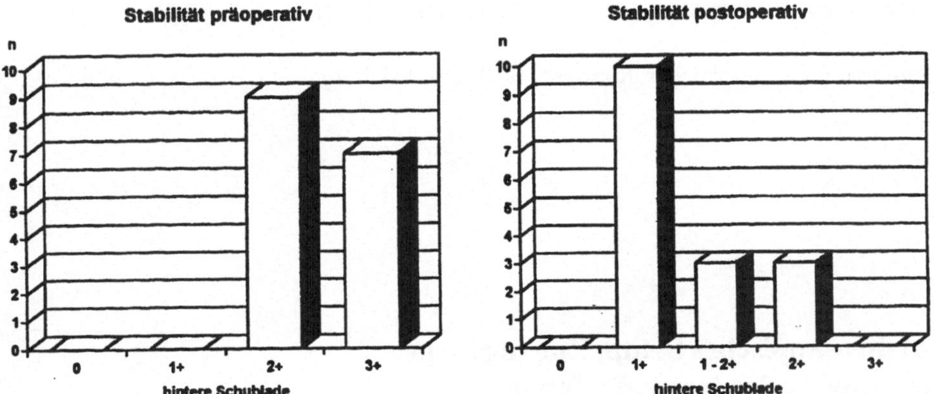

Abb. 5. Ergebnisse nach Rekonstruktion der postero/posterolateralen Knieinstabilität

Bei der Stabilitätsprüfung wurde das KT-1000-Arthrometer verwendet, um die reale hintere Schublade auch bei komplexen anterioren/posterioren Instabilitäten zu erfassen. Bei der Nachuntersuchung wiesen die Patienten im Mittel eine korrigierte hintere Schublade bei 20 lb. posteriorer Translationskraft von 8 mm (4–12) auf. Während präoperativ alle Patienten eine hintere Schublade von 2–3+, eine posterolaterale Rotationsschublade von 2+ und einen positiven reversed-shift aufwiesen, fand sich bei der Nachkontrolle bei 10 Patienten eine 1+ hintere Schublade, bei 3 Patienten eine 1–2+ Schublade und bei 3 Fällen eine 2+ Schublade nach posterior. 5 Personen wiesen noch einen reversed-pivot-shift auf.

Im gleichen Zeitraum erfolgte bei 8 weiteren Patienten ein isolierter hinterer Kreuzbandersatz, in 4 Fällen offen, in 4 Fällen arthroskopisch. In der Hälfte der Fälle fand ein Allograft Verwendung. Bei der Nachuntersuchung fand sich in dieser Gruppe ein Tegner-Score von 4,1, ein Lysholm-Score von 85 und eine korrigierte hintere Schublade (KT-1000, 20 lb) von 6 mm mit Spannweite von 3 bis 12 mm. 2 Patienten fielen in die IKDC-Gruppe A oder B.

Schulterarthroskopie: Subacromialraum

Kursleiter: P. Habermeyer, Stuttgart; H. Resch, Salzburg

Arthroskopisches Setup, Zugangswege, Diagnostik der Normalbefunde

A. Werner

Sportklinik Stuttgart, Taubenheimerstraße 8, D-70372 Stuttgart

Patientenlagerung

Grundsätzlich kommen zwei verschiedene Lagerungsformen bei arthroskopischen Eingriffen an der Schulter in Betracht: zum einen die Seitlagerung, zum anderen eine halbsitzende Lagerung („beach chair position").

Die Art der Lagerung hängt von der OP-Indikation bzw. dem geplanten Eingriff ab:

- die Seitlagerung für Eingriffe bei Instabilität, V.a. S.L.A.P.-Läsionen, V.a. intraartikuläre LBS-Pathologie, Impingement-Syndromen ohne RMR sowie bei diagnostischer Arthroskopie
- die beach chair position für Eingriffe an der Rotatorenmanschette (arthroskopische Naht. Option zur offenen OP).

Technik der Lagerung

a) Seitlagerung: Pat. liegt auf der gesunden Seite, der betroffene Arm wird im Doppelarmhalter extendiert. Fixation durch „Mädchenfänger" (Fa. Arthrex). Als Lagerungshilfen dienen Stützen am Sakrum und am Sternum. Der Patient wird ca. 30° nach dorsal gekippt, um die Skapula-Anteversion auszugleichen (Pfanne liegt dadurch horizontal). Die Abduktion beträgt 30–45°, der Arm befindet sich in Neutralstellung (keine Rotation). Der Zug erfolgt in Humeruslängsachse mit frei hängendem Gewicht von 5–6 kg, hierbei sind keine Traktionsschäden an Nerven zu befürchten. Bei Instabilitätseingriffen wird ein zusätzlicher Vertikalzug mit gepolsterter Manschette angebracht, Zuggewicht 3 kg.
   Beachtung benötigt auch die Kopflagerung (HWS möglichst in Horizontalebene, ggf. Kissenlagerung, der Kopf sollte mit dem oberen Tischrand abschließen) so-

Hefte zu „Der Unfallchirurg", Heft 249
Zusammengestellt von K. E. Rehm

wie die Beinlagerung: das untere Bein wird gebeugt, das obere gestreckt. Zur Vermeidung von Druckschäden werden Lagerungspolster verwendet (*Cave*: N. peroneus).

b) Beach chair position: Pat. ist halbsitzend gelagert, der Oberkörper sollte dabei möglichst aufgerichtet sein, die Unterschenkel sind abgeklappt. Der Pat.-Kopf ist in einer Kopfschale sicher gelagert, beachtet werden muß auch hier die HWS-Position. Die Pat. sitzt ganz lateral am Tischrand, die Schulter muß in der Sagittalebene frei beweglich sein. Ggf. kann durch einen Sandsack unter der Skapula der Zugang zur Schulter noch verbessert werden. Die ungehinderte Drehung des Arthroskopes im dorsalen Portal muß gesichert sein. Der Arm kann ggf. auf einem Armtisch gelagert werden.

„Room setup"

Der Tisch wird in der Raum-Diagonalen ausgerichtet. Besonders bei der Seitlagerung muß der Operateur um den Kopf des Pat. nach ventral gelangen können, um ungehindert über das anteriore Portal arbeiten zu können. Wichtig ist daher, daß der Anästhesist mitsamt dem Narkosegerät in ausreichendem Abstand positioniert ist. Ein Anästhesiebügel behindert den Operateur und wird nicht eingesetzt. Der Arthroskopie-Turm wird gegenüber des Operateurs positioniert. Das instrumentierte OP-Personal steht mit dem Instrumententisch caudal auf der Seite des Operateurs.

Sterile zirkuläre Abdeckung

Wichtig ist eine sterile wasserdichte Einmal-Abdeckung mit selbstklebenden Tüchern, da große Mengen von Spülflüssigkeit anfallen. Bei der Seitlagerung sollte diese dorsal bis an die Dornfortsätze reichen (bei Instabilität und Morgan-/Caspari-Technik). Der Arm wird bei Seitlagerung ebenfalls in sterile selbstklebende Tücher gewickelt, bei halbsitzender Lagerung wird eine Stockinette verwendet.

Da bei undichter Abdeckung besonders in Seitlagerung eine Auskühlungsgefahr für den Patienten besteht, verwenden wir hier zusätzlich eine Wärmematte.

Basis-Instrumentarium

Zum Basisinstrumentarium bei Schulterarthroskopie zählen:

a) Arthroskopie-Set mit 4 mm-30°-Optik, Wissinger rod (Schultereingangsstange), Instrumenten-Kanüle, Tasthaken, „Ellman-Nadeln" (1er Kanülen), wasserfester Markierungsstift
b) Arthroskopie-Turm mit Kaltlichtquelle, Video-/Printer-Einheit, Pumpe mit Druckeinstellung, Shaver-Einheit.
c) Flüssigkeitsmedium elektrolytfrei (z.B. Mannit-Sorbit-Lösung). Zur Blutungskontrolle Zugabe von 1,5 Ampullen Suparenin a 1,0 mg Adrenalin auf einen

Beutel Spüllösung (3 L). Darüber hinaus stehen für die verschiedenen arthroskopischen Operationen dann Spezialinstrumentarien zur Verfügung.

Anzeichnen der Landmarken

Durch intraoperativen Flüssigkeitsaustritt ins Gewebe oder bei besonders adipösen Patienten ist ohne vorherige Markierung eine anatomische Orientierung bisweilen unmöglich.

Unerläßlich ist deshalb das Markieren der „Landmarken" mit einem sterilen wasserfesten Marker: Akromion, AC-Gelenk, laterale Clavicula, Processus coracoideus.

Beginnend an der medialen Claviculahinterkante wird nach Palpation die Fossa supraspinta markiert (Claviculahinterkante, medialer Akromionrand, cranialer Rand der Spina scapulae), anschließend das AC-Gelenk, der anteriore und laterale Akromionrand sowie der Processus coracoideus.

Portale

1. Dorsales Portal (Standardportal nach L. Johnson): liegt im sog. „softspot", ca. 2 cm medial und caudal der dorso-lateralen Akromionkante. Nach Stichincision wird die Arthroskophülse zunächst dem spitzen, nach Perforation der Subkutis dann mit dem stumpfen Troikar vorgeschoben. Der Humeruskopf und die dorsale Gelenkkapsel werden mit der Arthroskophülse ertastet und diese dann perforiert. Ggf. kann der Arm dazu innenrotiert werden, da sich so die dorsale Kapsel anspannt. Bei Unsicherheit empfiehlt es sich, das Gelenk vorher aufzufüllen.
2. Mittleres anteriores Portal (anteriores Standardportal): wird mit Hilfe der „Wissinger rod"-Technik in inside-out-Technik angelegt. Es liegt zwischen dem Lig. glenohumerale superius und der Supscapularis-Sehne. Es sollte sicher lateral des Processus coracoideus liegen, um den N. musculocutaneus nicht zu gefährden.
3. Antero-superiores Portal nach Wolf (Zusatzportal): liegt ca. 0,5–1 cm vor der antero-medialen Akromionkante bzw. dem AC-Gelenk. Es wird nach Probepunktion mit einer Kanüle unter arthroskopischer Sicht installiert.
4. Antero-laterales Portal (Zugang zum Subakromialraum): liegt 2 QF lateral der antero-lateralen Akromionkante. Hier ist bei einer zu weit lateral gelegenen Incision der N. axillaris gefährdet.

Diagnostik der Normalbefunde

a) *Glenohumeralgelenk.* Die diagnostische Arthroskopie des Glenohumeralgelenks wird vom dorsalen Standardportal aus durchgeführt. Die Orientierung anhand der LBS, welche aus der musculotendinösen Intervallschlinge kommend am Tuberculum supraglenoide ansetzt. Sie ist als cranialer Orientierungspunkt meist am ehesten darstellbar. Es sollte stets ein standardisierter Untersuchungsgang beibehalten werden:

1. Darstellung der LBS: Insertion am Tub. Supraglenoide, Fixation in der Intervallschlinge
2. Darstellung und Beurteilung des vorderen Labrum und des Kapsel-Band-Apparates auf Stabilität, Spannung, ggf. Vernarbung (Tasthaken über mid-anteriores Portal)
3. Beurteilung der Knorpelverhältnisse von Glenoid und Humeruskopf
4. Beurteilung der Rotatorenmanschettenunterfläche bis zum Recessus axillaris
5. Darstellung der hinteren Labrumabschnitte

b) *Subakromialraum.* Auch die Diagnostik des Subakromialraumes erfolgt über das dorsale Standardportal. Nach Vorschieben des Arthroskopes in die Bursa subakromialis (das Arthroskop muß am vorderen Akromionrand tastbar sein!) wird der Pumpendruck soweit erhöht, bis eine gute Übersicht herrscht. Anschließend können folgende Strukturen beurteilt werden:
   1. Akromionvorderkante mit Ansatz des Lig. coracoakromiale
   2. die Bursa subakromialis selber
   3. die Rotatorenmanschettenoberfläche
   4. ggf. die Unterseite des AC-Gelenkes.

Kanülen zur Markierung der anterolateralen Akromionkante sowie des AC-Gelenks erleichtern die Orientierung. Ggf. kann durch Umsetzen des Arthroskopes in das anterolaterale Portal die Akrominvorderkante noch besser beurteilt werden.

Arthroskopische subacromiale Dekompression

P. Lobenhoffer

Unfallchirurgische Klinik, Medizinische Hochschule Hannover, Konstanty-Gutschow-Straße 8, D-30625 Hannover

Indikation

- Subacromiales Impingement Stadium II nach Neer
- Erfolglose konservative Vorbehandlung (Krankengymnastik, Schonung, Iontophorese, subacromiale Injection von Steroiden)
- Stadium III nach Neer nur mit Einschränkungen
- *Problem:* Versorgung von Rotatorenmanschettendefekten auf arthroskopischem Weg heute noch nicht etabliert, Defekte können nur debridiert werden. Dies muß bei Indikationsstellung und Aufklärung berücksichtigt werden.

Hefte zu „Der Unfallchirurg", Heft 249
Zusammengestellt von K. E. Rehm

Diagnostik

- Klin. Untersuchung: Impingement-Tests, Stabilität, Beweglichkeit
- Immer adhäsive Kapsulitis ausschließen
- Röntgenaufnahmen in 3 Ebenen: ap., axial, Supraspinatus-outlet (Scapulakörper 90° zur Kassette, Röhre 40° gekippt. Beurteilung der Acromionform (Typ I–III n. Bigliani) sowie der Dicke des Acromions
- Sonographie der Schulter durch Operateur (Bursitis? Kalkdepots? Rotatorenmanschettendefekt?).

Lagerung

- Zur Zeit überwiegend Seitenlage gebräuchlich: Schulter und Arm zugänglich abgedeckt, Arm in 50–70° Abduktion und 20° Flexion, Extension des Armes über Schulterhalter mit ca. 7 kg.
- *Alternative:* „Beach-Chair“-Position: Scapula und Arm frei zugänglich abgedeckt, Arm frei beweglich. Vorteil: Anatomie leichter zu verstehen, Wechsel auf offene Operation jederzeit möglich.

OP-Technik

Zugänge

- Dorsales Standardportal (1,5 cm caudal und 1,5 cm medial des posterolateralen Acromionecks) für Arthroskop
- Eintritt in Bursa subacromialis mit stumpfen Trokar unter Tasten der Acromionunterfläche
- Ggf. Spülkanüle von ventral medial des Lig. coracoacromiale
- Arbeitszugang zunächst von lateral: ca. 3 cm lateral des Acromionrandes, hier Einbringen einer Arbeitskanüle aus Kunststoff vorteilhaft
- Zur Acromioplastik Umsetzen des Instrumentariums: Arthroskop von lateral, Fräse von dorsal.

Dekompression

- Zunächst Einbringen des Arthroskops und Auffüllen der Bursa mit Flüssigkeit.
- Einbringen des Shavers von lateral und vorsichtiges Entfernen von Bursagewebe. Dabei Präparationsrichtung hauptsächlich zur Acromionunterfläche hin sowie nach lateral. Bei Resektion medialer Bursaanteile besteht erhebliche Blutungsgefahr!
- Debridement der Acromionunterfläche: Entfernung allen Bindegewebes, bis die Spongiosa des Acromions freiliegt. Wichtig dabei vor allem Freilegung der anterioren und lateralen Begrenzung des Acromions.

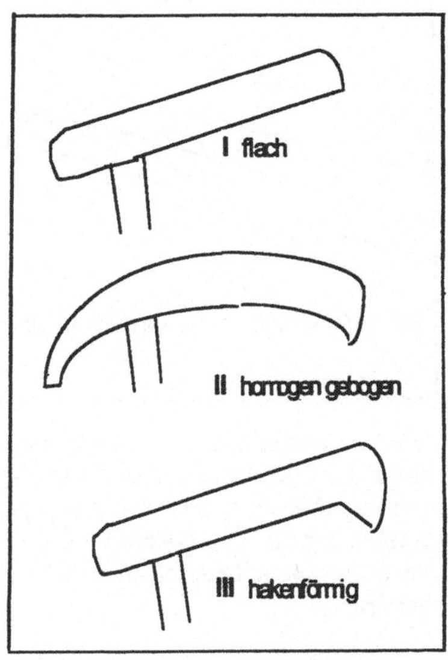

Abb. 1. Die drei morphologischen Typen des Acromions n. Bigliani. Zum subacromialen Impingement prädestinieren die Typen II und III. Die präoperative Analyse der Röntgenanatomie ist sehr wichtig für die korrekte Durchführung der Operation, es sollte daher stets die sog. Outlet-Aufnahme vorliegen. Neben der Form des Acromions muß die Dicke evaluiert werden, welche zwischen 8 und ca. 13 mm schwankt. Das Ausmaß der Resektion muß sich nach den zwei Parametern Form und Dicke richten

- Ablösen des Lig. coracoacromiale von der Acromionunterkante. Bei Verwendung von Fräsen gelingt knöcherne Ablösung und damit Vermeidung von Blutungen. Alternative: Verwendung des Elektromessers. Das Ligament sollte zu Operationsende mit Stanzen teilreseziert werden.
- Acromioplastik: zunächst mit einer Kugelfräse Anlage einer Markierungsgrube der gewünschten Tiefe (3–6 mm je nach Dicke des Acomions). Nun Abfräsen der Spongiosa im vorderen Anteil des Acromions auf die Tiefe der Grube.
- Umsetzen der Fräse nach dorsal und des Arthroskops nach lateral. Unter engem Kontakt der Fräse mit der posterioren Fläche des Acromions Entfernen aller ventral überhängenden Knochenanteile bis zum AC-Gelenk.
- Nach erneutem Wechsel der Instrumente Entfernen von ca. 6 mm anteriorem Acromion und sorgfältiges Glätten der anterolateralen Kante des Acromions („Wetterecke“).
- Inspektion der Bursaseite der Rotatorenmanschette: ggf. Debridement von Rupturstellen. Kalkdepots sollten präoperativ radiologisch lokalisiert worden sein. Intraoperativ sind sie oft an einer lokalen Synovitis zu erkennen. Sie sollten immer ausgeräumt werden. Dies kann durch Punktion, durch Schlitzung oder durch Debridement mit einem kleinen Shaver erfolgen.
- Entfernung allen Debris aus der Bursa, ggf. Infiltration der Portale mit einem Lokalanästhetikum.
- Portale bleiben offen, keine Drainage erforderlich. Perioperativ Fixierung des Armes in einem Gilchrist-Verband.

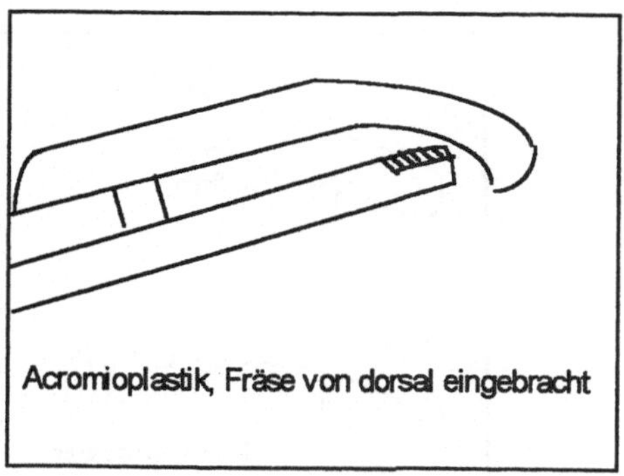

Abb. 2. Technik der Acromioplastik. Das Arthroskop befindet sich im lateralen Zugang, die Fräse wird von dorsal in den subacromialen Raum eingebracht. Wird der Schaft der Fräse den dorsalen Anteilen des Acromions eng angelegt, ergibt sich automatisch eine aufsteigende Resektion, die ein Typ-I-Acromion erzeugt und alle vorderen Überhänge des Acromions beseitigt. Nach diesem Arbeitsschritt sollte zusätzlich die anterolaterale Kante des Acromions reseziert werden

Tips

- Bursa subacromialis weist in frontaler Richtung meist ein Septum auf. Arbeitsgebiet liegt im *vorderen Anteil* der Bursa, Trokar immer ausreichend weit nach anterior palzieren.
- Resektion von Bursaanteilen zu Beginn nur sparsam durchführen, andernfalls Möglichkeit erheblicher Blutungen, Blutungstendenz medial immer stärker als lateral. Debridement kann zu Operationsende gefahrlos beendet werden.
- Knöcherne Ablösung des Lig. coracoacromiale verhindert zuverlässig Verletzungen der Begleitarterie und erhebliche Blutungen.
- Ausmaß der knöchernen Resektion immer nach der präoperativen Outlet-Aufnahme ausrichten.
- Einbringen der Fräse zur Acromioplastik von posterior erlaubt präzisen Zuschnitt des Acromions.

Möglichkeit der Blutstillung

- Adrenalinzusatz zur Spülflüssigkeit (340 mg Adrenalin/Liter Spülflüssigkeit).
- Gekühlte Spülflüssigkeit.
- Verwendung einer Rollenpumpe zur Anhebung des Drucks in der Bursa subacromialis.
- Senkung des systemischen Blutdrucks.
- Direkte Koagulation bei Verwendung des Hochfrequenzmessers.

Literatur

1. Altchek DW, Warren RF, Wickiewicz TL, Skyhar MJ, Ortiz G, Schwartz E (1990) Arthroscopic acromioplasty: Technique and results. J Bone Jt Surg A:1198–1207
2. Ellman H (1987) Arthroscopic subacromial decompression. Analysis of one-to three-year results. Arthroscopy 3:173–181
3. Neer CS (1983) Impingement lesions. Clin Orthop Rel Res 173:70–77

Die arthroskopische Behandlung der Tendinosis calcarea

E. Wiedemann

Chirurgische Klinik und Poliklinik, Klinikum Innenstadt,
Ludwig-Maximalians-Universität München, Nußbaumstraße 20, D-80336 München

Pathologie

Die Tendinosis calcarea ist eine in Phasen ablaufende Erkrankung unbekannter Ätiologie. Sie betrifft vorwiegend Frauen mittleren Alters. Der Kalkherd (Hydroxylapatit) in der kritischen Zone der Rotatorenmanschette wird regelmäßig nach einigen Jahren aufgelöst, so daß ein günstiger Spontanverlauf vorausgesagt werden kann. Hieran muß sich Indikationsstellung und Komplikationsrate des operativen Vorgehens messen lassen. Nur der kleiner Teil aller Kalkherde wird je symptomatisch. Die spontane Resorption ist besonders schmerzhaft, so daß Patienten häufig erst in diesem Stadium den Arzt konsultieren.

Indikation

1. Umschriebener Kalkherd in der distalen Supraspinatussehne unterhalb der Bursa subacromialis.
2. Scharfrandige, homogene und dichte Darstellung des Kalkherds im Röntgenbild.
3. Persistierende Symptomatik trotz konservativer Therapie.

Relative Kontraindikation

1. Multiple Kalkherde.
2. Kalkherde in der distalen Infraspinatus- oder Subscapularissehne.
   → Schwierigkeit der Lokalisation in beiden Fällen!
3. Im Röntgenbild unscharfe, wolkige Herde sind dabei, sich zu bilden oder aufzulösen!

Hefte zu „Der Unfallchirurg“, Heft 249
Zusammengestellt von K. E. Rehm

Ziel

1. Eröffnung und (teilweise) Ausräumung des Kalkherdes.
2. Subacromiale Dekompression nur bei zusätzlichem Impingement (aufgefasertes Periost bzw. Bandansatz an der Vorderkante des Acromions) oder Teilruptur der Rotatorenmanschette.

Präoperative Diagnostik

1. *Aktuelle* Standard-Röntgenserie (True-a.p. in IRO und ARO, Outlet View, axial):
   → Präzise Lokalisation und Beurteilung des Kalkherdes und
   → Beurteilung von zusätzlichen knöchernen Veränderungen.
2. Sonographie → Beurteilung der Rotatorenmanschette und der langen Bizepssehne.

Lagerung

1. Seitenlagerung des Patienten.
2. Armhalter.
3. Extension des betroffenen Armes in 30° Abduktion und 15° Flexion.
4. Längszug über ein Gewicht von ca. 6 kg.
5. Komplette Abdeckung des Patienten.
6. Freier Zugang des Operateurs zur betroffenen Schulter.
7. Anästhesist auf der Ventralseite des Patienten.

Einzeichnen der anatomischen Landmarken und der Portale

1. Dorsale Akromionkante und Clavicula.
2. Coracoid und coracoacromiales Band.
3. Hinteres Portal in Verlängerung der seitlichen Acromionunterkante.
4. Seitliches Portal in Verlängerung der Acromionvorderkante oder etwas dorsal davon (seitlicher Abstand > 4 cm).

Standard-Arthroskopie des Glenohumeralgelenks

1. Arthroskop über hinteres Portal.
2. Beurteilung der Unterfläche der Rotatorenmanschette.
3. Markieren entzündlich geröteter Bezirke in der Rotatorenmanschette mit 1–2 Fäden PDS #1, die von außen durch eine Zielkanüle in den Gelenkraum vorgeschoben werden. Die Fäden sind bursaseitig leicht zu erkennen und vereinfachen die Suche nach dem Kalkherd entscheidend („suture marker technique").
4. Zusätzliche gelenkseitige Teilruptur der Rotatorenmanschette?

Bursoskopie

1. Umsetzen des Arthroskops durch Zurückziehen bis hinter die Infraspinatussehne und anschließendes Vorschieben in den Subacromialraum.
2. Bursa subacromialis ist weit vorne gelegen!
3. Beurteilung der Oberfläche der Rotatorenmanschette:
   → Entzündlich gerötete Bezirke kennzeichnen den darunterliegenden Kalkherd!
   → Zusätzliche acromialseitige Teilruptur der Rotatorenmanschette?

Suche, Eröffnung und Ausräumung des Kalkherdes

1. Debridement des auf der Rotatorenmanschette gelegenen Bursablattes.
2. Gezielte Blutstillung mit Elektrokauter.
3. Rotation des Armes → Komplette Übersicht über die Rotatorenmanschette.
4. Tasten des Oberrandes des Tuberculum majus → Abstand zum Kalkherd im Röntgenbild.
5. Probeweises Anstechen der Oberfläche der Rotatorenmanschette mit Kanüle oder angespitztem Tasthaken nach Resch („Specht-Technik“).
6. Längseröffnung der Rotatorenmanschette über vermuteten Kalkherden.
7. Geduld.
8. Vorsichtiges Ausräumen des Kalkherdes mit dem Tasthaken oder „Aussaugen“ mit einem kleiner Shaver *ohne* Zerstörung der umliegenden Rotatorenmanschette.
9. Keine „Verlegenheits-Akromioplastik“ ohne zusätzliches Impingement.

Multicentric European Study on Arthroscopic Treatment of Calcifying Tendinitis

(Molé D, Walch G, Kempf J.F. und Gleyze P., 5th International Congress on Shoulder Surgery, Paris, 1992)

275 Patienten. Durchschnittliches Follow-Up 20,4 Monate. Durchschnittsalter 46,5 Jahre. Verhältnis Männer zu Frauen 33% zu 67%. Signifikante Ergebnisse in der Bewertung nach Constant:

Kalk entfernt	(n = 182)	85 Punkte!
Kalk nicht entfernt	(n = 93)	80 Punkte
Akromioplastik	(n = 203)	83 Punkte
Ligamentresektion	(n = 33)	86 Punkte
No Touch	(n = 39)	89 Punkte!
Isolierte Akromioplastik		80 Punkte
Kalk entfernt + Akromioplastik		84 Punkte
Kalk entfernt ohne Akromioplastik		87 Punkte!

Auch beim älteren Teil der Patienten (> 50 Jahre) verschlechtert eine zusätzliche Akromioplastik das Ergebnis: + Akromioplastik (n = 61) 80 Pkte; – Akromioplastik (n = 21) 85 Pkte! Nach den Ergebnissen dieser sehr sorgfältigen und kritisch gewerteten Studie kommt es also ausschließlich darauf an, den Kalkherd zu finden und zu eröffnen.

Literatur

Snyder SJ (1994) Arthroscopic evaluation and treatment of calcifications around the shoulder. In: Snyder SJ Shoulder arthroscopy, McGraw-Hill, New York, pp 215–227

Uhthoff HK und Sarkar K (1990) Calcifying tendinitis. In: Rockwood CA und Matsen FA (eds) The shoulder. Saunders, Philadelphia, pp 774–790

Die arthroskopische Resektion des AC-Gelenks

H. Resch

Unfallchirurgische Klinik, Landeskrankenhaus Salzburg, Müllner Hauptstraße 48, A-5020 Salzburg

Grundsätzlich ist bei Veränderungen im AC-Gelenk zwischen Arthrose und Osteolyse zu unterscheiden.

Arthrose

Das laterale Claviculaende zeigt eine Gelenkspaltverschmälerung, osteophytäre Ausziehungen und Sklerose.

Osteolyse

Das laterale Claviculaende ist zystisch aufgelockert und zeigt keine Osteophyten. Der Gelenkspalt ist normal weit.

Im Rahmen der arthroskopischen Resektion bedeutet dies, daß bei Arthrose die Resektion auf Grund der Härte des Knochens mühsamer ist als bei Osteolyse.

Indikation zur arthroskopischen AC-Gelenks-Resektion

Es gibt keine klare Bevorzugung der arthroskopischen Technik gegenüber der offenen. Es gelten somit die gleichen Indikationen. Die Hauptindikationen sind therapieresistierende Beschwerden im AC-Gelenk bei positivem LA-Test.

Hefte zu „Der Unfallchirurg“, Heft 249
Zusammengestellt von K. E. Rehm

Die arthroskopische Resektion des AC-Gelenks wird meist in Verbindung mit einer Acromioplastik durchgeführt. Bei den selteneren isolierten AC-Gelenkresektionen müssen die Zugänge anders gewählt werden.

Resektion des lateralen Claviculaendes in Verbindung mit einer ASD

Die Optik wird von dorsal in den Subacromialraum eingeführt. Über den lateralen Zugang (2 cm lateral des Acromionendes) wird der Shaver mit einem Full-Radius-Resector Aufsatz in den Subacromialraum eingebracht und die Weichteile von der Unterfläche des Acromions und des AC-Gelenks entfernt. Das laterale Claviculaende soll auf eine Länge von ungefähr 1,5 cm unterhalb, sowie, soweit erreichbar, auch ventral und dorsal von Weichteilen befreit werden. Anschließend wird die Knochenresektion an der Unterfläche des Acromions durchgeführt.

Der Shaver mit dem Acromionizeraufsatz wird nun umgesteckt und über einen ventralen Zugang, der ungefähr 1 cm vor dem AC-Gelenk liegt, in den Subclavicularraum eingeführt. Etwa 1 cm des lateralen Claviculaendes wird nun von ventral beginnend schrittweise nach dorsal entfernt. Die craniale Gelenkskapsel muß klar erkennbar sein. Sie darf nicht entfernt werden. Zu beachten ist, daß man sich dorsalseitig über die vollständige Resektion des Knochens vergewissert, da in diesem Bereich manchmal eine schlechte Einsehbarkeit gegeben ist.

Isolierte Resektion des AC-Gelenks

Wird nun das laterale Claviculaende reseziert, so muß die Optik ungefähr 1 cm dorsal des AC-Gelenks in den Subclavicularraum eingeführt werden. Der Shaver wird, wie zuvor beschrieben, von ventral eingeführt. Mit dem Full-Radius-Resector werden zuerst die Weichteile und anschließend mit dem Acromionizer schrittweise der Knochen von ventral nach dorsal reseziert.

Postoperative Behandlung

Diese unterscheidet sich nicht von jener nach ASD. Grundsätzlich sind sofortige aktive und passive Bewegungsübungen erlaubt.

Ergebnis

Bei 32 Patienten wurde seit 1987 das AC-Gelenk auf arthroskopischem Wege entfernt, davon bei 28 Patienten im Zuge einer ASD. Bei auf die Patienten mit einer unvollständigen oder fehlerhaften Knochenresektion (siehe unten) kam es nur bei einem Patienten postoperativ zu keiner Besserung. Bei diesem Patienten war die Diagnose nicht korrekt.

Komplikationen

Bei 4 Patienten wurde weniger als 1 cm reseziert. Alle 4 Patienten klagten über Schmerzen bei Arbeiten über der Schulterhöhe. Bei 2 dieser Patienten war die Resektion im hinteren Bereich unvollständig. Bei beiden Patienten mußte eine offene Nachresektion durchgeführt werden. Bei einem anderen Patienten war wegen schlechter Sichtbedingungen der mediale Bereich des Acromions weggefräst worden.

Zusammenfassend kann gesagt werden, daß die Ursache aller Komplikationen schlechte Sichtbedingungen waren.

Die arthroskopische Behandlung der Frozen-Shoulder

H. Laprell

Lubinus-Klinik, Steenbekerweg 25, D-24106 Kiel

Indikation

Die arthroskopische Behandlung der retraktilen Kapsulitis ist als Alternative zur Schultermobilisation zu sehen, die Indikation ist bei beiden Verfahren sehr streng und erst nach Ausschöpfen der konservativen Therapie zu stellen. Die Erkrankung ist im Vergleich zu anderen posttraumatischen und degenerativen Zuständen an der Schulter zu sehen, sie tritt häufig spontan auf. Die Inzidenz nach schweren Traumen ist nicht häufiger als nach Bagatellverletzungen.

1. schmerzhaft einfrierendes Stadium
2. gefrorenes Stadium
3. auftauendes Stadium.

Die Indikation sehen wir bei Persistieren des Stadiums II über mehr als 6 Monate.

Zusammenfassung

1. Bei unklarem und wenig spezifischem Schulterschmerz an Beginn der retraktilen Kapsulitis denken.
2. Führt die Krankengymnastik zur Verstärkung von Schulterschmerzen, so wird die Diagnose der retraktilen Kapsulitis wahrscheinlicher.
3. Im Stadium I der retraktilen Kapsulitis konsequente Schmerztherapie, evtl. Stellatumblockaden, evtl. Karil. Keine Physiotherapie.

Hefte zu „Der Unfallchirurg“, Heft 249
Zusammengestellt von K. E. Rehm

4. Im Stadium II nach Abklingen des Dauerschmerzes kann das Wiedererlangen der Beweglichkeit durch Krankengymnastik, speziell mit extendierenden und mobilisierenden Verfahren beschleunigt werden.
5. Persistenz des Stadiums II über 6 Monate und ausgeschöpfte konservative Therapie ergibt die OP-Indikation.

OP-Technik

Lagerung und Zugang

Seitenlage, Extension, gestreckter 30–40° abduzierter Arm mit ca. 5 kg Extension. Durch eine weitere Abduktion wird das Einbringen des Arthroskops erschwert.

Der Zugangswert verläuft grundsätzlich durch den Muskelbauch des M. infraspinatus in den mittleren Abschnitten und liegt damit deutlich höher, als in der Regel angegeben.

Durch kleine schwenkende und rotierende Bewegungen mit gleichzeitigem Druck läßt sich der Übergang zu den cranialen Abschnitten des Humeruskopfes ertasten. Der Schaft weist jetzt leicht nach cranial. Lösen des Obturators unter Vordrücken des Arthroskopschaftes. Jetzt wird der scharfe Obturator eingeführt und einmal vorsichtig in die Gelenkkapsel eingepreßt. Nach Wiedereinsetzen des stumpfen Obturators wird jetzt der Arthroskopschaft unter Aufweiten der scharf eröffneten hinteren Kapsel in das Gelenk eingepreßt. Bei strenger Berücksichtigung dieser Technik lassen sich Knorpelläsionen fast sicher vermeiden, da der Schaft grundsätzlich über den Humeruskopf hinweg auf die Unterfläche der Supraspinatussehne aufgleitet. Weiterer Vorteil bei diesem Vorgehen ist, daß die Gelenkkapsel nicht aufreißt und dadurch relativ dicht den Schaft des Arthroskopes umschließt und somit die unter Druck stehende Spülflüssigkeit weitestgehend im Gelenk verbleibt.

Operatives Vorgehen

Flüssigkeitsfüllung des Gelenks mit 150–200 mm Hg Druck. In der Regel lassen sich jetzt die cranialen Humeruskopfabschnitte, der craniale Pfannenrand und die lange Bizepssehne erkennen. Meist steht der Humeruskopf zentral in der Pfanne verpreßt, und der Gelenkspalt bleibt trotz des Flüssigkeitsdruckes völlig verschlossen. Das Arthroskop wird jetzt mit engem Kontakt an der Kopf-Pfannen-Grenze über den dorsalen Gelenkabschnitt nach caudal geschwenkt. Blickrichtung des Arthroskopes mit der 30° Weitwinkeloptik nach caudal. Etwa 2 cm unterhalb des Primärzuganges wird jetzt ein etwa 1,2 mm starker Kirschner-Draht exakt parallel zum Arthroskopschaft in das Gelenk eingestochen. Die Stichrichtung verläuft durch den Muskelbauch des Teres minor. Die Kirschner-Drahtspitze soll bei horizontaler Verlaufrichtung des Kirschner-Drahtes im unteren Recessus erscheinen. Auf keinen Fall darf zu weit von caudal eingegangen werden, da hierdurch eine Verletzung des N. axillaris entstehen kann. Ist die Zugangsrichtung exakt definiert, wird ein Bananenmesser nach Rückziehen des Kirschner-Drahtes oder über den Kirschner-Draht als Führungshilfe in den unteren

Recessus vorgeschoben. Nach Erscheinen des Messers im unteren Recessus wird die Gelenkkapsel caudal und – soweit erreichbar – ventral inzidiert. Das Bananenmesser wird jetzt gegen eine schmale Stanze getauscht.

Wir verwenden eine „Upswept-Stanze". Mit der Stanze wird jetzt die Kapselinzision, dem ventralen Pfannenrand folgend, soweit wie möglich nach cranial fortgesetzt. Häufig weitet sich jetzt der Gelenkspalt deutlich auf, so daß der Blick auf das Lig. glenohumorale medius und den Oberrand des M. subscapularis frei wird. Ist dies nicht der Fall, so wird das Arthroskop wieder nach cranial geschwenkt und ein Zugang unmittelbar lateral des Coracoid an typischer Stelle geschaffen. Häufig ist die Übersicht durch erhebliche Synovialitis im Recessus subscapularis beeinträchtigt. Nach Synovektomie mit Freilegung des Subscapularisoberrandes wird dann die Spaltung des Lig. glenohumorale medius vervollständigt. Gelegentlich bietet sich auch das umgekehrte Verfahren an. Für die Spaltung der hinteren Gelenkkapsel wird zum Schluß noch einmal ein Bananenmesser durch den hinteren unteren Zugang in das Gelenk eingeführt, auf den unteren Pfannenrand aufgesetzt und gemeinsam mit dem Arthroskop nach cranial geschwenkt. Abschließend legen wird durch den Schaft oder die Schleuse eine 12-Charriere-Redondrainage ein. Die Stichinzisionen in der Haut werden mit Rückstichnähten möglichst dicht verschlossen. Dann werden über die liegende Redondrainage 5 ml Carbostesin, gemischt mit einem Corticosteroid, in das Gelenk instilliert. Anschließen der Drainageflasche, die erst 15 Minuten später geöffnet wird.

Postoperative Behandlung

a) Diclofenac für 14 Tage
b) Bei Kontraindikation PDK intraarticulär (cave: Infekt)
c) Motorschiene und KG ab 1. postoperativen Tag
d) Bewegungsbad ab 2. postoperativen Tag.

Komplikationen

a) Tiefe Knorpelläsionen bis in die Spongiosa in ca. 5% keine verbleibenden subjektiven Störungen, offenbar wegen ihrer dorsalen Lokalisation entsprechend Hill-Sachs-Läsionen
b) Kleine oberflächliche Knorpelabschilferungen in ca. 20% klinisch asymptomatisch
c) Infekte in ca. 3% (2 x nach PDK i.a.) alle durch arthroskopische Synovektomie und anschließende Spülsaugdrainage bei erhaltener Funktion.

Literatur zu eigenen Ergebnissen

„Fortschritte in der Arthroskopie“ Band 8 Arthroskopie und Chirurgie der Schulter. M. Bernard, P. Hertel, Enke-Verlag, Stuttgart 1992
Kapitel 17: „Die arthroskopische Therapie der retraktilen Kapsulitis – Indikation, Technik, Ergebnisse“ C. Büll, H. Laprell

Schulterarthroskopie: Die traumatische vordere Schulterinstabilität

Kursleiter: P. Habermeyer, Stuttgart; H. Seiler, Bremerhaven

Arthroskopische Diagnostik pathologischer Instabilitätsbefunde: Definitionen

M. Lehmann

Sportklinik Stuttgart, Taubenheimstraße 8, D-70372 Stuttgart

Für die Stabilität des Schultergelenks kommt der gemeinsamen Insertion von *inferiorem glenohumeralem Ligament* (IGHL) und *Labrum* am vorderen unteren Glenoidrand größte Bedeutung zu. Es ist das Verdienst von Turkel, nachgewiesen zu haben, daß ab einer Abduktion von 90° das IGHL die für die Luxation kritische Außenrotationsbewegung und vordere Translation kontrolliert und limitiert.

Durch die Arthroskopie haben wir heute Kenntnisse, insbesondere über die verschiedenen Verletzungsmöglichkeiten des Labrum-Ligament-Komplexes erhalten, welche viel variantenreicher sind als es über lange Zeit bekannt war. Für die arthroskopische Beurteilung einer Läsion muß die Lokalisation, Ausmaß und Zustand des Gewebes sowie der Übergang Glenoidrand, Labrum, IGHL beurteilt werden. Die verschiedenen Läsionsvarianten des *labro-kapsulo-ligamentären Komplexes* werden im folgenden definiert:

Kapsulo-ligamento-labraler Komplex

1. *Normalbefund.* Homogener Übergang von Knorpel, Labrum und Kapsel (IGHL). Normaler vorderer Rezessus bei unbeschädigtem IGHL.
2. *Bankart-Läsion.* Kontinuitätsunterbrechung in der Übergangszone zwischen Knorpel und Labrum ohne Ablösung des periostalen Bandansatzes.
3. *Ossäre Bankart-Läsion.* Knöcherne Abscherfraktur des Glenoidrandes mit Desinsertion von Labrum und ggf. auch von IGHL.
4. *Perthes-Läsion.* Kompletter gemeinsamer Abriß von Labrum und IGHL vom Glenoidrand, wobei das IGHL subperiostal vom Scapulahals abgerissen ist und eine präscapuläre Tasche resultiert.
5. *A.L.P.S.A.-Läsion.* Anterior *l*abral *p*eriosteal *s*leeve *a*vulsion. Labrum und IGHL sind vom vorderen Scapulahals deperiostiert und bilden einen Narbenwulst am Boden der Periosttasche.

Hefte zu „Der Unfallchirurg", Heft 249
Zusammengestellt von K. E. Rehm

6. *„Double" Labrumläsion.* Das Labrum ist zweifach desinseriert. Es ist komplett vom Glenoidrand und vom IGHL desinseriert, wobei der Ansatz des IGHL am Glenoidrand resp. Scapulahals erhalten bleibt.
7. *„Triple" Labrumläsion.* Kombinierte dreifache Läsion. Zusätzlich zur „Double"-Läsion ist das IGHL vom Scapulahals deperiostiert.
8. *„Quattro" Labrumläsion.* Abriß und Verbrauch des gesamten Labrum-Ligament-Komplexes mit weitgehendem Fehlen der Labrum-Ligament-Strukturen.
9. *Non-Bankart-Läsion.* Sie entspricht der von *Uhthoff* beschriebenen Sonderform, bei der das IGHL häufig nicht direkt in das Labrum übergeht, sondern medial am Scapulahals inseriert. Es kommt zur Ausbildung einer vorderen Kapseltasche. Oft ist das Labrum nur sehr hypoplastisch angelegt, sehr abgerundet und abgeflacht.
10. *IGHL-Substanzdefekt.* Hierunter versteht man intraligamentäre Defekte, Elongationen und Vernarbungen des IGHL, die zu einer Kapseltasche vergleichbar einer Hernie, häufig mit begleitender Synovitis führen. Die Substanzdefekte des IGHL können aber auch zusätzlich mit Labrumläsionen kombiniert sein. Ihre Inzidenz nimmt mit Anamnesedauer und Luxationsfrequenz zu.
11. *Extralabrale Ligamentläsion.* Die Läsion beschreibt einen Abriß des IGHL vom Glenoidrand, wobei das Labrum weitgehend unverletzt bleibt (*Cave*: Diese Sonderform ist leicht zu übersehen, nur bei Überprüfung mit dem Testhaken exakt einzuordnen).
12. *H.A.G.L.-Läsion. H*umeral *a*vulsion of *g*lenohumeral *l*igaments. Das IGHL ist an seinem humeralen Ansatz eingerißen. Die Läsion ist sehr selten und meistens assoziiert mit Rupturen der Subscapularissehne.

Lange Bicepssehne

1. *Andrews-Läsion.* Andrews beschrieb antero-superiore Labrumläsionen beim Wurfsportler als Folge von Überlastungsreaktionen der langen Bicepssehne.
2. *S.L.A.P. Typ I Läsion. S*uperior glenoid *l*abrum from *a*nterior to *p*osterior. Das Labrum ist im Bereich der vorderen und hinteren kranialen Zirkumferenz aufgerauht und degenerativ – bei intaktem Bicepssehnenanker.
3. *S.L.A.P. Type II Läsion.* Kompletter Abriß des Labrum-Bicepssehnenankers im Bereich der vorderen und hinteren oberen Zirkumferenz.
4. *S.L.A.P. Typ III Läsion.* Korbhenkelriß des superioren Labrums bei weitestgehend intaktem Bicepssehnenanker.
5. *S.L.A.P. Typ IV Läsion.* Korbhenkelriß des superioren Labrums mit zusätzlichem Riß in der langen Bizepssehne ansatznah.

Rotatorenmanschette

Nicht selten werden partielle, zumeist gelenkseitige Rotatorenmanschettenläsionen instabilitätsassoziiert, d.h. im Sinne einer sekundären Pathologie beobachtet.

Von dieser sekundären Pathologie sind im wesentlichen ambitionierte Über-Kopf-Sportler betroffen.

Der gelenkseitige Riß ist zumeist im Bereich von posteriorer Supraspinatussehne oder Infraspinatussehne lokalisiert.

Von größter Bedeutung ist es, zunächst die Instabilität als primäres Problem kausal anzugehen, unabhängig davon, ob der partielle Riß durch ein chronisches overload im Sinne repetitiver Mikrotraumata, durch externe Kompression oder durch eine Kombination beider Komponenten entstanden ist.

Osteochondrale Läsionen

1. *G.L.A.D. Läsion. G*lenoid *l*abrum *a*rticular *d*isruption. Definitionsgemäß kennzeichnet die GLAD-Läsion einen Knorpeldefekt in der Übergangszone zum Labrum ohne wesentliche Ablösung desselben. Diese Verletzung erfolgt nicht selten durch direktes Trauma.
2. *Hill-Sachs-Läsion.* Als Hill-Sachs-Läsion oder Hermodsson-Läsion wird die posteriore Impressionsfraktur des Humeruskopfes nach vorderer Schulterluxation bezeichnet. Diese Läsion muß vom physiologischen „bare spot“ nahe der synovialen Umschlagsfalte unterschieden werden. Die Existenz einer Hill-Sachs-Läsion bestätigt die Diagnose einer Instabilität. Hingegen schließt das Fehlen einer knöchernen Hill-Sachs-Läsion eine Instabilität nicht aus. Insbesondere laxe Instabilitässchultern können eine ossäre oder gar eine chondrale Hill-Sachs-Läsion vermißen lassen.
   Größe und Tiefe der Läsion sind variabel. Nach *Calandra* lassen sich drei Grade differenzieren: Eine Grad I Läsion kennzeichnet einen isolierten Defekt in der chondralen Gelenkfläche wie sie nicht selten bei atraumatischen Instabilitäten gefunden wird. Als Grad II Läsion wird eine „normal große“ osteochondrale Hill-Sachs-Läsion klassifiziert, während eine Grad III Läsion einen großen subchondralen Knochendefekt beinhaltet. Die Lokalisation der klassischen Hill-Sachs-Läsion ist dorsalseitig, die genaue Lokalisation kann jedoch zwischen kranial und kaudal, glenoidfern oder juxtaglenoidal variieren.
3. *Postero-superiores Impingement.* Als postero-superiores Impingement wird das Impingement der gelenkseitigen tendinösen Insertion von Supra- und Infraspinatussehne am postero-superioren Labrum in der extremen Überkopfposition bezeichnet.

In Ergänzung zu *Neer's* „impingement syndrome“ und *Jobe's* „instability with secondary impingement“ stellt das von *Walsh* beschriebene „impingement of the deep surface of the supraspinatus tendon on the posterosuperior glenoid rim“ einen weiteren kausalen Ansatz zur Beschreibung der Pathomorphologie der schmerzhaften Werferschulter dar.

Beim postero-superioren Impingement läßt die dynamische arthroskopische Diagnostik in der Apprehensionposition von 90° aufwärts einen Kontaktstreß zwischen Humeruskopf resp. Supraspinatus-/Infraspinatussehneninsertion und posteriorem Glenoidrand reproduzieren, ohne daß jedoch eine reelle Impaktion aufgrund der Ausschaltung der dynamischen-muskulären Komponente objektivierbar ist.

Pathomorphologisches Korrelat sind die gelenkseitige, ansatznahe Supraspinatus-/Infraspinatussehnenpartialläsion, posteriore Labrumläsion sowie chondrale resp.

osteochondrale Humeruskopfläsionen, welche überwiegend höher lokalisiert sind als die klassische Hill-Sachs-Läsion.

Arthroskopische extraarticuläre Bankart Operation

H. Resch

Unfallchirurgische Klinik, Landeskrankenhaus Salzburg, Müllner Straße 48, A-5020 Salzburg

Um die offene Operation nach Bankart auf arthroskopischem Wege nachzuvollziehen, wurde ein neuer Zugang zum Schultergelenk entwickelt, der es erlaubt, durch den Musculus subscapularis hindurch zum unteren Drittel des vorderen Pfannenrandes zu gelangen. Nach dem Durchtritt durch den Musculus subscapularis wird das Ligamentum glenohumerale inferius von außen an den Pfannenrand fixiert. Diese Technik erlaubt neben der Fixation auch eine Kürzung der Kapsel in craniomedialer Richtung.

Indikationen

1. Traumatische vordere Erstluxation
2. Traumatische rezidivierende vordere Luxation und Subluxation
3. Frische Pfannenrandfraktur

Technik

Die Fixation der Kapsel an den Pfannenrand erfolgt mit 2 Arten von Implantaten:

1. *Schraube*: Es werden 16 mm lange, 2,7 mm dicke, kanülierte selbstschneidende Titanschrauben mit Unterlagscheibe (5 mm) (Fa. Leibinger) verwendet. Sie werden mit Hilfe eines speziellen Schraubendrehers eingebracht.
2. *Resorbierbare Dübel* (Suretac, Acufex): Diese aus Polygluconat bestehenden Dübel sind 18 mm lang und 3 mm dick. Der Kopfdurchmesser beträgt 8 mm (Suretac II).

Patientenlagerung

Der Patient befindet sich in Beach-Chair-Position wobei der Oberkörper ungefähr 50° aufgerichtet ist. Der Arm des Patienten befindet sich in einer rechtwinkligen Ellbogenhalterung an welcher ein Zuggewicht von 2 kg hängt. Die Schnur läuft über ein

Hefte zu „Der Unfallchirurg", Heft 249
Zusammengestellt von K. E. Rehm

Rollensystem, welches am Tischseitenrand fixiert ist. Das Zuggewicht kompensiert lediglich das Armgewicht und hält während des Fixationsvorganges den Arm in einer 20–30gradigen Außenrotationsstellung.

Zugänge

Zwei vordere Zugänge sind notwendig:

a) Antero-superiorer Zugang: Dieser Zugang ist 1 cm oberhalb der Spitze des Processus coracoideus gelegen.
b) Antero-inferiorer Zugang: Dieser Zugang liegt 1,5 bis 2 cm unterhalb des Processus coracoideus auf einer Linie, welche am Processus coracoideus entspringt und parallel zum Oberarmschaft nach unten verläuft.

Präparation des Pfannenrandes

Mit einem 4,5 mm Arthroplasty burr wird eine ausgedehnte Anfrischung des Pfannenrandes und des angrenzenden Scapulahalses durchgeführt. Noch zuvor wird das Labrum glenoidale samt anhängender Kapsel vom knöchernen Pfannenrand mit einem Elevatorium (Acufex) abgelöst. In Abhängigkeit von der Ausdehnung der Bankartläsion werden 2–3 flache Mulden im Abstand von etwa 1 cm am Pfannenrand gefräst, wobei die unterste bei etwa 5 Uhr (7 Uhr) zu liegen kommt. Diese Mulden erlauben eine direkte Sicht auf den knöchernen Pfannenrand sowie auf die mediale Corticalis mit dem 30° Winkelarthroskop.

Refixationstechnik

Durch die rechtwinkelige Beugung des Armes im Ellbogen und das anhängende 2 kg Zuggewicht kann der Arm des Patienten in einer 20–30gradigen Außenrotationsposition an der Brust des Operateurs plaziert werden, sodaß beide Arme des Operateurs frei sind. Über den vorderen unteren Zugang wird die Trokarhülse mit stumpfem Trokar zuerst in gerader Richtung bis zur Perforation der Subcutis eingeführt. Der Trokar wird dann etwa 45° in dorsolateraler Richtung auf den Humeruskopf zugeführt bis dieser verspürt wird (fester Widerstand). Der Trokar wird nun, gleitend auf dem Humeruskopf bzw. der Subscapularissehne, um 90° geschwenkt und in etwa 45gradigem Winkel nach dorsomedial geführt, wobei das Ende des Trokars immer fest an den Humeruskopf gedrückt wird. Durch diese Richtungsänderung wird die gemeinsame Sehne des Musculus coracobrachialis und des kurzen Bizepskopfes lateral umgangen, sodaß der N. musculocutaneous nicht verletzt werden kann (Slalomzugang). Nachdem der stumpfe Trokar die Sehnenmuskelgrenze des Musculus subscapularis überschritten hat, tritt er automatisch und mühelos durch das Muskelgewebe des Musculus subscapularis hindurch, trifft auf den Gelenkspalt und wölbt die Gelenkskapsel in das Gelenk vor. Dies ist über das Arthroskop sehr gut sichtbar. Ein 1 mm Kirschner-Draht wird in die zentrale Kanülierung des stumpfen Trokars eingeführt und die Gelenkskapsel am gewünschten Punkt perforiert. Die so aufgeladene Kapsel wird an die unterste Mulde geführt und die Kapselspannung beurteilt. Bei der vorgegebenen Armposition von 20°–30° Außenrotation soll die Kapsel nach craniomedial angespannt sein. Ist sie das nicht, wird sie an einem anderen Ort neu aufgeladen. Ist der richtige Punkt zur Kapselperforation gefunden, wird die Trokarhülse vorgeschoben, der stumpfe Trokar mit Kirschner-Draht entfernt und die Führungsdraht-Bohrer-Kombination eingeführt. Da die Trokarhülse mit ihrem kronenförmigen Ende die Kapsel in Position hält, kann diese nun an gleicher Stelle perforiert werden. Die nun auf den Bohrer mit der 3 mm vorstehenden Drahtspitze aufgeladene Kapsel wird an die unterste Mulde geführt und die Spitze des Führungsdrahtes unter direkter arthroskopischer Sicht am knöchernen Pfannenrand plaziert. Führungsdraht und Bohrer werden gemeinsam eingebohrt. Der Führungsdraht wird anschließend durch Lösen des Blockiermechanismus am Bohrer gelöst und der Bohrer manuell ausgedehnt. Je nachdem welches Implantat man wählt, wird entweder ein resorbierbarer Dübel (Suretac) oder eine Schraube über den Führungsdraht eingeführt und eingeschlagen oder eingedreht. Das gleiche Vorgehen wird in Höhe der mittleren Mulde wiederholt. Auch in dieser Höhe wird extraarticulär vorgegangen, wobei die Kapsel diesmal nur noch nach cranial angespannt wird. Liegt auch eine Labrumablösung in der oberen Hälfte der Pfanne vor, wird diese ebenfalls anfixiert. In dieser Höhe wird jedoch meist nicht extraarticulär sondern intraarticulär vorgegangen. Das Labrum selbst wird anfixiert (Intraartikuläre Technik).

Patienten

Insgesamt wurden knapp über 200 Patienten entsprechend dieser extraarticulären Refixationstechnik operiert. Die ersten 72 Patienten wurden nachuntersucht. Alle Patienten wurden wegen rezidivierender Schulterluxation operiert. Die durchschnittliche Nachuntersuchungszeit betrug 25 Monate (12–48 Monate).

Ergebnisse

Stabilität. Bei insgesamt 8% der Patienten kam es zu einer Redislokation. Werden jedoch die ersten 30 Patienten der Lernphase zugerechnet und weggezählt, so liegt die Rezidivrate nur noch bei 5%.

Mobilität. Die Außenrotation wurde bei einer Armabduktion von 90° gemessen. Die durchschnittliche Einschränkung der Außenrotation betrug 8° (0°–27°).

Komplikationen

Schrauben. Bei 2 Patienten waren die Schrauben zu nahe am Knorpelrand plaziert worden, sodaß die Unterlagscheibe die Kapsel durchschnitt und bei extremer Außenrotation den Humeruskopf berührte. Bei beiden Patienten mußten die Schrauben entfernt werden.

Suretacs. Bei 6 Patienten kam es zum Durchschneiden des 6 mm im Durchmesser großen Kopfes durch die Kapsel. Seit Verwendung der 8 mm Köpfe (Suretac II) wurde diese Komplikation nicht mehr gesehen.

Schulterarthroskopie: Die arthroskopische Stabilisierung nach Caspari

N. P. Südkamp

Unfallchirurgische Klinik, Universitätsklinikum Rudolf Virchow, Freie Universität Berlin, Augustenburger Platz 1, D-13353 Berlin

Einleitung

1890 wiesen Broca und Hartmann [3, 4] auf die Bedeutung einer Läsion im vorderen unteren Bereich des Pfannenrandes hin, die sie als Ablösung der Gelenkkapsel interpretierten. 1906 definierte Perthes [12] verschiedene Ursachen für die rezidivierende Schulterluxation, u.a. den ventralen Kapsel-Labrumkomplex und Bankart [1, 2] erkannte in dieser Läsion die Hauptursache für das erneute Auftreten einer Luxation. Beide zeigten die Notwendigkeit der Reinsertion der ventralen Kapsel bzw. des Limbus auf. Die Kenntnis der biomechanischen Stabilisatoren im Bereich der vorderen Schulter geht auf systematische Untersuchungen von Turkel [18] im Jahre 1981 zurück.

Reeves [13] konnte zeigen, daß es bei einer traumatischen Schulterluxation beim jüngeren Patienten überwiegend zu einem Abriß des Labrum am vorderen Glenoid kommt, während beim älteren Menschen meistens die Kapsel abreißt. Verschiedene Autoren [7, 9, 14, 15, 19] beschreiben dementsprechend hohe altersabhängige Reluxationsraten nach adäquatem Trauma von über 90%.

Indikation/Kontrollindikation

Bei diesen frischen traumatischen vorderen Schulterluxationen bei Patienten bis 45 Jahre und bei chronisch rezidivierenden vorderen Luxationen auf dem Boden einer traumatischen Genese ist die Indikation zur Refixation zu stellen. Ausgeschlossen sind Patienten mit willkürlicher Schulterluxation und multi-direktionale Instabilitäten. Bei den multi-direktionalen Instabilitäten kommen andere chirurgische Verfahren zur Anwendung [11].

Hefte zu „Der Unfallchirurg", Heft 249
Zusammengestellt von K. E. Rehm

Zur Therapie frischer oder rezidivierender Schulterluxationen, die sich anamnestisch auf eine traumatische Ursache zurückführen lassen und eine Bankart-Läsion aufweisen, eignen sich arthroskopische Operationsverfahren. Die bisher bekannten arthroskopischen Operationsverfahren basieren auf dem Prinzip der Refixation der Bankartläsion und werden technisch durch Staples [6, 8] oder Naht [5, 10] realisiert. Nachfolgend wird das Verfahren von Caspari [5] dargestellt.

Instrumentarium

Neben einer Arthroskopiekamera und einer Spülpumpe werden die folgenden Instrumente benötigt: 30° Optik, Universalshaver mit Rotationsmesser und Abrader, Tasthaken, Spülkanülen, ein Suture punch Set (Linvatec[1]), Bohrer, Drill Guide (Linvatec[1]), Durchziehdrähte (Linvatec[1]) und PDS Nahtmaterial[2].

Operationstechnik [16, 17]

In Allgemeinnarkose erfolgt zunächst die Narkoseuntersuchung. Danach wird der Patient in Seitenlage gelagert, der Arm 70° abduziert und 20° flektiert. Über einen Seilzug wird der Arm mit einem Extensionsgewicht von 5–7 kg – je nach Körpergewicht – extendiert.

Über einen dorsalen Zugang im „Softspot“ zwischen M. Infraspinatus und M. Supraspinatus wird in Höhe des Gelenkspaltes das Gelenk mit einem spitzen Troikart in Zielrichtung auf den Processus coracoideus punktiert. Der spitze Troikart wird gegen die 30° Optik ausgetauscht und das Gelenk mit Spülflüssigkeit (isotone Ringer-Lactat Lösung) aufgefüllt.

Zur Orientierung wird das Dreieck, begrenzt durch den Humeruskopf, das Glenoid und die Bizepssehne, eingestellt und die systematische Inspektion des Gelenkes vorgenommen. Besonderes Augenmerk ist auf den Limbus und den Humeruskopf (Hill-Sachs-Läsion) zu richten. Entsprechend der Ausdehnung der Bankart-Läsion ist ein vorderer Arbeitszugang zu schaffen, mit dem das Vorlegen der Nähte und das Bohren der Durchziehdrähte ermöglicht wird.

Über die Schleuse erfolgt nun das Abradieren des Glenoidhalses mit einem Abrader oder einer Kugelfräse, die vom Universalshaver angetrieben wird. Dieses Abradieren wird sowohl bei frischer als auch bei chronischer Instabilität im Bereich der Bankartläsion durchgeführt. Nach ausreichender knöcherner Anfrischung des Glenoidhalses wird die Spülkanüle gegen die Suture Punch Schleuse ausgetauscht.

Danach werden im Bereich der gesamten Bankartläsion PDS Nähte der Stärke Null mit einer der speziellen Nahtzangen vorgelegt und nach ventral ausgeleitet.

Über die Schleuse wird anschließend der Drill-Guide eingebracht und in der 2 Uhr Position direkt unterhalb des Glenoidrandes positioniert. In dorsomedialer Richtung wird der Durchziehdraht durch die Scapula gebohrt und dorsal unterhalb der Spina

---

[1] Linvatec
[2] Fa. Ethicon, D-22841 Norderstedt

scapulae aus der Haut herausgeleitet. Der Austrittspunkt soll möglichst weit medial und unterhalb der Spina scapulae liegen, um Verletzungen des N. suprascapularis zu vermeiden. Es folgt die Inzision der Haut im Bereich der Austrittsstelle. Danach werden die Fadenenden in die dafür vorgesehene Öse des Durchziehdrahtes eingefädelt und durchgezogen. Nachdem die Fäden dorsal ausgeleitet sind, werden sie zunächst von Hand gestrafft. Die Refixation der Bankartläsion kann arthroskopisch betrachtet und mit einem von ventral eingebrachten Tasthaken überprüft werden. Ist die erzielte Adaptation zufriedenstellend, wird der Arm von der Extension abgehängt, adduziert, innenrotiert und die Fadenenden auf der Infraspinatusfaszie verknotet nachdem ein Teil der Fäden mit Hilfe einer Nadel durch die Faszie gestochen wurden.

Nachbehandlung

Postoperativ wird die Haut im Bereich der Inzisionen mit Carbostesin infiltriert und der Arm, in einem Gilchristverband[3] ruhiggestellt. Dieser Verband wird für 4 Wochen zur Nacht getragen, während des Tages ist der Arm in einer Omotrain-Bandage[4] geführt, der die Bewegung in die nicht erlaubten Bewegungsrichtungen erschwert. Für 4 Wochen darf nicht über 90° abduziert oder antevertiert werden, die Außenrotation ist in dieser Zeit ganz und gar verboten. Am ersten postoperativen Tag beginnt eine krankengymnastische Übungsbehandlung, die diese Einschränkung berücksichtigt.

ROWE-Schema

Stabilität

Punkte	
50	keine Luxation, keine Subluxation, negativer Apprehensiontest
30	keine Luxation, keine Subluxation, positiver Apprehensiontest
10	Subluxation
0	Reluxation

Bewegung

Punkte	
20	Freie Beweglichkeit in allen Richtungen
15	75% Außenrotation, 100% Abduktion, Anteversion, Innenrotation
10	50% Außenrotation, 75% Abduktion, Anteversion, Innenrotation
5	0% Außenrotation, 50% Abduktion, Anteversion, Innenrotation

[3] Fa. Beiersdorf AG, Unnastraße 48, D-20253 Hamburg
[4] Fa. Bauerfeind GmbH & Co., Arnoldstraße 15, D-47906 Kempen

Funktion

Punkte

30	Keine Einschränkungen bei Arbeit und Sport, kein oder nur geringer Diskomfort
25	Milde Limitation bei Arbeit und Sport, milder Diskomfort
10	Moderate Limitation bei Arbeit und Sport, moderater Diskomfort
0	deutliche Limitation bei Arbeit und Sport, Schmerzen

Bewertungschlüssel:

Maximale Punktzahl: 100;

exzellent: 100; gut: 95–70; befriedigend: 65–50; schlecht: < 45

Literatur

1. Bankart ASB (1923) Recurrent or habitual dislocation of the shoulder joint. Br Med J 2:1123–1133
2. Bankart ASB (1938) The pathology and treatment of recurrent dislocation of the shoulder. Br J Surg 26:23–28
3. Broca A, Hartmann H (1890) Contribution a l' etude des luxations de l'epaule. Bulletins de la Societe Anatomique de Paris. 5me Serie 4:312–315
4. Broca A, Hartmann H (1890) Contribution a l'etude des luxations de l'epaule. Luxations anciennes, luxations recidivantes. Bulletins de la Societe Anatomique de Paris. 5me Serie 4:416–424
5. Caspari D (1990) Operative arthroscopy. Raven Press, New York
6. Hawkins RB (1989) Arthroscopic stapling repair for shoulder instability: A retrospective study of 50 cases. Arthroscopy, 5(2):122–128
7. Henry JH, Genung JA (1982) Natural history of glenohumeral dislocation revisited. Am J Sport Med, 10:135–137
8. Johnson LL (1986) Shoulder arthroscopy. In: Klein EA, Falk KH, O'Brian T (ed) Arthroscopic surgery: Principles & Practice. CV Mosby, St. Louis
9. McLaughlin HL, MacLellan DI (1967) Recurrent anterior dislocation of the shoulder. J Trauma 7:191–201
10. Morgan CD, Bodenstab AB (1987) Arthroscopic Bankart suture repair: technique and early results. Arthroscopy 3(2):111–122
11. Neer CS, Forster CR (1980) Inferior capsular shift for involuntary inferior and multidirectional instability of the shoulder. J Bone Joint Surg [Am] 62:897–908
12. Perthes G (1906) Über Operationen bei habitueller Schulterluxation. Deut Z Chir 85:199–227
13. Reeves B (1969) Acute anterior dislocation of the shoulder. Ann Royal Col Surg Engl 43:255–273
14. Rowe CR (1988) The shoulder. Churchill Livingstone, New York Edinburgh London Melbourne
15. Simonet WT, Cofield RH (1984) Prognosis in anterior shoulder dislocation. Am J Sports Med 12:19–23
16. Südkamp NP, Lobenhoffer P, Haas NP, Tscherne H (1992) Die arthroskopische Kapselrefixation bei vorderer Schulterinstabilität nach Caspari. Operat Orthop Traumatol 4(1):1–10

17. Südkamp NP, Lobenhoffer P, Tempka A, Hoffmann R, Haas NP, Tscherne H (1993) Die Behandlung der akuten und chronischen vorderen Schulterinstabilität: Arthroskopische Operationstechnik nach Caspari. In: Rahmanzadeh R, Meißner A (Hrsg) Unfall- und Wiederherstellungschirurgie des Schultergürtels. Springer-Verlag, Berlin Heidelberg New York
18. Turkel SJ, Panio MW, Marshall JL, Girgis FG (1981) Stabilizing mechanisms preventing anterior dislocation of the glenohumeral joint. J Bone Joint Surg [Am] 63:1208–1217
19. Wheeler JH, Ryan JB, Arciero RA, Molinari RN (1989) Arthroscopic versus nonoperative treatment of acute shoulder dislocations in young athletes. Arthroscopy 5(3):213–217

Arthroskopische Stabilisierung durch die modifizierte Morgan-Technik

U. Brunner

Chirurgische Klinik und Poliklinik, Klinikum Innenstadt,
Ludwig-Maximilians-Universität München, Nußbaumstraße 20, D-80336 München

Definitionen

Rezidivierende Schulterinstabilität: Unfähigkeit den Humeruskopf in der Pfanne zu halten.

Schulterlaxität: Maximal mögliche Translation des Humeruskopfes gegenüber dem Glenoid.

Klassifikation der Instabilitäten nach

- der Ursache: Traumatische – atraumatisch
- dem Ausmaß: Luxation – Subluxation
- der Frequenz: Primär – rezidivierend
- der Richtung: cranial, caudal, anterior, posterior.
- *TUBS*: Traumatic, Unidirectional, Bankartlesion, Surgery.
- *AMBRI*: Atraumatic, Multidirectional, Bilateral, Rehabilitation, Inferior capsular shift.
- *Bankartläsion*: Abriß des Labrums und der daran ansetzenden glenohumeralen Bänder von der Vorderkante des Glenoids.
- *ALPSA Läsion* (Neviaser 1993) (*a*nterior *l*abroligamentous *p*eriosteal *s*leeve *a*vulsion): Abriß des Labrumligamentkomplexes von der Vorderkante des Glenoids wie bei der Bankartläsion aber noch am intakten Periost des medialen Glenoidhalses hängend.

Hefte zu „Der Unfallchirurg", Heft 249
Zusammengestellt von K. E. Rehm

Stabilisierungsmechanismen der Schulter

Concavity Compression (Matsen 1994): Das Labrum hilft u.a. die Konkavität des Glenoids zu erhöhen, um ca. 5 mm in ap und um ca. 9 mm in supero-inferiorer Richtung (Howell und Galinat 1989). Die muskuläre Kompression insbesonders durch die Rotatorenmanschette bedingt den Hauptanteil der Kompressionskraft des Glenohumeralgelenkes.

Muskelbalance

Gelenkgrongruenz, Adhäsionskräfte (suction cup): Bei einem zerstörtem Labrum kann keine Adhäsionskraft entstehen.

Negativer intraartikulärer Druck, begrenztes Kapselvolumen: Bei intakter Kapsel vermindert Distraktion am Gelenk den neg. intraarticulären Druck noch weiter und erhöht die Stabilität.

Glenohumerale Bänder: Verstärkungszüge der Kapsel bestehend aus dem superioren (SGHL), mittleren (MGHL) und unteren (IGHL) Glenohumeralen Band. Verschiedene Bänder werden in verschiedenen Positionen angespannt. Während alle oben genannten Mechanismen auch im mittleren Bewegungsbereich wichtig sind, erlangen die Glenohumeralen Bänder erst im Endbereich der Bewegung Bedeutung.

Indikationen, Ergebnisse und Techniken nach der Literatur

Rezidivraten von über 90% bei konservativ behandelten jungen Patienten mit primärer traumatischer vorderer Schulterluxation (Wheeler 1989).

Ein *intensives Übungsprogramm* kann nur 13% der traumatischen aber 45% der atraumatischen Instabilitäten günstig beeinflussen (Burkhead and Rockwood 1992).

Traumatische rezidivierende vordere Schulterinstabilitäten gelten als günstige Indikationen für die operative Stabilisierung. Verschiedene offene Stabilisierungsverfahren stellen mit einer Erfolgsrate von über 90% und einer Rezidivfreiheit von ca. 95% den Goldstandard dar.

Rowe (1978) berichtet z.B. über 145 Patienten mit 6 Jahres follow up: 3,5% Rezidive, 70 Patienten mit freier pop Beweglichkeit, aber nur 10 von 30 Athleten kehrten zum gleichen Aktivitätslevel zurück. Jobe 1992 berichtet über 75 Überkopfsportler mit Schultersubluxation und modifizierter Bankart Operation (anterior capsulolabral repair). Im Durchschnitt 2° Verlust der Außenrotation aber nur 2/3 der Athleten erreichen das gleiche Level.

Das heißt, die Rezidivraten sind nach offenen Stabilisierungen gering, die Bewegungseinschränkung vor allem der Außenrotation gegenüber Magnuson Stack oder Putti Platt Operationen deutlich gesenkt, der funktionelle Verlust aber immer noch deutlich.

Die Indikationen zu arthroskopischen Stabilisierungsverfahren müssen sich an diesen Zahlen messen lassen. Maßstab sind die Rezidivsicherheit, die Bewegungseinschränkung und sportliche Performance sowie die Geschwindigkeit der Rehabilitation.

Operationstechnik

Arthroskopische Naht des Labrumligamentkomplexes mit

- transglenoidaler Fadenführung, dorsalem Anker- und ventralem Unterstützungsknoten
- ventralen Fastak Titan Ankern und ventralem Unterstützungsknoten.

Instrumentarien (Fa. Arhtrex, 85757 Karlsfeld): kanülierte Faßzange, Bankart Pins, Fastak Titan Anker, Knotenschieber.

Technik. (Morgan und Bodenstaub 1987; N. Maki 1991): Zunächst erfolgt eine Narkoseuntersuchung beider Schultergelenke.

Operation in Seitenlagerung mit Sandsack oder Thoraxstützen. Extension des Armes mit einem Arthroskopiedoppelarmhalter bei 30° Abduktion und Flexion. Ein Seitwärtskippen des Op-Tisches um 30° nach dorsal stellt das Glenoid fußbodenparallel ein.

Einführen des 5 mm 30° Arthroskopes vom dorsalen Softspot aus. Die Richtung zielt dabei auf den Processus coracoideus. Etablieren eines mittleren vorderen Portals am Oberrand der Subscapularissehne aber unterhalb der langen Bicepssehne mit dem Wissingerstab in Inside-Out Technik. Über dem Wissingerstab wird von ventral eine Arbeitskanüle eingedreht. Diagnostik durch Blick von dorsal und ventral mit Hilfe des Tasthäckchens. Insbesondere die für eine Instabilität typischen Befunde sollen beurteilt und wenn möglich quantifiziert werden. Findet sich ein abgelöstes Labrum glenoidale mit daran anhängenden adäquaten glenohumeralen Bändern (Bankartläsion) wird zunächst die Bankartläsion mit dem Elektrocauter an der medialen Glenoidwand komplettiert. Geeignet ist auch ein Meißel. Um die Mobilisation des Labrumligamentkomplexes zu kontrollieren kann das Arthroskop von hinten nach vorne bis zum Pfannenrand geschoben oder zwischenzeitlich durch die ventrale Arbeitskanüle eingeführt werden. Gelegentlich müssen Gewebestränge auch mit der Schere gekappt werden. Entscheidend ist die Mobilisation entlang dem Glenoidrand bis 6 Uhr an der caudalen Pfanne. Im Idealfall kann bei optimaler Mobilisation der Labrumligamentkomplex über den Glenoidrand bis zum Humeruskopf „aufschwimmen", andernfalls muß die Mobilität mit der Faßzange geprüft werden.

Findet sich ein adhärentes nach medial abgerutschtes Labrum (chronische ALPSA Läsion) muß das Labrum mit dem Elektrocauter oder scharf vom Glenoidrand gelöst und ein vollständiger ventraler Bankartdefekt geschaffen werden.

Die gesamte vordere Fläche des Glenoidhalses muß von adhärentem Kapselgewebe befreit und angefrischt werden um die Einheilung zu ermöglichen. Sie erfolgt wie bei der offenen Operation nach Bankart mit der Raspel oder der Kugelfräse. Die Gewebereste werden mit dem Shaver abgetragen bis gut auf den medialen Glenoidhals eingesehen werden kann. Gleichzeitig soll der Glenoidrand entknorpelt werden an dem das Labrum refixiert wird.

Der Labrumligamentkomplex wird dann mit der kanülierten Faßzange im Bereich des Ansatzes des vorderen Bandes des Inferioren Glenohumeralen Bandkomplexes gefaßt, nach cranial je nach klinischem Bedarf gestrafft und an die Glenoidkante gezogen. In einem Schritt erfolgt durch die Zange die transglenoidale Transfixation des Labrumligamentkomplexes. Der Pin oder der Fastak Anker soll nach Möglichkeit auf der Glenoidkante oder sogar innerhalb des Glenoids eingebracht werden. Die transglenoidale Bohrrichtung muß 30° nach caudal und 15° nach medial geneigt werden um nicht den N. suprascapularis zu verletzen. Bei Verwendung des Fadenankers ist die Bohrrichtung unabhängiger. Die zweite Gewebeportion wird auf Höhe des Ligamentum glenohumerale medius gefaßt und an den Pfannenrand nach oben gezogen. Gefaßt werden sollen Labrum und Bandanteile. Bei der transossären Technik wird jedes Fadenpaar nach dorsal transcutan durchgezogen, dorsal mit sich selbst verknotet und der Ankerknoten bis auf den dorsalen Glenoidhals reponiert. Jeweils ein unterer und ein oberer Faden werden dann von ventral mit Hilfe eines Fadenschiebers verknotet. Bei der transossären Nahttechnik wird pro Pin jeweils ein Vicryl- (2) und ein PDS Faden (1) durchgezogen. Bei Verwendung der Fastak Anker verwenden wir PDS der Stärke 1. Entscheidend ist eine ausgereifte Knotentechnik ohne Verwerfung der Fäden und mit sicherer Blockade der Knoten. Das ventrale Knotenpaar unterstützt den Labrumligamentkomplex, die Fäden werden intraartikulär gekürzt. Abschließend soll die Stabilität der Naht, sowie die Adaptation der ventralen Kapselanteile mit dem Tasthaken überprüft werden.

Nachbehandlung

Die Nachbehandlung erfolgt wie nach einer offenen Operation nach Bankart und Neer. Ruhigstellung in einer Schlinge oder im Gilchrist für 2 Wochen. Vermeidung von Außenrotationen über die 0° Position für 6 Wochen. Kein Sport für 3 Monate, Leistungssport insbesonders mit Abduktion und Außenrotation nach 6 Monaten.

Indikation

Traumatische unidirektionale Schulterinstabilitäten, sowohl rezidivierende Luxationen als auch Subluxationen.

Traumatische Erstluxationen bei ausgewählten Patienten, die kein Rezidiv erleiden wollen oder sollen.

Eingeschränkte Indikation

Atraumatische Genese, Non-Bankart Läsion, aufgebrauchtes Labrum, sehr großer Hill Sachs Defekt, Rotatorenmanschettenruptur.

Kontraindikation

Knöcherner Pfannenranddefekt, multidirektionale Instabilität.

Komplikationen

Vorübergehende Gefühlsstörungen, Einschränkung der Beweglichkeit, Nervenläsion.

Aufklärung

- Spezielle Risiken der arthroskopischen Technik,
- Nervenverletzung (N. musculocutaneus am ventralen Portal, N. suprascapularis in der fossa infraspinata.
- Rehabilitation rascher als nach offener Stabilisierung
- Rezidivrate höher als nach offener Operation
- Inadäquates Versenken der Fastak Anker mit der Folge von Arthrose,
- Verbleiben eines Implantates.

Langzeitergebnisse nach arthroskopischer Bankart-Naht

57 von 60 Patienten mit rezidivierender vorderer Schulterinstabilität, die zwischen 6/1988 und 12/1990 arthroskopisch operiert wurden, konnten im Schnitt 4,5 a postoperativ nachuntersucht werden. Insgesamt ergaben sich in der Bewertung nach Rowe 88,7 von 100 Punkten, die Gesamtrezidivrate betrug 10,5%.

Ergebnisse (ROWE-score), aufgeschlüsselt nach Patienten mit rezidivierender traumatischer Luxation (A), rezidivierender traumatischer Subluxation (B) und rezidivierender atraumatischer Subluxation (C):

	excellent (90–100)	good (75–89)	fair (51–74)	poor (< 50)
A n = 17	10 (58,8%)	2 (11,7%)	2 (11,7%)	3 (17,6%)
B n = 23	19 (82,6%)	1 (4,3%)	2 (8,7%)	1 (4,4%)
C n = 17	11 (64,7%)	2 (11,7%)	2 (11,7%)	2 (11,7%)

poor, Rezidivluxation oder Subluxation; fair, positives Apprehensionphänomen, aber kein Rezidiv.

Die arthroskopische Schulterstabilisierung ist bislang mit einer höheren Rezidivrate belastet als die offene Stabilisierung (z.B. Bankart-Neer). Die Ergebnisse sind tendentiell abhängig vom präoperativen Ausmaß der Instabilität (Luxation, Subluxation) sowie von der Genese der Instabilität (traumatisch, atraumatisch). 3 von 5 Patienten mit Rezidiv waren durch eine multidirektionale Instabilität gekennzeichnet.

Die funktionellen Ergebnisse sind denjenigen nach offener Operation tendentiell überlegen, die Rehabilitation schneller.

Zur Verbesserung der Resultate sollte eine bessere Patientenselektion, eine genauere Indikationsstellung sowie die arthroskopische Kapselplastik beitragen.

Literatur

Burkhead WZ, Rockwood CA (1992) Treatment of instability of the shoulder with an excercise program. J Bone Joint Surg 74-A:890–896

Howell SM, Galinat BJ (1989) The glenoid-labral socket. Clin Orthop 243:122–125

Jobe FW, Giangarra CE, Kvitne RS, Glousman RE (1991) Anterior capsulolabral reconstruction of the shoulder in athletes in overhand sports. AJSM 19:428–434

Maki NJ (1991) Arthroscopic Stabilization: Suture Technique. Operative Techniques in Orthopaedics 1 (2):180–183

Matsen FA III, Lippit SB, Sidles JA, Harryman DT (1994) Practical evaluation and management of the shoulder. Saunders, Philadelphia

Morgan CD, Bodenstab AB (1987) Arthroscopic Bankart suture repair: Technique and early results. Arthroscopy 3(2):111–122

Neviaser TJ (1993) The anterior labroligamentous periosteal sleeve avulson lesion: A cause of anterior instability of the shoulder. Arthroscopy 9(1):17–21

Rowe CR, Patel D, Southmayd WW (1978) The Bankart procedure: A long-term end result study. J Bone Joint Surg 60 A:1–16

Wheeler JH, Ryan JB, Arciero RA, Molinari RN (1989) Arthroscopic versus non operative treatment of acute shoulder dislocation in young athletes. Arthroscopy 5:213–217

Arthroskopischer Kapselshift bei der habituellen antero-inferioren Schulterinstabilität

P. Habermeyer

Sportklinik Stuttgart, Taubenheimerstraße 8, 1 -70372 Stuttgart

Einleitung

Den atraumatischen Instabilitätsformen liegt eine Vielzahl von pathologischen Veränderungen zu Grunde, die sich in *weichteilbedingte* und *ossäre* Faktoren unterteilen lassen.

Die *weichteilbedingten* Komponenten gehen mit einer intraartikulären Volumenerhöhung einher. Es handelt sich dabei um sogenannte Non-Bankart-Läsionen bei denen wie von Uhthoff [6] beschrieben, der ligamentäre Ansatz nicht in das Labrum einmündet, sondern die Bandfixierung weiter kaudal am Scapulahals erfolgt.

Ein weiteres Merkmal der extraossär bedingten Kapselinsuffizienz liegt in der Störung der Kapseltextur, welche durch eine vermehrte Elongation und Hyperelastizität

Hefte zu „Der Unfallchirurg", Heft 249
Zusammengestellt von K. E. Rehm

gekennzeichnet sind. Ein fließender Übergang zwischen dem Lig. glenohumerale inferius und Lig. glenohumerale medius, und noch mehr eine völlig fehlende Bandanlage prädisponieren zur habituellen Instabilität (Morgan) [4]. Als weiterer Faktor gelten ein vergrößertes Foramen Weitbrecht, sowie eine gestörte kraniale Bandaufhängung im Bereich des Lig. coracohumerale.

Prinzipiell sind die weichteilbedingten Prädispositionsformen für einen arthroskopischen Eingriff erreichbar. Naturgemäß können *ossäre* konstitutionelle Faktoren nur durch die offene Chirurgie korrigiert werden. Hierzu zählen die vergrößerte Kopfante- bzw. retrotorsion oder ein pathologischer Pfannenneigungswinkel (Ante/ Retroversion). Gestörte Größenverhältnisse zwischen Kopf und Pfanne in der Horizontal- und Vertikalebene, welche mit einem pathologischen glenohumeralen Index einhergehen, sind ebenso nicht für eine arthroskopischen Eingriff geeignet.

Aus der offenen Schultergelenkschirurgie haben sich verschiedene kapselplastische Operationstechniken durchgesetzt, welche die Verkleinerung des Kapselvolumens zum Ziel haben. Hierzu zählt der T-Shift nach Neer [5] sowie der „reversed" T-Shift nach Jobe [3], der von Altchek [1] auch für die habituelle anteroinferiore Instabilitätsform inauguriert wurde. Dabei handelt es sich um einen superomedialen Shift der Kapsel.

1993 wurde erstmals ein arthroskopischer inferiorer Kapselshift von Savoie [2] veröffentlicht. Seit Anfang 1993 verwenden wir in der Sportklinik Stuttgart routinemäßig arthroskopische Verfahren zur Behandlung der habituellen anteroinferioren Instabilität.

Operationsziel

Bei der Durchführung einer arthroskopischen Kapselplastik müssen folgende Operationsziele erreicht werden:

- Ausgleich der vorderen unteren Luxationstasche und Korrektur (Anheben) des Kapselbandapparates auf Pfannenniveau (Shift nach medial).
- Anspannen des Lig. glenohumerale inferius in kranialer Richtung (Shift nach superior).
- Rekonstruktion eines Neolabrum.

Operationsprinzip

Für die arthroskopische Kapselplastik verwenden wir 3 verschiedene Inzisionstechniken, je nach Schweregrad der Kapselelongation.

1. *Semizirkuläre Inzision nach Savoie* [2]: Inzisionslinie beginnend oberhalb der Notch (3.00 Uhr) entlang des vorderen unteren Glenoidrandes bis in die hintere untere Circumferenz reichend.
2. *Antero-inferiore Längsinzision:* Die Inzisionslinie beginnt wiederum oberhalb der Notch, führt entlang des antero-inferioren Kapselansatzes und wird parallel zum anterioren Band des IGHL in antero-inferiorer Richtung nach kaudal auf 2,5 cm in

den Kapselbereich verlängert. Durch die Abtrennung des Kapselbandansatzes vom Glenoidrand und die zusätzliche Verlängerung der Inzision im Bereich der vorderen unteren Kapseltasche ergibt sich die Möglichkeit zu einer Verschiebe-Technik.

3. *Y-V-Inzision:* In Anlehnung an den „reversed" T-Shift erfolgt zuerst eine semizirkuläre Inzisionslinie wie von Savoie [2] beschrieben. Zusätzlich wird diese semizirkuläre Linie zu einem Y ergänzt, in dem eine antero-inferiore Längsinzision in den Kapselbereich wiederum parallel zum anterioren Band des IGHL gelegt wird. Insgesamt entsteht eine Y-förmige Inzision des Kapselbandapparates. Der so entstehende untere V-förmige Kapselanteil wird nun nach kranial geshiftet, anschließend erfolgt ein superomedialer Shift der längs indizierten Kapselwand mit Refixation am Limbus.
4. *Evertierende Nahttechnik:* Durch Umstülpen des abgetrennten Bandansatzes (Rotationsbewegung der Faßzange) wird eine einstülpende Naht durchgeführt. Dies führt zu einer weiteren Verkürzung des Kapselbandansatzes.
5. *Schaffung eines Neolabrums:* Der Kapselbandansatz wird über dem Glenoidrand ossär fixiert, so daß ein Neolabrum gebildet wird. Das Neolabrum führt zu einer Vertiefung und Verbreiterung der knöchernen Pfanne und ist unabdingbare Voraussetzung für die Schaffung eines Vakuums (Vakuumprinzip des Labrums).

OP-Indikation

- Versagen einer konsequent über 6 Monate durchgeführte muskulären Rehabilitation (Rotatorenmanschettentraining, gezielter Aufbau aller 3 Anteile des M. deltoideus, Aufbau der scapulothoracalen Muskulatur, einschließlich M. rhomboidei, M. serratus anterior).
- Ausschluß einer multidirektionalen Instabilität
- Ausschluß einer willkürlichen Instabilität
- Ausschluß einer pathologischen Kopftorsion oder Pfannenversion
- Ausschluß eines vergrößerten glenohumeralen Index
- Gute Kooperationsbereitschaft des Patienten
- Zuverlässige Rehabilitation beim speziell geschulten Physiotherapeuten.

Operationstechnik

- Seitenlagerung, Doppelarmhalterung, Druckpumpe, Elektrokauter, Motorshaver, Elektrobohrer.
- Diagnostische Arthroskopie, Überprüfung der Bandlaxität mit dem Tasthaken, Dokumentation der intraartikulären Pathomorphologie.
- *Extrakapsuläre Mobilisation:* Beginn mit der Kapselpräparation: Eingehen zwischen IGHM und Subscapularis mit einem stumpfen Wechselstab und Lösen der Verwachsungen zwischen Gelenkkapsel und Subscapularis. Anschließend nach stumpfer Mobilisation, vorsichtige Präparation mit dem Rosenberg-Shaver, Sha-

verblatt streng in Richtung Kapselwand um eine Schädigung des N. axillaris zu vermeiden.

- *Kapsuläre Inzisionstechnik:* Mit dem Elektrokauter Durchführung der Inzision. Inzisionslinie exakt zwischen Glenoidrand und Labrumansatz. Die Inzisionstechnik richtet sich nach dem Ausmaß und Beschaffenheit der vorderen unteren Kapseltasche. Verwendung des Elektrokauters für die oberflächliche Inzision. Die tieferen Schichten werden mit der Meniskusschere und dem Meniskuspunch durchtrennt. Vorsicht bei der anteroinferioren Längsinzision der Kapsel. Schnitt-Tiefe nur auf Kapseldicke, tiefere Schichten stumpf mit dem Elevatorium oder Bankart-Rasparatorium abschieben (*Cave:* N. axillaris).
- *Mobilisation des Kapselbandapparates*: Nach Inzision der Kapsel erfolgt nun die vollständige Deperiostierung vom Scapulahals, Abschieben des Bandansatzes mit dem Bankart-Rasparatorium und vorsichtiges, schrittweises Anheben der Kapsel auf Pfannenniveau. Die Mobilisation ist erst dann abgeschlossen, wenn der Bandansatz gut sichtbar auf Höhe des Glenoidrandes mobilisiert ist.
- *Dekortikation des Scapulahalses:* Zur fibroplastischen Einheilung des mobilisierten Kapselbandapparates erfolgt die Dekortikation des Scapulahalses mit dem Kugelabrader. Anschließend Feindebridement mit dem Inzisionsdebrider. Ziel ist es spongiösen Knochen freizulegen, um eine gute Vascularisation zu erzielen.
- *Shifttechnik:* Mit der kanüllierten Faßzange wird der inzidierte und mobilisierte Bandansatz an seiner tiefsten Stelle gefaßt und unter Erzielung einer größt möglichen Spannung nach medial und superior geshiftet. Ziel ist es den Bandansatz über dem Pfannenrand „reitend" zu refixieren. Sollte die Kapsel trotz Shift nicht ausreichend angespannt werden können, wird durch eine evertierende Naht, in dem durch eine rotierende Bewegung der Faßzange der Bandansatz eingestülpt wird, eine zusätzliche Verkürzung der Kapsel erreicht.
- *Intraossäre Fixationstechnik:* Verwendung des FASTak-Schraubenankers, welcher durch die kanülierte Faßzange, durch den reponierten Bandansatz über dem Glenoidrand in den Gelenkblock eingebohrt wird. Eine Bohrstoptiefe kontrolliert die richtige Eindringtiefe der Schraube. Nach Zurückziehen des Einbohrinstrumentariums ist ein PDS-Fadenpaar der Stärke 1 vorgelegt. Insgesamt Verwendung von 2–3 FASTak-Schraubenanker.
- *Knotentechnik:* Bildung einer doppelten U-Naht mit den beiden unteren PDS-Fadenpaaren. Der Bandansatz ist über dem knöchernen Pfannenrand somit fixiert. Eventuelle Einzelkopfmatratzennaht mit dem obersten Fadenpaar.
- *Einlegen einer Redondrainage:* Damit Erzeugung eines Vakuums. Der genähte Kapselbandansatz wird in den Gelenkspalt hineingesogen.

Postoperative Nachbehandlung

Vierwöchige Ruhigstellung im Gilchristverband, isometrische Anspannungsübungen.

- Ab der 5. Woche Freigabe für aktiv assistive Flexion.
- Vermeidung der Außenrotation und Abduktion bis zur 7. Woche

- Ab der 7. Woche aktiver „full range of motion“, Beginn mit Widerstandsübungen, Aufbautraining der Rotatorenmanschette, 3 Teile Deltoideus und Schultergürtelstabilisatoren.
- Sportfähigkeit, wenn die Außenrotatoren und Abduktoren seitengleich kräftig auftrainiert sind.

Literatur

1. Altcheck DW, Warren R (1990) T-plasty Modification of the Bankart Procedure for Multidirectional Instability of the Anterior Inferior Type. J Bone Joint Surg 73(A):105–112
2. Duncan R, Savoie FH (1993) Arthroscopic Inferior Capsular Shift for Multidirectional Instability of the Shoulder: A Preliminary Report. Arthroscopy 9(1):24–27
3. Jobe FW, Giangarra CE, Kvitne RS, Glousman RE (1991) Anterior Capsulolabral Reconstruction of the Shoulder in Athletes in Overhead Sports. Am J Sports Med 19(5):428.434
4. Morgan C, Rames RD, Snyders SJ (1992) Arthroscopic Assessment of Anatomical Variations of the Glenohumeral Ligaments Associated with Recurrent Anterior Shoulder Instability. American Academy of Orthopaedic Surgeon (AAOS) 59. Jahressitzung, Washington, USA
5. Neer CS, Foster CR (1980) Inferior Capsular Shift for Involuntary Inferior & Multidirectional Instability of the Shoulder: A Preliminary Report. J Bone Joint Surg 26(A):897–907
6. Uhthoff HK, Piscopo M (1985) Anterior Capsular Redundancy of the Shoulder. Congenital or Traumatic? J Bone Joint Surg 67(B):363–366

Sonographie

Kursleiter: J. V. Wening, Hamburg; B. Bouillon, Köln

Gerätekunde und Geräteeinstellung: Physikalische Grundlagen, Fehlerquellen

M. Krämer und T. Tiling

Abteilung für Unfallchirurgie, Klinikum Köln-Merheim, Ostmerheimer Straße 200, D-51109 Köln

Einleitung

Die Sonographie ist heute in der akuten und elektiven chirurgischen Diagnostik aufgrund ihrer raschen Verfügbarkeit, der relativ einfachen Handhabung, der geringen Kosten und ihrer hohen diagnostischen Aussagekraft bei vielen Fragestellungen die Methode der Wahl.

Grundlagen

Die Sonographie nutzt das physikalische Phänomen, an der Oberfläche bestimmter Kristalle als Folge einer Deformierung durch Druck, Zug, Biegung o.ä. elektrische Ladungen hervorrufen zu können. Dieses physikalische Phänomen wird als piezoelektrischer Effekt bezeichnet. Umgekehrt – als inverser piezoelektrischer Effekt bezeichnet – ändern sich die äußeren Abmessungen eines solchen Kristalles beim Anlegen eines elektrischen Feldes. Das Kristall strahlt hierbei als schwingender Körper longitudinale Schallwellen ab. Wird an eine Quarzkristallplatte eine Wechselspannung hoher Frequenz angelegt, so führt die Platte Schwingungen in entsprechender Frequenz durch. In der medizinisch angewandten Sonographie werden Ultraschallfrequenzen von 3,5 bis 10 MHz – Frequenzen weit jenseits des für den Menschen akustisch wahrnehmbaren Spektrums (bis max. 20 kHz) – verwendet. Die Wellenlängen differieren entsprechend zwischen 0,44 und 0,15 mm.

Die in der Generatoreinheit des Ultraschallgerätes erzeugten elektrischen Impulse werden im Schallkopf nach dem Prinzip des inversen piezoelektrischen Impulses in Ultraschallwellen umgesetzt und ausgesendet. Hierbei werden repetitive Ultraschallimpulse verwendet.

Hefte zu „Der Unfallchirurg", Heft 249
Zusammengestellt von K. E. Rehm

Die Ultraschallwellen gehorchen als mechanische Longitudinalwellen den Gesetzen der Akustik. Sie unterliegen mit der Reflexion, der Brechung, der Beugung, der Interferenz sowie der Absorption charakteristischen Verhaltenweisen, die nahezu allen Wellenarten gemeinsam sind. Diese Erscheinungen sind einerseits als physikalische Grundlage der Sonographie unentbehrlich, andererseits sind sie für eine Reihe von Schallphänomenen und Artefakte verantwortlich, deren Kenntnis für die richtige Interpretation des Sonogramms unentbehrlich sind.

Das Ultraschallbild basiert auf der Tatsache, daß die emittierten Schallimpulse an Grenzflächen zwischen Strukturen unterschiedlichen Wellenwiderstandes (oder spezifischer Schallimpedanz) teilweise zum Sendeort reflektiert werden. Der Wellenwiderstand ist eine Funktion der Dichte des Mediums sowie der Schallgeschwindigkeit in dem Medium. Beim Fehlen von Grenzflächen – wie zum Beispiel innerhalb der gefüllten Harnblase – entsteht ein echofreies Bild. Grenzflächen zwischen weichen Geweben sind aufgrund der geringen Impedanzunterschiede schwache Reflektoren. Parenchymatöse Organe wie Leber und Pankreas weisen somit eine echoarme bis echoreiche Binnenstruktur auf. Grenzflächen mit Knochengewebe, Konkrementen oder Luft führen wegen der großen Impedanzunterschiede zu einer nahezu totalen Reflexion der Ultraschallwellen und erzeugen hinter der Grenzfläche einen dorsalen Schallschatten bzw. eine Schallauslöschung.

Neben diesen Charakteristika der Sonographie finden sich inkonstante Schallphänomene und Artefakte, welche die exakte Abbildung der anatomischen Strukturen verfälschen. Es handelt sich hierbei meist um flüchtige Erscheinungen, welche in einer zweiten Ebene nicht darstellbar sind. So können hinter flüssigkeitsgefüllten Hohlräumen irreale Schallverstärkungen und in ihrem Randbereich Zystenrandschatten entstehen, während innerhalb ihres Lumens Schichtdickenartefakte Sedimentationen imitieren können. Wiederholungsechos oder akustische Spiegelbilder lassen virtuelle Mehrfachabbildungen entstehen und Bogenartefakte erzeugen nicht existente Linienstrukturen.

Bei der Registrierung der Ultraschallechos wirkt der Schallkopf nach dem Prinzip des piezoelektrischen Effekts als Empfänger. Die im Rhythmus der empfangenen Ultraschallimpulse entstehende elektrische Wechselspannung wird der Speichereinheit zugeführt und dort verarbeitet.

Es werden grundsätzlich drei Verfahren der Impulsabbildungen unterschieden. Auf die Möglichkeit der eindimensionalen Abbildung (A-Scan) – zum Beispiel bei der Lokalisation des Mittelechos bei Verdacht auf raumfordernde intrakranielle Prozesse – sowie auf die Möglichkeit der eindimensionalen Abbildung von Bewegungsabläufen als Funktion der Zeit (Time-Motion-Registrierung, M-Mode) – zum Beispiel in der Echokardiographie – soll hier nicht näher eingegangen werden.

In der chirurgischen Sonographie ist nahezu ausschließlich die Darstellung der Echoimpulse auf der Bildzeile einer Kathodenstrahlröhre in Helligkeitsmodulation (Brightness-Mode, B-Mode) bedeutsam. Hierbei wird der Elektronenstrahl, simultan zum Eindringen des Ulltraschallimpulses in das Gewebe, in einer gleichförmigen Bewegung von oben nach unten über den Röhrenschirm geführt. Werden Echoimpulse registriert, so wird der Elektronenstrahl in Relation zur Intensität des Echos aufgesteuert und erzeugt einen entsprechend hellen Bildpunkt.

Wir der Schallstrahl eines piezoelektrischen Kristalls parallelverschoben – und simultan dazu die Ablenkeinheit der Kathodenstrahlröhre, sodaß auf dem Bildschirm parallele Zeilen geschrieben werden – oder werden mehrere nebeneinander angeordnete piezoelektrische Kirstalle verwendet, so entsteht ein zweidimensionales, flächen- und winkeltreues Bild einer Schnittebene des Körpers. Ersteres Verfahren beschreibt den Compound-Scanner, das Letztere entspricht dem Prototyp des Linear-Scanners, wobei hier eine automatische Ansteuerung der Elemente kurze Bildlaufbauzeiten (ca. 20/sec) und damit die zeitgerechte Wiedergabe physiologischer Bewegungsabläufe ermöglicht (Real-Time-Sonographie).

Geräteausstattung

Die heute im Handel erwerblichen Sonographiegeräte verfügen über eine Vielzahl von Funktionen, die im chirurgischen Routinebetrieb selten gebraucht werden. Insbesondere für den Anfänger sind die meisten Funktionen entbehrlich. Die Ausstattung des Gerätes sollte den spezifischen Bedingungen der chirurgischen Diagnostik angepaßt sein. Es muß daher robust, mobil, leicht und klein sein.

Ein Ultraschallgerät sollte die physikalischen Phänomene Reflexion, Brechung, Beugung, Interferenz und Absorption zu Gunsten einer optimalen Darstellung der interessierten Gewebe modulieren können.

Das Sonographiegerät sollte über verschiedene Schallköpfe für die häufigsten Indikationen verfügen. Das Spektrum der verfügbaren Schallköpfe vermag 1. die Schallfeldcharakteristik durch unterschiedliche Anordnung und Modulation der piezoelektrischen Elemente der Lokalisation der interessierenden Gewebe anzupassen. So ist für oberflächennah gelegene Strukturen ein Linear-Scanner sinnvoll, während für die abdominelle oder thorakale Ergußdiagnostik – ggf. durch nur kleine interkostale Schallfenster – ein Sektor- oder Curved-array-Scanner mit radiärer Schallausbreitung vorteilhaft ist. 2. ist die Frequenz und damit die Energie der Ultraschallwelle an den Schallkopf gekoppelt. Diese ist von großem Einfluß auf die tiefenabhängige Darstellbarkeit der Strukturen. Je höher die gewählte Frequenz, desto größer ist zwar die Auflösung, desto größer ist aber auch die Absorption und desto geringer die Eindringtiefe. Oberflächennahe bzw. schallkopfnahe Strukturen sind deshalb mit Frequenzen von 5 bis 7,5 MHz gut darstellbar während tiefe bzw. schallkopfferne Strukturen wie dorsale Leberanteile, Pankreas und Retroperitoneum niedrige Frequenzbereiche zwischen 2,5 und 4 MHz erfordern.

Das Sonographiegerät sollte darüberhinaus über Möglichkeiten der Extrapolierung tiefenabhängiger Absorptionseffekte verfügen, um oberflächennahe und oberflächenferne Strukturen mit gleicher Helligkeit darstellen zu können. Prinzipiell ist bei einem Ultraschallgerät die Modulation sowohl der Sende- als auch der Empfangsintensität der Ultraschallwellen denkbar. Das sich die Sendeintensität oder Schallstärke des Ultraschalls mit dem Quadrat der Ultraschallfrequenz verändert, und die Frequenz – wie oben erwähnt – über den Ultraschallkopf geregelt wird, ist diese Einstellung nicht sinnvoll und bei den meisten Geräten nicht verfügbar. Wertvoll ist hingegen die Modulation der Empfangsintensität der reflektierenden Ultraschllwellen (Grain). Dies ist manuell mit Schiebereglern als Time-Grain-Compensation-Verfahren (TGC) bzw.

Depth-Grain-Compensation (DGC) zur individuellen Einstellung des Tiefenausgleichs möglich. Homogene Gewebe wie z.B. das Leberparenchym können zur Überprüfung der TGC-Einstellung herangezogen werden. Die Veränderung von Kontrast und Helligkeit am Monitor verbessert nicht die Bildqualität.

Die Fokussierung ist neben der Wahl des geeigneten Schallkopfes eine weitere sinnvolle Möglichkeit der Optimierung der Schallfeldcharakteristik. Sie ermöglicht die Ausblendung von Interferenzerscheinungen im Nahfeldbereich und Fernbereich des Schallkopfes. Die meisten Geräte bieten eine elektronische Fokussierung in abgestufen Tiefen an, sodaß zur besseren Darstellung je nach Tiefenlage des interessierenden Objekts oberflächliche oder tiefergelegene Fokusbereich angewählt werden können.

Alle führenden Hersteller von Sonographiegeräten bieten heute ausreichend Software zur Durchführung von Messungen und einfacheren Berechnungen auf der Grundlage eines Standbildes.

Aus Gründen der Reproduzierbarkeit und damit der Validität sollte abschließend die Möglichkeit der Dokumentation als Photo und/oder Film gegeben sein.

Die Sonographie des stumpfen Bauch- und Thoraxtraumas

B. Bouillon und T. Tiling

Abteilung für Unfallchirurgie, Klinikum Köln-Merheim, Ostmerheimer Straße 200, D-51109 Köln

Allgemeines

Das Ziel der Diagnostik in der Notaufnahme ist das rasche und sichere Erkennen einer therapiebedürftigen Blutung in Thorax und Abdomen. Eine organbezogene Diagnostik bei der Erstuntersuchung zum Nachweis von Läsionen ist von sekundärem Interesse.

Die Notfalldiagnostik besteht aus Anamnese, klinischer Untersuchung, Sonographie, Labor und Röntgen. Zur Zeiteinsparung sollte beim Polytrauma die Sonographie parallel zu anderen diagnostischen und therapeutischen Maßnahmen im Schockraum erfolgen. Als weiterführende Diagnostik kommen Computertomographie, iv Urogramm, Angiographie und Peritoneallavage in Frage.

Der Anfänger kann seine sonographischen Befunde durch zusätzliche Anwendung der vorher überlicherweise durchgeführten Untersuchungsmethoden (z.B. Peritoneallavage) kontrollieren, bis er die nötige Sicherheit in der sonographischen Befunderhebung erreicht hat.

Die Sonographie ist die diagnostische Methode der Wahl bei der Erst- und Verlaufsuntersuchung des stumpfen Bauch- und Thoraxtraumas.

Hefte zu „Der Unfallchirurg", Heft 249
Zusammengestellt von K. E. Rehm

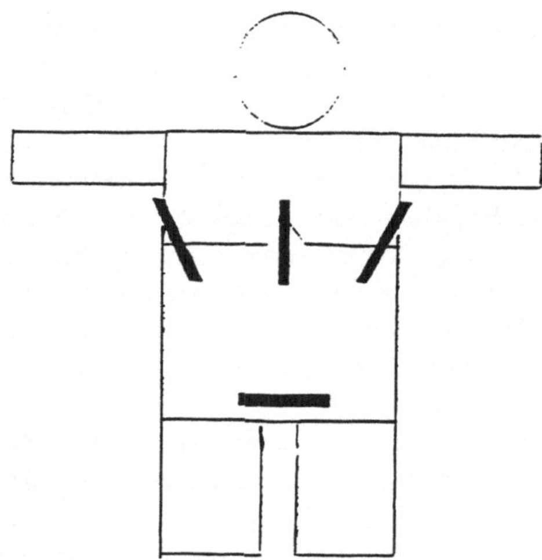

Abb. 1. Standardschnittebenen bei der Sonographie des stumpfen Bauch- oder Thoraxtraumas

Untersuchungstechnik

Nach Anamnese und orientierender klinischer Untersuchung stellt die Sonographie die erste apparative Untersuchungsmethode dar. Der Patient liegt auf dem Rücken und ist in der Regel unvorbereitet. Alle Standard-Ultraschallgeräte sind geeignet. Verwendet werden Linear-, Curved- oder Sektorschallköpfe mit Frequenzen von 3,5 MHz für Erwachsene und 5 MHz für Kinder.

Die Untersuchung erfolgt standardisiert in definierten Schnittebenen (s. Abb. 1).

1. Interkostalschnitt rechts zur Beurteilung des rechten Hemithorax, der Leber, der rechten Niere und des Retroperitoneums.
2. Epigastrischer Querschnitt zur Beurteilung des Perikards, der Aorta und der Vena cava.
3. Interkostalschnitt links zur Beurteilung des linken Hemithorax, der Milz, der linken Niere und des Retroperitoneums.
4. Suprapubischer Querschnitt zur Beurteilung der Blase und des retrovesikalen Raumes.

Entscheidend für den Erfolg der Sonographie sind Kontrolluntersuchungen bei unauffälligem Erstbefund oder bei Vorliegen kleiner Flüssigkeitsmengen. Dabei wird die Dynamik einer möglichen Blutung beurteilt, die manchmal erst mit Beginn der Volumensubstitution zur Schocktherapie einsetzt.

Die orientierende Untersuchung mit der Frage nach relevanten Blutungen (freie Flüssigkeit in Thorax oder Abdomen) dauert *90 Sekunden!*

Freie intrathorakale Flüssigkeit

Im Interkostalschnitt findet man ein echoarmes bis echofreies Band oberhalb des Zwerchfells, in dem die komprimierte, homogen echoreiche Lunge „schwimmt". Zwechfell und Lunge lassen sich in der Regel gut abgrenzen.

Die Sonographie sollte die erste apparative Untersuchung sein. Flüssigkeitsmengen ab 20 ml sind sichtbar. Eine erforderliche Thoraxdrainage kann dann unmittelbar gelegt und die erste Röntgenübersicht zur Kontrolle der Drainage genutzt werden.

Sensitivität und Spezifität der Sonographie zur Diagnostik freier thorakaler Flüssigkeit liegt bei fast 100%. Die Sonographie ist die diagnostische Methode der Wahl.

Freie intraabdominelle Flüssigkeit

Freie intraabdominelle Flüssigkeit kann je nach Lagerung des Patienten, der Flüssigkeitsmenge und dem Vorliegen von Adhäsionen nach vorangegangenen Laparotomien in allen Standardschnitten gesehen werden. Sie findet sich meist im hepatorenalen oder splenorenalen Winkel als echoarmer bis echofreier „Zipfel". Weiterhin kann sie als rundliche, echoarme bis echofreie Struktur retrovesikal imponieren.

Kleinste Flüssigkeitsmengen finden sich als echoarmer Saum unter der Leber oder der Milz. Größere Mengen bilden zipflige, echoarme Zwischenräume zwischen den Darmschlingen im gesamten Abdomen. Flüssigkeitsmengen über 100 ml sind problemlos darstellbar. Bei liegendem Patienten entspricht 1 cm maximaler Flüssigkeitssaum je Winkel einer Menge von je 200 ml. Diese Schätzungen sind allerdings unsicher. Entscheidend für die Operationsindikation ist nicht nur die geschätzte Flüssigkeitsmenge, sondern in Zweifelsfällen die rasche Zunahme der Flüssigkeitsmenge in den Kontrolluntersuchungen als Zeichen der Blutungsdynamik.

Sensitivität und Spezifität der Sonographie zur Diagnostik freier abdomineller Flüssigkeit liegen bei 95% bzw. 99%. Die Sonographie ist die diagnostische Methode der Wahl.

Perikardtamponade

Im epigastrischen Längs- bzw. Querschnitt findet sich ein echoarmes oder echofreies Band zwischen Epi- und Perikard.

Sensitivität und Spezifität der Sonographie zur Diagnostik der Perikardtamponade liegen bei fast 100%. Die Sonographie ist die diagnostische Methode der Wahl.

Organläsion

Im betroffenen Organ findet sich subkapsulär oder intraparenchymatös eine echoarme bzw. echofreie Struktur. Konturunterbrechungen der Organkapsel deuten auf Organeinrisse. Organrupturen führen zu freier Flüssigkeit (parenchymatöse Organe) oder freier Luft (Darmperforation).

Sensitivität und Spezifität liegen zwischen 50% und 80%. Diagnostische Methode der Wahl ist die Computertomographie und die sonographische Verlaufskontrolle.

Zwerchfellruptur

Findet sich ein pathologischer Thoraxbefund bei nicht abgrenzbarem Zwerchfell, so muß an eine Zwerchfellruptur gedacht werden. Im Einzelfall lassen sich intraabdominelle Organe intrathorakal nachweisen.

Leistungsfähigkeit diagnostischer Methoden

Die Genauigkeit der *klinischen Untersuchung* wird in der Literatur mit 42–87% angegeben. Sie ist vor allem bei polytraumatisierten Patienten beeinträchtigt, deren Bewußtseinszustand entweder durch ein Schädel-Hirn-Trauma oder die Gabe von Analgetika, Sedativa und Narkotika am Unfallort beeinträchtigt ist.

Die *Peritoneallavage* war weltweit der Standard, an dem sich alle neuen diagnostischen Verfahren messen lassen mußten. Die Treffsicherheit liegt bei über 90%. Ein Nachteil der Methode ist, daß 6–25% der Patienten, die wegen einer positiven Lavage laparotomiert wurden, einen negativen intraoperativen Befund aufwiesen. Ursache dafür sind ausgedehnte retroperitoneale Hämatome, z.B. nach Beckenfrakturen oder bei oberflächlichen Milz- oder Lebereinrissen. Die Methode ist invasiv und weist eine Komplikationsrate von 1–10% auf.

Die *Computertomographie* ist zeitraubend. In der Literatur werden Untersuchungszeiten von 20–45 Minuten angegeben. Dies schließt eine Untersuchung hämodynamisch instabiler Patienten aus. Die Treffsicherheit der Computertomographie ist aber auch stark abhängig von der Ausrüstung und der Qualifikation des Personals, das die Befunde interpretiert. Sie wird in der Literatur mit 50–90% angegeben. Für die sekundäre Organdiagnostik ist das CT derzeit der Standard. Diese Technologie ist allerdings nicht überall verfügbar und ihre Kosten sind hoch.

Die *Sonographie* gilt heute als diagnostische Methode der Wahl beim stumpfen Bauch- und Throraxtrauma. Um die Treffsicherheit des Ultraschalls bei der Erkennung signifikanter, operationsbedürftiger intraabdomineller Verletzungen zu testen wurden inzwischen international über 10 pospektive Studien publiziert. Dabei erreichte die Sonographie eine Sensitivität und Spezifität von über 90% (s. Tabelle 1).

Zu diskutieren sind vor allem falsch negative Ultraschallbefunde. In unserer Studie an 808 Traumapatienten über 10 Jahre hatten wir bei einer Sensitivität von 89% 11 falsche negative Befunde. Sie traten vor allem in den ersten Jahren der Studie auf, als zur Kontrolle bei unsicherem Befund eine Peritoneallavage durchgeführt wurde. Dadurch waren Ultraschallkontrolluntersuchungen nicht mehr möglich, die bei einer ent-

Tabelle 1. Literaturübersicht zur Treffsicherheit des Ultraschalls bei der Diagnostik freier abdomineller Flüssigkeit beim stumpfen Bauchtrauma

Autor	Jahr	Patienten	Sensitivität	Spezifität
Aufschnaiter	1983	128	100	100
Tiling	1990	808	89	100
Förster	1990	88	94	96
Grüssner	1985	51	81	92
Hoffmann	1989	314	100	99
Kohlberger	1989	103	96	98
Roschek	1990	266	96	100
Ruf	1990	50	94	100
Seifert	1983	60	85	100
Röthlin	1993	290	98	100

sprechenden Blutungsdynamik den Befund zu einem späteren Zeitpunkt hätten erkennen können.

Analysiert man unsere Ergebnisse der letzten drei Jahre, so ergibt sich eine Sensitivität von 96% und eine Spezifität von 100% bei einer Prävalenz einer signifikanten Blutung von 12% (s. Tabelle 2). Die 2 falsch-negativen Befunde bei 373 untersuchten Patienten gingen auf Dünndarmrupturen zurück, die erst durch Ultraschallkontrolluntersuchungen und zunehmende Flüssigkeitsmengen nach 12 Stunden erkannt wurden. Keiner dieser Patienten kam durch die verzögerte Laparotomie zu einem Schaden. Isolierte Darmrupturen entgehen oft der initialen Ultraschalluntersuchung. Daher ist sehr wichtig immer wieder an die Möglichkeit einer solchen Verletzung zu denken und dann auch andere Untersuchungsmethoden (freie Luft in einer Röntgenübersicht, Pflanzenfasern bei einer Lavage) gezielt einzusetzen.

Klinischer Algorithmus „Stumpfes Bauchtrauma"

Unser derzeitiges Vorgehen bei der Diagnostik des stumpfen Bauch- und Thoraxtraumas wird durch Anamnese, klinische Untersuchung und Sonographie eingeleitet (Tabelle 3). Mittels Ultraschall wird festgestellt, ob keine, eine geringe oder eine signifikante Menge intraabdomineller Flüssigkeit vorliegt. Falls keine Flüssigkeit ge-

Tabelle 2. Treffsicherheit des Ultraschalls bei der Diagnostik freier intraabdomineller Flüssigkeit von 1984–1987

Ultraschall	+	Golden Standard –	Gesamt
+	46	1	47
–	2	324	326
Gesamt	48	325	373

Sensitivität	96%	Spezifität	100%
Prävalenz	12%	Treffsicherheit	99%
Positiver Vorhersagewert	98%	Negativer Vorhersagewert	99%

Tabelle 3. Der Algorithmus: Diagnostisches Vorgehen beim stumpfen Bauchtrauma am II. Lehrstuhl für Chirurgie, Klinikum Köln-Merheim

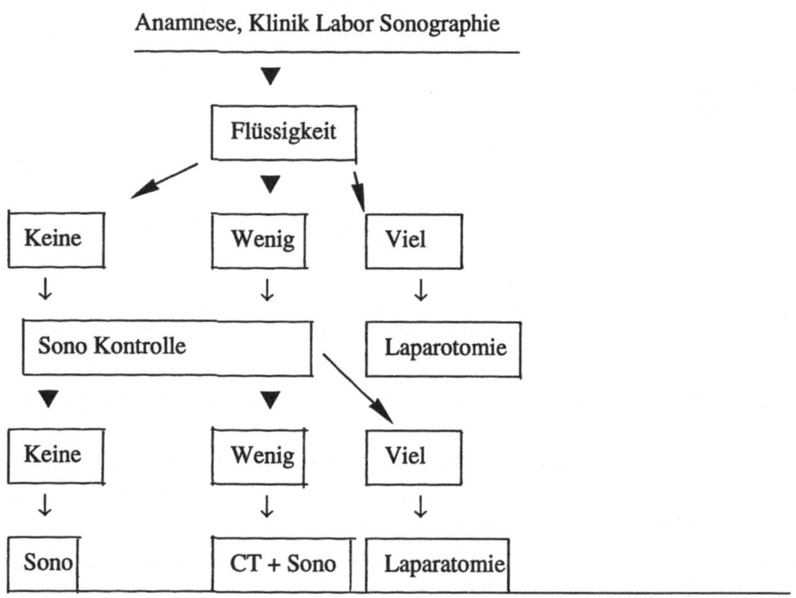

funden wurde, wird nach 30 Minuten eine Kontrolluntersuchung durchgeführt. Falls ein Flüssigkeitssaum nachzuweisen ist, wird die Blutungsdynamik ebenfalls sonographisch kontrolliert. Bei Konstanz der Flüssigkeitsmenge wird mittels Computertomographie ein Organbefund erhoben. Hat die Flüssigkeitsmenge deutlich zugenommen, wird sofort laparotomiert. Falls initial bereits ein signifikanter Befund vorliegt (mehr als 500 ml freie Flüssigkeit), wird ebenfalls sofort laparotomiert.

Bewertung der Sonographie

Vorteile der Ultraschalluntersuchung sind Nichtinvasivität, schnelle Durchführbarkeit, Wiederholbarkeit, Quanitifzierung der Blutungsmenge und die Reduktion unnötiger Laparotomien. Durch die Mengenabschätzung der freien Flüssigkeit sowie der systematischen Wiederholung der Sonographie kann die Blutungsdynamik beurteilt werden. Bei Sistieren kleiner Blutungen kann bei enger Überwachung eine koservative Behandlung durchgeführt werden (s. Tabelle 3).

Die Grenzen der Sonographie werden bestimmt durch die Notwendigkeit einer 24 Stunden Bereitschaft. Bei ausgedehnten Hautemphysemen kann eine Untersuchung unmöglich werden.

Eine neue Technologie sollte vor der Übernahme in den klinischen Routinebetrieb auf folgende Kriterien untersucht werden:

- Sicherheit
- Anwendbarkeit

- Einfluß auf die Diagnostik
- Einfluß auf die Therapie
- Benefit für den Patienten
- Benefit für den Arzt
- Effektivität
- Kosten-Nutzen Verhältnis.

Die Sicherheit und Anwendbarkeit der Sonographie konnte inzwischen an prospektiven Studien gezeigt werden (s. Tabelle 1). Da die Sonographie die Peritoneallavage in vielen Kliniken abgelöst hat, hat sie die diagnostischen Konzepte verändert. In unserer Klinik wurden in den letzten 7 Jahren nur noch sechs Lavagen durchgeführt. Da Patienten mit geringen Blutungen nicht operiert, sondernd beobachtet werden, hat der Ultraschall auch die Therapie beeinflußt. Seine Effektivität muß der Ultraschall noch bei weiterer Verbreitung in allgemeinen Kliniken und nicht nur an ausgewählten Zentren beweisen. Kosten-Nutzen-Analysen stehen noch aus.

Sonographie

Kursleiter: B. Bouillon, Köln; J. V. Wening, Hamburg

Muskel-, Weichteil-, Sehnendiagnostik: Untersuchungstechnik, normale und pathologische Befunde

G. W. Fröschle[1], J. V. Wening[2] und C. Tesch[2]

[1] Abteilung für Allgemeinchirurgie, Universitätskrankenhaus Eppendorf, Martinistraße 52, D-20246 Hamburg
[2] Abteilung für Unfall- und Wiederherstellungschirurgie, Krankenhaus Eppendorf, Martinistraße 52, D-20246 Hamburg

Einleitung

Für die Diagnostik pathologischer Veränderungen von Muskeln, Sehnen oder anderen Weichteilstrukturen stellt die Sonographie eine wesentliche Ergänzung dar. Darüberhinaus ist sie eine wertvolle Hilfe für die Beurteilung des Heilungsverlaufes. Nach wie vor sind Anamnese und klinische Untersuchung, ergänzt durch die Nativröntgendiagnostik, die wichtigsten Parameter zur Diagnose von Weichteilverletzungen. Als weiterführende, apparative Diagnostik besitzt jedoch die Sonographie durch ihre einfache Handhabung, mobile Verfügbarkeit, strahlungsfreie Bildgebung und nicht zuletzt ihren geringen Kosten einen erheblichen Stellenwert. Ergänzend und begleitend zur klinischen Untersuchung steht dem behandelnden Chirurgen mit der Sonographie eine Methode zur Verfügung, die rasch, schmerzfrei und unbegrenzt wiederholbar ist. Sie kann dadurch einen wichtigen Beitrag zur Diagnose und dem Ausmaß der Verletzung leisten und frühzeitig auf die Form der Therapie einwirken.

Voraussetzung dafür ist eine ausreichende Erfahrung des Untersuchers, eine angemessene Ausbildung, sowie das Wissen um die Grenzen dieser Methode.

Grundlagen und Untersuchungstechnik

Die sonographische *Standarduntersuchung* erfolgt in mindestens zwei Schnittebenen, Längs- und Querschnitt. Sinnvollerweise ist bei der Untersuchung darauf zu achten, daß das Weichteilgewebe senkrecht vom Schallstrahl getroffen wird. Bei senkrechtem Schallwinkel werden die Grenzflächen von Sehnen und Muskeln echogen dargestellt, bei Kippung hingegen tritt eine zunehmend unscharfe Darstellung auf, die bis zum

Hefte zu „Der Unfallchirurg", Heft 249
Zusammengestellt von K. E. Rehm

Verlust der Strukturdarstellung reichen kann. Bei der Untersuchung von Extremitäten ist eine Beurteilung der nicht betroffenen Seite zu empfehlen, wobei üblicherweise an der unverletzten Extremität begonnen werden sollte. Zum einen erhält man den direkten Vergleich zur pathologischen Veränderung, zum anderen schützt dies vor Fehlinterpretationen bei anatomischen Varianten.

Der statischen Untersuchung schließt sich, und dies gilt obligat für Verletzungen von Muskeln und Sehnen, eine Untersuchung in Funktion an.

Für die Diagnostik von Muskel-, Weichteil- und Sehnenstrukturen werden *Schallköpfe* von 5 und 7,5 MHz angewendet. In Einzelfällen sind Schallköpfe mit 3,5 oder 10 MHz sinnvoll. Vorlaufstrecken, z.B. in Form eines Silikonkissens oder von Wasser können wahlweise eingesetzt werden. Linearschallköpfe eignen sich im Gegensatz zu Sektorschallköpfen besser für die Untersuchung oberflächlicher Strukturen.

Die *Dokumentation* der erhobenen Befunde ist grundsätzlich notwendig und ein Bestandteil des Untersuchungsganges. An den meisten Geräten steht eine Bilddokumentationseinheit in Form eines „Printer", Kamera oder Videogerätes zur Verfügung. Die Kenndaten des Untersuchers, des Patienten und der Untersuchungszeit sind darauf zu vermerken. Um die Bilder für spätere Betrachter interpretierbar zu machen, sollte die Untersuchungsebene und die Schnittführung auf dem Bildschirm mitdokumentiert werden. Für die Dokumentation einer Muskelatrophie ist z.B. der Meßpunkt an definierter Stelle (z.B. 10 cm oberhalb des Gelenkspaltes, der Patellaspitze etc.) auf der Haut zu markieren. Gleiches gilt für die Bestimmung von Hämatomen in der Muskulatur, wobei man sich darüber im Klaren sein muß, daß durch den Andruck des Schallkopfes die Meßwerte erheblich beeinflußt werden können.

Untersuchungsbefunde

Muskel

Das Ultraschallbild eines gesunden Muskels zeigt basierend auf seinem anatomischen Aufbau im wesentlichen 3 Strukturen:

- Eine kräftige Reflexion an den Faszien
- Ein feines Binnenecho am Perimysium externum
- Echoarme, homogene Reflexe innerhalb der Sekundärbündel.

Gefäße zeichnen sich davon durch eine starke Reflektion der Wand mit echoarmen bis echofreiem Lumen ab.

Als *pathologische Befunde* sind in erster Linie Einblutungen, Zysten oder entzündliche Erkrankungen abzugrenzen. Eine ätiologische Differenzierung – Abszeß/Hämatom – ist im allgemeinen durch die Sonographie nicht zu erreichen. Hier müssen weitere klinische Parameter berücksichtigt werden.

Beispiel 1: 68jährige Patientin mit stärksten Schmerzen im linken Mittel- und Unterbauch. Ein Trauma war nicht erinnerlich. Linkslateral des Nabels war eine druckdolente Schwellung zu palpieren. Einzig auffälliger Laborbefund war ein Hb von 9,8 g/%. Die Röntgenaufnahme des Abdomens zeigte mehrere Spiegel. Differentialdiagnostisch stand ein akutes Abdomen unklarer intraabdomineller Ursache im

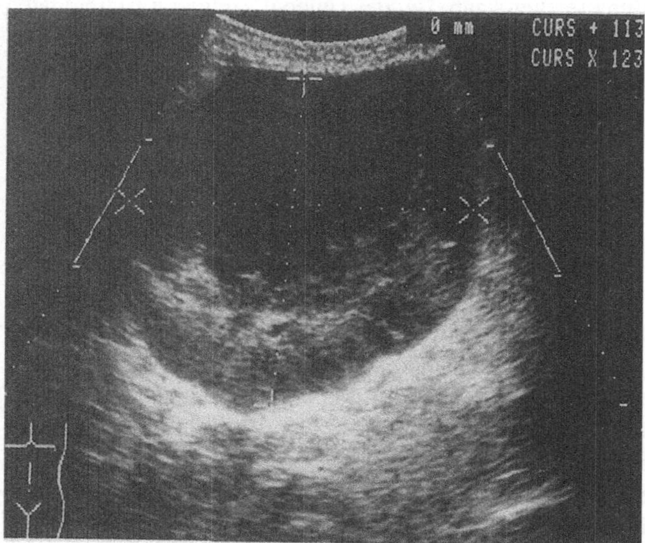

Abb. 1. Spontanes Rektusscheidenhämatom. Longitudinalschnitt nach 7 Tagen mit echoarmer RF und Auflockerung der Muskulatur, beginnende Resorption mit teils echoreichen, teils echoarmen Arealen, schallkopffern

Vordergrund. Sonographisch konnte eine Einblutung in die Rektusmuskulatur (sog. Rektusscheidenhämatom) verifiziert werden (Abb. 1). Basierend auf diesem Befund erfolgte die weitere Therapie konservativ bis zur dann ambulant festgestellten Abheilung.

Diffuse Flüssigkeitsansammlungen innerhalb der Muskulatur verstärken den dunklen Anteil im Schallbild, umschriebene, abgegrenzte Flüssigkeitsansammlungen wie Hämatome und Zysten lassen ein Binnenecho weitgehend vermissen. Diese Befunde ändern sich je nach Zeitabstand zwischen Trauma und Einblutung (Abb. 2). Bei zystischen Strukturen läßt sich im allgemeinen eine Zystenwand als echoreiche Abgrenzung darstellen. Dieser Befund fehlt dem frischen Hämatom.

In einem degenerierten Muskel (z.B. progressive Muskeldystrophie) steigt die Echodichte proportional zur Degeneration an. Die Muskulatur verliert bei ausgeprägten Befunden ihre Fiedereung, die gewohnte Muskeltextur verschwindet, wobei sich durch Wiederholungsechos die Grenzen der Muskellogen verlieren. Diese Form der Veränderungen ist unspezifisch und erlaubt innerhalb der Entität Muskeldystrophie keine Differenzierung. Der Schweregrad und die Lokalisation sind gleichwohl zu beurteilen. Diese Veränderungen sind sonographisch sehr viel früher als durch das CT festzustellen.

Beim traumatisch bedingten Kompartmentsyndrom kann die Zunahme des Muskelvolumens im Seitenvergleich gegebenenfalls nachgewiesen werden. Der songraphische Befund kann allerdings nur als Entscheidungshilfe zur operativen Therapie dienen. Im Vordergrund stehen der klinische Befund, gegebenenfalls in Kombination mit einer Druckmessung.

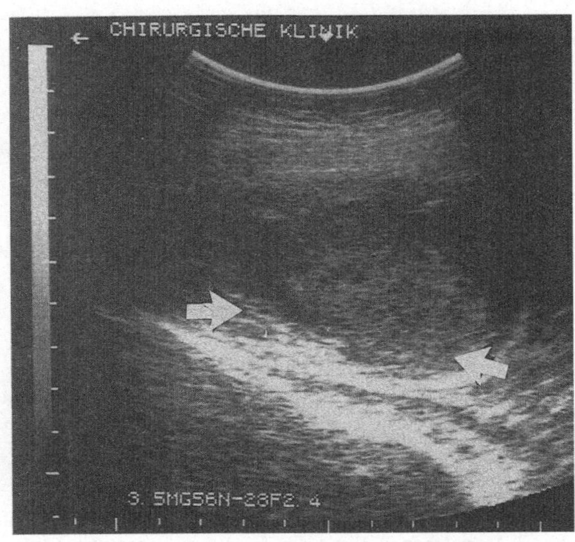

Abb. 2. Echoarme Einschmelzung im Weichteilgewebe (5 x 3 cm) als Ausdruck einer Abszedierung bei einem drogenabhängigen Patienten am re. Oberschenkel (*Pfeile*). Unregelmäßige Begrenzung und zahlreiche Binnenechos

Sportverletzungen stellen ein unerschöpfliches Reservoir für die sonographische Untersuchung dar. Während der „Muskelkater" oder die Zerrung kein Schalläquivalent besitzen, kann der Muskelriß bereits an der Auslöschung der Septen sichtbar werden. Eine Myositis ossificans als Spätfolge ist an hellen Reflexzonen als Ausdruck von knöchernen Schollen zu erkennen.

Weichteile

Unter diesem Begriff sind sonographische Strukturen zu subsumieren, die außerhalb der Körperhöhlen und des Skelettsystems mit dem Schallkopf erreicht werden können. Daraus ergibt sich eine Fülle von Befunden unterschiedlichster Lokalisation. Häufige für den Chirurgen bedeutsame Lokalisationen sind:

- Weichteiltumoren (solide, zystisch)
- Einblutungen/Entzündungen
- Gefäßveränderungen
- Hernien
- Verkalkungen
- Fremdkörper

Eine zentrale Aufgabe der Sonographie von *Weichteilstrukturen* besteht in der Unterscheidung zwischen zystisch und solide, der Ausbreitung einer Entzündung (abszedierend/diffus) oder auch bei der Suche von nicht röntgendichten Fremdkörpern. Die Echogenität des sonographischen Bildes gibt zum einen Aufschluß über die Ausdehnung wie auch Begrenzung des Befundes.

Beispiel 2: 23jähriger HIV-positiver Patient mit einer palpablen Schwellung am proximalen ventralen Oberschenkel rechts. Anamnestisch wurde ein Trauma in diesem

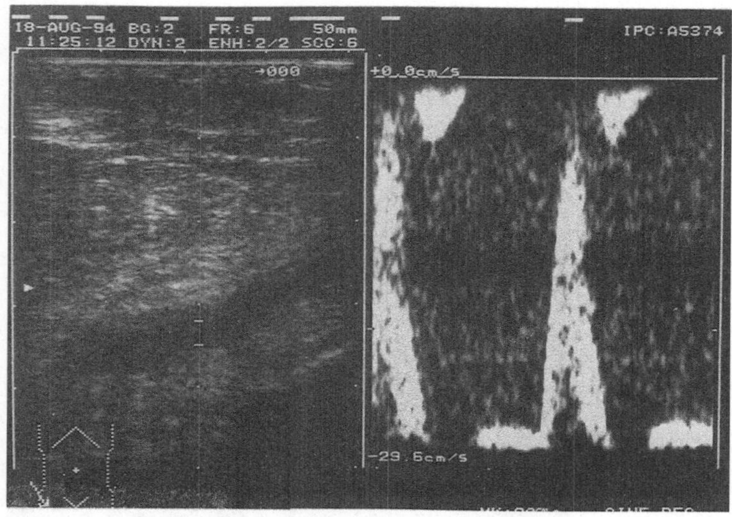

Abb. 3. Dopplerdarstellung der A. pop mit normalen Flußverhältnissen und unauffälligem Gefäßstatus

Bereich angegeben. Als sonographische Fragestellung ergab sich die Differenzierung solide/zystisch, und eventuell interventioneller Therapie. Die echoarme zystische Raumforderung mit echoreichen Reflexen legte den Verdacht auf eine Abszedierung nahe, die durch anschließende operative Entlastung bestätigt werden konnte (Abb. 2).

Die Ultraschalluntersuchung ermöglicht weiterhin die Differenzierung zwischen Weichteil und Gefäßen, so daß Aneurysmen, Lymphknoten oder Zysten differenziert werden können. Faszienstrukturen sind ebenso wie Gefäßstrukturen (gegebenenfalls durch Doppler ergänzt) klar abzugrenzen (Abb. 3). Dies gewinnt unter anderem Be-

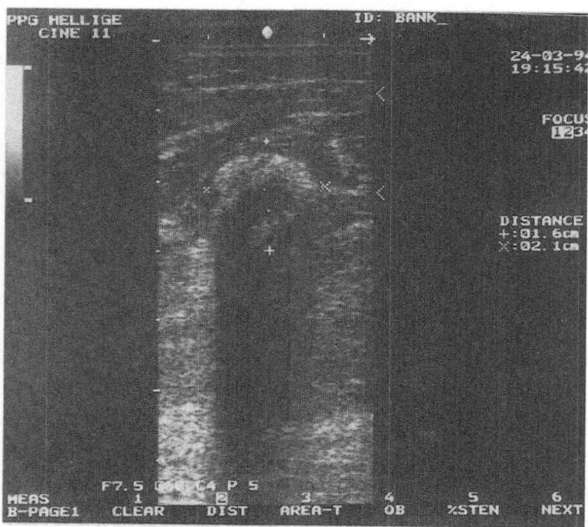

Abb. 4. Weichteilsarkom des re. distalen Femur mit inhomogenem Echomuster (1,6 x 2,1 cm) und Schallschatten, teils echoarmer Saum. Horizontalschnitt

deutung bei der Diagnose von Hernien oder Tumoren, am Muskel wie auch der Bauchwand (Abb. 4).

Entzündungsbedingte Veränderungen werden im allgemeinen erst in fortgeschrittenen Stadien erkannt, wenn eine Abgrenzung zum umgebenden Gewebe eintritt. Dann können Einschmelzungen (z.B. Abszeß) und diffuse Ausbreitung (z.B. Phlegmone) differenziert werden.

Sehnen

Im Echobild bestehen für Sehnen immer zwei Grenzflächen. Im Längsschnitt sieht man eine oberflächliche Reflexzone im Bereich der Sehnenscheide bzw. der dem Betrachter nächstliegenden Fläche und eine zweite Reflektion auf der darunterliegenden Sehnenseite. Die Sehne selbst stellt sich als schallarmer Bereich dar. Im Gegensatz dazu ist die gesunde Sehne im Querschnitt immer als helles rundes Gebilde zu sehen.

Sonographische Zeichen einer *Sehnenverletzung* sind die Unterbrechung der Kontinuität, eine echoarme Flüssigkeitsansammlung im Rupturbereich und eventuell abgrenzbare Sehnenenden. Von besonderem Interesse sind Verletzungen der Rotatorenmanschette, der Bizepssehne, Quadriceps- (Abb. 5) oder Achillessehne. Funktionelle Untersuchungstechniken haben hierbei eine besondere Bedeutung. Die meist oberflächliche Lage der Sehnen erfordert die Untersuchung mit 5- bzw. 7,5-MHz-Schallköpfen. Ein Seitenvergleich ist obligat.

Zum Beispiel weist die lange *Bizepssehne* eine Dicke von 4–5 mm auf und wird beim Normalbefund von einem echoarmen Saum (Sehnenscheide) umgeben, der bei vollständigen Rupturen verschwinden kann (Abb. 6). Die Indikation zur Sonographie einer Quadricepssehnenruptur ergibt sich dann, wenn die klinische Untersuchung

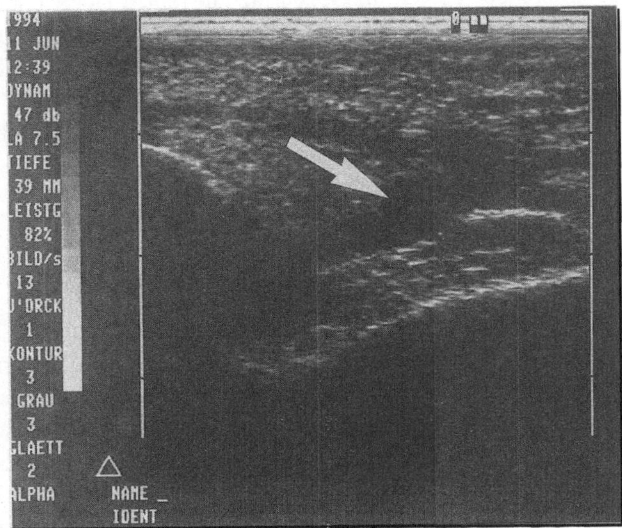

Abb. 5. Ruptur der Sehne des M. quadriceps fem. (Longitudinalschnitt). Gut sichtbarer echofreier Raum (*Pfeil*) als Ausdruck des Hämatoms, retrahierte Muskelenden mit Auflockerung der Struktur

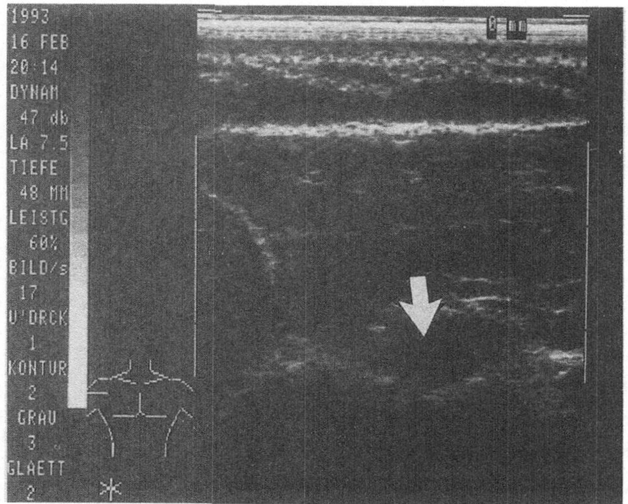

Abb. 6. Vorderer Horizontalschnitt der rechten Schulter mit flüssigkeitsgefülltem, echofreiem Raum im Sulcus bicipitis (*Pfeil*) als Ausdruck einer Einblutung nach proximaler Bizepssehnenruptur

keine eindeutige Diagnose ermöglicht. Gleiches gilt für Untersuchungen der Achillessehne.

Die *Tendinose* als degenerative Erkrankung des Sehnenansatzes geht mit einer Knochenhautreizung einher. Häufigste Lokalisation ist die Schulter- und das Ellbogengelenk. Sonographische Zeichen der Degeneration sind durch die Verringerung der Echodichte der Sehnenhülle und durch eine echoarme Umgebung gekennzeichnet. „Reizzustände" zeigen im Gegensatz zur reinen Degeneration eine Vergrößerung des Durchmessers. Über die Primärdiagnose hinaus hat der Ultraschall Bedeutung für die Beurteilung des Heilungsverlaufes mit daraus möglichen Rückschlüssen auf persistierende Beschwerden. Dabei können gemischt echoarme und echoreiche Bezirke, sowie teils echoreiche Areale mit kleinen Schallauslöschungen als Zeichen heterotoper Ossifikationen gesehen werden.

Diskussion

In der Beurteilung von Muskeln, Sehnen und anderen Weichteilstrukturen nach Trauma oder bei chronischen Beschwerden ist die Sonographie nach der klinischen Untersuchung und dem Nativröntgenbild das nächste bildgebende Verfahren. Bei Beherrschung der Methode erlaubt die hohe Aussagekraft nicht nur die Erhärtung der klinisch gestellten Diagnose, sondern kann in der Verlaufsbeurteilung das therapeutische Konzept bestätigen und kontrollieren.

Die Qualität der Darstellung ist in den einzelnen Körperregionen von unterschiedlicher Aussagekraft und hängt im wesentlichen von den anatomischen Gegebenheiten und der Wahl des Schallkopfes ab.

Hervorzuheben ist, daß der Ultraschall für die Beurteilung von Verletzungen des Schulter-, Knie- und Sprunggelenkes eine herausragende Bedeutung erhalten hat. So sind zum Beispiel Gelenkergüsse (im Kniegelenk ab 40 ml), Band- oder Sehnenrupturen, wie auch Verkalkungen ausgezeichnet zu erkennen. Die Darstellung der Außenbänder ist möglich, aufgrund der großen anatomischen Varianz aber schwierig zu interpretieren. Gleiches gilt für das Schultergelenk mit Darstellung des Lig. coracoclaviculare. Die Trefferquote für Hill-Sachs-Läsionen liegt nach Jerosch im Vergleich zum radiologischen Nachweis bei 95% (versus 48%). Eine Beurteilung der Bizepssehne findet im Rahmen jeder Schulteruntersuchung statt. Eine zusätzliche Indikation besteht, wenn durch ausgeprägte Schwellung die klinische Differenzierung proximale/distale Bizepssehnenruptur nicht möglich ist.

In Analogie zum Röntgenbild erfolgt die Darstellung immer in mindestens zwei Ebenen mit entsprechender Dokumentation des Befundes. Die Untersuchung der kontralateralen nicht betroffenen Seite ist Bestandteil jedes Untersuchungsganges. Die funktionelle Untersuchung gibt insbesondere bei Sehnenverletzungen wichtige zusätzliche Aufschlüsse. Dennoch ist die Sonographie nicht in der Lage histologische Diagnosen aufgrund von Weichteilbefunden zu stellen. Auch ohne die Möglichkeit Aussagen zur Ätiologie treffen zu können, stellt sie eine wertvolle Untersuchungstechnik dar, die zusätzlich an Bedeutung gewinnt, wenn klinischer Untersucher und „Sonographeur" in einer Person verbunden sind.

Literatur

Glaser F, Knopp W, Breitfuß H, Muhr G (1988) Die Ultraschalldiagnostik des stumpfen Weichteiltraumas. Unfallchirurg 91:179–184

Jerosch J, Marquardt M, Görtzen M (1990) Sonographishe Diagnostik von Hill-Sachs-Läsionen bei instabilen Schultergelenken. Ultraschall Med 11:31–38

Thermann H, Reimer P, Milbradt H, Zwipp H, Hoffmann R, Wippermann B (1992) Sonographische Primärdiagnostik und Verlaufskontrolle von Muskel- und Sehnenschäden der unteren Extremitäten. Unfallchirurg 95:412–418

Tiling Th, Holthusen U, Steffens H (1992) Sonographie der Weichteile und Gelenke. Chirurg 63:612–620

Truong S, Pfingsten FP, Dreuw B, Schumpelick V (1993) Stellenwert der Sonographie in der Diagnostik von unklaren Befunden der Bauchwand und Leistenregion. Chirurg 64:468–475

Wening JV (1993) Muskeln-Sehnen-Tendinosen. In: Rehm KE (Hrsg) Hefte zu der Unfallchirurg, Springer, Berlin Heidelberg, Heft 232:683–687

Sonographie der Achillessehne

H. Thermann

Unfallchirurgische Klinik, Medizinische Hochschule Hannover, Konstanty-Gutschow-Straße 8, D-30625 Hannover

Technik der Ultraschalluntersuchung der Achillessehne

Die Achillessehne ist aufgrund ihrer oberflächlichen Lage der Ultraschalluntersuchung gut zugänglich. Zur Darstellung der Achillessehne werden Applikatoren mit 7,5 oder 5 MHz verwandt, wobei aufgrund der Lage der 7,5 MHz-Schallkopf das Instrument der Wahl ist, da aufgrund der hohen Frequenz der Schallfokus im Sehnenbereich liegt.

Zur besseren Ankopplung erscheint aus eigener Erfahrung ein Silikon-Kissen oder eine Wasservorlaufstrecke obligat, da gerade im distalen Sehnenabschnitt mit dem prominenten Kalkaneus ein befriedigener, artefaktfreier Bildaufbau sonst nicht zu erreichen ist.

Die Untersuchung wird auf dem Bauch liegend durchgeführt, wobei der Fuß über die Untersuchungsliege hinausragt. Auf diese Weise ist ebenfalls eine dynamische Untersuchung mit Dorsal- und Plantarflexion durchführbar.

Der Gang der Untersuchung beginnt mit dem longitudinalen Schnitt an der Insertion der Sehne in den Kalkaneus. Der Verlauf wird bis zum muskulo-tendinösen Übergang verfolgt. Hierbei werden parallele longitudinale Schnitte von medial nach lateral durchgeführt, um so die Achillessehne vollständig zu untersuchen. Der transversale Schnitt wird in gleicher Weise durchgeführt. Die dynamische Untersuchung mit langsamer Dorsal- und Plantarflexion läßt Aussagen über das Gleitverhalten zu.

Sonoanatomie der Achillessehne

Für die sonographische Darstellung der Sehnen ist von entscheidender Bedeutung, daß der Ultraschall vertikal auf die Sehne trifft, um somit eine optimale artefaktfreie Darstellung der Achillessehne zu erzielen.

Die Sehne ist von einem echodichten glatt begrenzten Echoband umgeben, daß aus einer Reflexion am Peritendineum hervorgeht.

Die histologische Struktur erklärt die Echomorphologie der Sehne. Durch Reflexion an den Grenzflächen zwischen Endotendineum und Kollagenfaserbündeln entsteht das typische sonographische Bild. Als Binnenstruktur finden sich im Längsschnitt parallel verlaufende Echobänder, welche von wenigen Millimetern bis zu einem Zentimeter lang sind.

Im Transversalschnitt zeigt sich ein echodichtes Band als Korrelat zum Peritendineum während die Sehne als ein mehr punktförmiges retikuläres Bild erscheint. Im Überblick ergibt die Sehne ein oväläres Gebilde.

Hefte zu „Der Unfallchirurg“, Heft 249
Zusammengestellt von K. E. Rehm

Sonografisches Erscheinungsbild der frischen Achillessehnenruptur

Die Mehrzahl der Rupturen sind klinisch eindeutig diagnostizierbar, jedoch können diagnostische Probleme auftreten. Besonders die Unterscheidung vom „Tennis-leg“, sowie die Differenzierung der kompletten Ruptur von der Teilruptur bereiten Schwierigkeiten. Die Sonographie ermöglicht hier eine definitive Diagnosefindung.

Primärdiagnostik

Die sonografischen Zeichen einer Achillessehnenruptur sind folgende:

1. Kontinuitätsunterbrechung
2. Abgrenzbare Sehnenenden
3. Echoarme Flüssigkeitsansammlungen (Rupturbereich) mit Veränderungen der parallelen Binnenechos
4. Auflockerung der parallelen streifigen Struktur.

Die aufgeführten Aspekte finden sich bei ausreichender Erfahrung regelmäßig, jedoch gibt es eine erhebliche Varianz des sonografischen Erscheinungsbildes einer frischen Achillessehnenruptur. Wesentliche pathomorphologische Aspekte, besonders in Hinblick auf das einzuschlagende Therapiekonzept (konservativ oder operativ?), unterliegen der besonderen Beachtung. Bei vielen Achillessehnenrupturen findet man keine deutlich sichtbaren Diastasen der Sehnenstümpfe mit Hämatomansammlungen. Zur definitiven Diagnosefindung ist daher eine dynamische Untersuchung unerläßlich.

In Dorsalflexion ist fast regelmäßig eine Dehiszenz der Sehnenstümpfe nachweisbar. Eine wesentliche Information ergibt sich aus der Plantarflexion des Fußes, da eine vollständige Adaptation der Sehnenenden die Möglichkeit einer konservativen Behandlung freistellt. Desweiteren läßt sich in der Plantarflexion auch die Intaktheit des Peritendineums überprüfen, da sich die Sehnenenden in diesem Fall nicht überlappen, sondern ineinander verschieben.

Ein wesentlicher Hinweis auf eine Ruptur, auch bei nicht deutlich sichtbarer Lücke, ist die Auflockerung der feinen, parallelen Binnenechos, welche durch den Verlust der Quervernetzung durch die elastischen Fasern nicht mehr länglich ausgerichtet sind. Abzugrenzen sind hiervon entzündliche Tendopathien mit ödematöser Auflockerung der Struktur. Wesentliche Aussagen über das Vorliegen einer Teilruptur sind durch das parallele longitudinale Abfahren des Rupturbereiches zu gewinnen.

Ergänzt wird die Untersuchung durch transversale Schnitte im Rupturbereich, die zur Differenzierung einer Teilruptur von einer kompletten Ruptur beitragen. Als Nebenbefund kommt die M. plantaris-Sehne, falls vorhanden, in beiden Ebenen als echodichtes Band zur Darstellung.

Bei der Erstuntersuchung werden Dehiszenz (in Neutral-0-Stellung und 20° Plantarflexion), Lokalisation der Rupturstelle gemessen von der Insertion der Sehne in den Calcaneus, maximale Dicke der verletzten und der gesunden Sehne.

Artefakte

Artefakte sind Erscheinungen, die durch Geräteeinstellung nicht eliminiert werden können. Zur sicheren Beurteilung gerade pathologischer Veränderungen ist deren Kenntnis und Interpretation Voraussetzung.

Bogenartefakte. An Grenzflächen, welche nicht parallel zum Wandler begrenzt sind, werden die schräg liegend meist seitlichen Anteile mit weniger Intensität reflektiert, so daß in diesem Bereich sogar Schallschatten hervorgerufen werden können. Dieses Phänomen tritt beim transversalem „Schallen“ der Sehne auf.

Wiederholungsechos. Das Auftreten von Schallimpulsen zwischen Medien verschiedener Impedanz führt zur Reflexion eines Teils der Schallwellen, während der andere Teil durch die Grenzfläche hindurchgeht, was zu Mehrfachreflexionen führen kann (bei Bursitiden möglich).

„Wandernder Reflex“. In der statischen Untersuchung zeigt sich bei Sehnen im optimalen Focusbereich eine kräftige echoreiche Reflexion, während im weiteren Verlauf, aufgrund von Beugung und Brechung in der Krümmung des Sehnenverlaufs, eine echoarme Struktur zur Darstellung kommt. Bei der dynamischen Untersuchung wird die Sehne unter dem Schallkopf langsam bewegt. Wiederum kommt es jeweils dort, wo die Sehne perpendikulär getroffen wird zu einem kräftigen Echoreflex, wobei es durch die Bewegung der Sehne zu einem „Wandern“ dieser echoreichen Zone kommt.

Sonographische Evaluation des Heilverlaufes

Bei Verlaufskontrollen kann mit der dynamischen Untersuchung ab der sechsten Woche bei ausreichender Regeneratbildung das Gleitverhalten der Sehne kontrolliert werden. Immer wird die kontralaterale Seite zum Vergleich mit herangezogen.

Bei der Verlaufskontrolle werden Hämatombildung, periphere sowie zentrale Dehiszenz, maximale Sehnendicke, Sehnendicke im Rupturbereich sowie die Veränderungen der Sehnenstruktur untersucht.

Im Rahmen einer Studie zur sonographischen Evaluation der Sehnenheilung wurde anhand von über 1600 durchgeführten Sonographien eine Klassifikation erarbeitet, welche 4 Grade der Sehnenstruktur vorsieht:

- 1° dicke, helle, lange parallele Binnenechos, dicht aneinanderliegend (normale Struktur)
- 2° dünnere, kürzere, weiter auseinanderliegende Binnenechos
- 3° einzelne parallele, gering gerichtete Binnenechos
- 4° keine gerichteten, mehr punktförmige Binnenechos (Salz und Pfeffer)

Ergebnisse der sonografischen Untersuchung bei 250 Patienten an der MHH

Der sonographische Erstbefund bestätigte in allen 250 Fällen die komplette Achillessehnenruptur.

Diastase. Bei der dynamischen Erstuntersuchung kam es in der Neutral-Position bei 8% der Patienten zu einer vollständigen Adaptation der Sehnenstümpfe.

Im Gegensatz dazu hatten 85% Patienten eine komplette Adaptation der Sehnenenden in 20° Plantarflexion.

Lokalisation. Am häufigsten trat die Ruptur zwischen 2 und 6 cm proximal der Insertion am Calcaneus auf (80%).

Evaluation des Heilverlaufes durch sonographisches Monitoring

4 Wochen. Nach 4 Wochen kann bei 30–40% der Patienten noch ein Hämatom nachgewiesen werden, welches häufiger ventralseitig zu finden ist. Eine Zunahme der Sehnendicke konnte bis auf Einzelfälle weder in der konservativ – noch in der opera-

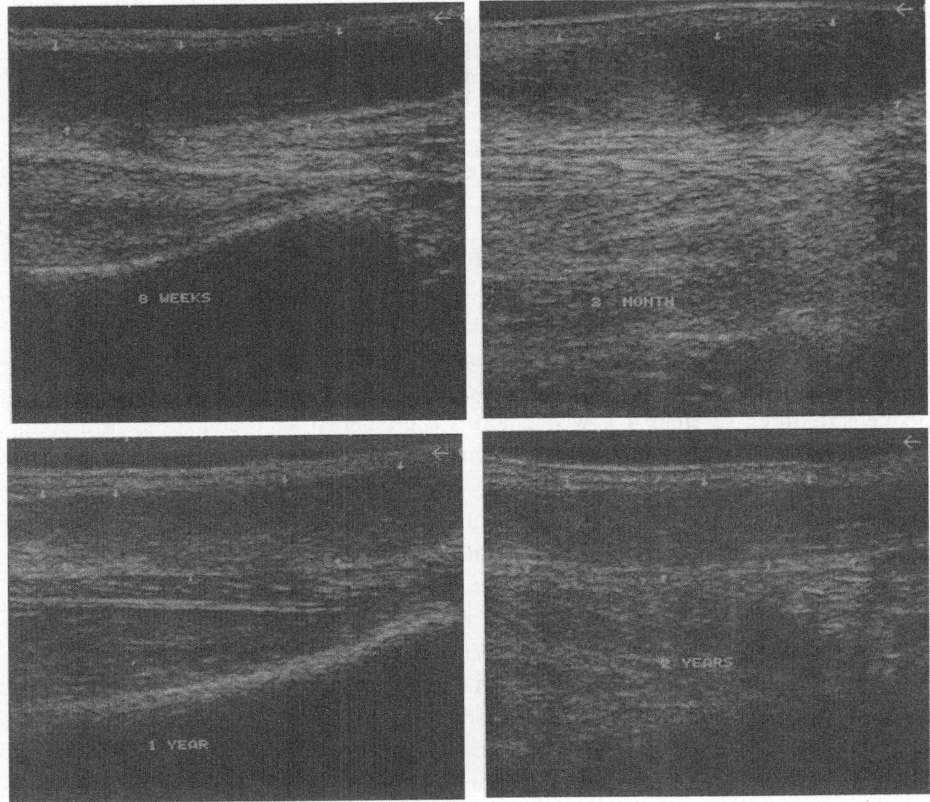

Abb. 1–4

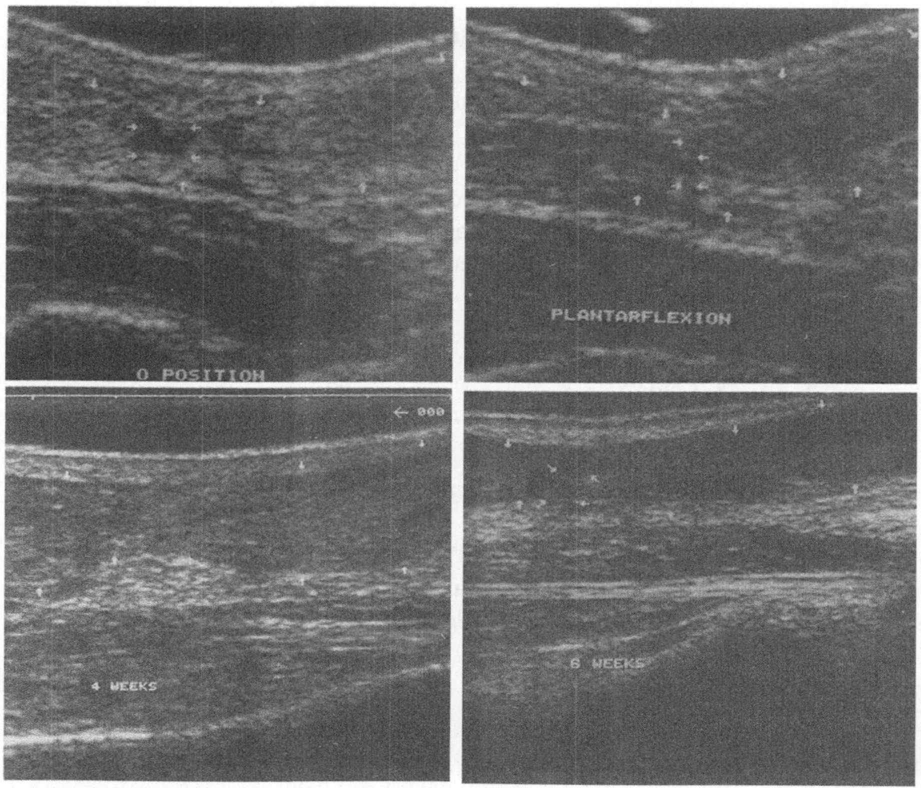

Abb. 5–8. Sonografischer Heilverlauf einer primär funktionell behandelten Achillessehnenruptur (0°-Position, 20° Plantarflexion, 4, 6, 8, 12 Wochen, 1 und 2 Jahre)

tiv – funktionell behandelten Gruppe gefunden werden. Bei allen Patienten ist die ehemalige Rupturstelle sonographisch gut auszumachen, wobei im Rupturbereich bei den primär funktionell behandelten Patienten vermehrt echoreiche Strukturen als Zeichen beginnender Regeneratbildung zu finden waren. Insgesamt fanden sich sowohl bei den operierten als auch bei den konservativ behandelten Rupturen inhomogene Sehnenstrukturen (3° und 4°), wobei neben echoreichen auch echoarme Strukturen (Nekrosen?) im Rupturbereich gefunden wurden.

6 und 8 Wochen. Sowohl bei der konservativ funktionellen als auch bei der operativ-funktionellen Therapie zeigt sich eine deutliche Tendenz zur Verdickung der Sehne, sowohl im Rupturbereich als auch bei der Analyse der maximalen Sehnenstärke. In der Regel kann ein Hämatom nicht mehr nachgewiesen werden. Das sonographishe Bild zeigte nunmehr ein zunehmendes „Verwischen“ der Sehnenstümpfe, so daß in einigen Fällen der Rupturbereich nur noch undeutlich auszumachen ist. Das sonographische Bild zeigt eine punktförmige Ausrichtung kleiner Binnenechos. Bei konservativ behandelten Patienten mit Diastase fand sich im Rupturbereich echodichtes Gewebe (Narbe) ohne fibrilläre Strukturen. Die dynamische Untersuchung mit Plantarflexion aus der Neutralstellung unter sonographischer Kontrolle zeigt bei konservativ gegenüber operativ behandelten Patienten ventralseitigen Adhäsionen im Gegensatz zu dorsalseitige Adhäsionen bei operierten Patienten.

12 Wochen. Zum Zeitpunkt dieser Untersuchung zeigt sich in der Regel Zunahme der Sehnendicke für den ehemaligen Ruptur- bzw. Nahtbereich.

Die maximalen Sehnenstärke, welche nunmehr im Rupturbereich gemessen wurde, betrug in beiden Gruppen zwischen 12 und 25 mm (Mittelwert um 15 mm). Die Sehnenheilung mit „muffenartiger" Proliferation vom Peritendineum ausgehend, konnte songraphisch bestätigt werden.

Die Sehnenheilung mit zunehmender Regeneratbildung führte somit zu einer deutlichen Verdickung, die unabhängig vom Therapieverfahren war. Die Sehnenstruktur zeigte eine zunehmende Homogenisierung im Rupturbereich mit punktförmigen echoreichen und echoarmen Reflexen. Obwohl die Sehne nur mit resorbierbarem Material genäht wurde, ließ sich die Naht bei allen operierten Patienten noch problemlos nachweisen.

6 Monate. Bei den Kontrolluntersuchungen nach 24 Wochen konnte in Bezug auf Sehnenstärke nur eine minimale Zunahme registriert werden (Mittelwert um 16 mm).

Das Regenerat erreicht nunmehr eine maximale Sehnenstärke, welches unabhängig des Therapieregimes auftritt.

Im songraphischen Bild lassen sich die ehemaligen Sehnenstümpfe aufgrund der Umbauprozesse im Rupturbereich nur noch in Einzelfällen andeutungsweise auffinden. Die Struktur mit den obenbeschriebenen Echomustern zeigt fast keine Abweichung mehr gegenüber den 12-Wochen-Kontrollen.

Ein und zwei Jahre. Im sonographischen Bild findet sich eine Verringerung der Sehnenstärke auf einen Mittelwert von etwa 13 mm in beiden Gruppen, wobei die Sehne in ihren Umbauprozessen somit ein „steady state" erreicht hat. Jedoch bedeutet dies, daß die Sehne mehr als doppelt so dick im Vergleich zur Gegenseite bleibt. Andeutungen auf die ehemaligen Sehnenstümpfe lassen sich nicht mehr nachweisen, ebenso findet sich kein Anhalt mehr für nicht resorbiertes Nahtmaterial.

Im wesentlichen kommt es zu einem ungeordneten Verlust der parallelen Faserstruktur, welche als sonographisches Korrelat in einem ungeordneten, punktförmigen Binnenecho ihren Ausdruck findet, wobei der Heilvorgang nur zu einer geringen Wiederherstellung paralleler Strukturen führt.

Achillodynie

In dem Symptomenkomplex „Achillodynie" werden Schmerzzustände im Bereich der Achillessehne zusammengefaßt, die peri- und intratendinöse Veränderungen sowie Bursitiden beinhalten können. Die klinische Untersuchung läßt neben Schwellung, Druck- und Bewegungsschmerzhaftigkeit sowie anamnestischer Erhebung keine morphologische Analyse zu. Diese ist aber entscheidend für das einzuschlagende Therapiekonzept.

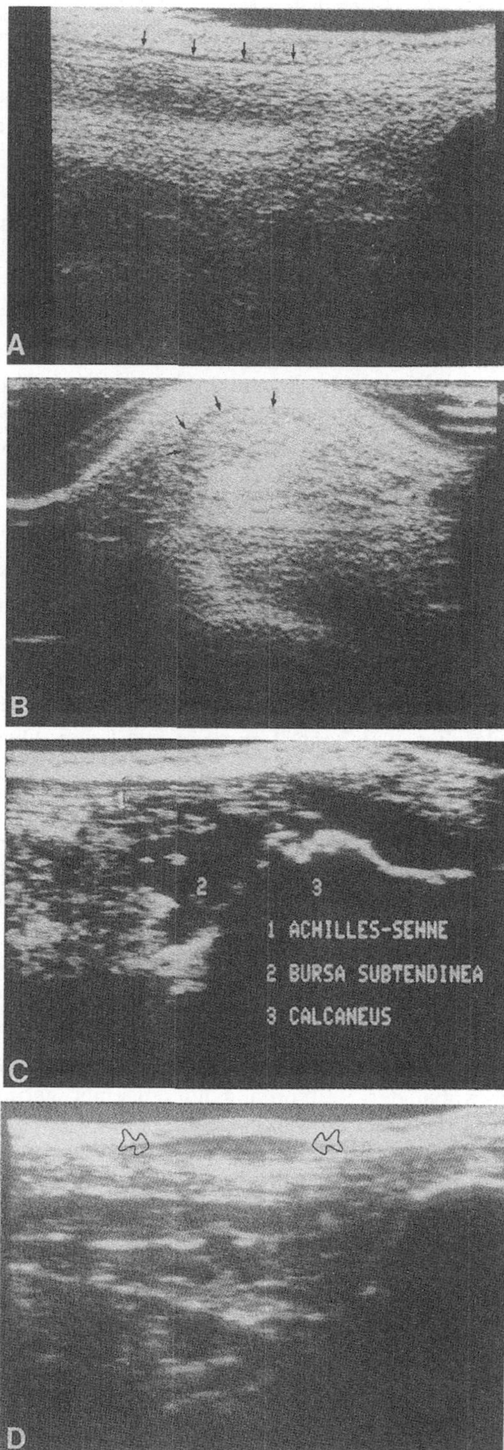

Abb. 9. A Peritendinitis longit. Schnitt; **B** Peritendinitis transv. Schnitt; **C** Bursitis subachillea; **D** fokale Tendinitis

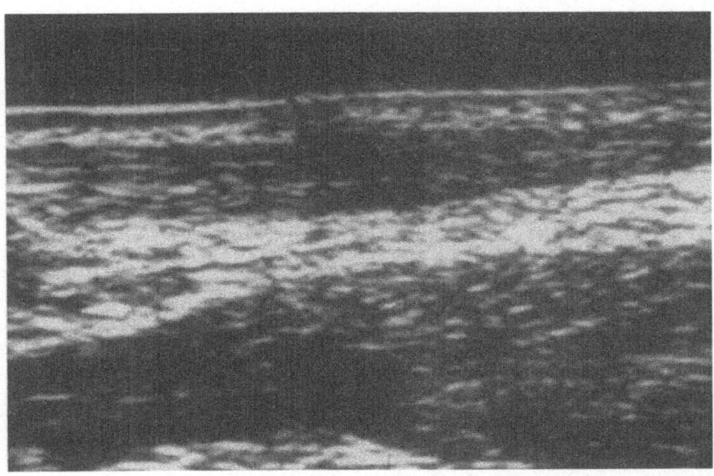

Abb. 10. Chronische Tendinitis mit echoarmer Auflockerung und fokalem Herd

Folgende typischen Ultraschallbilder finden sich bei akuten oder chronischen Veränderungen:

1. Peritendinöse Flüssigkeitsansammlung
2. Echoarme Transformation der Sehnenstruktur mit Anschwellung
3. Echoarme intratendineale Areale
4. Echoreiche Strukturen bis hin zu Kalzifikationen (Peritendineum, teilweise intratendinös)
5. Vermehrte Flüssigkeitsansammlung der Bursa subachillaea.

Die mit Flüssigkeitsansammlungen einhergehenden Veränderungen sind bis auf Ausnahmen akute Ereignisse (Peritendinitis). Sonographisch zeigt sich eine brillante Akzentuierung des Peritendineums mit darunterliegendem echoarmen Saum. In manchen Fällen kommt es zusätzlich zu echoarmen Auflockerungen der Sehnenstruktur mit Verbreiterung der Sehne. Eine akute Tendinitis kann auch fokal in Form eines echoarmen intradendinealen Areals auftreten. Dieses befindet sich meist im geringer duchbluteten Anteil der Achillessehne, also 2–5 cm proximal der calcanearen Insertion.

Bei chronischen Beschwerdebildern ist die Sehne fast immer verdickt. Echoreiche Reflexe finden sich in den meisten Fällen intratendineal, teilweise vermischt mit echoarmen Strukturen. die Veränderungen der Sehne sind nicht fokal begrenzt und sind häufig mit einer Verdickung des Peritendineum externum verbunden.

Die Bursitis subachillea ist als echoarme Fläche eindeutig darstellbar. In der Regel zeigt die Achillessehne ein normales Reflexmuster.

Die Darstellung einer Insertionstendinitis ist aufgrund von Artefaktbildung im Sehnen/Knochen-Übergang technisch anspruchsvoll. Durch Reflexionsphänomene an der Knochengrenze kommt es zu Schallauslöschungen, welche ein echoarmes Bild wie auch bei der Insertionstendinitis vortäuschen können. Der Schall muß hierbei genau auf die Sehnenfasern fokusiert werden.

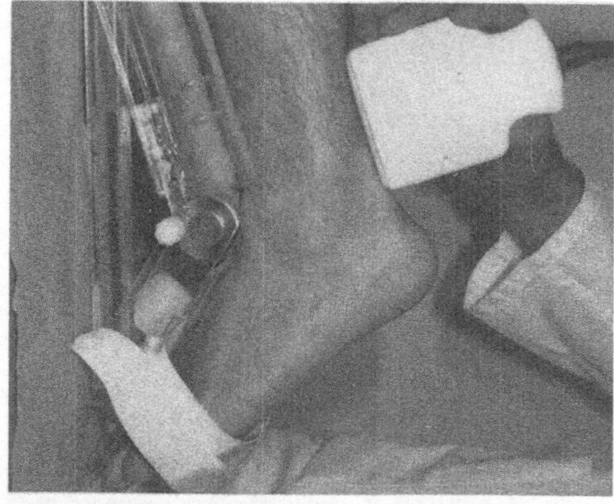

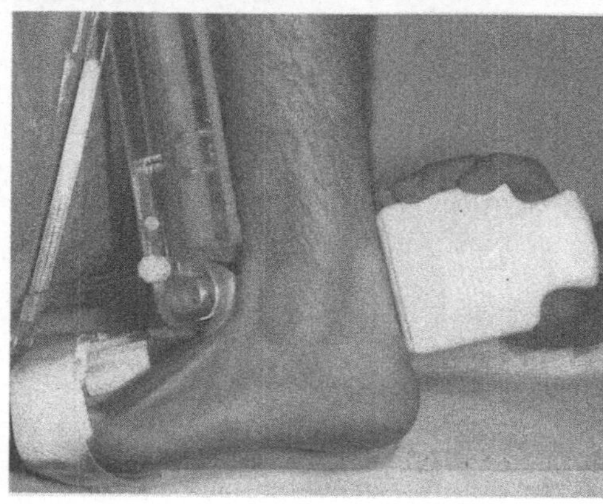

Abb. 11. Dynamische Untersuchung in 0°-Position und 20° Plantarflexion (hier mit standardisiertem Haltegerät)

Die Sonographie der entzündlichen Veränderungen der Achillessehne erfordert Erfahrung in Technik und Interpretation der Befunde, da schon eine technisch nicht saubere Einstellung zu echoreichen oder echoarmen Reflexen in der Sehne führen kann.

Literatur

1. Arndt KH (1976) Achillessehnenruptur und Sport. Johann Ambrosius Bart, Leipzig
2. Blei CL, Nirschl RP, Grant EG (1986) Achilles tendon: US diagnosis of pathological conditions. Radiology 159:765–769
3. Bucher O (1985) Cytologie, Histologie und mikroskopische Anatomie des Menschen, Verlag Hans Huber, Bern Stuttgart Wien
4. Campani R, Pisani A, Benazzo F, Castelli C, Meroni L, Barazzoni G (1985) Approccio alle tendonipatie achillee negli atleti. La Radiologia Medica 71:44–50
5. Dillehay GL, Deschler T, Rogers LF, Neiman HL, Hendrix RW (1984) The ultrasonografic characterization of tendons. Invest Radiol 19:338–341
6. Fornage BD (1987) The hypoechic normal tendon – A pitfall. J Ultrasound Med 6:19–21
7. Fornage BD (1988) Ultrasound examination of tendons. Radiol clinics of North America 26:87–107

8. Hoffmann R, Thermann H, Milbradt H, Reimer P (1988) Clinical importance of Achilles Tendon Sonography in case of Achillodynia. Surgical Endoscopy, Ultrasound and Interv. Techniques Vol 2, No 2:105
9. Maner MB, Marsh MJ (1981) Ultrasonic findings in a ruptured Achilles tendon. Radiographics 4:185
10. Mayer R, Wilhelm K, Pfeiffer KJ (1984) Sonographie der Achillessehnenruptur. Digit Bilddiagnostik 4:1985–1987
11. Reimer P, Milbradt H, Thermann H (1988) Die Sonomorphologie der normalen Achillessehne und Muster pathologischer Veränderungen. Radiologe 28:330–331
12. Scheller AD (1980) Tendon injuries about the ankle. Symp Sports Inj 2:801
13. Thermann H, Zwipp H, Milbradt H, Reimer P (1989) Die Sonografie in der Diagnostik und Verlaufskontrolle der frischen Achillessehnenruptur. Unfallchirurg 92:266–269
14. Thermann H (1992) Die funktionelle Behandlung der frischen Achillessehnenruptur – eine klinische und experimentelle Studie. Habilitationsschrift Med Hochschule Hannover
15. Thermann H, Reimer P, Milbradt H, Zwipp H, Hoffmann R, Wippermann B (1992) Sonographische Primärdiagnostik und Verlaufskontrolle von Muskel- und Sehnenschäden der unteren Extremitäten. Unfallchirurg 95:412–418
16. Thermann H, Hoffmann R, Zwipp H, Tscherne H (1992) The Use of Ultrasonography in the foot and ankle. Foot & Ankle Vol 13, No 7:386–390

Sonographie des Sprunggelenks

R. Ernst

Chirurgische Klinik, St. Josef-Hospital, Ruhr-Universität Bochum, Gudrunstraße 56, D-44791 Bochum

Einleitung

Das Supinationstrauma des oberen Sprunggelenkes ist in der täglichen Praxis eine häufige Verletzung. 15–20% der Sportverletzungen betreffen das obere Sprunggelenk. Ballsportarten weisen die höchste Verletzungsrate auf [6, 12]. Unzureichende Behandlung kann zur chronischen Bandinstabilität führen. Klinische Untersuchungen und Anamnese führen meist zur richtigen Diagnose. Röntgenaufnahmen in zwei Ebenen zum Frakturausschluß und „gehaltenen Röntgenaufnahmen" haben sich zur Objektivierung und Dokumentation des Befundes durchgesetzt.

Seit Anfang 1987 haben wir die Songraphie in der Diagnostik von Sprunggelenksaffektionen eingesetzt (Tabelle 1). Die direkte Darstellung der Außenbandruptur ist uns und anderen Autoren [5, 13] mit den zur Verfügung stehenden Ultraschallgeräten nicht sicher gelungen, so daß wir für die funktionelle Prüfung der Gelenkinstabilität des oberen Sprunggelenkes unsere eigene Methode entwickelt haben. Weitere wesentliche Vorteile und Einsatzgebiete der Sonographie sind die Erkennung von Weichteilaffektionen wie z.B. Hämatomen, die Darstellung von Gelenkergüssen, die Überprüfung der Oberfläche der Knochenstrukturen, soweit sie der Untersuchung zu-

Hefte zu „Der Unfallchirurg", Heft 249
Zusammengestellt von K. E. Rehm

Tabelle 1. Indikationen und Fragestellung für die Sprunggelenkssonographie

- Ruptur des Außenbandes
- Gelenkerguß
- andere Kapsel-Bandverletzung
- andere Weichteilverletzung oder -Erkrankung
- Fraktur, Epiphysenverletzung

gänglich sind. Besonders bei Frakturen und Epiphysenverletzungen bei Kindern, die radiologisch nicht sicher zu belegen sind, ergeben sich hier wesentliche Vorteile.

Untersuchungstechnik

Nach Frakturausschluß und klinischer Untersuchung sollte die orienteriende Sonographie erfolgen, mit Darstellung des Gelenkspaltes von ventral. Der Schallkopf wird dazu zunächst senkrecht in Längsrichtung über dem Gelenkspalt positioniert und quer über das Gelenk geführt. Strecksehnenfächer, Gelenkkapsel und Knochenstruktur werden abgetastet, einschließlich der Syndesmosenregion, mit Prüfung der Syndesmosenfestigkeit. Von dorsal wird über der Achillessehne der Schallkopf aufgesetzt und durch Kippbewegung der dorsale Gelenkspalt abgetastet. Bei Verdacht einer Außenbandruptur wird anschließend sonographisch-funktionell untersucht. Wie noch ausgeführt wird, kann nach entsprechender Übung die Sonographie die gehaltenen Röntgenaufnahmen ersetzen.

Nach unserer Methode [1–3] schallen wir das Sprunggelenk senkrecht von dorsal in Längsachse des Unterschenkels über dem lateralen Anteil des tibio-talaren Gelenkspaltes. Der Patient liegt in Bauchlage, die Sprunggelenke nehmen bei leichter Beugung im Kniegelenk eine ca. 90°-Stellung ein. Aus derselben Ausgangsposition ist sowohl eine Beurteilung des Talusvorschubes als auch der Taluskippung möglich (schematische Darstellung, Abb. 1, 2). Grundeinstellung des Gelenkes und Funktionsprüfung sind denen bei gehaltenen Röntgenaufnahmen sehr ähnlich.

Unter „Realtime"-Bedingungen wird durch entsprechende Handgriffe („Zangengriff" – Talusvorschub, Fersenkippung – Talluskippung) die Stabilität geprüft (Abb. 4). Die Änderung des Abstandes zwischen Tibiahinterkante und hinterer Begrenzung der Talusrolle ist das Maß für die Instabilität. Der Verletzte wird aufgefordert, die Muskeln zu entspannen. Gewaltanwendung ist strikt zu vermeiden, da sie Schmerzen und Gegenspannen provoziert und das Untersuchungsergebnis verfälscht. Standardisierte Belastung ist nicht erforderlich.

Die Gegenseite wird stets zum Vergleich mituntersucht. Die Dokumentation enthält die pathologischen Befunde, die Abstandsmessungen mit und ohne Streßauslösung der funktionellen Außenbandprüfung.

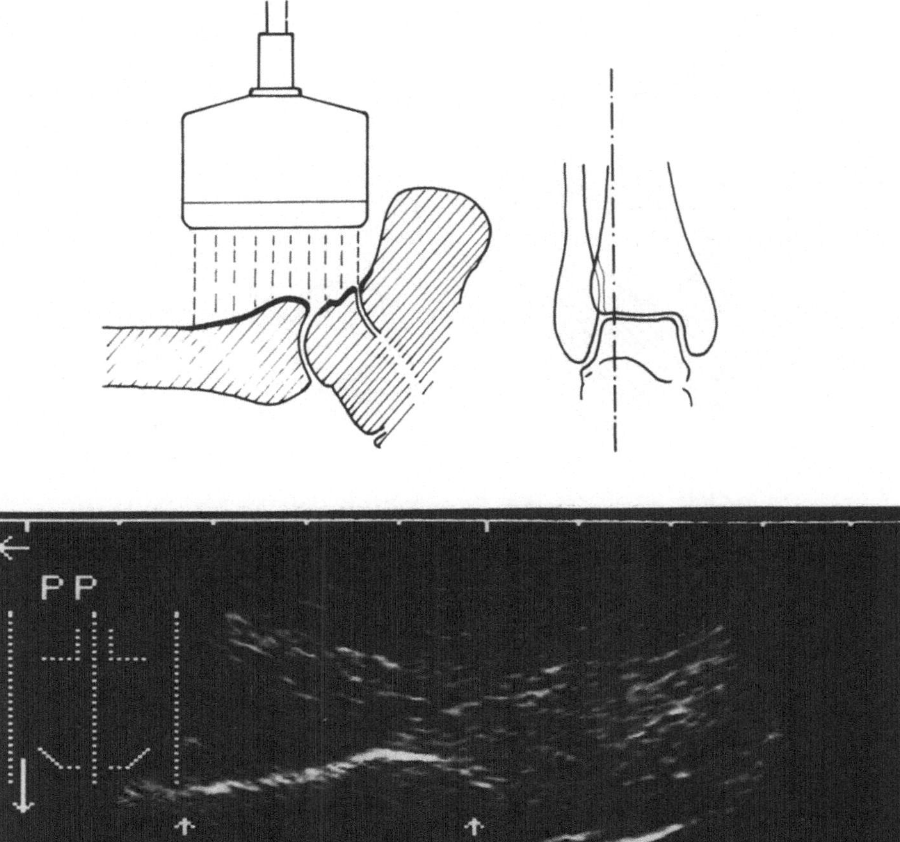

Abb. 1 a, b. Definierte Untersuchungsabschnittebene für die funktionelle Außenbandprüfung in schematischer Darstellung als Ausgangsposition für die Ultraschalluntersuchung und zugehöriges Ultraschallbild: **a** Schema des sagittalen Längsabschnittes durch das obere Sprunggelenk. Die markante Kontur der Tibiahinterkante und der hinteren Begrenzung der Talusrolle ist hervorgehoben. **b** Zugehöriges Ultraschallbild. Es muß auf eine klare Abbildung der Knochenstrukturen geachtet werden. Talusrolle und Tibiahinterkante sind mit *Pfeilen* markiert

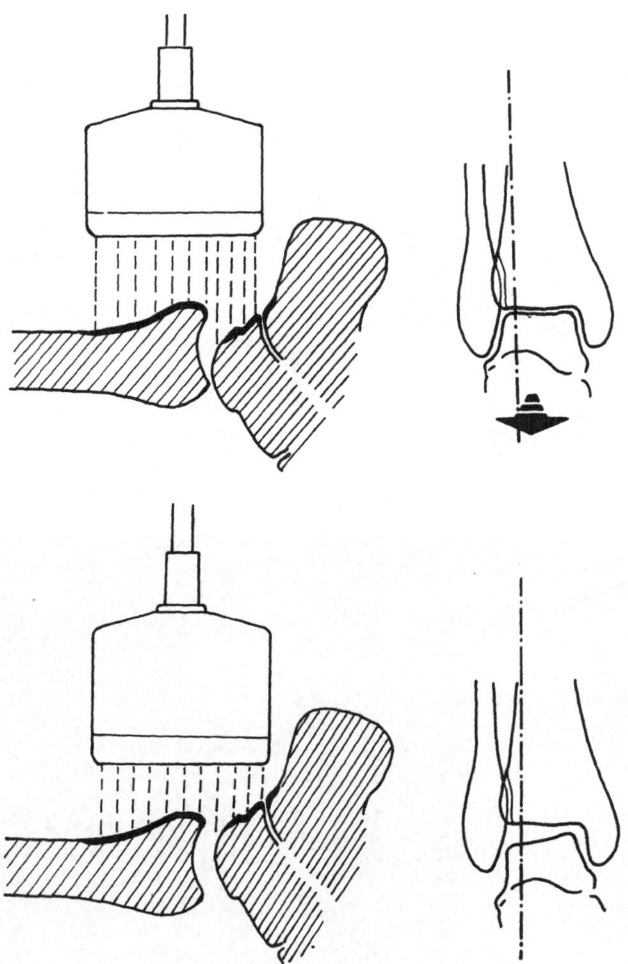

Abb. 2 a, b. Schema der Untersuchungsschnittebene während der Prüfung des Talusvorschubes (**a**) und der Taluskippung (**b**)

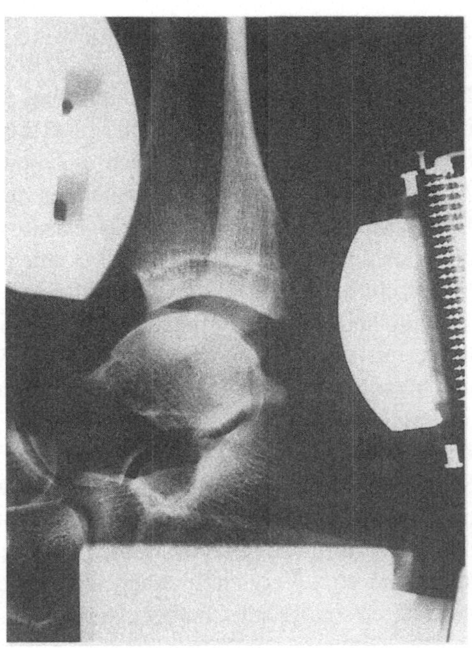

Abb. 3. Seitliches Röntgenbild während der Prüfung des Talusvorschubes mit Abbildung der Schallkopfposition

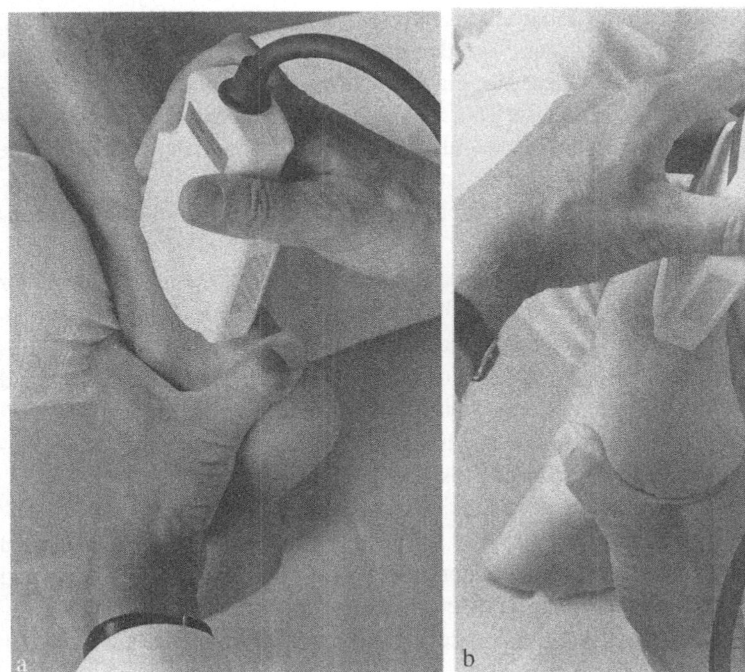

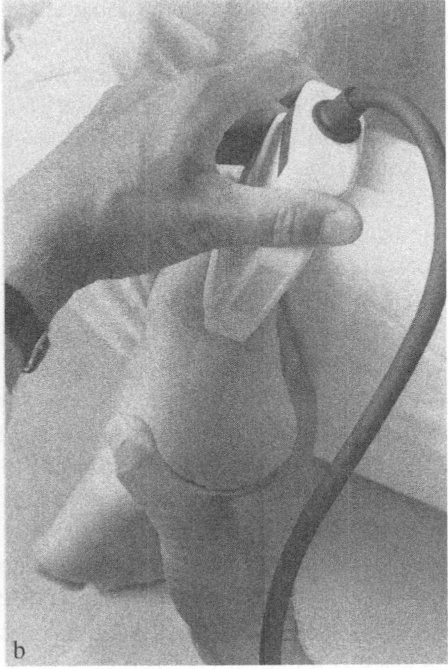

Abb. 4 a, b. Bandprüfung: Der Untersucher fixiert mit einer Hand den Schallkopf in der definierten Untersuchungsabschnittebene. **a** Auslösen des Talusvorschubes (Ansicht von dorsal): die Langfinger der anderen Hand stabilisieren die Tibia, der Daumen löst den Talusvorschub durch Druck auf den Calcaneus aus (Zangengriff). **b** Prüfung der Taluskippung (Ansicht von dorsal): die zweite Hand des Untersuchers umfaßt die Ferse. Die Langfinger stützen sich am Innenknöchel bei der Stabilitätsprüfung ab

Normale und pathologische Befunde

Bei der funktionellen Außenbandprüfung erwies sich nach unserer bisherigen Erfahrung [1–3, 8] ein Talusvorschub von 6 mm und mehr sowie eine Taluskippung von 6 mm und mehr als pathologisch und beweisend für eine vollständige Bandruptur. Allerdings muß durch die Untersuchung der unverletzten Gegenseite eine allgemeine Bandschwäche und Instabilität ausgeschlossen werden. Der Bewegungsausschlag der unverletzten Seite muß mindestens 3 mm geringer ausfallen. Betrachtet man den Talusvorschub als direkte Prüfung des Ligamentum fibulo-talare anterius und die Taluskippung als Maß der Verletzung des Ligamentum fibulo-calcaneare so kann die Methode mit einer Sensitivität von 0,95 die Verletzung des Lig. fibulo-talare anterius und einer Sensitivität von 0,80 die Verletzung des Lig. fibulo-calcaneare voraussagen.

Die Ultraschalluntersuchung sollte sich nicht auf die funktionelle Kontrolle des Außenbandapparates des oberen Sprunggelenkes beschränken. Die Weichteile wie Sehnen und Kapsel-Band-Strukturen, aber auch Knochen- und Gelenkflächen sollten nach zusätzlichen Verletzungen abgesucht werden. Die Ausdehnung von Hämatomen und Hämarthros kann erfaßt werden. Stets sollte die unverletzte Gegenseite mituntersucht und zum Vergleich herangezogen werden. Auch chronische Gelenkbeschwerden sollten sonographisch abgeklärt werden.

Die Konturen von Tibiahinterkante und Talusrolle sind von gehaltenen Röntgenaufnahmen gut bekannt. In der Einarbeitungsphase in unsere Sonographiemethode ist das von Vorteil, da kaum „umgedacht" werden muß. Das Aufklappen und Klaffen des Gelenkspaltes ist gut zu beobachten. Die Plantarflexion, die bekanntlich einen Talusvorschub vortäuschen kann, bringt die Talusrolle unter der Tibiahinterkante zum Verschwinden, verhindert damit ein exaktes Ausmessen und scheidet somit als mögliche Fehlerquelle aus.

Die Beurteilung der Taluskippung bleibt problematisch auch wenn die Taluskippung streng seitlich überprüft und nicht der gesamte Vorfuß supiniert wird. Die Ruptur des Lig.fib.-tal.ant. erlaubt eine Subluxation des Talus nach vorne und in dieser Stellung erschlafft das Lig.fib.-calc. und läßt bereits eine vermehrte Taluskippung zu. Auch die Beurteilung der gehaltenen Röntgenaufnahmen ist aus diesem Grund problematisch. Untersuchungen von Ludolph und Mitarb. [10] haben gezeigt, daß anhand der gehaltenen Röntgenaufnahmen aus Taluskippung und Talusvorschub offensichtlich nicht auf das Verletzungsmuster der Bänder geschlossen werden kann. Bei Sonographie-Methoden hingegen ist dies mit Einschränkung möglich.

Wenn gehaltene Röntgenaufnahmen bei frischen Bandrupturen als „objektives" Kriterium für die Instabilität herangezogen werden, so muß man damit rechnen, daß frische Bandverletzungen in einer Größenordung bis zu 20% übersehen werden und diese Methode somit schlechter abschneidet als die Sonographie. Unsere eigene Erfahrung [2, 3] wird diesbezüglich durch eine Vielzahl von Mitteilungen aus der Literatur gestützt [5, 9, 10, 11, 14, 15].

Bei chronischer Bandinstabilität hingegen ist eine sehr gute Übereinstimmung zwischen gehaltenen Röntgenaufnahmen und unserer Sonographiemethode bei synchroner Anwendung im Halteapparat festzustellen [8]. Die Methoden sind hier gleichwertig und gegeneinander austauschbar [8].

Fehlermöglichkeiten der Ultraschallmethode bei der Prüfung der Außenbänder liegen im exakten Auffinden der Knochenmeßpunkte. Bei sehr starker lateraler Aufklappbarkeit kann der Meßpunkt im Bereich der Talushinterkante aus der Untersuchungsebene verschwinden, so daß nur die dauernde Bildkontrolle und evtl. Korrektur die sichere Diagnose erlaubt.
Die *Vorteile* der Ultraschalluntersuchung liegen zunächst in der sonographisch-funktionellen Kontrolle der Bandinstabilität des Außenbandapparates. Sie ist eine klinische Untersuchung unter „Ultraschall-Durchleuchtung". Durch Synopse von wiederholter klinischer Untersuchung mit Kontrolle des subjektiven Befundes im Ultraschallbild wird die Diagnose für den Untersucher sehr sicher. Die Ultraschalluntersuchung ist weit weniger schmerzhaft als die gehaltene Röntgenaufnahme und bei der frischen Bandruptur wahrscheinlich deshalb auch überlegen [2]. Die Röntgenstrahlenbelastung entfällt und limitiert den Untersuchungsgang nicht. Die Methode hat sich auch in Zweifelsfällen sehr gut bewährt [1]. Die Sonographie könnte in Zukunft die gehaltene Röntgen-Aufnahme ersetzen, soweit aus forensischen Gründen nicht weiterhin eine Dokumentation durch Röntgenuntersuchung gefordert wird. Andere Begleitverletzungen werden zuverlässig erkannt.

Literatur

1. Ernst R, Gritzan R, Weber A, Liebe S von, Zumtobel V (1988) Sonographie-Diagnostik bei Außenbandrupturen des oberen Sprunggelenkes bei nicht eindeutigen radiologischen Befunden. Langenbecks Arch Chir, Kongreßbericht, Suppl II, S 628
2. Ernst R, Weber A, Kemen M (1989) Sonographie in der Diagnostik der Außenbandruptur am oberen Sprunggelenk. Hefte zur Unfallheilkde 207:418–430
3. Ernst R, Grifka J, Gritzan R, Kemen M, Weber A (1990) Songraphische Kontrolle des Außenbandapparates am oberen Sprunggelenk bei der frischen Bandruptur und chronischen Bandinstabilität, Z Orthop 128:525–530
4. Forster G, Scheuba G, Weber EG (1979) Die standardisierte „gehaltene Aufnahme" zur Diagnostik der Bandverletzungen an der unteren Extremtität. Akt Chirurg 13:239
5. Glaser F, Friedl W, Welk E (1989) Die Wertigkeit des Ultraschalls in der Diagnostik von Kapselbandverletzungen des oberen Sprunggelenkes. Unfallchirurg 92:540–546
6. Godolias G, Dustmann HO (1985) Häufigkeit und Ursachen von Bandverletzungen des Sprunggelenkes bei verschiedenen Sportarten. Orthop Praxis 21:697–702
7. Jakob RP, Raemy H, Steffen R, Wetz B (1986) Zur funktionellen Behandlung des frischen Außenbänderrisses mit der Aircast-Schiene. Orthopäde 15:434–440
8. Kemen M, Ernst R, Bauer KH, Weber A, Zumtobel V (1991) Songraphische versus radiologische Beurteilung der chronischen Außenbandinstabilität am oberen Sprunggelenk. Unfallchirurg 94:614–618
9. Leier B, Hempfling H (1983) Frische isolierte Außenbandverletzungen des oberen Sprunggelenkes – Operationsindikation in Zweifelsfällen durch Arthroskopie. Klinikarzt 12:449–456
10. Ludolph E, Hierholzer G, Gretenkord K (1985) Untersuchungen zur Anatomie und Röntgendiagnostik des fibularen Bandapparates am Sprunggelenk. Unfallchirurg 88:245–249
11. Mayer F, Herberger U, Reuber H, Meyer U (1987) Vergleich der Wertigkeit gehaltener Aufnahmen und der Artrographie des oberen Sprunggelenkes bei Verletzungen des lateralen Bandkapselapparates. Unfallchirurg 90:86–91
12. Pförringer W (1985) Sprotartspezifische Weichteilverletzungen von Sprunggelenk und Fuß. Orthop Praxis 21:703–710

13. Schricker T, Hien NM, Wirth CJ (1987) Klinische Ergebnisse sonographischer Funktionsuntersuchungen bei Kapselbandläsionen am Knie- und Sprunggelenk. Ultraschall 8:27–31
14. Weiß C (1985) Die gehaltene Aufnahme des oberen Sprunggelenks – eine einfache Routineuntersuchung? Röntgenpraxis 38:385–389
15. Zink W, Wirth CJ (1985) Wie sicher ist die apparativ gehaltene Röntgenaufnahme des oberen Sprunggelenkes zur Diagnostik der fibularen Kapselruptur? Orthop Praxis 21:711–717
16. Zwipp H, Tscherne H, Hoffmann R, Thermann H (1988) Riß der Knöchelbänder: operative oder konservative Behandlung. Dtsch Ärztebl 42:2019

Kniegelenksonographie

J. V. Wening, C. Tesch und G. Fröschle

Abteilung für Unfall- und Wiederherstellungschirurgie, Chirurgische Klinik,
Universitätskrankenhaus Eppendorf, Martinistraße 2, D-20251 Hamburg

Einleitung mit Anmerkung zum Stellenwert der Methode

In der Unfallchirurgie hat mit zunehmendem Ausbildungsstand der Untersucher und verbesserter Technik der Hersteller die Indikation für eine posttraumatische Kniegelenkssonographie als Screeningmethode und bei gezielter Fragestellung deutlich zugenommen [5, 13].

Nach der sorgfältigen klinischen Untersuchung und dem Röntgenbild in 2 Ebenen zum Ausschluß einer frischen knöchernen Verletzung ist die Ultraschalluntersuchung als Orientierungshilfe die Methode der ersten Wahl der vorhandenen bildgebenden Verfahren.

Als unmittelbarer Vergleich – insbesondere zur Beurteilung der Weichteile, Bänder und Sehnen dient die ebenfalls strahlungsfreie, magnetische Resonanztomographie.

Kliniken, die nicht über eine entsprechende technische Ausrüstung verfügen, sehen unverändert die Arthrographie als Technik der „ersten Stunde“ bei Verdacht auf eine Meniskusverletzung mit hoher Aussagekraft an. „Goldstandard“ unter den invasiven Verfahren bleibt z.Z. für die Unfallchirurgie die Arthroskopie, wobei die Indikation von unklaren Beschwerden über das Hämarthros bis zu arthroskopisch kontrollierten Eingriffen reicht.

Gravierende Unterschiede in der Effizienz der Darstellung anatomischer Strukturen durch den Ultraschall bestehen zwischen Verletzungen des vorderen und hinteren Kreuzbandes, zwischen Meniskusvorder- und hinterhorn sowie der Pars intermedia; hier besonders zwischen Längs- und Radiärrissen. Die Knorpelfläche, bzw. das patellare Gleitlager ist von proximal und distal partiell einsehbar [1].

Voraussetzung für diese Einstellung ist eine nahezu freie Beweglichkeit des Gelenkes. Ohne Einschränkung werden in der Kniekehle die Gefäße, dorsale Meniskusanteile, das hintere Kreuzband, die Kondylen und die dorsale Schienbeinkante sicht-

Hefte zu „Der Unfallchirurg“, Heft 249
Zusammengestellt von K. E. Rehm

bar. Innen- und Außenband sind in Übereinstimmung mit dem anatomischen Verlauf zu demonstrieren und weisen im Quer- und Längsschnitt die gleichen Charakteristika (heller oberflächliches und tiefes Begrenzungsecho mit dazwischenliegender dunklerer Zone) wie alle anderen Bandstrukturen auf. Verschiebungen zwischen Kondylen und Schienbeinkopf (= vordere oder hintere Schublade) können unter dynamischen Bedingungen beobachtet und durch Distanzmessung von Knochengrenzen ausgemessen und dokumentiert werden.

Untersuchungstechnik mit Schallkopfpositionen und analogen Sonographiebefunden

Wie bei allen anderen songraphischen Gelenkuntersuchungen sollte die Untersuchung auf der gesunden Seite beginnen und immer zwei Ebenen einschließen.

Für die einzelnen Gelenkabschnitte werden unterschiedliche Schallköpfe empfohlen, da sowohl die Kontaktfläche, als auch das Auflösungsvermögen, als auch die anatomisch songraphische Situation einen erheblichen Einfluß auf die Qualität der Darstellung haben können (7,5 MHz Linearschallkopf für die Darstellung des Bandapparates, 5 MHz Sektor-Schallköpfe für Darstellung der Gelenkspalten und der Menisken). Diese Empfehlungen der Literatur werden durch „Gewöhnung" des Untersuchers an den jeweilig zur Verfügung stehenden Schallkopf relativiert. Vorlaufstrecken verbessern die Anpassung an die Kniekontur, führen aber – wenn auch nur gering – zu einem Qualitätsverlust der Bilder [4, 7, 9].

Stellenwert der Methode

Die sonographische Untersuchung des Kniegelenkes ersetzt nicht den klinischen Befund, kann aber Zusatzinformationen liefern, die die klinsiche Diagnose erhärten und ergänzen.

Untersuchungstechnik

Empfehlenswert ist nach einem standardisierten Schema vorzugehen, damit nicht einzelne Untersuchungsgänge vergessen werden. Beginnt man mit kranialen und distalen Einblicken in das Gelenk wird der Schallkopf (beginnend bei etwa 20–30° gebeugtem Knie) von cranial quer zur Beinachse auf die Kniescheibenbasis aufgesetzt. Hierbei erhält man im Schallbild ein v-förmiges Korrelat des retropatellaren kondylären Gleitlagers mit der Kniescheibenkante, wobei das v in Übereinstimmung mit der anatomischen Situation an der Spitze abgerundet ist. Die deutliche, helle Schallantwort entspricht dem Knochenreflex der Kondylen und der Patella. Ein darüber liegender dunkler Saum repräsentiert den Knorpel. Kondylen- und Kniescheibenform sind ohne Schwierigkeiten mit dem gewohnten Bild der Defileeaufnahmen und der Patellaform in der Einteilung nach Wiberg zu korrelieren.

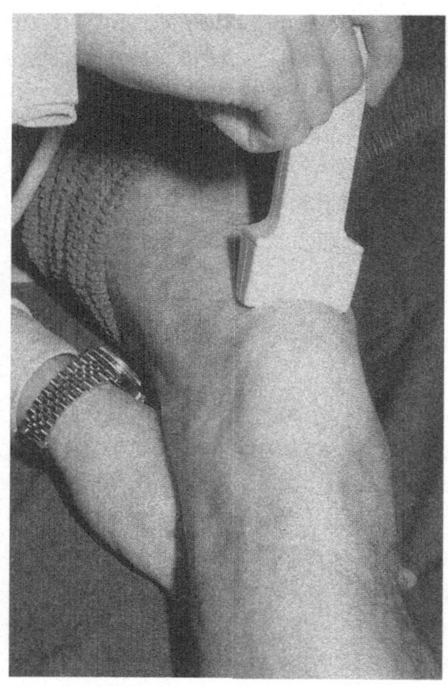

Abb. 1. Darstellung der Quadricepssehne quer mit Einblick (je nach Beugestellung) in das retropatellare Gleitlager. Gleichzeitige Darstellung der Patellaform

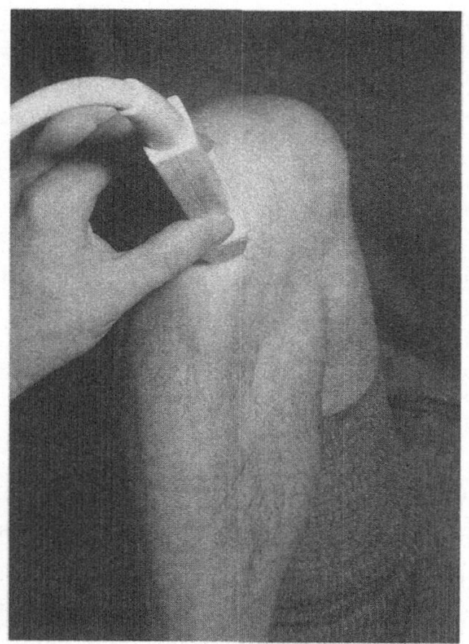

Abb. 2. Darstellung des vorderen Kreuzbandes bei maximaler Beugung des Kniegelenkes rechts

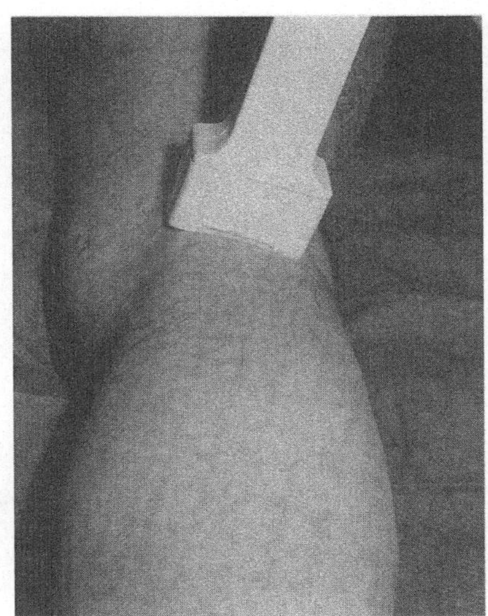

Abb. 3. Querschnitt der Kniekehle zur Darstellung der Fossa intercondylaris mit Gefäßen (quer) und hinterer Kapsel

Diesem Untersuchungsgang kann sich eine Darstellung des oberen Recessus im Längs- und Querschnitt anschließen, oder der Versuch der Darstellung der Bursa praepatellaris. In beiden Fällen ist die anatomische Zuordnung vereinfacht, wenn ein Erguß vorliegt [2]. Nach diesem Untersuchungsgang schließt sich die Darstellung der Quadricepssehne in 2 Ebenen und die Beurteilung des Ligamentum patellae (ebenfalls in 2 Ebenen) an. Empfohlen wird insbesondere den Übergang der Sehne zum Knochen – insbesondere zum Patellapol – darzustellen (Patellaspitzensyndrom?). Intakte Sehnen verfügen über ein fischzugartiges Binnenecho mit betonten schalldichten Randbegrenzungen nach ventral und dorsal. Die genannten Untersuchungen sollten durch dynamische Befunde ergänzt werden, bei denen das Bein aktiv oder passiv gestreckt wird.

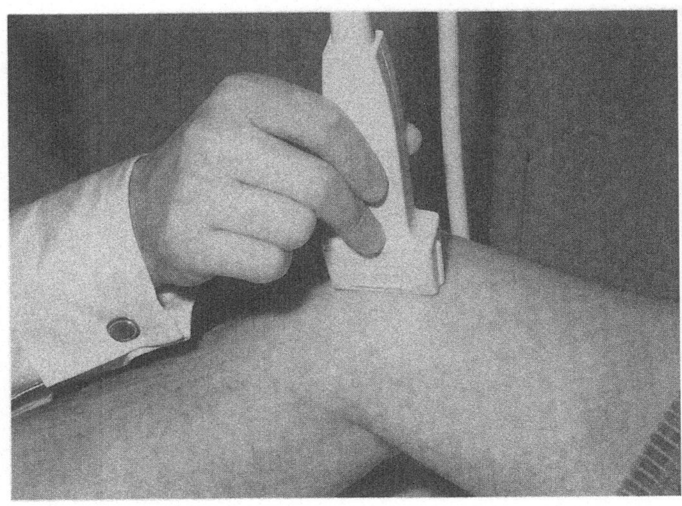

Abb. 4. Position zur Innenmeniskusdarstellung

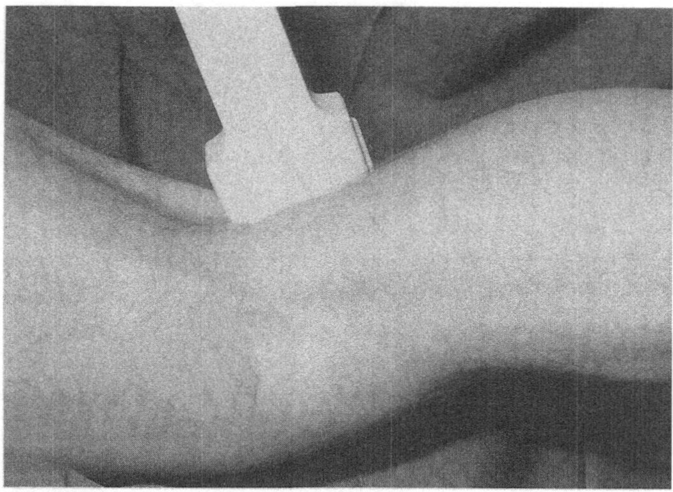

Abb. 5. Dorsaler Längsschnitt zur Darstellung des medialen Meniskushinterhornes; bei Parallelverschiebung Gefäßdarstellung

Meniskus

Für die Meniskussonographie wird in allgemeiner Übereinstimmung ein 7,5 MHz Sektor Schallkopf aufgrund der besseren Anpassungsfähigkeit und höheren Auflösung bevorzugt. Die Darstellung der Meniskusabschnitte variiert deutlich und Schallkopf, Ankoppelung und Knieposition haben einen wesentlichen Einfluß auf die Bildqualität. Als geeignete Beinhaltung wird für das Hinterhorn von Außen- und Innenmeniskus eine leichte Flexion von etwa 15°, für die Pars intermedia eine Flexion von 30–60° und für das Vorderhorn eine Flexion von 60–90° empfohlen. Diese im Längs-

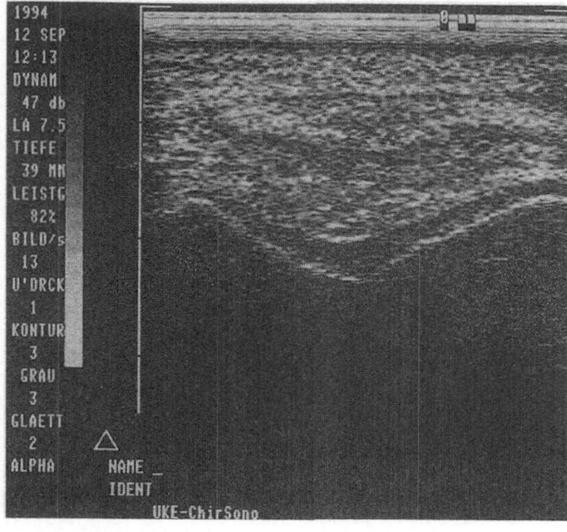

Abb. 6. Sonobild analog zu Abb. 1

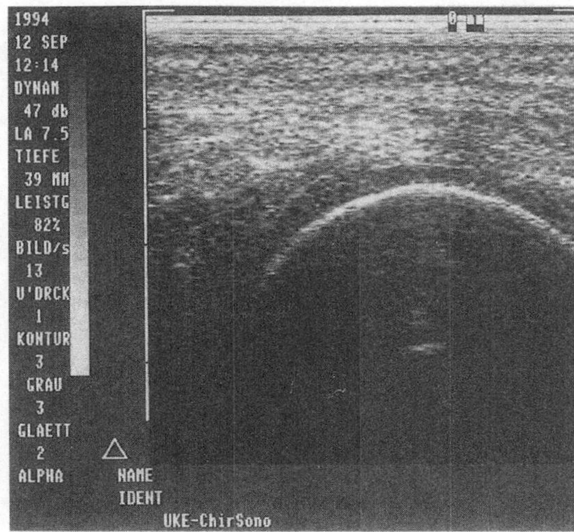

Abb. 7. Längsschnitt mit Kondyle und Knorpel

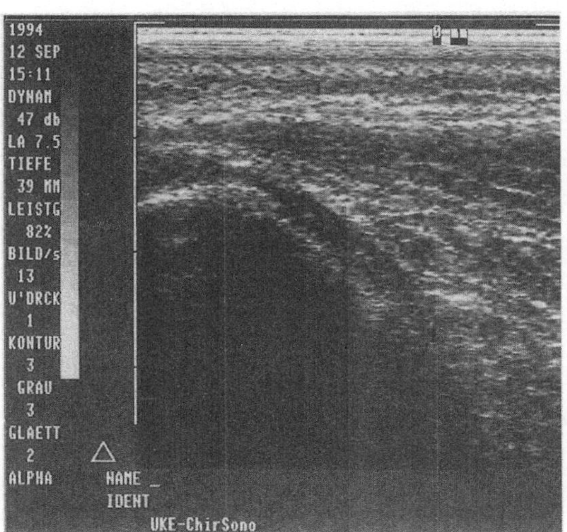

Abb. 8. Dorsaler Längsschnitt mit distalem Abschnitt des hinteren Kreuzbandes

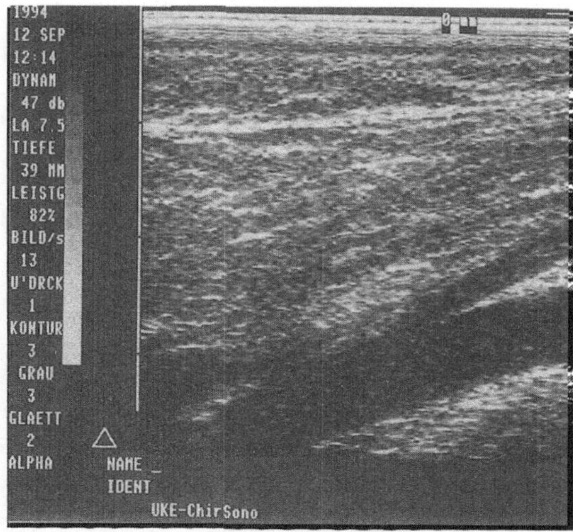

Abb. 9. Aufgabelung der Art. poplitea im Längsschnitt. Die Vena Poplitea ist fast vollständig durch den Andruck komprimiert

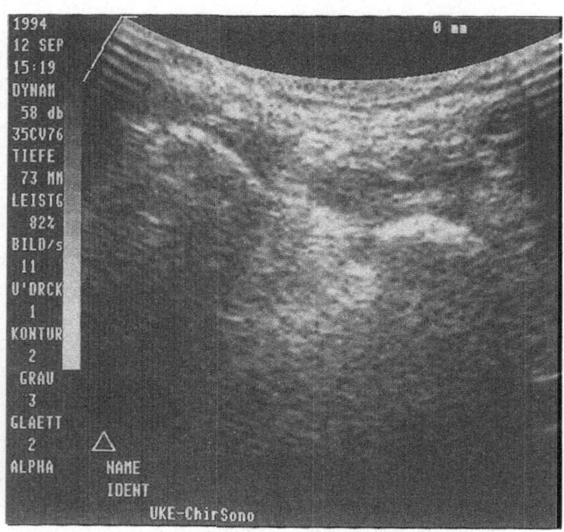

Abb. 10. Kniekehlenquerschnitt mit medialer und lateraler Kondyle und Abbildung der Fossa (Normalbefund)

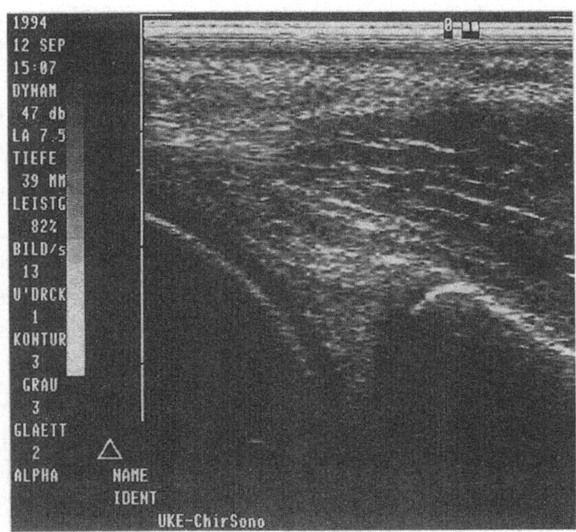

Abb. 11. Meniscusdarstellung, Hinterhorn medial im Längsschnitt

und Querschnitt dargestellten Abschnitte können durch analoges Aufklappen des untersuchten Gelenkspaltes noch verbessert werden. Hinterhornabschnitte werden am besten von dorsal bei leicht angewinkeltem Knie untersucht.

Die Sonomorphologie eines gesunden Meniskus entspricht einem weitgehend homogenen grauen, dreieckigen Gebilde zwischen Tibia und Femurkondyle (Untersuchung parallel zur Beinachse = quer zum Gelenkspalt). In Übereinstimmung mit der Anatomie ist auch im Sonographiebild das Innenmeniskushinterhorn ein etwas längeres Dreieck als im Vergleich zum Außenmeniskushinterhorn. Die Pars intermedia wirkt am Außenmeniskus kürzer, wobei das Schalläquivalent an dieser Stelle meist etwas gestreckter wirkt als beim Innenmeniskus. Im Vorderhornbereich sieht man öfter ein nahezu gleichschenkeliges Dreieck. Am Außenmeniskushinterhorn wird vereinzelt eine Aufhellung sichtbar, die als Recessus der Sehne des Musculus popliteus interpretiert wird. Dieser Befund wird leicht mit einer Meniskusläsion verwechselt.

Pathologische Befunde

Darstellbar sind sowohl tangentiale Verletzungen, als auch Längs- und Querrisse. Letztere sind gekennzeichnet durch eine Konturunterbrechung im homogenen Meniskusbild durch scharfe, helle Reflexe, wobei zu bedenken ist, daß derartige Befunde hin und wieder auch bei einem klinisch gesunden Knie auftreten.

Eine Befundinterpretation sollte immer vor dem Hintergrund der Symptomatik vorgenommen werden, um eine Überinterpretation zu vermeiden. Inkomplette Korbhenkel-, bzw. Fischmaulverletzungen sind durch eine glatte Reflexverstärkung am Restmeniskus mit einer dazwischen liegenden echofreien Zone zu identifizieren. Das gleiche Bild findet sich u.U. bei den ausgedehnten Korbhenkelläsionen, wobei nach unseren Erfahrungen in den wenigsten Fällen der abgerissene (eingeklemmte) Teil sichtbar bleibt. Zu erkennen ist dann meist nur, daß die ursprüngliche Dreieckspitze fehlt.

Bei Ablösung des Meniskus an seiner Basis besteht basisnahe ein echodunkler Saum zwischen Gelenkkapsel und dem Beginn des eigentlichen Meniskus.

Unscharf begrenzte echoreiche Areale innerhalb der Meniskustextur werden im allgemeinen als degenerative Veränderungen aufgefaßt. Ein Meniskusganglion am Außenmeniskus ist durch eine meist rundliche echoarme Zone charakterisiert. Für erfahrene Untersuchung wird für den sonographischen Nachweis eines Meniskusschaden summarisch eine Sensitivität von 74% und eine Spezifität von 79% veranschlagt (Innenmeniskussensitivität 87%, Spezifität 59%; Außenmeniskus 50% Sensitivität, 93%, Spezifität: cave, z.T. sehr divergierende Aussagen in der Literatur) [10].

Zur Untersuchung der Gefäße in der Kniekehle und zum Nachweis sogenannter Baker-Zysten eignet sich der 7,5 MHz-Linearschallkopf ohne Einschränkung. Für die Untersuchung der Arteria poplitea liegt der Patient auf dem Bauch und das Bein ist in etwa 15° gebeugt. Die Gefäße lassen sich in der Kniekehle bis zur Bi-, bzw. Trifurkation verfolgen und Arteria und Vena poplitea sind durch leichten Andruck – oder Nachlassen der Kompression zu identifizieren (Kollaps der Vene).

Im Real-Time-Verfahren stellen sich die Gefäßwände echoreich und das Gefäßlumen echoarm dar. Aussagen über Flußgeschwindigkeit und Strömungsverhältnisse sind mit dieser Technik nicht möglich (s. Dopplersonographie), Aneurysmen und posttraumatische Fisteln hingegen leicht erkennbar. Baker-Zysten werden als echoarme Aussackungen der hinteren Kapsel – manchmal mit soliden Anteilen – dargestellt. Bei genauer Untersuchung läßt sich im Allgemeinen eine Verbindung des Zystensackes bis in das Gelenk verfolgen.

Kreuzbänder

Die Darstellung der Kreuzbänder wird zweckmäßigerweise ebenfalls mit einem Linearschallkopf ggf. mit Vorlaufstrecke versucht [6, 11, 12]. Die Schnittebene liegt für das vordere Kreuzband im anatomischen Verlauf unmittelbar unter der Kniescheibenbasis und erfordert bei der Darstellung von ventral eine maximale Beugung des Kniegelenkes. Diese Forderung erklärt bereits die eingeschränkten Untersuchungsmöglichkeiten bei frischen Verletzungen. Eine komplette Darstellung des gesamten Bandverlaufes vom Ansatz bis zum Ursprung ist von ventral z.T. durch Überlagerung durch Hoffaschen Fettkörper nicht möglich. Unter günstigen Bedingungen (kleiner Hoffa, gute Schalltransparenz) kann das proximale Drittel des vorderen Kreuzbandes in Form von 2 schalldichten Grenzzonen mit relativ dunkler zentraler Bandstruktur dargestellt werden, andere Autoren vertreten die Meinung, daß diese Bandstrukturen hyperechogen reflektiert werden [11, 14].

Sichtbar werden in dieser Schnittebene sicher der Hoffa'sche Fettkörper (wolkige, wechselnd schalldichte-schallarme Struktur), der Patellapol und Anteile der Kondylen.

Unsere klinischen Erfahrungen belegen, daß es günstiger ist, bei Verdacht auf vorderen Kreuzbandriß die Untersuchung von dorsal vorzunehmen. Der Patient liegt auf dem Bauch mit parallel ausgerichteten Beinen und einer Rolle unter den Sprunggelenken, so daß die Knie leicht gebeugt sind. Der Schallkopf wird leicht gekippt und quer auf die Kniekehle aufgesetzt. Mit diesem Schnitt wird vorwiegend die mediale Gelenkfläche des Kondylus lateralis und der Boden des Interkondylarraumes sichtbar. Es entsteht ein Wellenbild, das die Kondylen repräsentiert und im Wellental erscheint am lateralen Condylus eine schalldichtere Zone, die als proximaler Ansatz des vorderen Kreuzbandes aufgefaßt wird. Besteht an dieser Stelle eine Läsion mit einer Einblutung entsteht im Ultraschallbild eine schallarme Zone im Ansatzbereich. Derartige Befunde sind mit hoher Wahrscheinlichkeit einer vorderen Kreuzbandruptur gleichzusetzen. (Zahlen und Angaben der Literatur sprechen bei dieser Untersuchungstechnik von einer Spezifität von 75,2% und einer Sensitivität von 96,1%).

Eine Untersuchung der Kollateralbänder ist sowohl bei leichter Beugestellung als auch im Rotationsschluß möglich. Der Schallkopf wird sowohl längs (Ansatz Fibulaköpfchen und über dem Tractus iliotibialis) als auch quer zum Bandverlauf aufgesetzt. Im Normalfall werden Innen- und Außenbänder mit hellem Randreflex und zentral echoärmerer Zone abgebildet. Bei Einblutungen und kompletten Rupturen besteht eine Kontinuitätsunterbrechung mit rundlich ovalärer, echoarmer Zone.

Neben der präoperativen posttraumatischen Indikation wird der sonographischen Verlaufskontrolle nach operativen Eingriffen von der Meniskusteilresektion bis zur Kreuzbandplastik zunehmende Relevanz zugesprochen. Anhand des standardisierten Lachman – oder Schubladentests ist eine Objektivierung der Stabilität nach Kreuzbandeingriffen möglich. Die Umwandlung des Transplantates (Lig. patellae) bis zur Revitalisierung soll bis zum seitengleichen Schallbild innerhalb von 2 Jahren bei einer Volumenzunahme von 10% [3] sichtbar sein. Bekannt ist, daß der Querschnitt der Patellarsehne in Abhängigkeit von Alter und Geschlecht in engen Grenzen variiert. Experimentellen Charakter haben noch intraoperative Blut-Fluß-Messungen im Bereich des vorderen Kreuzbandes als Laser-Doppler-Flowmetrie unter physiologischen Bedingungen und nach Transplantation des Ligamentum patellae [8].

Literatur

1. Helzel MV (1987) Sonographische Messung der Gelenkknorpeldicke über den tragenden Femurkondylenanteilen. In: Stuhler T, Feige A (Hrsg) Ultraschalldiagnostik des Bewegungsapparates. Springer, Berlin Heidelberg New York, S 296–281
2. Kainberger FM (1988) Quantitative Evaluierung von Kniegelenkergüssen mit hochauflösender Real-Time-Sonographie, Ultraschall 9:45–47
3. Mast R, Neubert M, Steinbrueck K (1991) Sonographische und klinische Befunde am Ligamentum patellae nach Entnahme des mittleren Drittels zur Kreuzbandplastik. Sportverl Sportschaden 5(4):199–201
4. Mellerowicz H, Stelling E, Kefenbaum A (1992) Kniegelenksonographie. In: Wening JV (Hrsg) Sonographische Diagnostik in der Unfallchirurgie, Springer-Verlag, S 17–31
5. Ritzmann C, Weyand F (1992) Die Wertigkeit der sonographischen Diagnostik des verletzten Kniegelenkes in der Unfallchirurgischen Praxis. Unfallchirurgie 18(4):224–228
6. Röhr E (1985) Experimentelle Untersuchungen zur sonographischen Darstellung der Kreuzbänder. RöFo 143:467
7. Sattler H, Harland V (1988) Arthrosonographie. Springer, Berlin Heidelberg New York Tokyo

8. Schlehr FJ, Thomas A, Limbird A (1987) The use of laser doppler flow metry to evaluate anterior cruciate blood flow. J Orthop Res 5:150–153
9. Sohn Ch, Gerngroß H, Griesbeck F (1987) Wertigkeit, Technik und klinische Anwendung der Meniskussonographie, Unfallchirurg 90:173–179
10. Steffens H, Klein J, Edelmann M (1988) Prospektiv kontrollierte klinische Studie zur Wertigkeit von Sonographie, Klinik und Arthrographie in Bezug zur Arthroskopie bie der Darstellung von Meniskusschäden. In: Jungbluth KH, Wening JV, Tiling T (Hrsg) Sonographie in der Traumatologie. Verlag Haase, Hamburg
11. Suzuki S, Kasakara K, Futami T, Iwasaki R, Ueo T, Yamamuro T (1991) Ultrasound diagnosis of pathology of the anterior and posterior cruciate ligaments of the knee joint. Arch Orthop Traum Surg 110(4):200–203
12. Tomasella G, Turra S, Olmeda A, Soliman A, Brunino LG (1991) L'ecografia nello studio delle lesioni meniscali e dei legamenti collat erali del ginocchio. Riscontro su 48 casi operati. Rad Med 81(6):822–826 (Italien)
13. Wening JV (1991) Arthrosongraphie. In: Song Truong, Arlt G, Schumpelick V (Hrsg) Chirurgische Sonographie, Enke Verlag
14. Wittner B, Müller-Färber J (1991) Die Aussagekraft der Sonographie des vorderen Kreuzbandes beim posttraumatischen Hämarthros. Unfallchirurg 94:565–569

Sonographie der Schulter

R. Ackermann

Berufsgenossenschaftliche Unfallklinik Ludwigshafen, Ludwig-Guttmann-Straße 13, D-67071 Ludwigshafen

Einleitung

Die Schulter kann man als das „Paradeorgan“ der Extremitätensonographie bezeichnen. Es ist von allen Gelenken sonographisch-wissenschaftlich am genauesten untersucht. Der Grund dafür liegt darin, daß die Vorteile der Sonographie gegenüber anderen bildgebenden Verfahren hier in idealer Weise zum Tragen kommen.

Neben den generellen Vorzügen wie Nichtinvasivität, einfache Handhabung, Unschädlichkeit, Mobilität und Wirtschaftlichkeit erweitert die Möglichkeit der dynamischen Untersuchung den diagnostischen Wert der Methode.

Es steht uns somit ein bildgebendes Verfahren zur Verfügung, das unmittelbar im Anschluß an die klinische Untersuchung eingesetzt werden kann, quasi als deren Fortsetzung mit einem technischen Hilfsmittel.

Dazu kommt, daß die anatomischen Strukturen, welche bezüglich Funktion und Pathologie die größte Rolle spielen, nämlich die Weichteile, von allen Seiten gut zugänglich sind.

Hefte zu „Der Unfallchirurg“, Heft 249
Zusammengestellt von K. E. Rehm

Anatomie

Die Schulter ist ein im Wesentlichen muskulär geführtes und stabilisiertes Gelenk.

Den äußeren Mantel bildet der M. deltoideus mit seinen drei Anteilen, die an der Clavicula und dem Acromion, dem knöchernen Schulterdach ansetzen. Darunter liegen die membrana subdeltoidea und das sehr variable System der Bursae, welche miteinander kommunizieren. Diese Grenzschicht fungiert als wichtige sonographische Leitstruktur bei der Beurteilung der angrenzenden Rotatorenmanschette.

Das Lig. coracoacromiale verbindet als Teil der Fornix humeri das Acromion mit dem Coracoid.

Im Sulcus intertubercularis verläuft der lange Kopf der Bizepssehne in seiner Sehnenscheide. Gelenkergüsse lassen sich in diesem weit nach distal reichenden Recessus sehr gut nachweisen.

Der Sulcus wird nach ventral von einem kräftigen bindegewebigen Dach verschlossen, das gebildet wird aus dem Lig. intertuberculare, dem Lig. coracohumerale und Anteilen des am Tuberculum minus ansetzenden M. subscapularis.

Rotatorenmanschette und Gelenkkapsel setzen zirkulär am lateralen Rand des Collum anatomicum und den Tubercula an, wobei die Manschette den axillären Bereich offen läßt.

Sie setzt sich zusammen aus dem ventral gelegenen M. subscapularis (SSC), dem kranialen Anteil in Form des M. supraspinatus (SSP), der mit dem nach dorsal sich anschließenden M. infraspinatus (ISP) im Ansatzbereich eine anatomische Einheit bildet. Der M. teres minor begrenzt die Rotatorenmanschette nach dorsal caudal.

Der lange Bizepskopf trennt zunächst SSC und SSP, um dann frei durchs Gelenk unter der Kapsel verlaufend, supraglenoidal anzusetzen. Zwischen SSC und SSP findet sich variabel eine Muskellücke, der sog. Neer'sche Rotatorenschlitz.

Die Kapsel wird ventral von den Ligamenta glenohumeralia verstärkt.

Das etwa 4 mm breite und dicke Labrum glenoidale besteht aus Faserknorpel und umfaßt konzentrisch den Pfannenrand. Es vergrößert das Cavum glenoidale und trägt zur Gelenkstabilisierung bei [8].

Sonoanatomie

Da je nach Position des Schallkopfs eine theoretisch unbegrenzte Zahl an Schnittebenen möglich ist, müssen aus Gründen besserer Reproduzierbarkeit der Befunde standardisierte Ebenen festgelegt werden.

Die Schallwellen dringen nicht in Knochen ein, sondern werden an deren Oberfläche total reflektiert. Daher ist der Knochen in der Regel eindeutig identifizierbar und dient als Leitstruktur zur topographischen Orientierung.

Mit zwei jeweils senkrecht zueinander stehenden Schnitten in den drei Gelenkkompartimenten und 2–3 Zusatzschnitten sind der gesamte Weichteilmantel und ein Großteil der knöchernen Oberflächen des Schultergelenks einsehbar.

Die hier vorgestellten von Harland und Sattler [2] definierten Schnitte haben sich bewährt und werden von vielen Seminarleitern der DEGUM angewandt.

Man sollte sich zunächst um eine exakte Einstellung der Standardschnitte bemühen, um die Sonoanatomie der Schulter kennenzulernen.

Ventraler Vertikal- und Horizontalschnitt (Abb. 1)

Knöcherne Leitstrukturen: Vorderseite des Humeruskopfes mit Tuberkulum majus und minus, Sulcus intertubercularis, Processus coracoideus.

Weichteile: M. deltoideus, Bursa subdeltoidea und subcoracoidea, M. subscapularis (SSC), Lig. intertuberculare, langer Bizepskopf, Vagina mucosa intertubercularis.

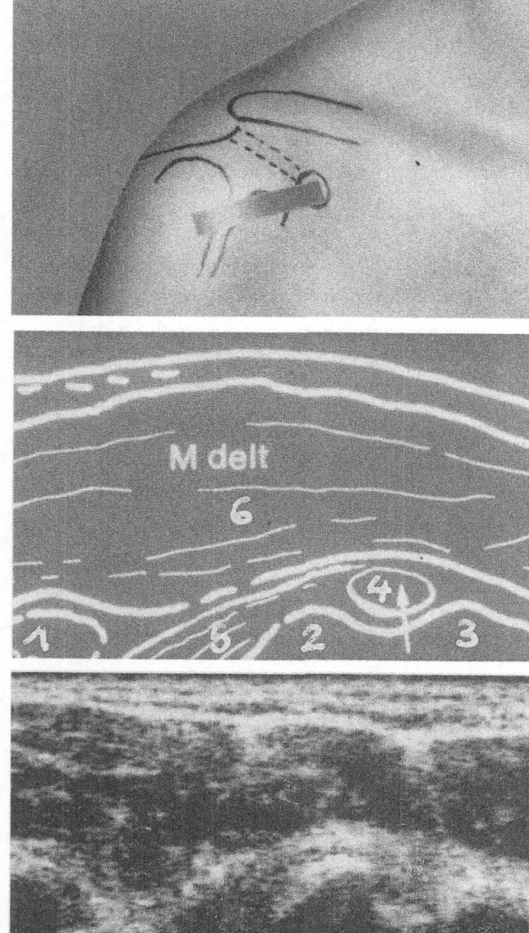

Abb. 1. Ventraler Horizontalschnitt, Schallkopf 5 MHz linear. Einer von sechs Standardschnitten. *1* Coracoid; *2* Tub. minus; *3* Tub. majus; *4* Sulcus intertubercularis mit langem Bizepskopf; *5* M. subscapularis; *6* M. deltoideus

Lateraler Vertikal- und Horizontalschnitt

Knöcherne Leitstrukturen: Acromion, Collum anatomicum, Tuberculum majus.

Weichteile: M. deltoideus, alle Sehnen der Rotatorenmanschette je nach Rotationsstellung des Humeruskopfes (SSC, SSP, ISP), Bursa subdeltoidea-subacromialis und Membrana subdeltoidea als Grenzschicht, langer Bizepskopf.

Dorsaler Vertikal- und Horizontalschnitt

Knöcherne Leitstrukturen: Rückseite des Humeruskopfes, Scapula mit dorsalem Pfannenrand, Acromion, Gelenkspalt.

Weichteile: M. deltoideus, M. infraspinatus (ISP), M. teres minor, hinteres Labrum glenoidale.

Mit den genannten Standardschnitten lassen sich pathologische Veränderungen der Rotatorenmanschette und des M. deltoideus, Deformierungen der Humeruskopfoberfläche, des hinteren Pfannenrandes und des Labrum glenoidale posterius, Bursaaufweitungen, Gelenkergüsse und periartikuläre Kalkeinlagerungen erkennen.

Wird nach pathologischen Alterationen des AC-Gelenks wie Arthrosen oder Traumafolgen gefragt, kommt ein Längsschnitt in der Frontalebene zur Anwendung.

Acromioclaviculärer Längsschnitt

Knöcherne Leitstrukturen: Laterales Claviculaende, Acromion, AC-Gelenkspalt.

Gelenkkapsel, Discus, Subcutangewebe.

Ein weiterer Zusatzschnitt ermöglicht die Beurteilung des ventralen Kapselmechanismus.

Ventraler Limbusschnitt (Pectoralisrandschnitt)

Knöcherne Leitstrukturen: Humeruskopfvorderseite, ventraler Pfannenrand, Gelenkspalt.

Weichteile: M. pectoralis maj., kurzer Bizepfskopf, M. coracobrachialis, M. subscapularis, vorderes Labrum glenoidale, Gelenkkapsel.

Sonographische Pathomorphologie der Rotatorenmanschette

Die pathomechanisch bedeutsamste, und bezüglich Diagnose und Therapie problematischste Struktur der Schulter stellt die Rotatorenmanschette dar. Sie wird sonographisch befundet nach Veränderungen der Form (formale Kriterien) und der Struktur (Echogenitätskriterien).

Formveränderungen (Tabelle 1) gelten als „harte“ Befundkriterien, da sie meßbar sind und somit exakt reproduzierbar sind.

Tabelle 1. Formveränderungen

- Verdickung
- Stufenbildung
- Ausdünnung
- Konturunterbrechung
- Ausmuldung
- Vorwölbung
- Fehlende Darstellung

Bei der Befundung nach Echogenitätskriterien wird der Grauwert einer Struktur im Vergleich mit der Umgebung oder das Verteilungsmuster der Bildpunkte bewertet [2].

Defekte oder Rupturen der Manschette manifestieren sich einerseits als Form- andererseits als Strukturveränderungen. Erstere lassen eine eindeutige Diagnose zu, während letztere sonographisch nicht von degenerativen Sehnenveränderungen zu unterscheiden sind [2, 4, 5, 7]. Ein echogenes Areal in einer überwiegend echoarmen Supraspinatussehne findet sich sowohl nach Rupturen als auch bei der Degeneration (Abb. 6). Echofreie Formationen im Ansatzbereich der Sehne können hervorgerufen werden durch die Richtungsänderung des Faserverlaufs beim Einstrahlen in den Humeruskopf (Phänomen der Reflexumkehr [2]) oder durch eine vorgelagerte, schallresorbierende Struktur (Kalkdepot) (Abb. 5).

Aber auch die Degeneration und der RM-Defekt können als echofreies Areal in Erscheinung treten.

Zur Sicherung der Diagnose einer RM-Ruptur bzw. eines Defektes sollte daher neben der unsicheren Echogenitätsveränderung ein formales, d.h. hartes Befundkriterium dargestellt werden.

Die SSP hat im lat. Längsschnitt die Form eines Rabenschnabels mit einer konvexen Oberseite (Abb. 3, links). Diese Grenzformation zum M. deltoideus hin beinhaltet die Membrana und die Bursa subdeltoidea. Die Abflachung der Konvexität oder gar die Konturumkehr in die Konkavität ist pathognomonisch für einen SSP-Defekt (Abb. 2).

Im lat. Horizontalschnitt erscheint das Bild eines Radausschnittes [4], dessen „Felge“ dem Humeruskopf entspricht, und dessen „Reifen“ von der Rotatorenmanschette gebildet wird (Abb. 3, links). Auch in diesem Schnitt weisen Formveränderungen des „Reifen“ wie Abflachung, Stufenbildung oder Verschwinden der Grenzschicht, mit hoher Treffsicherheit auf einen RM-Defekt hin [2, 4, 5] (Abb. 3 und 4).

Zusammenfassung

Die Sonographie der Schulter hat einen hohen Stellenwert unter den bildgebenden Verfahren erlangt, sie ist ihnen bezüglich der dynamisch-funktionellen Untersuchungstechnik überlegen.

Ihre Treffsicherheit bei der Erkennung von Rotatorendefekten wurde in zahlreichen Arbeiten dokumentiert. Die Sensitivität der Methode wird in der Literatur mit

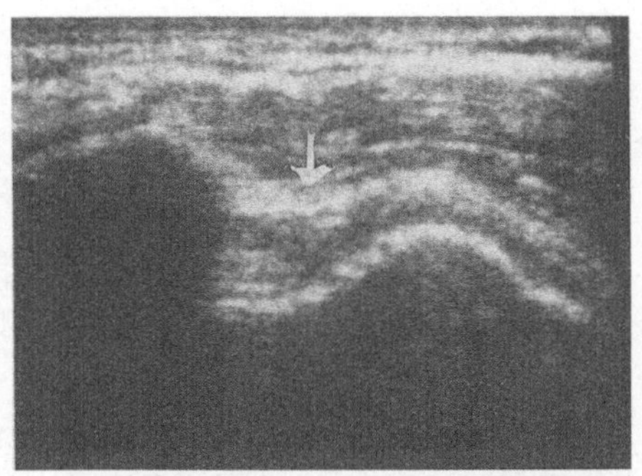

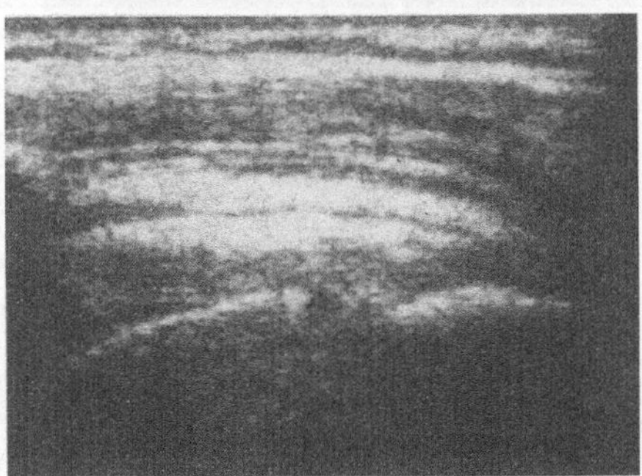

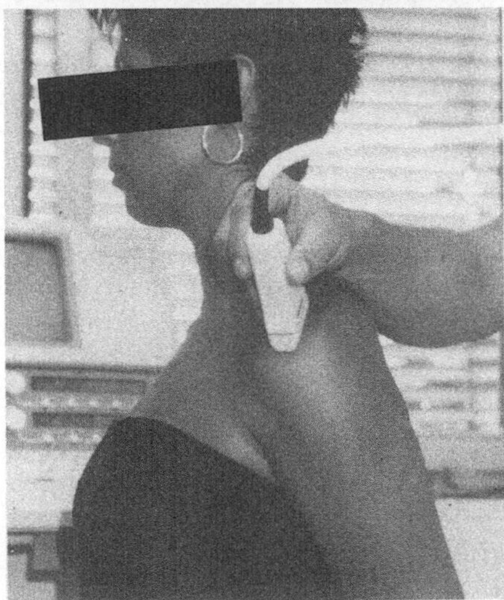

Abb. 2. *Oben*: Lat. Vertikalschnitt. Rupturverdacht bei konkavem Verlauf der SSP-Grenzkontur. *Mitte*: Gleicher Schnitt bei Adduktionsstellung des Armes. Die Grenzkontur stellt sich jetzt physiologisch konfiguriert dar. *Unten*: Durch Adduktion des Armes dreht sich die SSP weiter aus dem Schallschatten des Acromion heraus

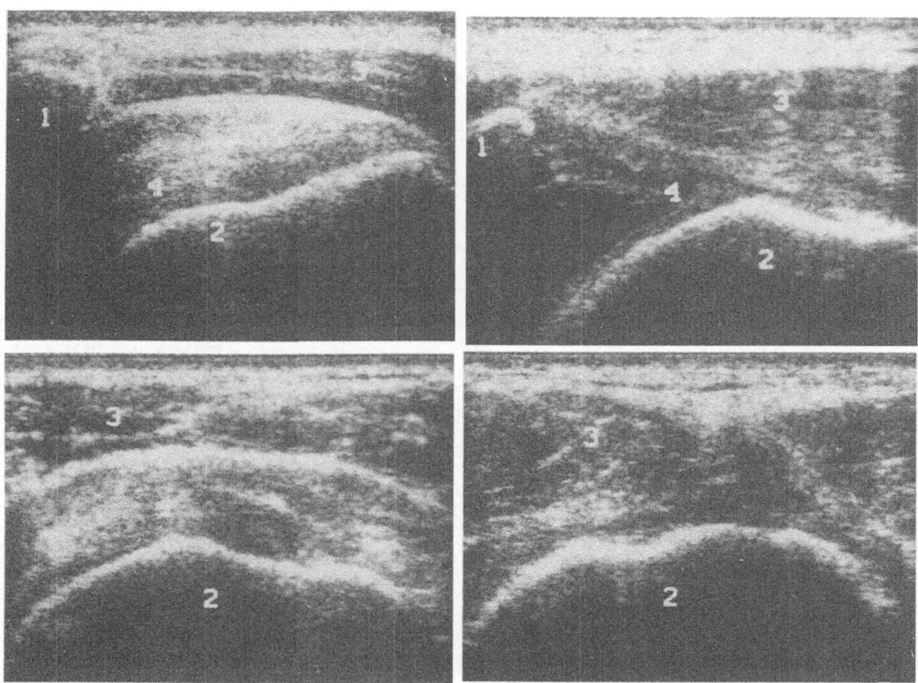

Abb. 3. *Links oben*: Lat. Vertikalschnitt, Normalbefund, Echoreiche „Rabenschnabel"-Konfiguration der SSP. Konvexe kraniale Begrenzung. Normale Schnittdicke. *1* Acromion, *2* Humeruskopf, *3* M. deltoideus, *4* SSP. *Links unten*: Lat. Horizontalschnitt, „Radmuster". RM als „Reifen" über dem Humeruskopf als „Felge". Inhomogenes Echomuster der RM mit echoreichen und echoarmen Zonen als Normalbefund einer 25-Jährigen. *Rechts oben*: Lat. Vertikalschnitt in Höhe der SSP. Die Sehne ist nicht mehr vorhanden. *4* fehlende SSP. *Rechts unten*: Grenzschicht nur an den Rändern noch erkennbar, im mittleren Bildbereich fehlend. Abgeflachtes Reifenmuster. Ausgedehnter Rotatorendefekt. Der M. deltoideus (3) liegt dem Humeruskopf (2) unmittelbar auf

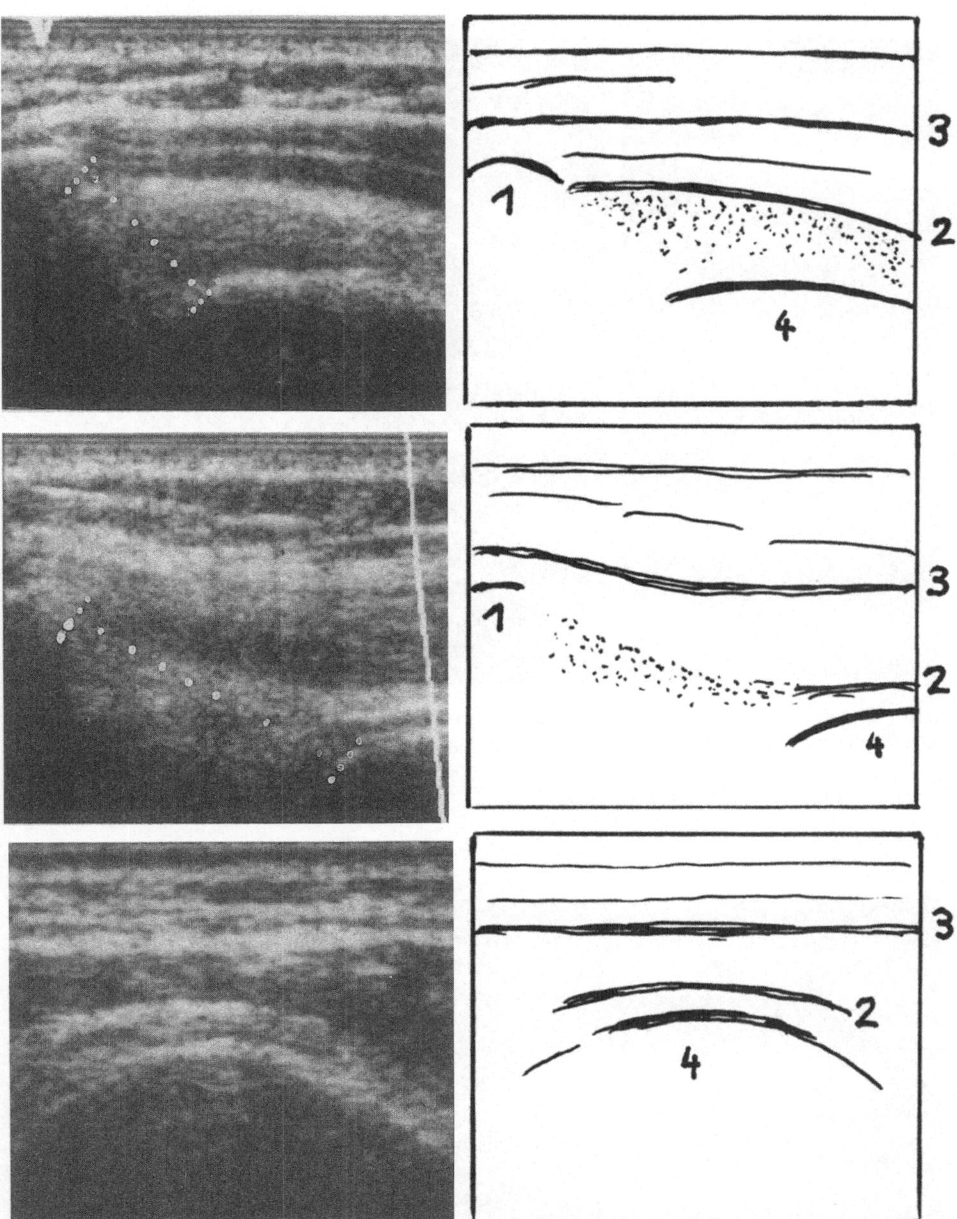

Abb. 4. *Oben*: Lat. Vertikalschnitt, Normalbefund der SSP. *Gestrichelte Linie* physiologischer Acromion-Humeruskopfabstand; *1* Acromion; *2* Grenzschicht der SSP; *3* obere Deltoideusbegrenzung; *4* Humeruskopf. *Mitte*: SSP-Kontur nicht mehr erkennbar. Deutliche Vergrößerung des Abstandes des Humeruskopfes vom Acromion nach Luxation (gestrichelte Linie). *Unten*: Lat. Horizontalschnitt, Verlust des Reifenmusters. Echoreiche Grenzschicht 2 der RM liegt dem Humeruskopf unmittelbar auf

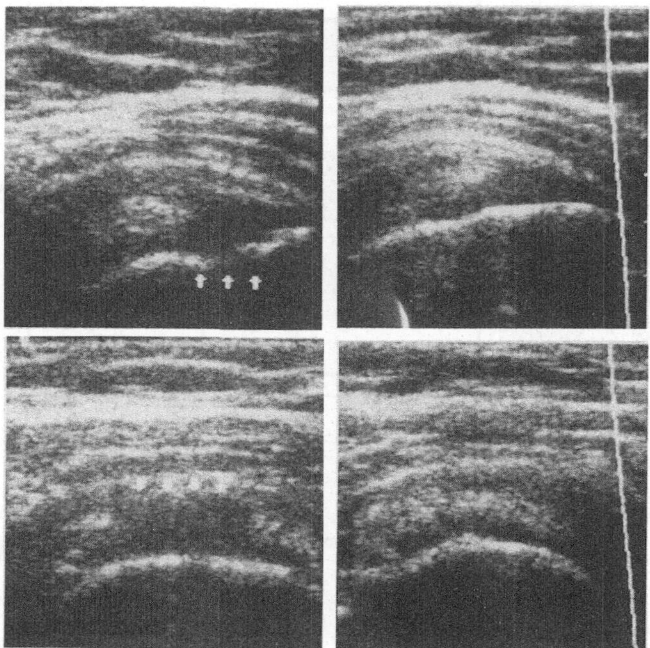

Abb. 5. *Links oben*: Echoreiches Areal am Ansatz der SSP. Physiologischer Befund oder Schallschatten? Inkomplette Auslöschung des Knochengrenzreflexes; (*Pfeile*) fragliches vorgelagertes Kalkdepot (*Pfeile links unten* im lat. Horizontalschnitt). *Rechts oben und unten*: Normalbefund in den lat. Schnittebenen

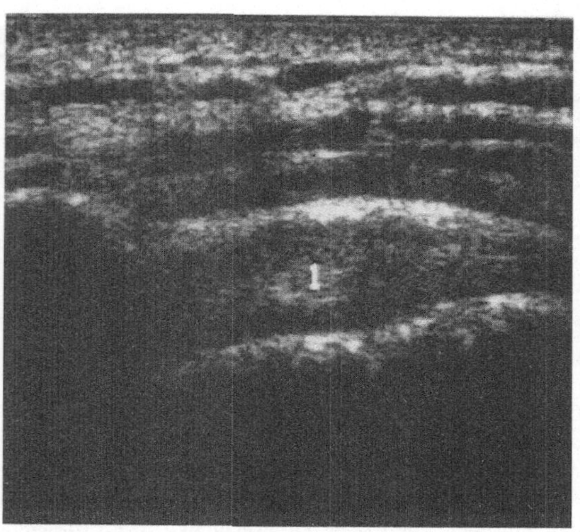

Abb. 6. Lat. Vertikalschnitt der SSP. 1 echoreiche zentrale Formation in der echofreien Sehne

Werten zwischen 85 und 100% angegeben, die Spezifität liegt im Durchschnitt bei 90% [1, 4, 6, 7, 9].

Der Wert des Verfahrens ist jedoch in hohem Maße von der Erfahrung und der apparativen Ausrüstung des Untersuchers abhängig.

Literatur

1. Bretzke CA, Crass JR, Craig EV, Feinberg SB (1985) Ultrasonography of the rotator cuff: Normal und Pathologic Anatomy, Invest Radiol 20:311
2. Harland U, Sattler H (1991) Ultraschallfibel Orthopädie, Traumatologie, Rheumatologie. Springer
3. Hedtmann A, Fett H (1990) Schultersonographie. In: Hedtmann A (Hrsg) Degenerative Schultererkrankungen. Enke, Stuttgart
4. Hedtmann A, Fett H (1991) Atlas und Lehrbuch der Schultersonographie, Bücherei des Orthopäden. Enke, Bd 52
5. Katthagen B-D (1988) Schultersonographie. Thieme
6. Mack LA, Matsen FA, Kilcoyne RF, Davies PK, Sickler ME (1985) Ultrasound evaluation of the rotator cuff. Radiology 157:205
7. Middleton WD, Reinus WR, Totty WG, Melson GL, Murphy WA (1986) Ultrasonographic evaluation of the rotator cuff and biceps tendon. J Bone Jt Surg 68-A:440
8. Putz P (1990) Topographie und funktionelle Anatomie des Schultergürtels und des Schultergelenks. In: Habermeyer P, Krueger P, Schweiberer L (Hrsg) Schulterchirurgie. Urban & Schwarzenberg
9. Schleckow P, Reichelt A, Hellige R (1987) Erste Erfahrungen in der Diagnostik der Rotatorenmanschettenruptur. In: Henche HR, Hey W (Hrsg) Sonographie in der Orthopädie und Sportmedizin. ML-Verlag, Uelzen

Sonographische Untersuchung bei Schulterinstabilitäten

M. Granrath und R. Hoffmann

Unfallchirurgische Klinik, Universitätsklinikum Rudolf Virchow, Freie Universität Berlin, Augustenburger Plátz 1, D-13353 Berlin

Einleitung

Nach Schulterverletzungen stellt sich auch immer die Frage nach dem Vorliegen einer Luxation. Ist diese fixiert, so ist bei einer Luxation nach anteroinferior die Diagnose klinisch und radiologisch meist eindeutig zu stellen. Kommt es jedoch zu einer spontanten Reposition nach dem Unfall, so ist die Diagnose nicht immer eindeutig. Auch fixierte hintere Schulterluxationen werden oft auch bei der klinischen und radiologischen Untersuchung übersehen. Bei rezidivierenden Schulterluxationen stellt sich die Frage nach einer multidirektionalen Instabilität.

Hefte zu „Der Unfallchirurg", Heft 249
Zusammengestellt von K. E. Rehm

Nach traumatischen anterioren Schulterluxationen kommt es zu einem Abriß des Labrums am vorderen Pfannenrand [1], der Bankartläsion, und zu einer Impression am dorsolateralen Humeruskopf [5], der Hill-Sachs-Läsion oder zu einer Ruptur im Bereich der Rotatorenmanschette. Entsprechend den Untersuchungen nach Reeves kommt es bei jüngeren Patienten eher zu einem Abriß des Labrum am vorderen Glenoid, während beim älteren Menschen über 45 Jahren lediglich die Kapsel oder die Rotatorenmanschette reißt [10]. Biomechanische Untersuchungen haben die Bedeutung der glenohumeralen Gelenke für das Entstehen rezidivierender Schulterluxationen und ihre Beziehung zur Bankartläsion aufgezeigt [11].

Die Sonographie ist in der Lage, gewisse für Schulterluxationen typische Pathologien zu erfassen und weitere Hinweise auf eine fixierte oder stattgefundene Schulterluxation zu geben. Dabei gelingt vor allem der Nachweis einer Hill-Sachs-Läsion sehr eindrucksvoll, auch wenn nur eine Impression im Bereich der Knorpelschicht des Humeruskopfes stattgefunden hat. Der Nachweis eines intraartikulären Ergusses bei frischen Luxationen ist ebenfalls sonographisch gut darstellbar, was auf einen intraartikulären Schaden hinweist. Auch Rotatorenmanschettenrupturen werden mit hoher Sicherheit erkannt [8].

Die Diagnostik der klassischen Bankartläsion [1], der Ablösung des anteroinferioren Labrum ist nur schwierig möglich und erfordert viel Erfahrung in der Sonographie am Schultergelenk. Hier kann die Methode nur ergänzend zu anderen bildgebenden Verfahren, wie z.B. der Kernspintomographie oder dem Arthro-CT im Doppelkontrastverfahren, eingesetzt werden. Ein Vorteil besteht bei der Sonographie jedoch in der Möglichkeit von passiven und aktiven dynamischen Untersuchungen [8].

Die Sonographie ist demnach eine gute Ergänzung zur klinischen Untersuchung und zu anderen bildgebenden Verfahren. Als apparative Vorraussetzung genügt ein Sonographiegerät mit einem 5 MHz-Schallkopf, welches fast in jeder Klinik und in vielen Praxen vorhanden ist. Für eine bessere Auflösung kann ein 7,5 MHz-Schallkopf benutzt werden. Bei den Labrumeinstellungen zeigt ein 5 MHz Konvexschallkopf Vorteile.

Allein aufgrund des sonographischen Befundes sollte keine Indikation zum konservativen Vorgehen oder zur Durchführung einer arthroskopischen oder offenen Operation gestellt werden, da gerade der Nachweis einer Bankartläsion nicht sicher gelingt. Da aber Hill-Sachs-Dellen sicher erkannt werden, kann im positiven Fall die Diagnose einer Luxation gesichert werden. Mit dem Patienten kann dann die weiterführende Diagnostik oder direkt eine Arthroskopie mit der Möglichkeit der direkten operativen Stabilisierung abgesprochen werden [2].

Sonographische Einstellungen bei der Instabilitätssicherung der Schulter

Dorsale Transversalebene (Abb. 1)

Der Schallkopf liegt hierbei am Unterrand der Spina Scapulae. Diese Einstellung zeigt die dorsalen Anteile des M. deltoideus, den M. infraspinatus, den dorsalen Glenoidrand, das dorsale Labrum und den dorsocranialen Humeruskopfbereich.

Laterale Frontalebene (Abb. 2)

Hierzu wird der Schallkopf senkrecht am lateralen Acromionrand aufgesetzt. Es werden der M. deltoideus, das Acromion, die B. subacromialis, die Supraspinatussehne und der Humeruskopf abgebildet.

Modifizierte anteriore Transversalebene (Abb. 3)

Um diese Einstellung zu erreichen wird der Schallkopf auf einer Linie zwischen Coracoid und anterolateraler Acromionecke aufgesetzt und soweit nach distal verschoben, bis der Humeruskopf und die typische Reifstruktur der Rotatorenmanschette sichtbar werden. In diesem „Coraco-Acromialen Fenster“ läßt sich ein Großteil der Rotatorenmanschette untersuchen. Insbesondere der M. supraspinatus, wo über 90% der Risse liegen. Die zweite Ebene hierzu erreicht man, wenn der Schallkopf um 90% gedreht wird. Durch weitere Distalverschiebung des Schallkopfes in der Transversalebene läßt sich dann das anteriore Labrum mit seiner Beziehung zum Glenoidrand einstellen [6].

Axilläre Einstellung (Abb. 4)

Bei maximaler Abduktion des Armes wird der Schallkopf über den Humerus eingestellt und nach distal verschoben, bis die Humeruskopfkontur mit der umgebenden Kapsel sichtbar wird. In einer Modifikation wird der Schallkopf dann weiter nach distal und ventral an den Rand des M. pektoralis verschoben, um das Labrum im anteroinferioren Bereich anzuschallen.

Die Untersuchung der Schulter bei Vorliegen oder Verdacht auf eine Instabilität bzw. Luxation wird statisch und dynamisch durchgeführt.

Rein statische Untersuchung

Als rein statische Untersuchung gilt der Nachweis einer manifesten Luxation. Diese Untersuchung wird in der dorsalen Transversalebene (Abb. 1) durchgeführt:

Eine fixierte ventrale Schulterluxation kann an der Beziehung des Humeruskopfes zum Glenoidrand festgestellt werden. Bei einer anterioren Schulterluxation tritt der Humeruskopf nach ventral aus der Pfanne. Bei einer dorsalen Luxation kann der dorsale Überstand des Humeruskopfes bestimmt werden. Der Seitenvergleich sichert hierbei die Diagnose. Die dabei entstehende Beziehung des Humeruskopfes zum Glenoidrand wird als Beispiel in der dynamischen Untersuchung einer anterioren Schulterluxation (Abb. 9) aufgezeigt.

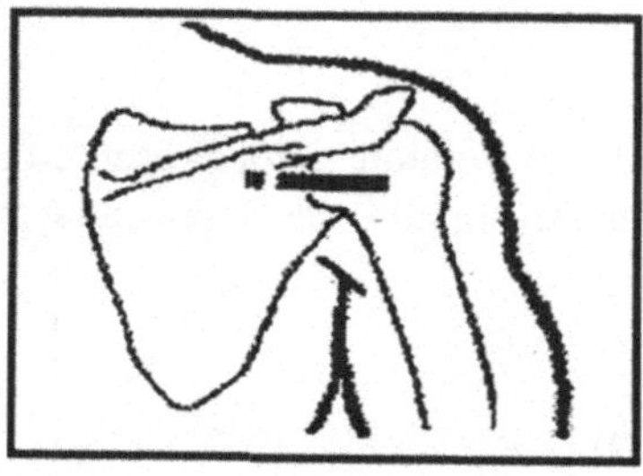

Abb. 1. Dorsale Transversalebene

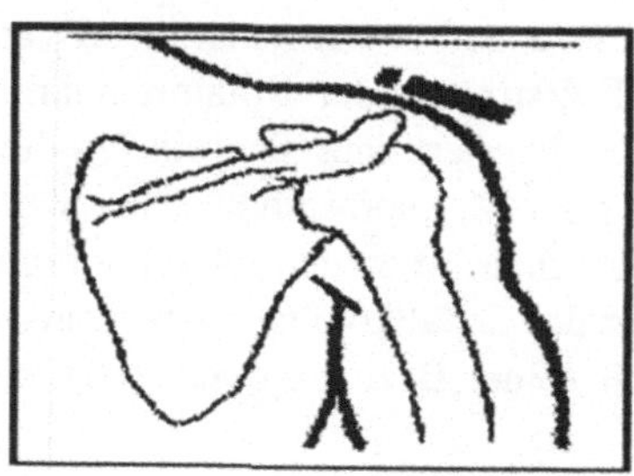

Abb. 2. Laterale Frontalebene

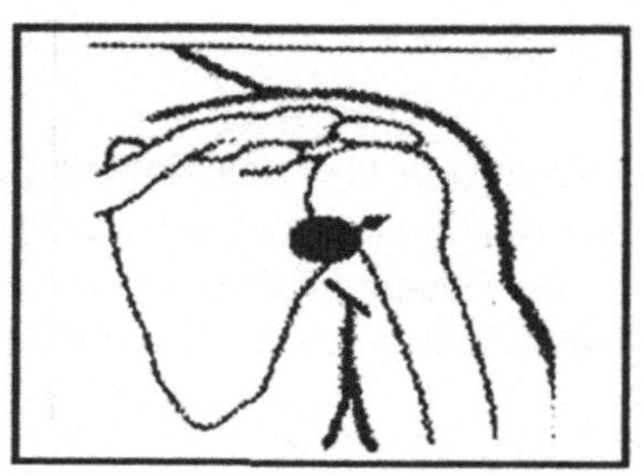

Abb. 3. Ventrale Labrumeinstellung

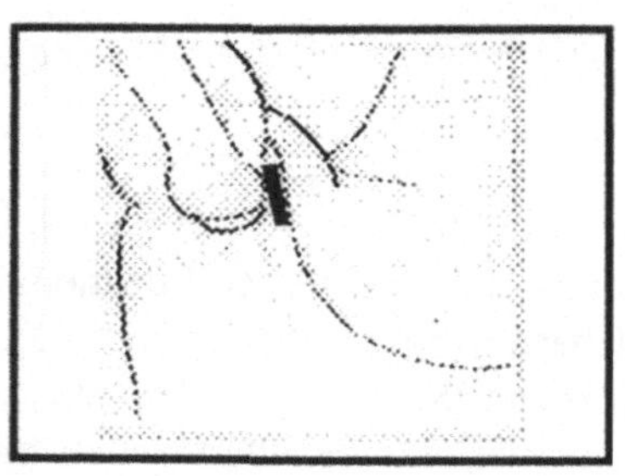

Abb. 4. Axilläre Labrumeinstellung

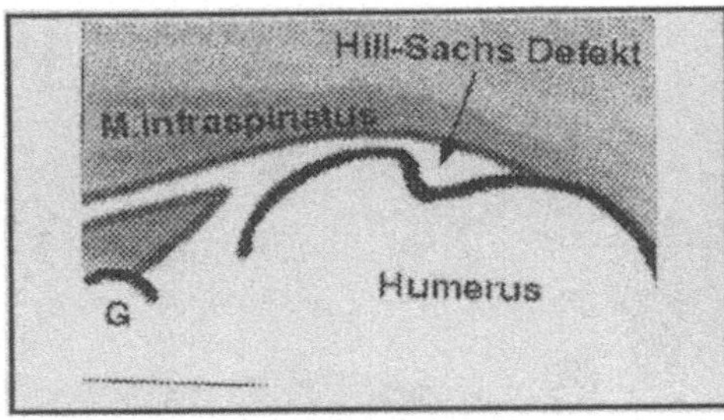

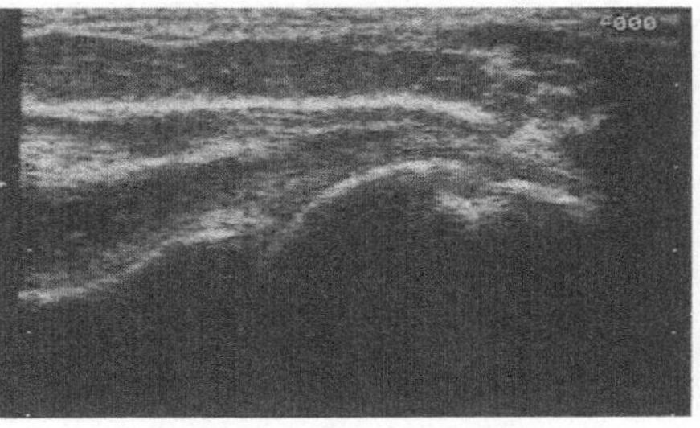

Abb. 5. Die Abbildung zeigt die Hill-Sachs-Läsion in der dorsalen Transversalebene. (*G* Glenoid; *H* Humeruskopf)

Statische und dynamische Untersuchungen

Hill-Sachs-Delle (Abb. 5)

Bei einer traumatischen anteroinferioren Schulterluxation tritt der Humeruskopf nach Ablösung des anteroinferioren Labrumligamentkomplexes über den vorderen Pfannenrand hinaus und schlägt an diesen zurück, was zu einer Impression an der ventrodorsalen Kopfkontur führt [5]. Der Nachweis einer Hill-Sachs-Delle gilt als pathognomonisch für eine stattgehabte Schulterluxation. Sonographisch läßt sich diese Impression in der dorsalen Transversalebene bei Neutralstellung des Armes darstellen (Abb. 5). Diese imponieren als dreieckförmige oder konkave Einsenkungen an der normalerweise konvexbogigen Humeruskopfkontur. Es sollte der typische Basisreflex zum Artefaktausschluß dargestellt und dokumentiert werden, wobei eine leichte Rotation des Armes hilfreich sein kann. Wichtig ist es auch den Übergang des Collum Anatomicum zum Tuberculum Majus von einer Hill-Sachs-Delle zu unterscheiden. Bei Flexion unter Rotationsbewegungen kann der Humeruskopf im gesamten dorsokranialen Bereich untersucht werden [8]. Ein Seitenvergleich läßt auch hierbei die Läsion sicher erkennen. Nach dorsalen Schulterluxationen findet man ein entsprechendes Korrelat als „Reversed-Hill-Sachs-Delle" an der ventralen Humeruskopfkontur.

Bankartläsion (Abb. 6 und 7)

Der Nachweis einer Läsion im anteroinferioren Bereich des Labrums [1], als indirekter Hinweis auch auf einen Abriß des Kapsel-Bandapparates [11], sollte in zwei Ebenen durchgeführt und dokumentiert werden. Hierzu eignet sich am besten ein Konvexschallkopf mit 5 MHz. Der Patient wird in Rückenlage gelagert. Die Schulter wird unterpolstert, der Arm wird bei 20° Abduktion und einer Extension von etwa 15° untersucht. Der Schallkopf wird etwa 1–2 cm unterhalb des Proc. coracoideus angelegt und in einem Winkel von 40–60° zur Horizontalen nach lateral ansteigend verschoben, um der Pfannenneigung Rechnung zu tragen. Eine weitere Möglichkeit ergibt sich nach Einstellung der anterioren Transversalebene. Bei leichter Außen- und In-

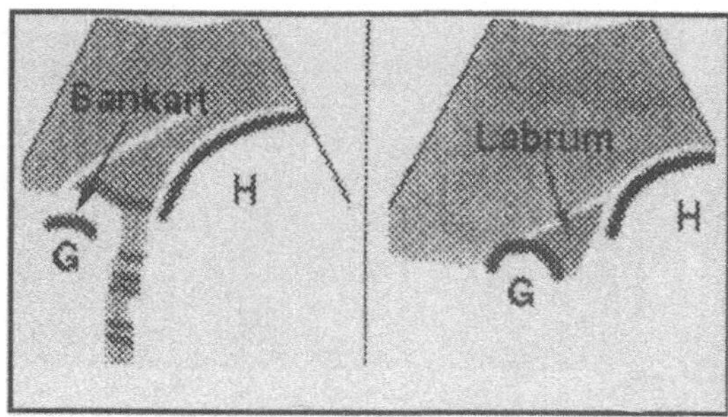

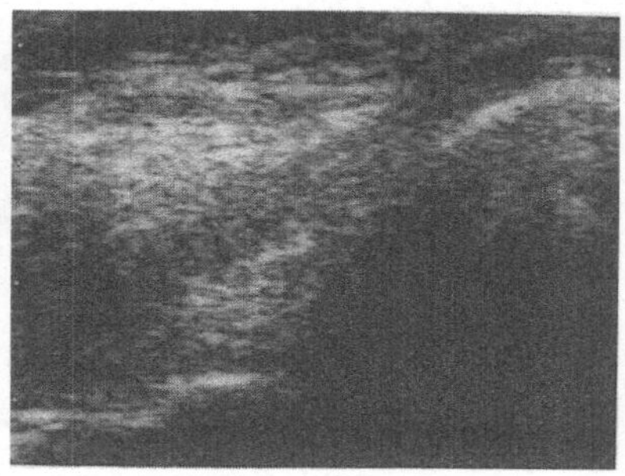

Abb. 6. Darstellung der Bankartläsion in einer modifizierten anterioren Transversalebene (s. Text). Die Abbildung zeigt das vom Pfannenrand abgelöste Labrum bei einem Patienten nach frischer Schulterluxation. Hierbei konnte erst die dynamische Untersuchung mit Innen- und Außenrotationsbewegungen die Ablösung verdeutlichen

nenrotation des Armes wird dann der Schallkopf nach distal verschoben, bis der anteriore Pfannenrand mit dem Labrum darstellbar wird. Das Labrum stellt sich dann als echoreiche trigonale Struktur dar. Als pathognomonisch gilt bei Luxationen neben der fehlenden Labrumdarstellung der Nachweis eines vom Pfannenrand dislozierten Labrums mit echoarmem Reflex (Abb. 6 in der Darstellung der anterioren Transversalebene) und pathologische Reflexbildungungen (Abb. 7 mit der Darstellung in der axillären Schallkopfposition). Da schon im normalen Labrum wechselnde Echogenitäten zu finden sind, sollte bei zweifelhaften Befunden unbedingt der Nachweis einer Dehiszenz des Labrum geführt werden. Die Ablösung des Labrums von Pfannenrand läßt sich am besten bei einer dynamischen Untersuchung unter Innen- und Außenrotationsbewegungen des Armes darstellen. Bei frischen Luxationen kann ein intraartikulärer Erguß die Darstellung einer Labrumablösung erleichtern. Diese Einsicht kann leicht im zu weit proximal gelegenen Abschnitt durchgeführt werden, wo Labrumablösungen vom Pfannenrand auch als Normvariante vorkommen und so das Vorliegen einer Bankartläsion vortäuschen können [3].

Bei der axillären Einstellung (siehe Schallkopfeinstellungen) kann bei stark ausgeprägtem und weit nach medial ziehendem M. pectoralis die Einstellung am Pectoralis-

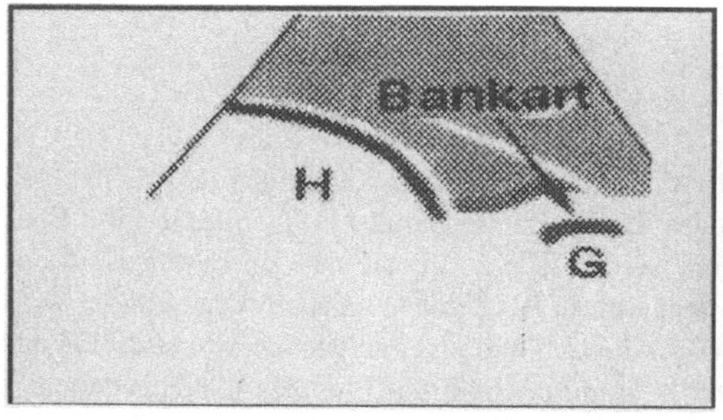

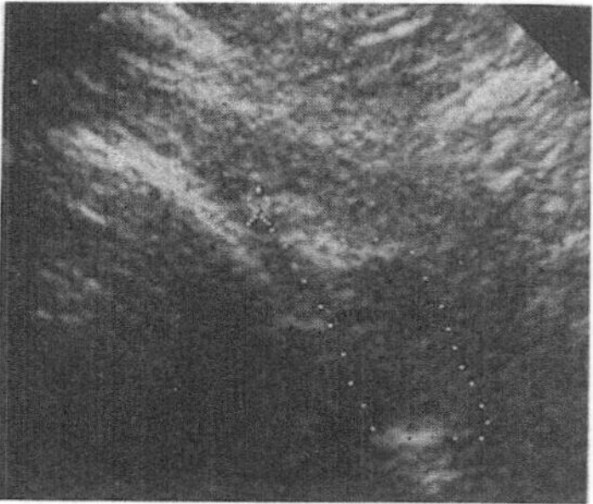

Abb. 7. Diese Abbildung zeigt die axilläre Labrumeinstellung bei einem Patienten mit rezidivierender Schulterluxation. Im Bild wird die Ablösung vom Pfannenrand deutlich. Die Läsion wurden bei einer nachfolgenden Arthroskopie bestätigt

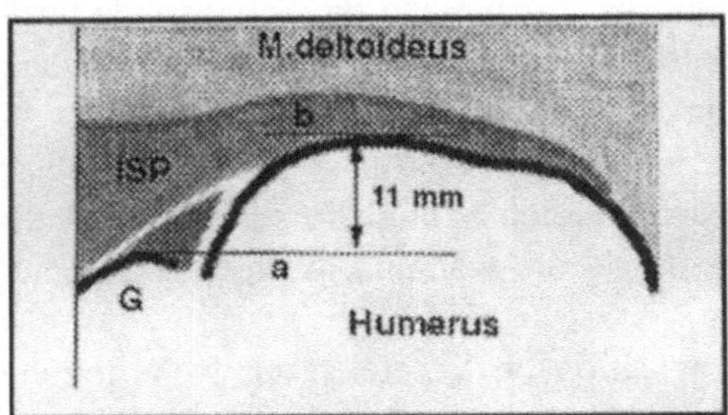

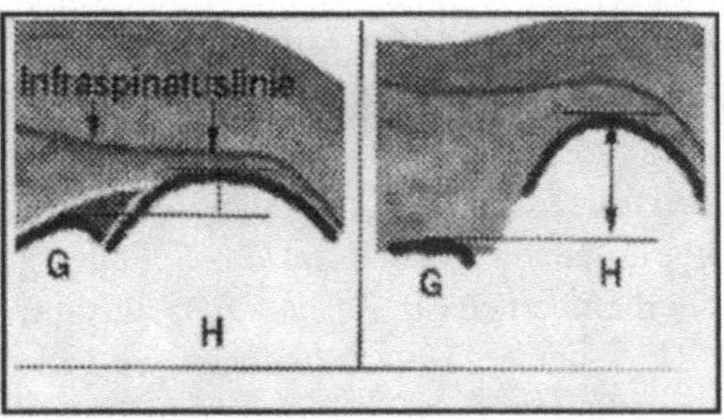

Abb. 8. Darstellung der Translationsmessung in der dorsalen Transversalebe. *Das linke Bild* beschreibt den Meßvorgang. Es wird jeweils eine Parallele zum Humeruskopf und zum Glenoidrand gelegt und die Distanz in Neutralstellung und bei entsprechendem Druck nach ventral der dorsal ausgemessen. *Das rechte Bild* zeigt das Verhältnis bei einer dorsalen Instabilität

rand schwierig werden. Das Labrum muß dann durch den Muskel selber dargestellt werden, was diese Untersuchung jedoch deutlich erschwert [4]. Auch hier ist auf pathologische Reflexbildung und Labrumablösung vom Pfannenrand zu achten (Abb. 7). Im Gegensatz zur ventralen Labrumdarstellung ist die Einstellung besser auf den anteroinferioren Labrumbereich zentriert, der eigentlichen Stelle der Bankartläsion.

Translationsmessungen (Abb. 8 und 9)

Nach Einstellung der dorsalen Transversalebene soll die Translation des Humerus in der Pfanne beurteilt, dokumentiert und ausgewertet werden. Diese Untersuchungen werden am sitzenden Patienten durchgeführt. Bei diesen dynamischen Untersuchungen kommt es nicht so sehr auf die eingesetzte Kraft als vielmehr auf die Relaxation des Patienten an.

Anteriore Instabilität. Der Arm befindet sich in Neutralstellung, der Untersucher fixiert bei der Untersuchung der rechten Schulter mit seiner linken Hand die Klavikula

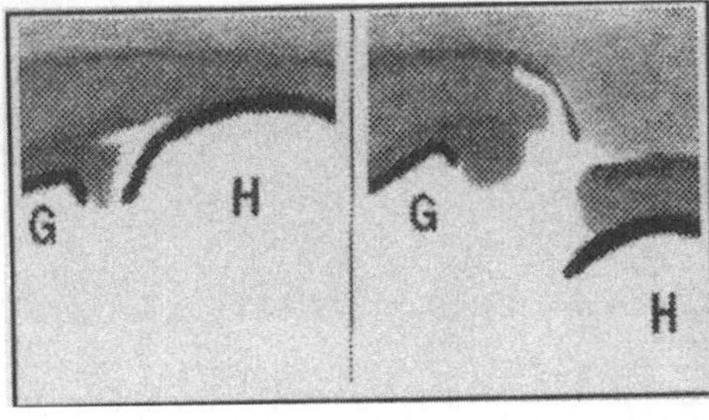

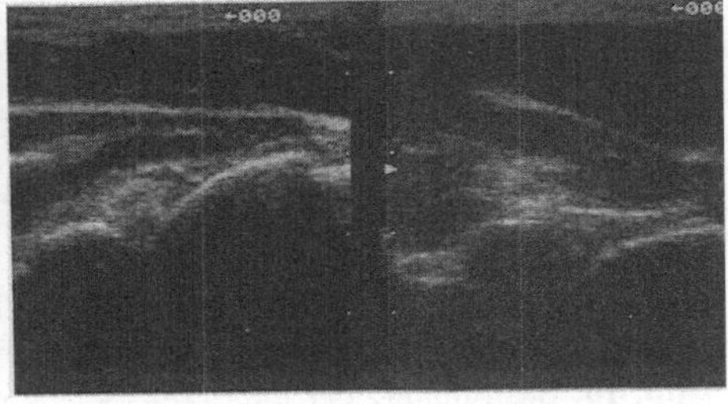

Abb. 9. Translationsmessung in der dorsalen Transversalebene: Die Untersuchung wurde bei einem Patienten mit rezidivierender anteriorer Schulterluxation durchgeführt. Der Humeruskopf läßt sich aus der Neutralstellung mit Umkehrung der Kopf-Pfannenrelation nach ventral verschieben

von dorsal, während Daumen und Zeigefinger derselben Hand die Schallsonde positionieren. Es wird dann ein Streß nach ventral ausgeübt. Gelegentlich ist bei stark ausgeprägtem Schultergürtel eine Hilfsperson erforderlich.

Dorsale Instabilität. Bei der Überprüfung der hinteren Schublade stützt die schallkopftragende linke Hand die Schulter nach dorsal ab, während die rechte Untersucherhand einen Streß nach dorsal ausübt.

Bei beiden Untersuchungen wird die Translation im Vergleich zur Ruhestellung festgehalten. Es wird jeweils eine Tangente zum Humeruskopf und zum Glenoidrand gelegt und der Abstand der beiden Tangenten zueinander ausgemessen (Abb. 8).

Harland und Sattler [4] haben für die Stabilität folgende Einteilung vorgenommen, wobei Sie in Ihren Untersuchungen Stufen zwischen 0 und 16 mm fanden:

Stufe < 5 mm: nicht pathologisch
Stufe 5–8 mm: fraglich pathologisch
Stufe > 8 mm: pathologisch
Seitendifferenz < 4 mm: nicht pathologisch
Seitendifferenz > 4 mm: pathologisch.

Nach Jerosch [7] besteht in Neutralstellung des Armes ein dorsaler Glenoidüberstand des Humeruskopfes von 8–10 mm. Nach seinen Untersuchungen ist eine Umkehr der Relation Humeruskopf-Glenoidhinterkante als sonographisches Instabilitätskriterium anzusehen. Auch er weist auf die Untersuchung im Seitenvergleich hin, da bei multidirektionalen Instabilitäten eine beidseitig vermehrte Translation vorkommt.

Inferiore Instabilität (Abb. 10)

Hierzu wird die laterale Frontalebene eingestellt und in Ruhestellung das Acromion und die Humeruskopfkontur in Neutralstellung dargestellt und bildlich festgehalten. Danach wird am Ellbogen ein Streß nach inferior im Sinne des Sulkus-Test ausgeübt. Die Strecken zwischen Acromion und Humeruskopf werden in beiden Einstellungen

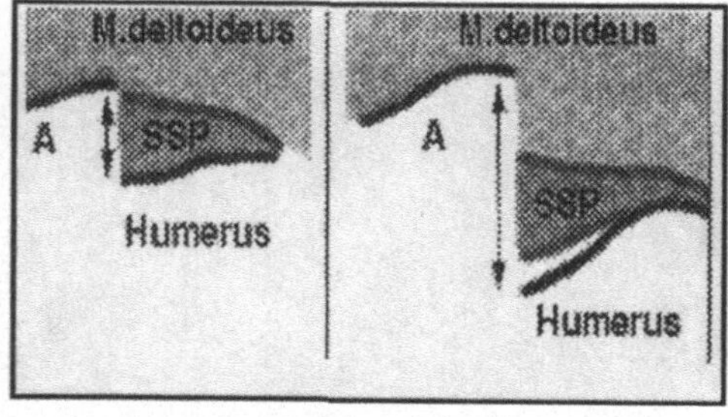

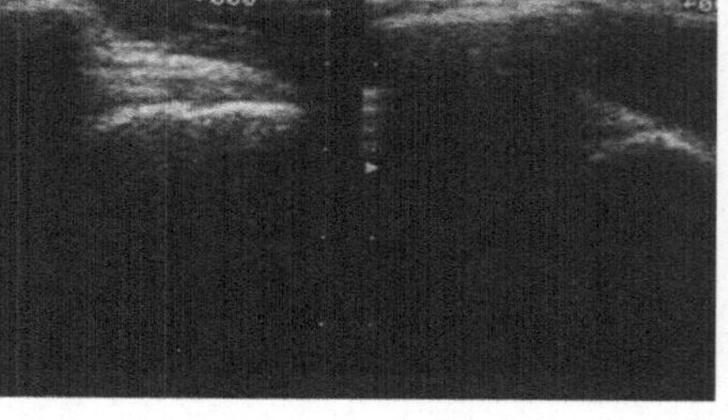

Abb. 10. Bestimmung der inferioren Gelenkinstabilität in der lateralen Frontalebene. Der Humeruskopf läßt sich entsprechend dem Sulkus-Test durch Zug am Ellbogen nach inferior ziehen. Es wird die Strecke zwischen Acromion (*A*) und Humerus ausgemessen. Bei inferioren Instabilitäten kommt es zu einer Abstandsvergrößerung von über 6 mm

ausgemessen. Bei schultergesunden Patienten ändert sich die Distanz um 2–4 mm, während bei multidirektionalen Instabilitäten Werte über 10 mm und in ausgeprägten Fällen bis 20 mm und mehr gefunden werden [9].

Aktive dynamische Untersuchungen

Die genannten Untersuchungen zur Translokation kann der Patient auch unter sonographischer Kontrolle in der dorsalen Transversalebene aktiv durchführen. Dieses kann dann sogar auf einem Video dokumentiert und hinsichtlich willkürlicher Luxationen bzw. Subluxationen ausgewertet werden [8].

Literatur

1. Bankart ASB (1923) Recurrent or habituel dislocation of the shoulder joint. Br Med J 2:1132–1133
2. Caspari RB, Savoie FH (1991) Arthroscopic reconstruction of the shoulder. The bankart repair. In: McGinty JB Operative arthroscopy. Raven Press
3. DePalma AF (1983) Surgery of the shoulder. Philadelphia, Lipincott
4. Harland U, Sattler H (1991) Ultraschallfibel, Orthopädie, Traumatologie, Rheumatologie. Springer-Verlag
5. Hill HA, Sachs MD (1940) The grooved defekt of the humeral head. A frequently unrecognized complication of dislocations of the shoulder joint. Radiology 35:690–700
6. Hinzmann J, Behrend R, Heise U (1988) Songraphische Beurteilung typischer Läsionen bei der Schulterluxation. Z Orthop 126:570–573
7. Jerosch J, Marquart M, Winkelmann W (1991) Sonographische Dokumentation der Transaltionsbeweglichkeit des Schultergelenkes. Ultraschall Med 12:31–35
8. Jerosch J, Marquart M (1993) Sonographische Diagnostik bei Instabilität des Schultergelenks. Grenzen und Möglichkeiten. Orthopäde 22:294–300
9. Marquart M, Jerosch J (1991) Sonographische Beurteilung der multidirektionalen Schulterinstabilität. Unfallchirurg 94:295–301
10. Reeves B (1969) Acute anterior dislocation of the shoulder. Ann Royal Col Surg Engl 43:255–273
11. Turkel SJ, Ryan MW, Marshall JL, Girgis FG (1981) Stabilizing mechanism preventing anterior dislocation of the glenohumeral joint. J Bone Joint Surg 63-A:1208–1217

Dopplersonographie in der Traumatologie

C. Tesch[1], J.V. Wening[1], G. Fröschle[2] und K.-H. Jungbluth[1]

[1] Abteilung für Unfall- und Wiederherstellungschirurgie, Universitätskrankenhaus Eppendorf, Martinistraße 2, D-20246 Hamburg
[2] Abteilung für Allgemeinchirurgie, Universitätskrankenhaus Eppendorf, Martinistraße 2, D-20246 Hamburg

Einleitung

Die Einführung der Dopplersonographie in die Traumatologie ist mit dem nondirektionalen Doppler bereits seit geraumer Zeit vollzogen. In keiner Notfallambulanz sollte heute der kleine Taschendoppler fehlen, der eine akustische Darstellung eines intravasalen Gefäßflusses und unter Zuhilfenahme einer Blutdruckmanschette eine getrennte arterielle Druckmessung aller 4 Extremitäten bis hin zur arteriellen Druckmessung in Fingern oder Zehen ermöglicht. Mit Einführung hochleistungsfähiger Chips in die Computertechnologie ist eine Echtzeitdarstellung des zu untersuchenden Körperteils im sogenannten B-Bild (brightness) in Kombination mit einem Doppler möglich. Diese „Duplexsonographiegeräte" sind mit einem PW-Doppler (pulsed wave) ausgerüstet und können (entsprechende technische Ausrüstung vorausgesetzt) bei laufendem B-Bild ein Dopplersignal empfangen. Mit Einführung der farbkodierten Dopplersonographiegeräte (FKDS) ist auch eine der Angiographie ähnliche Gefäßdarstellung in Echtzeit möglich geworden. In Kombination mit einem Dopplersignal können quantitative Aussagen über den Blutfluß in einem Gefäß gemacht werden [12, 13].

Gerade bei dieser ausgefeilten Technik ist die von uns beschriebene Methode nur dann hilfreich, wenn die Untersucher genaue Vorstellungen von der Lage der zu untersuchenden Gefäße besitzen und normale Kurven und Flußsignale der verschiedenen Gefäße kennen, um die während der Untersuchung gewonnenen Bilder mit dem Normalbefund zu vergleichen.

Technik

CW-Doppler

Dieser Doppler besitzt sowohl ein Sende- als auch ein Empfangselement, so daß kontinuierlich der ausgesendete Ultraschallstrahl nach Reflexion empfangen wird. Wegen der Schallstrahlencharakteristik ist das sogenannte „sample-volumen", also der Bereich, in dem Blutbewegungen nachgewiesen werden können, groß und räumlich wie ein Kegel gestaltet [12]. Dies erklärt, daß zwar mit hoher Sicherheit Blutflüsse im Schallbereich gemessen werden können, aber nicht zwischen einzelnen Gefäßen, die dicht hinter- oder nebeneinander liegen, unterschieden werden kann. Sehr hohe Flußgeschwindigkeiten können sicher dargestellt werden. Eine Messung innerhalb des Gefäßes an verschiedenen Orten ist nicht möglich, da der Schallstrahl nur durch Neigung

Hefte zu „Der Unfallchirurg", Heft 249
Zusammengestellt von K. E. Rehm

des Schallkopfes positioniert werden kann und eine Tiefenausdehnung des sample-volume nur durch die Eindringtiefe des Schallstrahles begrenzt wird. Zur Anwendung kommen der non- und der direktionale Doppler in schwarz-weißer Darstellung einer Analogkurve und als bidirektionaler Doppler in Grauwert- oder in Farbdarstellung eines Frequenzspektrums [9].

Nondirektionaler Doppler

Diese Dopplergeräte sind als Taschengerät mit Kopfhörern ausgestattet und erlauben den audiellen (und prinzipiell auch den optischen) Nachweis eines Blutflusses und aus dem Geräusch schließend auch die Unterscheidung, ob es sich um eine Arterie oder eine Vene handelt. Kombiniert mit einer Blutdruckmanschette kann der Blutdruck distal gemessen werden, so daß bei entsprechender Größenwahl der Manschette auch selektiv die Blutdrücke in den Fingern oder Zehen gemessen werden können. Da eine Frequenz von 4–10 MHz zur Anwendung kommt, sind sie nur für oberflächennahe Gefäße geeignet.

Unidirektionaler Doppler

Diese Dopplersonographiegeräte sind kombiniert mit einem Bildschirm und erlauben daher den zweifelsfreien Nachweis der Blutflußrichtung. Diese Geräte verarbeiten das Signal derart, daß eine Analogkurve aus den Mittelwerten der Frequenzänderungen aufgezeichnet werden kann. Dies bedeutet, daß bei Überlagerung der Signale einer Vene und Arterie die Kurve der Letzteren in Ihrer Höhe durch Erstere gemindert wird [9, 13].

Bidirektionaler Doppler

Durch eine mehrkanalige Verarbeitung der Dopplerfrequenzen ist eine getrennte Aufzeichnung aller Frequenzänderungswerte pro Zeiteinheit möglich, diese kann entweder nach Grauwerten oder nach Farben abgestuft auf dem Bildschirm dargestellt werden. Eine gleichzeitige Darstellung der Frequenzspektren einer Vene und einer Arterie sind hiermit möglich (Abb. 1). Die Kurven eines „Fast fourier-Spektrum“ geben uns Informationen über turbulente oder laminare Strömungen [10]. Aus der Form der

Tabelle 1. Einteilung der Arterien nach Widerstandverhalten

Hochwiderstand	Niedrigwiderstand
A. carotis externa	A. carotis interna
Extremitätenarterien	Viszeralarterien
Aorta und A. iliaca	A. hepatica
	A. renalis
	A. lienalis

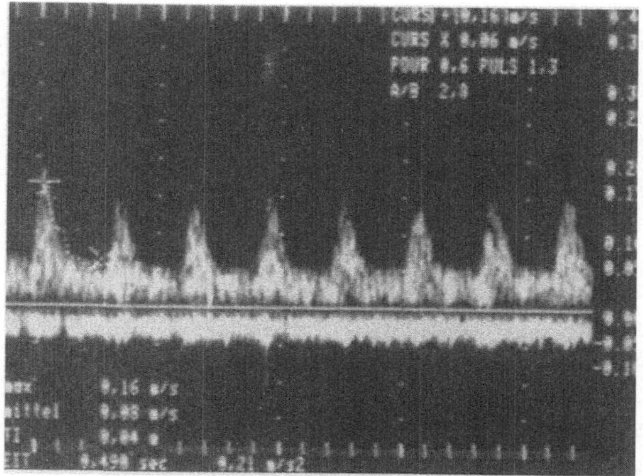

Abb. 1. Duplexsonographische Darstellung A. und V. tibialis posterior

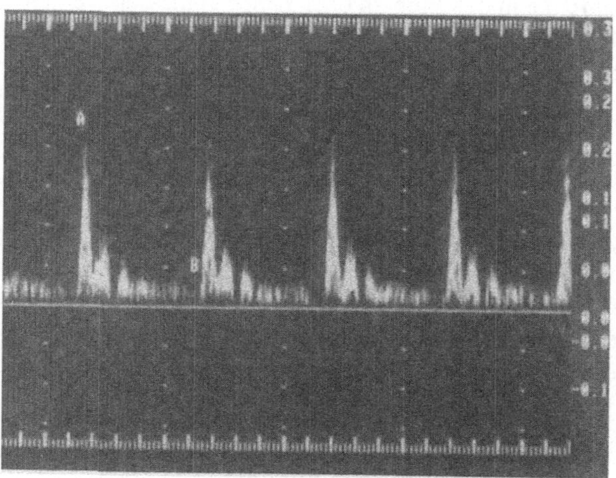

Abb. 2. Hochwiderstandsgefäß, A. radialis

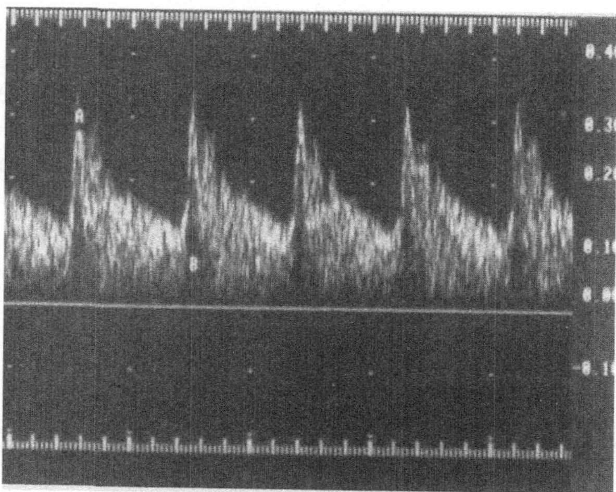

Abb. 3. Niedrigwiderstandsgefäß, A. carotis interna

Dopplerkurve lassen sich die verschiedensten Indizes errechnen, die wichtigsten sind für Arterien des Hochwiderstandstypes der Pulsatilitätsindex (PI) nach Gosling, für Arterien des Niedrigwiderstandstyps der Widerstandsindex (RI) nach Pourcelot [13] (Tabelle 1, Abb. 2 und 3). Diese Indizes sind winkelunabhängig zu errechnen.

PW-Doppler

Durch Verwendung eines Dopplerelementes für Sende- und Empfangsmodus ist es über die Wahl der Sende- und Empfangsfrequenz (PRF = Pulsrepetitionsfrequenz) möglich geworden, selektiv in verschiedenen Tiefen des zu untersuchenden Gewebes das sample volume zu plazieren, welches klein im Verhältnis zu jenem der CW-Methode ist und zudem auch noch in der Größe variiert werden kann [12]. Mit dieser Technik können wir auch dicht beieinander liegende Gefäße getrennt aufzeichnen und im zu untersuchenden Gefäß an verschiedenen Stellen das Dopplerspektrum ableiten. Damit können zum Beispiel die Flußgeschwindigkeiten innerhalb, vor und hinter Stenosen bestimmt werden. Unabdingbar ist die exakte Bestimmung des Dopplerwinkels zur Errechnung der Blutflußgeschwindigkeit. Größter Nachteil dieser Technik ist die Möglichkeit, daß die reflektierte Schallwelle durch hohe Geschwindigkeit des Blutes im untersuchten Gefäß eine höhere Frequenz hat als die halbe Pulswiederholfrequenz (das PW-Dopplersignal wird aus einzelnen Meßpunkten zusammengesetzt und interpoliert wiedergegeben) [16]. Damit tritt der sogenannte „Aliasing-Effekt" (alias, lat. = anders, sonst auch) auf, bei dem die angezeigte Frequenzänderung statt eines positiven einen negativen Wert ergibt [13], Abhilfe schafft Erhöhung der PRF oder die Nullpunktverschiebung [16].

Duplexsonographie

Diese Technik wird mittlerweile in nahezu allen Geräten angeboten und ist eine Kombination des schnellen B-Bildes mit der PW-Dopplersonographie. Mechanische Sektorschallköpfe halten das B-Bild in dem Moment an, in dem die Dopplerfunktion aktiviert wird und schalten den Schallkopf in den Dopplermodus. Veränderungen des Sonographiesitus durch Bewegungen des Patienten oder des Schallkopfes führen zum Verlust des Dopplerempfanges. Moderne elektronische Schallköpfe sind in der Lage, beide Funktionen (B-Bild und Dopplermodus) gleichzeitig aufrecht zu erhalten. Bei höheren Flußgeschwindigkeiten reicht jedoch die PRF nicht aus, so daß in diesem Fall das B-Bild eingefroren werden muß, um die PRF erhöhen zu können. Der große Vorteil dieser Technik liegt darin, selektiv sowohl das „sample volume" in der Größe zu variieren als auch es unter Sichtbedingungen an verschiedenen Stellen im Gefäß zu plazieren. Nur so kann man die hohen Flußgeschwindigkeiten in Stenosebereichen, langsame Flüsse in Aneurysmen und arterielle Flußsignale hinter oder neben Venen nachweisen.

Farbdopplersonographie

Mehrere „sample volumes“ in einem definierten Areal zusammengefaßt ergeben das Meßfeld für die Farbdopplersonographie. Statt Kurven für die jeweilige Frequenzänderung aufzuzeichnen, werden Farbsignale verwendet und mit Hilfe der Computertechnologie in Echtzeit in das laufende B-Bild eingeblendet. Die Meßwerte ergeben mittlere Flußgeschwindigkeiten, Flüsse vom Schallkopf weg sind in der Regel blau kodiert, zum Schallkopf hin rot [16] (Abb. 4). Schnelle bis sehr schnelle Signale entweder von blau nach weiß oder rot nach gelb. In einem großen Areal können so sehr schnelle und auch sehr langsame Flüsse nachgewiesen werden auch ohne ein Gefäß im B-Bild überhaupt zu erkennen, was zu den Vorteilen der Methode gerechnet werden muß. Die Untersuchung in Echtzeit in Kombination von B-Bild, Farbdoppler- und Dopplersonographie wird als *Triplexsonographie* bezeichnet. Das farbige Meßfeld kann beliebig groß eingestellt werden, allerdings mit den Nachteilen, daß der Bildaufbau von 25 Bildern pro Sekunde auf ca. 10 Bilder pro Sekunde sinkt und damit das Echtzeitbild ruckartig aufgebaut wird. Die PRF sinkt, wodurch schnelle Flüsse nicht mehr sauber darstellbar sind.

Farbdopplerangiographie

Eine interessante Neuentwicklung sind Farbflußgeräte, die über die Phasenverschiebung ein Farbsignal und damit auch sehr langsame Flußgeschwindigkeiten anzeigen und auch bei parallel zum Schallkopf laufenden Gefäßen ein Farbsignal erzeugen können. Damit wird in der Problemzone der Dopplersonographie (Winkel = 90°) eine Farbfüllung der Gefäße erzeugt und eine Darstellung der Angiographie sehr nahe kommend erreicht.

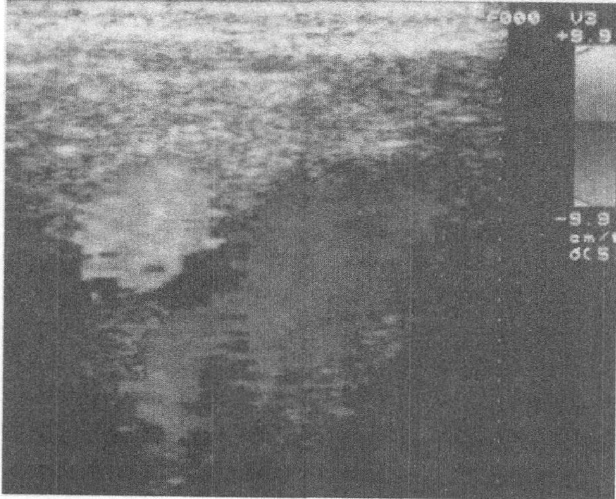

Abb. 4. Farbdopplersonographie der A. und V. femoralis, Querschnitt

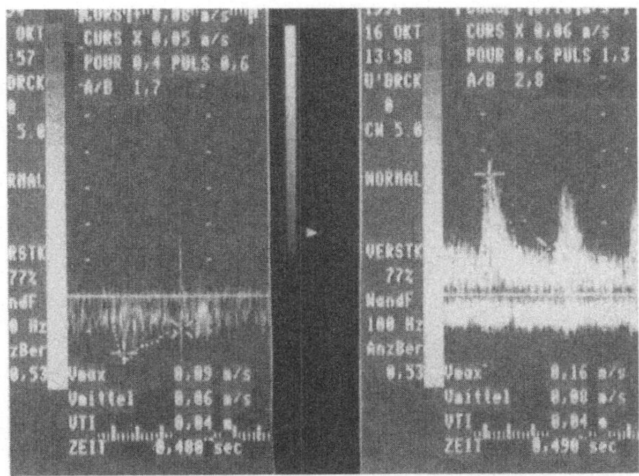

Abb. 5. CW-Dopplersongraphie der A. dorsalis pedis, Verschluß li.

Anwendung

Notfallpatient

Phase 1 – Notaufnahme. Nach dem audiellen Nachweis von Perfusion (oder der fehlenden Perfusion) in verletzten Extremitäten mit dem nichtdirektionalen Taschendoppler kommt ein CW-Dopplersystem zur Anwendung, um sowohl arterielle als auch venöse Störungen zu erfassen. Dies geschieht einfach mit Aufsetzen des Schallkopfes in einem Winkel von 45° zur Gefäßachse, idealerweise mit Richtung des Schallstrahles zum Herzen hin. Nach Gehör und Auge wird nun ein möglichst klares Bild auf dem Bildschirm erarbeitet, Seitneigung und -verschiebung sowie Achsneigung des Schallkopfes, der mit aufgesetztem Handballen sicher geführt wird, helfen dies zu erreichen. Ein Hilfsmittel bei dieser Methode ist, das systolische Signal zu einem möglichst hohen Ausschlag zu bringen, wobei Kurven gewonnen werden, die zuverlässig auszuwerten sind (Abb. 5).

Gefäße des Mediastinums, Abdomens, Beckens und Achsel sind mit der Farbdoppler- und ersatzweise mit der Duplexsonographie zu untersuchen. Angewendet wird die Methode durch B-Bilddarstellung des zu untersuchenden Bereiches unter Benutzung von Schallköpfen verschiedener Frequenzbereiche (3,5–10 MHz, in der Tiefe liegende Gefäße mit einem 3,5 MHz- oder 5 MHz-, an der Oberfläche mit einem 7,5 MHz- oder 10 MHz-Schallkopf), Positionierung des Schallkopfes, so daß das Gefäß in einem Winkel von ungefähr 45°–60° zum Schallstrahl verläuft, Einschalten des Dopplervolumens, Einschwenken des „sample volumes" in das Gefäß., Wahl der Größe des „sample volumes" angepaßt an den Gefäßdurchmesser, Korrektur des Dopplerwinkels, so daß er parallel zum Gefäß läuft und Aktivierung des Dopplermodus. Jetzt kann die Dopplermessung erfolgen, wenigstens 2 Pulszyklen sind aufzuzeichnen und das Bild einzufrieren. Jetzt können je nach benutztem Gerät und Auswerteprogramm die verschiedensten Parameter bestimmt werden. Hilfreich ist die vi-

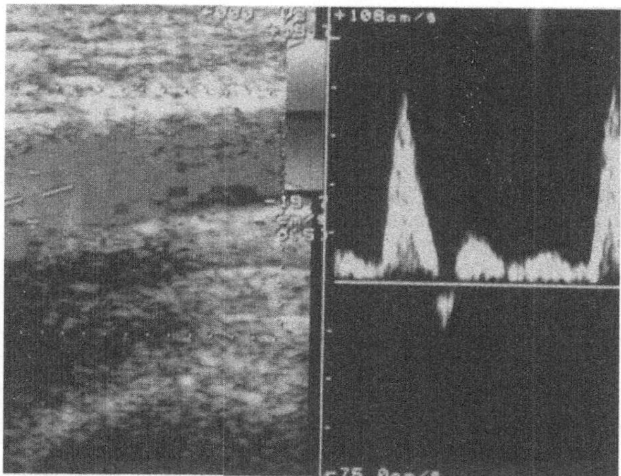

Abb. 6. Normales Frequenzspektrum der A. femoralis

suelle Beurteilung der Dopplerkurve, die charakteristische Merkmale bei normalen Befunden zeigt (Abb. 6).

Die Verletzungen des Thorax mit Rupturen im Aortenbogenbereich sind vom Jugulum aus mit einem Schallkopf mit kleinem Radius sicher zu erfassen. Die Schallkopfführung ist nach caudal gerichtet, der Schallkopf wird nach links und rechts geschwenkt und nach dorsal gekippt. So gelingt Einsicht auf den gesamten Aortenbogen, den Truncus brachiocephalicus mit der rechten A. subclavia und A. carotis, der linken A. carotis und A. subcalvia. Das gesamte Gefäßsystem kann farbgefüllt werden, ausgespart bleibt technisch bedingt immer der craniale Anteil des Aortenbogens für die Farbdarstellung, welcher aber selten verletzt wird. Mit Hilfe der Triplexsonographie kann zusätzlich die Flußgeschwindigkeit gemessen werden (Abb. 7).

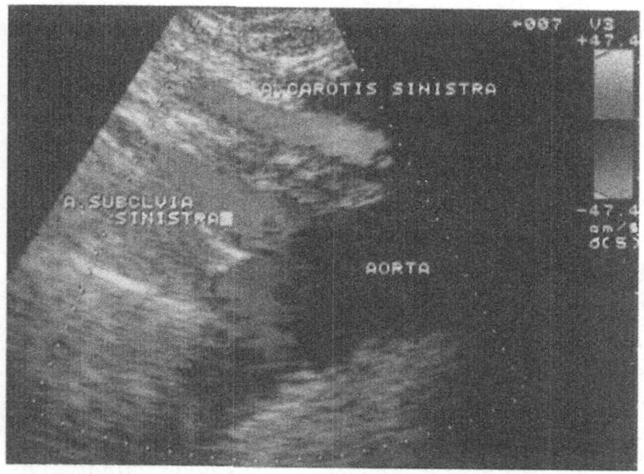

Abb. 7. Darstellung des Aortenbogens mit seinen Abgängen

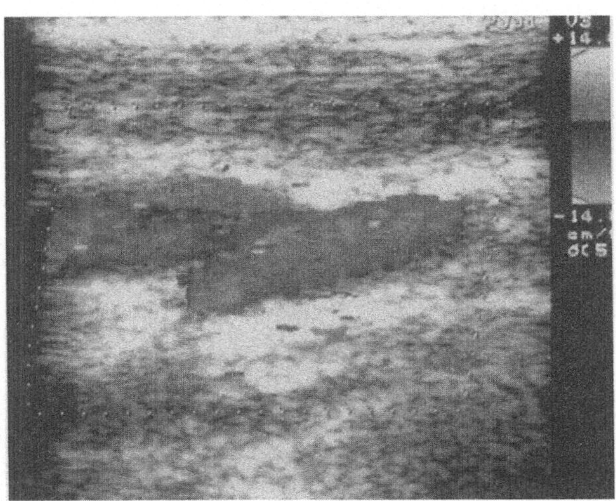

Abb. 8. Darstellung der Karotisbifurkation

Die Bauchaorta ist ab dem Zwerchfell bis zur Bifurkation sicher identifizier- und darstellbar. Sämtliche großen Gefäßabgänge können dargestellt und so Nierengefäß-, Lebergefäß-, Milzgefäß- und Mesenterialgefäßverletzungen nachgewiesen werden.

Halsgefäße werden bei Verletzungen der Halswirbelsäule mit der Farbdopplersonographie auf Dissektionen untersucht, dies gelingt am liegenden Patienten von seitwärts mit Darstellung der Karotisbifurkation [14] (Abb. 8).

Leisten- und Achselgefäße sind sowohl für die CW- als auch Farbdopplersonographie zugänglich, charakteristische Merkmale eines Abrisses sind der fehlende Fluß oder ein retrograder Fluß über Kollateralen.

Phase 2 – Operationssaal. Intraoperative Dopplersonographien stellen eine wertvolle Bereicherung der Diagnostik von intimalen Gefäßverletzungen sowie nach rekonstruktiven Maßnahmen zur Bestätigung einer suffizienten Anastomosentechnik dar. Gerade traumatische Gefäßläsionen in Verbindung mit ausgedehnten Weichteilverletzungen sind schwierig operativ zu therapieren und dann auf Funktionsfähigkeit zu kontrollieren. Die Farbdopplersonographie ist mit der Triplexsonographie in der Lage, diese Lücke zu schließen. Jeder Schallkopf läßt sich sicher steril verpacken und handhaben [11]. Stenosen und Turbulenzen bei unvollständiger Naht der Intima sind erkennbar und je nach Ausmaß korrigierbar. Der Einsatz der transösphagealen Echokardiographie während Operationen bei Trauma schließt die Lücke der Diagnostik am Aortenbogen [1].

Phase 3 – Intensiveinheit. Die kontinuierliche Überwachung der Flußverhältnisse im Operationsgebiet mit Überwachung der peripheren Perfusion ist eine Kombinationsaufgabe von CW-, Duplex- und Farbdopplersonographie. Verletzungen im Thorax mit Aortendissektionen oder Rupturen sind mittels Farbdopplersonographie zu untersuchen; Größenzunahme von Aneurysmen sind darstellbar und Flußverhältnisse auswertbar. Abdominelle Verletzung mit z.B. Rupturen der Leber werden im Farbdopp-

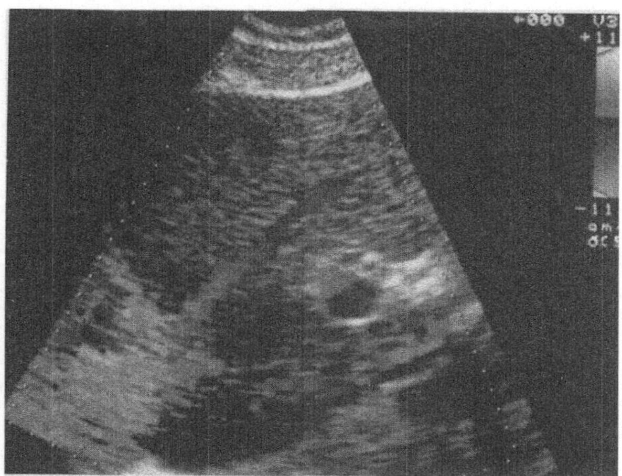

Abb. 9. Farbdopplersonographie des Lebervenensystems

ler (neben der B-Bildsonographie) untersucht und dabei die Rupturen im Verhältnis zu den Lebervenen beobachtet [2] (Abb. 9).

Retroperitoneale Verletzungen werden wegen der möglichen Beeinträchtigung der Nierenperfusion kontinuierlich mittels Duplexsonographie untersucht, um Nierenarterien- oder -venenkompressionen erkennen zu können.

Zunehmende Bedeutung der venösen Rückflußverhältnisse unter Berücksichtigung von tiefen Venenthrombosen erfordern die kontinuierliche Untersuchung der Venen [3]. Als schnelle „screening-Methode" mit einer Sensitivität und Spezifität von 75–94% hat sich die CW-Doppler Untersuchung der Femoralgefäße bewährt: überprüft wird der venöse Rückfluß in In- und Exspriation, Valsalva, distaler und proximaler Kompression [4] (Abb. 10).

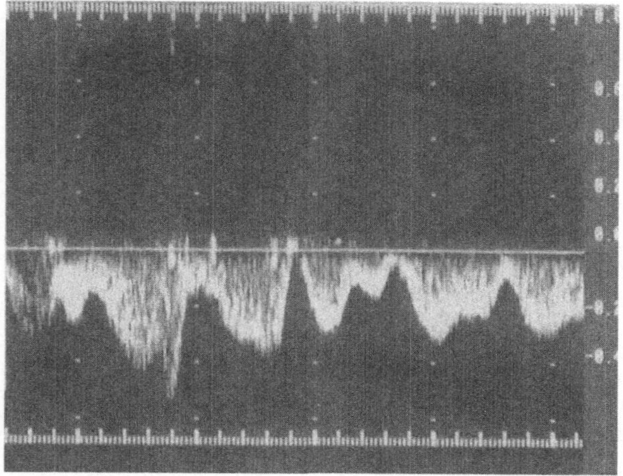

Abb. 10. Venendoppler mit In- u. Exspiration, „A-peak"

Phase 4 – Peripherstation. Nach der akuten Gefährdungsphase der Traumapatienten wird nun eine kontinuierliche Dopplersonographie entbehrlicher und nur auf Anforderung durchgeführt. In Frage kommen die Untersuchung auf Bein- und Beckenvenenthromobosen wie oben beschrieben.

Spezialitäten

Posttraumatische Unterschenkelschwellungen und Kompartmentsyndrom. Perfusionsstörungen in den Fußarterien (A. dorsalis pedis und A. tibialis posterior) bei den unterschiedlichen Schwellungszuständen des Unterschenkels nach Trauma, Fraktur und Operation werden in erster Linie mit dem CW-Doppler untersucht. Oberflächennahe Gefäße sind zwar prinzipiell mit der Duplex- und Farbdopplersonographie untersuchbar, der Aufwand ist aber nicht gerechtfertigt, da eine Untersuchung auf der Station (Intensiv- und Peripherstation) häufig keine verwertbaren Ergebnisse bringt. Die Flußkurven werden beidseits in der Femoral-, Adduktoren- und Fußregion aufgezeichnet und verglichen. Pulsatilitätswertabfälle nach peripher zeigen ebenso wie eine Verminderung des systolischen Flußsignals eine Perfusionsbehinderung proximal davon.

Die Darstellung der Arterien und Venen ergibt bei der Fragestellung des Kompartmentsyndroms keine verwertbaren Hinweise auf das Vorliegen oder den Ausschluß desselben. Möglicherweise ist die Mikroperfusion mit Hilfe der Farbdopplersonographie im Modus des sehr langsamen Flusses und die kontinuierliche Messung der Pulsatilitätsindizes proximal und distal der betroffenen Region hilfreich, Ergebnisse stehen aus.

Schußverletzungen. Der Nachweis von artiovenösen Fisteln gelingt mit der Farbdopplersonographie leicht, ist aber auch mit der Duplexsonographie zu führen. Aneurysmen sind problemlos darstellbar und im Flußverhalten auszumessen. Leicht lassen sich Hämatome von perfundierten Aneurysmen unterscheiden (Abb. 11).

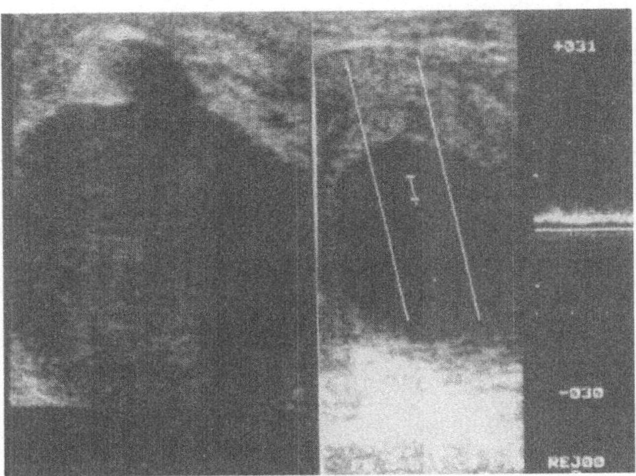

Abb. 11. Aneurysma der Kniekehle, venöses Dopplersignal

Diskussion

Die Dopplersonographie ist in die Hand des Chirurgen aus der praktischen Notwendigkeit einer schnellen und zuverlässigen Verfügbarkeit zur Untersuchung bei Perfusionsstörungen gekommen. Kein anderer Arzt kann die Fragen des Traumatologen nach einer funktionierenden Anastomose, nach der peripheren arteriellen Perfusion und dem ungehinderten venösen Abfluß nach Extremitätenverletzungen, nach dem Verlauf einer Leberruptur etc. besser beantworten, als der Traumatologe selbst. Mit der Dopplersonographie hat der Chirurg ein preiswertes diagnostisches Hilfsmittel in der Hand, welches er in der täglichen Arbeit einsetzen kann, ohne darauf Rücksicht nehmen zu müssen, invasiv zu sein. Die Dopplersonographie ist ohne Gefahr für den Patienten mehrfach in kurzer Zeit einsetzbar und kann zum Patienten gebracht werden, ein nicht zu unterschätzender Vorteil [7]. Die Anzahl der Arbeitsgruppen, die über den Einsatz der Dopplersonographie im Notfallraum publizieren, ist verschwindend gering, obwohl ein großer Bedarf nach schneller und sicherer Diagnostik beim Vielfachverletzten besteht [6, 8], gerade die Verletzungen der großen Gefäße des Thorax und des Abdomens erfordern immer invasive Maßnahmen zur Abklärung, obwohl die mediastinale Sonographie in der Lage ist, die Aorta thoracalis bis zum Abgang der linken A. subclavia darzustellen, selbst die Pulmonalarterien sind herznah einsehbar [15]. In der gleichen Art, wie die Sonographie den Notfallraum „erobert" hat, wird die Dopplersonographie in den nächsten Jahren nachrücken, dies nicht zuletzt dadurch, daß im Rahmen der Facharztweiterbildung der Nachweis von 150 und zur Abrechnungsmöglichkeit im Rahmen der vertragsärztlichen Regelversorgung von mindestens 200 durchgeführten und befundeten Dopplersonographien gefordert wird [5].

Zusammenfassung

Dopplersongraphische Untersuchungen mit der nichtdirektionalen Dopplersonographie als *CW-Doppler* zur Messung des Blutflusses und -druckes sind elementarer Bestandteil der Untersuchung traumatisierter Patienten im Schockraum. Mit Hilfe der *Uni- und Bidirektionalen Dopplersonographie*, der *Duplexsonographie* als *PW-Doppler*, der *Farbdopplersonographie* und *Triplexsonographie* können wir die Flußgeschwindigkeiten bestimmen, den Pulsatilitätsindex (PI) errechnen, die Flußcharakteristik von Stenosen darstellbar machen und in einem beliebigen Untersuchungsareal Flüsse überhaupt nachweisen. Die *Farbdopplerangiographie* kann für jedes Gefäß benutzt werden und eignet sich hervorragend zur Untersuchung der herznahen großen Gefäße.

Literatur

1. Brathwaite CE, Cilley JM, O'Connor WH, Ross SE, Weiss RL (1994) The pivotal role of transesophageal echocardiography in the management of traumatic thoratic aortic rupture with associated intraabdominal hemorrhage. Chest 105:1899

2. Buechter KJ, Zeppa R, Gomez G (1990) The use of segmental anatomy for an operative classification of liver injuries. Ann Surg 211:669
3. Burns GA, Cohn SM, Frumento RJ, Degutis LC, Hammers L (1993) Prospective ultrasound evaluation of venous thrombosis in high-risk trauma patients. J Trauma 35:405
4. Hennerici M, Neuerburg-Heusler D (1988) Gefäßdiagnostik mit Ultraschall. Georg Thieme, Stuttgart New York
5. Kassenärztliche Bundesvereinigung (1993) Qualifikationsvoraussetzungen gemäß § 135 Abs. 2 SGB V zur Durchführung von Untersuchungen in der Ultraschalldiagnostik (Ultraschallvereinbarung) vom 10. Februar 1993. Dtsch Ärztebl 90:390
6. Luks FI, Lemire A, ST.-Vil D, Di Lorenzo M, Filiatrault D, Ouimet A (1993) Blunt abdominal trauma in children: the practical value of ultrasonography. J Trauma 34:607
7. Meenen NM, Dallek M, Tesch C, Wening JV, Lambrecht W, Jungbluth KH (1993) Zentrale Bedeutung der Sonographie des Abdomens beim kindlichen Polytrauma. Chirurg 64:849
8. Ratliff JL, Keisler DS (1987) Jejunal distention with elemental feedings following duodenal injury. J Trauma 27:1370
9. Ruland WO (1993) Dopplersonographische Diagnostik. Deutscher Ärzteverlag, Köln
10. Seitz K, Kubale R (1988) Duplexsonographie der abdominellen und retroperitonealen Gefäße. VCH Verlagsgesellschaft, Weinheim
11. Simanowski JH, Mendel V (1991) Ultraschall in der Chirurgie. Springer, Berlin
12. Strandness DE Jr (1993) Duplex scanning in vascular disorders. Raven Press, New York
13. Straub H, Ludwig M (1992) Der Doppler-Kurs. W Zuckerschwerdt, München Bern Wien New York
14. Thie A, Krämer G (1993) Traumatische Läsionen der hirnversorgenden Arterien. In: Hopf HC, Poeck K, Schliack H (Hrsg) Neurologie in Praxis und Klinik. Georg Thieme, Stuttgart, S 1134
15. Wernecke K (1991) Mediastinale Sonographie. Springer-Verlag, Berlin
16. Wolf K-J, Fobbe F (1993) Farbkodierte Duplexsonographie Grundlagen und klinische Anwendung. Georg Thieme Verlag, Stuttgart New York

Handverletzungen: Finger und Mittelhand

Kursleiter: J. Rudigier, Offenbach

Anatomie der Kapsel-Band-Strukturen an den Fingergelenken*

H.-M. Schmidt

Anatomisches Institut, Universität Bonn, Nußallee 10, D-53115 Bonn

Alle Fingergelenke werden radial und ulnar durch eigenständige und akzessorische Kollateralbänder gesichert und geführt (Abb. 1–4). Regelhaft kann man außerdem phalangoglenoidale Bandzüge (Ausnahme: distales Interphalangealgelenk) freilegen, die zusammen mit den Ligg. collateralia accessoria das flächendeckende Gleiten während der Beuge- und Streckbewegungen sicherstellen (Abb. 1 und 3). Die Fingergrundgelenke werden von einem bindegewebigen zirkulären metakarpophalangealen Halteapparat (Zancolli-Komplex) umgeben (Abb. 2). Dieser setzt sich aus der Sehne der M. extensor digitorum und der Strecksehnenhaube (interosseous hood), dem sagittalen Band, den Kollateralbändern, dem tiefen queren Hohlhandband und der palmaren Platte zusammen. Seine Funktion besteht in der Zügelung starker, nach ulnar gerichteter Kräfte am Finger während der Beugung im Grundgelenk.

Palmare Platten der proximalen und distalen Interphalangealgelenke weisen einen distalen kräftigeren fibrokartilaginären Anteil auf, in den von proximal randständige schlanke Zügelbänder (check – rein – ligaments) einstrahlen (Abb. 3 und 4). Sie verhindern ein Einklemmen der Beugesehnen bei maximaler Flexion im Gelenkspalt. Außerdem vergrößern sie das Drehmoment am Gelenk angreifender Muskelkräfte der Fingerbeuger. Dorsale Faserknorpelplatten sind Bestandteile der Gelenkkapseln. Sie zügeln den Strecksehnenapparat und wirken ebenfalls dessen Einklemmung in maximaler Extension entgegen.

---

* Gedruckt mit freundlicher Genehmigung des Hippokrates-Verlages Stuttgart aus dem Buch H.-M. Schmidt und U. Lanz Chirurgische Anatomie der Hand 1992.

Hefte zu „Der Unfallchirurg", Heft 249
Zusammengestellt von K. E. Rehm

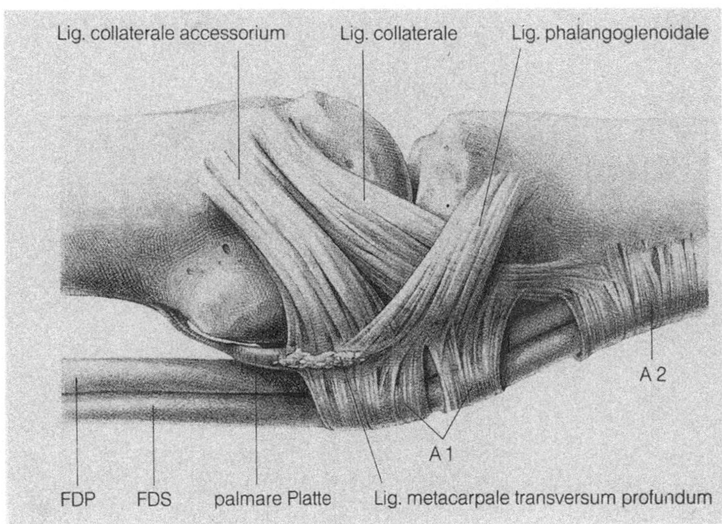

Abb. 1. Kapselbandapparat der Articulatio metacarpophalangealis

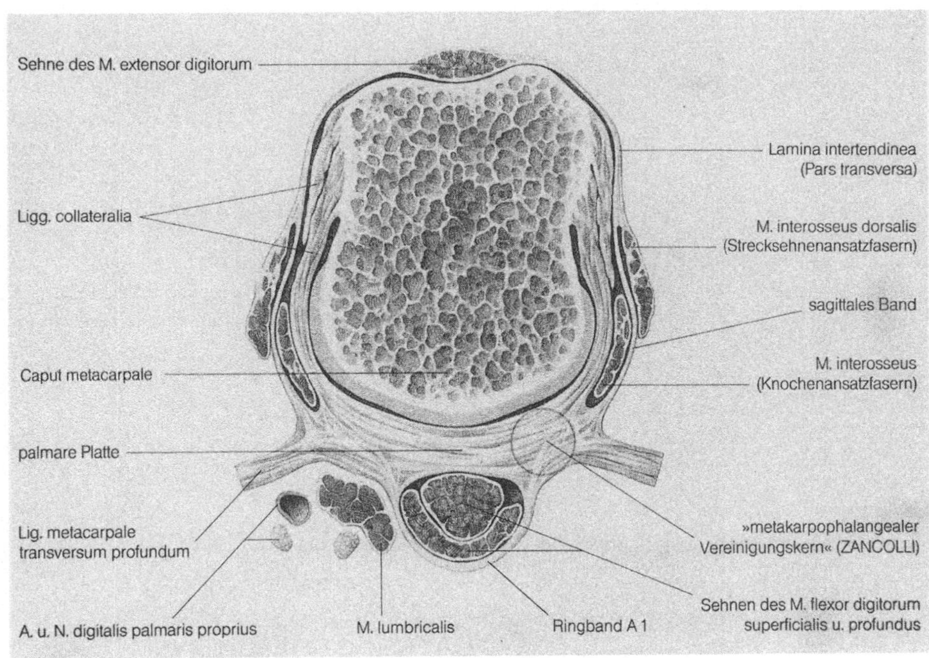

Abb. 2. Zirkulärer metakarpophalangealer Halteapparat (Zancolli-Komplex)

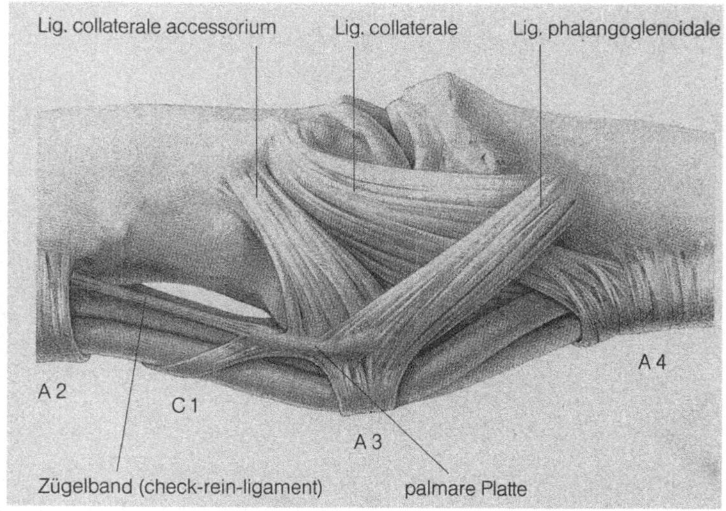

Abb. 3. Kapselbandapparat der Articulatio interphalangealis proximalis (PIP)

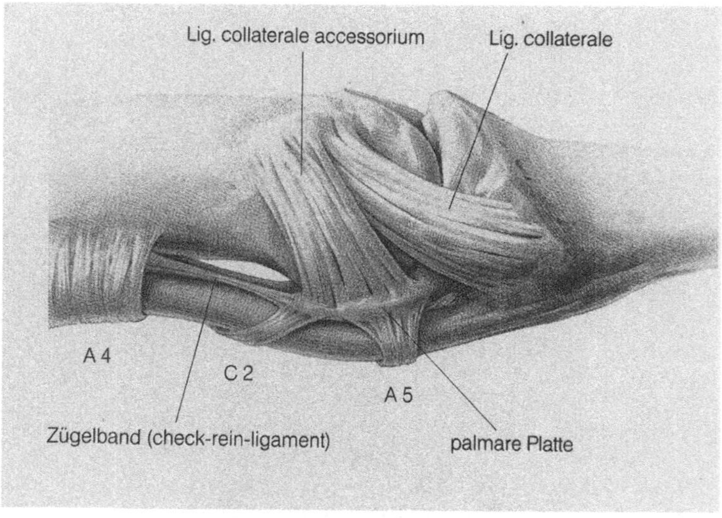

Abb. 4. Kapselbandapparat der Articulatio interphalangealis distalis (DIP)

Kapselbandverletzungen an Fingermittelgelenken

W. Hintringer

Unfallchirurgische Klinik, Allgemeines Krankenhaus, Wiener Ring 3–5, A-2100 Korneuburg/Wien

Distorsionen der Fingermittelgelenke sind häufige Verletzungen. Hinter diesen sogenannten Verstauchungen verbergen sich Kapselbandverletzungen unbekannten Ausmaßes. Den Verletzungen und deren Konsequenzen wird oft anfänglich nicht die nötige Aufmerksamkeit geschenkt, derer es bedürfte, um ein zufriedenstellendes, funktionelles Behandlungsergebnis zu bekommen. Erst wenn ein Finger durch Bewegungseinschränkung die Motorik der gesamten Hand limitiert und behindert, und erst wenn anhaltende Schmerzen und rezidivierende Schwellungszustände den Patienten immer wieder zum Arzt treiben, steht man vor einer unbefriedigenden Situation, der vor allem bei nicht rezenten Fällen schwer Abhilfe geschaffen werden kann.

Bei Überstreckung oder seitlichem Trauma am Mittelgelenk kommt es zu einer Zerreißung der palmaren Platte oder eines der Kollateralbänder.

Nicht selten kommt es zu einer Verletzungskombination beider Strukturen. Die Ruptur kann ligamentär oder mit einer kleinen oder auch größeren Knochenschale erfolgen.

Luxationen an diesem Gelenk sind meist geschlossen, können aber auch gelegentlich offen sein. Hier darf das offene Gelenk erst nach gewissenhafter operativer Säuberung unter Zug reponiert werden, da sonst der Schmutz in die Tiefe des Gelenks verlagert wird.

Klinische Prüfung

Die Prüfung des Gelenks umfaßt die Prüfung der Seitenbandstabilität, die Prüfung auf Überstreckbarkeit und als Kombination beider Prüfungen die Rotationsstabilität oder Pivotshift des Gelenks.

Bei diesem Gelenk erfolgt die Prüfung in Streckstellung des Seitenbandapparates.

Röntgendiagnostik

Röntgendiagnostisch werden die kleinen Abrisse, die oft wichtige Indikatoren für das Ausmaß der Verletzung sind, leicht übersehen. Genau auf den Gelenkspalt eingestellte Aufnahmen, 45° Drehaufnahmen, eventuell auch Vergrößerungsaufnahmen mit der Feinfokusröhre und Filmen mit hoher Auflösung, helfen uns, diese Absprengungen in Form und Lage zu erkennen.

Hefte zu „Der Unfallchirurg“, Heft 249
Zusammengestellt von K. E. Rehm

Therapie

Die meisten dieser Verletzungen können konservativ behandelt werden. Das wesentliche der konservativen Therapie stellt das Erreichen der vollständigen Streckfähigkeit im Mittelgelenk dar. Nicht, wie man meinen sollte, ist eine bleibende Überstreckbarkeit die häufigste Komplikation, sondern hartnäckige und irreversible Beugekontrakturen sind die Folge einer falschen oder unterlassenen konservativen und operativen Behandlung. Ob die Streckfähigkeit mit Fingergipshülsen, Fingerschienen, *PIP-Stack-Schienen*, Kunststoffschienen oder funktioneller Behandlung (Abb. 4) erreicht wird, ist nicht entscheidend. Alle diese Methoden führen annähernd zum gleichen Ergebnis und sind vom Erfordernis des Patienten oder der Behandlungsstätte abhängig zu machen. Wichtig ist ausschließlich, daß der Patient eine Behandlung erfährt, und daß das Gelenk aus der Beugeschonhaltung in Streckstellung gebracht wird. Wird das Gelenk ruhiggestellt, ist es in Streckstellung (10° Beugung) ruhigzustellen. (In dieser Stellung können sich lockere und zerrissene Bestandteile nicht verkürzen, *„protektive Stellung"*) Zur Behandlung eignen sich Fingergipshülsen, die am ersten Tag gespalten angelegt werden, oder auch für den Patienten angefertigte thermoplastische Kunststoffhülsen. Letztere sparen viel Mühe, sind schnell angelegt und können optimal auf den aktuellen Schwellungszustand des Fingers angepaßt und nachadaptiert werden. Durch den exakten Sitz können sie sehr kurz gehalten werden, sollten alleine das Mittelgelenk fixieren und das Endgelenk freilassen. Mit der Beweglichkeit des Endgelenks wird ein Verkleben der Tractus laterales des Streckapparates verhindert. Das erleichtert nachher die Mobilisierung der gesamten Gelenkkette. Auch sogenannte »Fingerflinten«, elastisch miteinander vernähte Tubigrip-Schläuche, welche den verletzten Finger an einen gesunden Nachbarfinger fesseln, ihn synchron bis zur Streckung mitführen und ihn dabei gegen Lateralduktionsmo-

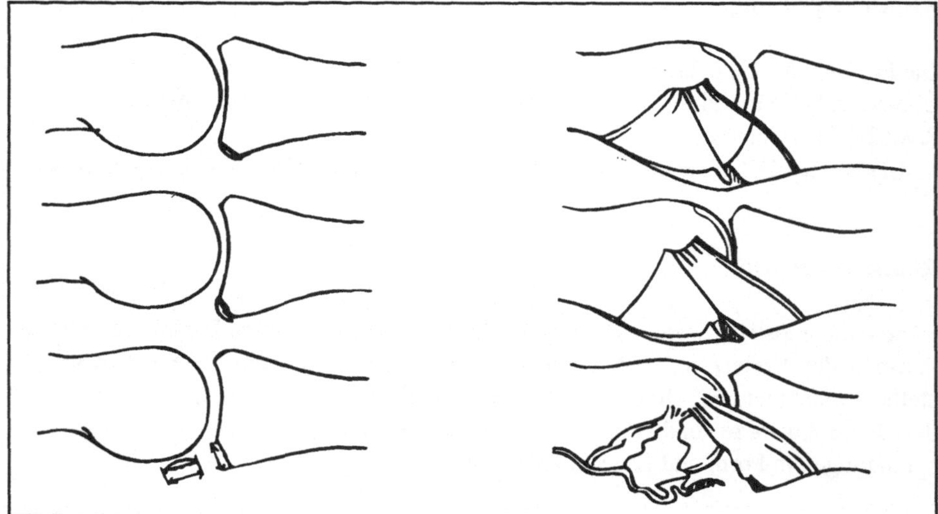

Abb. 1. Je verkippter das Fragment liegt, desto größer ist die begleitende Kapselbandverletzung und der Grad der Instabilität

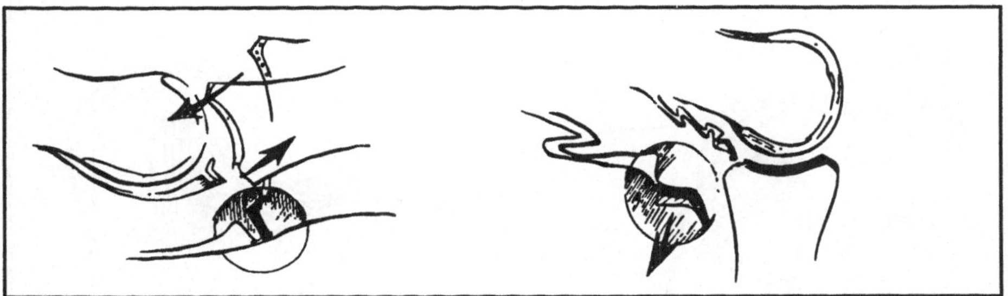

Abb. 2. Durch Überstreckung des Gelenks wird ein osteokartilaginärer Abriß erzeugt. Dieser dreht nach der anschließenden Beugung um seinen schwachen Aufhängepunkt und kippt um 90°

mente schützen, sind für diese Behandlung geeignet. Die Fixationsdauer sollte zwei bis vier Wochen betragen und ist vom Schweregrad der Verletzung abhängig zu machen. In der Regel erlangen die dynamisch behandelten Patienten schneller wieder ihre volle Beweglichkeit, sind aber länger geschwollen und schmerzempfindlich. Die Schwellungszustände halten bis zu einem halben Jahr an. Eine bleibende Restverdikkung des Mittelgelenks ist häufig zu beobachten. Die Patienten sind über diesen Umstand aufzuklären.

Operative Therapie

Eine operative Therapie ist erforderlich bei

- großem verkipptem palmaren Fragment
- bestehender Subluxation nach erfolgter Reposition (Zeichen der Bandinterposition)
- massiver Instabilität in zwei Ebenen bei sportlich aktiven Menschen
- massiver Hyperextendierbarkeit bei Laxizität der nicht verletzten Mittelgelenke in Sinne von schon vorbestehender Schwanenhalsdeformitäten.

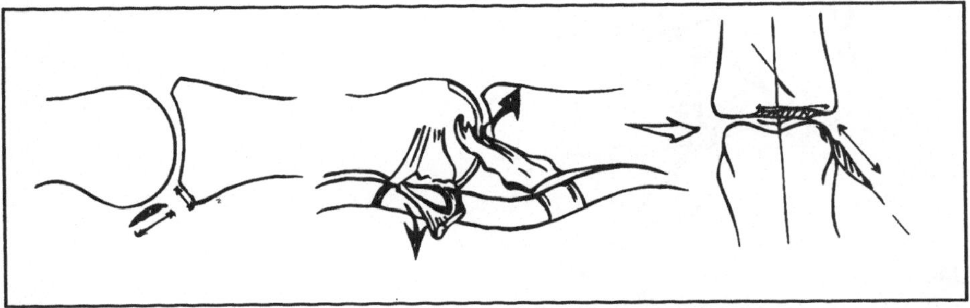

Abb. 3. Wird neben der Überstreckung das Gelenk auch nach radial oder ulnar verrenkt, kann der Knochenabriß mit der palmaren Platte auch neben die Beugesehne hinausgeschoben werden

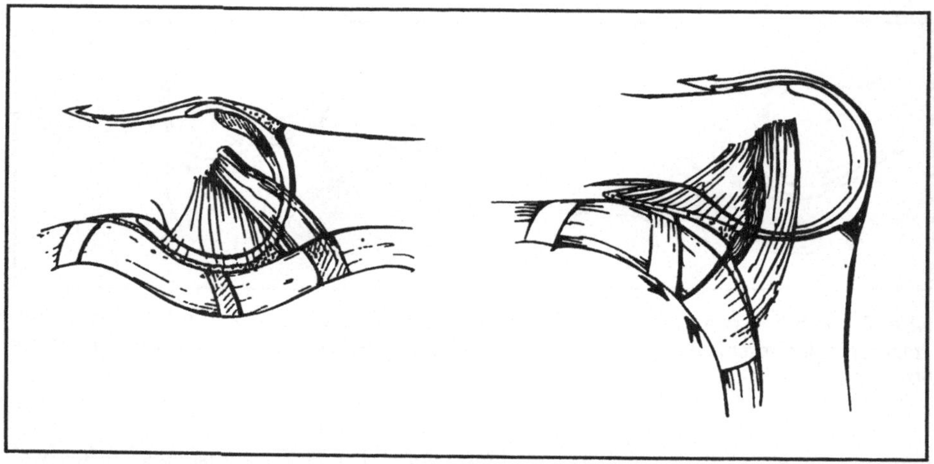

Abb. 4. Die protektive Position des PIP Gelenks ist die 0°-Stellung. In dieser Stellung sind alle Anteile des Kapselbandapparates, die zur Verkürzung neigen, gespannt

Palmare Plattenabrisse können knöchern oder ligamentär sein. Sind sie knöchern, stellen diese kleinen Fragmente Indikatoren für den Grad der begleitenden Bandverletzung dar.

Bei Beugung des Gelenks falten sich das akzessorische Kollateralband und die palmare Platte „kulissenartig" ein. Ruhigstellung in dieser Position führt zu Verklebungen oder Kontrakturen.

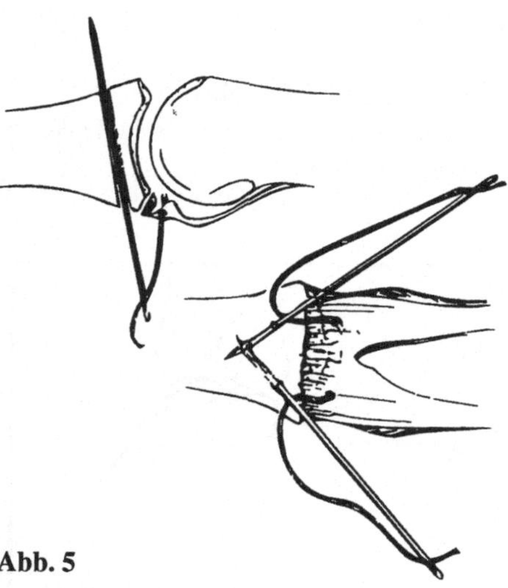

Abb. 5

Operationsmethode (Abb. 5)

Geschliffene Nadeln (Ethicon EKS-1) mit Öhr werden distal des Abrisses konvergierend zum sehnenfreien Dreieck der Streckseite gebohrt; die palmare Platte wird U-förmig mit einem polyfilen Draht angeschlungen und dieser in die Öhre gefädelt. Die Drahtnaht wird zur Streckseite durchgezogen und dort plombiert.

Das Gelenk wird in 0° Streckstellung 4 Wochen ruhiggestellt, die Drahtnaht abgeschnitten und entfernt.

Veraltete Verletzungen

Nicht selten entstehen nach falsch behandelten Kapselbandverletzungen des PIP Gelenks Beugekontrakturen. Können diese auch nach gewissenhafter physiotherapeutischer Nachbehandlung und auch nach Verwendung von Lagerungsschienen und Quengelschienen nicht redressiert werden, muß eine operative Lösung des Gelenks durchgeführt werden. Dies ist eine aufwendige und schwierige Sache, sollte nur vom routinierten Handchirurgen durchgeführt werden, und bedarf der Einhaltung genau definierter Arthrolyseschritte.

Zugang. Medianer Längsschnitt an der Streckseite. Der Vorteil dieses Zuganges ist, daß der Großteil der streckseitigen Venen geschont wird.

Abklärung der paraartikulären Strukturen. Nach Verletzungen sind diese oft narbig verwachsen und nur schwierig zu erkennen. Ihre Identifikation und Lösung falls sie verwachsen sind, ist aber unbedingt erforderlich, um die notwendigen Arthrolyseschritte am Gelenk durchführen zu können (Abb. 6–7).

A Streckaponeurose über dem Grundglied mit der Lamina intertendinea und dem Tractus intermedius
B Tractus laterales, die sich über dem Mittelglied zur gemeinsamen Sehne vereinen.
C Retinaculum transversum, das die Tractus laterales fixiert
D Trennschicht zwischen der palmaren Fibrocartilago und den Superficialiszügeln
E Trennschicht zwischen Superficialissehne und Profundussehne einerseits, und zwischen Profundussehne und Ring- bzw. Kreuzband in Höhe des PIP-Gelenks andererseits.

Die PIP-Beugekontraktur kann mit einer Boutannière-Deformität kombiniert sein. Ist dies der Fall, werden die Retinacula transversa als erstes durchtrennt, Tractus laterales und Tractus intermedius voneinander getrennt und Verwachsungen der Streckaponeurose mit dem darunterliegenden Knochen gelöst. Ist das Retinaculum obliquum kontrakt, so muß es durchtrennt werden oder reseziert werden.

1. Das Retinaculum transversum wird nach palmar umgeschlagen und ein Schlitz zwischen palmarer Platte und beugeseitigem Gelenkskörper des Grundgliedes angelegt. Dabei wird das akzessorische Seitenband von der palmaren Platte abgelöst. Verwachsungen zwischen palmarer Platte und Knochen werden gelöst.

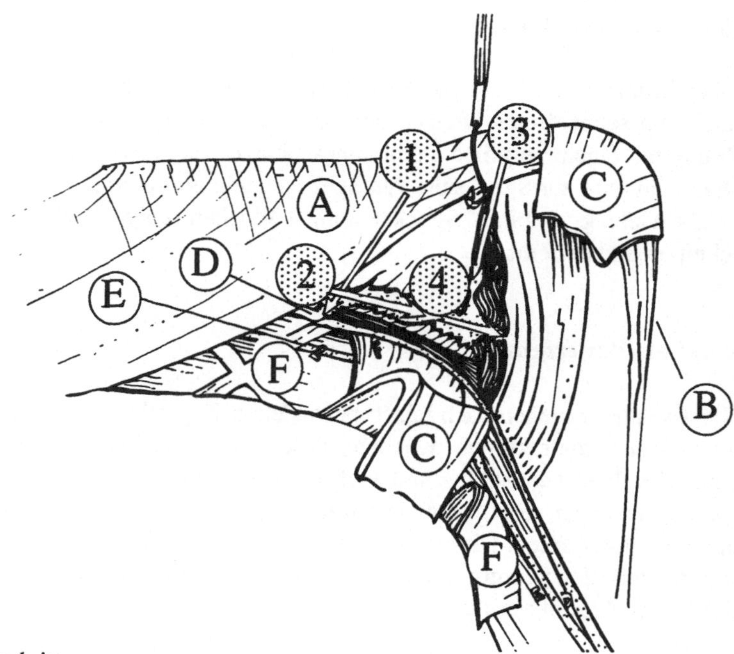

Abb. 6. Arthrolyseschritte

2. Die Check reigns, mit denen die palmare Platte beiderseits nach proximal fixiert ist, werden durchtrennt. Dabei sollen nach Möglichkeit die beiderseits zum Vinculum breve führenden Gefäße geschont werden.
3. Eigentliches Seitenband und akzessorisches Seitenband werden voneinander getrennt. Meist ist jetzt die Streckung des PIP-Gelenks passiv gegen Widerstand möglich. Die Seitenbänder spannen sich aber in Streckstellung an, so daß das Gelenk in Überstreckung schnappt. Eine Verlängerung der eigentlichen Seitenbänder ist notwendig.
4. Die tiefen palmaren Bündel des eigentlichen Seitenbandes werden mit einer spitzen Klinge von innen her so weit eingekerbt, bis die volle Streckung ohne Widerstand möglich ist.

Arthrolyse des PIP Gelenks nach Hintringer

Kontrakturen der PIP-Gelenke erfolgen in der Regel in Beugestellung, deren Lösung geübt wird. Verwendet wird der Zeigefinger.

Zugang. Medianer Längsschnitt an der Streckseite. Der Vorteil dieses Zuganges ist, daß der Großteil der streckseitigen Venen geschont wird, und ein breiter Zugang vor allem zum Streckapparat möglich ist. Sind nach Verletzungen des Kapselbandapparates nur die ligamentären Strukturen betroffen, kann auch ein mitseitlicher Schnitt gewählt werden.

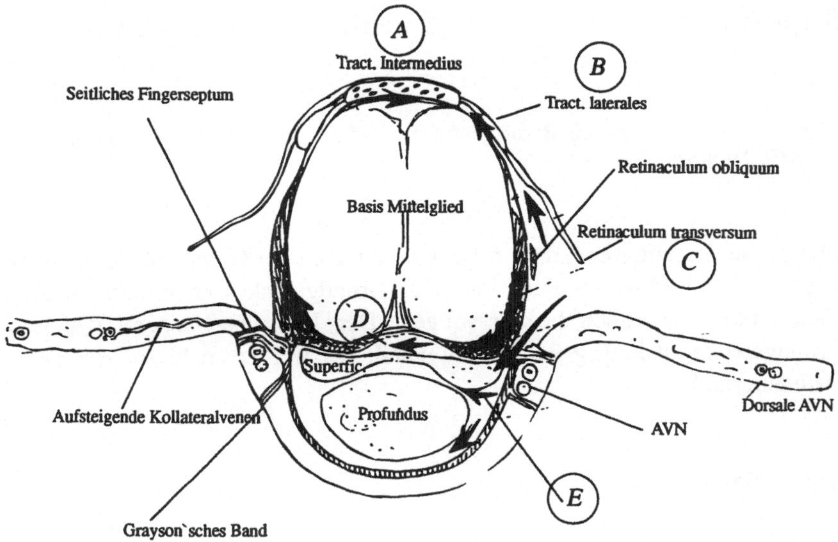

Abb. 7. Streckseitiger Zugang (Querschnitt durch das PIP Gelenk) Arthrolyseschritte s. Text

Abklärung der paraartikulären Strukturen. Nach Verletzungen sind diese oft narbig verwachsen und nur schwierig zu erkennen. Ihre Identifikation und Lösung falls sie verwachsen sind, ist aber unbedingt erforderlich, um die notwendigen Arthrolyseschritte am Gelenk durchführen zu können.

A Streckaponeurose über dem Grundglied mit der Lamina intertendinea und dem Tractus intermedius
B Tractus laterales, die sich über dem Mittelglied zur gemeinsamen Sehne vereinen
C Retinaculum transversum, das die Tractus laterales fixiert
D Trennschichte zwischen der palmaren Fibrocartilago und den Superficialiszügeln
E Trennschicht zwischen Superficialissehne und Profundussehne einerseits, und zwischen Profundussehne und Ring- bzw. Kreuzband in Höhe des PIP-Gelenks andererseits
F Kreuz- und Ringbänder (Ring und Kreuzbänder werden von den Beugesehnen gelöst; A3 und C2 eventuell auch reseziert).

Kapselbandverletzungen der Langfinger-Grundgelenke

P. Reill

Handchirurgische Abteilung, Berufsgenossenschaftliche Unfallklinik, Schnarrenbergstraße 95, D-72076 Tübingen

Obwohl selten auftretend, dürfen die Verletzungen der Grundgelenke nicht übersehen werden. Der Verlust der Funktion eines Grundgelenkes kann nämlich die gesamte Handfunktion erheblich beeinträcht:gen. Der Kapselbandapparat der Langfinger-Grundgelenke ist kräftig und relativ stabil, bei weitem nicht so exponiert wie das Daumengrundgelenk.

Anatomie

Die konvexe Gelenkfläche der Mittelhandknochen ist fast vollständig von Knorpel überzogen und artikuliert mit der konkaven Basis der Grundglieder. Ausgeführt wird eine Roll-Gleitbewegung in mehreren Achsen:

sagittal: Beugung und Steckung,
koronar: Abduktion und Adduktion, Zirkumduktion.

Die Gelenkstabilität wird erzeugt durch:

a) Kollateralbänder und akzessorische Kollateralbänder
b) dorsale Kapsel und die palmare Platte.

Darüber hinaus wirken Extrinsic- und Intrinsic-Muskeln in das System ein. Weiterhin werden die Gelenke stabilisiert durch die Streckerhäubchen. Die randständigen Finger II und V sind bei Verletzungen häufiger betroffen.

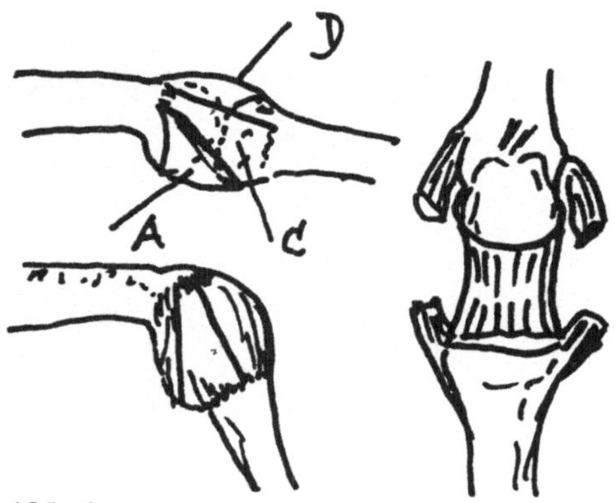

Abb. 1

Hefte zu „Der Unfallchirurg", Heft 249
Zusammengestellt von K. E. Rehm

Verletzungen der palmaren Platte

Meist durch Hyperextensionstrauma.

Leichte Form

Meist mit Einriß der palmaren Platte mit kleiner knöcherner Absprengung.

Reposition durch Beugung im Handgelenk (dadurch Entspannung der Beugesehnen), Druck auf entsprechendes Grundglied und Beugung. Die erreichte Reposition wird durch eine Ruhigstellung in 30–40 Grad-Beugestellung für 2–3 Wochen erzielt.

Schwerere Form

Meist erfolgt eine dorsale Dislokation des Grundgelenkes über das Köpfchen des MHK. Ein Kontakt der Gelenkflächen besteht nicht mehr. In der Regel ist die geschlossene Reposition nicht durchführbar. Die offene Reposition wird sowohl von palmar als auch von dorsal durchgeführt, wobei beim Zugang von der Palmarseite der direkt unter der Haut liegende Nerv zu beachten ist.

Verletzung der Seitenbänder

Leichte Form mit Zerrung des Seitenbandes

Keine Dislokation, keine Instabilität.

Eine Therapie, außer einer kurzfristigen Ruhigstellung, ist nicht notwendig.

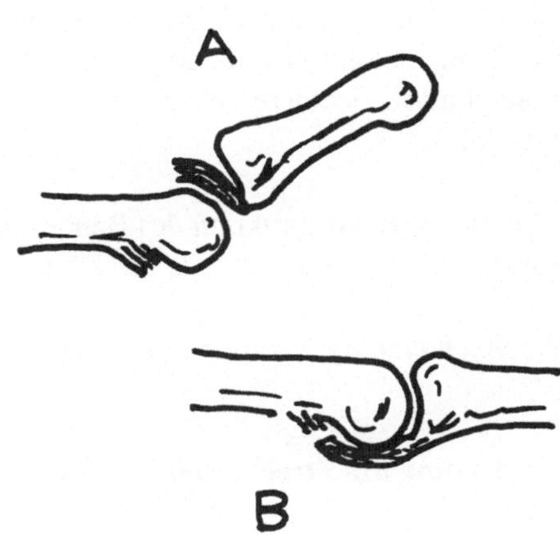

Abb. 2 A, B

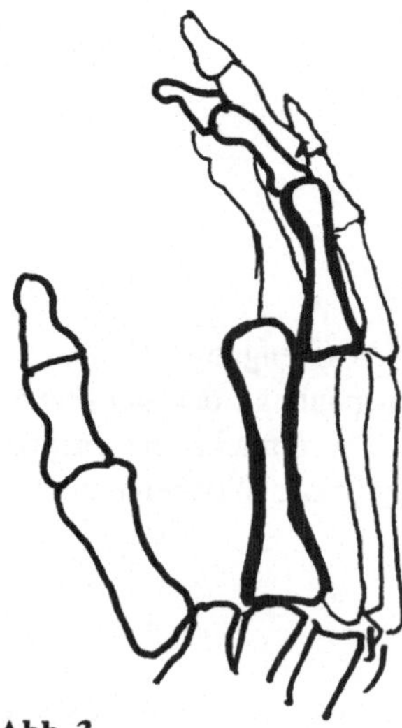

Abb. 3

Mittelschwere Form

Leichte Instabilität (die Prüfung der Stabilität hat immer in Beugestellung zu erfolgen), lokaler Druckschmerz.

Therapie: 3 Wochen Ruhigstellung in Beugung. Die Patienten müssen darüber aufgeklärt werden, daß derartig verletzte Grundgelenke bis zu 1 1/2–2 Jahren Beschwerden bereiten können.

Schwere Form

Mit Abriß der palmaren Platte, meist mit knöchernem Ausriß bzw. Köpfchenfraktur.

Röntgenologisch unbedingt Darstellen einer schrägen Ebene. Meist findet sich eine klinisch sichtbare Fehlstellung des Fingers, die dann zur operativen Rekonstruktion führt.

Operation. Rekonstruktion des Bandes und Fixierung am Mittelhandknochen in Beugung.

Nachbehandlung. Fixation in Beugestellung von 30–40° für 3 Wochen.

Verletzung des Streckerhäubchens

Meist Verlagerung nach der Ulnarseite.

Therapeutisch ist die Medialisierung operativ durchzuführen (Abb. 4).

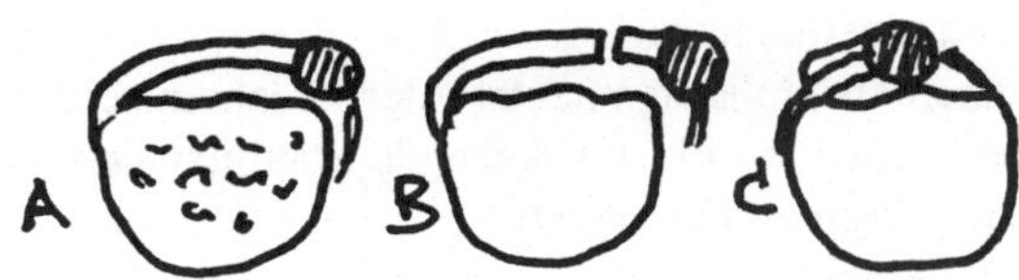

Abb. 4 A–C

Zusammenfassend muß festgestellt werden, daß die leichteren Verletzungen des Grundgelenkes meist keiner besonderen operativen Behandlung bedürfen. Dringend notwendig wird diese Behandlung jedoch bei schweren Schädigungen, bei denen die Gelenkstabilität wieder hergestellt werden muß. Kapselbandverletzungen in den Grundgelenken können langdauernde Schwellungen und Beschwerden verursachen.

Verletzungen des Daumengrundgelenkes: Frische und veraltete Verletzungen

U. Lanz

Klinik für Handchirurgie, Salzburger Leite 1, D-97615 Bad Neustadt

Das Grundgelenk des Daumens ist, nach dem Trapezior metacarpal-Gelenk, das zweitwichtigste Gelenk des Daumens. Schmerz oder Instabilität vermindern den Gebrauchswert erheblich. Bei der Behandlung der häufigen Verletzungen dieses Gelenkes steht die Erzielung schmerzfreier Stabilität vor Erhalt der Beweglichkeit.

Rupturen des ulnaren Kollateralbandes sind die häufigsten Verletzungen. Besondere anatomische Verhältnisse führen oft zu einem Umklappen des distal abgerissenen Bandes, so daß eine Spontanheilung nicht möglich ist. Die primäre Refixation ist die Therapie der Wahl. Die neueren Techniken werden erläutert.

Ausrißfrakturen des Bandes können mit einer Zuggurtungsosteosynthese gut stabilisiert werden. Hervorzuheben ist die fast immer begleitende Ruptur der dorsalen Kapsel. Unterbleibt Ihre Reparatur, geht häufig die volle MP-Streckung verloren.

Bei sekundären Versorgungen des rupturierten Bandes ist das Vorgehen nach Befund zu wählen: Stehen noch ausreichende Bandreste, so können diese refixiert werden. Anderenfalls muß eine Bandplastik vorgenommen werden, deren Technik dargestellt wird. Die Ergebnisse nach primärer Bandnaht sind deutlich besser als nach sekundärer Wiederherstellung. Wir halten deshalb die großzügige Indikationsstellung zur operativen Versorgung für sicherer als eine nicht-operative Behandlung, die möglicherweise in einer Bandplastik endet.

Hefte zu „Der Unfallchirurg", Heft 249
Zusammengestellt von K. E. Rehm

Bandverletzungen an der Radialseite des Gelenkes sind wesentlich seltener. Sie können ebenfalls ligamentär oder knöchern sein. Funktionell sind sie von geringerer Bedeutung, da eine ausbleibende Stabilität sich weniger funktionell als vielmehr ästhetisch bemerkbar macht.

Überstrecktraumen führen zu palmaren Verletzungen: Die Ruptur der palmaren Platte wird seltener primär, viel häufiger sekundär versorgt. Advancement des radialen Sesambeins nach Pechlaner oder die Verschraubung des Sesambeines am Metacarpale-Köpfchen beseitigen die Überstreckdeformität, können jedoch die Beugefähigkeit reduzieren. Auch Frakturen der Sesambeine kommen vor. Sie werden primär durch Ruhigstellung behandelt. Bei Auftreten einer Pseudarthrose mit entsprechenden Symptomen ist ihre Exzision der einfachste Weg der Behandlung.

Ligamentäre Verletzungen des Daumensattelgelenkes

J. Rudigier

Kreiskrankenhaus für Unfall- und Handchirurgie, Ebertplatz 12, D-77654 Offenburg

Unfallmechanismus

Bei diesen eher seltenen Verletzungen liegen, wie bei den sehr viel häufigeren Bennettfrakturen, Stürze auf die Hand vor, wobei es häufig weitgehend axiale Traumen sind, die statt zu einem Abbruch des dreieckförmigen ulnaren Anteiles der Metakarpalebasis (Bennettfraktur) zu einer Bandruptur führt. Eine weitere Ursache für die Lockerung der Bandverbindungen zwischen Metakarpale I und II können die chronische Polyarthritis oder berufsbedingte Überlastungen des Bandapparates (vor allem des Ligamentum metacarpeum dorsale I) sein.

Symptomatik

Ähnlich wie bei der Bennettfraktur kommt es durch den Zug des Adduktors nach ulnar und den gleichzeitigen Zug des Abduktor pollicis zu einer Subluxationstendenz der Gelenkfläche des Os metatarsale I gegenüber der des Os trapeziums nach radial. Bleibt diese Situation längere Zeit bestehen, kommt es vor allem in den ulnaren Gelenkanteilen zum Verlust des Gelenkknorpels und zu einer schmerzhaften Arthrose.

Hefte zu „Der Unfallchirurg", Heft 249
Zusammengestellt von K. E. Rehm

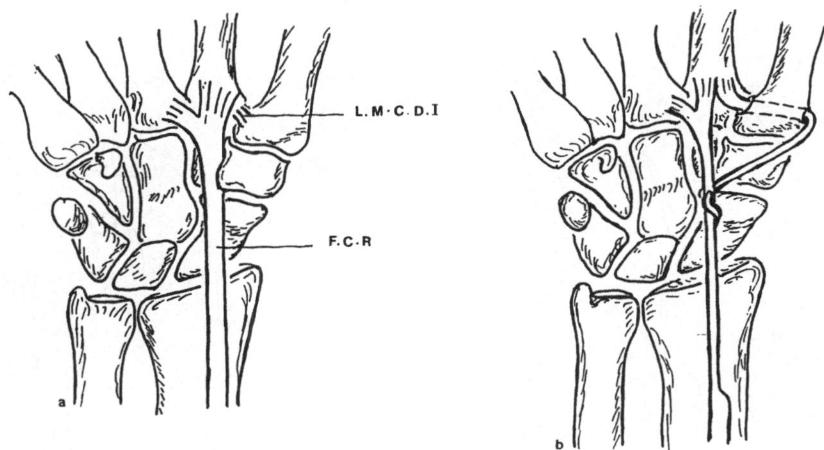

Abb. 1 a, b

Operative Möglichkeiten

Direkte Nähte sind aufgrund der verborgenen Lage des Gelenkes fast nicht möglich. Stellt man eine derartige Verletzung im akuten Fall fest, käme, wie bei einem kleinen ulnaren Bennettfragment, eine transartikuläre Kirschner-Draht-Fixierung für 5–6 Wochen nach exakter Reposition des Gelenkes in Frage. Eine sichere Rekonstruktion kann nach eigener Erfahrung letztlich nur durch eine Bandplastik erfolgen. Abbildung 1 a und b zeigt die eigene von Eaton und Littler übernommene und modifizierte Vorgehensweise mit Hilfe der Flexor-carpi-radialis-Sehne, weitere Möglichkeiten zeigt die Übersicht in Abb. 2.

Operatives Vorgehen

Von einem bajonettförmigen Hautschnitt aus wird sowohl der radiale Teil des Sattelgelenkes als auch über der Handwurzel der periphere Teil der Flexor-carpi-radialis-Sehne dargestellt. Diese wird nach vorsichtigem Abpräparieren der proximalen Thenarmuskulatur nach distal und ulnar bis in Ansatznähe neben den Resten der Bandverbindungen zur Basis des Metakarpale I freipräpariert und evtl. unter Verlängerung des Hautschnittes nach proximal auf eine Strecke von ca. 8 cm gespalten. Der Ansatzbereich der gespaltenen Sehne befindet sich unmittelbar neben dem Hauptteil der Bandverbindungen zwischen der Basis des Metakarpale I und II. Der vorbereitete und abgespaltene radiale Teil wird nun durch ein 3,2 mm großes Bohrloch quer durch die Basis des 1. Mittelhandknochens durchgezogen, hier mit der radialen Gelenkkapsel und dem Abduktor pollicis longus und danach mit sich selbst vernäht (Abb. 1 b). Anschließend wird die Thenarmuskulatur wieder im Bereich der Gelenkkapsel der Handwurzel refixiert. Bei zuverlässigen Patienten reicht als postoperative Ruhigstellung eine Unterarmgipsschiene für 5–6 Wochen, bei weniger zuverlässigen sollte man

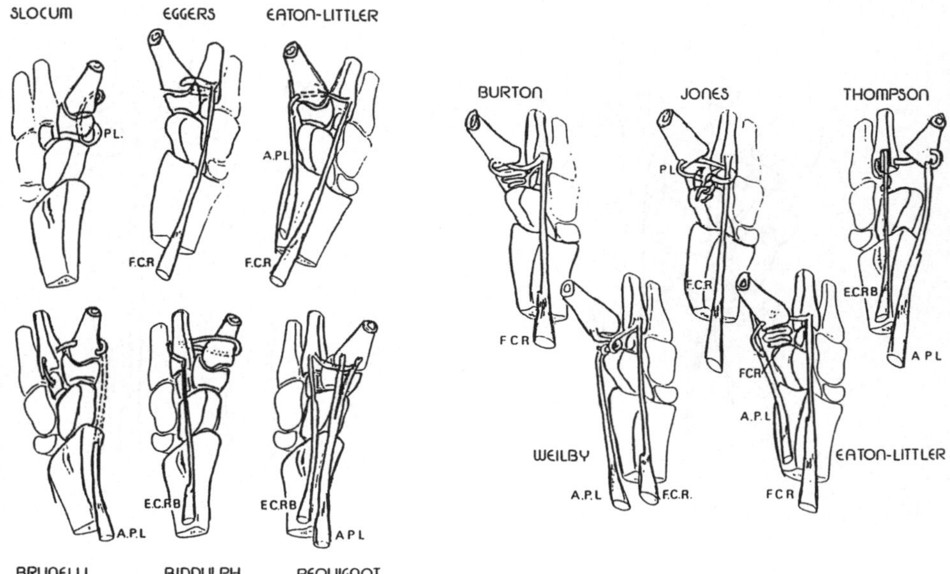

Abb. 2

eine transartikuläre Kirschner-Draht-Stabilisierung wie bei einer frischen Verletzung durchführen.

Nachbehandlung

Nach Draht- und Gipsentfernung übt der Patient 1–2 Wochen selbsttätig, danach werden Kraft und Geschicklichkeit der Hand vor allem mit Hilfe ergotherapeutischer Maßnahmen trainiert. Die eigenen Ergebnisse in insgesamt 3 Fällen waren so, daß die Patienten den Daumen schmerzfrei und normal nach 3–6 Monaten wieder einsetzen konnten.

Nachbehandlung der Läsionen des Kapselbandapparates im Bereich der Fingergelenke

B. Petracic

Unfallchirurgische Klinik, St. Joseph Hospital, Sterkerade, D-46049 Oberhausen

Die Läsionen des Kapselbandapparates mit und ohne knöchernen Abriß gehören zu den häufigsten geschlossenen Verletzungen der Finger.

Die Ruhigstellung der verletzten Fingergelenke ist oft mit erheblichen Einschränkungen der gesamten Fingerbeweglichkeit verbunden, die nur durch eine längere krankengymnastische- und ergotherapeutische Behandlung aufzuholen sind oder sogar funktionelle Dauerfolgen hinterlassen.

Die Alternative zur Ruhigstellung der Finger nach operativer oder konservativer Behandlung der Bandverletzungen sind die funktionellen Verbände, die eine frühfunktionelle Nachbehandlung bei beiden Therapiekonzepten ermöglichen. Dabei werden nur die Bewegungen mit Tapeverband ausgeschaltet, die eine Gefährdung der Bandnaht oder Distension des Bandes bewirken können. Die Bewegungen in anderen Bewegungsebenen bleiben dabei unbehindert.

Beispiel 1: Bei konservativer Therapie der Distension des ulnaren Collateralbandes des Daumengrundgelenkes wirkt der Tapeverband zur Ausschaltung der gefährlichen Abduktion, jedoch erlaubt die Bewegungen in anderen Ebenen (Abb. 1).

Beispiel 2: Auch bei operativer Behandlung des ulnaren Kollateralbandes durch Adaptationsnaht wird nach dem gleichen Prinzip die funktionelle Behandlung mit Tapeverband durchgeführt (Abb. 2).

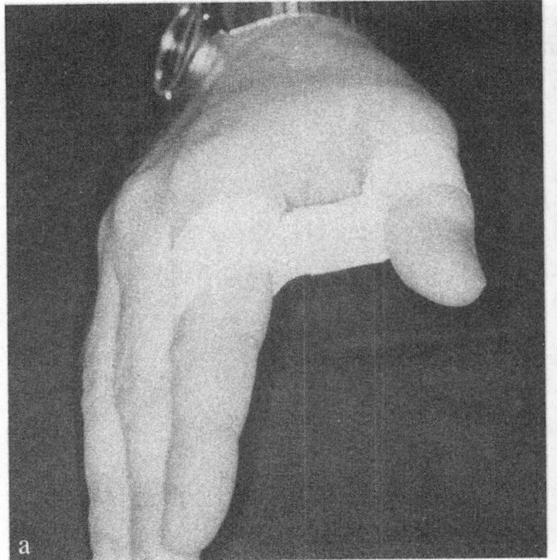

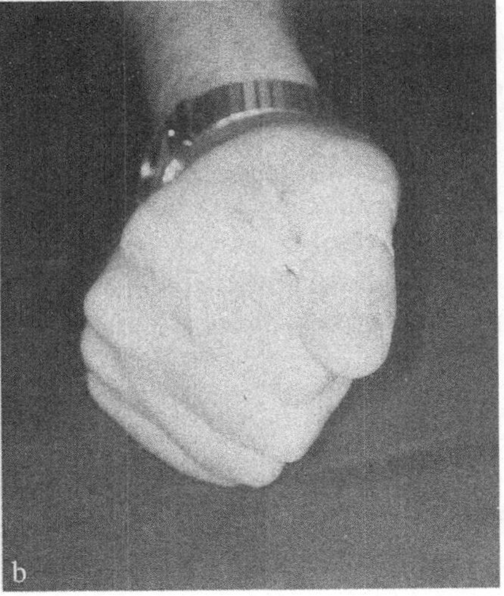

Abb. 1

Hefte zu „Der Unfallchirurg", Heft 249
Zusammengestellt von K. E. Rehm

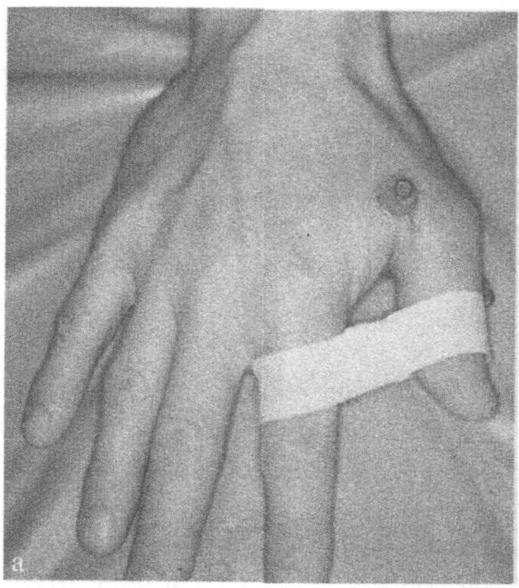
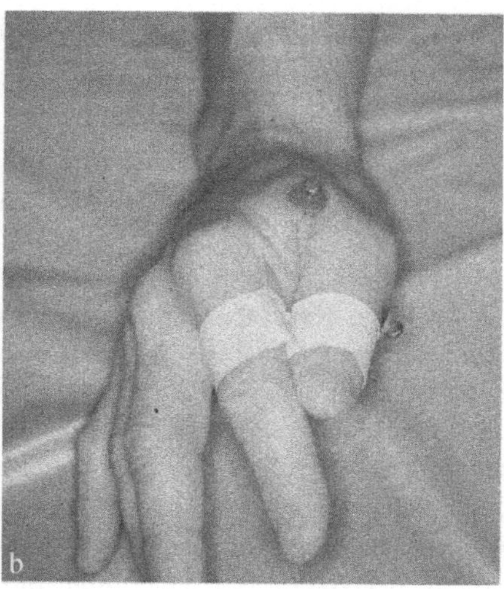

Abb. 2

Beispiel 3: Nach operativer Refixierung der palmaren Platte nach Luxation des Mittelfingermittelgelenkes kann die funktionelle Nachbehandlung mit Tapeverband durchgeführt werden, wobei die Extension im Mittelgelenk beschränkt wird bei der Freigabe des Flexionsbewegung (Abb. 3).

Beispiel 4: Bei operativer Behandlung eines knöchern ausgerissenen Lateralbandes des Zeigefingergrundgelenkes, wird die Entlastung der Bandnaht durch Tapefixierung des Zeigefingers auf den Mittelfinger gewährleistet, ohne daß dabei die Bewegungen im verletzten Zeigefingergrundgelenk blockiert bleiben (Abb. 4).

Beispiel 5: Konservative Behandlung des verletzten Lateralbandapparates der Fingermittelgelenke könnte durch Fixierung des verletzten Fingers an dem benachbarten gesunden Finger eine Entlastung des verletzten Kapselbandapparates gewähren, ohne daß dabei die Extension und Flexion des verletzten Gelenkes blockiert werden (Abb. 5).

Durch die funktionellen Verbände nach postoperativer oder primär konservativer Behandlung der Läsionen des Kapselbandapparates können bereits schon in der Frühphase nach der Verletzung die Patienten den krankengymnastischen und ergotherapeutischen Maßnahmen zugeführt werden.

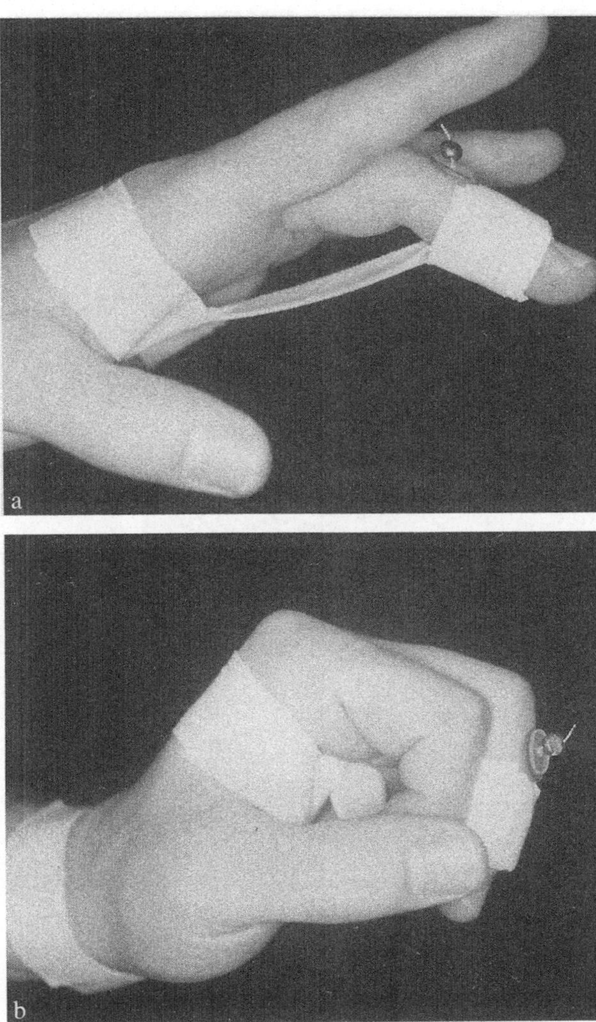

Abb. 3

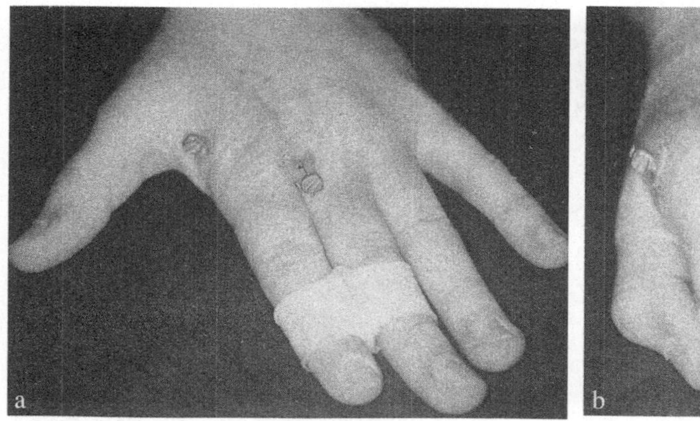

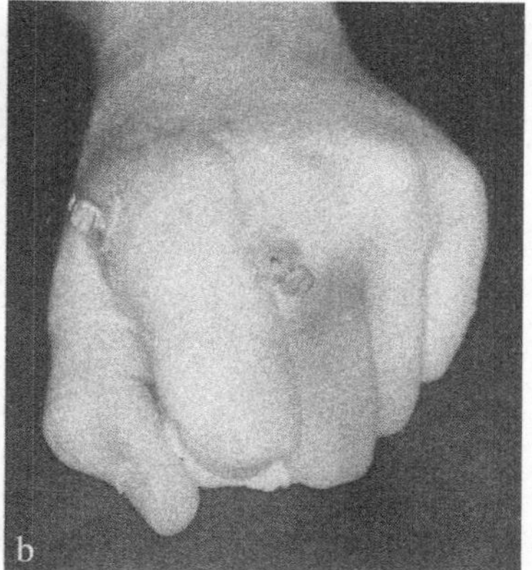

Abb. 4

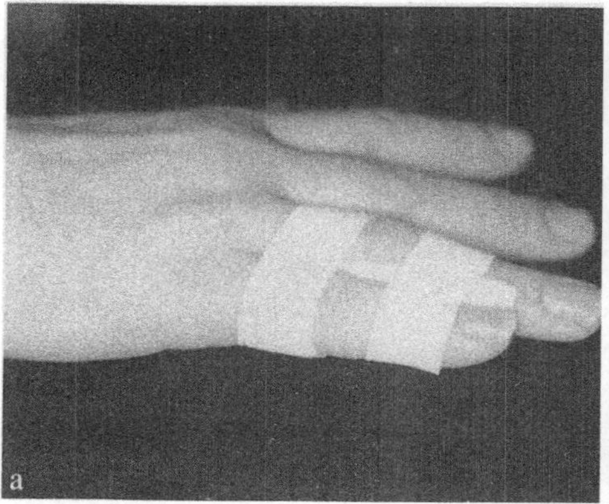

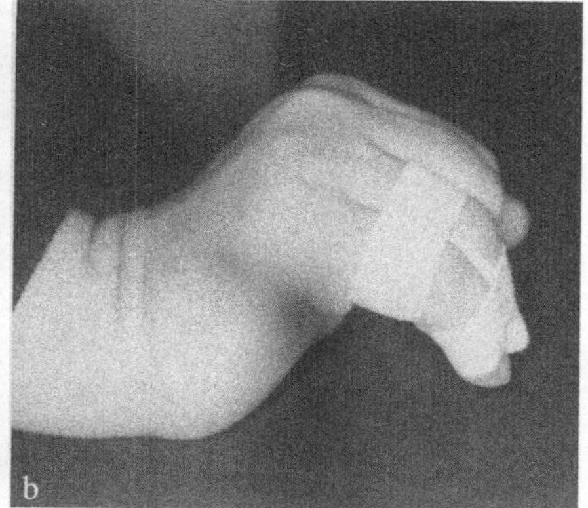

Abb. 5

Handverletzungen: Handwurzel und Handgelenk

Kursleiter: B. Petracic, Oberhausen

Anatomie der Kapselband-Strukturen an Handwurzel und Handgelenk*

H.-M. Schmidt

Anatomisches Institut, Universität Bonn, Nußallee 10, D-53115 Bonn

Karpale Bandsysteme sorgen für einen lückenlosen Zusammenhalt der zwischen Unterarm und Mittelhand liegenden neben- und hintereinandergeschalteten Gelenke. Diese weisen variable geometrische Gestaltungen auf. Dadurch wechselt der Karpus bei Auslenkungen im Raum ständig seine Form, da jeder Knochen für sich eigene Bewegungen durchführt. Die proximale Reihe der Handwurzelknochen bildet ein „zwischengeschaltetes Segment" zwischen den Unterarmknochen und der distalen Reihe der Handwurzelknochen. Die Skeletteile in der proximalen Reihe sind mit ihren Eigenbewegungen den Stellungsänderungen und Belastungen bestmöglich angepaßt. Die distale Reihe der Handwurzelknochen ist dagegen amphiarthrotisch mit den Mittelhandknochen verkoppelt (Abb. 1 und 2).

Karpale Bänder gliedert man unter systematischen Gesichtspunkten in *oberflächliche*, *mittlere* und *tiefe* Schichten. In der am weitesten oberflächlich gelegenen Schicht liegen das Retinaculum flexorum und das Retinaculum extensorum. In Form einer „extraartikulären Schleuder" sichern sie die Rotationsstabilität des Karpus. Die mittlere Schicht umfaßt oberflächlich und tief liegende Fasern des Lig. collaterale carpi radiale, palmare und dorsale radiokarpale Bänder, den ulnokarpalen Komplex (TFCC) und die Ligg. carpometacarpalia (Abb. 1 und 2). In der tiefen Schicht verklammern kurze Faserzüge unmittelbar benachbart liegende Handwurzelknochen. Sie liegen sowohl palmar als auch dorsal sowie in gelenkflächenfreien Zonen zwischen den karpalen Knochen.

Karpale Bandsysteme haben die Aufgabe, den durch Muskelaktionen auftretenden Kräften an den Handgelenken entgegenzuwirken. Sie sichern dadurch ganz entscheidend die karpale Stabilität.

* Gedruckt mit freundlicher Genehmigung des Hippokrates-Verlages Stuttgart aus dem Buch H.-M. Schmidt und U. Lanz Chirurgische Anatomie der Hand 1992.

Hefte zu „Der Unfallchirurg", Heft 249
Zusammengestellt von K. E. Rehm

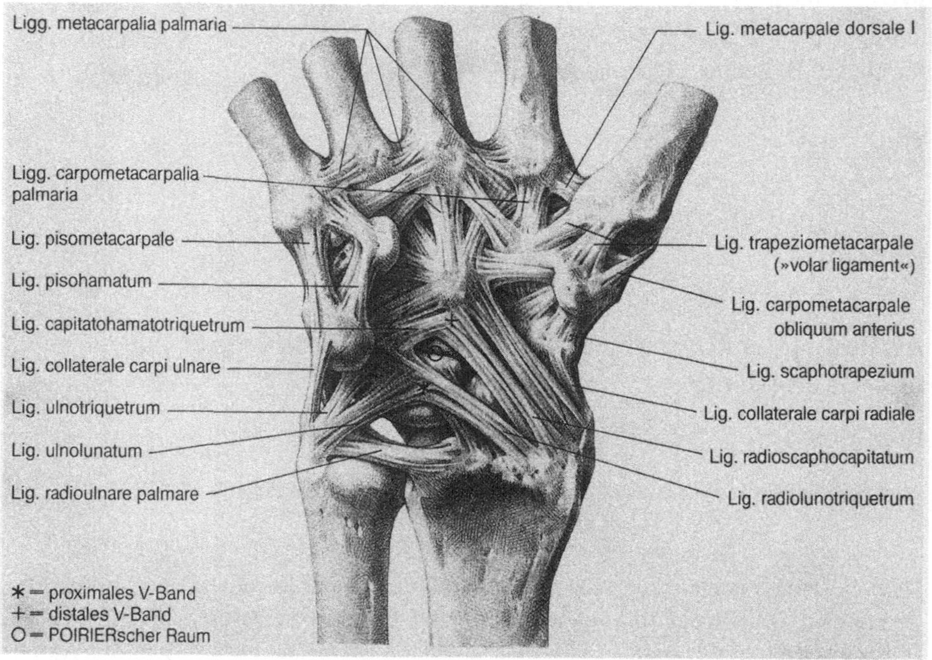

Abb. 1. Karpale Bandsysteme einer rechten Hand von palmar

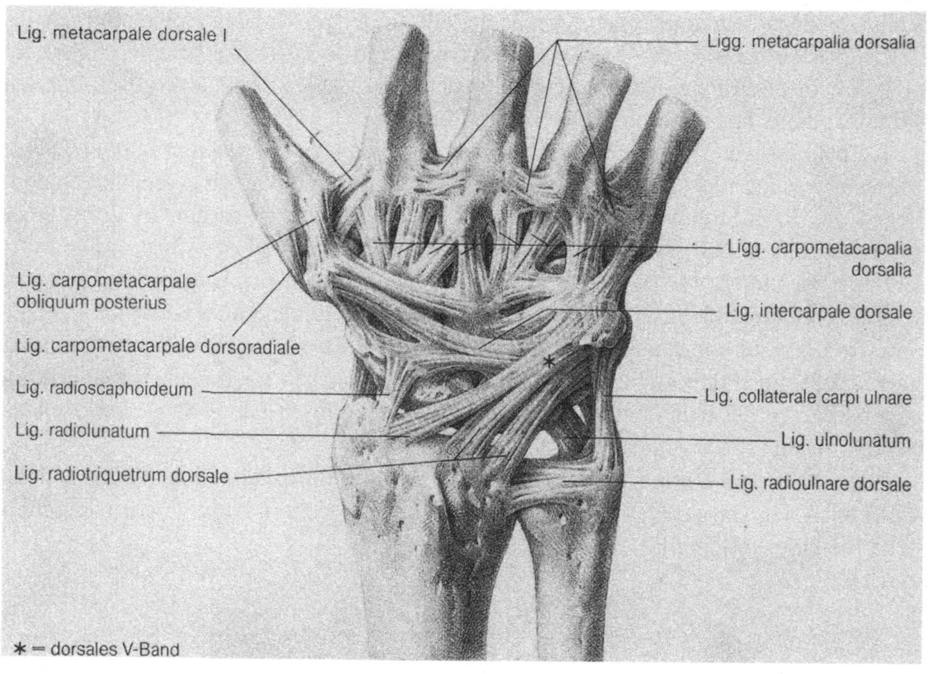

Abb. 2. Karpale Bandsysteme einer rechten Hand von dorsal

Verletzungen der Karpometakarpalgelenke II bis V

J. Rudigier

Kreiskrankenhaus für Unfall- und Handchirurgie, Ebertplatz 12, D-77654 Offenburg

Anatomische Vorbemerkungen

Wie die Abb. 1 (in Modifikation nachgezeichnet nach einer Abbildung in „Anatomie der Hand", Schmidt, Land, Hippokrates Verlag) zeigt, findet man in der Reihe der Karpometakarpalgelenke funktionell drei Abschnitte mit unterschiedlicher Beweglichkeit. Um eine starre, zentrale Einheit, die durch die straffen Bandverbindungen zwischen Handwurzel und Basen des 2. und 3. Mittelhandstrahls gebildet werden, gruppieren sich einmal das am besten bewegliche Karpometakarpalgelenk I – das Daumensattelgelenk – und auf der Ellenseite die ebenfalls beweglichen Karpometakarpalgelenke IV und V.

Die Beweglichkeit dieser beiden letzten Gelenke wird häufig unterschätzt. Vor allem der 5. Mittelhandstrahl weist eine erstaunlich gute Oppositionsfähigkeit in Richtung Metacarpale I auf. Sowohl der 4. als auch der 5. Mittelhandstrahl artikulieren hier nach Art eines Sattelgelenkes mit dem Os hamatum. Da Störungen in diesen Gelenken, insbesondere eine verbleibende Subluxation, die Gebrauchsfähigkeit der Hand stark beeinträchtigen, ist bei Vorliegen von Luxationen und Luxationsfrakturen in diesem Bereich ganz besonders auf eine exakte Wiederherstellung der Gelenkverhältnisse zu achten.

Diagnostische Hinweise

Abbildung 2 a zeigt ein nachgezeichnetes Unfallröntgenbild, an dem etwas die Schwierigkeiten der radiologischen Diagnostik erkennbar sind. Es handelt sich im vorliegenden Fall um eine Subluxation vor allem des 5. Strahls, geringer auch des 4. Strahls nach dorsal, begleitet von einem kleinen, knöchernen Ausrißfragment aus dem

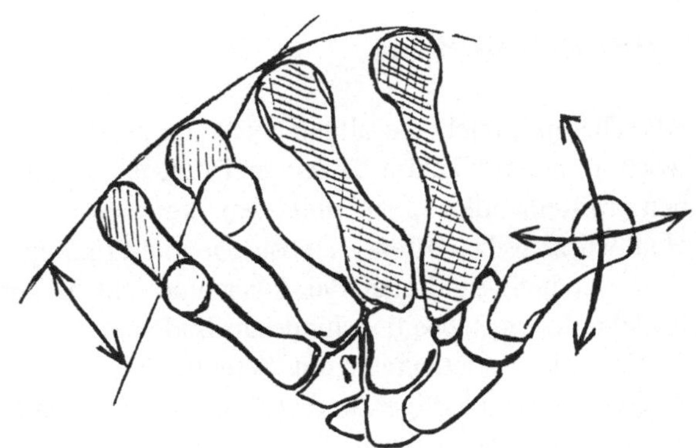

Abb. 1

Hefte zu „Der Unfallchirurg", Heft 249
Zusammengestellt von K. E. Rehm

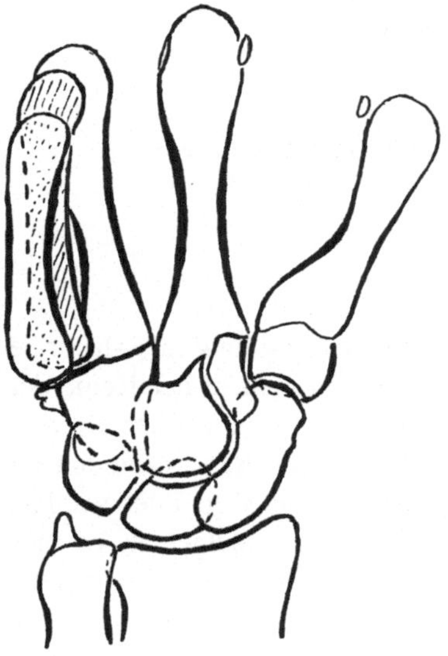

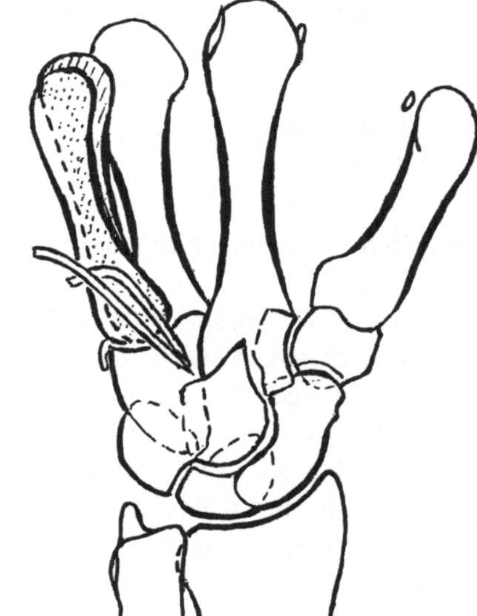

Abb. 2

Os hamatum nach Sturz von einer Haushaltsleiter. Die nachgezeichnete, halbschräge Aufnahme zeigt, daß die beiden betroffenen Mittelhandknochen – und hier vor allem der 5. – nicht parallel zur Krümmung des 3. Mittelhandknochens verlaufen, sondern die Tendenz haben, stärker hohlhandwärts ausgerichtet zu sein. Betrachtet man, geleitet von diesem Hinweis auf eine Störung der Anatomie, das Originalröntgenbild im Gelenkbereich genauer, so entdeckt man dann auch die Subluxation gegenüber dem Os hamatum. Bestätigt werden kann diese Situation leicht durch eine entsprechende Durchleuchtungskontrolle unter dem Röntgenbildwandler. In diesem Fall war die Verletzung zunächst vom erstbehandelnden Arzt übersehen worden.

Abbildung 2 b zeigt den Zustand nach Reposition und transartikulärer Kirschner-Draht-Fixierung. Die Mittelhandknochen 3, 4 und 5 sind wieder parallel auf der in nahezu der gleichen Ebene durchgeführten Schrägaufnahme angeordnet. Die Subluxation ist beseitigt.

Operative Behandlung

Als Therapie reicht im allgemeinen die geschlossene Reposition und eine 5- bis 6-wöchige transartikuläre Kirschner-Draht-Fixierung zwischen den Basen der betroffenen Mittelhandknochen und den korrespondierenden Anteilen der peripheren Handwurzelreihe. Offene Repositionen und Freilegen der Bandstrukturen mit eventueller Bandnaht sind eher die Ausnahme und beschränken sich auf Fälle, bei denen Weichteile ein Repositionshindernis bilden.

Extreme Verletzungen mit Serienluxationen aller Karpometakarpalgelenke sind diagnostisch eindeutiger, und auch diese schweren Verletzungen lassen sich mit einer perkutanen, transartikulären Kirschner-Draht-Fixierung in ähnlicher Weise behandeln, wobei dieses Vorgehen häufig auch wegen des schweren, zusätzlichen Weichteiltraumas sinnvoll ist. Liegen gute Weichteilverhältnisse vor, kann es allerdings auch günstig sein, Teile der peripheren Handwurzelreihe mit den Basen der Metacarpalia gelenkübergreifend mit Miniplatten-Osteosynthesen wieder herzustellen und zu stabilisieren. Dies gilt insbesondere, wenn zusätzliche Frakturen in den Gelenkflächen vorliegen.

Nachbehandlung

Sind die Kirschner-Drähte nach 6 Wochen entfernt, wird vor allem das Training der Kraftminderung, der allgemeinen Geschicklichkeit der Hand und die Opponierbarkeit des Kleinfingers gegenüber dem Daumen im Rahmen einer krankengymnastischen und ergotherapeutischen Nachbehandlung im Vordergrund stehen.

Zusammenfassend sei nochmals auf die nicht ganz leichte Erkennbarkeit leichterer Luxationen und auf die besondere Problematik des ulnaren Sattelgelenkes der Hand, gebildet durch die Karpometakarpalgelenke IV und V, hingewiesen. Die Notwendigkeit exakter Wiederherstellung dieser Gelenke und die zuverlässige temporäre Fixierung versteht sich von selbst.

Perilunäre Luxationen und de Quervain'sche Luxationsfrakturen an der Hand

H. Towfigh

Unfallchirurgische Klinik, Malteser-Krankenhaus, Albert-Struck-Straße 1, D-59075 Hamm

Direkte Gewalteinwirkung auf die Hand führt je nach Ausmaß der Traumaeinwirkung und der momentanen Stellung der Hand zum Unterarm zu schweren ligamentären und knöchernen Gefügestörungen am Handskelett. Somit muß bei jedem schweren Handgelenkstrauma eine Luxation, Subluxation oder Fraktur klinisch und röntgenologisch bestätigt oder ausgeschlossen werden. Nach Luxationen und Luxationsfrakturen der Handwurzelknochen kommt es durch die Ruptur der ligamentären Anteile zu Veränderungen der Geometrie sowie Achsenverschiebungen des Knochens. Die perilunären Luxationen im Handgelenk stehen mit etwa 4% an 5. Stelle aller Luxationen (Preiss). Die prilunäre dorsale Luxation der Hand besteht, wenn die Handwurzel gegenüber dem stehengebliebenen Mondbein im Gefüge der Speiche zur Streckseite verschoben ist. Hierbei steht von der proximalen Handwurzelreihe nur noch das Mondbein in normaler Stellung dem Radius gegenüber, die gesamte übrige Hand ist nach palmar oder dorsal luxiert. Sie entsteht überwiegend durch Sturz auf die gestreckte und dorsal flektierte Hand, jedoch seltener auch durch das palmar flektierte Handgelenk. Die pe-

Hefte zu „Der Unfallchirurg", Heft 249
Zusammengestellt von K. E. Rehm

rilunären Luxationen als Folge von Arbeitsunfällen kommen häufig durch Kurbelrückschlag zustande. Die Entstehung der perilunären Luxation wird durch den Riß der schwächeren Bandverbindungen zwischen Os lunatum und Os capitatum eingeleitet, wobei dann bei Hyperdorsalflexion am Handgelenk der Unterarm und das Mondbein gegenüber der fixierten Hand palmar weggeschoben werden. So entsteht die typische perilunäre dorsale Luxation. Bei dieser Form bleibt der Radius und das Lunatum im Gefüge stehen, wobei die übrigen Handwurzelknochen um das Lunatum nach dorsal verrenkt sind. Bei Fortsetzung der Gewalteinwirkung kann es zu weiteren Zerreißungen der Bandverbindungen an der dorsalen Seite zwischen Mondbein und Radius im Handwurzelbereich kommen. Bei Nachlassen der Gewalt reponieren sich nur die übrigen Handwurzelknochen und drängen dabei das Mondbein nach palmar aus der proximalen Handwurzelreihe heraus. Bereits in diesem Endstadium sind die Übergänge zwischen einer perilunären Luxation und einer echten Lunatumluxation sehr fließend. Die perilunäre Luxation stellt nahezu die schwerste Handwurzelverletzung in Bezug auf die ligamentäre Schädigung dar, wobei je nach Form auch noch ossäre Mitbeteiligungen vorliegen können. Über die Instabilitätsformen wird im gesonderten Vortrag berichtet. Durch die Instabilität entstehen Veränderungen im Bereich des scapholunären Winkels, die röntgenologisch gut meßbar sind. Mayfield und Mitarbeiter haben 1976 nachgewiesen, daß die perilunäre Luxation in 4 Stadien abläuft, deren Endstadium die Lunatumluxation darstellt.

Stadium I: Zerreißung der Bandverbindung zwischen Lunatum und Scaphoid sowie Radio-Scaphoid. Entstehung der scapholunären Dissoziation, wobei das Kahnbein röntgenologisch verkürzt erscheint. Die Erkrankung verursacht eine dorsale Instabilität wie bei einem Kahnbeinbruch.

Stadium II: Luxation zwischen Mondbein und Capitatum, wobei dann eine Subluxation zwischen Mondbein und Triquetrum auftritt.

Stadium III: Völlige Zerreißung der Bänder zwischen Lunatum und Triquetrum, wobei nun eine perilunäre Luxation vervollständigt ist. Es entsteht eine Diastase zwischen Lunatum und Triquetrum, und es kommt zur perilunären Luxation nach dorsal.

Stadium IV: Zerreißung des dorsalen Ligamentum radio carpeum und der Bandverbindung zwischen Mondbein und Radius. In diesem Stadium hängt das Lunatum nur an dem sehr kräftigen palmaren Ligamentum radio lunatum und ulno lunatum, wobei es bei Nachlassen der Gewalteinwirkung vom Capitatum herausgehoben und aus der Reihe der Handwurzelknochen palmar abgedrängt wird. In diesem Endstadium wird aus der perilunären Luxation nun eine echte Lunatumluxation.

Je nach Verhältnis der einzelnen zur Verletzung führenden Stellungen der Hand, entstehen zusätzliche Handwurzelfrakturen wie z.B. bei de Quervain'schen Luxationsfrakturen und knöchernen Bandausrissen. Die daraus resultierenden Bandinstabilitäten führen zur carpalen Instabilität, die in einem gesonderten Vortrag genau zur Darstellung gebracht wird. Die perilunären palmaren Luxationen kommen auch nach Sturz auf die gebeugte Hand vor, wobei das Mondbein dorsal der übrigen Handwurzelknochen zu finden ist. Die Konkavität der Mondbeinsichel ist bei der perilunären palmaren Luxation auf die Handwurzel gerichtet, wobei auch der perilunären dorsalen Luxation oft durch das Wegrutschen des Mondbeins nach palmar die Konkavität auf die Radiusgelenkfläche gerichtet ist. Die perilunäre dorsale Luxation der Hand muß streng von den seltenen reinen Verrenkungen des Mondbeins nach palmar unterschieden werden. Obwohl der Hergang der Verletzung und das Repositionsmanöver bei beiden Verletzungen gleich ist, ist der Verletzungsmechanismus am Mondbein verschieden. Bei der perilunären dorsalen Luxation wird zuerst eine Luxation der Handwurzel gegenüber dem Mondbein nach dorsal erfolgen. Erst sekundär wird das Lunatum nach Zerreißung der dorsalen Bandverbindungen zum Radius, Capitatum und zur palmaren Seite, durch das Zerreißen des Ligamentum lunato capitatum nach palmar abgedrängt, wobei sich das Lunatum nun um die palmare Bandverbindung zwischen Radius und Lunatum wegdreht. Dabei ist die Konkavität des Mondbeines Richtung Radiusgelenkfläche gerichtet. Bei der echten palmaren Lunatumluxation erfolgt zunächst eine Zerreißung der sehr kräftigen palmaren Bandverbindung zwischen Lunatum und Radius, wobei der Bandapparat zwischen dem Lunatum und Capitatum erhalten bleibt. Bei weiterer Krafteinwirkung reißen auch die dorsalen Bänder, so daß nun das Lunatum im Sinne einer Luxation aus dem Verband des Carpalknochens herausgeleitet ist. Dabei ist es zu keinerlei Verrenkung der übrigen Handwurzelknochen gegenüber dem Lunatum nach dorsal gekommen. Hier bleibt lediglich die palmare ligamentäre Verbindung zwischen Lunatum und Capitatum als Drehpunkt für das Lunatum erhalten. Hierbei steht die Konkavität des Lunatums volarseitig Richtung Radiusgelenkfläche, wobei die Bandverbindung im Gegensatz zur perilunären Luxation nur zwischen Lunatum und Capitatum besteht.

Die Diagnose einer Luxation kann oft bereits klinisch gestellt werden. Die Röntgen-Untersuchung des Handgelenkes mit Handwurzelknochen in 2 Ebenen zeigt bei genauer Betrachtung ein pathologisch verstelltes Os lunatum, wobei dies auf der a.p.-Aufnahme eine dreieckige Form zeigt. Gelegentlich wird aufgrund der Begleitverletzung und Frakturen die Verrenkung des Mondbeins übersehen. Röntgenologisch ist die Kongruenz zwischen dem Lunatum und den Nachbarknochen wie Scaphoid, Capitatum und Triquetrum gestört. Auf der seitlichen Aufnahme des Röntgenbildes wird je nach Schwere der Luxation das Mondbein aus der proximalen Handwurzelreihe herausgedrängt und nicht mehr mit dem Os capitatum korrespondieren.

Für die geschlossene Reposition der Verrenkungen wird die verletzte Hand mittels Mädchenfänger aufgehängt und die Handwurzel durch ein Gegengewicht von etwa 10–15 kg distrahiert, durch die Spannung der Beugesehne und durch den punktuellen manuellen Druck springen das Mondbein bzw. die übrigen Handwurzelknochen in die ursprüngliche Position. Am noch hängenden, aber nicht mehr distrahierten Unterarm, wird nach Röntgen-Kontrolle zunächst ein Unterarmgips angelegt, wobei sich 4 Wochen Ruhigstellung für die Behandlung der reinen Verrenkung als ausreichend erwiesen haben.

Ist nach einem Repositionsmanöver eine exakte Einrichtung nicht möglich, oder kommt es zu einer Reluxation aufgrund der bestehenden Bandinterponate, welche eine exakte Reposition verhindern, muß eine offene Reposition und die Entfernung der Interponate sowie Naht des Bandapparates durchgeführt werden. Die Forderung nach operativer Behandlung der nicht exakt reponiblen Luxationen sowie bei bestehender Instabilität aufgrund vermehrter Diastase zwischen den einzelnen Handwurzelknochen, ergibt sich aus dem subjektiven Beschwerdebild der betroffenen Patienten und der gesetzmäßigen Entwicklung einer Arthrose, wie auch in der Literatur beschrieben. Somit ist unserer Meinung nach bei jeder perilunären Luxation oder Lunatumluxation die Indikation zur offenen Reposition, Bandnaht bzw. Bandplastik mit oder ohne temporärer Drahtfixation des Mondbeines gegeben, sobald röntgenologisch-kinematographisch eine Diastase zwischen den Handwurzelknochen oder eine karpale Instabilität besteht. Die Dauer der Ruhigstellung nach der Operation in einem Unterarmgips für insgesamt 4 Wochen wird als ausreichend betrachtet.

Nach gedeckter Reposition, die in Zug und Gegenzug erfolgen kann, werden Röntgenbilder in 2 Ebenen des Handgelenkes und evtl. eine Vergleichsaufnahme der unverletzten Seite angefertigt. Zeigt sich dabei eine exakte Einstellung des Mondbeines, kann konservativ behandelt werden. Verbleibt jedoch eine Dorsalkippung des Mondbeines mit pathologischem radiolunärem, capitolunärem oder scapholunärem Winkel oder Diastase zwischen Handwurzelknochen, häufig zwischen Scaphoid und Lunatum, ist die operative Therapie erforderlich, wobei nach Entfernung der Interponate Bandnaht und evtl. Bohrdrahtstabilisierung absolut indiziert sind. Nach den uns vorliegenden Ergebnissen ist oft eine gleichzeitige palmare und dorsale Rekonstruktion notwendig.

Bei einer perilunären Luxation mit zusätzlicher Fraktur des Scaphoids, der sog. de Quervain'schen Luxationsfraktur, soll unserer Meinung nach immer eine Indikation zur Operation gestellt werden.

Der Mechanismus der Entstehung der de Quervain'schen Luxationsfraktur ist ebenso bei Sturz auf die dorsal flektierte Hand gegeben, wobei gleichzeitig eine Rotation stattfinden muß. Oft sind die entstandenen Fragmente des Kahnbeins stark verschoben. Die Symptomatik und die Diagnose bestehen ähnlich wie bei lunären Luxationen, wobei die zusätzliche Fraktur im frischen Stadium eine entsprechende Hämatomverfärbung und Schwellung mit schmerzhafter Bewegungseinschränkung im Handgelenk verursacht.

Die röntgenologische Diagnose ist ebenso leicht, allerdings wird gelegentlich bei Entdeckung der Kahnbeinfraktur die Fehlstellung des Mondbeins, das sich bei der perilunären Luxation als Dreieckform darstellt, übersehen. Die Reposition im frischen Stadium erfolgt mühelos, wobei durch Extension der Hand über den Fingern und Gegenzug am Unterarm die Reposition des Mondbeins leicht gelingt.

Wenn auch die geschlossene Einrichtung des Lunatums gut möglich sein soll, so sind wir der Meinung, daß bei der Schwere der Verletzung, wie es bei der de Quervain'schen Luxationsfraktur der Fall ist, eine absolute Indikation zur Operation besteht. Auch nach Erfahrungen von Jana und Wagner führt die konservative Therapie selbst bei sofortiger Reposition in 50% und bei verzögerter Reposition in 100% der Fälle zu einer Pseudarthrose oder Nekrose des Kahnbeins.

Die Untersuchungen von Kuderna (1986) bei der de Quervain'schen Luxationsfraktur innerhalb von 5 Jahren haben ergeben, daß bei allen Luxationsfrakturen eine Interposition durch das gerissene Ligamentum radiocarpeum vorhanden war, auch bei Fällen, die röntgenologisch scheinbar keine Diastase auswiesen. Aus diesem Grund bildet die de Quervain'sche Luxationsfraktur eine absolute Operationsindikation. Nach offener Reposition und Schraubenosteosynthese des Kahnbeins wird der Bandapparat falls nötig sowohl von dorsal, als auch von palmar genäht bzw. durch Bandplastik versorgt. Zur Vermeidung einer Reluxation wird je nach Bedarf die temporäre Arthrodese mit einem transartikulär angelegten Kirschner-Draht im Handgelenk angeschlossen. Die Ruhigstellung im Gipsverband erfolgt für insgesamt 4 Wochen.

Scapholunäre Dissoziation und carpale Instabilität

K. D. Werber

Chirurgische Klinik und Poliklinik, Klinikum rechts der Isar, Technische Universität München, Ismaninger Straße 22, D-81675 München

Geschichtliches

Bei der Durchsicht der verschiedenen Berichte und Veröffentlichungen läßt sich eindeutig ein Diskonsens nicht nur zwischen den Autoren früherer und jetziger Zeit, sondern auch zwischen den Publikationen verschiedener Schulen feststellen. Galenus [zit. nach Sennwald, 17] vertrat als erster die Ansicht, daß die einzelnen Knochen, die zusammen die Handwurzel bilden, untereinander beweglich sein müßten. Diese Ansicht wurde 1833 von Bell bestritten, dies lag allerdings an einem carpus conglomeratus. 1859 hat Henke als erster an der Leiche die differenzierte gegenseitige Beweglichkeit der Handwurzelknochen nachgewiesen. Nach Einführung der Radiologie gelang es Bryce 1897 die intracarpale Beweglichkeit in der Abhängigkeit von der Handstellung am Lebenden zu bestätigen.

1901 zeigte Oberst Röntgenaufnahmen eines Patienten, der ein Quetschtrauma des Handgelenkes erlitten hatte. Destot beschrieb in seinem Buch 1923 die Bewegung des Os scaphoideum.

1934 puplizierten Mouchet und Pelot den ersten Fall einer traumatisch bedingten Fraktur des Handgelenkes mit Dislokation.

1937 erschien die von Navarro 1919 aufgestellte Theorie der Funktion des Handgelenkes. Die Sonderstellung des Scaphoids wurde 1943 von Gilford, Bolton und Lambrinudi näher untersucht. Deren Ergebnisse schlossen sich Linscheid et al. 1972 an [11]. Die Theorie von Navarro wurde 1976 von Taleisnik [18] modifiziert. Dieser wurde 1981 durch Lichtmann [17] widersprochen. Die Theorie, daß das Os lunatum fest mit dem Os capitatum verbunden ist, war durch experimentelle Untersuchung von Lichtman und auch von Kauer [9] widersprochen worden. Durch die vielen neuen Erkenntnisse der Bandstrukturen und deren Verletzungsmechanismen, werden die häufigen Frakturen des Handgelenkes mittlerweile in einem anderen Licht gesehen. Insbesondere die distale Radiusfraktur und die Scaphoidfraktur werden nicht mehr im Sinne von reinen knöchernen Verletzungen, sondern als kombinierte Verletzungen mit häufig begleitenden Ligamentläsionen angesehen. Sie bedürfen damit aber auch anderer Therapiekonzepte.

Hefte zu „Der Unfallchirurg", Heft 249
Zusammengestellt von K. E. Rehm

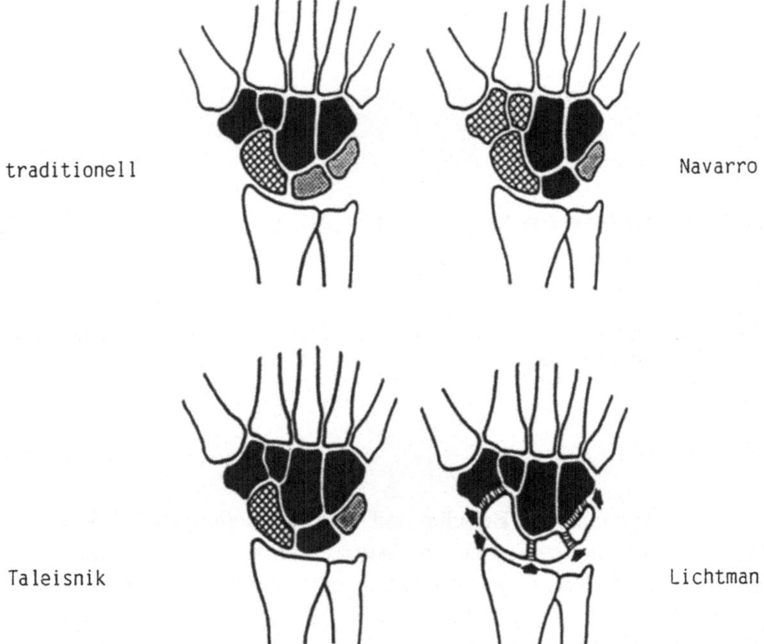

Abb. 1. Säulen und Ringtheorie. (Aus: David P. Green, Operative hand Surgery, Third Edition 862, 1993, Churchill Livingstone, New York)

Funktionelle Anatomie

Die 7 Carpalknochen (ohne Sesambein, Pisiforme) sind in 2 transversalen Reihen aufgegliedert, mit dem überbrückenden Scaphoid. Dieses traditionelle Rezept ist 1943 von Gilford, Bolton und Lambrinudi beschrieben worden [17]. Taleisnik hat das von Navarro 1919 aufgestellte Konzept mit den vertikalen Säulen modifiziert [18]. Distale Reihe + Lunatum bilden bei ihm ein „T", das Scaphoid überbrückt proximale und distale Carpalreihe, Trapezium und Trapezoideum gehören bei ihm zur zentralen Säule. Widersprochen wurde diese Meinung von Lichtman, der von der Ringtheorie ausgeht und zwar proximal Scaphoid, Lunatum und Triquetrum und distal Trapezium und Trapezoideum, Capitatum, Hamatum.

Nach Sennwald [17] und Youm [21] besteht die proximale Reihe aus 3 Modulen und es ist kein fester Drehpunkt des Carpus vorhanden.

Von Gilford, Bolton und Lambrinudi stammt auch die sog. Gliederkettentheorie zwischen Radius, Lunatum und Capitatum [aus Green 6].

Das Lunatum ist demnach der Grundstein des Carpus.

Verletzungsmechanismus

Die meisten carpalen Instabilitäten sind das Ergebnis extremer Hyperextensionsverletzungen, häufig entstanden durch Hochgeschwindigkeitstraumen, wie sie bei Sturz aus großer Höhe oder bei Motorrad, Paraglider und auch Fahrradunfällen entstehen.

Möglichkeiten des Auftretens von Bandverletzungen im Handwurzelbereich sind auch bei kongenitalen Mißbildungen, Stoffwechselstörungen, aseptischen Osteonekrosen oder auch rheumatischen Erkrankungen zu finden.

Klassifikation

Nach den neuesten Erkenntnissen sind die carpalen Instabilitäten nach sog. dissoziativen und nicht dissoziativen einzuteilen.

Die perilunären Verrenkungen sind nicht Thema dieses Vortrages. Die dissoziativen carpalen Instabilitäten beinhalten die sog. radiocarpalen Instabilitäten mit der scapholunären Dissoziation und der sog. Flexions- und Extensionsinstabilität und den ulnocarpalen Instabilitäten mit Dissoziationen zwischen triquetrum und hamatum, zwischen triquetrum und lunatum und den damit verbundenen Flexionsstabilitäten. Außerdem gehört die zentrale carpale Instabilität dazu. Die nicht dissoziativen carpalen Instabilitäten behandeln die Bandverletzungen der proximalen Carpalreihe des Bandapparates der Radioulnargelenke, sowie des Radiocarpalgelenkes mit Ulnartranslokation und dorsaler Subluxation des carpus.

Tabelle 1. Klassifikation der carpalen Instabilität

1. Carpale Instabilität dissoziativ (CID)
Radiocarpale Instabilität Scapholunäre Dissoziation Extensionsstabilität (DISI)
Ulnocarpale Instabilität Hamato-triquetrale Instabilität Triquetro-lunäre Instabilität Flexionsinstabilität (VISI)
Zentrale carpale Instabilitäten
2. Carpale Instabilität, nicht dissoziativ (CIND)
Nichtdissoziative Instabilität der proximalen Reihe Radiales und ulnares Mediocarpales Gelenk Radiocarpalgelenk

Tabelle 2

Diagnostik
Klinische Untersuchung
Röntgen Standard- und Spezialaufnahmen
Kinematografie
Arthrografie
C.T.
NMR
Arthroskopie

Diagnostik

Die Diagnostik besteht aus klinischer Untersuchung, Röntgen, -Standard und Spezialaufnahmen, Kinematographie, (dynamische Handgelenksuntersuchung) Arthrographie, Computertomographie, Kernspintomographie und Arthroskopie (Tabelle 2).

Klinische Untersuchung

Da die meisten Verletzungszeitpunkte erheblich zurückliegen, ist es notwendig, genaue Auskünfte im Sinne einer ausgedehnten Anamnese zu haben. Wichtig sind Zeitpunkt des Unfalls, Hämatombildung, Ödembildung, Schwellungszustand mit Lokalisation und Ausdehnung, die damalige Behandlung, dann das schmerzfreie Intervall, evtl. zusätzliche vorausgegangene oder nachfolgende Traumen. Als aktuelle Fakten sind zu erheben die Schmerzen, sowohl in Ruhe als auch in Bewegung, dann die Art der schmerzhaften Bewegung, evtl. Einschränkung, schnappende Phänomene, evtl. Herabsetzung der Kraft mit Loslaßphänomen. Untersucht werden muß der Schwellungszustand mit zeitlichem Ablauf von Stärke, sowie eine vorhandene Hyperthermie. Wichtig sind die Kontrolle von Sensibilität und Durchblutung, um der Gefahr eines Kompartementsyndroms vorzubeugen. Nicht zu vergessen ist die Untersuchung der

Tabelle 3. Klinische Untersuchung

1. Tuberculum Listeri
2. Lunatum distal des Tuberculums
3. Scapho-lunärer Übergang
4. Tabatiere (styl. radii/scaphoid. scaphoid. ST-Gelenk)
5. Daumen-Sattelgelenk
6. Carpometacarpalgelenke
7. Kapitatum
8. Lunotriquetraler Übergang
9. Discus ulnocarpalis
10. Dist. Radioulnargelenk
11. FCU, Pisiforme
12. FCR

angrenzenden Gelenke, die häufig wegen minderer Schmerzfähigkeit nicht entsprechend gewürdigt werden (Tabelle 3).

Zusammenfassend läßt sich noch einmal sagen, es muß eine korrekte Gesamtuntersuchung stattfinden, mit ausführlicher Anamnese, akribischer Palpation, Prüfung des Bewegungsausmaßes bzw. der Schmerzhaftigkeit. Erst dann werden weitere Untersuchungen im Sinne von bildgebenden Verfahren durchgeführt.

Radiologische Untersuchung

Hier sind als erstes die Standardaufnahmen zu nennen. Darin sind folgende Daten zu bestimmen. Die Neigungswinkel des distalen Radius frontal-dorsal und frontal-palmar, der sagittale Neigungswinkel des distalen Radius, der Index der Carpushöhe, der

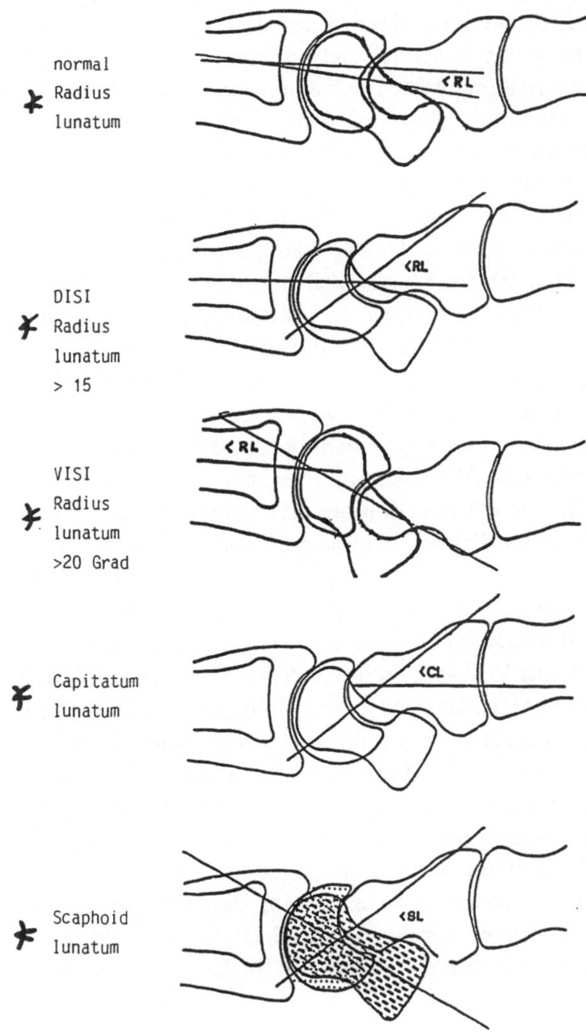

Abb. 2

Index des Abgleitens des Carpus, die Lage der Knochen der ersten Carpalreihe und das Auseinanderklaffen des Gelenkraumes, die Winkel zwischen Radius und Lunatum, zwischen Scaphoid und Lunatum und zwischen Capitatum und Lunatum. Die Achse des 3. Metacarpale muß in Verlängerung der Radiusachse stehen, dies ist die natürliche Ruhigstellung. Die Transversalachse muß sich immer parallel zur Transversalachse des Humerus befinden, d.h. in einer Mittelstellung zwischen Pronation und Supination. Die Aufnahmen müssen auf das Lunatum zentriert sein. Hilfreich ist manchmal auch das kontralaterale Gelenk zu röntgen, um evtl. anatomische Varianten zu erkennen und zu vermeiden, diese als pathologisch einzustufen. Manchmal ist es nützlich, den ulnaren Rand um 20 Grad anzuheben, damit stehen die Gelenkflächen des Mond- und Kahnbeins parallel zum Röntgenstrahl und der Abstand zwischen diesen beiden Knochen kann mit Leichtigkeit gemessen werden. Zusätzlich ist die ap-Aufnahme noch mit Faustschluß durchzuführen, um eine evtl. Bandläsion scapholunär zu erkennen. Wichtig sind die seitlichen Aufnahmen, sog. Profilaufnahmen, diese müssen scharf sein, da durch die Übereinanderlagerung der Köpfe der Metacarpalia II und III und die Projektion des Ulnakopfes auf den Radius, sowie die Übereinanderlagerung von Scaphoid und Lunatum, Ungenauigkeiten möglich sind. Aus den Röntgenaufnahmen lassen sich dann verschiedene Winkel entnehmen.

Wichtig ist der Winkel zwischen Radius und Lunatum, sowie zwischen capitatum und lunatum und scaphoid und lunatum.

Sollte sich bei diesen Aufnahmen keine besondere Veränderung einstellen, d.h. es besteht keine statische Instabilität, sondern eine dynamische Instabilität, ist eine kinematographische Untersuchung anzuschließen.

Hier ist die Möglichkeit mit 50 Bildern pro Sekunde eine definitive Erkennung von Bandverletzungen bzw. Instabilitäten zu machen. In manchen Kliniken wird noch gerne die Arthrographie durchgeführt. Dabei wird ein trijodiertes wasserlösliches Kontrastmittel in das Radiocarpalgelenk injiziert. Normalerweise gibt es keine Verbindung zwischen dem Radiocarpalgelenk und dem Intercarpalgelenk. Sollte sich eine Verbindung zwischen diesen beiden Gelenken zeigen, so müßte immer eine pathologische Veränderung vorliegen. Die Technik ist relativ einfach. In den meisten Fällen ist die Injektion des Kontrastmittels in das Radiocarpalgelenk nach dem Vorgehen von Palmer 1983 ausreichend. Sobald die Injektionsstelle festgelegt ist, in der Regel zwischen Radius und Scaphoid, wird nach Lokalanästhesie das Kontrastmittel injiziert. Die Injektionsgeschwindigkeit ist niedrig und die Diffusion des Präparates wird fortlaufend kontrolliert. Die Verteilung des Kontrastmittels gibt gute Auskünfte über das Vorhandensein von Synechien oder die Verbindungswege zwischen den einzelnen Gelenken und deren Größenausdehnung. Weitere Möglichkeiten bestehen in der Computertomographie, hierbei können jedoch keine Bänder erkannt werden. Hier kann nur aus der Zuordnung der einzelnen Handwurzelknochen auf eine Bandläsion geschlossen werden. Außerdem besteht hierdurch die exzellente Chance, im Nativ-Röntgenbild nicht sichtbare Frakturen zu erkennen. Als weitere Diagnostikmöglichkeit steht die Kernspintomographie zur Verfügung. Hier besteht die Möglichkeit Bandverletzungen zu erkennen, insbesondere des Diskus triangularis. Wichtig bei diesen Untersuchungen ist jedoch noch die Möglichkeit, avitales Knochengewebe herauszufinden, das sich insbes. in der T-2 Wichtung darstellt.

Als sicherste jedoch invasive Methode der Diagnostik steht uns die Arthroskopie zur Verfügung um Veränderungen des Gelenkes neben Knorpel und Knochen zu beurteilen, insbes. dem Bandapparat zu überprüfen. Durch verschiedene Portale können die entsprechenden Bänder eingesehen werden.

Therapie

Hier sei an erster Stelle die häufigste Verletzung und zwar die scapholunäre Dissoziation genannt.

Noch einmal zur Rekapitulation. Es handelt sich hier um eine Instabilität des Kahnbeins bedingt durch eine akute oder chronische Schädigung seiner Bandverbindung zum Mondbein und der palmaren dorsalen Kapsel. Die scapholunäre Dissoziation tritt am häufigsten auf Sturz auf die hyperextendierte Hand auf. Meist liegt dabei auch eine leichte Abduktionsstellung der Hand vor, sodaß das Scaphoid zwischen dorsalen Radiusfirst und dem radiocarpalen Band (sog. Triquetrumschleuder) fixiert wird. Das Lunatum kann sich relativ zum Scaphoid weiter in der Extension bewegen. Die Diagnose ist klinisch und radiologisch zu stellen.

Die Therapie besteht bei der akuten scapholunären Dissoziation in der Möglichkeit der geschlossenen Reposition und Gipsbehandlung oder geschlossene Reposition und Kirschner-Draht-Fixation. Wenn dies nicht möglich ist, muß eine offene Reposition und Fixation durchgeführt werden, wobei hier verschiedene Möglichkeiten der Fixation, sei es ligamentär, sei es durch Kirschner-Draht oder Schraube sich anbieten.

Die chronische scapholunäre Dissoziation bedarf einer Stabilisierung, z.B. durch eine Bandrekonstruktion. Diese kann von dorsal und wenn nötig von dorsal und palmar durchgeführt werden. Von dorsal ist eine Kapsulodese möglich, außerdem bestehen die Bandrekonstruktionen durch Sehnenplastik und die Therapiekonzepte die sich auf den ossären Bereich beschränken und zwar die Triscaphoidarthrodese nach Watson, außerdem die scapholunäre Arthrodese, dann die scapholuno-capitatum-Arthrodese, die Arthrodese zwischen Scaphoid und Capitatum, sowie die Arthrodesen zwischen Radius und Scaphoid, Radius und Lunatum und schließlich die Arthrodese zwischen Radius, Scaphoid und Lunatum.

Bei chronischer carpaler Instabilität mit posttraumatischer Arthrose seien außerdem genannt die Therapiemöglichkeiten der Styloidektomie sowie der Carpektomie der proximalen Reihe, die Implantation von Silastikprothesen, der Einbau einer Handgelenksprothese, sowie die totale Versteifung des Handgelenkes durch eine Handgelenksarthrodese.

Die Therapie der triquetro-hamatum Dissoziation fußt auf der Bandzerreißung zwischen diesen beiden Knochen. Manchmal besteht noch zusätzlich eine PISI-Deformität. Der scapholunäre Übergang ist hier völlig unauffällig. Die Methode der Wahl ist eine Arthrodese zwischen Hamatum und Triquetrum.

Die triquetro-lunäre Dissoziation ist der zweithäufigste der carpalen Instabilität. Der Hauptbeschwerdepunkt liegt direkt über dem Gelenk zwischen Triquetrum und Lunatum. Das Lunatum ist gut stabilisiert am Scaphoid, deswegen macht das Triquetrum eine Eigenbewegung und es ist eine sog. PISI-Deformität zu erkennen. Die Methode der Wahl zur Wiederherstellung beinhaltet eine Bandrekonstruktion und eine intercarpale Arthrodese.

Als letztes sei noch die nicht dissoziative Instabilität (CIND) der proximalen Carpalreihe, d.h. also Instabilität zwischen proximaler und distaler Carpalreihe erwähnt, häufig eine Begleitverletzung bei distalen Radiusfrakturen (Linscheid). Hier muß auch dann eine evtl. Fehlstellung des distalen Radius korrigiert werden. Große Erfahrung über dieses Verletzungsmuster sind in der Literatur nicht erwähnt. Die beste Behandlungsmöglichkeit ist wohl eine Arthrodese der proximalen und distalen Carpalreihe.

Diskussion

Notwendig für die Behandlung von carpalen Instabilitäten ist die gute Kenntnis der Anatomie bzw. funktionellen Anatomie, eine subtile Untersuchungsmethode mit ausgiebiger Anamnese, klinischer Untersuchung und zusätzlichen bildgebenden Verfahren. Alle Behandlungsmethoden zur Restabilisierung des Handgelenkes bedürfen einer großen Erfahrung. Durch die Vielfalt der Meinungen sind auch keine großen Zahlen mit entsprechenden Empfehlungen zu geben. hier gibt es, wie bereits eingangs erwähnt, sehr differente Meinungen über das Procedere, ob ossär oder ligamentär rekonstruiert werden soll.

Wichtig ist jedoch der Hinweis, daß die Behandlung von Frakturen am distalen Speichenende, sowie im Carpusbereich neu überdacht werden muß. Hier ist es einfach notwendig, die ligamentäre Situation miteinzubeziehen und sich entsprechend diesen Überlegungen zu verhalten.

Literatur

1. Allieu Y, Brahin B, Bonnel F, Asencio G (1991) Instability of the wrist due to lesions of the ligaments and adaptive carpal deviations. In: Tubiana The Hand Saunders Comp Philadelphia, pp 959–968
2. Berger RA, Landsmeer JMF (1990) The palmar radiocarpal ligaments: A study of adult and fetal wrist joints. J Hand Surg 158:847
3. Fernandez DL (1982) Correction of post-traumatic wrist deformity in adults by osteotomy, bone grafting, and internal fixation. J Bone Joint Surg 64A:1164
4. Fisk GR (1991) Scapholunate Diastasis. In: Tubiana The Hand Saunders Company Philadelphia, pp 1001–1009
5. Carcia-Elias M et al. (1989) Traumatic axial dislocations of the carpus. J Hand Surg 14A:446
6. Green DP (1988) Carpal Dislocations and Instabilities. In: Green DP (ed) Operative Hand Surgery, Ed 2, New York, Churchill Livingstone, pp 875–938
7. Horii E, Carcia-Elias M, An KN, Bishop ATB, Cooney WP, Linscheid RL, Chao EYS (1991) A kinematic study of luno-triquetral dissociation. J Hand Surg 16A:355–362
8. Johnson RP, Carerra GF (1986) Chronic capitolunate instability. J Bone Joint Surg 68A:1164–1176
9. Kauer JMG (1974) The interdependence of carpal articulation chains. Acta anat 88:481–501
10. Kauer JMG (1980) Functional anatomy of the wrist. Clin Orthop 149:9–20

11. Linscheid RL, Dobyns JH, Beabout JW, Bryan RS (1972) Traumatic intability of the wrist. J Bone Joint Surg 54A:1612–1632
12. Linscheid RL, Dobyns JH, Beckenbaugh RD, Cooney WP, Wood MB (1983) Instability Patterns of the Wrist. J Hand Surg 8:682–686
13. Linscheid RL, Dobyns JH (1991) Wrist Sprains. In: Tubiana The Hand. Saunders Company Philadelphia, pp 970–984
14. Mc Murty RY, Youm Y, Flatt AE, Gillespie TE (1978) Kinematics of the wrist. II. Clinical applications. J Bone Joint Surg 60A:955–961
15. Reagan DS, Linscheid RL, Dobyns JH (1984) Lunotriquentral sprains. J Hand Surg 9A:502–514
16. Ruby LK, Cooney WP, An KN, Linscheid RL, Chao EYS (1988) Relative motion of selected carpal bones: A kinematic analysis of the normal wrist. J Hand Surg 13A:1–10
17. Sennwald G (1987) The wrist: Anatomical and pathophysiological approach to diagnosis and treatment. Springer-Verlag, New York
18. Taleisnik J (1980) Post-traumatic carpal instability. Clin Orthop 149:73–82
19. Taleisnik J, Watson HK (1984) Midcarpal instability caused by malunited fractures of the distal radius. J Hand Surg 9:350
20. Taleisnik J (1988) Carpal instability: Current concepts review. J Bone Joint Surg 70A:1262
21. Youm Y, Murtry RY, Flatt AE, Gillespie TE (1978) Kinematics of the wrist. J Bone Joint Surg 60A:423–431

Instabilität des distalen Radioulnargelenkes

P. Haußmann

Abteilung für Handchirurgie, plastische und rekonstruktive Chirurgie,
DRK-Klinik, Lilienmattstraße 5, D-76530 Baden-Baden

Neben der angeborenen und der entzündlich bedingten Instabilität des distalen Radioulnargelenkes (DRU-Gelenk) hat die posttraumatische die größte praktische Bedeutung. Sie ist Folge einer Zerreißung der ligamentären Verbindungen von Elle und Speiche (Discus articularis mit dorsalem und palmaren Verstärkungsband, TFCC) und/oder der ulnokarpalen Bandverbindungen. Häufig ist die Bandläsion mit einer Fraktur des Griffelfortsatzes der Elle kombiniert oder sie ist Teil einer komplexen Fraktur des distalen Radius.

Im frischen Zustand kann die Bandläsion konservativ behandelt werden, sofern es gelingt, die Frakturen und Gelenkfehlstellungen exakt zu reponieren. Ist die nicht möglich, so ist die operative Refixation des Bandkomplexes und Stabilisierung der Frakturen erforderlich.

Bei chronischer Instabilität des DRU-Gelenkes kommt nur ein operatives Vorgehen in Betracht. Bei reiner Bandverletzung ist nicht selten die offene oder arthroskopische Reinsertion noch nach Monaten möglich. Der Ersatz der ulnoradialen und ulnokarpalen Bandverbindungen durch Sehnentransposition oder -transplantation in Form einer der zahlreichen sog. Fesselungsoperationen der Elle führt nur ausnahmsweise zu guten Ergebnissen. Bei basaler Pseudarthrose des Griffelfortsatzes der Elle

Hefte zu „Der Unfallchirurg", Heft 249
Zusammengestellt von K. E. Rehm

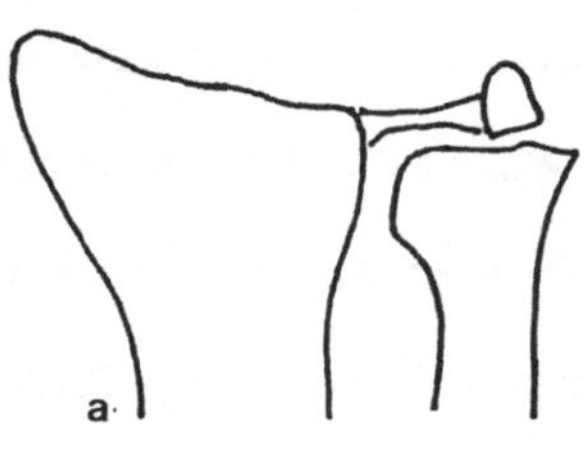

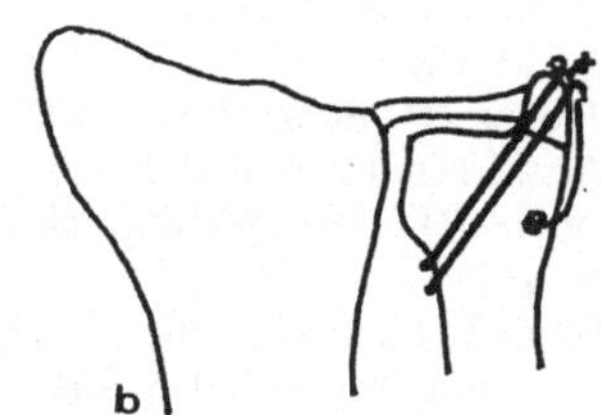

Abb. 1 a, b

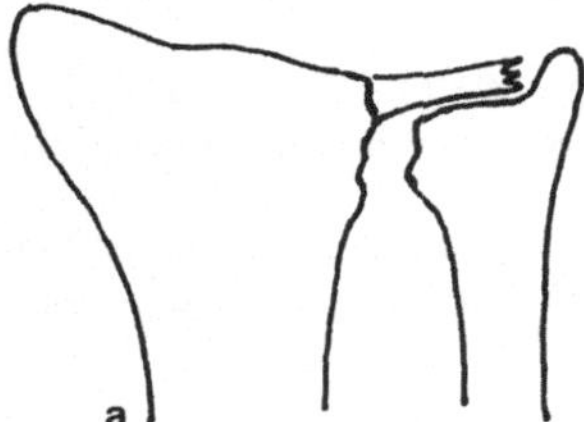

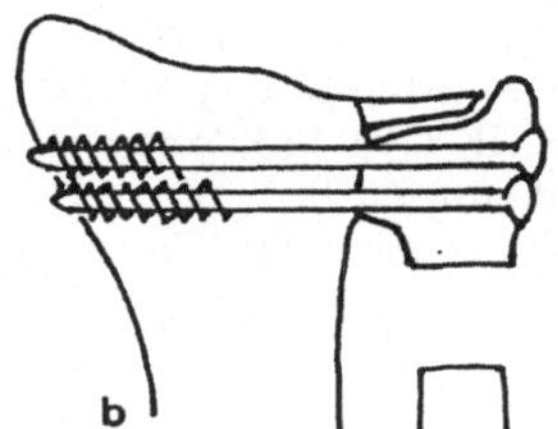

Abb. 2 a, b

(Abb. 1 a) kann auch nach Jahren die Stabilität des DRU-Gelenkes durch Pseudarthrosenresektion und Zuggurtungsosteosynthese (Abb. 1 b) verbessert werden. Bei posttraumatischer Fehlstellung des distalen Radius ist dessen gleichzeitige Korrekturosteotomie erforderlich. Sind die Gelenkflächen des DRU-Gelenkes deformiert oder arthrotisch (Abb. 2 a), so kann der Ellenkopf durch radioulnare Arthrodese mit subkapitaler Segmentresektion der Ulna (Kapandji) stabilisiert werden (Abb. 2 b).

Nachbehandlung nach Luxationen und Bandverletzungen an der Handwurzel

H. R. Siebert

Unfallchirurgische Klinik, Diakonie-Krankenhaus, Diakoniestraße 10,
D-74523 Schwäbisch Hall

Die Nachbehandlung als Begleit- und Weiterbehandlung bei Verletzungen der Handwurzel erfordert unabhängig von der Erstbehandlung in der Regel eine zusätzliche Gipsfixation. Die bedeutet, daß die Physiotherapie während der Phase der Schienenbehandlung die nicht ruhig gestellten Finger-, das Ellenbogen- und Schultergelenk sowie die Halswirbelsäule eizubeziehen hat. Nach der Phase der Immobilisierung, in

Hefte zu „Der Unfallchirurg", Heft 249
Zusammengestellt von K. E. Rehm

Abhängigkeit der intraoperativ erreichten Übungsstabilität, folgt die *aktive* Übungsbehandlung des Handgelenkes aus der Lagerungsschiene.

Als *letzte* Phase schließt sich die schienenfreie Weiterbehandlung an. Damit werden Komplikationen wie Algodystrophie-Syndrom etc. weitgehend vermieden. In dieser III. Phase müssen extensive Kräftigungsübungen der Extrinsik- und Intrinsik-Muskulatur des Unterarms und der Hand durchgeführt werden, um einen Schutz der versorgten Bandnähte durch die aktiven Stabilisatoren des Handgelenkes zu erreichen.

Therapie-Schema bei Handwurzelluxationen – durch K-Draht und Bandnaht – versorgt:

1. 3wöchige Ruhigstellung in volarer Unterarmgipsschiene (10° Dorsiflexionsstellung), Umwendbewegungen bis zu 40°. Finger-, Ellenbogen-, Schulter- und Halswirbelsäulenbewegungsübungen.
2. *Nach* K-Draht Entfernung volare Unterarm-Schiene, aktive Bewegungsübungen des Handgelenks mit Streckung/Beugung, keine Radial-/Ulnarabduktion.
3. *Nach 6 Wochen* Freigabe des Handgelenkes für alle Bewegungsgrade, Kräftigungsübungen der Handgelenkstrecker und -Beuger, Beginn der aktiven Radial-/Ulnarabduktionsübungsbehandlung. Beginn der Pro-/Supinationsübung *über* 40° hinaus.

Frische Bandverletzungen der Handwurzel werden bei Erkennung durch entsprechende operative Maßnahmen behandelt, im allgemeinen durch Naht. Eine 6-wöchige Ruhigstellung in einer Gipsschiene schließt sich an. Bei den häufigen scapholunären Bandverletzungen mit Beteiligung des *palmaren radioulnaren* Bandes muß ein *Oberarmgips* für die ersten 3 Wochen angelegt werden, um die Pro-/Supinationsbewegung gänzlich auszuschalten. Danach weitere 3-wöchige Unterarmgipsschiene. Von diesem Zeitpunkt an Beginn von *aktiven* Handgelenkbewegungen *ohne* Radial- und Ulnarabduktion und *ohne* Pro-/Supination über 40° hinaus. Bei veralteten Verletzungen wird häufig eine Form der intercarpalen mediocarpalen Arthrodese erforderlich werden. Durch die übungsstabilen Osteosynthesen zusammen mit corticospongiöser Spaninterposition kann die frühzeitige aktive Übungsbehandlung in aller Regel nach 2–3 Wochen eingesetzt werden.

Ziel der funktionellen Nachbehandlung muß es sein, eine aktive, schmerzfreie und stabile Beweglichkeit im Handgelenk (Steckung/Beugung 30–0–30°, Pro-/Supination von 60–0–60° und Radial-/Ulnarabduktion von 10–0–10°) zu gewährleisten, damit zumindest die Verrichtungen des täglichen Lebens ungestört durchgeführt werden können.

Fußverletzungen

Kursleiter: H. Zwipp, Dresden

Anatomie, Biomechanik und operativer Zugang zum Fuß

K. Klaue

Klinik für Orthopädische Chirurgie, Inselspital Universität Bern, CH-3010 Bern

Neben der topographischen Anatomie, welche Rück-, Mittel- und Vorfuß unterscheidet, beachten wir insbesondere die funktionelle Anatomie, unterteilt in mediale und laterale Fußsäule. Bei der funktionellen Einteilung berücksichtigen wir vor allem die primären, für die Mobilität wichtigen Gelenke und die sekundären Gelenke („Adaptiergelenke"). Die erste Gruppe umfaßt das Talonaviculargelenk, das Subtalargelenk, die Tarsometatarsalgelenke IV/V sowie die Metatarsophalangealgelenke II–V.

Der zweiten Gruppe gehören das Calcaneocuboidalgelenk, die Intercuneiformegelenke mit dem Naviculocuneiformegelenk sowie die Tarsometatarsalgelenke I–III an. Für die Abfederung des Fußes ist der ausgedehnte Bandapparat zwischen den Knochenstrukturen verantwortlich, wobei der Stoßdämpfereffekt hauptsächlich durch die extrinsische Muskulatur gewährleistet wird, d.h. Tibialis posterior, Peronaeus longus und im weiteren durch Flexor hallucis und Flexor digitorum longus. In der akuten Traumatologie sowie bei den sekundären Rekonstruktionen sind diese funktionellen Gegebenheiten zu beachten, insbesondere bei der Wahl einer allfälligen Arthrodese. Bei letzterer muß zusätzlich der Umstand berücksichtigt werden, daß eine Längenkorrektur mittels Arthrodese eine wesentliche Veränderung der Längswölbung mit sich bringt. So zieht z.B. eine Verlängerung der lateralen Fußsäule eine Erhöhung der Längswölbung und eine Verlängerung der medialen Säule eine Abflachung der Längswölbung des Fußes nach sich. Die Wölbung des Fußes und sein „Aufhängesystem" sind funktionell derart beansprucht, daß im allgemeinen eine Arthrodese im Mittelfußbereich allein nicht genügt, um langfristig die Architektur unter funktioneller Belastung zu gewährleisten. Vielmehr muß dies oftmals durch einen Transfer von extrinsischer Muskulatur unterstützt werden.

Für die Osteosynthesen und posttraumatischen Rekonstruktionen im Rück- und Mittelfußbereich benützen wir prinzipiell drei Zugänge:

1. *Antero-medialer Zugang:* parallel zur medialen Fußsäule, dorso-medial der Metatarsus-I-Basis bis zum medialen Malleolus. Dieser Zugang erlaubt eine gute

Hefte zu „Der Unfallchirurg", Heft 249
Zusammengestellt von K. E. Rehm

Darstellung des größten Teils des Talonaviculargelenkes und des vorderen Subtalargelenkes sowie der medialen Fußsäulengelenksreihe bis zum ersten Metatarsus.

2. *Antero-lateraler Zugang* (Nach Ollier oder Ducroquet): von der Planta pedis im distalen Calcaneusbereich bis zum Fußrist schräg verlaufend. (*Cave:* Zugang zum lateralen Talonaviculargelenk, Sinus tarsi, Calcaneocuboidalgelenk und Subtalargelenk.
3. *Postero-lateraler Zugang:* parallel zur Achillessehne, ca. 1 1/2 cm von der Mittellinie entfernt auf einer variablen Länge von 5–10 cm. Im proximalen Bereich notwendige Darstellung des N. suralis. Zugang zum oberen Sprunggelenk, distale Tibia.

Spezielle Indikationen

Calcaneusfrakturen. Anteriore Extension des postero-lateralen Zuganges mit Fortsetzung des Schnittes nach distal in einem rechtwinkligen Bogen am Rande der Plantarhaut bis auf Höhe des Matatarsus-V-Basis.

Talusfrakturen. Mindestens zwei Zugänge bei Halsfrakturen (medial und lateral) wegen der Reposition: Drei Zugänge wenn Fixation von hinten.

Lisfrancluxationsfrakturen. Längszugang über dem jeweiligen Strahl und visuelle Reposition der Fraktur und Verschraubung.

N.B. Durch ein Trauma des Fußes kann ein Kompartment-Syndrom ausgelöst werden, welches schnell erkannt werden muß und vorzugsweise durch eine notfallmäßige Fasciotomie behandelt wird. Zugänge dazu sind antero-medial und über den Metatarsalia (3 Schnitte) zur Öffnung aller Kompartimente, insbesondere dem Calcaneuskompartiment (Quadratus plantae).

Operative Prinzipien der Fußchirurgie

H. Zwipp

Klinik und Poliklinik für Unfall- und Wiederherstellungschirurgie,
Universitätsklinikum Carl Gustav Carus, Technische Universität Dresden, Fetscherstraße 74,
D-01307 Dresden

Da nach Kapandji [30] die Gelenkbewegungen nicht von den Gelenkflächen, sondern von den Bändern bestimmt werden, welche oben beschrieben sind, soll im folgenden zum Verständnis der Bio- und Pathomechanik nach Gelenkbrüchen, Bandverletzungen, Fußdeformitäten und notwendigen Arthrodesen im Bereich der Sprunggelenke nur auf deren Bewegungsachsen eingegangen werden. Diese wiederum sind nach neueren Kenntnissen indirekt abhängig vom anatomischen Bandverlauf und deren biomechanischer Stabilität.

Definition der Sprunggelenke

Unter chirurgisch-orthopädischen Aspekten soll geringfügig abweichend von der klassisch-anatomischen Definition unterschieden werden:

1. Oberes Sprunggelenk
2. Hinteres unteres Sprunggelenk (Subtalar)
3. Vorderes unteres Sprunggelenk (Chopart)

wobei nur letzteres durch die Einbeziehung des Calcaneo-Cuboidalgelenkes über die allgemeine Definition des vorderen unteren Sprunggelenkes (Artic. talocalcaneo-na-

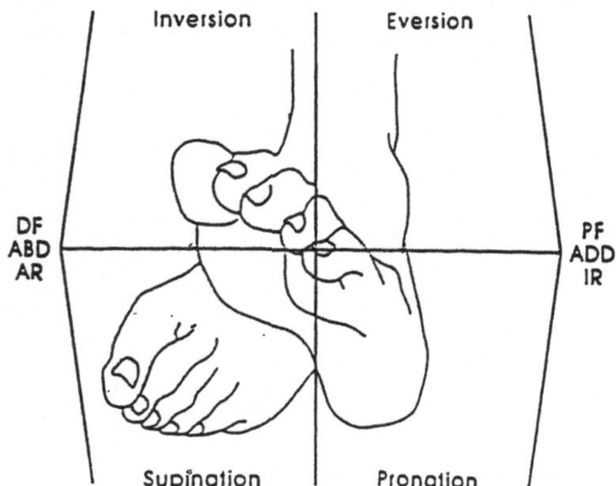

Abb. 1. Schematische Darstellung der sog. „Maulschellenbewegung" des Fußes nach Fick [18]. *DF* Dorsalflexion und *PF* Plantarflexion sind vorwiegend dem oberen Sprunggelenk zuzuordnen. Die Eversion/Inversion wird mehr im Rückfuß (Grenzlinie im Chopart-Gelenk), die Pronation/Supination hauptsächlich im Mittel-Vorfußbereich vollzogen. Die Gesamt-Fußbewegung beinhaltet zusätzlich eine Abduktions-(*ABD*) und Außenrotations-(*AR*)-Komponente bzw. eine Adduktions (*ADD*)- und Innenrotations-(*IR*)-Komponente

Hefte zu „Der Unfallchirurg", Heft 249
Zusammengestellt von K. E. Rehm

vicularis) hinausgeht und die kinematisch-statische Bedeutung der *Artic. transversa* tarsi = Chopart-Gelenk hervorhebt.

Die Begründung dafür ist mehr in der funktionellen Anatomie, Biomechanik und Kinematik der Bewegungsabläufe zu sehen, da im Rückfuß mehr die Partialbewegung Inversion/Eversion und im Vorfuß (Grenzlinie Chopart-Gelenk) die Pronation/Supination abläuft. Da am unbelasteten Fuß die Supinationsbewegung nicht trennbar ist von einer Inversion des Rückfußes, einer Plantarflektion vorwiegend im OSG und einer Adduktions- und Innenrotationsbewegung des Gesamtfußes, sowie umgekehrt die Pronationsbewegung des Vorfußes untrennbar ist von der Eversion des Rückfußes, der Dorsalreflektion, Abduktion und Außenrotation, ist dieser komplexe Bewegungsablauf am besten beschrieben durch die „sog. Maulschellenbewegung" (Abb. 1) nach Fick [18].

Oberes Sprunggelenk (Artic. talo-cruralis)

Nachdem das obere Sprunggelenk seit Hippokrates, über Bromfeild 1773 [8] bis hin zu Fick, 1911 [18] als Ginglymus (Scharniergelenk) galt, postulierte bereits 1896 Lazarus [34] eine Artic. cochlearis (Schraubengelenk). Barnett und Napier [2] relativierten diese Vorstellung durch den Nachweis eines biphasischen Achsenverlaufes. Hicks [25], später auch Close [11] bestätigten die Außenrotation des Talus bei Plantarflektion, die Innenrotation bei Dorsalflektion. Kapandji [30] sowie Inman [28] postulierten dagegen eine monophasische Achse, wobei letzterer eine Pseudorotation des Talus nachweisen konnte. Nach Inman [28] stellt die Trochlea tali den Ausschnitt

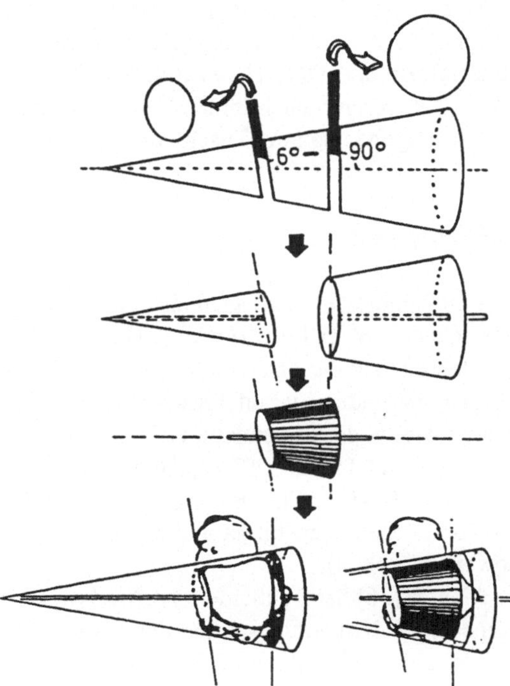

Abb. 2. Darstellung der Trochlea tali als Teil eines Kegelstumpfes mit medial um 6° angeschrägter Schnittfläche (Modifiziert nach Inman [28]

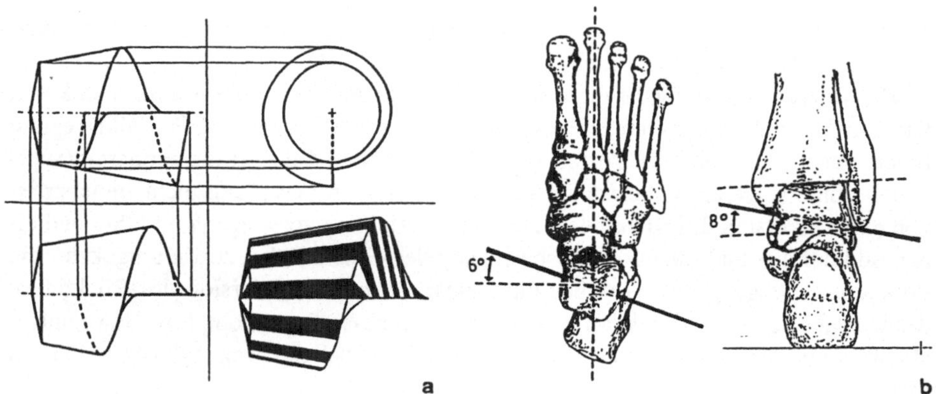

Abb. 3 a, b. a Die mediale Talusfacette entspricht einer Kegelfläche, die laterale einer Schraubenfläche. **b** Achsenverlauf des oberen Sprunggelenkes. (Modifiziert nach [50, 51])

eines Kegelmantels dar, dessen Spitze nach medial zeigt. Die laterale Gelenkfläche steht senkrecht zur Gelenksachse, während die mediale um ca. 6° dazugeneigt ist. Deshalb ist die laterale Talusrolle kreisförmig, die mediale eliptoid. Dadurch wird die Pseudorotation des Talus erklärbar (Abb. 2).

Erst neuere Untersuchungen von Reimann et al. [50] haben gezeigt, daß nur die Dorsalflektion im oberen Sprunggelenk einer reinen Scharnierbewegung entspricht, dagegen die Plantarflektion einer Schraubenbewegung (Abb. 3). Unter exakter Berücksichtigung des Außenknöchels und der tibio-fibularen Syndesmose entspricht nach Reimann et al. [50] nur die mediale Talusfacette einer Kegelfläche, die laterale dagegen einer Schraubenfläche, welche besonders in Plantarflektion durch den Außenknöchel geführt wird und nur in dieser Position optimalen Flächenkontakt zwischen Rolle und Plafond bewirkt. Die Bewegungsachse des oberen Sprunggelenkes (Abb. 3 b) verläuft nach Inman [28] direkt unterhalb der Knöchel, ist um 8° nach medial ansteigend und um 6° nach vorne gerichtet.

Subtalargelenk

Das Subtalargelenk wird auch als hinteres unteres Sprunggelenk oder Artic. subtalaris bezeichnet. Meyer [38], Henke [24] und v. Meyer [39] postulierten bereits vor über 100 Jahren, daß die Talusrotation um eine Schrägachse erfolge, wobei 1899 Charpy et al. [10] besonders darauf hinwiesen, daß diese Bewegungsachse durch den calcanearen Ansatz des Ligamentum talocalcaneare interosseum verläuft.

Isman und Inman [29] bestätigten die Voruntersuchungen von Manter [36] aus dem Jahre 1941, daß die Bewegungsachse des Subtalargelenkes im Mittel um 42° zur Horizontalebene geneigt ist und medial um 23° zur Fußachse bzw. 16° zum 2. Strahl abweicht (Abb. 4).

Manter [36] hatte außerdem nachweisen können, daß die Bewegungsachse und die gemessenen Krümmungsradien der posterioren Calcaneusfacette einer Schraube mit 12° Steigung gleichkommt. Dadurch entspräche die Bewegung des rechten Sub-

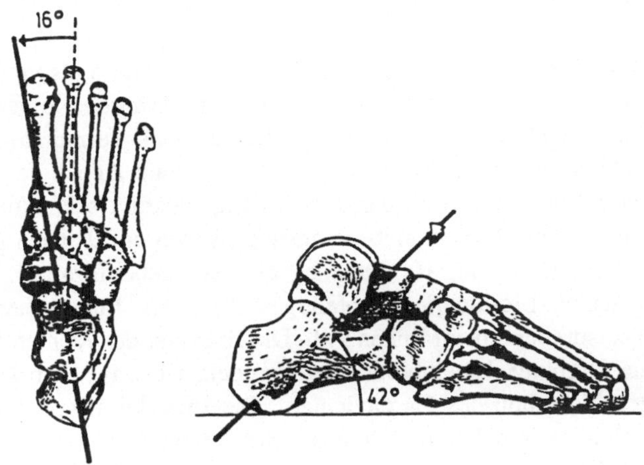

Abb. 4. Achsenverlauf des Subtalargelenkes. (Modifiziert nach Root [51])

talargelenkes einer rechtsdrehenden Schraube, die des linken einer linksdrehenden mit 1,5 mm Talusvorschub je 10° Rotation (Abb. 5). Diese *„screw-like motion"* des hinteren unteren Sprunggelenkes konnte Inman [28] später allerdings nur in 58% der Fälle bestätigen.

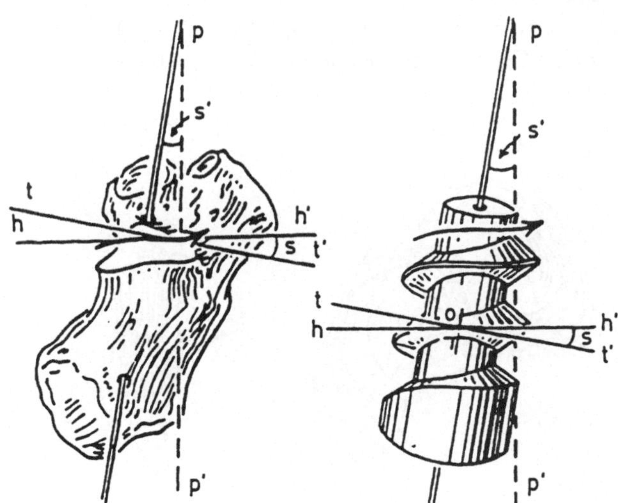

Abb. 5. „Screw-like motion" des Subtalargelenkes nach Manter [36] am linken Fuß links-, am rechten Fuß rechtsdrehend mit 1,5 mm Talusvorschub je 10° Rotation des Fersenbeines. *hh'* horizontale Bewegungsachse; *tt'* Senkrechte zur Schraubenachse; *s* Steigungswinkel der Schraube, der dem Winkel s' gleichkommt, wenn das Lot (*pp'*) von der Schraubenachse (*o*) fallengelassen wird

Chopart-Gelenk

Das Chopart-Gelenk wird im chirurgischen Sinne als vorderes unteres Sprunggelenk oder Artic. transversa tarsi verstanden. Während bereits Henke 1855 [24] eine Schraubenbewegung im queren Tarsalgelenk vermutete, konnte Manter [36] diese 1941 nachweisen. Er fand eine longitudinale Achse des Chopart-Gelenkes, welche zentral durch die tiefe Portion des Ligamentum bifurcatum verläuft (Abb. 6 a), und um 15° zur Horizontalebene ansteigt, sowie um 9° nach medial abweicht. Um diese Achse erfolgt mit 10° Steigung eine schraubenförmige Bewegung gegensinnig zur helicalen Motion des Subtalargelenkes, d.h. linksdrehend beim rechten Fuß und rechtsdrehend beim linken Fuß. Die Eversion des rechten Fußes ist verbunden mit einer Drehung des Cuboids entgegen dem Uhrzeigersinn kombiniert mit einem geringen Vorschub des Os naviculare. Die Interaktion von Subtalargelenk und Chopart-Gelenk wird dabei mit 2 gegensinnig laufenden Zahnrädern verglichen.

Neben dieser longitudinalen Achse mit „screw-like motion“ wies Manter [36] noch eine zweite schräge, nicht schraubenförmige Bewegungsachse im Chopart-Gelenk nach, die zur Horizontalen um 52° ansteigt und zur Fußachse um 57° nach medial abweicht (Abb. 6 b). Auch diese Achse verläuft zentral durch die tiefe Portion des Lig. bifuractum, welches die Bewegungsfreiheit maßgeblich bedingt.

Die nordamerikanischen Podiater Root et al. [51] belegten 1977, daß die schräge Achse des Chopart-Gelenkes bei axialer Belastung direkt abhängig ist von der Position des Talus zum Calcaneus, also von der sublateralen Bewegung: Wenn das Subtalargelenk invertiert wird, richtet sich die schräge Chopartachse aus, wird zunehmend vertikal, wodurch die Rotationskräfte im Chopart-Gelenk verringert, die mechanische Stabilität erhöht wird (Abb. 7 a). Bei Eversion des Rückfußes weicht die schräge Chopartachse mehr zur Horizontalen ab (Abb. 7 b), die Rotationskraft nimmt

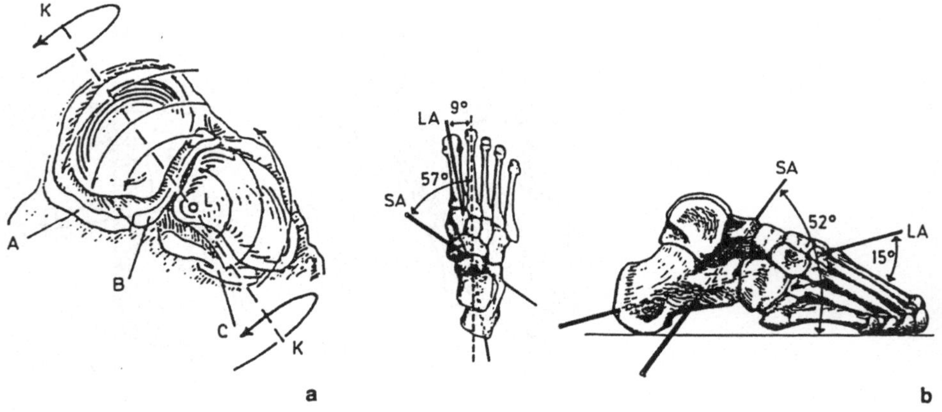

Abb. 6 a, b. a Darstellung des Chopart-Gelenkes nach Manter [36]. Die Longitudinalachse (*L*) verläuft zentral durch die tiefe Portion des Lig. bifurcatum (*B*). *K* Schrägachse des Chopart-Gelenkes; *A* Lig. calcaneonaviculare plantare; *C* Lig. calcaneocuboidale plantare. **b** Die Longitudinalachse (*LA*) des Chopart-Gelenkes steigt zur Horizontalen um 15° an und weicht nach medial um 9° zum 2. Fußstrahl ab. Die Schrägachse (*SA*), die nach Manter [36] keinen schraubenförmigen Charakter wie die Longitudinalachse (*LA*) hat, verläuft 52° ansteigend 57° nach medial

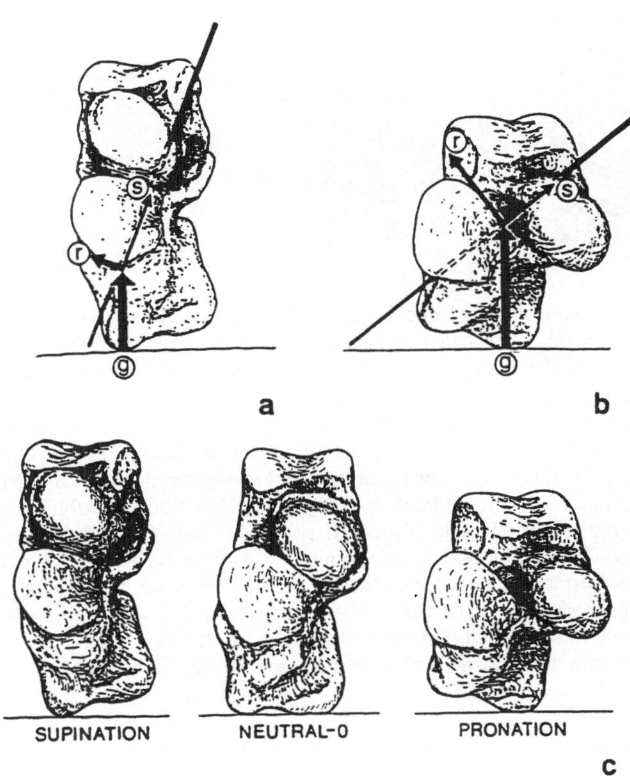

Abb. 7 a–c. a Bei Inversion des Rückfußes richtet sich die schräge Chopart-Achse auf. Die axialen Belastungskräfte (*g*) üben auf den Vorfuß mehr Stabilisations- (*s*) als Rotationskräfte (*r*) aus. **b** Bei Eversion sind die Verhältnisse umgekehrt. **c** In Neutral-0-Stellung des Fußes besteht relatives Gleichgewicht der Kräfte. (Modifiziert nach [51])

zu, die mechanische Stabilität ab. Die Lagebeziehung von Taluskopf und cuboidaler Fersenbeingelenkfläche am belasteten Fuß variiert nach Root et al. [51] erheblich (Abb. 7 c). Dies erklärt beispielsweise, warum beim noch nicht dekompensierten Pes valgo planus sich der mediale Fußrand bei Außenrotation des Unterschenkels mit konsekutiver Inversion des Rückfußes aufrichtet.

Lisfranc-Gelenk (Artic. tarso-metatarsalis)

Dieses Gelenk ist in der Verbindung zwischen Cuboid und Cuneiformia einerseits und Metatarsalia andererseits weniger starr als bisher angenommen. Unter der Körperlast ist eine sagittale Beweglichkeit vor allem der Randstrahlen I, IV und V um 5–17° nachweisbar [27]. Die Rigidität dieses Gelenks wird statisch durch die mechanische Stabilität der gewölbebildenden Cuneiformia bedingt. Dynamisch werden sie zusätzlich stabilisiert durch die einstrahlenden Sehnenfasern des Tibialis posterior (medialer Steigbügel) und die quere dynamische Verspannung durch die Peroneus

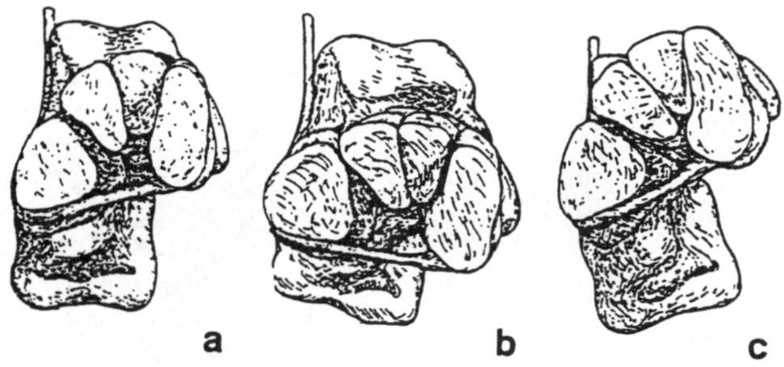

Abb. 8 a–c. Dynamische Funktion der Peroneus longus-Sehne im Bezug zum Lisfranc-Ligament. **a** Beim normalen Stehen und in der mittleren Standphase des physiologischen Gangzyklus wird das Cuboid durch die Peroneus-longus-Sehne stabilisierend fußrückenwärts gezogen und dient als Hypomochlion für diese Sehne. **b** Bei pronierter Position des Subtalargelenkes flacht sich das Quergewölbe in der Lisfranc-Reihe ab. Die Basis des Cuneiforme I erreicht dabei die Höhe des Cuboids. Eine aktive Kontraktion des Peroneus longus kann in dieser Position den 1. Strahl in plantarer Richtung nicht stabilisieren, wodurch eine dorsale Hypermobilität des 1. Strahles resultieren kann. **c** In supinierter Position des Subtalargelenkes kommt es durch Superimposition des Cuneiforme III gegenüber dem Cuboid zur deutlichen Anhebung des Lisfranc-Quergewölbes. Neben vermehrter mechanischer Stabilität durch Superimposition des Cuneiforme III gegenüber dem Cuboid bewirkt der aktive Zug der Peroneus longus-Sehne einen starken plantar-flektierenden Zug auf den 1. Strahl. Die Basis des Cuneiforme I steht wesentlich höher als der plantare Aspekt des Cuboids, wodurch die dorsal flektierenden Körperlastkräfte des 1. Strahls minimiert werden. (Modifiziert nach Root [50])

longus-Sehne, die dem lateralen Steigbügel entspricht (Abb. 8). Die statische Verriegelung des Quergewölbes wird zudem gewährleistet durch die zahlreichen interossären Bandverbindungen, welche bei Lisfranc-Luxationsverletzungen zerreißen. Neben den dislozierten ossären Kraftträgern können Störungen der dynamischen Stabilisatoren zum Kollaps des Gewölbes führen, was einen posttraumatischen Pes valgo planus bedingen kann.

Metatarsal- und Phalangeal-Gelenke

Hervorzuheben ist hier, daß beim physiologisch normal konfigurierten Fuß der Fußinnenrand angehoben ist und damit die Hauptkraftvektoren durch den 1. Strahl verlaufen, der 2/5 des Körpergewichtes aufnimmt, was auch in seiner kräftigen Knochenstruktur zum Ausdruck kommt. Die Bedeutung des 1. Strahles wird bei der Hallux valgus Instabilität in 2 Ebenen deutlich, ebenso die Dysfunktion des normalen Gehens nach Amputation der Großzehe.

Biomechanischer Hebelarm: Fuß

Retrospektiv mußte sich der menschliche Fuß zur Optimierung der statischen und dynamischen Kraftverteilung zwangsläufig aus einer plantigraden Fußplatte zu einem beidseitigen Längs- und Quergewölbe aufrichten, um in der paarigen Anordnung ein gemeinsames Kuppelgewölbe zu bilden, deren Zentrum der vertikalen Hauptbelastungsachse des ganzen Körpers zugrundeliegt (Abb. 11). Benninghoff und Görttler [5] konnten anschaulich an einer Metallfolie zeigen, daß beim Torquieren dieser rechteckigen Platte von der Innenkante her zwangsläufig ein Längs- und Quergewölbe entstehen muß, welches mathematisch-physikalisch gesehen die höchste potentielle Energie in dieser vorgegebenen statischen Form enthält.

In der Tat war der proanthropoide und auch der antrophoide Fuß gegenüber dem heutigen innen abgeflacht, flexibel und ohne ausreichende knöcherne und ligamentäre Abstützung versehen. Die abduzierte Großzehe hat an Freiheitsgraden durch Adduktion verloren, jedoch an statischer Funktion gewonnen. Morton's [40] Analyse zum Hebelstreß und die Wolf'schen Gesetze lassen diese Entwicklung gut erklären. Betrachtet man den Fuß als einen rechteckigen Block, wobei das eine Ende die anzuhebende Ferse und das andere Ende den Vorfuß als Hypomochlion darstellt und im hinteren Drittel etwa entsprechend dem Sprunggelenk eine vertikale Kraft einwirkt, so entstehen in diesem Block elliptoide Druck- und Zugkräfte, die exakt den Trabekeln des knöchernen Fußskelettes entsprechen (Abb. 9). Bei Zugrundelegung dieser physikalischen Betrachtungsweise wird zum einen die eminent wichtige Funktion des Zughebels Trizeps surae am Fersenbein deutlich, zum anderen die außerordentlich wichtige Tatsache eines statisch-dynamischen Fußhebelarmes, der knöchern vielgliedrig, ligamentär vielgelenkig gedämpft und dynamisch abgefedert wird. Wäre dem nicht so, würde theoretisch den Metatarsale-Köpfchen, die bei jedem Schritt als Hypomochlion funktionieren, durch die permanente Überbelastung eine schwere Metatarsalgie oder ein rascher Ermüdungsbruch drohen.

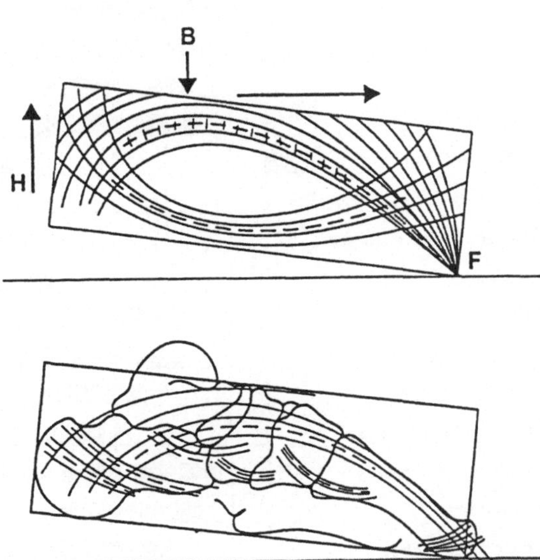

Abb. 9. Darstellung der Druck- (+) und Zug- (–) Kraftvektoren nach dem Wolff'schen Gesetz. Die Trabekelstruktur des Fußskelettes entspricht dabei exakt den Kraftvektoren, eines idealisierten rechteckigen Quaders, der durch Zug an der Ferse (*H*) angehoben, im hinteren Drittel die Belastung (*B*) des Körpergewichtes aufnimmt und vorne über das Hypomochlion (*F*) entsprechend den Metatarsaleköpfchen abgewickelt wird

Die Komplexität dieses physiologischen Vorganges soll vereinfacht nur skizziert werden: Zu Beginn der Standphase wird der Fuß plantarflektiert aufgesetzt. Der M. tibialis anterior verhindert dabei, daß der Fuß platt auf den Untergrund fällt. Die Tibia rotiert nach innen. Das Abwickeln des Fußes vom Boden erfolgt über das Os metatarsale I in die Großzehe. Die Tibia rotiert dabei nach außen und verursacht so eine Supinationsbewegung im Subtalargelenk. Die Plantarflexoren, sowie der M. triceps surae steigern ihre Aktivität, um der passiv erfolgten Dorsalextension entgegenzuwirken und am Ende dieser Phase den Fuß plantarflektiert vom Boden abstoßen zu können. Währenddessen ändert sich auch der Winkel in den Metatarsophalangealgelenken. Der Fuß ist nicht mehr belastet und kann zum nächsten Schritt nach vorn durchgeschwungen werden. Das zyklische komplexe Zusammenspiel der extrinsischen und intrinsischen Fußmuskulatur ist in Abb. 10 dargestellt.

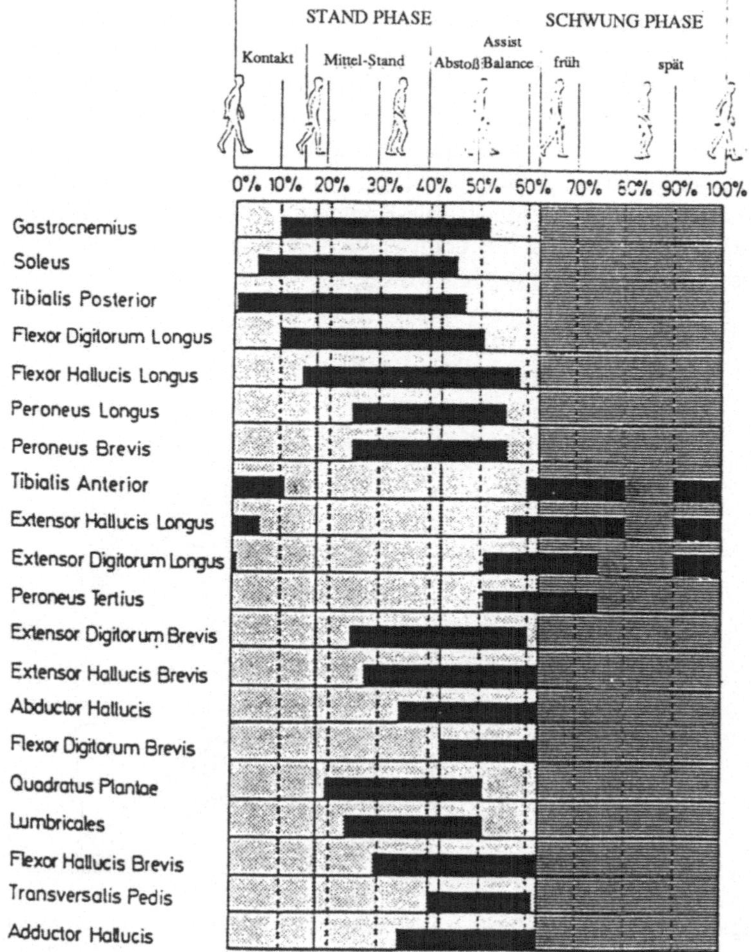

Abb. 10. Dynamische Interaktion der extrinsischen und intrinsischen Fußmuskulatur während des normalen Gangzyklus nach Root [51]

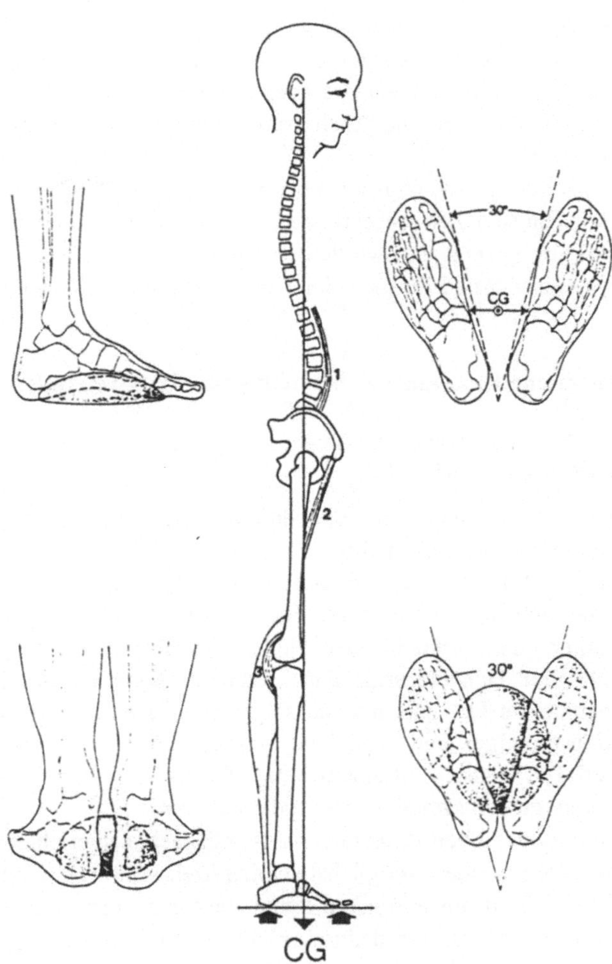

Abb. 11. Bei Betrachtung des gesamten menschlichen Skelettes verläuft bei Zug und Gegenzug an Wirbelsäule, Becken und unterer Extremität die zentrale Graviditätsachse (*CG*) durch die mittlere Verbindungslinie beider Kahnbeine bei physiologischer Außenrotation des Fußes von 15°. Das Gravidationszentrum befindet sich durch Aufwerfung des Fußes mit Längs- und Quergewölbe praktisch im Zentrum einer eliptoiden Globusform, auf der wir ideell stehen. *1* Vorderes Längsband; 2 Iliofemorales „Y“-Ligament; **3** Lig. popliteum obliquum

Podographische Untersuchungen zeigen deutlich, daß die Unterstützungsfläche des Fußes weder beim ruhenden aufrechten Stand noch im Gangzyklus gleichmäßig belastet wird. Ferse und Großzehenballen haben immer den größeren Anteil der Kräfte aufzunehmen, während zum lateralen Fußrand hin ein deutlicher Druckabfall erfolgt. Dazu kommt, daß die lateralen Tarso-Metatarsal-Gelenke besonders im Gegensatz zu dem des 1. Strahles, welches als relativ starre Amphiarthrose anzusehen ist, einen Bewegungsspielraum in der Sagittalebene bis zu 20° aufweisen. Daraus ist zu folgern, daß dem Quergewölbe über seine aktive Verspannung durch M. tibialis posterior und M. peroneus longus die Aufgabe der Ausbalancierung in der Frontalebene zukommt. Dies spielt sowohl beim Einbeinstand als auch bei der Abstoßphase des Schrittzyklus eine wesentliche Rolle. Dem Subtalargelenk kommt zur Anpassung des Fußes an alle Unebenheiten des Bodens bei der Kontaktaufnahme eine eminent wichtige Funktion zu, die durch das nachgeschaltete Chopart-Gelenk zum Vorfuß angepaßt wird.

Statische und dynamische Fußsohlendruckmessungen sowie Videoganganalysen haben in jüngster Zeit wesentliche Erkenntnisse zur Pathomechanik des Fußes jedweder Störung gezeigt und werden in Zukunft zur praeoperativen Planung hinsichtlich fußdynamischer und fußstatischer Eingriffe eine zunehmend wichtige Rolle spielen.

Chirurgische Relevanz der Anatomie und Biomechanik

„Ein schöner Fuß ist ein großes Geschenk der Natur"
Johann Wolfgang von Goethe

Nach einem Trauma einen „schönen Fuß" wiederherzustellen, muß eine Herausforderung an jeden chirurgisch tätigen Arzt sein.

Da der Fuß in seiner Funktion als körpergewichttragendes Erfolgsorgan sich grundsätzlich im Vergleich zur Hand evolutionär weiterentwickelt hat, besteht der wesentliche Unterschied in der rekonstruktiven Fußkorrektur in Relation zur wiederherstellenden Handchirurgie darin, daß im Gegensatz zur Hand die rekonstruktive Maßnahme am Fuß „normal" aussehen muß. Nur so kann ein belastungsfähiger und funktionstüchtiger Fuß entstehen, was von dem nordamerikanischen Fußchirurgen Sigvard Ted Hansen mit einem Satz „If it looks normal, it works normal" auf einen einfachen, gemeinsamen Nenner reduziert wurde [22].

Unsere operativen Prinzipien müssen danach ausgerichtet sein, den Patienten nicht nur gehfähig, sondern möglichst schmerzfrei, voll arbeits- und sportfähig, bei jedem Schritt und Tritt mit normalem Schuhwerk und normalem Aussehen des Fußes wiederherzustellen, was ihn dadurch nicht nur funktionstüchtig, sondern somit im goetheschen Sinne auch schön werden läßt.

Prinzipien der Fußchirurgie

a) *Der Fuß als ganzheitliches Bewegungsorgan* einschließlich seiner Aufhängung in der Knöchelgabel muß hinsichtlich seiner Muskelbalance, Gelenk- und Bandverbindungen sowie seiner biomechanisch-ossären Statik als Ganzes betrachtet werden. Nur in seiner physiologischen Anatomie kann er der vollen Funktion gerecht werden. D.h., jede operative Rekonstruktion am Fuß muß anatomischen Prinzipien gerecht werden, um nicht benachbarte Gelenke oder nachgeschaltete Skelettabschnitte wie Mittelfuß und Zehen sekundär zu schädigen. So sei als Beispiel nur aufgeführt, daß es bei heutiger Kenntnis undenkbar ist, bei einer mechanisch bedingten Metatarsalgie wiederholt lediglich den Clavus plantar abzutragen oder gar das Mittelfußköpfchen in diesem fehlbelasteten Bereich zu resezieren. Vielmehr wird man prüfen, was die Ursache für diese gestörte Fußmechanik ist. Ist es ein „hyperload"-Syndrom durch einen in 2 Ebenen instabil gewordenen ersten

Fußstrahl, was differentialdiagnostisch durch klinische Stabilitätsprüfung und radiologische Belastungsaufnahmen abgegrenzt werden kann, so wird man dessen Achse korrigieren und/oder den ersten Mittelfußstrahl zum Cuneiforme mediale hin fusionieren (mod. Lapidus-Procedere). Nur so kann der erste Fußstrahl seine Funktion wieder aufnehmen, 2/5 des Körpergewichtes zu tragen. Die sekundär überbelasteten Metatarsalia II und III werden dadurch entlastet, die reaktive Metatarsalgie bildet sich zurück. Ein mechanisch „durchgetretenes" Mittelfußköpfchen, was klinisch, aber besonders radiologisch durch spezielle Belastungsaufnahmen der Mittelfußköpfchen realisiert werden kann, wird man z.B. durch eine subkapitale Schrägosteotomie mit funktioneller Nachbehandlung [49] zur physiologischen Belastungsebene zurückführen. Selbst die kleinen Sesambeine haben ihre Funktion im Ganzen und sollten bei Hallux valgus-Korrektur an den anatomischen Ort zurückgeführt werden und nicht, wie bei Sesamoiditis oder Fraktur kurzerhand reseziert werden. Zum selben ganzheitlichen Denken gehört beispielsweise auch, daß man beim anterioren Pes cavus nicht nur die Metatarsalia osteotomiert und das Längsgewölbe in sagittaler Richtung korrigiert, sondern auch Supinations- oder Pronationsfehlstellungen im Vorfußbereich in die Osteotomie-Technik miteinbezieht, Varus-/Valgusfehlstellungen des Rückfußes berücksichtigt, sowie Fehlstellungen im Zehenbereich nicht unkorrigiert läßt.

b) *Der Fuß als nachgeschaltetes statisches Organ* muß immer bei geklagten Beschwerden im Fußbereich nicht als solcher allein, sondern in seiner gesamten Biomechanik zur unteren Extremität betrachtet werden. So kann beispielsweise eine hartnäckige Tendinitis des M. tibialis posterior Folge eines Genu varum mit funktionell-kompensierendem Pes valgo planus sein, ohne daß dieser in einer mechanischen Fehlstellung zu erkennen ist. Das ätiologische Agens gilt korrigiert zu werden, und nicht das zwangsläufige Symptom. Das gleiche Prinzip pathologischer Interaktionen gilt für den Fußbereich in seiner Beziehung zum Sprunggelenk. So ist z.B. in umgekehrter Weise beim idiopathischen oder posttraumatischen Rückfuß-Varus nicht der fibulare Bandapparat der Schwachpunkt einer chronisch fibularen Bandinsuffizienz, sondern die Fersenbeinfehlstellung, welche Supinationstraumen induziert und vorrangig korrigiert werden muß.

c) *Der Fuß als belastetes Erfolgsorgan* kann nur im statisch-dynamischen Gleichgewicht seine volle Funktion wahrnehmen. Die rekonstruktive Fußchirurgie kann hier bei relevanten Störungen meist nur das eine Prinzip gegen das andere balancieren. So geht z.B. durch Trauma oder degenerative Alterationen die Steigbügelfunktion des M. tibialis posterior durch Ruptur verloren. Die damit aufgehobene dynamische Komponente führt zwangsläufig zum zunehmend dekompensierenden Pes valgo planus, der im protrahierten Stadium nur durch eine statisch-kompensierende Triple-Arthrodese der unteren Sprunggelenke zum schmerzfrei vollbelastbaren Fuß zu korrigieren ist [75]. Umgekehrt kann z.B. die ossär-induzierte Imbalance der Fußhebermuskeln durch ein Impingement der Peronealsehnen nur dann wieder ins Gleichgewicht gebracht werden, wenn der posttraumatisch entstandene äußere Fersenbeinbuckel nach Calcaneusfraktur weggemeißelt wird und ein freies Laufen der Sehnen ermöglicht. Genauso kann der M. triceps surae nur nach anatomischer Verheilung eines Entenschnabelbruches des Fersenbeines wieder seine volle Kraft zurückgewinnen.

Literatur

1. Bardeen (1905) Studies of the development of the human skeleton. Am J Anat 4:265
2. Barnett Ch, Napier JR (1952) The axis of rotation and the ankle joint in man. Its influence upon the form of the talus and the mobility of the fibula. J Anat 86:1–9
3. Basset FH, Gates HS, Billys JB, Morris HB, Nikolaou PK (1990) Talar impingement by anteroinferior tibiofibular ligament. J Bone Joint Surg (Am) 72:55
4. Belenger M, Van der Elst E, Lorthioir J (1951) Les fractures du calcaneum. Leurs traitement et le traitement de séquelles. Acta Orthop Belg 17:58–67
5. Benninghoff A, Goerttler K (1968) Lehrbuch der Anatomie des Menschen, I. Bd, 10. Aufl. Urban und Schwarzenberg, München
6. Bonnin JG (1950) Injuries to the ankle. Hafner, Darien, Conn 1970, Facsimile of the 1950 edition
7. Broesike G (1902) Anatomischer Atlas des gesamten menschlichen Körpers, I. Bd, Abteilung II. Fischer's Medicinische Buchhandlung, Kornfeld, Berlin, S 221
8. Bromfeild W (1773) Chirurgical observations and cases, Vol 2, Ed. by William Bromfeild, Cadell, London, p 87
9. Chaput V (1906) Prognostic des fractures bimalleolaires. Bull Mem Soc Chir Paris 32:927
10. Charpy A, Nicolas A, Prenant A, Poirier P, Jacques P (1899) Traite d' anatomie humaine. In: Poirier P, Charpy A (eds) Vol 1, 2nd Ed. Masson, Paris
11. Close JR (1956) Some applications of the functional anatomy of the ankle joint. J Bone Joint Surg (Am) 38:761–781
12. Close JR, Inman VD (1952) The action of the ankle joint. Prosthetic Devices Research Project, Institute of Engineering Research, University of California Berkeley. Advisory Committee on Artificial Limbs, National Research Council, Series II, Issue 22
13. Courty A (1945) Etude sur l'architecture du calcaneum. Considerations physiologiques. Consequences chirurgicales. Rev Chir Orthop 13:10–24
14. Deigentesch N, Bender G (1987) Der Fuß in der Orthopädie. Schattauer, Stuttgart
15. Destot E (1911) Traumatismes du pied et rayons X. Masson, Paris
16. Draenert K (1984) Neue Beobachtungen zur Anatomie und Funktion des oberen Sprunggelenkes. In: Hakkenbroch MM, Refior HJ, Jäger M, Plitz W (Hrsg) Funktionelle Anatomie und Pathomechanik des Sprunggelenkes. Thieme, Stuttgart, S 5
17. Draenert K, Müller ME (1980) Morphologie und Klinik des fibularen Bandapparates am oberen Sprunggelenk. Anat Anz 147:188–200
18. Fick R (1911) Spezielle Gelenk- und Muskelmechanik. In: Bardeleben K (Hrsg) Handbuch der Anatomie und Mechanik der Gelenke, 2 Bd, 3 Teil, Fischer, Jena
19. Galen: De usu partium, lib III, c 10, 11, Vol III. Edition Kühne, 1821–33, S 234ff, 242ff
20. Gissane W (1947) Fractures of the os calcis. J Bone Joint Surg 29:254–255
21. Gregory WK (1934) Man's place among the anthropoids. Oxford University Press, New York
22. Hamilton WC (1984) Traumatic disorders of the ankle. Springer, Berlin Heidelberg New York Tokio
23. Harty M (1973) Anatomic considerations in injuries of the calcaneus. Orthop Clin North Am 4:179–183
24. Henke JW (855) Die Bewegung des Fußes am Sprungbein. Z Rationelle Med 7:225
25. Hicks JG (1953) The mechanics of the foot. I. The joints. J Anat 87:345–357
26. Hochstetter F (1927) Anatomischer Atlas (Toldt) I. Bd, 13. Aufl. Urban und Schwarzenberg, Berlin, S 243
27. Honnart F (1974) Anatomie et physiologie de l'avant pied. Rev Chir Orthop 60:107
28. Inman VT (1976) The joints of the ankle. Williams and Wilkins, Baltimore
29. Isman RE, Inman VT (1968) Anthropometiric studies of the human foot and ankle. Biomechanics aboratory. University of California, San Francisco
30. Kapandji JA (1974) Physiologie articulaire. Fascicule II, 4th Ed. Libraire Maloine, Paris, p 140

31. Keith A (1893) The ligaments of the catarrhine monkeys, with references to corresponding structures in man. J Anat Physiol 28:149
32. Lanz von T, Wachsmuth W (1972) Praktische Anatomie, Bd. I, Teil 4, Bein und Statistik. VI: Pes, der Fuß, Springer, Berlin Heidelberg New York
33. Laurin CA, Mathieu J (1975) Sagittal mobility of the normal ankle. Clin Orthop 108:99–104
34. Lazarus SP (1886) Zur Morphologie des Fußskelettes. Morphol Jahrb 24:1
35. Mann RA (1975) Biomechanics of the foot. In: The American Academy of Orthopedic Surgeons. Atlas of orthopedics. Mosby, St. Louis
36. Manter JT (1941) Movements of the subtalar and transverse tarsal joints. Anat Rec 80:397–410
37. Merkel F (1913) Atlas zur Skelettlehre. Passiver Bewegungsapparat: Knochen und Bänder. Bergmann, Wiesbaden, S 124
38. Meyer H (1853) Das aufrechte Gehen. Zweiter Beitrag zur Mechanik des menschlichen Knochengerüstes. Arch Anat Physiol Wissensch Med, S 365
39. Meyer v H (1883) Kap. 1: Ursache und Mechanismus der Entstehung des erworbenen Plattfußes, nebst Hinweisung auf Mechanismus des Fußes in normalen und abnormen Verhältnissen. Teil 1: Der Plattfuß. Fischer, Jena
40. Morton DJ (1936) The human foot. University Press, New York, Columbia
41. Müller ME (1978) Zur Anatomie der lateralen Gelenkbänder am oberen Sprunggelenk. Hefte Unfallheilk 133:145–147
42. Mulfinger GL, Trueta J (1970) The blood supply of the Talus. J Bone Joint Surg [Br] 52:160–167
43. Pankovich AM, Shivaram MS (1979) Anatomical basis of variability in injuries of medial malleolus and the deltoid ligament. I. Anatomical studies. Acta Orthop Scand 50:217–223
44. Pernkopf E (1943) Topographische Anatomie des Menschen, Band II, 2. Hälfte. Urban und Schwarzenberg, Berlin, S 240
45. Peterson L (1975) The artial supply of the Talus. Acta Ortho Scand 46:1026–1034
46. Philips CE (1914) Syndesmorrhapy and syndesmoplasty. Surg Gynecol Obstet 19:729–733
47. Platzer W (1977) Die Spunggelenke. Österr Journal Sportmedizin 3:17–21
48. Prins JG (1978) Diagnosis and treatment of the ankle. Acta Chir Scand [Suppl) 486:3–149
49. Reikeras O (1983) Metatarsal osteotomy for relief of metatarsalgia. Arch Orthop Trauma Surg 101:177
50. Reimann R, Anderhuber F, Gerold J (1988) Modelle zur Geometrie der menschlichen Sprungbeinrolle: Zwei Reihen geometrischer Modelle zur Veranschaulichung der Biomechanik des oberen Sprunggelenkes. Gegenbaurs Morphol Jahrb 134:351–380
51. Root ML, Orien WP, Weed JH (1977) Normal and abnormal function of the foot. Clinical biomechanics, Vol II. Clinical Biomechanics Publishers, Los Angeles, CA
52. Rouviere H (1924) Anatomie humaine. Tome 2:304
53. Sauer HD, Jungfer E, Jungbluth KH (1978) Experimentelle Untersuchungen zur Reißfestigkeit des Bandapparates am menschlichen Sprunggelenk. Hefte Unfallheilk 131:37–42
54. Schmidt HM (1978) Gestalt und Befestigung der Bandsysteme im Sinus und Canalis tarsi des Menschen. Acta Anat 102:184–194
55. Schmidt HM (1981) Die Artikulationsflächen der menschlichen Sprunggelenke. Adv Anat Embryol Cell Biol 66:1–81
56. Schmidt HM, Grünwald E (1981) Untersuchungen an den Bandsystemen der talocruralen und intertarsalen Gelenke des Menschen. Gegenbaurs Morph Jahrb 127:792–831
57. Schmidt JM, Jäger M (1984) Anatomische Studie an 400 Leichensprunggelenken unter besonderer Berücksichtigung möglicher Varianten bezüglich Beschaffenheit und Verlauf der fibularen Bänder. In: Hackenbroch MM, Refior HJ, Jäger M, Plitz W (Hrsg) Funktionelle Anatomie und Pathomechanik des Sprunggelenkes. Thieme, Stuttgart, S 10
58. Seiler H (1982) Anatomie und Funktion des oberen Sprunggelenkes. Überprüfung bisheriger Konzepte und Korrekturen. Eine experimentelle Studie. Habilitationsschrift, Universität Homburg/Saar

59. Sosna T, Sosna A (1977) Variability and functional significance of the external ligament of the ankle for stability of the talocrural joint. Folia Morphol (Praha) 25:371–374
60. Speemann H (1918) Über die Determination der ersten Organanlagen des Amphibienembryo. Arch Entwmech Org 43:448
61. Strasser H (1917) Lehrbuch der Muskel- und Gelenkmechanik, III. Bd. Springer, Berlin, S 218
62. Swoboda B, Scola E, Zwipp H (1991) Operative Behandlung und Spätergebnisse des Fußkompartment-Syndroms, Unfallchirurg 94:262–266
63. Tandler J (1926) Lehrbuch der systematischen Anatomie des Menschen, Bd 1, 2 Aufl FCW Vogel, Leipzig, S 260
64. Toendury G (1968) Rauber-Kopsch, Lehrbuch und Atlas der Anatomie des Menschen, Bd 1. Thieme, Stuttgart, S 417–426
65. Trethovan WH (1970) The operative treatment of ankle fractures. Lancet 1:90
66. Vogel de PE (1970) Zitiert nach Prins [48]
67. Volkmann RV (1970) Ein Ligamentum „neclectum" pedis (Lig. calcaneonaviculare mediodorsale seu sustentaculonaviculare). Verh Anat Ges 64:483–490
68. Waldeyer A (1962) Anatomie des Menschen, I. Teil, 5. Aufl. De Gruyter, Berlin, S 364
69. Wildenauer E (1950) Die Blutversorgung des Talus. Z Anat Entwicklungsgesch 115:32–36
70. Wirth CJ, Küsswetter W, Jäger M (1978) Biomechanik und Pathomechanik des oberen Sprunggelenkes. In: Hefte Unfallheilkd 131:10
71. Wolf-Heidegger G (1961) Atlas of systematic human anatomy, Vol I, 2nd Ed. Karger, Basel, S 22
72. Quenu E, Küss G (1909) Les luxations du metatarse. Rev Chir 39:720–791
73. Zwipp H (1986) Die anterolaterale Rotationsinstabilität des oberen Sprunggelenkes. Hefte Unfallheilkd 177:1–176
74. Zwipp H, Tscherne H, Wülker N, Grote K (1989) Der intraartikuläre Fersenbeinbruch: Klassifikation, Bewertung und Op-Taktik. Unfallchirurg 92:117–129
75. Zwipp H, Tscherne H, Berger A (1989) Rekonstruktive Fußchirurgie nach Komplextraumen des Fußes. Unfallchirurg 91:140–154
76. Zwipp H (1991) Rekonstruktive Maßnahmen am Fuß nach Kompartmentsyndrom. Unfallchirurg 94:274–279

Topographie der Weichteile und operative Techniken am Fuß

P. Graf

Abteilung für Plastische und Wiederherstellungschirurgie, Klinikum rechts der Isar, Technische Universität München, Ismaninger Straße 22, D-81675 München

Anatomie

Das Integument des Fußes weist einige charakteristische Besonderheiten auf: Es finden sich im Bereich von Sohle, Fußrücken und Ferse keine Talgdrüsen oder Haarfollikel, der Papillarkörper ist mit langen Papillen kräftig entwickelt und damit fest in der Lederhaut verankert. Die Epidermis und insbesondere das Stratum corneum ist an der Fußsohle dicker als an jeder anderen Stelle des menschlichen Körpers.

Hefte zu „Der Unfallchirurg", Heft 249
Zusammengestellt von K. E. Rehm

Im Subkutangewebe der Sohle wird durch eine komplexe Polsterkonstruktion hohe mechanische Belastbarkeit erreicht.

Die Endäste der A. tibialis anterior, A. tibialis posterior und der A. peronea welche den Fuß versorgen, weisen eine außergewöhnliche Variabilität der Gefäßkaliber und -verläufe auf. Eine große Anzahl von Gefäßanastomosen und Vernetzungen gewährleisten wie überall im Körper ein Äquilibrium der Blutversorgung.

Neben dem N. tibialis und dem N. peroneus superficialis bzw. profundus innerviert der N. suralis ein mehr oder minder großes Areal an der Fußaußenkante. Die klinisch besonders relevante Innervation der Fußsohle erfolgt durch Äste des N. tibialis. Diese verlaufen insbesondere im Bereich der Ferse sehr oberflächlich, nur etwa 4 mm unter der Haut. Die Plantaraponeurose wird nicht von Nervenästen perforiert, sondern diese laufen medial und lateral um sie herum. Daraus ergeben sich Konsequenzen für die Schnittführung im Sohlenbereich.

Therapie

Hauttransplantate

Oberflächliche Hautdefekte (z.B. nach Erfrierung oder Resektion kleiner Hauttumoren) bei denen das gut durchblutete subkutane Fettgewebe noch vorhanden ist, werden mit Hauttransplantaten gedeckt. Tiefe Defekte mit ausreichend durchblutetem Wundgrund (z.B. Periost im Sohlenbereich) können zwar theoretisch mit Hauttransplantaten versorgt werden, Lappenplastiken führen jedoch zu funktionell besseren Ergebnissen. Tiefreichende Defekte mit freiliegenden, bradytrophen Sehnen, Knochen oder Gelenken müssen stets mit gut durchblutetem Gewebe bzw. Lappenplastiken gedeckt werden.

Lappenplastiken

Die Wahl der zu verwendenden Lappenplastik ist abhängig von der Größe und Lokalisation des Defektes sowie von der Beschaffenheit (z.B. Durchblutung, Begleitverletzungen) des Spenderbezirkes.

Die Hautweichteile am Fuß liegen dem Knochen eng an und sind wenig verschieblich. Aus diesem Grund ist dem Defektverschluß durch lokale Lappenplastiken (= *Nahlappenplastiken*) enge Grenzen gesetzt.

Verschiebelappenplastiken oder Muskellappen am Fuß (z.B. Calcanearlappen) eignen sich in der Regel nur zur Rekonstruktion umschriebener, kleiner Defekte. Das Lappengewebe, welches in unmittelbarer Nähe zu dem Defekt liegt, darf nicht traumatisiert sein.

Insellappen (z.B. Dorsalis pedis Lappen, Instep Lappen) gewährleisten in der Regel die Defektdeckung mit gut durchblutetem Gewebe. Die Spenderbezirksmorbidität ist jedoch nicht zu unterschätzen.

Distal gestielte Lappenplastiken erlauben Weichteildeckungen im Malleolar- und Fersenbereich. Nicht selten treten hier aus anatomischen Gründen venöse Abflußstörungen auf.

Fernlappenplastiken (z.B. Cross leg- oder Wanderlappenplastiken) an der unteren Extremität haben hohe allgemeine (z.B. Thrombosen, Gelenksteife) und lokale (Lappennekrose) Komplikationsraten. Sie werden deshalb heute kaum mehr verwendet.

Mikrovaskuläre Gewebetransplantationen (sog. „freie Lappenplastiken") sind technisch anspruchsvolle, langwierige und nicht komplikationsfreie Operationen. (An der unteren Extremität liegt die Revisionsrate aufgrund von Thrombosen im Bereich der Gefäßanastomosen bei ca. 10–15%. Die Lappennekroserate sollte jedoch heute unter 5% liegen.) Nur mit diesem Verfahren ist jedoch die Deckung nahezu unbegrenzt großer Defekte am Fuß mit nicht verletztem, optimal durchbluteten Weichteilgewebe möglich.

Es steht ein großes Spektrum an freien Lappenplastiken zur Defektdeckung am Fuß zur Verfügung. Häufig am Fuß verwendete Transplantate sind: Radialislappen, Latissimus dorsi Lappen, Dorsalis pedis Lappen (von kontralateral), lateraler Oberarmlappen, Parascapularlappen.

Topographische Erfordernisse der Defektdeckung

Am Fußrücken, im Malleolarbereich sowie an der dorsalen, nicht gewichttragenden Ferse sollte eine dünne Weichteilplastik bevorzugt werden, um das Tragen von Schuhen nicht zu beeinträchtigen.

Infizierte Wundhöhlen (z.B. nach Debridement bei Calcaneusosteitis) sollten mit optimal durchblutetem Gewebeplomben wie freien Muskellappenplastiken aufgefüllt werden.

Hautweichteilrekonstruktionen an der Fußsohle sind hohen Druckbelastungen ausgesetzt. Häufig (im eigenen Patientenkollektiv in 53% der Fälle) treten postoperativ rezidivierende Weichteilläsionen wie Erosionen oder Ulzerationen im Lappenbereich auf. Die Stabilität einer Weichteilplastik an der Sohle ist abhängig von der Größe und Lokalisation des Defektes. Defektdeckungen an der Sohle werden kontrovers diskutiert. Für Sohlendefekte mit ungünstiger Prognose empfehlen wir dünne, sensible Hautlappenplastiken.

Es existiert kein gleichwertiger Ersatz für verlorenes Sohlengewebe. Jeder Zentimeter originären Sohlengewebes welcher erhalten werden kann ist wichtig!!!

Der Calcaneus: Anatomie, Biomechanik, Pathomechanik

W. Mutschler

Unfallchirurgische Abteilung, Chirurgische Universitätsklinik, Postfach, D-66424 Homburg

Calcaneusfrakturen machen etwa 1 bis 2% aller Frakturen des Körpers aus und sind zu etwa 60% an den Fußverletzungen beteiligt. Bei gut 80% der Calcaneusfrakturen ist das subtalare Gelenk beteiligt, knapp 20% liegen außerhalb des Gelenkes.

Biomechanik

Die wichtigste Rolle des Calcaneus leitet sich aus der Funktion des Fußes ab: Stützung des Körpers im Stehen, Bildung einer gegenüber dem Unterschenkel mobilen, aber in sich feststehenden Plattform beim Gehen, Laufen und Springen und sensorische Erfassung der vom Boden auf den Körper einwirkenden Kräfte.

Beim Stehen nimmt das Tuber calcanei etwa 3/4 des Körpergewichts auf. Beim Gehen dient der Calcaneus als Hebelarm für den M. triceps surae und als Widerlager der plantaren Gewebe. Während der Standphase des Gehens vom Fersenkontakt bis zum Zehenabheben vermittelt das untere Sprunggelenk eine Inversions-Eversions-Inversionsbewegung, die bei Inversion eine gleichzeitige Plantarflexion, Adduktion und Supination der subtalaren Fußplatte und bei Eversion eine Dorsalextension, Abduktion und Pronation bewirkt und so die Feinanpassung der Fußsohle an den Boden erlaubt. Dieser Bewegungsablauf ist durch Kontur und Orientierung der Gelenkflächen vorgegeben und wird durch intrinsische und extrinsische Bänder des unteren Sprunggelenkes geführt und limitiert.

Anatomie

Das Fersenbein ist der größte Knochen des Fußes. Seine Längsachse ist vorwärts, aufwärts und lateralwärts gerichtet. Von der Hauptmasse des Knochens, dem Corpus calcanei gehen 3 Fortsätze ab: Sustentaculum tali, Tuber calcanei und Trochlea peronealis. Das Sustentaculum tali trägt medialseitig das Sprungbein, unter ihm verläuft der M. flexor hallucis longus. Auf dem Sustentaculum ruht die Facies artic. talaris media. Der Fersenhöcker geht plantarwärts ab, setzt auf dem Boden auf und ist durch eine Furche in einen größeren medialen und einen kleineren lateralen Höcker geteilt. Die Trochlea peronealis ist ein sehr variabler Fortsatz an der lateralen Fläche des Calcaneus. Unter ihm verläuft die Sehne des M. peronaeus longus, über ihm die Sehne des M. peronaeus brevis.

Die proximale Fläche des Calcaneus trägt 3 Gelenkflächen für die Artikulation mit dem Talus, die Facies artic. talaris anterior und media und das eigentliche, durch den Sulcus calcanei abgetrennte, subtalare Gelenk, die Facies artic. talaris posterior. Die distale Fläche trägt die konkav-konvexe Facies artic. cuboidea für die Verbindung mit

Hefte zu „Der Unfallchirurg“, Heft 249
Zusammengestellt von K. E. Rehm

dem Würfelbein. Die mediale Fläche bildet mit dem Sustentaculum tali eine Art Hohlkehle, in welcher die Muskeln, Gefäße und Nerven von der Unterschenkelrückseite zur Fußsohle ziehen. Die hintere Fläche dient für den Ansatz der Achillessehne. Anatomisch besteht das untere Sprunggelenk (USG) aus 2 voneinander getrennten Kammern, der Articulatio subtalaris und der Articulatio talo-calcaneo-navicularis. Durch die schräg zu den Hauptebenen verlaufenden beiden Gelenkachsen ergibt sich das Einwärts- und Auswärtskanten des Fußes und die Hebung und Senkung des medialen und lateralen Fußrandes. Die Bewegungsausschläge im USG variieren erheblich, im Mittel beträgt der gesamte Bewegungsausschlag im USG beim Gehen jedoch nicht mehr als 6 bis 10°, beim Laufen etwa 20°.

Der größere Anteil des starken intrinsischen Bandsystems zwischen Talus und Calcaneus ist im vorderen Teil zu finden; das wichtigste Band ist hier das Lig. talocalcaneum interosseum im Sinus tarsi. Seitliche Bänder verstärken medial und lateral, plantar ist das Lig. calcaneo-naviculare für die Erhaltung des Fußgewölbes von großer Bedeutung. Das Lig. bifurcatum befestigt den Vorderfuß am Calcaneus; es wird als Schlüsselband des Chopart-Gelenkes bezeichnet. Die beiden wichtigsten extrinsischen Bänder sind das Lig. calcaneotibiale medialseitig und das Lig. calcaneofibulare lateralseitig.

Pathomechanik

Frakturen am Calcaneus kommen durch stauchende, scherende und biegende Kräfte zustande. Die Bruchform und das Ausmaß der Dislokation sind abhängig von der Größe der einwirkenden Gewalt, der Stellung des Fußes zum Zeitpunkt der einwirkenden Gewalt und von der inneren Struktur des Calcaneus und seiner umgebenden Bandverbindungen.

Frakturen mit Beteiligung des subtalaren Gelenkes entstehen durch axiale Stauchung und Scherung z.B. durch Sturz aus größerer Höhe. Durch die Anordnung von Talus und Calcaneus mit einem Winkel von 25 bis 30° zwischen den beiden Längsachsen kommt es dabei zu einem relativ uniformen Frakturmuster, da der Talus praktisch in den Calcaneus eingebolzt wird. Es entsteht eine primäre Frakturlinie, die in der Regel das subtalare Gelenk zweiteilt und ein mediales von einem lateralen Hauptfragment trennt. Auf Grund seiner starken Bandverbindungen bleibt dabei das Sustentaculum tali an seinem Platz, das laterale Hauptfragment wird abgeschert. Sekundäre Frakturlinien verlaufen nach vorne in die anterioren Gelenke oder in das Calcaneocuboid-Gelenk. Am subtalaren Gelenk kommt es entweder zur Einstauchung und Verkippung der Gelenkfläche in die Senkrechte (Joint depression-Typ) oder zum Aussprengen eines Zungenfragments (Tongue-Typ) (Abb. 1). Letzlich resultieren ein Höhenverluste des Calcaneus mit einer Abflachung des Tubergelenkwinkels, eine Verbreiterung und Verkürzung des Calcaneuskörpers, eine Fehlstellung oder Spaltung der hinteren Gelenkfläche und eine Zerstörung und Auswölbung der lateralen Calcaneuswand. Dazu kann eine Mitbeteiligung der vorderen Calcaneusanteile kommen (3-Gelenk-5-Fragment-Frakturen). Bei Hochrasanztraumen und seitlicher Quetschung ist eine völlige Zermalmung des Calcaneus möglich.

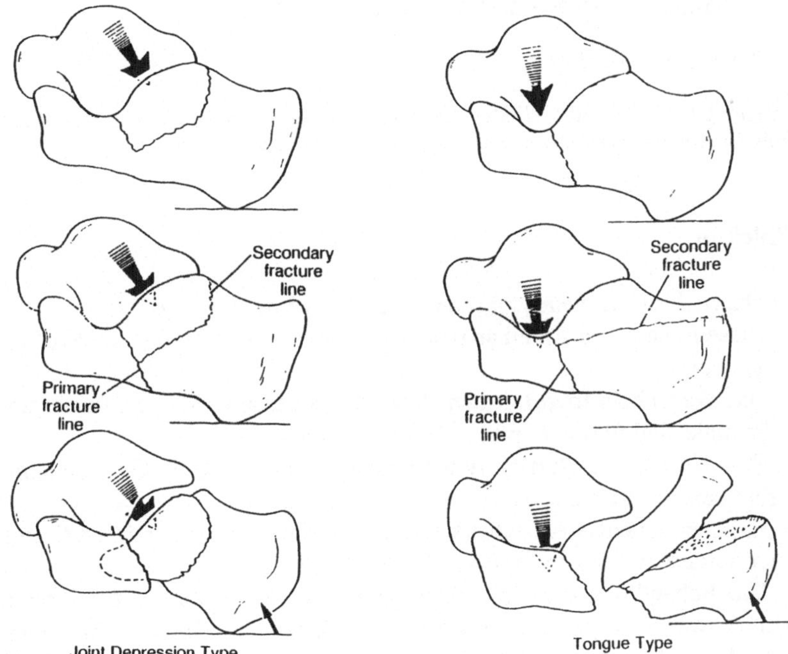

Abb. 1. Primäre und sekundäre Frakturlinien der intraartikulären Calcaneusfraktur nach Essex-Lopresti

Extraartikuläre Frakturen entstehen durch direkte Gewalteinwirkung oder durch indirekte abscherende-ausreißende Kräfte. Unterschieden werden hier die durch direkte Gewalteinwirkung entstehende Entenschnabelfraktur mit nachfolgender Dislokation durch den Zug der Achillessehne, die Abscherfrakturen am Processus medialis des Tuber calcanei bei Sturz auf die Ferse mit Pronation und Dorsalflexion des Fußes, die isolierte Fraktur des Sustentaculum tali durch Sturz auf den supinierten Fuß und der Abriß des Processus anterior bei Supinations-Plantarflexionstraumen, wo daß kräftige Lig. bifurcatum den Processus anterior ausreißt.

Ermüdungsfrakturen im Tuber calcanei sind bei Soldaten beschrieben. Pathologische Frakturen sind äußerst selten und meist durch juvenile Calcaneuscysten oder intraossäre Lipome verursacht.

Weiterführende Literatur

1. Debrunner HU (1984) Normale und pathologische Mechanik des Fußes. Orthopädie und Praxis in Klinik, Bd 7, Teil II, Thieme-Verlag
2. Forgon M, Zadravecz G (1990) Die Calcaneusfraktur. Hefte Unfallheilkde 280, Springer
3. Sandoz R (1993) (ed) Calcaneal fractures. Clin Orthop Rel Res 290
4. Tanke G (1982) Fractures of the Calcaneus. Acta chir Scand Suppl 505

Calcaneus: Diagnostik und Klassifikation

N. P. Haas und M. Bauer

Abteilung für Unfall- und Wiederherstellungschirurgie, Universitätsklinikum Rudolf Virchow, Freie Universität Berlin, Augustenburger Platz 1, D-13353 Berlin

Einleitung

Frakturen des Calcaneuus machen ca. 2% aller Frakturen aus.

Diesem niedrigen Anteil an den Gesamtfrakturen steht die Schwere der Verletzung gegenüber.

Das Fersenbein trägt mit dem Vorfuß das gesamte Körpergewicht und seine Gelenkanteile sind für ein reguläres Gangbild von Bedeutung.

Eine Verletzung führt in vielen Fällen zu einer Störung der Gelenkmechanik mit verbleibendem Körperschaden nach Ausheilung.

In einer Arbeitsunfallstatistik werden Fersenbeinbrüche mit 4,1% angegeben und einer durchschnittlichen MdE von 25% [7].

Die Behandlung der Fersenbeinfraktur war lange Zeit unzureichend, vor allem auch deswegen, weil die Ergebnisse der Behandlung sehr schlecht waren. Konservative oder semioperative Therapieverfahren standen im Vordergrund. Das Ziel der Behandlung – nach dem Repositionsmanöver – die Fraktur zu stabilisieren, gelang meist nur unzureichend. Zum anderen sind Dislokationen der subtalaren posterioren Gelenkfacette eindeutig nicht exakt zu reponieren.

Erst in den letzten Jahren werden Calcaneus-Frakturen nach einem Algorithmus behandelt, der entscheidend von der jeweiligen Fraktursituation bestimmt wird.

Eine differenzierte Diagnostik und eine reproduzierbare Klassifikation sind dafür wesentliche Voraussetzung.

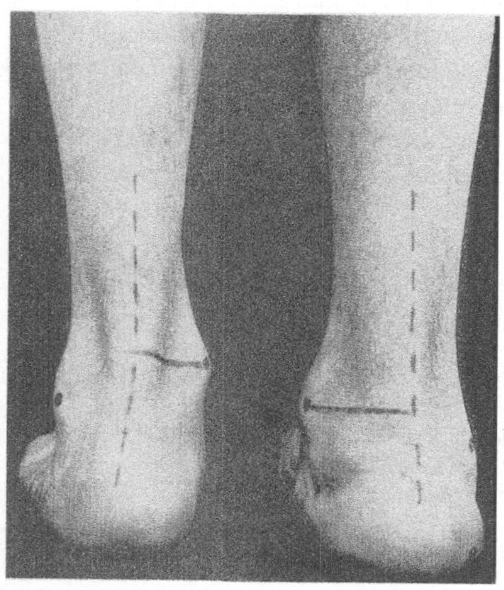

Abb. 1

Hefte zu „Der Unfallchirurg", Heft 249
Zusammengestellt von K. E. Rehm

Diagnostik

Eine präzise Diagnostik bedingt eine genaue Kenntnis der Anatomie, um die komplexe Morphologie des destruierten Fersenbeinknochens analysieren zu können.

Klinische Diagnostik

Eine Fersenbeinfraktur ist sehr schmerzhaft und die Belastung der Ferse ist unmöglich.

Schmerzhafter Fersen- und Seitendruck, ebenfalls schmerzhafte Dorsalflexion, bedingt durch den Zug des Musculus triceps surae, sind typisch.

Der Fuß ist in seiner Form verändert, die Wölbung ist vermindert oder aufgehoben.

Durch Hämatom und Weichteilschwellung sind die Achilles- und die Knöchelregion verstrichen.

Die Malleolusspitzen stehen dem Boden näher im Vergleich zur gesunden Seite.

Die gesamte Ferse ist plump.

Pro- und Supination sind aufgehoben.

Das unbelastete talocrurale Gelenk ist frei.

Je nach Ausmaß der knöchernen Dislokation kommt es zur Höhenminderung, Verbreiterung, Verkürzung und Fehlstellung des Hinterfußes (Abb. 1) [6]

Röntgendiagnostik

Zu den Standardaufnahmen bei der Calcaneusfraktur gehören die Darstellung des OSG. Der Fuß wird dorsoplantar und seitlich abgelichtet (Abb. 2 [5], 3 [5], 4 [8]).

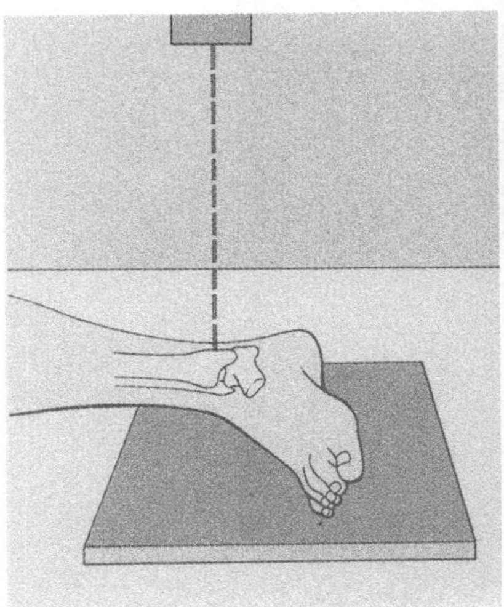

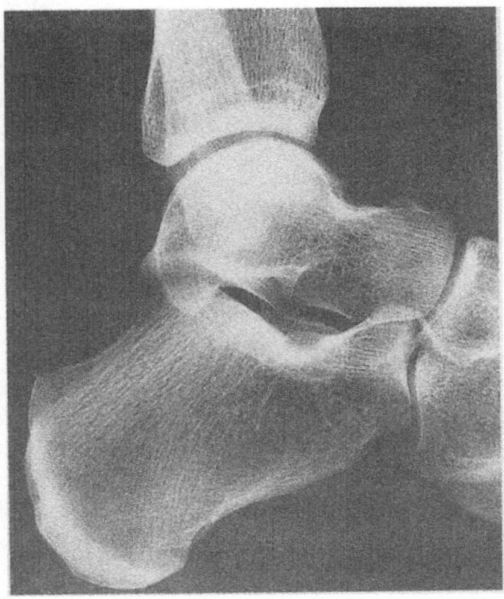

b. 2

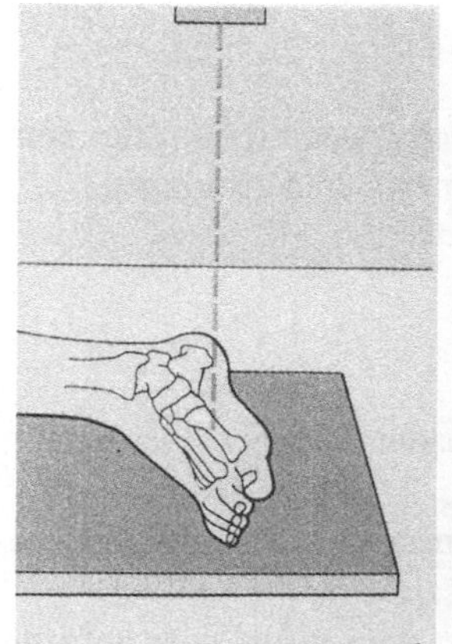

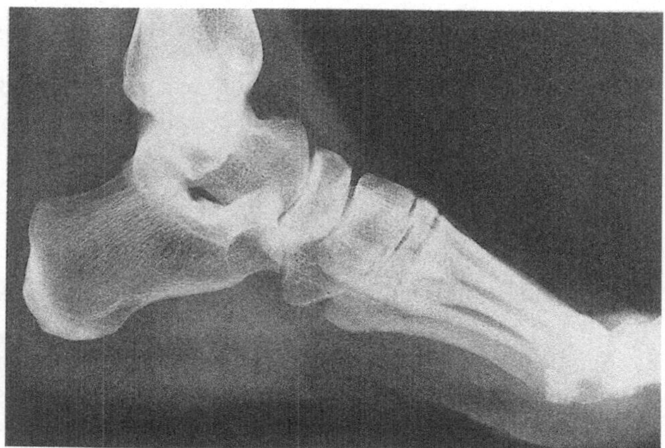

Abb. 3

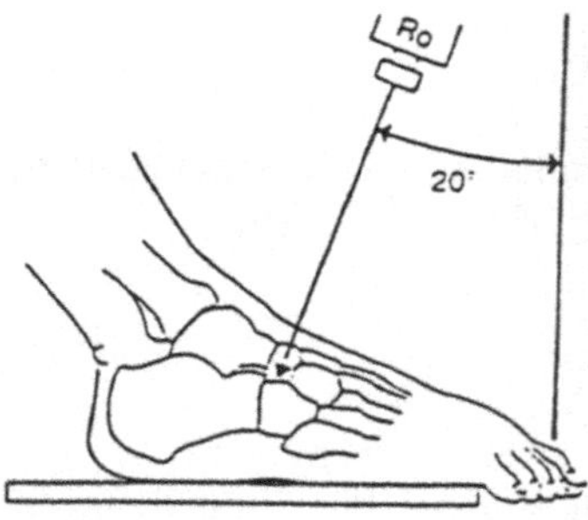

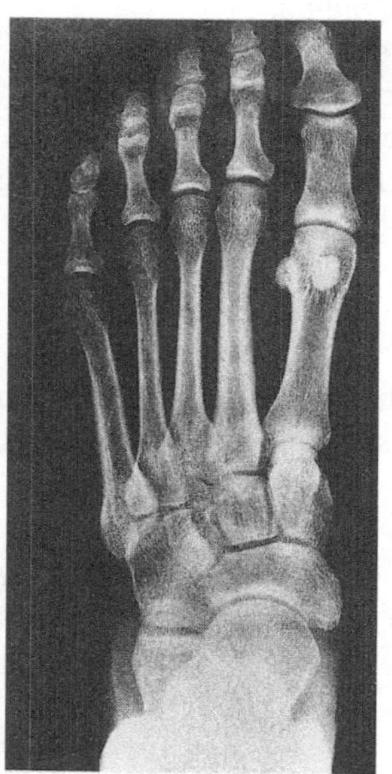

Abb. 4

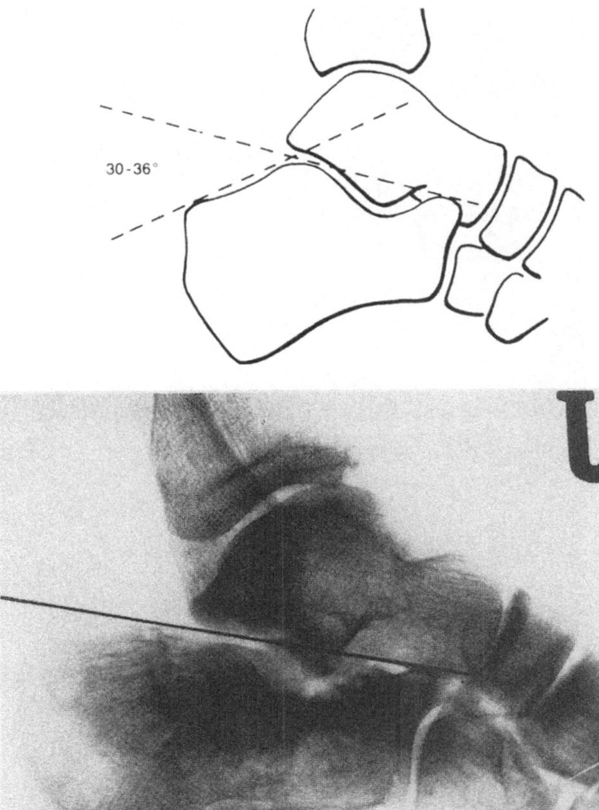

Abb. 5 Böhlerwinkel

Mit diesen Aufnahmen sind bereits sämtliche Abschnitte des Fersenbeines darzustellen. Die subtalare Region ist zu beurteilen, der Böhler-Winkel (Abb. 5 [4]) kann bestimmt werden. Auch der Winkel nach Gissane ist meßbar (Abb. 6 [9]).

Außer den Standardaufnahmen sind

Schrägaufnahmen (Abb. 7 [5])

Axiale Aufnahmen (Abb. 8 [5], 9 [4], 10 [1]) und die

Aufnahmen nach Brodén geeignet die subtalaren Gelenkflächen, den Übergang zum Cuboid und die frakturbedingte Dislokation der medialen und lateralen Wand darzustellen (Abb. 11 [5], 12 [4]).

Diese Einstellungen ermöglichen bei exakt ausgerichtetem Zentralstrahl eine sichere Aussage über die Gelenkflächen des USG, wobei die 10° mehr den hinteren Anteil, die 40–45° mehr den vorderen Anteil der subtalaren Region abbilden.

Neben den konventionellen Röntgenablichtungen sind heute die CT-Aufnahmen unentbehrlich.

Üblich sind die axiale und die coronare Darstellung. Auch die sagittale Darstellung kann sehr wertvoll sein (Abb. 13 [4]).

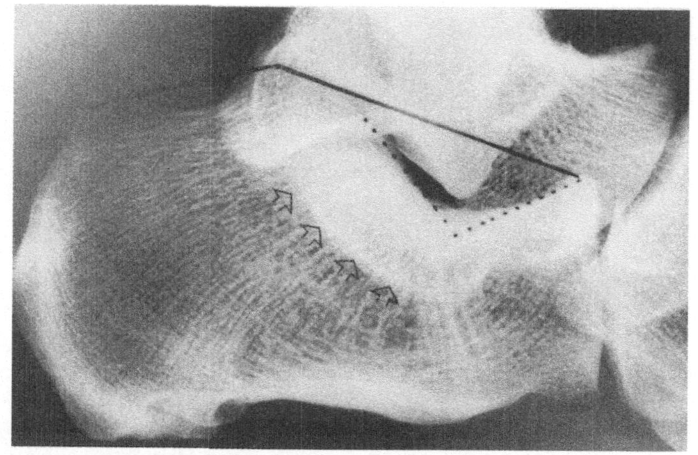

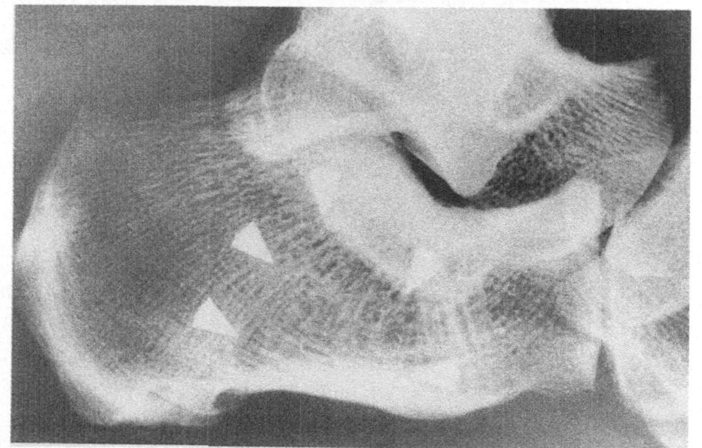

Abb. 6 a, b. a Böhler-Winkel, Gissane-Winkel (*gepunktete Linie*) auf der subtalaren Trageplatte. **b** Trigonum Calcis: Trabecelarme Struktur (*weiße Pfeile*)

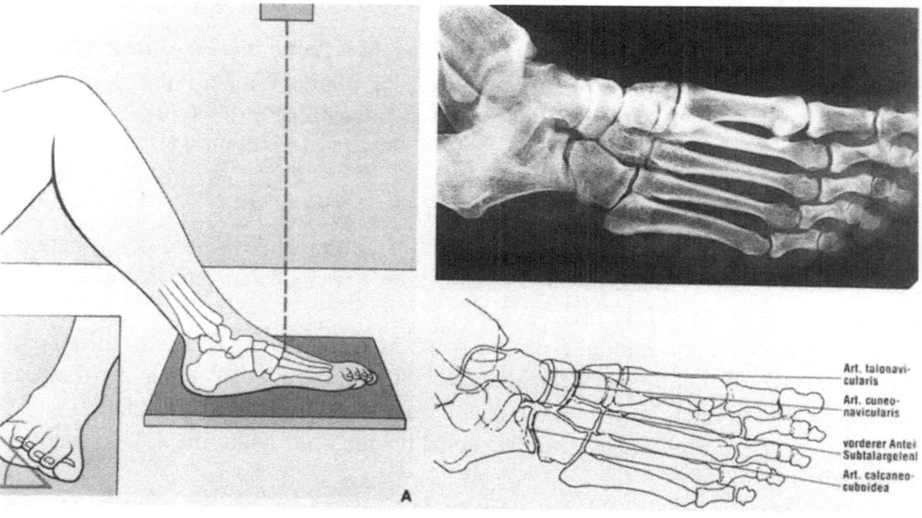

Abb. 7

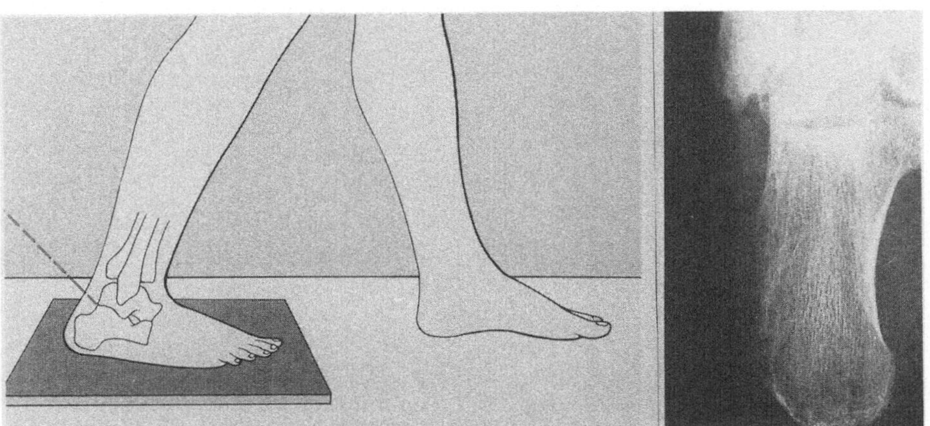

Abb. 8

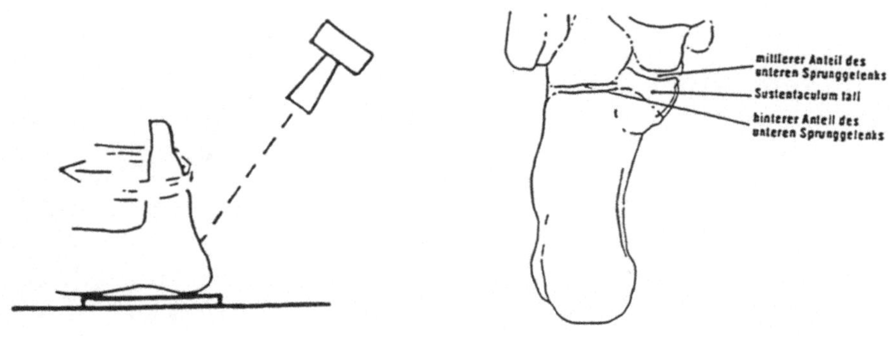

Abb. 9

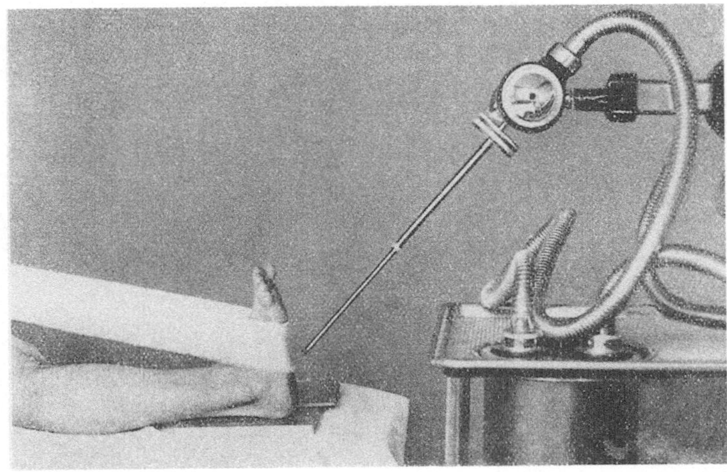

Abb. 10. Planto-dorsale Aufnahme nach Böhler

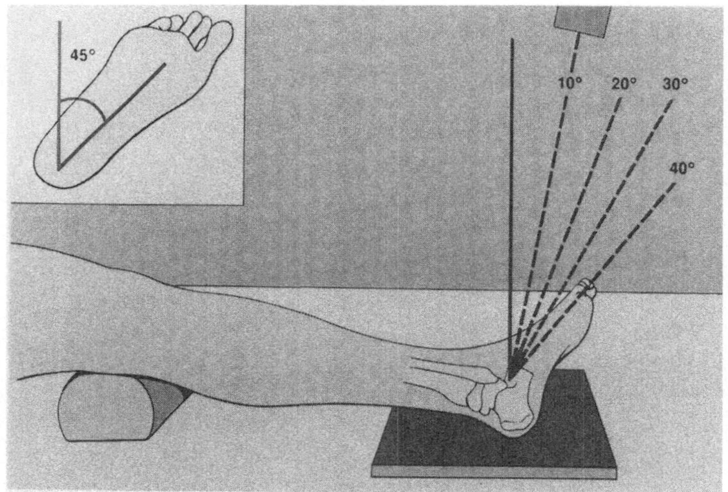

Abb. 11. Aufnahme nach Brodén

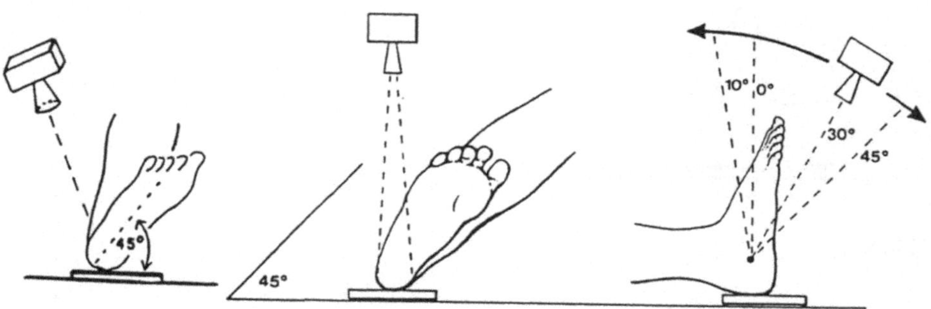

Abb. 12

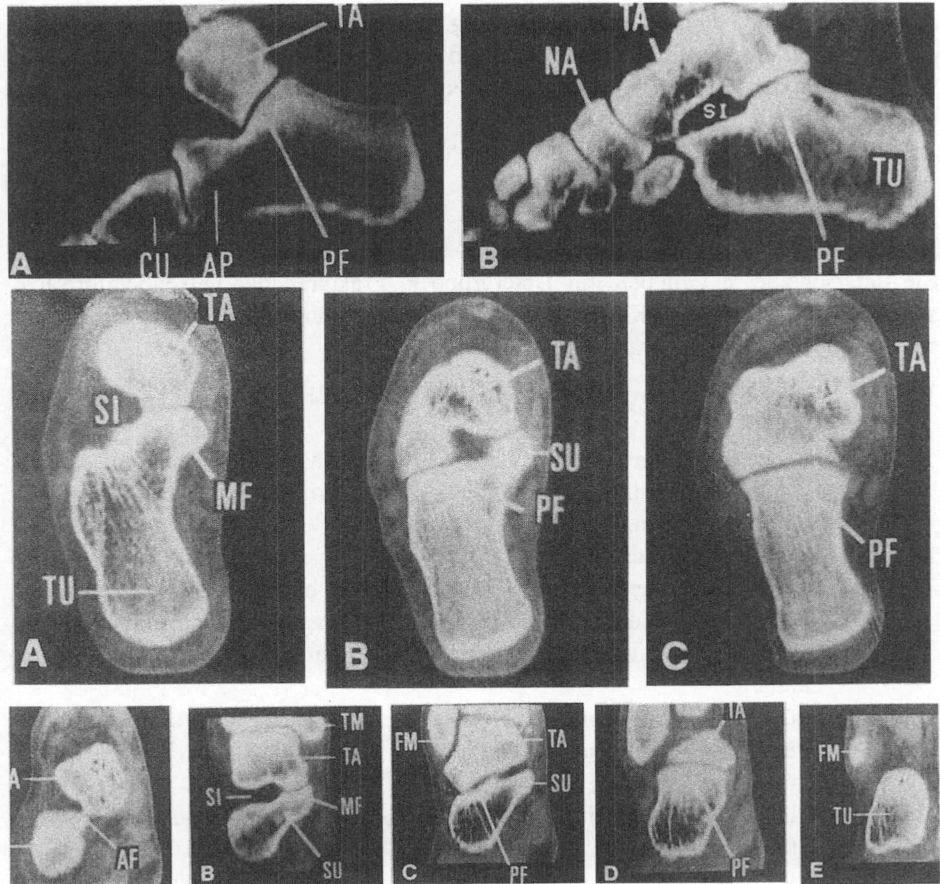

Abb. 13. *Oben* sagittal, *Mitte* axial, *Unten* coronar

Klassifikation

Der Sinn jeder Klassifikation liegt in einer plausiblen und einfachen, trotzdem umfassenden Einteilung. Reproduzierbarkeit und prognostische Aussagen müssen gegeben sein.

Form und Stellung des Calcaneus im Fußskelett ergeben, abhängig vom Ausmaß der Gewalt und Position des Hinterfußes beim Unfallereignis, bestimmte Frakturmuster.

Das Spektrum reicht von einzelnen Frakturlinien mit nicht dislozierten Frakturen, bis zu den nicht klassifizierbaren Trümmerfrakturen.

Grundsätzlich wird zwischen intra- und extraartikulären Frakturen unterschieden.

Bei den intraartikulären Frakturen wird vor allem die posteriore subtalare Gelenkfacette analysiert, denn gerade dieser Gelenkanteil hat einen entscheidenden prognostischen Stellenwert und ist wichtig für die operative Entscheidung.

Bei der Klassifikation vollzieht sich ein Wandel. Die konventionellen Röntgenbilder werden ergänzt durch die CT-Darstellung.

Das CT-Bild ermöglicht genaue Angaben über Größe, Lage, Anzahl, Dislokation und Drehung der Fragmente. Stufenbildungen, Länge und Breite sind sicher zu beurteilen.

Böhler-Klassifikation [1]

Sie unterscheidet 8 Gruppen mit Untergruppen, Frakturen der Fersenbeinfortsätze stehen den Frakturen des Körpers gegenüber, letztere sind immer intraartikulär, erstere können intra- und extraartikulär sein.

1a Brüche am hinteren oberen Ende des Tuber calcanei oberhalb der Achillessehne.

1b Brüche am hinteren oberen Ende des Tuber calcanei, die sich am unteren Rande des Ansatzes der Achillessehne, unterhalb der queren Leiste des Höckers befinden.

1a + 1b = Entenschnabelfrakturen

1c Brüche am hinteren oberen Ende des Tuber calcanei, die sich ebenfalls unterhalb der queren Leiste befinden. Das Fragment klappt nicht wie ein Entenschnabel auf, sondern verschiebt sich parallel zur Bruchfläche nach cranial.

2 Brüche des Proc. medialis des Tuber calcanei mit und ohne Dislokation.

3a Brüche des Sustentaculum tali allein.

3b Brüche am vorderen Fortsatz des Fersenbeines.

4 Brüche des Fersenbeinhöckers und Fersenbeinkörpers ohne Verschiebung der Gelenkfläche.

5 Brüche des Fersenbeinkörpers mit teilweiser oder vollständiger Verrenkung des lateralen Anteils der hinteren Gelenkfläche, die hinter der Tragplatte vom Tuber calcanei abgebrochen ist.

6 Brüche des Fersenbeinkörpers mit Verrenkung der ganzen hinteren Gelenkfläche.

7 Brüche des Fersenbeinkörpers mit Verrenkung des lateralen Anteiles der hinteren Gelenkfläche gegenüber dem Talus, gleichzeitige Teilverrenkung zwischen Talus/Naviculare, Calcaneus/Cuboid = Teilverrenkung im Chopart-Gelenk.

8 Brüche des Fersenbeinkörpers mit Zertrümmerung des vorderen Fortsatzes und Verrenkung desselben gegenüber dem Würfelbein.

Essex-Lopresti Klassifikation [3]

Auch Essex-Lopresti teilt die Fersenbeinfrakturen ein in die mit und die ohne Beteiligung des subtalaren Gelenkes (Abb. 14 [3]).

Vor allem die subtalaren Gelenkfrakturen analysiert er nach Frakturmechanismus, Frakturmuster und Röntgenbild.

	Percentage	No. of Cases
Not involving Subtaloid Joint: —		
Tuberosity fractures		
Beak type (Boyer)		
Avulsion medial border	17,4	42
Vertical		
Horizontal		
Involving calcaneo-cuboid joint		
Parrot nose type	4,6	11
Various	3,3	8
Total	25,3	61
Involving Subtaloid Joint: —		
Without displacement	15,4	37
Tongue-type, with displacement	19,9	48
Centro-lateral depression of joint	32,8	79
Sustentaculum tali fracture alone	0,4	1
With gross comminution		
From below	3,7	9
(Including severe tongue and joint depression types)	15,3	37
From behind forward with dislocation subtaloid joint	2,5	6
Total	74,67	180

Er beschreibt, wie das Körpergewicht über Tibia und Talus auf einer „Outer Route" und einer „Inner Route" auf den Calcaneus fortwirkt.

Die primäre und sekundäre Frakturlinie wird in die Klassifikation eingebracht.

Tongue Type Fracture
Joint Depression Frakture (Abb. 15 [3])

sind von ihm eingeführte und noch heute gebräuchliche Klassifikationsmerkmale. Der Unterschied im Frakturmuster ist dabei oft gering.

Wesentlich ist der Unterschied betreffs der Therapie. Die Tongue Type Fraktur läßt sich leichter reponieren, da subtalare Gelenkfläche und Zungenfragment als Ganzes erhalten bleiben, während beim Joint Depression Type die isolierte subtalare Gelenkfläche in den spongiösen Teil des Calcaneus abkippt.

Forgon/Zadravecz Klassifikation [4]

Gruppe A: Hinteres Talokalkanealgelenk nicht betroffen.
Gruppe B: Hinteres Talokalkanealgelenk betroffen.

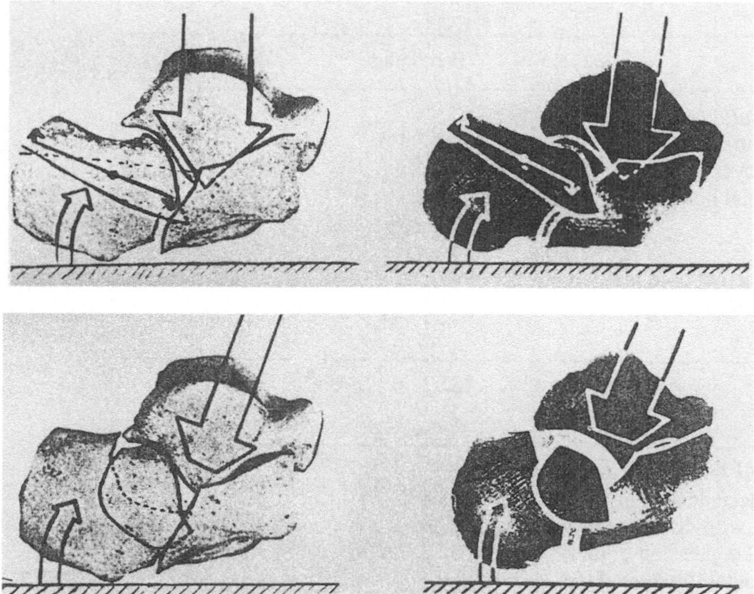

Abb. 14. *Oben* tongue type, *Unten* joint depression type

In der Gruppe B werden die Frakturen in 4 Typen eingeteilt abhängig davon, ob die Bruchlinie vor, durch oder hinter der Trageplatte verläuft (Abb. 16 [4]).

In den Arbeitsgruppen Zwipp, Tscherne, Wülker [8, 9, 10, 11], Brunner und Schweiberer [2], Mutschler u.a. [7] sind gegenwärtig Klassifikationen erarbeitet worden, die auf CT-Analysen basieren.

Sämtliche Frakturmuster können erfaßt werden, die Zahl der Fragmente kann klassifiziert werden ebenfalls die Art der Gelenkbeteiligung.

Die X-Fraktur, Y-Gelenk Klassifikation [11]

Die Analyse der Frakturen führt zu einer Calcaneus-Fraktur-Skala, die eine prognostische Aussage ermöglicht.

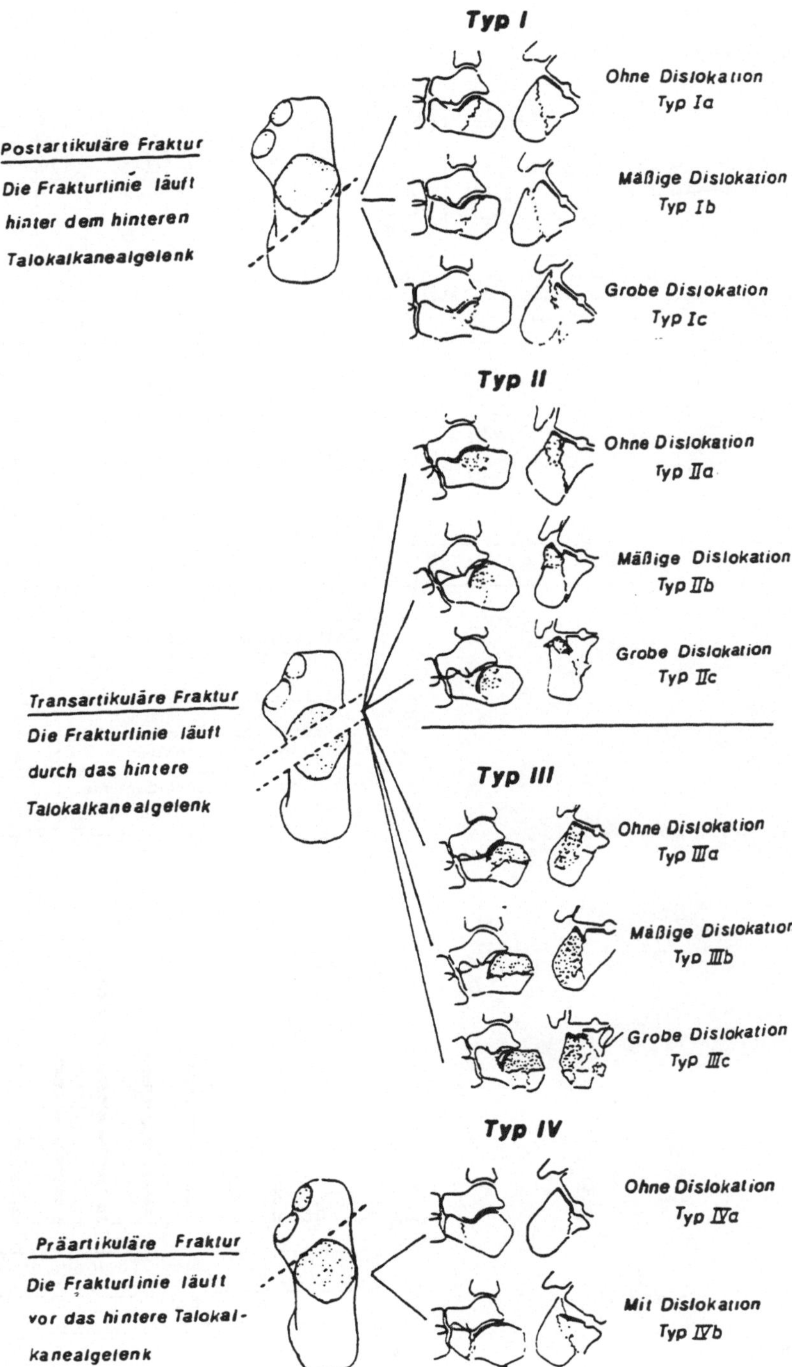

Abb. 15. Typ I–IV

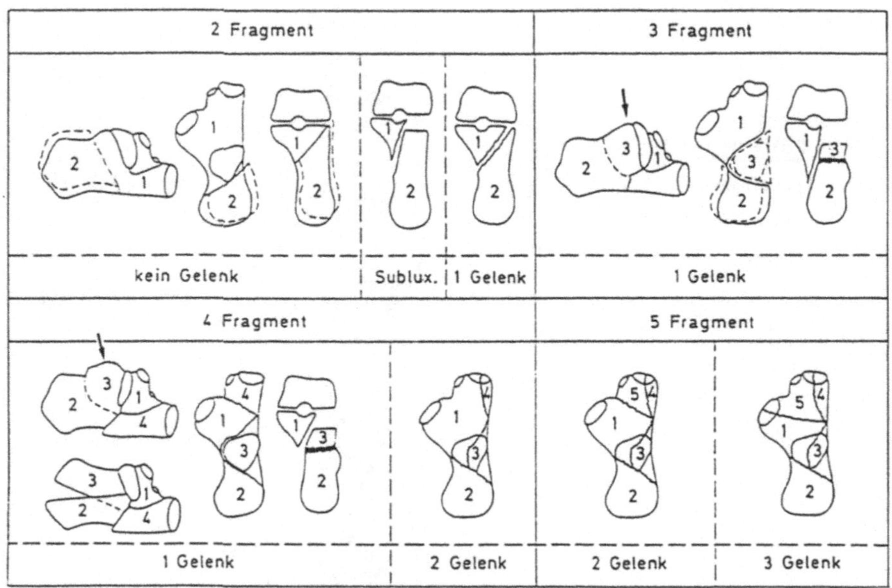

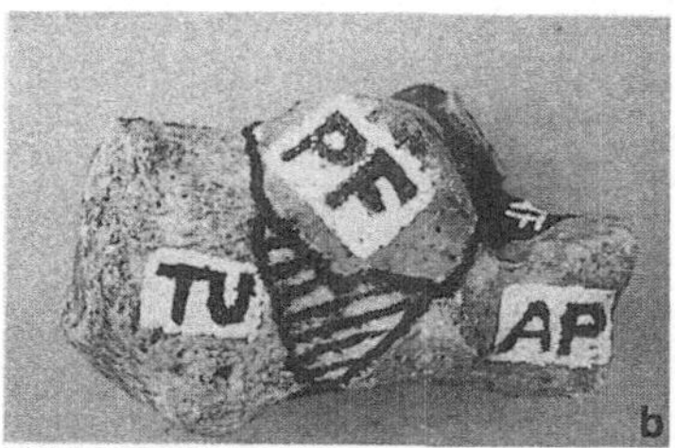

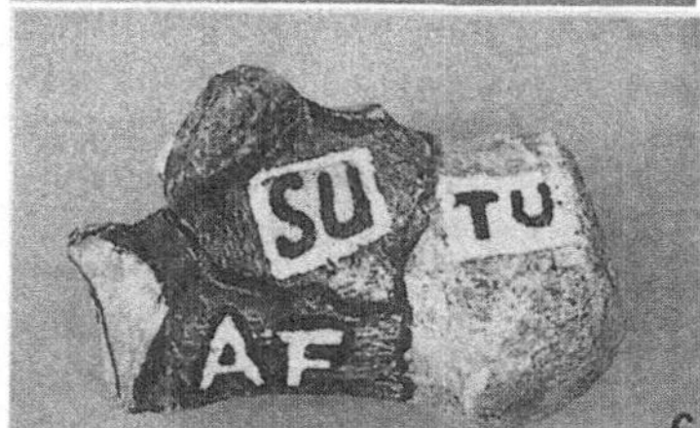

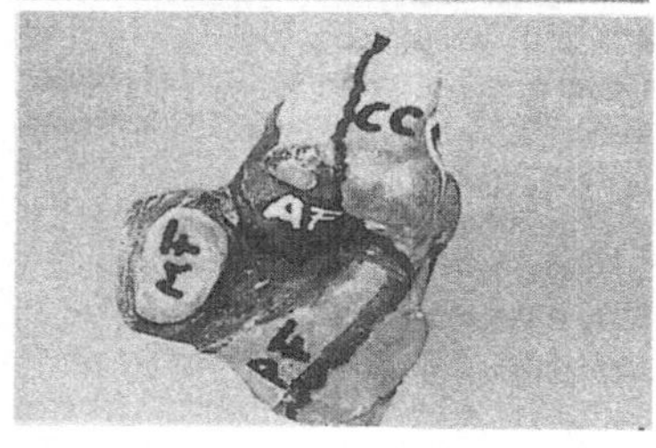

Calcaneus-Fraktur-Scala

	Punkte
5/3-Frakturtyp	8
O1-O3/G1-G3 Weichteilschaden	3
Trümmerzone eines der Hauptfragmente oder regionale Zusatzfraktur (Talus/Fibula)	1
(max.)	12

PROGNOSE

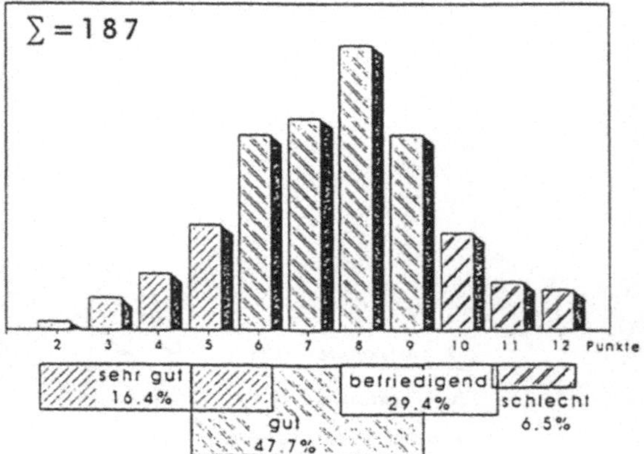

Abb. 16

Literatur

1. Böhler L (1957) Die Technik der Knochenbruchbehandlung. Verlag für Med. Wissenschaften, Wilhelm Maudrich, Wien
2. Brunner U, Kenn R-W, Slawik J, Schweiberer L (1992) Die intraartikuläre Calcaneus-Fraktur. Unfallchirurgie 95:358–366
3. Essex-Lopresti P (1951) The Mechanism, Reduction Technique, auch Results in Fractures of the Os calcis. The British Journal of Surgery, Vol 39:395–419
4. Forgon M, Zadravecz G (1990) Die Calcaneusfraktur. Hefte zur Unfallheilkde 208, Springer-Verlag, Berlin Heidelberg
5. Greenspan A (1990) Skelettradiologie. Edition Medizin
6. Matti H (1931) Die Knochenbrüche und ihre Behandlung. Springer-Verlag, Berlin
7. Mutschler W (1988) Der Fersenbeinbruch – detaillierte Diagnostik, Klassifikation und Konsequenzen für die Therapie. Unfallchirurg 91:486–492
8. Reichelt S, Zwipp H, Prokop M (1989) Röntgendiagnostik des Fußes. Unfallchirurg 92:103–109
9. Tscherne H, Schatzker J (1993) Major Fractures of the Pilon, the Talus and the Calcaneus. Springer-Verlag, Berlin Heidelberg
10. Wülker N, Zwipp, Tscherne H (1991) Experimentelle Untersuchung zur Klassifikation von intraartikulären Fersenbeinfrakturen. Unfallchirurg 94:198–203
11. Zwipp H (1994) Chirurgie des Fußes. Springer-Verlag, Wien New York

Calcaneus-Frakturen: Therapeutische Maßnahmen

H. Zwipp

Klinik und Poliklinik für Unfall- und Wiederherstellungschirurgie, Universitätsklinikum Carl Gustav Carus, Technische Universität Dresden, Fetscherstraße 74, D-01307 Dresden

Therapieformen

a) *Konservativ-funktionell.* Bei alten Patienten und anderen, bei denen aufgrund der Allgemein- oder Lokalsituation weder ein offenes, noch halboffenes Vorgehen bei intraartikularer Fraktur angezeigt ist, wird nach initialer Bettruhe, Hochlagerung, lokaler Eiskühlung, evtl. Antiphlogistikagabe, nach 3–4 Tagen bereits mit einer aktiven Krankengymnastik begonnen.
Eine frühe Mobilisation mit einem Spezialstiefel (z.B. nach Pässler), der eine Abstützung ab Tibiakopf ermöglicht, ist eine Vollbelastung nach 8–10 Tagen möglich. Ansonsten ist eine Teilbelastung mit 15 kp unter Abwickeln des Vorfußes erst nach 3 Wochen möglich, die zunehmende Vollbelastung je nach Fraktursituation zwischen der 6. und 12. Woche.

b) *Konservativ-immobilisierend.* Bei jungen Patienten mit intraartikulärem Fersenbeinbruch Rückfußkollaps und/oder Varus-Valgusfehlstellung ist bei gegebenen

Hefte zu „Der Unfallchirurg", Heft 249
Zusammengestellt von K. E. Rehm

Kontraindikationen zum operativen oder semioperativen Vorgehen das Repositionsmanöver nach Omoto [69] empfehlenswert, da hiermit zumindest die Rückfußsituation günstig beeinflußt werden kann.
In Regional- oder Allgemeinanästhesie wird in Bauchlage des Patienten der Oberschenkel der betroffenen Seite von einem Helfer fixiert. Der Operateur umfaßt mit beiden Händen klammerartig die Fersengegend des Patienten, wobei der Unterschenkel im Kniegelenk rechtwinklig gebeugt ist. Der Operateur, der ausreichend hoch über dem Patienten stehen muß, zieht nun mit max. Kraftanstrengung axial in Richtung des körperfernen Unterschenkels, wobei er die Ferse in seiner festen Umklammerung ruckartig in Varus- und Valgusposition losrüttelt und das abgeflachte Tuber wieder aufrichtet. Das Repositionsergebnis wird mittels Bildwandler kontrolliert und nach Möglichkeit im jetzt anzulegenden Unterschenkelgipsverband gehalten, wobei die geschlossenen Hände des Operateurs unter Aushärten des Gipses den Rückfuß unter axialem Zug halten müssen. Das Repositionsergebnis ist erfahrungsgemäß umso günstiger, je früher dieses Manöver durchgeführt wird. Wegen extremer Schwellungszustände ist es oftmals jedoch erst nach 8–10 Tagen möglich, weshalb nach eigener Erfahrung dieses Vorgehen eher unbefriedigend ist. Eine Teilbelastung mit 15 kp ist bei guter Abstützung am Tibiakopf nach 8–10 Tagen möglich, eine Vollbelastung im Unterschenkelgehgipsverband nach 3–6 Wochen je nach Fraktursituation, eine Vollbelastung ohne Gehgipsverband je nach Fraktur zwischen 6 und 12 Wochen.

c) *Semioperativ.* Bei allen Patienten, bei denen aufgrund der Allgemein- oder Lokalsituation ein offen operatives Vorgehen kontraindiziert ist, der Rückfuß aber derart instabil verworfen ist, sollte, sofern die Weichteile diese Minimalosteosynthese erlauben, eine perkutane Rückfußrekonstruktion mit Spickdrähten angestrebt werden.
Dabei wird in Regional- oder Allgemeinanästhesie in Bauchlage des Patienten unter Kontrolle eines Bildwandlers der Rückfuß durch Einbringen einer Schanzschraube in das Tuberfragment oder durch Einbringen eines Distraktors der Rückfuß in Höhe, Länge, Breite und Achse möglichst anatomisch aufgerichtet und mit 6–8 perkutan eingebrachten Spickdrähten der Größe 1,6 bis 2,0 temporär transartikulär gehalten.
Im eigenen Vorgehen hat sich dabei ein strahlentransparenter triangulärer Distraktor bewährt, wobei eine Schanz-Schraube quer durch das Tuberfragment, die zweite durch den Talus, die dritte durch das Cuboid eingebracht wird und der Rückfuß dadurch bei beidseitig liegendem Distraktor in allen Ebenen korrigiert werden kann. Die Spickdrähte werden dicht unter der Haut abgesetzt und frühestens 6 Wochen später in Lokalanästhesie entfernt. Eine Teilbelastung im Unterschenkelgehgipsverband ist nach einigen Tagen möglich, die Vollbelastung nach 3 Wochen. Eine aktive Krankengymnastik unmittelbar nach Spickdrahtentfernung ist bei transartikulärer Fixation dringend indiziert, eine Vollbelastung ohne Gipsverband je nach Fraktursituation zwischen der 7. und 12. Woche möglich.
Für den späteren Verlauf sind bei konservativem Vorgehen Schuheinlagen, Abrollhilfen oder orthopädisches Schuhwerk indiziert.

d) *Operativ.* Beim operativ-offenen Vorgehen sind neben Wahl des Zuganges und Osteosynthesetechnik folgende Punkte wichtig:

1. *Op-Zeitpunkt.* Sofern eine Primärversorgung innerhalb von 6 Stunden nicht möglich ist, sollte nach dem Rückgang der Schwellung (meist 5.–10. Tag) operiert werden. Nach der 3. Woche ist eine Reposition der Fraktur extrem schwierig, die Gefahr einer Hautnekrose groß.

2. *Rückenlagerung.* Beim medialen oder bilateralen Vorgehen erfolgt die seitliche Abstützung des Patienten im Hüftbereich beidseits, um den Tisch nach rechts und links drehen zu können. Dabei ist es für den lateralen Zugang vorteilhaft, einen Keil unter das Gesäß der betroffenen Seite zu schieben.

3. *Seitenlagerung.* Bei einseitiger Fraktur, die einen ausgedehnt lateralen Zugang erfordert, ist die strenge Seitenlagerung des Patienten eine wesentliche Erleichterung für den Operateur.
   Bei beidseitigen Frakturen, die einen ausgedehnt lateralen Zugang erfordern und die in gleicher Sitzung operiert werden sollen, ist die oben beschriebene Rückenlagerung mit beidseitigen Keilen bei beidseitiger Abwaschung vom zeitlichen Ablauf eher günstiger.

4. *Blutsperre.* Eine temporäre, kurzfristig anzulegende Blutsperre mit 250–300 mmHg ist für die präparatorische Weichteildarstellung, insbesondere beim medialen Zugang und für die intraartikuläre Gelenkrekonstruktion von großer Hilfe. Sie wird unmittelbar vor der intraoperativen Röntgenkontrolle gelöst und die Wunden während des Röntgenvorganges mit heißen Kompressen ohne Kontraststreifen und mit sterilen Binden temporär komprimiert. Erst nach dem Röntgenvorgang erfolgt die subtile Blutstillung und das Einlegen von Redondrainagen.

5. *Intraoperatives Röntgen.* Fuß seitlich, Fersenbein axial, dorso-plantare Fußwurzel und 20° Brodén-Spezial.

6. *Einzeichnen der Schnittführung.* Da keine Operationsfolie verwandt wird, ist das Einzeichnen mit einem sterilen Farbstift zur exakten Schnittführung problemlos möglich.

7. *Wahl des Zuganges.* Entsprechend der praeoperativen Standard-Röntgen- und CT-Diagnostik wird bei einfachen, extraartikulären 2- und 3-Fragmentbrüchen ausschließlich der mediale Zugang nach McReynolds gewählt, bei 3–4-Fragmentbrüchen mit Beteiligung der posterioren Facette und/oder des Calcaneo-Cuboid Gelenkes das bilaterale Vorgehen und bei 5-Fragment-2-3-Gelenkfrakturen der ausgedehnt laterale Zugang.

a) *Medialer Zugang* nach McReynold.
   Auf exakt halber Höhe zwischen Innenknöchelunterrand und Plantarebene wird der mediale Zugang nach McReynolds über eine Länge von 8–10 cm waagerecht

vorgezeichnet, wobei die Inzision den Hautlinien möglichst exakt folgen soll. Daher kann der primär geplante waagerechte Schnitt am zehen- und tuberwärts gelegenen Ende leicht S-förmig geschwungen sein.
Nach Durchtrennung der Cutis und Subcutis wird die Fascie vorsichtig inzidiert, da das Gefäßnervenbündel direkt unterhalb davon liegt und leicht verletzt werden kann. Danach erfolgt die vorsichtige Präparation desselben unter Abschieben des M. abductor hallucis longus nach caudal. Nach schrittweisem Umfahren und Anschlingen mit einem weichen Gummizügel wird es zur Darstellung der einzelnen Fragmente wechselweise weggehalten. Bei der Präparation des Gefäßnervenbündels ist darauf zu achten, daß oftmals ein hoher Abgang eines calcanearen Astes besteht, so daß gelegentlich mit 2 Schlaufen gearbeitet werden muß.
Jetzt erfolgt die Darstellung des sustentacularen Hauptfragmentes, wobei die Flexor hallucis longus-Sehne nur erkannt, jedoch nicht weiter präpariert wird. Nach ausreichender Exposition des Processus anterior- und des tuberositären Fragmentes, wird eine Spongiosa-Schanz-Schraube mit Handgriff über Stichinzision in das Tuber calcanei eingebracht. Unter axialem Zug und Varus- bzw. Valguskorrektur wird das tuberositäre Fragment gelöst und gegenüber dem sustentacularen Fragment reponiert.
Nach zusätzlicher Manipulation und Einpassen des Processus anterior-Fragmentes kann nun der anatomische Aufbau der medialen Wand in achsengerechter Stellung erfolgen, wobei temporär je zwei 2,0er Spickdrähte vom plantarseitigen tuberositären Fragment in das sustentaculare Fragment und vom fersenseitigen tuberositären Fragment bis in das Processus anterior-Fragment eingebracht werden. Gelegentlich ist es notwendig temporär über die Gelenklinien hinauszugehen. Ist die mediale Wand absolut korrekt aufgebaut und sind kleinere Fragmentstücke in die Wand eingepaßt, kann die definitive Stabilisation mit dem kleinen H-Plättchen erfolgen, wobei mindestens 1 Schraube im Processus anterior-Fragment und 2 Schrauben in das tuberositäre Fragment zu liegen kommen sollten. Das H-Plättchen ist dabei gelegentlich der Fersenbeinwandung anzumodellieren. Eine Spongiosaplastik ist bei diesen einfachen Brüchen extrem selten notwendig. Durch das intraoperative Röntgen wird der klinische Befund kontrolliert.

b) *Bilateraler Zugang*: medial nach McReynolds und lateral nach Palmer.
Beim beidseitigen Vorgehen wird, wie oben beschrieben, mit dem medialen Zugang begonnen und nach Reposition temporär mit Spickdrähten fixiert, wobei die Spickdrähte zur besseren Handhabung bis auf 1 cm über Hautniveau gekürzt werden, um jetzt den modifizierten lateralen Palmer-Zugang anzulegen. Die Incision wird vorgezeichnet und erfolgt bogenförmig über dem Verlauf der Peronealsehnen 1 QF oberhalb der Außenknöchelspitze beginnend bis nahe an das Calcaneo-Cuboid-Gelenk. Nach Durchtrennung der Haut und Subkutis wird die oberflächliche Fascie unmittelbar ventral der Peronealsehnenscheiden durchtrennt. Die Peronealsehnen werden nach Möglichkeit unversehrt in der Scheide belassen, mit Scheide nach distal mobilisiert und vorsichtig mit einem Venenhaken nach caudal weggehalten, um die imprimierte posteriore Facette einsehen zu können.
Zur besseren Übersicht ist es meist notwendig, den Fettkörper aus dem Sinus tarsi zu entfernen und/oder das Lig. talocalcaneare interosseum zu durchtrennen. Bei

guter Einsicht in das Subtalargelenk wird die imprimierte posteriore Facette nach Reinigung der Frakturflächen mit dem Zahnarzthaken auf Gelenkniveau angehoben, temporär mit 2,0er Spickdrähten zum Sustentaculum hin fixiert und anschließend wechselweise durch kleine Spongiosa- oder 3,5er Corticaliszugschrauben ersetzt. Bei ausreichender Größe des posterioren Facettenfragmentes sollte eine Kopfraumfräse benutzt werden.

Bei primär tiefer Impaktion der posterioren Facette ist es nach Anhebung des posterioren Facettenfragmentes meist notwendig, diesen impaktierten Raum mit Spongiosa zu unterfüttern. Die ausgebrochene laterale Wand wird digital anmodelliert. Bei bestehender Trümmerzone im tuberositären oder Processus anterior-Fragment ist es sinnvoll, eine 60–70 mm lange 3,5er Corticalisstellschraube von der dorsolateralen Ferse perkutan in das Processus anterior-Fragment gelenknah zum Cuboid hin einzubringen. Da diese Schraube meist schwierig zu plazieren ist, empfiehlt sich lediglich hierfür die intraoperative Bildwandlerkontrolle. Bei zusätzlicher Beteiligung des Calcaneo-Cuboid-Gelenkes wird der vorgegebene Schnitt bis auf halbe Höhe des Cuboids erweitert, das Gelenk dargestellt, die Peronealsehnen nach caudal mobilisiert, das in sich gespaltene Processus anterior Fragment anatomisch reponiert und mit zwei 3,5er Corticaliszugschrauben von lateral nach medial stabil versorgt.

Nach Abschluß der lateralen Versorgung wird nun medialseitig das H-Plättchen im Sinne des Antigleitprinzipes plaziert, das Ergebnis radiologisch kontrolliert.

Ein *großer Vorteil* dieses Vorgehens liegt darin, daß beim anatomischen Aufbau der medialen Wand immer die exakte Rückfußachse gewährleistet ist, lateral ein Minimum an Implantaten liegt und das medial plazierte H-Plättchen biomechanisch günstiger wirksam und besser weichteilbedeckt ist. Der Nachteil liegt in der Gefahr der Gefäß-Nervenverletzung und in der Beschränkung der Anwendbarkeit für nur einfachere Frakturen.

c) *Ausgedehnter lateraler Zugang.*

Das wesentliche Prinzip dieses Zugangs ist die subperiostale einschichtige Anhebung eines lateralen Haut-Weichteil-Fascienlappens. D.h., der Schnitt wird so gewählt, daß einerseits das lateralseitige Fersenbein großflächig freigelegt wird, andererseits der N. suralis und die Peronealsehnen in situ im Lappen verlaufen und lediglich das distale Retinaculum der Peronealsehnen sowie das Lig. fibulocalcaneare subperiostal abgelöst werden.

Die *Inzision* wird vorgezeichnet und verläuft bumerangförmig zunächst senkrecht in der exakt mittleren Distanz zwischen Achillessehnenhinterrand und Außenknöchelhinterkante 3 QF oberhalb der Außenknöchelspitze beginnend. Sie schlägt leicht bogenförmig in die waagerechte Schnittführung nach distal hin über, um hier waagerecht genau in mittlerer Höhe zwischen Plantarebene und Außenknöchelspitze zu verlaufen. Distal verläuft der Schnitt über das Calcaneo-Cuboid-Gelenk hinaus, sofern dieses mitrekonstruiert werden muß. Die Durchtrennung von Haut und Subkutangewebe erfolgt senkrecht direkt bis auf den Knochen.

Bei exakt eingehaltener Schnittführung können weder N. suralis noch Peronealsehnen verletzt werden. Letztere sind jedoch im Calcaneo-Cuboid-Bereich unter Erhaltung der Sehnenscheide weit nach distal zu mobilisieren, um sie bei der späteren Frakturexposition nach fußrückenwärts halten zu können. Das distale Retinakulum der Peronealsehnen ist scharf am Tuberculum peroneale abzulösen. Dies ist meist der einzige Bereich, in dem die Peronealsehnen direkt zu sehen sein sollten. Das Lig. fibulocalcaneare ist scharf subperiostal am Calcaneus abzulösen, so daß insgesamt alle Strukturen in dem gehobenen Lappen verbleiben. Es ist ratsam, die Fascienschicht im Bereich des Inzisionswinkels an die Subkutis mit 3 Haltenähten zu steppen, um jedes Einsetzen von scharfen Haken zu vermeiden. Ein Ziehen an den Lappen darf nur mit gerundeten Haken und auch nur kurzfristig erfolgen, um späteren Wundrandnekrosen sorgsam vorzubeugen.

Nach sukzessivem Heben des Lappens ist es zur besseren Einsicht des Subtalargelenkes meist notwendig, nun eine 6,5er Spongiosa-Schanz-Schraube in das tuberositäre Fragment mit Handgriff einzubringen. Durch axialen Zug und Valgisation kann die meist impaktierte posteriore Facette so besser dargestellt werden. Bei tief eingesunkener posteriorer Facette ist es in der Regel notwendig, ein größeres laterales Wandfragment türflügelartig wegzuklappen oder temporär zu entfernen, um die Facette darzustellen und gezielt mit einem kleinen Raspatorium aus der impaktierten Zone zu lösen. Ist jedoch das sustentaculare Hauptfragment mit seiner die innenseitige posteriore Facette tragenden Struktur selbst in Relation zum Talus gekippt, muß erst diese Subluxation beseitigt werden, um eine Kongruenz der subtalaren Ebene zu erreichen. Dazu wird die innenseitige posteriore Facette zum Talus hin ausgerichtet und temporär mit einem Spickdraht gehalten, der von medial-plantar in den Talus plaziert wird.

Nun kann die lateralseitige posteriore Facette kongruent zum Talus und zum sustentacularen Fragment hin ausgerichtet und temporär mit Spickdrähten gehalten werden, die parallel zum Talus subtalar eingebracht werden. Zur Manipulation des Processus anterior-Fragmentes ist es meist notwendig, den Fettkörper aus dem Sinus tarsi zu entfernen, das Lig. talocalcaneare interosseum zu kerben oder vollständig zu durchtrennen. Nur selten ist es notwendig, auch das Lig. bifurcatum zu kappen.

Ist die posteriore Facette temporär mit 2 Spickdrähten zum Sustentaculum hin gehalten, kann nun die exakte Reposition des tuberositären Fragmentes über die bereits eingebrachte Schanz-Schraube mit Handgriff zum Processus anterior-Fragment erfolgen. Wegen des extrem starken Zuges der Achillessehne am tuberositären Fragment muß oftmals im Kniegelenk gebeugt werden, um das tuberositäre Fragment mit der Schanzschraube ausreichend aufrichten zu können. Um es in dieser Position halten zu können, müssen mindestens 2–3 Spickdrähte der Stärke 2 x 0 dorsoplantar vom tuberositären Fragment durch das posteriore Facettenfragment hindurch temporär in den Talus vorgetrieben werden.

Nach exakter Reposition des Processus anterior-Fragmentes wird dieses über Spickdrähte gehalten, die vom offenen Situs aus oder perkutan vom Cuboid her transartikulär über das Processus anterior-Fragment hin bis in das tuberositäre Fragment vorgetrieben werden. Dabei ist darauf zu achten, daß eine exakte Reposition im Bereich des Calcaneushalses, d.h. im Verlauf der Primärfraktur gewährleistet ist. Ein temporäres Halten ist hier meist mit 2 Spickdrähten ausreichend, jedoch muß zuvor kontrolliert sein, daß die cuboidale Gelenkfläche des Processus anterior-Fragmentes kongruent zum Cuboid steht. Dies gilt insbesondere bei 5

Fragment-Frakturen. Ist das posteriore Facettenfragment initial tief impaktiert gewesen, ist in der Regel jetzt eine autogene/-allogene Spongiosaplastik oder das Einbringen eines Knochenersatzmaterials zur Stützung der posterioren Facette notwendig.
Zuletzt wird das türflügelartig weggehaltene laterale Wandfragment zurückgeschlagen und anatomisch eingepaßt. Passen die ausgebrochenen lateralen Wandfragmente exakt, besteht ein indirekter Beweis für die vollständige Wiederherstellung des Fersenbeines. Zur Vermeidung einer spongiösen Nachblutung können diese Fragmente zusätzlich mit Fibrin verklebt werden.
Bevor zuletzt das 2- oder 3fach H-Plättchen lateralseitig plaziert wird, wird mit dem Meniskustasthaken nochmals die Gelenksituation im Bereich der posterioren Facette und im Calcaneo-Cuboid-Gelenk überprüft. Das 3fach H-Plättchen stabilisiert das Fersenbein in Länge, Höhe und Breite, meist allein durch Einbringen von 6 Schrauben. Davon werden 2 ganz gelenknah im Bereich des Calcaneo-Cuboid-Gelenkes in das Processus anterior-Fragment gebracht (meist 35–40 mm) sowie 2 weitere Schrauben am tuberositären Ende in das Tuberfragment. Die 5. und 6. Schraube werden subthalamisch plaziert. Bei der typischen Tongue-Type-Fraktur reicht es aus, diese 2 Schrauben vom mittleren Plättchensegment in Richtung Sustentaculum einzubringen. Verläuft die Frakturlinie oberhalb des Plättchenverlaufes werden die 2 Spickdrähte, die die posteriore Facette temporär halten, durch 3,5er Corticalisschrauben ersetzt.
Besteht eine große Trümmerzone unterhalb der posterioren Facette, z.B. beim typischen Impressionsbruch, ist es wichtig, hier eine Abstützung zum 3fach Plättchen zu haben, so daß ein weiteres kleineres H-Plättchen in H- oder T-Form mit dem 3fach H-Plättchen kombiniert wird. Dabei soll mindestens eine Schraube beide Plättchen bei kongruent übereinander liegenden Öffnungen fassen. Sind alle notwendigen Schrauben plaziert, werden die temporären Spickdrähte entfernt und der klinische Befund durch die 4 intraoperativen Röntgen-Standard-Aufnahmen kontrolliert.
Bei diesem Zugang ist besonders auf die Rückfußachse zu achten, da es für die Rekonstruktion derselben bei diesem Vorgehen keine direkten Meßgrößen gibt.

d) *Ausgedehnt lateraler und Sustentaculum-Zugang*
In seltenen Fällen (3 von 248) ist es notwendig, zum ausgedehnt lateralen Zugang noch eine kleine mediale, querverlaufende Inzision direkt über dem Sustentaculum anzulegen, um von hier aus im 1. Schritt der Operation das bis ins Gelenk zerstörte Sustentaculum zu rekonstruieren.

Nachbehandlung

Der noch im Operationsraum angelegte Unterschenkelspaltgipsverband dient in der Wundheilungsphase (8.–10. Tag) für die Haltung des Fußes in Rechtwinkelstellung und zum Leerpumpen der venösen Sohlenplexus beim Druck gegen die Gipssohle. Bereits am 1. postoperativen Tag beginnt der Patient unter krankengymnastischer Anleitung mit Dorsal- und Plantarflexion des Fußes und geführten Bewegungen für die Pro- und Supination des Fußes. Ab dem 2. Tag beginnt der Patient zusätzlich mit aktiven Kreisbewegungen des Fußes, wobei er mit der Großzehe bei fixiertem Unterschenkel einen möglichst großen Kreis beschreibt. Der Fuß wird in der Wundheilungsphase lediglich für diese Übungen aus dem Gipsverband herausgenommen und sollte in der übrigen Zeit eleviert im Unterschenkelspaltgipsverband mit Schaumstoffschiene gehalten werden. Die Mobilisation des Patienten erfolgt zwischen dem 5. und 8. Tag, gipsfrei mit gut bandagiertem Fuß und Unterschenkel an 2 Unterarmgehstützen, wobei von Anfang an unter 15 kp Teilbelastung der Fuß aufgesetzt und abgerollt werden sollte. Die Mobilisation wird im patientengeeigneten Konfektionsschuh unter gezielter Gehschulung durchgeführt. Die Vollbelastung ist je nach Bruchdefekt und Spongiosaaufbausituation zwischen der 6. und 12. Woche möglich, Schwerstarbeit und Sport nach 4–6 Monaten.

Komplikationen

Nach eigener Analyse von 227 offen-operierten Fällen ist die häufigste Komplikation die oberflächliche Wundrandnekrose (8,3%). Sie ist chirurgischerseits am ehesten vermeidbar durch absolut atraumatisches Operieren, d.h. durch Verzicht auf jeden Hakenzug und bei relativ frühzeitiger Operation, d.h. bevor eine Hautschrumpfung eingetreten ist. Entwickelt sich eine Wundrandnekrose – was trotz atraumatischen Operierens bei primärem Weichteilschaden möglich ist – sollte diese trocken behandelt werden bis das tiefere Epithelgewebe nachgewachsen ist. Nur bei größerer Vollhautnekrose ist die frühzeitige Abtragung mit Spalthautdeckung empfehlenswert. Ist der Defekt jedoch so, daß Teile des Implantates erkennbar werden, sollte stets eine Revision erfolgen. Ggf. ist ein Hämatom Ursache der Spannung und Wundranddurchblutungsstörung. Ein Sekundärverschluß nach Ausräumung ist meist möglich. Besteht nach Revision jedoch eine allzugroße Spannung der Haut, ist es in solcher Situation notwendig, einen Verfahrenswechsel durchzuführen: Das Fersenbein wird bei noch liegendem H-Plättchen mit nicht gelenkübergreifenden Spickdrähten stabilisiert, um jetzt dieses entfernen zu können und den Defekt mit Spalthaut zu decken.

Die zweithäufigste Komplikation ist ein postoperatives Hämatom (2,5%), das am ehesten durch Spongiosadefektfüllung und/oder Fibrinklebung der lateralen Wand initial vermeidbar ist. Sollte es aufgrund seines Volumens die Haut im Nahtbereich kompromittieren, ist eine operative Revision mit Ausspülung dringend angezeigt.

Die seltene Weichteil- und Knocheninfektion (1,9%) erfordert ein aggressives Debridement mit Entfernung des großflächigen Implantates nach unmittelbar zuvor durchgeführter nicht-gelenkübergreifender Spickdrahtfixation. Bei Ausbildung von Knochensequestern sind diese radikal zu entfernen. Bei partieller oder totaler Calcaneusnekrose bleibt nur die partielle oder totale Calcanektomie. Entstehen Defekte, sind diese temporär mit PMMA-Kugelketten aufzufüllen. Bei Entstehung größerer Höhlen ist es gelegentlich notwendig, den M. abductor hallucis longus über einen medialen Zugang als lokalen Schwenklappen in den Defekt hineinzuschlagen.

Die seltene Komplikation einer postoperativen Pseudarthrose (1,3%) erfordert eine operative Revision mit Anfrischen des Knochens ggf. mit Spongiosatransplantation und Kompression durch große 6,5er Spongiosaschrauben.

Literatur

1. Aitken AP, Poulsen D (1963) Dislocation of the tarsometatarsal joint. J Bone Joint Surg [Am] 45:246–260
2. Anderson HG (1919) The medical and surgical aspects of aviation. Frowde, Oxford University Press, London
3. Arntz CT, Veith RG, Hansen ST (1988) Fractures and fracture-dislocations of the tarsometatarsal joint. J Bone Joint Surg [Am] 70:173–181
4. Bell C (1882) Compound fracture of the os calcis. Edinburgh M J 27:1100
5. Blecher (1907) Luxation aller 3 Keilbeine. Dtsch Z Chir 88:332
6. Böhler L (1957) Die Technik der Knochenbruchbehandlung, Band II/2, 10–13 Aufl Maudrich, Wien
7. Boyd HB (1939) Amputation of the foot, with calcaneotibial arthrodesis. J Bone Joint Surg 21:997–1000
8. Broca P (1953) Memoire sur les luxations sousastragaliennes. Mem Soc Chir (Paris) 3:566–656
9. Brodén B (1949) Roentgen examination of the subtaloid joint in fractures of the calcaneus. Acta Radiol 31:85–88
10. Canale ST, Kelly FB (1979) Fractures of the neck of the talus. J Bone Joint Surg [Am] 60:143–156
11. Clark LeG (1855) Fracture of the os calcis. Lancet 1:403
12. Comfort T, Behrens F, Gaither DW (1985) Longterm results of displaced talar neck fractures. Clin Orthop 199:81–87
13. Conn HR (1926) Fractures of the os calcis: diagnosis and treatment. Radiology 6:228
14. Coltart WD (1952) Aviator's astragalus. J Bone Joint Surg [Br] 34:545–566
15. Cooper B (1835) Lectures on the principles and practice of surgery. Banchard and Lea, Philadelphia, p 248
16. Cotton FJ, Henderson FF (1916) Results of fractures of the os calcis. Am J Orthop Surg 14:290–298
17. Danis R (1949) Theorie et pratique de l'osteosynthese. Desoer et Masson, Liege
18. Destot E (1991) Traumatisme du pied et rayons X. Masson, Paris
19. Drummond DS, Hastings DE (1969) Total dislocation of the cuboid bone: report of a case. J Bone Joint Surg [Br] 51:716–718
20. Eisendraht DN (1905) Fracture of the os calcis. Ann Surg 41:363
21. Engber WD, Roberts JM (1982) Irreducible tarsometatarsal fracture-dislocation. Clin Orthop 168:102–104
22. English TA (1969) Dislocation of the metatarsal bone and adjacent toe. J Bone Joint Surg [Br] 46:700–704
23. Essex-Lopresti P (1952) Mechanism, reduction technique and results in fractures of the os calcis. Br J Surg 39:395–419
24. Faciszewski T, Burks RT, Manaster BJ (1990) Subtle injuries of the lisfranc joint. J Bone Joint Surg [Am] 72:1519–1522
25. Finsterer H (1908) Ueber Verletzungen im Bereiche der Fußwurzelknochen mit besonderer Berücksichtigung des Os naviculare. Bruns Beitr Klin Chri 59:99–173
26. Florian K (1924) Über seltene Fußverletzungen. Arch Klin Chir 131:474–486
27. Fuhr (1892) Verrenkung im Chopart'Gelenk nach außen. Muench Med Wochenschr 10:159
28. Gallie WE (1943) Subastragalar arthrodesis in fractures of the os calcis. J Bone Joint Surg 25:731–736
29. Gay R, Evrard J (1963) Les fractures recentes du pilon tibial chez l'adulte. Rev Chir Orthop 49:397–512
30. Gissane W (1951) A dangerous type of fracture of the foot. J Bone Joint Surg [Br] 33:535–538
31. Goff CW (1938) Fresh fractures of the os calcis. Arch Surg 36:744–765

32. Hardcastle PH, Reschauer R, Kutscha-Lissberg E, Schoffmann W (1982) Injuries to the tarso-metatarsal joint incidence, classification and treatment. J Bone Joint Surg [Br] 64:349–356
33. Harty M (1973) Anatomic considerations in injuries of the calcaneus. Orthop Clin North Am 4:179–183
34. Hanke J (1988) Luxationsfrakturen des oberen Sprunggelenkes. Hefte Unfallheilkd 190:1–122
35. Hawkins LG (1970) Fractures of the neck of the talus. J Bone Joint Surg [Am] 52:991–1002
36. Heckman JD, Champine MJ (1989) New techniques in the management of foot trauma. Clin Orthop 240:105–114
37. Heim U (1986) Arthrosehäufigkeit nach Osteosynthesen des Volkmannschen Dreiecks bei Malleolarfrakturen. Z Unfallchir Versicherungsmed Berufskr 79:99–113
38. Heim U (1991) Die Pilon-tibiale-Fraktur: Klassifikation, Operationstechnik, Ergebnisse. Springer, Berlin Heidelberg New York Tokio
39. Heim U, Näser M (1976) Die operative Behandlung der Pilon tibial-Fraktur. Technik der Osteosynthese und Resultate bei 128 Patienten. Arch Orthop Unfallchir 86:341–356
40. Hellpap W (1963) Das vernachlässigte untere Sprunggelenk. Die „Frakturlinie der Supination". Arch Orthop Unfallchir 55:289–300
41. Henke W (1958) Die Luxation der Fußwurzel. Zeitschrift f. rationelle Medizin, 3 Reihe 2:183–192
42. Hermel MB, Gershon-Cohen J (1953) Radiol 60:850–854
43. Hitzig E (1865) Über die Luxation im Tarso-Metatarsal-Gelenk. Berl Klin Wochenschr 2:393–395
44. Jahna H, Wittich H (1985) Konservative Methoden in der Frakturbehandlung. Urban und Schwarzenberg, Wien, S 454–469
45. Jeffreys TE (1963) Lisfranc's fracture dislocation: a clinical and experimental study of tarso-metatarsal dislocations. J Bone Joint Surg [Br] 45:546–551
46. Judet R, Judet J, Lagrange J (1954) Traitement des fractures du calcaneum compartant une disjunction astragalo-calcaneenne. Mem Acad Chir 80:158–160
47. Kavanaugh H, Brower TD, Mann RV (1978) The Jones fracutre revisted. J Bone Joint Surg [Am] 60:776–782
48. Krämer W (1923) Ein Fall von Luxation im Chopartschen Gelenk. Dtsch Z Chir 178:136–139
49. Kuner EH, Lindenmeier HL (1983) Zur Behandlung der Talusfraktur. Kontrollstudie von 262 Behandlungsfällen. Unfallchirurgie 9:35–40
50. Lane WA (1912) The operative treatment of fractures. Med Pub 6, London
51. Lambotte A (1913) Chirurgie operatoire des fractures. Masson, Paris
52. Lauge-Hansen N (1948) Fractures of the ankle. Analytic-historic survey as the basis of new experimental, roentgenologic and clinical investigations. Arch Surg 56:259–317
53. Lauge-Hansen N (1963) Die genetische Reposition und Retention. Zentralbl Chir 88:545–561
54. Leitner B (1952) Behandlungen und Behandlungsergebnisse von 43 frischen Fällen von Luxatio pedis sub talo im Unfallkrankenhaus Wien 1925–50. Ergebnisse Chir Orthop 37:501–577
55. Lenormant C, Wilmoth P, Lecoeur P (1928) A propos du traitment sanglant des fractures du calcaneum. Bull Mem Soc Nat Chir 54:1353–1355
56. Leriche R (1929) Traitement chirurgical des fractures du calcaneum. Bull Mem Soc Nat Chir 55:8–9
57. Lowe J, Yosipovitch Z (1976) Tarsometatarsal dislocation: a mechanism blocking manipulative reduction. J Bone Joint Surg [Am] 58:1029
58. Malgaigne JF (1843) Memoir sur la fracture par ecrasement du calcaneum. J Chir 1:2
59. Manoli A (1990) Compartment syndromes of the foot. Foot Ankle 10:340–344

60. Marti R (1978) Talus and Calcaneusfrakturen. In: Weber BG, Brunner CF, Freuler F (Hrsg) Die Frakturbehandlung von Kindern und Jugendlichen. Springer, Berlin Heidelberg New York
61. Merle D'Aubigne R (1937) Deux cas de fractures du calcanéum traitées par boulonnage aprés réduction au moyen de deux broches de Kirschner. Bull Mem Soc Nat Chir 63:784–787
62. Moreau L (1921) Fractures directes du calcaneum. Paris Med 11:305
63. Müller TH (1978) Die Läsionen des Talus. Eine Literatur-Sammelstatistik. Inaugural-Dissertation, Freiburg
64. Müller ME, Allgöwer M, Schneider R, Willenegger H (1969) Manual der Osteosynthese. Springer, Berlin Heidelberg New York
65. Müller ME, Allgöwer M, Schneider R, Willenegger H (1991) Manual of internal fixation. Techniques recommended by the AO-ASIF Group, 3rd Ed. Springer, Berlin Heidelberg New York
66. Murray G (1940) Compression fractues of the os calcis. Canad M A J 42:422–424
67. Myerson M (1987) Acute compartment syndrome of the foot. Bull Hosp J Dis Orthop Inst 47:251
68. Nadal J (1843) Du mecanisme de la fracture du calcaneum. Thesis, Paris, No 64
69. Omoto H, Sakurada K, Sugi M, Nakamura K (1983) A new method of manual reduction for intraarticular fracture of the calcaneus. Clin Orthop 177:104–111
70. Ovadia DN, Beals RK (1986) Fractures of the tibial plafond. J Bone Joint Surg (Am) 68:543–551
71. Palmer I (1948) The mechanism and treatment of fractures of the calcaneus. Open reduction with the use cancellous grafts. J Bone Joint Surg (Am) 30:2–8
72. Petit JL (1723) Fraite de maladies des os. Hocheran, Paris
73. Piednagel (1831) Journ univ et hebdom. T II:208
74. Pirogoff NI (1864) Grundzüge der allgemeinen Kriegschirurgie. Vogel, Leipzig
75. Pott P (1768) Some few general remarks on fractures and dislocations. London, p 59
76. Pridie KH (1946) A new method of treatment for severe fractures of the os calcis. Surg Gynecol Obstet 82:671–675
77. Quenu E, Küss G (1909) Etudes sur le luxations du metatarse. Rev Chir 39:281, 720, 1093
78. Revenko TA (1977) An operation to salvage the troublesome midtarsal amputation. SICOT, Int Orthop 1:70–71
79. Reynolds Mc IS (1972) Open reduction and internal fixation of calcaneal fractures. J Bone Joint Surg [Br] 54:176–177
80. Rheinbaben v M (1993) Fußfrakturen bei PKW-Insassen. Dissertation, Med. Hochschule Hannover (im Druck)
81. Rüedi Th, Allgöwer M (1978) Spätresultate nach operativer Behandlung der Gelenkbrüche am distalen Tibiaende (sog. Pilon-Frakturen). Unfallheilkde 81:319–323
82. Rowe CR, Sakellarides HT, Sorbie C, Freeman PA (1963) Fractures of the os calcis: long-term follow-up study of 146 patients. JAMA 184:920–923
83. Schiller MG, Ray RD (1970) Isolated dislocation of the medical cuneiform bone – a rare injury of the tarsus. J Bone Joint Surg (Am) 52:1632–1636
84. Schlein U (1991) Luxationen und Luxationsfrakturen der Subtalar-, Chopart- und Lisfranc-Gelenke. Dissertation, Med. Hochschule Hannover
85. Sneppen O, Christensen SB, Krogsoe O, Lorentzen J (1977) Fracture of the body of the talus. Acta Orthop Scand 48:317–324
86. Soubeyran P, Rives A (1913) Fractures du calcaéum. Rev de Chir 47:429–473
87. Sommer R (1928) Die traumatischen Verrenkungen der Gelenke. 14 Teil Enke, Stuttgart, S 431–531
88. Stealy JH (1909) Fracture of the astragalus. Surg Gynecol Obstet 8:36–48
89. Steffen L (1892) Luxation im Lisfrac'schen Gelenk mit Interposition der Sehne des M. tib. ant. Dtsch Z Chir 47:619

90. Surgen EG, Zwipp H (1989) Luxationsfrakturen im Chopart- und Lisfranc-Gelenk. Unfallchirurg 92:130–139
91. Swiontkokwski MF (1990) Limb reconstruction or primary amputation in massive lower extremity trauma? The development of a decision making scale AO/ASIF dialogue, Vol III, Issue I. June 1990, pp 1–4
92. Swoboda B, Scola E, Zwipp H (1991) Operative Behandlung und Spätergebnisse des Fußkompartmentsyndroms. Unfallchirurg 94:262–266
93. Syme J (1848) Contributions of the pathology and practice of surgery. Sutherland and Knox, Edinburgh
94. Szyszkowitz R, Reschauer R, Seggl W (1985) Eightyfive talus fractures treated by ORIF with five to eight years of follow-up study of 69 patientes. Clin Orthop 199:97–106
95. Thoren O (1964) Experimental os calcis fractures on autopsy specimens. Acta Chir Scand [Suppl] 70:11
96. Trillat A, Lerat J, Leclerc P, Schuster P (1976) Les fractures-luxations tarsometatarsiennes. Rev Chir Orthop 62:685–702
97. Trojan E, Jahna H (1956) Zur Behandlung der Stauchungsbrüche am distalen Unterschenkelende. Klin Med 11:313–317
98. Tscherne H (1986) Management der Verletzung am distalen Unterschenkel und Fuß. Langenbecks Arch Chir 369–539
99. Tscherne H, Zwipp H (1992) Calcaneal Fractures. In: Schatzker J, Tscherne H (eds) Major fractures of the pilon, talus and calcaneus. Springer, Berlin Heidelberg New York Tokyo, pp 154–174
100. Warwick CK, Bremner AE (1953) Fractures of the calcaneum. J Bone Joint Surg [Br] 35:33–45
101. Weber BG (1966) Die Verletzungen des oberen Sprunggelenkes, II. Aufl. 1972. Huber, Bern Stuttgart Wien
102. Westhues H (1934) Eine neue Behandlungsmethode der Kalkaneusfraktur. Arch Orthop Unfallchir 35:121–128
103. Whiteside GS (1918) A case of fracture of the os calcis. US Nav M Bull 12:267
104. Wilson DS (1972) Injuries of the tarsometatarsal joints. J Bone Joint Surg [Br] 54:677–686
105. Wülker N, Zwipp H, Tscherne H (1991) Experimentelle Untersuchungen zur Klassifikation von intraartikulären Fersenbeinfrakturen. Unfallchirurg 94:198–203
106. Zwipp H, Oestern JH (1983) Die Knorpelläsion am oberen Sprunggelenk – eine häufig verkannte Verletzung? Hefte Unfallheilkd 165:241
107. Zwipp H, Tscherne H, Wülker N (1988) Osteosynthese dislozierter intraartikulärer Calcaneusfrakturen. Unfallchirurg 91:507–515
108. Zwipp H, Tscherne H, Wülker N, Grote R (1989) Der intraartikuläre Fersenbeinbruch. Unfallchirurg 92:117–129
109. Zwipp H, Scola E, Schlein U, Riechers D (1991) Verrenkungen der Sprunggelenke und der Fußwurzel. Hefte Unfallheilkd 220:81–82
110. Zwipp H, Ranft T (1991) Fehlverheilte kindliche Frakturen im Fußbereich. Orthopädie 20:374–380
111. Zwipp H (1992) Severe foot trauma in combination with talar injuries. In: Schatzker J, Tscherne H (eds) Major fractures of the pilon, talus and calcaneus. Springer, Berlin Heidelberg New York Tokyo, pp 124–135

Offene und geschlossene Repositionen: Allgemeines

Kursleiter: H. Tscherne, Hannover

Allgemeines zur Technik der geschlossenen und offenen Reposition

V. Bühren

Berufsgenossenschaftliche Unfallklinik, Prof.-Küntscher-Straße 8, D-82418 Murnau

Das Repositionsmanöver ist integraler Bestandteil der Behandlung von Luxationen und Frakturen. Die herausragende Bedeutung der Reposition und die Spannbreite der angegebenen Techniken in der Therapie von Verletzungen des Bewegungs- und Stützapparates wird an zwei typischen schlagwortartigen Begriffen deutlich: Zum einen L. Böhlers Leitsatz zur konservativen Bruchbehandlung „*Einrichten* – Ruhigstellen – Üben", zum anderen dem angelsächsischen Kürzel für die operative Frakturtherapie „ORIF (*Open Reduction* – Internal Fixation)".

Bedeutung der verschiedenen Gewebekomponenten

Die Dislokation nach Fraktur oder Luxation ist von der Zerstörung und Fehlfunktion des tragenden Skelettsystems und der verspannenden Weichteile abhängig. Letztere bilden die „dynamische Komponente", die durch Verlust der Vorspannung (Kapseln, Bänder) bzw. über eine aktive Verkürzung (Muskulatur, Sehnen) zu typischen Fehlstellungen führt. Diese ist Ausdruck der Disbalance physiologischerweise ausgeglichener Agonisten und Antagonisten durch den Strukturverlust der „statischen Komponente", die im wesentlichen durch Knorpel- und Knochengewebe gebildet wird.

Reposition und Retention

Repositionstechnik und Retentionsverfahren bilden im Hinblick auf Konzept und Ablauf eine untrennbare Einheit. Jede noch so penible und anatomische Reposition wird sinnleer, wenn sie sich auch unter definierter Entlastung nicht retinieren läßt. Über den Grad der Zerstörung der statischen Komponente und die Ausbildung der dynamischen Komponente lassen sich dabei gegenläufige Positiv- bzw. Negativfaktoren für Reposition und Retention definieren. Generell vereinfachend kann gesagt

Hefte zu „Der Unfallchirurg", Heft 249
Zusammengestellt von K. E. Rehm

werden, daß nach einfacher widerstandsloser Einrichtung eine schwierige, zur Redislokation neigende Ruhigstellung zu erwarten ist und vice versa.

Anaesthesieverfahren

Hauptziele der Anaesthesieverfahren für die geschlossene Reposition sind die Schmerzausschaltung und muskuläre Relaxierung. Für einen Großteil der Dislokationen sind dabei in der Praxis eine Dämpfung der Qualitäten ausreichend und für die Patienten durchaus akzeptabel. Auch für die geschlossene Reposition existieren Notfallindikationen, die keinen Aufschub aus „anaesthesietypischen" Gründen dulden. Peripher an den Extremitäten eignet sich die gesamte Palette der Leitungsanaesthesien und gezielten Nervenblockaden. Gute Ergebnisse bei nur geringer Patientenbelastung sind mit der Lokalanaesthesie direkt im Frakturbereich zu erzielen. Für eine ganze Reihe von Indikationen, so für die Luxationen des Schulter- und Ellenbogengelenkes hat sich die systemische Gabe eines Minortranquilizers (z.B. Diazepam) oder die Kombination Tranquilizer und Analgeticum (z.B. Tramadol) bewährt.

Röntgentechnik

Dokumentechte Röntgenaufnahmen bilden den Standard vor und nach, der Bildwandlereinsatz die Option während der Reposition. Die Bilder müssen chirurgischerseits bezüglich Fehlstellung sowie Einfluß bzw. Gefährdung der dynamischen und edlen Komponenten interpretiert werden. Für die Reposition bildet der Bildwandlereinsatz die Vorteile, daß zum einen die Dislokationsebene genau bestimmt und zum anderen das Manöver selbst kontrolliert werden kann.

Technische Prinzipien der geschlossenen Reposition

Eine Grobeinteilung läßt sich zwischen Zugtechniken und Hebeltechniken treffen, wobei eine Reihe der Methoden Elemente beider Grundformen aufweist. Haupterkennungsmerkmal einer Zugtechnik ist die direkte, in der Extremitätenachse wirkende Krafteinleitung, die die verkürzenden Momente der dynamischen Komponente aufhebt. Die Hebeltechniken bedienen sich des altbekannten physikalischen Gesetzes: „Kraft x Kraftarm = Last x Lastarm". Die Technik bedarf immer eines Stützpunktes entweder im Gewebe selbst oder außerhalb als Hypomochlion. Eine Problematik der Methode liegt in der möglicherweise sehr hohen Druckbelastung im Stützpunkt, die zu Gewebszerstörungen führen kann.

Zug und Gegenzug

Durch den Zug am distalen Fragment in jene Richtung, in die das unter Gegenzug stehende proximale weist, wird die Verkürzung behoben. Unter entsprechender Peilung werden gleichzeitig noch bestehende Achsabweichungen beseitigt und Rotationsfehler ausgeglichen. Anschließend wird durch direkten seitlichen Druck oder Zug die Lateralverschiebung korrigiert.

Umführungstechnik

Bei stark gezackten Frakturrändern ist eine komplette Lösung der Fragmente mit dann freier Seitenverschiebung nicht möglich. In diesem Fall sollte versucht werden, die Hauptzacken durch Rotieren des distalen Fragmentes aneinander vorbei zu führen.

Einstellen eines Zahnradmechanismus

Für metaphysäre Frakturen besteht oft die Situation einer spongiösen Impressionszone bei kleinzackiger Fraktur der korrespondierenden, relativ dünnen Corticalis. In dieser Situation kann besser die knöcherne Verkürzung auf der Seite der Impression genutzt werden. Es wird daher zunächst auf die Seite des knöchernen Defektes gezogen, nach Lösen der Zahnradverbindung kann die Seitenverschiebung behoben und durch Aufgabe des Zuges dann der Zahnkranz in die korrekte Position eingerastet werden. Anschließend läßt sich durch Fragmentkippung mit Stützpunkt im Zahnrad die korrekte Achsstellung einrichten.

Ligamentotaxis

Für gelenknahe, operativ schwierig zu rekonstruierende Komplexfrakturen bietet die geschlossene Reposition durch Zug unter Ausnützung der Ligamentotaxis eine bedenkenswerte Alternative. Allerdings muß die Retention eine Aufrechterhaltung der Traktion garantieren, wozu sich insbesondere Fixateur externe-Montagen eignen.

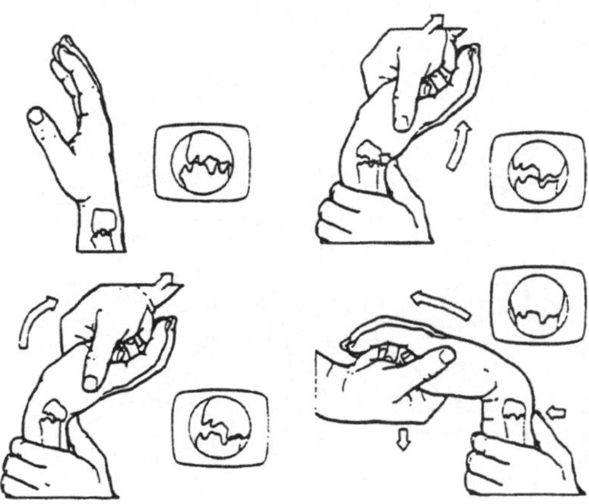

Abb. 1. Zahnradmechanismus

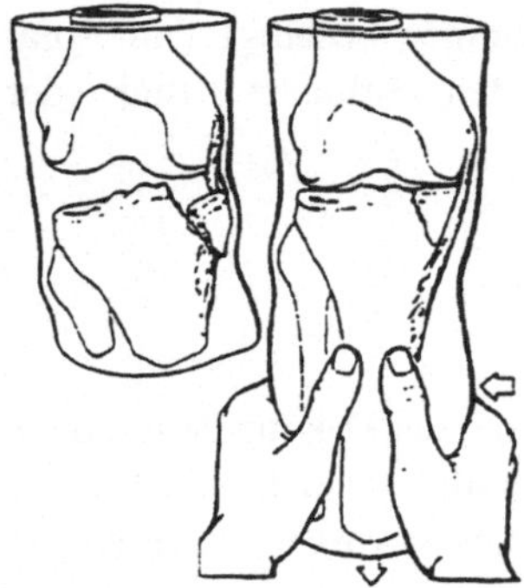

Abb. 2. Ligamentotaxis

Chronische Reposition

Die klassische Extensionsbehandlung sowie die frühfunktionellen Behandlungsverfahren beruhen auf dem Prinzip einer „chronischen" Reposition nach grober Ersteinrichtung. Die Kunst der Methodik liegt zum einen in der korrekten Zeitplanung bis zum endgültigen Festwerden der Fraktur, zum anderen in der Kenntnis und Anwendung „kalkulierter" Fehlstellungen.

Kippmethode

Zunächst wird durch weiteres Abknicken der Hauptfragmente zwar die Achsdislokation verstärkt, die Zugwirkung der dynamischen Komponente und insbesondere der Muskulatur jedoch verringert. Im zweiten Schritt werden in der Entlastungsstellung die korrespondierenden Cortices der Flexionsseite aufeinandergestellt und bilden so anschließend den Stützpunkt. Im dritten Schritt wird aus der Dislokation heraus unter zunehmender Kompression im Stützpunkt das distale Fragment in die Achse des proximalen gehebelt.

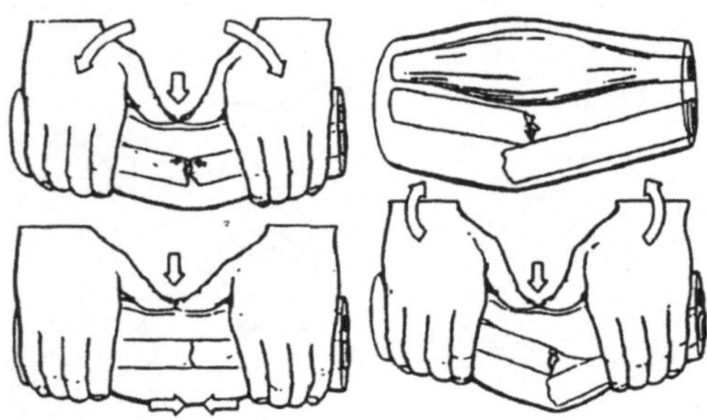

Abb. 3. Kippmethode

Rückbiegung

Bei der Rückbiegung wird gewissermaßen nur auf den zweiten Teil der Kippmethode zurückgegriffen, da auf einer Seite der Fraktur die Corticalis schon primär nicht disloziert ist. In der Praxis handelt es sich um spongiöse Einstauchungen oder auch um Wulstbrüche des Kindesalters.

Hypomochlion

Vorbedingung für die Anwendung eines Hypomochlions ist eine intakte Zuggurtung an der Konkavseite der Dislokation. Das Hypomochlion verlegt den Stützpunkt für die Kippmethode oder die Rückbiegung quasi vor die Haut. Ein direkter Corticaliskontakt im Stützpunkt ist für die Reposition nicht notwendig. Vielmehr erfährt auch die Konvexseite zumindest theoretisch nach dem „Qutrigger"-Prinzip eine Distraktion.

Schmerzausschaltung zur Reposition von Frakturen und Luxationen

R. Rossaint und D. Pappert

Klinik für Anaesthesiologie und operative Intensivmedizin,
Universitätsklinikum Rudolf Virchow, Freie Universität Berlin, Augustenburger Platz 1,
D-13353 Berlin

Unabhängig von der Art und Dauer der Narkose kann jede Form der Schmerzausschaltung die Homöostase des Organismus verändern und damit auch das Leben des Patienten gefährden. Somit müssen sowohl bei kurzen wie bei langen Narkosen, ob in Allgemein- oder in Regionalanästhesie, die gleichen Grundsätze gelten:

1. Vor Anästhesiebeginn werden – sofern möglich – eine ausführliche Anamnese sowie nach klinischen Kriterien notwendige Untersuchungsbefunde erhoben.
2. Mit dem(r) Patienten(in) wird das geplante Narkoseverfahren besprochen und er/sie werden über die spezifischen Risiken aufgeklärt.
3. Die Anästhesie darf nur mit Ausnahme von vitalen Indikationen bei nicht nüchternen Patienten begonnen werden.
4. Während der Anästhesie erfolgt eine kontinuierliche Überwachung der Herz-Kreislauf- und Atemfunktion, wobei das Ausmaß der Überwachungsmaßnahmen auf die betreffende Operation, das gewählte Anästhesieverfahren und auf den Zustand des Patienten abgestimmt werden.

Hefte zu „Der Unfallchirurg", Heft 249
Zusammengestellt von K. E. Rehm

Die Wahl des Anästhesieverfahrens wird neben der Art und Lokalisation des notwendigen operativen Eingriffs sowohl von den Wünschen und Alter des Patienten als auch von der Erfahrung des behandelnden Anästhesisten mitbeeinflußt. So wird ein in der Regionalanästhesie geübter Anästhesist sicherlich in vergleichbaren Situationen häufiger eine Regionalanästhesie durchführen als ein in der Regionalanästhesie ungeübter Anästhesist. Für die Wahl des Anästhesieverfahrens ist es aber auch sinnvoll zu fragen, was die einzelne Methode leisten kann, wo ihre Vor- und Nachteile, aber auch ihre Grenzen liegen.

Allgemeinanästhesie

Während die Einleitung einer Allgemeinanästhesie bei Erwachsenen auf intravenösem Wege erfolgt, kann die Inhalation eines Narkotikums bei Kindern den schonenderen Weg darstellen. In beiden Fällen erfolgt ein schneller Wirkungseintritt der Narkose, so daß dieses Verfahren insbesondere bei nüchternen Patienten oftmals für kurzdauernde geschlossene Repositionen bevorzugt wird. Aufgrund der atemdepressiven Wirkung der Anästhetika muß auch ohne Muskelrelaxation während der Allgemeinanästhesie die Atmung des Patienten assistiert werden, oder der Patient muß kontrolliert beatmet werden. In Abhängigkeit vom Aspirationsrisiko des Patienten sowie von Art und Dauer des Eingriffs wird der Anästhesist die Trachea des Patienten intubieren oder eine Larynxmaske bzw. Maske verwenden. Hier gilt es allerdings zu beachten, daß sowohl durch intravenöse als auch durch volatile Anästhetika die Schutzreflexe gedämpft oder gar erloschen sein können und somit Aspirationen begünstigt werden. Daher muß bei nicht nüchternen Patienten immer eine endotracheale Intubation erfolgen. Darüber hinaus muß beachtet werden, daß alle intravenösen und volatilen Anästhetika mehr oder weniger substanz- oder dosisabhängige Kreislaufwirkungen und eine negative Inotropie aufweisen. Somit kann bei nicht nüchternen Patienten und evtl. auch bei Patienten mit koronarer Herzkrankheit die Regionalanästhesie das günstigere Verfahren darstellen.

Regionalanästhesie

Während die Allgemeinanästhesie eine globale Analgesie herbeiführt, wird mit regionalen Blockadetechniken eine örtlich begrenzte Schmerzausschaltung und motorische Blockade erreicht. Im Gegensatz zur Vollnarkose setzt die analgetische Wirkung nach Applikation des Lokalanästhetikums langsamer ein und ist bei Single-Shot-Verfahren substanzspezifisch begrenzt; sie kann aber auch unter Verwendung von Kathetertechniken bei Bedarf weit über die Operationsdauer aufrecht erhalten werden. Durch die Regionalanästhesie selbst werden weder Atmung, Schutzreflexe noch die Vigilanz des Patienten beeinträchtigt, sofern es bei sachgemäßer Durchführung nicht zu einer versehentlichen intravenösen oder hoch-subarachnoidalen Injektion kommt. Bei rückenmarksnahen Verfahren ist bei der durch die Lokalanästhetika herbeigeführten Sympathikolyse mit einer Neigung zur Hypotonie zu rechnen. Aufgrund dieser möglichen, wenn auch seltenen Komplikationen, die dann aber auch die Intubation des

Patienten erfordern können, ist auch bei der Durchführung von regionalen Blockadetechniken die Nüchternheit der Patienten bei Elektiveingriffen zu fordern (Ausnahme: Blockade kleinerer peripherer Nerven unter Verwendung geringer Lokalanästhetikamengen). Aufgrund der ungestörten Vigilanz wird eine alleinige Regionalanästhesie in der Regel erst bei älteren Kindern und Jugendlichen durchgeführt.

Interskalenäre Blockade des Plexus brachialis nach Winnie

Die Interskalenusblockade ist zur Reposition der Schultergelenksluxation sowie bei Operationen an Schlüsselbein, Schulter und Oberarm mit Ausnahme der Oberarminnenseite indiziert. Als absolute Kontraindikation gelten die kontralaterale Recurrens- oder Phrenicusparese. Zur Blockade des Plexus cervicobrachialis wird in Höhe des Krikoids zwischen M. scalenus anterior und M. scalenus medius mit der Kanüle eingegangen und 20–40 ml Lokalanästhetikum in den perineuralen Bindegewebsraum in Höhe des Querfortsatzes von C_6 injiziert. Vor Injektion des Lokalanästhetikums darf allerdings weder Liquor noch Blut aspiriert werden können, da subarachnoidale Injektionen eine totale Spinalanästhesie bzw. intravasale Injektionen – insbesondere in die A. vertebralis – ZNS-Intoxikationen auslösen können.

Supraklavikuläre Blockade des Plexus brachialis

Für Operationen an Oberarm, Unterarm und Hand kann durch Blockade des Plexus brachialis in der Regio colli lateralis im Bereich der Fossa supraclavicularis major eine Analgesie erreicht werden. Bei der perivaskulären Technik nach Winnie wird unmittelbar dorsolateral der Pulsation der A. subclavica eine Hautquaddel gesetzt. Nach Vorschieben der Kanüle parallel zur Gefäßnervenscheide in kaudo-lateraler Richtung, kann entweder durch Auslösen einer Parästhesie oder aber mittels eines Nervenstimulators die Position der Kanülenspitze verifiziert werden und je nach Körpergewicht 20–40 ml Lokalanästhetikum injiziert werden. Auch hier gelten kontralaterale Phrenicus- oder Recurrensparesen und ein kontralateraler Pneumothorax als Kontraindikation, da Phrenicus- und Recurrensparesen sowie Pneumothorax neben Plexusläsionen, Hämatombildung, hohen Spinal- und Periduralanästhesie als Nebenwirkung bzw. Komplikationen auftreten können.

Axilläre Blockade des Plexus brachialis

Hier wird zur Analgesie für Operationen am Unterarm und an der Hand der Plexus brachialis in der Regio axillaris durch Injektion von 30–40 ml Lokalanästhetikum in die Gefäß-Nervenscheide blockiert. Eine Lymphangitis gilt als absolute und eine präoperative Nervenläsion als relative Kontraindikation.

Blockaden periphere Nerven im Unterarmbereich

Sollte es bei einem der vorgenannten Regionalanästhesieverfahren zu einer unvollständigen Blockade von Anteilen des Plexus brachialis kommen, so kann durch Injektion von Lokalanästhetikum der Nervus ulnaris (2–5 ml), der N. medianus (5 ml) sowie der N. ulnaris (10 ml) im Ellbogenbereich blockiert werden. Die Injektion für die Blockade des N. ulnaris erfolgt zwischen Epicondylus medianus humeri und Olecranon gering proximal vom Sulcus n. ulnaris. Der N. medianus wird in der Verbindungslinie zwischen Epicondylus lateralis und medialis medial von der A. brachialis in etwa 5 mm Tiefe ausgesucht. Zur Blockade des N. radialis wird in dem Spalt zwischen M. brachioradialis und der Bizepssehne das Lokalanästhetikum injiziert. Neben diesen möglichen Blockaden im Ellbogenbereich können diese drei Nerven aber auch im Handwurzelbereich durch Injektion von jeweils 3–5 ml Lokalanästhetikum blockiert werden.

Spinalanästhesie

Für Eingriffe an der unteren Körperhälfte insbesondere bei nicht nüchternen Patienten oder bei zu erwartenden Intubationsschwierigkeiten eignet sich die Spinalanästhesie, bei der 1–2 ml eines hyperbaren Lokalanästhetikums lumbal in den Subarachnoidalraum injiziert wird. Das Lokalanästhetikum blockiert im Bereich seiner Ausbreitung im Liquor cerebrospinalis die Erregungsleitung der Nervenwurzeln und bewirkt hierdurch innerhalb von 5–20 min sowohl eine ausgezeichnete Analgesie als auch motorische Blockade. In Abhängigkeit vom angestrebten Analgesieniveau erfolgt die Punktion des Subarachnoidalraumes bei $L_{2/3}$ oder $L_{3/4}$. Durch Lagerungsmaßnahmen sowie durch Dichte und Volumen der Lokalanästhetikalösung kann die Blockadeausbreitung beeinflußt werden. Während die Wirkdauer und damit die Dauer der schmerzfreien Operabilität bei Single-Shot-Technik je nach Auswahl des Lokalanästhetikums auf 90 bis maximal 180 min begrenzt ist, erlauben möglicherweise künftig neu in die Klinik eingeführte Kathetertechniken auch bei Spinalanästhesie langdauernde operative Eingriffe. Da es durch die Spinalanästhesie auch zu einer Sympathikolyse kommt, muß insbesondere bei hypovolämen Patienten bei Wirkungseintritt der Spinalanästhesie mit einem Blutdruckabfall gerechnet werden. Es sollte deswegen vor Beginn der Anästhesie prophylaktisch 500–1000 ml einer Infusionslösung verabreicht werden. Aufgrund der zu erwartenden Sympathikolyse gilt ein nicht korrigierter Volumenmangel neben Gerinnungsstörungen als eine absolute Kontraindikation für die Durchführung der Spinalanästhesie. Als relative Kontraindikationen werden Sepsis, chronische und rezidivierende Erkrankungen des Rückenmarks und peripherer Nerven, Lendenwirbelsäulenbeschwerden und -Anomalien, vorausgegangene Operationen im Lendenwirbelsäulenbereich und Kopfschmerzen-Anamnese betrachtet. Der postspinale Kopfschmerz ist insbesondere bei jungen Patienten eine häufige Komplikation dieses Verfahrens, auch wenn prophylaktisch 24 h Flachlagerung und reichliche Flüssigkeitszufuhr durchgeführt werden. Als weitere Komplikation können – in sehr seltenen Fällen – eine hohe oder gar totale Spinalanästhesie und – häufiger – eine postoperative Harnretention auftreten. Gegenüber der Periduralanästhesie zeichnet sich die Spinalanästhesie durch die schnellere Anschlagzeit, die kleinere Versagerquote, die einfache Technik, eine bessere Muskelrelaxierung und durch eine kleinere Lokalanästhetikumdosierung aus.

Periduralanästhesie

Die lumbale Peri- oder Epiduralanästhesie stellt die Injektion eines Lokalanästhetikums in den sogenannten Periduralraum dar und ermöglicht alle Eingriffe an der unteren Extremität. Das Lokalanästhetikum breitet sich im Periduralraum nach kaudal und kranial aus und ermöglicht in der Regel 20–30 min nach Injektion eine schmerzfreie Operation. In Abhängigkeit vom angestrebten Analgesieniveau erfolgt bei der lumbalen Periduralanästhesie die Punktion des Periduralraumes zwischen $L_{1/2}$ und $L_{4/5}$. Neben der Höhe der Punktionsstelle ist die Blockadeausbreitung im wesentlichen von der Konzentration und vom Volumen der Lokalanästhetikalösung sowie von anatomischen Verhältnissen abhängig. Während die Wirkdauer der Periduralanästhesie bei einzeitigem Vorgehen je nach Auswahl des Lokalanästhetikums auf 45 bis maximal 480 min begrenzt ist, ermöglicht die häufiger angewandte Katheterperiduralanästhesie ein Nachinjizieren des Lokalanästhetikums zu jedem Zeitpunkt, so daß dieses Verfahren nicht nur hinsichtlich der intraoperativen Wirkdauer unbegrenzt ist, sondern sich dieses Verfahren darüber hinaus auch für die postoperative Schmerztherapie anbietet. Als wichtigste Komplikationen für dieses Verfahren sind die totale Spinalanästhesie und die versehentliche intravenöse Injektion des Lokalanästhetikums zu nennen. Daher wird sowohl bei einzeitiger Vorgehensweise als auch bei der Kathetertechnik immer nach sorgfältiger Aspiration zunächst eine Testdosis von ca. 3 ml injiziert und erst nach 5 Minuten bei Ausbleiben von Zeichen einer Spinalanästhesie bzw. einer intravasalen Injektion der Rest der gewünschten Gesamtdosis gespritzt. Da es durch die Periduralanästhesie wie bei der Spinalanästhesie zu einer Sympathikolyse kommt, muß bei Wirkungseintritt der Anästhesie mit einem Blutdruckabfall gerechnet werden. So sollte auch bei dieser Regionalanästhesietechnik vor Beginn der Anästhesie prophylaktisch 500–1000 ml einer Infusionslösung verabreicht werden. Neben den genannten Komplikationen können Kopfschmerzen bei versehentlicher Duraperforation und Blasenfunktionsstörung während noch bestehender Anästhesie auftreten. In Ausnahmefällen kann es zu Verletzungen des Rückenmarks durch falsche Technik infolge zu tiefer Injektion bei Punktion oberhalb $L_{2/3}$, zu epiduralen Hämatomen oder Infektionen kommen. Als absolute Kontraindikation gelten Schock, Gerinnungsstörungen und Sepsis. Gegenüber der Spinalanästhesie zeichnet sich die Periduralanästhesie durch die geringe Inzidenz des postspinalen Kopfschmerzes, lurch die geringer ausgeprägte Kreislaufwirkung und die bei Verwendung der Kahetertechnik bis in den postoperativen Verlauf reichende Analgesie aus.

Repositionstechnik bei Frakturen und Luxationen: Die Reposition am Unfallort

U. Schmidt

Unfallchirurgische Klinik, Medizinische Hochschule Hannover, Konstanty-Gutschow-Straße 8, D-30626 Hannover

Die Reposition von Frakturen und Luxationen am Unfallort gehört heute bei mehr als 200 000 Notarzteinsätzen pro Jahr bei verunfallten Patienten zu einem Standard der Erstversorgung. Frakturen und Luxationen stellen ernste chirurgische Notfälle dar, deren Erstbehandlung nach Sicherung der Vitalfunktionen des Patienten bereits über Heilung oder Invalidität entscheidet. Ziele dieser Behandlungsmaßnahmen sind es, Sekundärschäden durch Dekompression der Weichteile zu verhindern, Schmerzen des Verletzten zu verringern, den Blutverlust zu minimieren und bei offenen Frakturen durch adäquate Behandlungsmaßnahmen das Infektionsrisiko zu senken [2, 3].

Diagnostik. Die primäre Untersuchung des Notfallpatienten erfolgt in standardisierter Form in kraniokaudaler Richtung, die Diagnostik von Frakturen beschränkt sich auf das Erkennen von sicheren Frakturzeichen. Die Beurteilung der Durchblutung und, bei ansprechbaren Patienten, der Sensibilität und Motorik, ist ein unverzichtbarer Bestandteil der Diagnostik vor der Einleitung weiterer Therapiemaßnahmen. Offene Frakturen müssen genauestens beschrieben werden, ggf. bei Vorhandensein von Sofortbildkameras auf Rettungsmitteln sind die Komplikationswunden zu fotodokumentieren. Selbstverständlich ist nach jeder Reposition die erneute Kontrolle von peripherem Puls und Sensibilität.

Frakturen

Grundsätzlich gilt für die Primärversorgung von Frakturen der Grundsatz *Reposition und Fixation.*

Diese Maßnahmen erfolgen direkt am Unfallort, bei eingeklemmten Patienten nach Bergung dieser. Bei ansprechbaren Patienten wird vor Durchführung der Reposition intravenös ein schnell wirksames Analgetikum gegeben.

Ziel der Reposition ist nicht die exakt anatomische Einrichtung der Fragmente, sondern die Wiederherstellung der Gliedmaßenachse nach dem Prinzip von axialem Längszug und Gegenzug. Kleidung wird grundsätzlich sowohl aus diagnostischen Gründen als auch zur Reposition und Fixation entfernt. Offene Frakturen werden unter Halten der Reposition mit Kompressen von grobem Schmutz gesäubert, mit einer Jod-Alkohol-Lösung desinfiziert und steril verbunden [1].

Hefte zu „Der Unfallchirurg", Heft 249
Zusammengestellt von K. E. Rehm

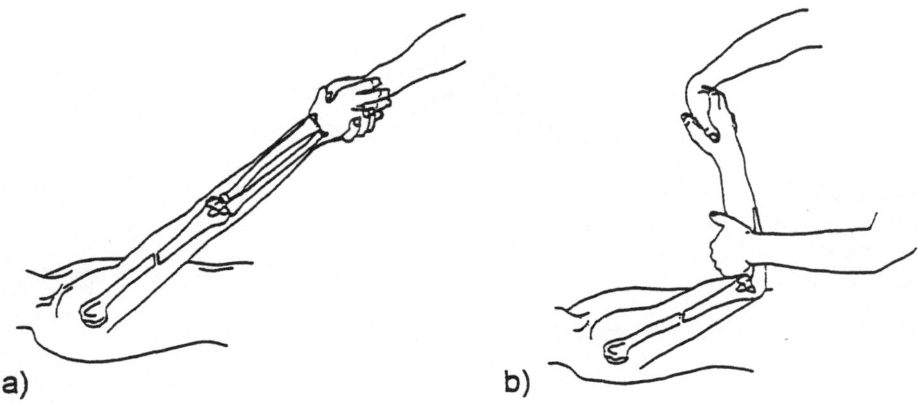

Abb. 1 a, b. Reposition des Oberarmbruches. **a** 1. Schritt, **b** 2. Schritt

Repositionstechnik

a) *Obere Extremität.* Die Reposition des Armes führt zu einer Funktionsstellung mit angelegtem Oberarm, rechtwinkliger Ellenbogengelenksbeugung und Hand in Mittelstellung. Der reponierende Helfer ergreift jeweils mit seiner gleichseitigen Hand die Hand des verletzten Armes. Oberarmfrakturen werden durch Längszug reponiert, das Ellenbogengelenk dann gebeugt und durch Druck auf die proximale Unterarmbeugeseite stabilisiert (Abb. 1).
Proximale Oberarmfrakturen werden nicht reponiert, hier reicht die einfache Ruhigstellung aus.
Unterarmfrakturen werden stets bei Rechtwinkelstellung im Ellenbogengelenk reponiert, wobei die gegenhaltenden Hände über der distalen Oberarmbeugeseite liegen (Abb. 2).
Bei Ellenbogengelenksfrakturen erfolgt die grobe Ausrichtung des Gelenkes in Rechtwinkelstellung, Frakturen an der Hand und den Fingern werden nur bei starken Fehlstellungen achsengerecht eingerichtet.

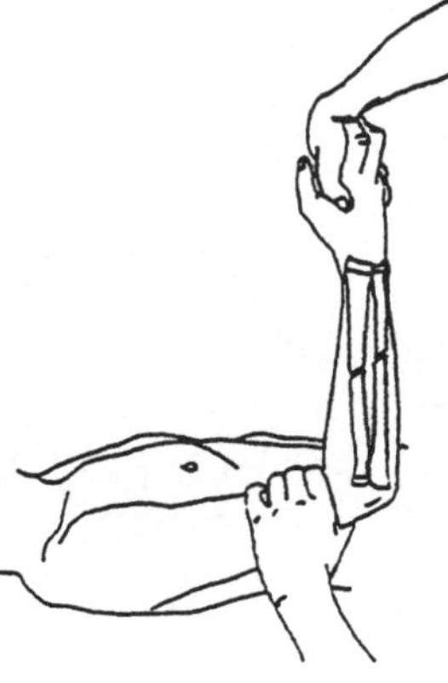

Abb. 2. Reposition des Unterarmbruches

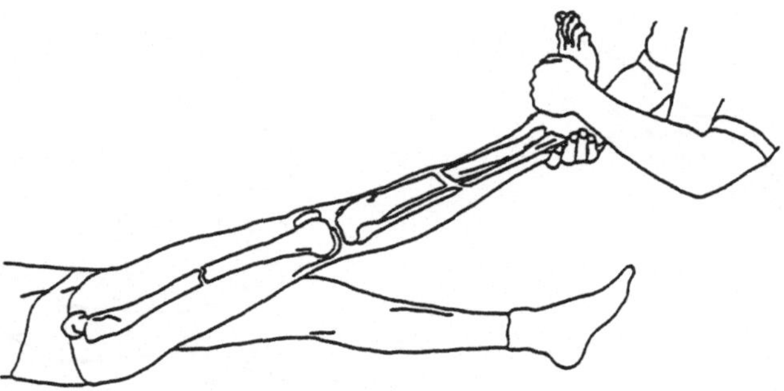

Abb. 3. Reposition von Ober- und Unterschenkelbrüchen

b) *Untere Extremität.* Ober- und Unterschenkelfrakturen werden am liegenden Verletzten durch Längszug bei 30° gebeugtem Hüftgelenk reponiert (Abb. 3).
Dabei greift eine Hand den Unterschenkel im Bereich des Knöchels, die andere Hand umgreift die Fußwurzel und hält den Fuß in Rechtwinkelstellung. Sehr wichtig ist die Reposition bei Sprunggelenksverrenkungsbrüchen. Die Zughände umgreifen hierbei Ferse und Fußrücken und bringen den Fuß unter Längszug in Rechtwinkelstellung (Abb. 4).
Frakturen des koxalen Femurendes erfordern keine Reposition, sondern lediglich eine Ruhigstellung.

c) *Becken und Wirbelsäule.* Gezielte Repositionen von Wirbelsäulen und Beckenverletzungen werden als Notfallmaßnahmen nicht vorgenommen. Lediglich im Bereich der Wirbelsäule kann bei deutlichen Fehlstellungen unter vorsichtigem Längszug eine grobe Ausrichtung in Körperachse erfolgen. Dabei sind insbesondere Flexionsbewegungen zu vermeiden.

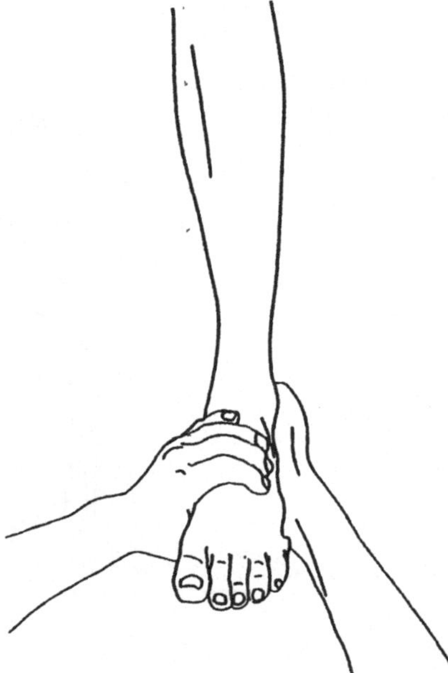

Abb. 4. Reposition von Sprunggelenksverrenkungsbrüchen

Fixation

Im Rettungsdienst stehen heute drei verschiedene Typen an Schienen zur Retention und Fixation zur Verfügung.

- *Aufblasbare Schienen (Luftkammerschienen):* Diese Schienen zeichnen sich durch eine einfache und sichere Handhabung aus, und stehen in verschiedenen Größen für obere und untere Extremitäten zur Verfügung. Nachteilhaft sind diese bei der Stabilisierung von proximalen Frakturen an Humerus und Femur, hier ist bei deren Anwendung ohne weitere Hilfsmittel (z.B. Kramerschiene) eine sichere Ruhigstellung nicht gewährleistet. Bei Kindern ist durch eine synchrone Ruhigstellung beider Beine in einer Schiene auch deren Einsatz möglich.
- *Vakuumschienen:* Vakuumschienen werden der verletzten Extremität anmodelliert und erstarren in der gewünschten Form bei der Evakation von Luft. Limitationen sind auch hier proximale Frakturen an Femur und Humerus, Kontraindikationen in der Anwendung bestehen nicht.
  Eine weitere Möglichkeit der Schienung von Frakturen der unteren Extremität inklusive proximaler Femurfrakturen stellt die Vakuummatraze dar, sie erlaubt ein Anmodellieren dieser an die verletzte reponierte Extremität.
- *Streckschienen:* Streckschienen haben sich in der Reposition und Retention von Frakturen der unteren Extremität bewährt, insbesondere bei Frakturen des mittleren und proximalen Femurs. Sie erlauben im Gegensatz zu o.g. Retentionsmitteln eine frühzeitige Extension des distalen Fragmentes in einer Behandlungsphase, in der die Fraktur nicht sicher stabilisiert ist.

Kontraindikationen dieser Schienen sind:

- Beckenfrakturen
- Hüftgelenksluxationen
- Kniegelenksverletzungen (intraartikuläre Frakturen und ligamentäre Verletzungen)
- Frakturen und Luxationen des distalen Drittels des Beines.

Bei Verletzungen im Halswirbelsäulenbereich erfolgt die Ruhigstellung durch eine Halskrawatte, deren Applikation ein weiteres Öffnen des Mundes des Verletzten erlauben sollte. Wirbelsäulenverletzungen im BWS- und LWS-Abschnitt sowie Beckenverletzungen werden in Rückenlage auf einer Vakuummatraze ruhiggestellt. Die Anwendung von Military Antishock Trousers (MAST) bzw. Pneumatic Antishock Garment (PASG) als notfallmäßige Retentionsmaßnahme bei Beckenverletzungen ist nicht zu empfehlen, zu erwähnen sind hier der Zeitaufwand, die Komplikationen, Kontraindikationen und der bisher nicht erwiesene Effekt auf Überlebensrate und Morbidität [4].

Luxationen

Für Luxationen an großen Körpergelenken gilt das folgende Therapieprinzip:

- Schmerzlinderung

- Unterpolsterung
- Immobilisierung
- kein Repositionsversuch.

Luxationen an Schultergelenken und Hüftgelenken werden als Maxime am Unfallort nicht reponiert, hier hat die geschlossene Reposition in der Klinik zu erfolgen. Bei groben Fehlstellungen an Ellenbogengelenken, Kniegelenken und Sprunggelenken ist präklinisch eine Trennung zwischen reinen Luxationen und Luxationsfrakturen nicht möglich. Diese werden, wie oben dargestellt, nach dem Prinzip der achsengerechten Einrichtung unter axialem Zug und Gegenzug reponiert und fixiert.

Literatur

1. Hilka B (1988) Reposition am Unfallort. Hefte Unfallheilkd 197:17–19
2. Rojczyk M, Tscherne H (1982) Bedeutung der präklinischen Versorgung bei offenen Frakturen. Unfallheilkunde 85:72–75
3. Südkamp N (1991) Eine prospektive Studie offener Frakturen mit Entwicklung eines neuen Scoresystems und ihre Auswirkungen auf neue Therapieverfahren. Habilitationsschrift Medizinische Hochschule Hannover
4. Tscherne H (1993) Notfallmaßnahmen bei Beckenverletzungen. Hefte zu „Der Unfallchirurg“ 232:764–771

Offene und geschlossene Repositionen: Kopf

Kursleiter: H. Tscherne, Hannover

Die Schädelfraktur

M. Brock

Neurochirurgische Klink, Universitätsklinikum Benjamin Franklin, Freie Universität Berlin, Hindenburgdamm 30, D-12203 Berlin

Schädelfrakturen sind stets das Ergebnis von Gewalteinwirkung. Sie werden nach *Art* und *Lage* unterteilt.

Hinsichtlich der *Art* unterscheiden wir zwischen *Fissur*, einem *Berstungsbruch* und einer *Impressionsfraktur*.

Hinsichtlich *Lokalisation* unterscheiden wir zwischen *Schädelbasisfrakturen* und *Konvexitätsfrakturen*.

Die Kombination von Art und Lage einer Fraktur (z.B. Fissur der Schädelbasis oder Impressionsfraktur der Konvexität) bestimmen, welche diagnostischen Mittel und welche Behandlungsmethode(n) anzuwenden sind. Diese Kombination bestimmt nicht selten auch die Früh- und Spätfolgen des jeweiligen Bruches.

Diagnostik

War noch vor zwei Jahrzehnten die „verfeinerte" Diagnose eines Schädelbruches auf die konventionelle Radiologie beschränkt (Röntgenaufnahmen in mehreren Ebenen und Tomogramme), so hat die Computertomographie unter Anwendung von „Knochenfenster" eine wesentliche Verbesserung bei der Beurteilung der Schädelbrüche mit sich gebracht. Die Kernspintomographie dient ergänzend zur Feststellung parenchymatöser Begleitläsionen. Sie leistet jedoch nur einen untergeordneten Beitrag hinsichtlich der Beurteilung der Frakturen selbst.

Da die meisten Schädelbrüche im Rahmen einer schweren Schädelhirnverletzung – sehr häufig eines schweren Polytraumas – einhergehen, werden bedauerlicherweise Schädelbrüche „im Eifer des Gefechtes" der Notaufnahme häufig übersehen. Dies kann – besonders bei offenen Schädelhirnverletzungen – verhängnisvolle Folgen für den Patienten haben.

In diesem Zusammenhang sei in Erinnerung gebracht, daß die Schädelhirnverletzungen in *offene* und *gedeckte* unterteilt werden. Der Unterschied ergibt sich aus-

Hefte zu „Der Unfallchirurg", Heft 249
Zusammengestellt von K. E. Rehm

schließlich aus *dem Zustand der harten Hirnhaut.* Ist die Dura intakt, sprechen wir von einer gedeckten Schädelhirnverletzung – unabhängig davon, ob die Haut offen und/oder der Knochen frakturiert ist. Dieser Unterschied zwischen offener und gedeckter Schädelhirnverletzung ist für die weitere Therapie in einigen Fällen entscheidend.

Die Schädelbrüche sind prinzipiell (1) *Fissuren,* (2) *Berstungsbrüche* oder (3) *Impressionsfrakturen.*

Fissuren

Fissuren der Schädelkonvexität

Die Fissuren der Schädelkonvexität werden in der Regel konservativ behandelt. Sie begleiten meistens weniger starke Schädelhirnverletzungen und heilen – je nach Patientenalter – mit unterschiedlicher Geschwindigkeit spontan. Zwei Gruppen von Fissuren der Schädelkonvexität erfordern jedoch besondere Aufmerksamkeit und (ggf.) Behandlung:

a) *Die wachsende Fraktur.* Hierbei handelt es sich um lineare Frakturen der Schädelkonvexität im Kindesalter, bei denen die Dura (und die Arachnoidea) Einrisse erleiden, die ermöglichen, daß die Liquorpulsationen die Ränder der Fissur „arrodieren" und zu einem „Wachstum" des Frakturspaltes führen. Der dadurch zustandekommende, zunehmende Kalottendefekt muß stets operativ versorgt werden.
b) *Temporo-parietale Fissuren.* Lineare Schädelbrüche der Schläfenbeinschuppe kreuzen in der Regel den Sulcus der Arteria meningica media und führen zu – meist sehr rasch verlaufenden – epiduralen Hämatomen. Die Anwesenheit einer solchen Fraktur muß stets vermehrte Aufmerksamkeit und „Alarmbereitschaft" auslösen.

Fissuren der Schädelbasis

Bei dieser Art von Schädelbrüchen kommt der Lage eine ganz besondere Bedeutung zu. Wir unterscheiden deshalb:

a) *Fissuren der vorderen Schädelbasis.* Diese im Rahmen sogenannter *fronto-basaler Schädelhirnverletzungen* stattfindenden Brüche befürfen fast immer einer operativen Behandlung. Dies ist besonders der Fall, wenn diese häufig multiplen Brüche durch die dünnen Knochen der Siebbeinplatte ziehen und mit Verletzungen der Dura einhergehen, die hier stark am Knochen haftet. Die *nasale Liquorfistel* und die große Gefahr des Eindringens von Keimen (meist Pneumokokken) aus den Nasennebenhöhlen machen die plastische Deckung der vorderen Schädelbasis in solchen Fällen obligatorisch. Früher wurden diese Verletzungen als Indikation zur *unmittelbaren* Versorgung betrachtet. Inzwischen ist klar, daß es besser ist, dem kontusionierten Stirnlappen etwas Zeit zur Erholung zu geben (*„aufge-*

schobene Dringlichkeit"), da dies die Folgen etwaiger operativer Manipulationen deutlich reduziert, die von der verletzten Hirnrinde in der akuten Phase viel schlechter toleriert werden. Es kommt hinzu, daß die Einführung der modernen Antibiose einen solchen Aufschub durchaus gestattet.

Die Versorgung der fronto-basalen Schädelhirnverletzungen, die in ihrer überwiegenden Mehrheit beidseitig sind, erfolgt über einen bifrontalen Zugang. Die Galea wird von dem bifrontalen Hautlappen (Bügelschnitt) abpräpariert, umgeklappt, auf die vordere Schädelbasis gelegt und dort fixiert. Zuvor werden Knochenfragmente entfernt, die Nasennebenhöhlen saniert und evtl. vorhandene größere Knochendefekte mit Kunststoff gedeckt.

b) *Fissuren der mittleren Schädelbasis.* Diese Brüche, die das Felsenbein befallen, kommen im Rahmen sogenannter temporo-basaler, latero-basaler oder oto-basaler Schädelhirnverletzungen zustande. In der Mehrzahl der Fälle derjenigen Brüche, die quer durch das Felsenbein verlaufen, ist auch eine Fazialislähmung zu verzeichnen. Der Liquoraustritt findet entweder durch den äußeren Gehörgang oder durch den Rachen (über die Mastoidzellen und der Tuba Fallopii) statt. Im Gegensatz zu den fronto-basalen werden die temporo-basalen Schädelhirnverletzungen nur sehr selten eine operative Versorgung verlangen. Sie gehen zumeist spontan zurück. Ist dies nicht der Fall, besteht die Behandlung in einer temporalen Craniotomie, bei der der Musculus temporalis von der Schuppe des Schläfenbeins freipräpariert und auf den Boden der mittleren Schädelgrube („unterhalb" des Schläfenlappens) eingelegt wird.

c) *Fissuren der „hinteren" Schädelbasis.* Diese Brüche sind relativ selten. Es gibt davon einige Sondergruppen (Frakturen durch das Foramen jugulare, Frakturen des Clivus, Frakturen mit Beteiligung des Condylus occipitale usw.). Diese Frakturen finden fast ausschließlich im Rahmen schwerster Schädelhirnverletzungen statt, ihr Vorhandensein wird als prognostisch ungünstig angesehen, und sie führen – wenn sie überlebt werden – nicht selten zu bleibenden Ausfällen der kaudalen Hirnnerven, die sich für den Patienten in äußerst unangenehmer Form (Schluckstörungen, Sprachstörungen) bemerkbar machen.

Die linearen Brüche der hinteren Schädelbasis stellen so gut wie nie eine Operationsindikation dar.

Berstungsfrakturen

a) *Berstungsbrüche der Konvexität.* Diese Frakturen sind Ausdruck der Auswirkung einer sehr großen kinetischen Energie auf die Kalotte. Sie kommen häufig bei Stürzen auf den Schädel aus großer Höhe vor, können aber auch bei Aufprallunfällen im Verkehr beobachtet werden. Gelegentlich frappiert der Kontrast zwischen einer sehr ausgedehnten Berstungsfraktur und dem guten klinischen Zustand des Verletzten. Dieser nur scheinbare Widerspruch erklärt sich durch die Tatsache, daß die kinetische Energie, die auf die Kalotte einwirkte, bei der Entstehung des Bruches verbraucht wurde und sich nur partiell auf das Hirn selbst weitergeleitet wurde.

b) *Berstungsfrakturen der Schädelbasis.* Im Gegensatz zu den Berstungsbrüchen der Kalotte, sind diejenigen der Schädelbasis fast immer Ausdruck einer außerordentlichen Gewalteinwirkung. Ihre Prognose ist meist infaust. Sie hinterlassen in der Regel schwerwiegende Ausfälle, denn sie sind mehr als die bloße Summation mehrerer linearer Frakturen (siehe „Lineare Frakturen der hinteren Schädelgrube").

Impressionsfrakturen

Impressionsfrakturen der Schädelkonvexität

Impressionsfrakturen sind stets auf direkte örtliche Einwirkung eines spitzen oder stumpfen Gegenstandes zurückzuführen. Sie sind stets im Bereich der einwirkenden Kraft.

Nicht jede Impressionsfraktur muß operativ versorgt werden.

a) *Kalottenimpressionsfraktur des Kleinkindes.* Diese auch als „Ping-Pong-Ball-Fraktur" bekannten Impressionsbrüche sind sehr häufig keine echten Frakturen, sondern nur „Eindellungen" des leicht deformierbaren, dünnen und weichen Knochens der Kalotte des Kleinkindes. Sie bilden sich in aller Regel spontan zurück und sollten zunächst beobachtet und nicht primär operiert werden. Ist eine solche Impression übermäßig tief und ausgedehnt, oder zeigt sie innerhalb von drei bis vier Wochen keine Rückbildungstendenz, dann kann sie leicht dadurch gehoben werden, daß man an ihrem Rand ein kleines Bohrloch anlegt und mit einem gebogenen Dissektor zwischen Knochen und harter Hirnhaut eingeht und die Delle „aushebelt".

b) *Kalottenimpressionsfraktur der Konvexität.* Bei diesen Frakturen gilt als Faustregel, daß sie nur dann gehoben werden müssen, wenn sie tiefer als die Dicke der benachbarten Kalotte sind. Handelt es sich um eine Impressionsfraktur, bei der die darüberliegende Haut offen ist, liegt es nahe, die Fraktur zu heben. Dies gilt besonders, wenn die Wunde verschmutzt ist und Knochenfragmente ohnehin versorgt bzw. entfernt werden müssen.
Auch im Falle einer Kalottenimpressionsfraktur beim Erwachsenen wird zunächst versucht – über ein Bohrloch unmittelbar „außerhalb" des imprimierten Gebietes – die Imprimate mit Hilfe eines Dissektors durch Aushebeln zu heben. Gelingt dies nicht, wird, von dem vorhandenen Bohrloch ausgehend, mit Hilfe einer Pneumatischen Säge der imprimierte Bereich umsägt („ausgesägt") und entnommen. Sodann wird die Impression am ausgesägten Knochendeckel reduziert (mitunter unter Anwendung eines Hammers). Kommt es dabei zum Absplittern einzelner Fragmente, können diese wieder eingepaßt und mit Hilfe von Draht fixiert werden.
Ist der Knochen im Bereich einer Kalottenimpressionsfraktur so zerstückelt, daß er nicht mehr verwertbar ist, oder handelt es sich um eine stark verschmutzte Fraktur, kann es angezeigt sein, den ausgesägten Knochen ganz zu verwerfen und durch Kunststoff zu ersetzen; im Fall einer stark verschmutzten Wunde wird man

allerdings die Versorgung des Defektes mit Kunststoff nie primär vornehmen und in der Regel die Haut über dem Defekt verschließen, um nach 6 Monaten die Sekundärversorgung des Defektes vorzunehmen.
Etwaige Verletzungen von Dura und dem darunterliegenden Hirn müssen selbstverständlich versorgt werden, bevor der „ausgebeulte" Knochendeckel (oder der Kunststoffdeckel) wieder eingesetzt wird, bzw. bevor die Haut über dem zunächst verbleibenden Knochendefekt verschlossen wird.

c) *Sagittale Impressionsfrakturen der Schädelkonvexität.* Diese Gruppe von Impressionsfrakturen ist besonders gefährlich. Der Bruch liegt über dem Sinus sagittalis, der nicht selten eingerissen ist und nur deshalb nicht blutet, weil das Knochenfragment, welches den Einriß verursacht, ihn gleichzeitig verlegt. Wird das Knochenfragment entfernt, kommt es meistens zu katastrophalen Blutungen, die selbst dem erfahrenen Neurochirurgen viel Wissen, Geschick und rasches Handeln abverlangen. In weniger geübten Händen kann eine solche Sinusverletzung, bei der mehr als 1 Liter Blut in weniger als 1 Minute verlorengehen kann, sehr rasch zum Tode auf dem Operationstisch führen. Die sagittalen Impressionsfrakturen müssen deshalb nach summarischer und oberflächlicher Wundversorgung *und ohne Versorgung der Knochenfragmente* dem Neurochirurgen überwiesen werden.
d) *Impressionsfrakturen der Schädelbasis.* Die Impressionsbrüche der Schädelbasis sind fast immer Begleiterscheinungen von mehr oder minder schweren penetrierenden Verletzungen. Es handelt sich in aller Regel um Stichverletzungen durch die Augenhöhlen, die Knochenfragmente des Orbitadaches in die vordere Schädelbasis hineindrücken. Bei Kindern werden solche Verletzungen durch Spielzeugpfeile (aber gelegentlich auch durch Gegenstände wie Bleistifte) hervorgerufen. Bei Erwachsenen sind Messerstiche die häufigste Ursache. Die Behandlung solcher Impressionsfrakturen der Schädelbasis findet stets im Rahmen der Versorgung der begleitenden Primärschädigung statt und hängt von ihr ab. Ist bei der Aufnahme des Patienten der Gegenstand, der die Fraktur verursacht, noch an Ort und Stelle, darf er nicht entfernt werden.

Folgen von Schädelbrüchen

Schädelbrüche können *Sofortfolgen* oder *Spätfolgen* nach sich ziehen. In beiden Fällen können sowohl die extraneuralen Strukturen (Haut, Knochen, Hirnhaut, Gefäße) als auch die neuralen Strukturen selbst (Zentralnervensystem, Hirnnerven) verletzt sein.

Das Ausmaß der *Primärfolgen* hängt von Lage und Stärke des Traumas selbst ab. Die Primärfolgen, mit denen sich der Arzt von Anfang an konfrontiert sieht, sind unabhängig von Diagnostik und Therapie. Die Sekundärfolgen (dazu gehören auch diejenigen Spätfolgen, wie Krampfanfälle, die mitunter erst Monate nach der Verletzung auftreten können) hingegen hängen ganz entscheidend von der Primärdiagnostik und anfänglichen Therapie ab.

Diese Sekundärschäden, deren Entstehungsmechanismus im Zentralnervensystem in letzter Zeit besser erforscht und verstanden wird, können durch eine sachkundige Primärversorung vermieden bzw. weitgehend eingedämmt werden. Es kann daher für das weitere Schicksal des Patienten entscheidend sein, daß von Anfang an eine *adäquate, interdisziplinäre Versorgung* stattfindet.

Schußverletzungen

Kopfschüsse gehen so gut wie immer mit einer Verletzung des Knochens einher. Sind sie an der Schädelkonvexität (was häufiger der Fall ist), wird man sich zunächst auf die primäre oberflächliche Versorgung der Wunde beschränken, ohne Knochenfragmente, die durch das Projektil in die Tiefe getrieben wurden „nachzujagen". Sowohl das Aufsuchen der Knochenstücke als auch die des Projektils selbst und ggf. mitgeschleppter Weichteilfragmente und Haare, wird sekundär erfolgen. Ähnliches gilt für Schädeldurchschüsse und für Bolzenschüsse, sofern der meist kritische Zustand eine Primärversorgung überhaupt sinnvoll erscheinen läßt.

Bei Schußverletzungen der Schädelbasis (etwa bei Mundschüssen in suizidaler Absicht) gilt ähnliches: eine primäre Versorgung muß in diesen Fällen – falls sie überhaupt erfolgt – oberflächlich bleiben. Ausgedehnte, mehrstündige „rekonstruktive" Eingriffe sind unter diesen Umständen fragwürdig und sinnarm.

Abschlußbemerkungen

Die Häufigkeit von Schädelfrakturen nimmt unverändert in dem Maße zu, wie sich die Gesellschaft motorisiert, industrialisiert und bewaffnet.

Die Bedeutung der Schädelfrakturen – und der Schädelhirnverletzungen überhaupt – ergibt sich nicht nur aus den gesundheitspolitischen, ökonomischen und sozialen Konsequenzen dieser Verletzungsart, sondern auch – und ganz besonders – aus dem unmittelbaren und zumeist einschneidenden Eingriff, den eine solche Verletzung in das Leben des Individuums, seiner Familie und seiner unmittelbaren Umgebung bedeutet. Daraus resultiert nicht nur die dringende Notwendigkeit einer sehr guten ärztlichen Ausbildung auf diesem Gebiet, aber auch der Bedarf für geeignete Rehabilitationseinrichtungen, von denen letztlich die Wiedereingliederung des Patienten in die Gesellschaft mit abhängt.

Auf dem Gebiet der Neurotraumatologie ist noch längst nicht alles klar. Alle Anstrengungen, die verschiedenen Aspekte der cranio-cerebralen Traumatologie zu erforschen (von der Biomechanik bis zur Entwicklung von „Hirnprothesen") müssen deshalb unsere ungeminderte Aufmerksamkeit verdienen.

Gesichtsschädel und Unterkiefer

K.-D. Wolff

Universitätsklinikum Benjamin-Franklin, Hindenburgdamm 30, D-12200 Berlin

Mittelgesicht

Man unterscheidet Frakturen des zentralen (Oberkiefer und Nasenskelett) und lateralen Mittelgesichtes (Jochbein-Jochbogenkomplex) sowie Kombinationsfrakturen. Die Diagnose kann in der Regel klinisch unter Beachtung folgender Symptome gestellt werden: Bei der am häufigsten auftretenden isolierten Jochbeinfraktur findet sich eine Abflachung der Wangenpartie (Blick von oben) mit Stufenbildung am Infraorbitalrand. Bei Schwellungen und periorbitalem Hämatom nach frischem Trauma ist diese Abflachung überlagert und die Fraktur ist durch die Röntgenaufnahmen (NNH om/of) festzustellen. Zusätzliche Symptome können sein: Parästhesie im Ausbreitungsgebiet des N. infraorbitalis (Oberlippe, Wange und Taubheitsgefühl an Zähnen und Gingiva der betroffenen Seite), Doppelbilder bei Beteiligung des Orbitabodens sowie Mundöffnungsbehinderung. Bei Jochbogenfrakturen ist ebenfalls eine Stufenbildung perkutan gut tastbar (Röntgen: Henkeltopfaufnahme). Frakturen des Jochbein-Jochbogen-Komplexes bedürfen einer unmittelbaren Reposition wenn eine Sensibilitätsstörung vorliegt (Dekompression des N. infraorbitalis); bei älteren Frakturen (> 10 Tage) kann die Reposition schwierig sein, weswegen generell eine möglichst frühzeitige Versorgung zu empfehlen ist. In intravenöser Kurz- oder Intubationsnarkose wird die Reposition durch Zug mit dem Einzinkerhaken vorgenommen. Bei Jochbeinfrakturen erfolgt das Einsetzen des Hakens ca. 4 cm unterhalb der lateralen Lidkommissur, wobei die Hakenspitze sicher unterhalb des Jochbeinmassivs zu liegen kommen muß.

Bei Jochbeinfrakturen placiert man sie unterhalb des Knochens an der tiefsten Impression. Im Falle einer frischen Fraktur genügt ein mäßig starker Zug nach lateral/cranial zur Reposition, deren Erfolg durch Tastkontrolle und durch die Wiederher-

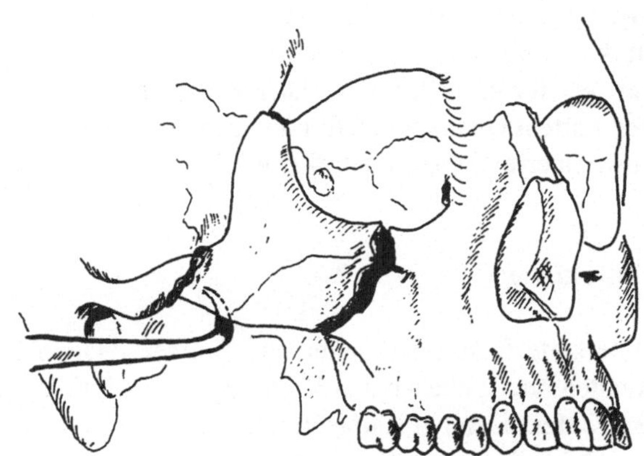

Abb. 1. Jochbeinreposition durch Einsetzen des Einzinkerhakens nach Strohmeier unter dem Jochbeinmassiv

Hefte zu „Der Unfallchirurg", Heft 249
Zusammengestellt von K. E. Rehm

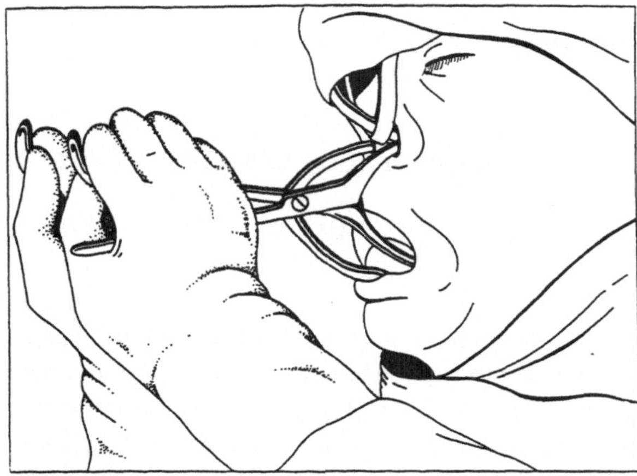

Abb. 2. Reposition dislozierter Mittelgesichtsfrakturen durch Rüttelung des Oberkiefers mit den Faßzangen nach Rowe

stellung der symmetrischen Wangenkontur überprüft wird. Während diese geschlossene Reposition bei Jochbogenfrakturen in aller Regel ausreichend ist, sollte bei Jochbeinfrakturen eine zusätzliche Fixation durch Miniplattenosteosynthese (Zugang über Augenbrauenrandschnitt) vorgenommen werden.

Mittelgesichtsfrakturen mit Beteiligung des Oberkiefers äußern sich an bezahnten Patienten durch eine Okklusionsstörung, die der Patient oft spontan angibt. Bei teilbezahnten Patienten oder Vollprotheseträgern kann die Okklusionsprüfung mit eingesetzten Prothesen Hinweise auf eine Fraktur geben. Typischerweise findet sich bei einer dislozierten Oberkieferfraktur ein frontal offener Biß mit frühzeitigem Aufbiß im Seitenzahnbereich und Zurückliegen des Oberkiefers gegenüber dem Unterkiefer. Die abnorme Beweglichkeit ist durch Rütteln zwischen Daumen und Zeigefinger feststellbar. Trotz des oft beeindruckenden Befindes ist eine sofortige Reposition oder Fixation meist nicht erforderlich. Die Behandlung muß unter genauer Einstellung der Okklusion erfolgen und sollte dem Mund-Kiefer-Gesichtschirurgen vorbehalten bleiben. Sie geschieht durch Darstellung der Frakturlinien von intraoral, bei höheren Mittelgesichtsfrakturen ggf. auch von extraoral und Miniplattenosteosynthese. Bei stark dislozierten oder verkeilten Frakturen ist eine Oberkieferrüttelung erforderlich, bei der die nach dorsal verlagerte Maxilla mit zwei Zangen zwischen Nasenboden und hartem Gaumen gefaßt und nach ventral gezogen wird, bis eine anatomische Reposition erreicht ist (Kontrolle der Frakturlinie und der Okklusion).

Unterkiefer

Unterkieferfrakturen können als Einfach-, Doppelt- oder Mehrfachbrüche im bezahnten oder unbezahnten Kiefer auftreten. Die Verdachtsdiagnose kann am bezahnten Kiefer, auch bei Einfachbrüchen mit nur geringer Dislokation, durch eine Störung der Okklusion nach Trauma gestellt und durch Röntgenbilder in 2 Ebenen (UK p.a. und seitlich) erhärtet werden wobei darauf zu achten ist, daß auch die Kiefergelenke

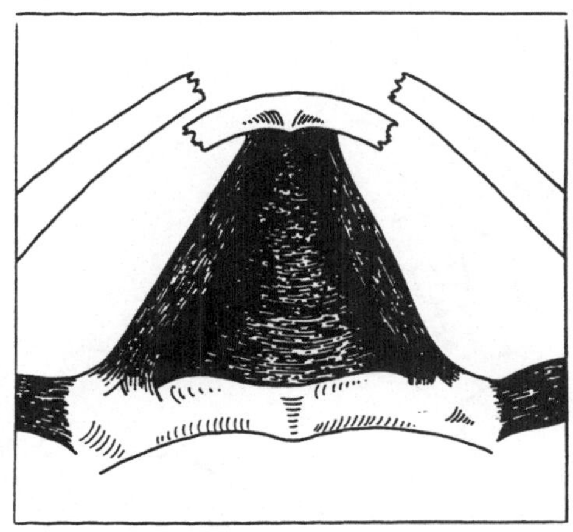

Abb. 3. Dorsalverlagerung des ausgeprägten Kinnfragmentes durch Muskelzug

dargestellt werden. Brüche in zahntragenden Kieferabschnitten haben Kontakt zum Parodontalspalt und sind deshalb als offene Frakturen anzusehen; bei Frakturen des horizontalen Astes kann bei starker Dislokation eine Schädigung des N. alveolaris inferior mit Störung oder Ausfall der Sensibilität der ipsilateralen Unterlippe auftreten. In beiden Fällen ist eine rasche definitive Frakturversorgung anzustreben, eine aufgeschobene Versorgung ist lediglich bei geschlossenen Frakturen im Kiefergelenksbereich zu rechtfertigen. Ist bei offenen dislozierten Unterkieferfrakturen eine fachärztliche Behandlung durch einen Kieferchirurgen oder entsprechend erfahrenen Zahnarzt über längere Zeit (> 24 Std.) nicht möglich, so kann als einfachste Sofortmaßnahme ein Kopf-Kinn-Verband angelegt werden, mit dem der mobile Unterkiefer gestützt und relativ ruhiggestellt wird. Da die Atmung über den Mund durch diese Maßnahme meist erschwert wird, muß eine freie Nasenatmung vorliegen. Luxierte Zähne werden bis zu ihrer Replantation in physiologischer Kochsalzlösung aufbewahrt. Notfälle bilden die Unterkiefertrümmerfraktur oder die Stückfraktur des Kinnes, die mit einer akuten oder zunehmenden Luftnot einhergehen können. Ursache hierfür ist das Zurückweichen des mobilen anterioren Unterkiefers durch Zug der Mundboden- und infrahyoidalen Muskulatur nach dorsokaudal; dies bewirkt auch ein Zurückfallen der Zunge und eine obstruktive Atembehinderung, die oft durch ein ausgedehntes Mundbodenhämatom verstärkt wird.

Um akut Abhilfe zu schaffen, muß die Zunge und ggf. auch das ausgesprengte Kinnfragment mit einer Faßzange gegriffen und nach vorne gezogen werden, bis eine Intubation erfolgen kann.

Kiefergelenksluxation

Am häufigsten tritt die Luxation nach vorn auf, wobei der Gelenkkopf über das Tubercullum articulare aus der Pfanne rutscht und in dieser Position durch die Mundschließer und Gelenkbänder fixiert wird. In der Regel liegt eine doppelseitige Luxation mit Kiefersperre vor, der Mund kann also nicht mehr geschlossen werden, und das Kinn steht bei geöffnetem Mund mittig; bei einseitiger Luxation ist das Kinn zur

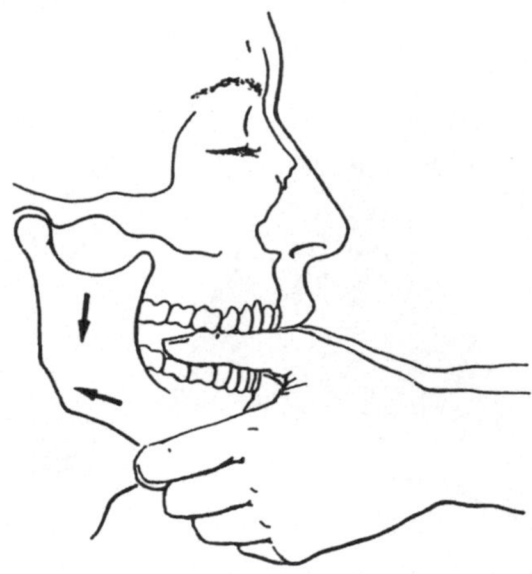

Abb. 4. Reposition des luxierten Unterkiefers durch den Handgriff nach Hippokrates

Gegenseite verschoben. Die leere Gelenkpfanne ist präauriculär tastbar und röntgönologisch (Aufnahme nach Schüller) darstellbar. Das für den Patienten schmerzhafte und bei erstmaligem Auftreten beängstigende Ereignis sollte möglichst schnell durch manuelle Reposition (Handgriff nach Hippokrates) beendet werden: Der Unterkiefer wird mit den Daumen an der Zahnreihe und mit den Fingern am Unterkiefer gefaßt und kräftig nach unten gedrückt, worauf der Gelenkkopf über das Tuberculum in die Pfanne zurückgleitet.

Dies gelingt um so leichter, je häufiger Luxationen vorausgegangen sind (habituelle Luxation) und je kürzer das Ereignis zurückliegt. Gelingt die Reposition nach mehrmaligen Versuchen nicht, so kann in Kurznarkose und bei vollständiger Muskelrelaxation ein Erfolg erzielt werden. Die gelungene Reposition äußert sich in einem deutlichen und ruckartigen Hineingleiten der Köpfchen in die Gelenkpfannen und durch das Aufheben der Kiefersperre. Wegen der entstandenen Kapseldehnung sollte anschließend ein Kopf-Kinn-Verband angelegt werden, um ein frühes Rezidiv zu verhindern.

Nasenbein

D. F. Knöbber

Hals-Nasen- und Ohren-Klinik, Universitätsklinik Rudolf Virchow, Freie Universität Berlin, Augustenburger Platz 1, D-13353 Berlin

Bei einem Gesichtstrauma ist die Nase meist mitbetroffen, die Fraktur des Nasenbeins stellt die häufigste knöcherne Verletzung im Gesicht dar. Je nach Art (spitz, stumpf) und Richtung der Gewalteinwirkung auf das Nasengerüst (von vorn, seitlich oder axial/unten) lassen sich die Verletzungen einteilen.

Hefte zu „Der Unfallchirurg", Heft 249
Zusammengestellt von K. E. Rehm

Nasenbeinprellung

Schmerzhafte Schwellung über dem Nasenrücken oder im Bereich der gesamten knöchernen und knorpeligen Nase ohne Fraktur.

Nasenweichteilverletzung

Durch Scherkräfte eingerissene oder abgelederte Haut am Nasenrücken; durch spitze und scharfkantige Gegenstände eingerissene Nasenflügel, Durchtrennung des Nasensteges (Columella), oft in Verbindung mit Platz- und Schürfwunden im gesamten Gesichtsbereich.

Geschlossene Nasenfraktur (Nasenbein, Nasenpyramide)

Knöcherne Frakturen der Nase ohne Eröffnung des Integuments, im allgemeinen mit einer erheblichen Schwellung und Hämatombildung im Nasen- und Wangenbereich einhergehend.

Offene Nasenfraktur (Nasenbein, Nasenpyramide)

Bei schwerem Gesichtstrauma Durchtrennung der Nasenweichteile mit Fraktur des knöchernen Nasengerüsts, im allgemeinen mit Eröffnung der Nasenhaupthöhle.

Sowohl die geschlossene als auch die offene Nasenfraktur können mit einer Fraktur des Nasensptums einhergehen.

Diagnostik. Bei der klinischen Untersuchung ist neben der Palpation der äußeren Nase (Crepitatio) die Rhinoscopia anterior mittels Nasenspeculum von Bedeutung, um eine Beteiligung der inneren Nase zu erkennen. Durch diese Inspektion des Naseninneren muß ein Hämatom der Nasenscheidewand (Septumhämatom) ausgeschlossen werden, das auch schon durch Bagatelltraumen (Nasenprellung) entstehen kann und sich wenige Stunden posttraumatisch durch eine zunehmende Behinderung der Nasenatmung bis hin zum völligen Verschluß der Nase bemerkbar macht. Auch sind eine Septumfraktur und der Einriß einer Nasenmuschel durch die vordere Rhinoskopie zu erkennen.

Hinsichtlich Röntgenaufnahmen reichen die Aufnahmen der „Nase seitlich und axial“ meistens aus. Bei Verdacht auf eine Mittelgesichtsfraktur sollte primär eine Computertomographie des Gesichtsschädels in coronarer Projektion erfolgen, um die Frakturverläufe genau lokalisieren zu können und eine Beteiligung der Schädelbasis (Rhinobasis) zu erkennen.

Therapie. Bei der *Nasenbeinprellung* reichen Kühlung der äußeren Nase und abschwellende Nasentropfen über einige Tage aus, um der möglichen Entstehung einer akuten Sinusitis, bedingt durch eine Schwellung der inneren Nase, vorzubeugen.

Bei alleinigen Weichteilverletzungen der äußeren Nase geht man nach den allgemeinen chirurgischen Richtlinien vor (Tetanus-Schutz, Wundreinigung, Entfernung von etwaigen Fremdkörpern). Bei durchgreifenden Verletzungen, z.B. Einriß eines Nasenflügels, wird von innen nach außen vernäht. Bei Substanzdefekten der Haut zeigt die primäre Defektdeckung mit einem freien Hauttransplantat, z.B. von retroaurikulär, sehr gute Heilungserfolge.

Im Falle einer Impressionsfraktur des Nasenbeins und der einseitigen Nasenpyramide werden die eingesunkenen Knochenfragmente mit einem Elevatorium vom Nasenlumen aus hochgehebelt bei manueller Kontrolle von außen. Es erfolgen die Nasentamponade für drei Tage zur Stützung des Nasengerüsts sowie der Nasengips über dem Nasenrücken für eine Woche. Dieser schützt die Nase vor mechanischer Beanspruchung und läßt den Patienten vorsichtig sein. Wurde die gesamte Nasenpyramide seitwärts verschoben, kann zunächst durch manuelles Redressement mit dem Daumen versucht werden, die Nase wieder mittig einzustellen. Dies gelingt wenige Stunden nach Trauma oft sehr gut, häufig bei alkoholisierten Patienten. Vorteilhaft kann bei der Schiefstellung des knöchernen Nasengerüsts die Redressement-Zange nach Walsham eingesetzt werden, indem das Nasenseptum zwischen die Branchen genommen und die Nase gerade gerückt wird. Es erfolgt ebenfalls eine Nasentamponade für drei Tage, zusätzlich zum Nasengips ein quer über den Nasenrücken verlaufender Heftpflasterverband mit leichtem Zug in die Gegenrichtung.

Liegt zur knöchernen Nasenfraktur eine Fraktur des Nasenseptums vor, wie es bei starker Gewalteinwirkung häufig vorkommt, kann abhängig vom Ausmaß auch die Korrektur der Nasenscheidewand nach den Techniken der Septumplastik erforderlich werden.

Die *offene subkutane Nasenbein-, Nasenpyramidenfraktur* nach interkartilaginärem Schnitt im Nasenvorhof bds. kann bei verkeilten und älteren Frakturen erforderlich werden, indem die Nasenweichteile vom knöchernen Gerüst gelöst und mobilisiert werden. Der Eingriff kann mit einer Septumplastik kombiniert oder ggf. zu einer Septorhinoplastik erweitert werden.

Die *offene Reposition* erfolgt bei ausgedehnten Verletzungen mit Abriß der Nasenwurzel oder bei Trümmerfrakturen. In diesen Fällen muß eine Beteiligung der Nasennebenhöhlen, besonders Stirnhöhle und Siebbeinzellen, sowie eine Mittelgesichtsfraktur und Rhinobasisbeteiligung durch eine erweiterte Diagnostik ausgeschlossen werden. Die Knochenfragmente werden unter Ausnutzung von traumatisch bedingten Hautläsionen freigelegt, so daß ggf. eine Osteosynthese durchgeführt werden kann.

Nasenbein- und Nasenpryramidenfrakturen sollten innerhalb von 6 Tagen reponiert werden, da durch eine schnell eintretende Kallusbildung die Nase nach diesem Zeitpunkt sehr fest wird. Vom 8. posttraumatischen Tag an ist eine Reposition meistens nicht mehr möglich. Es sollte daher auch bei starker Schwellung der Nasenweichteile mit der Maßnahme nicht lange gewartet werden.

Während bei Kindern eine Nasenbeinfraktur in Vollnarkose durchgeführt wird, kann der Eingriff bei Erwachsenen in Lokalanästhesie erfolgen. Es werden wenige ml eines 2%igen Lokalanästhetikums mit Zusatz von Adrenalin 1:250 000 unter den Nasenrücken und in den Bereich der kaudalen Septumkante injiziert, bei kardiopulmonaler Begleiterkrankung muß auf Adrenalin verzichtet werden. Bei 5–7 Tage alten

Frakturen kann eine zusätzliche Prämedikation empfehlenswert sein, ebenso bei sensiblen Patienten.

Wird ein Septumhämatom diagnostiziert, muß es durch L-förmigen Schnitt entlastet und mit Einlegen einer Lasche drainiert werden. Es ist auch zu beachten, daß bei der Reposition nicht allzuviel Kraft aufgewendet werden sollte. Ist eine Fraktur nicht zu reponieren, kann es sich um einen alten, festen Bruch bei neuerlicher Nasenprellung ohne erneute Fraktur handeln!

Literatur

1. Denecke HJ, Ey W (1984) Die Operation an der Nase und im Nasopharynx. Spinger, Berlin Heidelberg New York Tokyo, S 206–220
2. Ganz H (1994) Operationen an der äußeren Nase – Septumchirurgie. In: Ganz H (Hrsg) Der HNO-Belegarzt. Deutscher Ärzte-Verlag, Köln, S 97–113
3. Masing H (1980) Management of acute nasal injuries and intranasal surgery. In: Naumann HH (ed) Head and Neck Surgery, Vol 1. Thieme, Stuttgart, S 279–356
4. Schroeder HG, Eichhorn T, Glanz H, Kleinsasser O (1981) Klassifikation von isolierten Frakturen des knöchernen Nasengerüsts. HNO (Berlin) 29:335–338

Offene und geschlossene Repositionen: Obere Extremität

Kursleiter: H. Tscherne, Hannover

Repositionstechniken: Clavicula, AC- und SC-Gelenk

N. P. Südkamp

Unfallchirurgische Klinik, Universitätsklinikum Rudolf Virchow, Freie Universität Berlin, Augustenburger Platz 1, D-13353 Berlin

Luxation des Sternoclaviculargelenks

Unfallmechanismus

Bei den SC-Gelenksverrenkungen handelt es sich um sehr seltene Verletzungen, die nur 3% aller Schulterverletzungen ausmachen [3]. Meist liegt ein indirektes Trauma mit Verletzung des Schultergürtels mit zwei verschiedenen Verletzungsmechanismen [11] vor. Beim ersten Mechanismus wirkt die Kraft vorne auf die Schulter ein und verlagert sie nach inferior und posterior. Die sich mitbewegende Clavicula hebelt gegen die 1. Rippe und leitet die Kraft in das SC-Gelenk mit der Folge einer Zerrung oder Zerreißung der Bänder. Bei dem 2. Unfallmechanismus erfolgt eine indirekte Krafteinleitung auf die posteriore Schulter mit Verlagerung der Schulter nach anterior und inferior. Dadurch kommt es zu einer Rotation der Clavicula und einer Zerrung oder Zerreißung der posterioren Bandanteile. Beide Unfallmechanismen sind überwiegend Folge von Autounfällen oder Sportverletzungen.

Klassifikation

Allman [1] hat 1967 die Verletzungen des Sternoclaviculargelenkes in 3 Schweregrade unterteilt. Diese Unterteilung ist heute immer noch klinisch relevant und sinnvoll. Die Zuordnung zu einem Schweregrad richtet sich nach der Beteiligung der betroffenen Bänder. Beteiligt sein können die Gelenkkapsel, die Ligg. sternoclavicularia anterius und posterius und das Lig. costoclaviculare. Die Schweregradeinteilung ist der Tabelle 1 zu entnehmen.

Hefte zu „Der Unfallchirurg", Heft 249
Zusammengestellt von K. E. Rehm

Tabelle 1. Schweregradeinteilung nach Allman

Schweregrad	Klinik
Grad I	Stabiles Gelenk, schmerzhaft Kapseldehnung oder Einrisse einzelner Fasern
Grad II	Ruptur der Kapsel und der Ligg. sternoclavicularia Subluxation
Grad III	Luxation nach ventral oder dorsal komplette Ruptur des Kapselbandapparates Ruptur des Diskus

Röntgendiagnostik

Röntgenaufnahmen des SC-Gelenkes sind wegen der Überlagerung verschiedener Strukturen nicht einfach zu beurteilen. Daher hat sich bei einem Verdacht auf eine SC-Gelenksverletzung eine von Rockwood und Green [8] beschriebene Röntgenaufnahme bewährt, bei der die Röntgenröhre 40° nach kranial gekippt wird. Im Seitenvergleich kann dann die Luxationsrichtung bestimmt werden. Sehr gute Beurteilbarkeit und Aussagen ermöglicht die Computertomographie.

Repositionsmanöver

Beim Vorliegen einer der Luxationsformen des Sternoclaviculargelenkes gelingt in den meisten Fällen eine geschlossene Reposition. Aufgrund starker Schmerzen sollte die Reposition in Kurznarkose durchgeführt werden. Zur Reposition wird der Patient mit einem Sandsack zwischen den Schultern gelagert, danach wird der abduzierte und leicht nach dorsal geneigte Arm in Längsrichtung gezogen. Bei der prästernalen Luxation kann das mediale Claviculaende durch Druck reponiert werden.

Vor der Durchführung einer Reposition bei retrosternaler Luxation sind zunächst Verletzungskomplikationen auszuschließen, die möglich sind durch die enge anatomische Beziehung von Nerven und Gefäßen hinter dem Sternum. Bei der retrosternalen Luxation muß die Clavicula mit dem Finger hinter dem Manubrium hervorgeholt werden, gelingt dies nicht, empfiehlt sich die Verwendung einer sterilen Tuchklemme, mit der die mediale Clavicula nach lateral und ventral geführt wird.

Behandlung

Bei der praesternalen Luxation wird die Retention des Repositionsergebnisses durch Anlage eines Rucksackverbandes gesichert, nach erfolgter Reposition einer retrosternalen Luxation ist zur Ruhigstellung ein Gilchristverband ratsam.

Die Subluxationen, entsprechend dem Grad II nach Allman bedürfen keiner speziellen Reposition, hier ist ebenfalls wie bei den Sternoclaviculargelenksverletzungen des Grades I nach Allman lediglich eine kurzfristige Ruhigstellung wegen der Schmerzen erforderlich, zusätzlich eignen sich initial eine intensive Kryotherapie und eine kurzfristige antiphlogistische Medikation.

Claviculafrakturen

Unfallmechanismus

Claviculafrakturen sind Folge eines direkten Traumas – Verkehrsunfälle – oder einer indirekten Gewalteinwirkung nach einem Anprall auf die seitliche Schulter oder einen Sturz auf den abduzierten Arm mit Stauchung der Clavicula zwischen Acromion und Sternum. Die typische Dislokation entsteht durch Zug des M. sternocleidomastoideus am medialen Fragment sowie das durch das Gewicht des Armes nach kaudal verschobene laterale Fragment.

Klassifikation

Claviculafrakturen werden unterteilt in Brüche des medialen (5%), des mittleren (80%) und des lateralen (15%) Drittels. Für die Frakturen des medialen und mittleren Drittels gibt es keine besondere Klassifikation.

Die Frakturen des lateralen Drittels werden nach Jäger und Breitner [6] in drei Typen unterteilt (Tabelle 2).

Tabelle 2. Klassifikation lateraler Claviculafrakturen nach Jäger und Breitner [6]

	Fraktur	Ligamentäre Verletzung
Typ I	Fx lateral des Lig. coracoclaviculare	Gelegentlich Lig. acromioclaviculare
Typ II	Fx im Ansatzbereich des Lig. coracoclaviculare	IIa: Ruptur Lig. conoideum IIb: Ruptur des Lig. Trapezoideum
Typ III	Fx medial des Lig. coracoclaviculare	keine
Typ IV	kommt nur bei Kindern vor: Pseudoluxation des lateralen Claviculaendes aus dem Periostschlauch	keine

Röntgendiagnostik

Standardröntgenaufnahmen im ap- und kaudokraniellen (tangentialen) Strahlengang. Bei medialen und lateralen Frakturen ist eine konventionelle Tomographie zur Abklärung einer möglichen Gelenkbeteiligung empfehlenswert.

Repositionsmanöver

Mediales Drittel. Die Frakturen des inneren Drittels bedürfen keiner Reposition, da sie so gut wie nie disloziert sind. Sie werden lediglich durch Ruhigstellung in einer Armschiene behandelt.

Mittleres Drittel. Die Behandlung dieser Frakturen im mittleren Drittel besteht bis auf wenige Ausnahmen aus einer geschlossenen Reposition und einer konservativen Therapie, da verschiedene Autoren [4, 10] nachgewiesen haben, daß bei offener Reposition u.a. die Pseudarthrosenrate wesentlich höher ist.

Die Reposition der Claviculafrakturen im mittleren Drittel erfolgt am sitzenden Patienten. Nach Applikation einer Bruchspaltanästhesie, die Schmerzfreiheit bzw. Schmerzreduktion bei der Reposition erzielen soll, wird zunächst zur Erreichung der ursprünglichen Länge der Clavicula der Schultergürtel nach dorsal gedrückt, evtl. unter Zuhilfenahme des Knies des Untersuchers als Hypomochlion.

Danach erfolgt die eigentliche Reposition durch Kaudalbewegung des nach kranial dislozierten inneren Fragmentes und Ventral- und Kaudalbewegung des lateralen Fragmentes.

Äußeres Drittel. Beim Frakturtyp I nach Jäger und Breitner (Tabelle 2) liegt die Fraktur lateral der corococlaviculären Bänder, die selbst nicht verletzt sind, so daß bei diesem Verletzungtyp keine oder nur eine geringe Dislokation vorkommt, die keiner Reposition bedarf. Hier erfolgt nur eine kurze Ruhigstellung zur Schmerzausschaltung.

Beim Frakturtyp II nach Jäger und Breitner (Tabelle 2) wird das mediale Fragment durch den M. trapezius nach kranial und dorsal disloziert, während das distale Fragment nach kaudal und ventral verschoben ist und mit jeglicher Bewegung der Scapula rotiert wird. Hier ist in den meisten Fällen eine operative Versorgung notwendig, da der Rucksackverband die dorsale Dislokation des medialen Fragmentes verstärken würde.

Der Frakturtyp III nach Jäger und Breitner (Tabelle 2) wird reponiert und behandelt wie eine Claviculafraktur des mittleren Drittels.

Behandlung

Die Retention des Repositionsergebnisses erfolgt durch Anlegen eines konfektionierten Rucksackverbandes. Dabei ist darauf zu achten, daß die Schultern ausreichend nach dorsal gezogen werden, da es hier neben der Aufrechterhaltung der Länge der

Clavicula auch zu einer leichten Außenrotation des Armes kommt. Der Rucksackverband sollte möglichst das mediale Fragment nach kaudal drücken.

Acromioclaviculargelenkverletzungen

Unfallmechanismus

Der typische Unfallmechanismus ist der Sturz oder Anprall auf die Spitze der Schulter bei meist adduziertem Arm. Je nach Intensität der Krafteinwirkung kommt es zu Verletzungen mit unterschiedlichem Ausmaß.

Klassifikation

Die gängigste Klassifikation ist die von Tossy [13] 1963 beschriebene, 1990 wurde von Rockwood [9] (Tabelle 3) eine erweiterte Klassifikation vorgestellt, die den klinischen Anforderungen besser gerecht wird.

Tabelle 3. Klassifikation der AC-Gelenkssprengungen nach Rockwood [9]

	Verletzungsausmaß
Typ I	Zerrung der Bänder, Bandapparat intakt. (entspricht Tossy I)
Typ II	Verletzung der Kapsel und des Lig. acromioclaviculare, Subluxation des AC-Gelenkes, Zerrung der coracoacromiale Bänder. (entspricht Tossy II)
Typ III	Verletzung der Kapsel, des Lig. acromioclaviculare und der Lig. corcoclavicularia Luxation des AC-Gelenkes mit Erweiterung des coracoclaviculären Abstandes um 25–200% im Vergleich zur gesunden Seite. (entspricht Tossy III)
Tpy IV	horizontale Instabilität mit Ruptur aller Bänder und der Kapsel, die Clavicula ist dorsal disloziert und steckt im M. trapezius
Typ V	wie Typ III, dabei sind zusätzlich der M. deltoideus und der M. trapezius von der Clavicula abgelöst, Erweiterung des coracoclaviculären Abstandes um 300% im Vergleich zur gesunden Seite
Typ VI	seltene Verletzung: Claviculaende unter das Acromion oder den Proc. coracoideus luxiert.

Röntgendiagnostik

Zur Beurteilung des Verletzungsausmaßes ist der Seitenvergleich mit der gesunden Seite erforderlich. Hier eignet sich eine Panoramaaufnahme beider Claviculae unter Längszug der Arme mit Gewichten von je 15 kg. Bei Verdacht auf eine horizontale Instabilität ist zusätzlich je eine Röntgenaufnahme nach Alexander (entspricht etwa einer tangentialen Scapulaaufnahme) im Seitenvergleich erforderlich.

Repositionsmanöver und Behandlung

Bei den AC-Gelenkssprengungen bedarf es bei den Typen 1–3 keiner besonderen Reposition, hier ist mittels eines konfektionierten Verbandes die Sub-/Luxationsstellung zu beseitigen.

Die AC-Gelenkssprengungen Typ IV–VI erfordern eine operative Versorgung.

Literatur

1. Allman FL (1967) Fractures and ligamentous injuries of the clavicle and its articulation. J Bone Joint Surg, 49-A:774
2. Blauth M, Südkamp NP, Haas N (1991) Knöcherne Verletzungen von Schlüsselbein und Schulterblatt. In: Hertel P (Hrgs) Breitner Chirurgische Operationslehre, Band X, Traumatologie 3: Schulter und obere Extremität, Urban & Schwarzenbeck, München Wien Baltimore
3. Blauth M, Südkamp NP, Haas N (1991) Verletzungen der Schlüsselbeingelenke. In: Hertel P (Hrgs) Breitner Chirurgische Operationslehre, Band X, Traumatologie 3: Schulter und obere Extremität, Urban & Schwarzenberg, München Wien Baltimore
4. Blömer J, Muhr G, Tscherne H (1977) Ergebnisse konservativ und operativ behandelter Schlüsselbeinbrüche. Unfallheilkde 80:237
5. Evarts CM (1983) Surgery of the musculosceletal system. Churchil Livingstone, New York
6. Jäger M, Breitner S (1984) Klassifikation der lateralen Claviculafraktur. Unfallheilkde 87:467
7. Müller ME, Allgöwer M, Schneider R, Willenegger H (1991) Manual of internal fixation. Springer-Verlag, Berlin Heidelberg New York London Paris Tokyo
8. Rockwood CA, Green DP (1984) Fractures. Lippincott, Philadelphia
9. Rockwood CA, Matsen FA (1990) The shoulder. Vol I Saunders, Philadelphia London Toronto
10. Schmidt-Neuerburg KP, Weiß H (1982) Konservative Therapie und Behandlungsergebnisse der Claviculafrakturen. Hefte Unfallheilkde 160:55
11. Südkamp NP (1988) Klavikula. In: Tscherne H, Nerlich ML (Hrsg) Repositionstechnik bei Frakturen und Luxationen. Springer Berlin Heidelberg New York
12. Taft TN, Wilson FC, Oglesby (1987) Dislocation of the acromioclavicular joint. An end-result study. J Bone Joint Surg 69-A:1045
13. Tossy JD, Mead NC, Sigmond HM (1963) Acromioclavicular separations: useful and practical classification for treatment. Clin Orthop 28:111
14. Weaver JK, Dunn HK (1972) Treatment of acromioclavicular injuries, especially complete acromioclavicular separations. J Bone Joint Surg 54-A:1187

Schulterluxation

R. Hoffmann und P. Schräder

Unfall- und Wiederherstellungschirurgie, Universitätsklinikum Rudolf Virchow, Freie Universität Berlin, Augustenburger Platz 1, D-13353 Berlin

Klassifikation

Das Verständnis der Repositionstechnik der Schulterverrenkung wird erleichtert, wenn man sich die verschiedenen Luxationseinrichtungen in Erinnerung ruft, da ein differenziertes Vorgehen erforderlich ist.

Man unterscheidet die häufige Luxatio anterior mit einer Dislokation des Humeruskopfes nach ventral, in der Regel unter das Korakoid oder subglenoidal unter den Pfannenrand, von der selteneren Luxatio posterior mit einer Verrenkung der Schulter nach dorsal. Sehr seltene Verrenkungstypen sind die Luxatio superior, die in der Regel mit einer Akromionfraktur einhergeht, sowie die Luxatio errecta mit einer 180°-Verrenkung des Kopfes unter das Glenoid bei nach oben stehendem Schaft (Abb. 1).

Diagnostik

Die Luxatio anterior ist wegen ihrer Häufigkeit die Luxation mit der größten klinischen Bedeutung. Vor der Reposition ist eine subtile *klinische Untersuchung* mit Do-

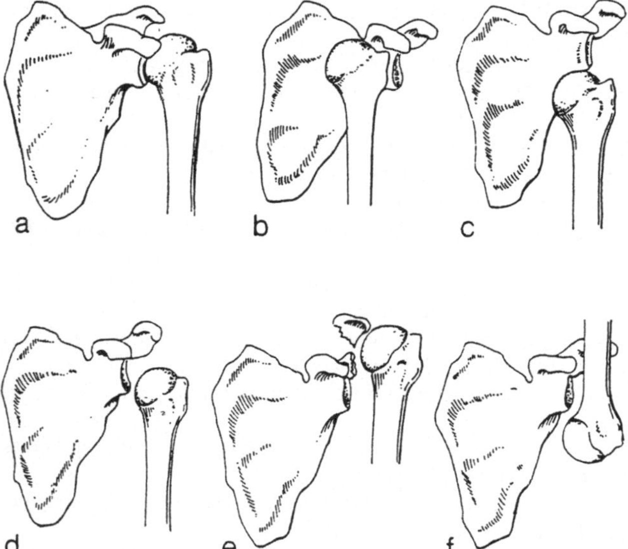

Abb. 1 a–f. Klassifikation der Schulterluxation: **a** Normalbefund, **b** Luxatio anterior (subcoracoidea), **c** Luxatio anterior (axillaris), **d** Luxatio posterior, **e** Luxatio superior, **f** Luxatio erecta

Hefte zu „Der Unfallchirurg“, Heft 249
Zusammengestellt von K. E. Rehm

Tabelle 1. Komplikationen bei Schulterverrenkungen

Knochen:	Hill-Sachs-Läsionen, Tuberkulumabrisse, Pfannenrand-, Akromionbrüche, Korakoidabbrüche
Weichteile:	Kapselverletzungen, Limbusabrisse, Rotatorenmanschettenrupturen, Subskapularissehnenläsionen
Gefäße:	Arteria/Vena axillaris-Läsionen
Nerven:	N. axillaris (Plexusläsionen)

kumentation des peripheren Gefäß-Nerven-Status erforderlich, um entsprechende komplizierende Verletzungen zu erfassen. An die Möglichkeit von begleitenden Weichteilverletzungen muß gedacht werden (Tabelle 1).

In der Klinik sollten durch eine adäquate *Röntgendiagnostik* knöcherne Verletzungen, z.B. infratuberkuläre Frakturen, vor der Reposition erkannt und dokumentiert werden. Zu fordern ist eine Abbildung des Schultergelenks in 2 Ebenen, da v.a. die hintere Schulterverrenkung auf der einfachen a.p.-Aufnahme in über 60% der Fälle übersehen wird. Die streng a.p. getroffene Schulter bei 40°-innenrotiertem Arm ermöglicht im Gegensatz zur üblichen Standard-a.p.-Aufnahme eine Beurteilung des Pfannenrandes ohne Überprojektionen (Abb. 2). Eine für den Patienten schmerzlos durchführbare seitliche Schulterblattaufnahme stellt die Gelenkpfanne mit Korakoid, Akromion und Korpus „mercedessternförmig“ dar und läßt eine Lokalisation der Luxationsrichtung nach ventral und dorsal zu (Abb. 2).

Therapie der vorderen Schulterverrenkung

Eine Schulterverrenkung sollte nach Erkennung so rasch und schonend wie möglich eingerichtet werden, wobei als Prinzipien Längszug in Humerusschaftrichtung und Gegenzug zur Anwendung kommen.

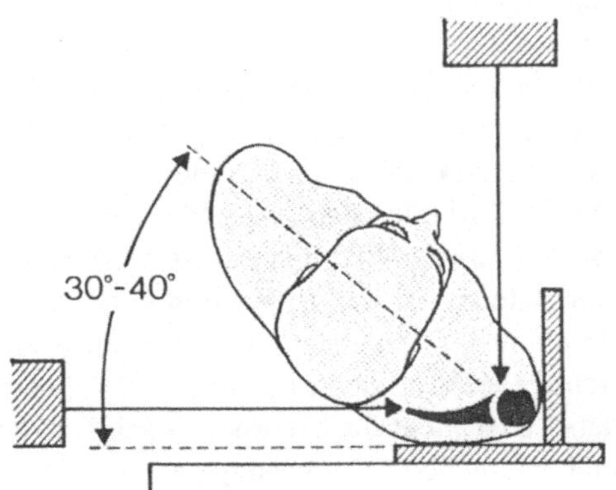

Abb. 2. Verbesserte Röntgenaufnahmetechnik in 2 Ebenen (streng a.p. und transskapulär)

Tabelle 2. Schmerzausschaltung zur Reposition der Schulterluxation

Sedation – Analgesierung – Muskelrelaxation

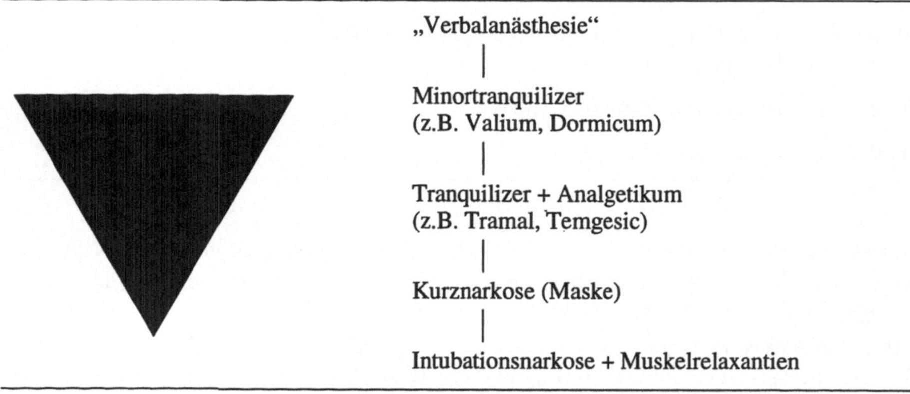

Medikation

Die Anwendung von sedierenden, analgesierenden oder muskelrelaxierenden Medikamenten muß der individuellen Situation gerecht werden. Eine Schulterreposition, die direkt nach Trauma durchgeführt werden kann, erfordert häufig keine Medikation. Mit zunehmender Luxationsdauer wird die Reduktion durch Muskelspasmus und Weichteiltrauma schwieriger, so daß dann eine stufenweise Analgesierung erforderlich ist, die bis hin zur Intubationsnarkose ggf. mit Muskelrelaxation führen kann (Tabelle 2). Die seltene Schulterluxation beim Kind sollte immer in einer Narkose eingerichtet werden, hier reicht wegen der geringen Muskelmasse in der Regel eine Maskennarkose aus.

Reposition nach Arlt

Die vordere Schulterluxation wird in der Technik nach Arlt [1] reponiert. Dazu ist ein Repositionsstuhl erforderlich, der am günstigsten mit einer verstellbaren und gepolsterten Achselstütze ausgestattet ist (Abb. 3). Der Vorteil dieser Methode ist, daß sie ohne Anästhesie oder Dämpfung des Patienten durchgeführt werden kann. Nachdem Motorik, Sensibilität und Puls des verletzten Arms geprüft worden sind, setzt sich der Verletzte so auf den Repositionsstuhl, daß die Achsel der luxierten Schulter auf die Rundung der gepolsterten Achselstütze zu liegen kommt. Die Stütze wird auf die richtige Höhe gestellt, und zwar so, daß der Patient bequem sitzen kann, die Schulter dabei aber nicht hochgedrückt wird. Der Arzt setzt sich auf ein Stufenbänkchen und faßt den rechtwinklig gebeugten Unterarm des Patienten so mit beiden Händen, daß er bequem einen sanften Zug in der Richtung ausüben kann, in die der Oberarm des Verletzten zeigt. Es ist sehr wichtig, stetig und ohne Drehbewegung in dieselbe Richtung zu ziehen, denn dadurch werden Schmerzen in der Einrichtung vermieden. Bei Schmerzen aber spannt der Verletzte sofort seine Muskulatur an, und der wichtig-

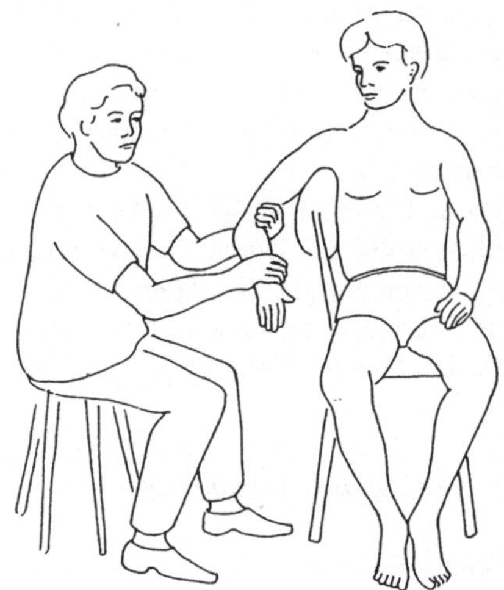

Abb. 3. Schulterreposition nach Arlt

ste Faktor dieser Repositionstechnik, nämlich die Entspannung, fällt weg. Aus demselben Grund ist es auch sehr wesentlich, den Patienten abzulenken. Ein beruhigendes Gespräch oder Fragen, die man ihm stellt, helfen bei der Reposition. Ungünstig ist ruckweises Ziehen, brüskes Drehen oder Abduzieren des Armes. Man darf die Reposition nicht erzwingen wollen. Meistens gelingt sie schon nach wenigen Sekunden, was in der Regel durch ein Schnappen angezeigt wird. Manchmal muß man aber eine Minute oder länger ziehen und evtl. vorsichtig drehen.

Reposition nach Hippokrates

So gut die Methode nach Arlt auch ist, gibt es doch immer wieder Fälle, bei denen die Einrichtung nicht gelingt. Man wird dann die Reposition nach Hippokrates in Allgemeinnarkose durchführen (Abb. 4). Der Verletzte wird in Rückenlage auf dem Gip-

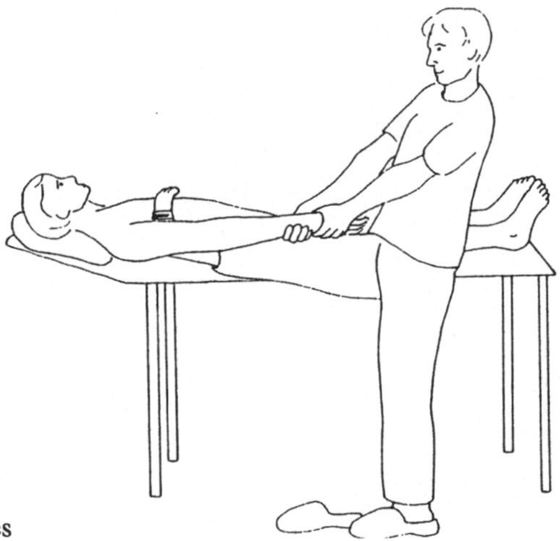

Abb. 4. Schulterreposition nach Hippokrates

stisch gelagert und die Narkose eingeleitet. Es wird so lange gewartet, bis der Patient gut entspannt ist. Der reponierende Arzt zieht einen Schuh aus (bei rechtsseitiger Schulterverletzung den rechten und umgekehrt) und umwickelt seinen Fuß mit Watte. Die verletzte Schulter wird nun so gelagert, daß sie die seitliche Tischkante etwas überragt. Dann faßt der Arzt mit beiden Händen das Handgelenk des verletzten Armes und stemmt bei gestrecktem Bein seine gepolsterte Ferse als Hypomochlion in die Achselhöhle. Durch Rückneigung des Oberkörpers wird mit den beiden gestreckten Armen ein gleichmäßiger Längszug ausgeübt. Meistens springt schon nach wenigen Sekunden der luxierte Oberarmkopf in die Pfanne. Bei schonender Technik lassen sich Plexusverletzungen sicher vermeiden.

Weitere Repositionsmanöver

Weitere Repositionsmanöver bei vorderer Schulterluxation bestehen in der Ausübung eines einfachen Längszuges in Achsenrichtung des Humerusschaftes, was in den ersten Minuten nach Trauma eine problemlose Einrichtung ermöglichen kann. Eine axilläre Schlinge, über die ein Gegenzug ausgeübt wird, kann ebenfalls in Kombination mit einfachem Längszug die Schulterreposition ermöglichen.

Bei einer *verhakten Luxation*, die sich nicht nach Arlt und Hippokrates einrichten läßt, kann in Narkose ein Versuch mit Längszug und dosiertem Seitenzug am proximalen Humerus durch eine breite Schlinge vor einer offenen Einrichtung versucht werden. Auch hier gilt es, möglichst behutsam und schonend vorzugehen, um keine Zusatzverletzungen zu setzen (Abb. 5). Die Reposition nach Kocher [4] wird wegen der im Vergleich zu den anderen Methoden größeren Verletzungsgefahr nicht empfohlen.

Nach erfolgter Reposition ist die *Dokumentation des Ergebnisses* mit Röntgenaufnahmen sowie einer schriftlichen Fixierung der peripheren Gefäß- und Nervensituation obligat. Eine kurzfristige Ruhigstellung für einige Tage bis zum Abklingen der Akutsymptome im Gilchrist-Verband geht der *frühfunktionellen Therapie* voraus.

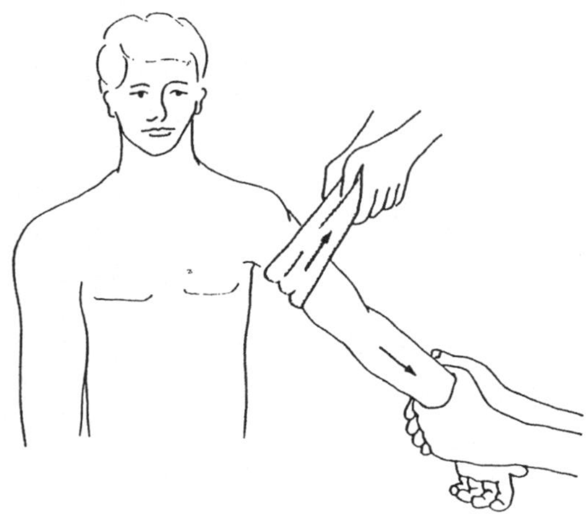

Abb. 5. Reposition der verhakten Schulterluxation

Eine *Indikation zur operativen Versorgung* der frischen Schulterluxation ergibt sich bei irreponiblen Verrenkungen, großen Tuberkulumabrissen oder Pfannenrandabbrüchen.

Eine *ältere Luxation*, die häufiger beim alten als beim jungen Patienten vorkommt, läßt sich bei vernarbten und kontrakten Weichteilen schon 2–3 Wochen nach dem Trauma häufig auch in Narkose nicht mehr gefahrlos einrichten und erfordert eine individuell angepaßte Indikation zur Operation durch einen erfahrenen Schulterchirurgen. Nach vorderem Zugang und Kapsulotomie müssen hier zunächst eine Gelenktoilette und eine Adhäsiolyse vorgenommen werden. Wegen der hohen Frakturgefahr des osteoporotischen Knochens ist sparsamer Instrumentengebrauch angezeigt. Die Mobilisierung muß vorsichtig erfolgen. Rotatorendefekte sollten vermieden werden, ggf. ist bei starker Reluxationstendenz die Indikation zur temporären Kirschner-Draht-Fixierung zu stellen.

Therapie der hinteren Schulterverrenkung

Die hintere Schulterverrenkung ist selten und wird in der Mehrzahl übersehen, wobei die bereits erwähnte Röntgendiagnostik die Diagnosefindung vereinfacht. Daher ist es wichtig überhaupt an diesen Luxationstyp zu denken.

Nach Adduktions-Innenrotations-Trauma steht der Arm des Patienten adduziert und innenrotiert. Außenrotation und Abduktion sind aufgehoben. Der hintere Schulteraspekt ist bei abgeflachtem vorderen Schulteraspekt betont und abgerundet. Akromion und Korakoid sind bei leerer Gelenkpfanne prominent. Radiologisch stellt sich der Oberarmkopf birnenartig dar. Die Reposition ist wegen der starken Muskelspasmen schwieriger als bei der vorderen Verrenkung. Daher ist die Indikation zur Narkose großzügig zu stellen. Die Reposition erfolgt auch hier durch dosierten, kontinuierlichen Längszug am adduzierten Arm, wobei eine Außenrotation wegen der auftretenden Hebelkräfte und Frakturgefahr vermieden werden soll. Bei Verhakungen kann man auch hier einen zusätzlichen Seitenzug am proximalen Oberarm wie bei der vorderen Luxation ausführen.

Reposition der Luxatio erecta

Die Luxatio erecta ist eine sehr seltene Luxationsform. Sie wird durch ein Abduktionstrauma hervorgerufen, wobei der Humeruskopf unter dem Akromion herausgehebelt wird und unter das Glenoid zu liegen kommt. Der Schaft steht senkrecht nach oben (s. Abb. 1). Ein schweres Weichteiltrauma ist die Folge. Die Reposition erfolgt durch Zug und Gegenzug in Narkose (Abb. 6). Ist dies nicht möglich, muß davon ausgegangen werden, daß der Kopf in einem unteren Kapseldefekt eingeklemmt ist und eine chirurgische Erweiterung erforderlich wird.

Eine frische Schulterverrenkung läßt sich bei guter Technik in über 95% der Fälle konservativ reponieren. Ein rasches, aber schonendes Handeln mit vorwiegender Ausübung von Längszug in Achsenrichtung des Humerusschaftes ist das entscheidende Therapieprinzip. Nach Reposition ist eine radiologische und klinische Doku-

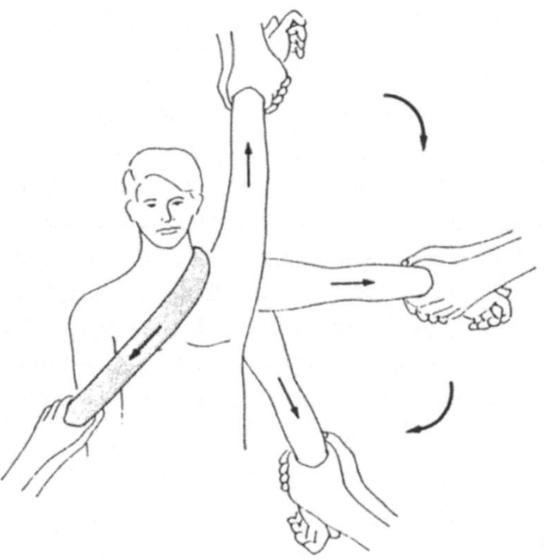

Abb. 6. Reposition der Luxatio erecta

mentation des Repositionserfolges obligat. Iatrogene Komplikationen durch Reposition lassen sich bei sorgfältigem Vorgehen sicher vermeiden.

Literatur

1. Arlt BR von (1941) Erfahrungen bei der Einrichtung von Schulterverrenkungen. Chirurg 13:416–418
2. Aronen JG (1986) Anterior shoulder dislocations in sports. Sports Med 3:224–234
3. De Souza CJ (1983) Shoulder radiography in acute trauma. Postgrad Med 73:234–236
4. Kocher T (1870) Eine neue Reduktionsmethode für Schulterverrenkungen. Berlin Klin 7:101–105
5. Matter P, Strömsöe K, Senn E (1979) Die traumatische Schulterluxation. Unfallheilkde 82:407–412
6. Norwood LA (1984) Treatment of acute shoulder dislocations. Ala Med 54:30–38
7. Rockwood CA jr (1984) Subluxations and dislocations about the shoulder. In: Rockwood CA jr, Green DP (eds) Fractures in adults, vol 1, Lippincott, Philadelphia, pp 722–860
8. Rowe CR (1980) Acute and recurrent anterior dislocations of the shoulder. Orthop Clin North Am 11:253–270
9. Zatzkin HR (1965) The roentgen diagnosis of trauma. Yearbook Medical, Chicago

Proximaler Oberarm

G. Giebel

Unfallchirurgische Klinik, Kreiskrankenhaus Lüdenscheid, Paulmannshöher Straße 41, D-58515 Lüdenscheid

Kinder und Jugendliche

Das zentrale Fragment steht meist in Flexion, Abduktion und leichter Außenrotation. Das Schaft-Fragment wird durch den M. pectoralis major nach vorn und medial disloziert, wobei das Periost bei größerer Dislokation nur medial intakt bleibt.

Sowohl die seltenen Epiphysenlösungen bei Neugeborenen und Kleinkindern als auch die partiellen Epiphysenlösungen mit metaphysärem Keil bei Jugendlichen werden bei gebeugtem Ellenbogenglenk in Längsrichtung gezogen und dann durch Abduktion, Flexion und mäßiger Außenrotation reponiert.

Dabei tritt das Schaftfragment wieder durch das lateral eingerissene Periost. Es resultiert eine „Salutier-Stellung". Die Reposition wird meist in Vollnarkose und Rükkenlage durchgeführt.

Bleibt die Fraktur unter mehrmaligem Durchbewegen *stabil*, wird für 3 Wochen ruhiggestellt. *Instabile* Frakturen werden durch eine perkutane Kirschner-Drahtstabilisierung behandelt.

Irreponible Frakturen gibt es äußerst selten. Die Ursache hierfür ist entweder die im Frakturspalt liegende lange Bizepssehne oder die Tatsache, daß die laterale Spitze des Schaftfragmentes in einem knopflochähnlichen Periostriß gefangen ist und nicht reponiert werden kann. Nur in diesem seltenen Fall ist ein offenes Vorgehen durch den antero-lateralen Zugang im Sulcus deltoideopectoralis zu wählen.

Nach unseren Hannover'schen Erfahrungen ist bei Kindern und Jugendlichen etwa die Hälfte der Fälle eine hypertrophe, breite Narbe die Folge. Daher sollte in diesen Fällen die Inzision möglichst klein gehalten werden. Auch in diesen Fällen eignet sich die Kirschner-Drahtosteosynthese.

Erwachsene

Einstauchung und Achsenknick

Die Spitze des Achsenknicks liegt gewöhnlich vorn, das hintere Periost ist häufig intakt. Eine Ausheilung in mehr als 30° Fehlstellung würde die Patienten in der Anteversion dauerhaft deutlich einschränken. Daher sollte geschlossen reponiert werden. Da das dorsale intakte Periost genügend Stabilität garantiert, kann die Fraktur zunächst durch Längszug gelöst werden. Durch volle Elevation über den „Anschlag" hinaus läßt sich der Achsenknick korrigieren.

Ist die Fraktur stabil, kann nach wenigen Tagen funktionell behandelt werden. Ist sie instabil, erfolgt die gleichzeitige Stabilisierung.

Hefte zu „Der Unfallchirurg", Heft 249
Zusammengestellt von K. E. Rehm

Nicht eingestauchte Fraktur

Das Kopffragment bleibt meist in neutraler Rotation, das Schaftfragment wird im wesentlichen durch den Pectoralis major-Zug nach ventro-medial disloziert. Diese Frakturen sind häufig nach geschlossener Reposition instabil.

Zur Reposition wird zunächst ebenfalls ein Längszug ausgeübt. Dabei wird der Schaft nach vorn geführt und adduziert, um den M. pectoralis zu relaxieren. Daraufhin wird das Schaftfragment nach lateral unter die Tubercula geführt und vorsichtig eingestaucht. Eine zu starke Einstauchung kann eine erneute Dislokation zur Folge haben. Es erfolgt dann die Stabilisierung.

Kann die Fraktur geschlossen nicht eingerichtet werden, ist die lange Bizepssehne interponiert oder die Fraktur schon älter. In diesen Fällen ist bei entsprechender Dislokation eine offene Reposition und Stablisierung notwendig.

Bei Dreisegmentfrakturen ist immer eine Rotationsfehlstellung des Kopffragments durch Abriß eines Tuberkels vorhanden. Beim Tuberculum majus-Abriß dreht sich die Gelenkfläche nach hinten, beim Tuberculum minus-Abriß nach vorn. Aus diesem Grund ist eine geschlossene Reposition häufig nicht möglich.

Bei Zweisegmentluxationsfrakturen ist ebenfalls eine geschlossene Reposition oft nicht möglich. Die Repositionstechnik entspricht der Repostionstechnik der Schulterluxation.

Die hintere Zweisegmentluxationsfraktur wird reponiert, indem der Arm bei 90° Flexion gezogen und schrittweise über die Brust adduziert wird. Auf diese Weise kann sich die Verhakung des Kopfes hinter dem Glenoid lösen.

Drei- und Viersegmentluxationsfrakturen kann man geschlossen kaum einrichten. Bei geringer Dislokation kann nach Arlt reponiert werden, bei stärkerer Hippokrates, wobei auch die in die Achselhöhle eingelegte Faust vorsichtig versuchen kann, den Kopf aus der Pfanne zu hebeln. Eine weitere Möglichkeit besteht darin, den Arm nach lateral zu ziehen, das Acromion nach kaudal und den Oberkopfarm nach kranial zu pressen. Die Einrichtung im Flaschenzug nach Böhler, wobei in ventro-kaudaler Richtung gezogen wird, findet seltener Anwendung.

Drei- und Viersegmentluxationsfrakturen werden in der Regel bei der offenen Reposition von ventral angegangen. Hierbei ist wegen der drohenden Kopfnekrose eine besonders schonende Repositions- und Expositionstechnik erforderlich.

Oberarm- und Unterarmschaft

M. Nerlich

Unfallchirurgische Klinik, Universitätsklinik, Franz-Josef-Strauß-Allee 11, D-93053 Regensburg

Oberarmschaft

Der Oberarmschaftbruch ist in der Regel gut für eine konservative Behandlung geeignet. Achsenfehlstellungen von 10–15° werden gut toleriert. Eine rasche Konsolidierung und Frakturheilung wird in der Regel beobachtet.

Die enge anatomische Nachbarschaft zwischen dem Oberarmschaft und dem ihn umwindenden Nervus radalis kann bei brüsken Repositionsmanövern eine sekundäre Nervenschädigung möglich machen.

Eine primäre Radialisparese durch das Trauma ist in etwa 8% aller Fälle zu verzeichnen. In der Regel ist die Ursache der Radialisparese eine Druckschädigung im Sinne einer Neurapraxie, entsprechend sind 90% aller primären Radialisparesen reversibel. In sehr seltenen Fällen kann es allerdings auch zu einer Interposition des Nervs in die Fraktur oder bei offenen Frakturen zur direkten Verletzung kommen.

Repostionstechnik bei konservativer Behandlung

Erstes Prinzip ist die axiale Stauchung der Fraktur, so daß die Fragmente Knochenkontakt haben.

Zu erwartende Achsabweichungen hängen von der Höhe der Fraktur ab:

- Frakturen oberhalb des M. deltoideus-Ansatzes (Übergang proximales zum mittleren Schaftdrittel) werden durch den M. pectoralis in eine Valgusposition nach medial hin gezogen.
- Frakturen unterhalb des M. deltoideus-Ansatzes werden durch den Deltoideuszug in eine Varusfehlstellung, d.h. das proximale Fragment nach lateral gezogen.

  Dies gilt bei der Reposition zu berücksichtigen.

Neben der axialen Stauchung, die durch einen Helfer durch axialen Druck auf die Schulter und Ellbogen erfolgt, wird der Oberarm muffenförmig geschient und dabei in die korrekte, der Dislokation entgegengesetzte Richtung geformt.

Je nach Fixationsmittel erfolgt dieses Manöver bei Aushärten des angelegten Stützverbandes.

Wir verwenden dazu einen Gilchristverband, der mit einer dorsalen Kunststofflongette verstärkt wird. Dieser Verband kann bei proximalen Frakturen durch eine Schulterkappe ergänzt werden. Während der Aushärtung des Verbandes ist das Repositionsmanöver besonders wichtig. Anschließend ist, wie auch schon vorher, die Sensibilität und Motorik peripher zu überprüfen.

Hefte zu „Der Unfallchirurg", Heft 249
Zusammengestellt von K. E. Rehm

Frakturheilungsstörungen bei konservativ behandelten Oberarmfrakturen entstehen im wesentlichen bei mangelhafter Reposition durch Überextension der Fraktur.

Ein isometrisches Muskeltraining ist besonders wichtig, um durch das Anspannen der Oberarmmuskulatur den Kontakt der Fragmente und die achsengerechte Ausrichtung der Fraktur gewährleisten. Eine Diastase der Fragmente muß vermieden werden.

Offene Reposition

Bei Frakturen bei denen die Indikation zur offenen Reposition gestellt wird, empfiehlt sich in der Regel der *anterolaterale Zugang* (nach Henry), mit dem die Humerusdiaphyse in ihrer Gesamtheit und weitgehend problemlos dargestellt werden kann. Dabei wird zwischen lateralem und mittlerem Drittel der M. brachialis gespalten und somit direkt der Schaft erreicht. Bei dem intramuskulären Vorgehen kann eine Verletzung des N. radialis sicher vermieden werden. Allerdings ist dadurch die Darstellung des Nervs nicht auf voller Länge möglich.

Über den *dorsalen Zugang* kann nach Spalten der Streckmuskulatur durch Eingehen zwischen langem und proximalem Tricepskopf der N. radialis aufgesucht und frei präpariert werden. Implantate die dorsal angelegt werden, werden in der Regel vom N. radialis überkreuzt, was exakt zu dokumentieren ist.

Der *mediale Zugang* ist lediglich bei begleitenden Gefäßverletzungen bzw. offenen Frakturen in diesem Bereich angezeigt und in seiner Ausdehnung begrenzt. Hier wird im Sulcus bicipitalis medialis eingegangen und in enger Nachbarschaft zum Gefäß-Neven-Bündel auf den Schaftabschnitt präpariert.

Unterarmschaft

Unterarmschaftfrakturen sind häufig von Rotationsfehlstellungen begleitet. Diese führen zu einer späteren Einschränkung der Drehbeweglichkeit des Unterarmes und müssen daher vermieden werden. Den Muskelzug an den Fragmenten, speziell am Radius, gilt es zu berücksichtigen:

- Bei Frakturen nahe am Ellbogen wird das proximale Radiusfragment durch den Zug von Supinator und Bicpes in Supinationsstellung gedreht.
- Bei distalen Frakturen wird das Radiusfragment durch den Gegenzug des Pronator teres in leichte Pronation gedreht.

Geschlossene Reposition. Das Repositionsmanöver beinhaltet daher neben der Korrektur der Achsenknickung auch die Korrektur eines Rotationsfehlers, welcher sich auf Röntgenaufnahmen nach dem Repositionsmanöver zeigt. Das Repositionsmanöver wird zunächst durch Überkippung des distalen Fragmentes in Richtung der primären Dislokation mit anschließender Reposition eingeleitet. Durch dieses Manöver können häufig die Fragmente des Radius aufeinander gestellt und verzahnt werden. Hat sich bei diesem Manöver die Ulna nicht mit eingestellt, so muß durch Längszug im Bereich des 5. Fingers und Manipulation im Frakturbereich auch die Elle eingestellt werden. Durch dorsovolare Kompression im Frakturbereich („der quetschende

Griff") wird der Abstand zwischen Radius und Ulna im Frakturbereich vergrößert, um neben der Stellungskorrektur auch die Gefahr einer Synostosenbildung zu verringern.

Zur Durchführung der geschlossenen Reposition ist in der Regel eine Muskelrelaxation (z.B. durch Plexusanästhesie bzw. kurze Maskennarkose) notwendig. Die Extension des Unterarmes wird durch Aufhängen der Finger über „Mädchenfänger" bei rechtwinkliger Beugung im Ellbogengelenk und Abduktion des Armes und einem Gegengewicht am Oberarm erzielt. Nach der Reposition und Röntgenkontrolle wird ein gespaltener Oberarmgipsverband angelegt, in dem die Fraktur durch regelmäßige Gips- und Röntgenkontrollen zur Ausheilung gebracht werden kann.

Für eine freie Umwendbewegung sind achsengerechte Verhältnisse an Elle wie Speiche erforderlich. Achsenabweichungen von über 10° in beiden Ebenen und Rotationsfehler können daher nicht akzeptiert werden. Ist die geschlossene Reposition nicht erfolgreich, so ist die offene Reposition und stabile Fixation nötig.

Offene Repositionstechnik. Für die offene Repositionstechnik werden die Standardzugänge in der Regel durch 2 Inzisionen über Ulna und Radius dorsalseitig (*dorsolateraler Zugang zum Radius* nach Thompson) und über einen *lateralen Zugang zur Ulna* durchgeführt. Dabei ist auf eine außerordentlich schonende Operationstechnik mit sparsamster Freilegung der Fraktur zu achten, um die Vitalität der Fragmente zu erhalten. Zunächst wird die Ulna reponiert und passager stabilisiert, anschließend erfolgt die Reposition des Radius mit definitiver Osteosynthese.

Repositionsfehler am Unterarm, insbesondere hinsichtlich der Rotation, sollten bei Anwendung der beschriebenen Techniken der offenen und geschlossenen Reposition sowie einer konsequenten Ruhigstellung und kritischer Röntgenkontrolle nicht mehr beobachtet werden.

Distaler Oberarm, Ellenbogengelenk und proximaler Unterarm

R. Letsch

Abteilung für Unfallchirurgie, Universitätsklinikum Essen,
Medizinische Einrichtungen der Universität, GHS, Hufelandstraße 55, D-45147 Essen

Distaler Oberarm

Die *suprakondyläre Humerusfraktur* ist vorwiegend eine Fraktur des Kindesalters, besonders zwischen 5 und 10 Jahren. Bei Erwachsenen sind diese Frakturen seltener, da der gleiche Unfallmechanismus in der Regel zur Luxation des Ellenbogens führt. Entsprechend dem Unfallmechanismus gibt es 2 Hauptgruppen suprakondylärer Frakturen, nämlich Extensionsbrüche und Flexionsbrüche. Dabei sind die Extensionsbrüche mit 90–95% weitaus häufiger als die Flexionsbrüche.

Hefte zu „Der Unfallchirurg", Heft 249
Zusammengestellt von K. E. Rehm

Die *suprakondyläre Extensionsfraktur* geht sehr oft mit erheblichen Weichteilschwellungen und -zerreißungen einher. Der Oberarm rotiert durch den Muskelzug nach innen, der Unterarm steht oft in Varusstellung. Klinisch fällt eine deutliche Ausbuchtung des Ellenbogens nach dorsal auf. Das dorsale Periost ist oft intakt, während das ventrale immer rupturiert. Zu beachten ist, daß beim gleichen Unfallmechanismus

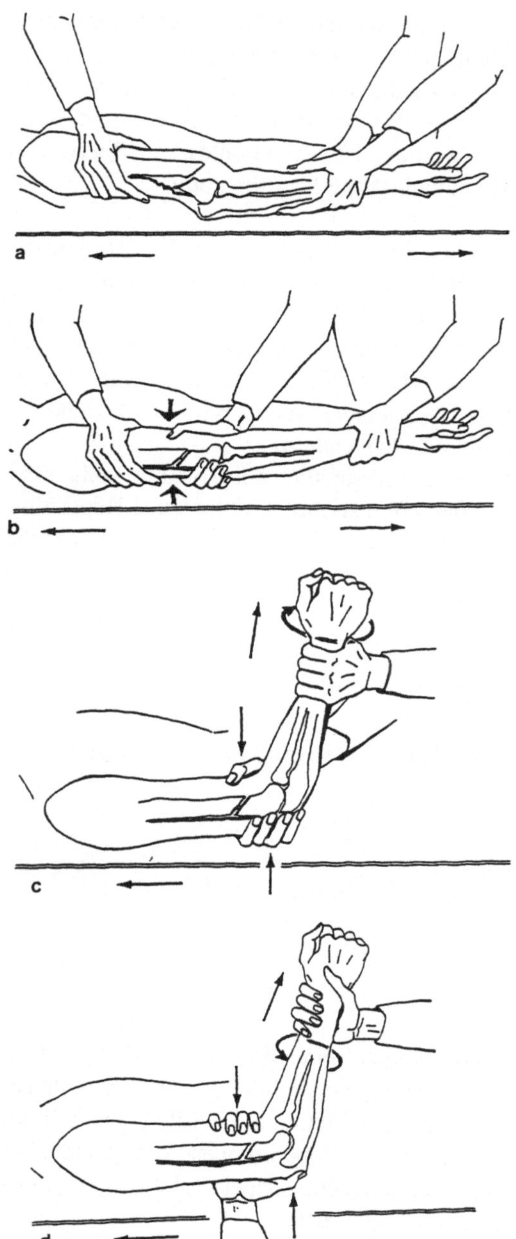

Abb. 1 a–d. Reposition supracondyläre Extensionsfraktur. **a** 1. Schritt, **b** 2. Schritt, **c** 3. Schritt, **d** alternative Technik

auch Frakturen an anderen Stellen entstehen können, z.B. dorsale Unterarmfrakturen, die nicht übersehen werden dürfen.

Die Reposition muß praktisch entgegengesetzt dem Unfallmechanismus erfolgen. Sie geschieht unter Bildverstärkerkontrolle und in Vollnarkose oder Plexusanästhesie. Dazu wird der Oberarm des Verletzten durch den Assistenten fixiert. Der Operateur zieht bei gestrecktem, supiniertem Arm am Handgelenk und distrahiert so die Fragmente (Abb. 1 a).

Unter Beibehaltung des Zuges wird zunächst die seitliche Verschiebung korrigiert (Abb. 1 b), sodann – weiterhin unter Zug – der Arm im Ellenbogen gebeugt.

Jetzt wird das distale Fragment nach ventral gedrückt. Behält der Operateur den bisherigen Griff bei, drücken der Daumen von oben auf das proximale, die Finger von unten auf das distale Bruchstück (Abb. 1 c).

Oft ist es günstiger, umzugreifen und das distale Fragment mit dem Daumen nach ventral zu drücken, da so eine bessere Führung möglich ist (Abb. 1 d).

Das dorsal intakte Periost bzw. der M. triceps schienen die Fraktur. Würde die bisherige Supinationsstellung beibehalten, entstünde häufig ein Achsenknick in Varusstellung. Sozusagen „im Handumdrehen", nämlich durch Pronation des rechtwinklig gebeugten Unterarmes, wird der Fehler ausgeglichen und die Fraktur steht jetzt korrekt (Abb. 2).

Die Beugung im Ellenbogen soll so weit erfolgen, wie es die Weichteilschwellung zuläßt. Hauptkriterium ist der Radialispuls. Die Retention geschieht bei Kindern bis zu 10 Jahren durch einen Verband nach Blount, bei Erwachsenen durch Oberarmgips. Ist die Fraktur instabil oder sind Gefäße oder Nerven geschädigt worden, ist die Operation indiziert.

Bei der *suprakondylären Flexionsfraktur* zieht sich die Bruchlinie von ventral proximal nach dorsal distal, das distale Fragment ist nach vorn disloziert. Zur Reposition wird der Oberarm wieder durch den Assistenten fixiert, während der Operateur durch stetigen Zug am gestreckten supinierten Unterarm die Fragmente voneinander löst (Abb. 3 a).

Ist dies geschehen, greift der Operateur um und korrigiert mit beiden Händen diesseits und jenseits der Fraktur Verschiebungen und Rotationsfehler. Gelegentlich kann

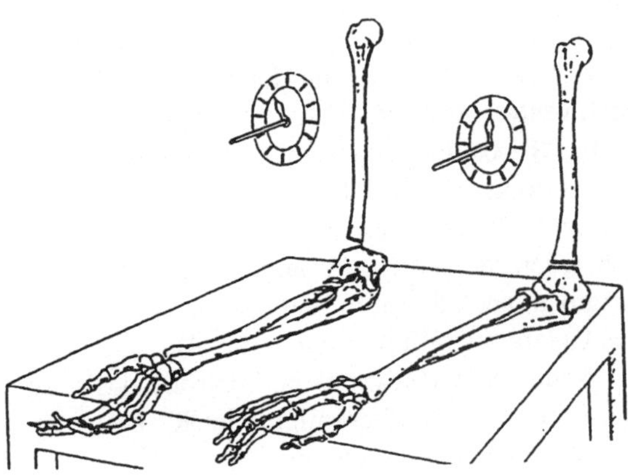

Abb. 2. Korrektur durch Pronation

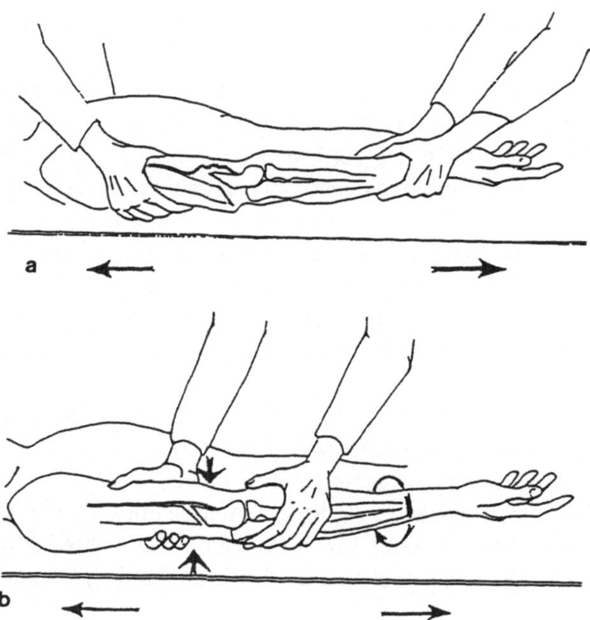

Abb. 3 a, b. Reposition supracondyläre Flexionsfraktur. **a** 1. Schritt, **b** 2. Schritt

das Eindrücken des distalen Fragmentes durch Daumendruck in forcierter Streckstellung erforderlich sein (Abb. 3 b).

Die Immobilisation der reponierten und stabilen Flexionsfraktur erfolgt im Oberarmgipsverband in 90°-Stellung. Nur bei primär instabilen Flexionsfrakturen muß der Arm so weit in Streckstellung mit supiniertem Unterarm ruhiggestellt werden, daß das intakte ventrale Periost die stabile Schienung der Fraktur gewährleistet. Es sein nochmals darauf hingewiesen, daß wegen der starken Gefährdung von Nerven und Gefäßen bei allen suprakondylären Frakturen die Kontrolle von Zirkulation und neurologischem Status prae und post repositionem von außerordentlicher Wichtigkeit ist, damit nicht ein Kompartmentsyndrom mit späterer Kontraktur das Ergebnis zunichte macht.

Die *Fraktur des Capitulum humeri* entsteht dadurch, daß das Kapitulum beim überstreckten Arm auf die dorsalflektierte Hand der Radiusschaft axial staucht und nach ventral abschert.

Ein Reposition ist nur bei größeren osteochondralen Fragmenten möglich, kleinere Flakes können nicht refixiert, sondern müssen operativ entfernt werden. Zur Reposition zieht der Assistent am gestreckten supinierten Unterarm, während der Operateur den Oberarm greift und dann, unter Zug, mit dem Daumen direkt das dislozierte Fragment nach dorsal in sein Bett drückt. Dabei können mäßige Umwendbewegungen des Unteramrs hilfreich sein (Abb. 4).

Wenn unter Bildverstärkerkontrolle das Fragment exakt adaptiert ist, erfolgt die Ruhigstellung im Oberarmgips in 90°-Beugung. Bei nicht völlig korrekter Stellung muß die Reposition blutig erfolgen.

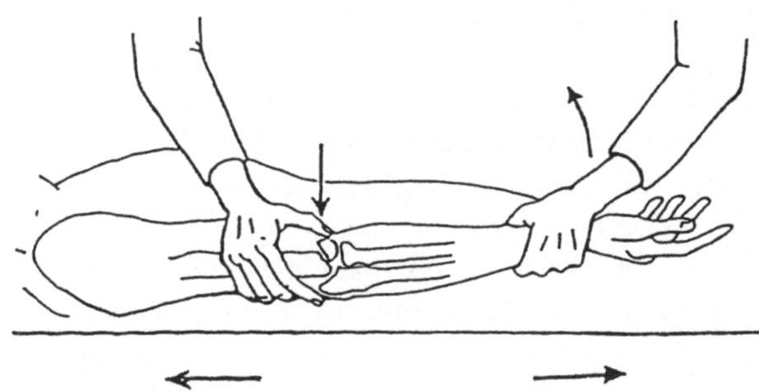

Abb. 4. Reposition der Capitulum humeri Fraktur

Ellenbogengelenk

Ellenbogenluxationen entstehen durch Sturz auf den ausgestreckten oder schwach gebeugten Arm oder auch durch gewaltsames Verdrehen des Gelenks.

Das Repositionsmanöver für die *dorsalen und seitlichen Luxationen* ist im wesentlichen gleich. In leichter Beugestellung und Supination des Unterarmes wird der Oberarm durch den Assistenten fixiert. Der Operateur zieht mit einer Hand am Handgelenk des Patienten, die andere Hand umgreift den Ellenbogen und korrigiert die seitliche Fehlstellung. Unter Zug wird der Unterarm gebeugt, wobei der distale Oberarm nach dorsal gedrückt wird. Bei rein seitlichen Luxationen kann es sinnvoll sein, wenn der Zug am Arm durch 2 Assistenten ausgeübt wird und der Operateur mit beiden Händen die Reposition des Ellenbogens vornimmt, da hier gelegentlich eine erhebliche Kraftanwendung erforderlich ist.

Die gelungene Reposition zeigt sich durch deutlich spürbares und oft auch hörbares Einrasten der Trochlea in die Inzisur und durch eine merkbar leichtere Gängigkeit der Bewegung. Zeigt das Gelenk bei vollständigem Bewegungsausschlag in Narkose eine Reluxationstendenz, ist eine Operationsindikation gegeben. Wichtig ist wiederum die sofortige Überprüfung des Radialispulses nach der Reposition sowie der Nervenfunktion nach Aufwachen des Patienten. Die Ruhigstellung erfolgt im gespaltenen Oberarmgips, die evt. Operation nach Abschwellung der Weichteile.

Die *ventrale Ellenbogenluxation* ist relativ selten. Dabei sind Radius und Ulna nach proximal vor den distalen Oberarm disloziert. Oft kommt es zu Abbrüchen der Olekranonspitze.

Die Reposition wird so vorgenommen, daß der Assistent den Oberarm mit beiden Händen fixiert. Der Oberarm muß auf einer Unterlage als Widerlager liegen. Der Unterarm ist in Supinationsstellung leicht gebeugt, der Operateur zieht mit einer Hand am Handgelenk des Patienten. Die andere Hand umgreift den proximalen Unterarm. Sind durch konstanten Zug die Fragmente distrahiert, so wird der Unterarm rechtwinklig gebeugt. Gleichzeitig wird durch Zug der proximale Unterarm distalisiert und dann herabgedrückt, wobei die Olekranonspitze deutlich spürbar über den Trochlea gleitet und dann „einrastet“. Für diesen Druck nach unten ist das Aufliegen des Oberarmes wichtig. Einige Autoren empfehlen zur Lösung der Fragmente zunächst den Zug in Überstreckung. Dabei besteht aber die deutliche Gefahr der Gefäß- und Nervenschädigung, da diese über der dislozierten Ulna erheblich gedehnt werden kann.

Proximaler Unterarm

Den letzten Teil unserer Betrachtungen bilden die Verletzungen des *proximalen Unterarmes*. Frakturen der Ulna betreffen das *Olekranon* oder den *Processus coronoideus*. Beide bieten kein geeignetes Feld für geschlossene Repositionen. Sie sind in aller Regel operativ zu versorgen.

Die *Frakturen des proximalen Radius* können eine Indikation zur geschlossenen Reposition darstellen, wenn es sich um nicht zu stark dislozierte Radiushalsfrakturen handelt. Dabei ist das abgescherte Köpfchen meist nach ventral-lateral disloziert. Die Technik der Reposition wurde erstmals 1939 von Oppolzer angegeben.

Der Arm des Patienten befindet sich in völliger Streckstellung, der Unterarm wird supiniert. Der Operateur zieht mit einer Hand am Handgelenk, die andere Hand umfaßt den proximalen Unterarm. Durch Adduktion des Unterarmes mit Gegendruck auf der Ulnarseite des Ellenbogens wird das Gelenk im Varussinn aufgeklappt. Gleichzeitig drückt der Daumen gegen das dislozierte Radiusköpfchen. Ist dieses reponiert, so erfolgt die Pronation mit anschließender Beugung bis 90°. In dieser Stellung wird der Arm 3 Wochen durch einen Oberarmgips ruhiggestellt. Das Repositionsmanöver kann durch vorherige Gelenkpunktion zur Entlastung eines Hämarthros erleichtert werden. Zeigt die Röntgenkontrolle eine Überkorrektur, so kann ggf. durch Druck auf das distale Fragment eine Verbesserung der Stellung erreicht werden (Abb. 5).

Auch nach zunächst gelungenen Repositionen können durch Zirkulationsstörungen des Radiusköpfchens diese Frakturen mit Defekten ausheilen.

Als letztes Beispiel einer Repositiontechnik am proximalen Radius sei die *Chassaignac-Subluxation* des Kleinkindes genannt. In diesem Alter ist das Lig. anulare nocht so weit und nachgiebig, daß ein plötzlicher Zug am muskelentspannten Arm das Radiusköpfchen herauslösen kann. Klinisch findet sich eine Schonhaltung in leichter Beugung und Pronationsstellung. Die Reposition erfolgt durch Zug an der Hand. Wird nun der rechtwinklig gebeugte Unterarm supiniert und gleichzeitig mit dem Daumen des Untersuchers auf das Radiusköpfchen gedrückt, so kommt es in aller Regel zu einem deutlich spürbaren Einschnappen, und das Kind bewegt sofort den Arm wieder schmerzfrei.

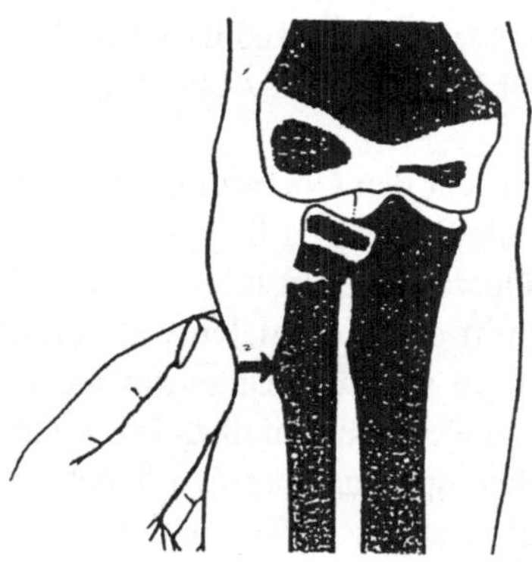

Abb. 5. Gegendruck bei Überkorrektur des Radiusköpfchens

Literatur

1. Baumann E (1965) Ellbogen. In: Nigst H (Hrsg) Spezielle Frakturen- und Luxationslehre, Bd. II/1. Thieme, Stuttgart
2. Beck E (1982) Konservative Behandlung von Brüchen am distalen Oberarmende. Hefte Unfallheilkd 155:26–34
3. Cheng JCY, Shen WY (1993) Limb fracture pattern in different pediatric age groups: a study of 3.350 children. J Orthop Trauma 7:15–22
4. Häßle M, Mellerowicz H (1991) Frakturen des proximalen Radius im Wachstumsalter. Unfallchirurgie 17:24–33
5. Holz U, Weller S, Schikarski CH (1982) Ergebnisse nach konservativer Behandlung der Radiusköpfchenfraktur. Hefte Unfallheilkd 155:126–133
6. Jahna H, Wittich H (1973) Konservative und operative Behandlung von supra- und diacondylären Oberarmbrüchenf (Y-, V- und T-Brüche). Akt Chir 8:217–236
7. Münst P, Kuner EH, Beckmann M (1988) Konservative Behandlung klinischer Ellbogenfrakturen. Orthopäde 17:287–296
8. Oppolzer R v (1939) Zur Reposition des abgebrochenen Radiusköpfchens. Zbl Chir 66:194–198

Distaler Radius

H. J. Oestern

Unfallchirurgische Klinik, Allgemeines Krankenhaus, Siemensplatz 4, D-29223 Celle

Während Abraham Colles anläßlich seiner Erstbeschreibung (1814) noch ein gutes Behandlungsergebnis bei der distalen Radiusfraktur unabhängig von dem anatomischen Ausheilungsergebnis prophezeite, wissen wir heute, daß wie bei jeder anderen Fraktur die Wiederherstellung der betroffenen Gelenkachsen und der korrekten Anatomie im distalen Radioulnar- und Radiocarpalgelenk die Voraussetzung für ein funktionell günstiges Ergebnis darstellt.

Konservative Behandlung

Anästhesie

Beachte: Voraussetzung für eine optimale Reposition ist eine suffiziente Schmerzausschaltung. Hierfür stehen die lokale Bruchspaltanästhesie, die Leitungsanästhesie in Form des subaxillären Plexus sowie die Allgemeinnarkose zur Verfügung.

Die Lokalanästhesie bringt eine ausreichende Schmerzausschaltung und ist ungefährlich.

Die Regionalanästhesie führt zu guter Anästhesie und zur Aussschaltung der Muskelkräfte, die zur Dislokation geführt haben.

Hefte zu „Der Unfallchirurg", Heft 249
Zusammengestellt von K. E. Rehm

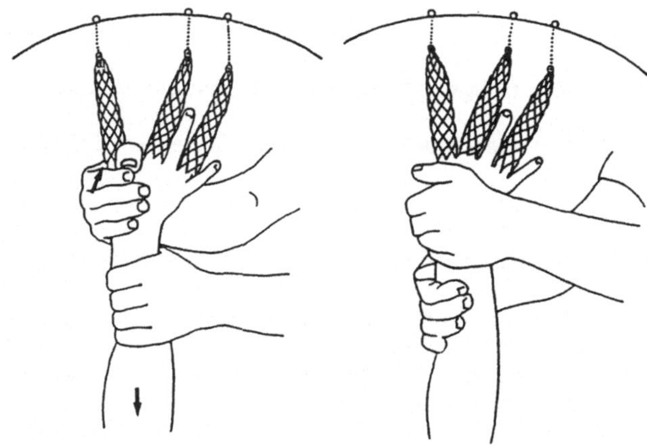

Abb. 1

Die Allgemeinanästhesie ist höchstens in äußerst schwierigen Fällen, bei einer nicht möglichen Reposition in Lokalanästhesie, insbesondere bei ängstlichen Patienten oder bei Nachrepositionen erforderlich.

Zur Bruchspaltanästhesie wird das Handgelenk entsprechend desinfiziert und der Bruchspalt mit der Nadel von der Streckseite des Handgelenkes aufgesucht. Wichtig ist dabei, daß die Nadel schräg von proximal-dorsal in Richtung distal-volar geführt wird, da sie sonst aufgrund der Dislokation den Bruchspalt nicht erreichen kann.

Unter Knochenkontakt wird Blut aspiriert und 5–10 ccm eines 1%igen Lokalanästhetikums in das Hämatom gespritzt.

Lagerung

Der Patient liegt auf dem Rücken, die Schulter am Tischrand, der Oberarm ist 90° abduziert und der Unterarm steht in einer Neutralposition. Die Einrichtung des Bruches wird nach dem Prinzip von Zug und Gegenzug und manuellem Druck ausgeführt. Die Extension erfolgt über Extensionshülsen, sogenannte „Mädchenfänger", die an einem Extensionsständer aufgehängt sind. Der Zug verläuft über den Daumen. Der zweite und vierte Finger werden ebenfalls mit sogenannten Mädchenfängern ausgehängt. Dadurch befindet sich die Hand in einer Mittelstellung und ein Rotation des Carpus wird vermieden. Alleiniger Zug am Daumen führt über eine Rotation des Carpus zu einer Verlängerung der ulnaren Bandverbindung und zu einer Subluxationsstellung der Hand mit entsprechend eingeschränkter Funktion. Die reine Zugdauer beträgt 5 bis 10 Minuten.

Repositionsverfahren

Frakturen mit Dislokation nach dorsal

Ein großer Teil der Frakturen richtet sich allein durch Zug und Gegenzug ein. Die meisten Brüche benötigen jedoch eine manuelle Reposition. Die Einrichtung beginnt zunächst mit dem Ausgleich der Dislokation nach radial. Dies wird durch verstärkten Zug am ersten Mittelhandknochen unter Kippung nach ulnar und Gegenzug am Unterarm erreicht. Anschließend wird die Dislokation nach dorsal reponiert. Die eine Hand umfaßt als Gegenhalt von volar her den distalen Unterarm in Höhe des proximalen Fragmentes, mit der anderen Hand wird ein Druck von dorsal auf das distale Fragment und die Handwurzel ausgeübt.

Cave: Dabei muß eine starke *Flexion* vermieden werden, um eine volarseitige Fragmentaussprengung zu vermeiden. Eine zu forcierte Reposition kann ebenso zu einer Volarkippung des distalen Fragmentes führen.

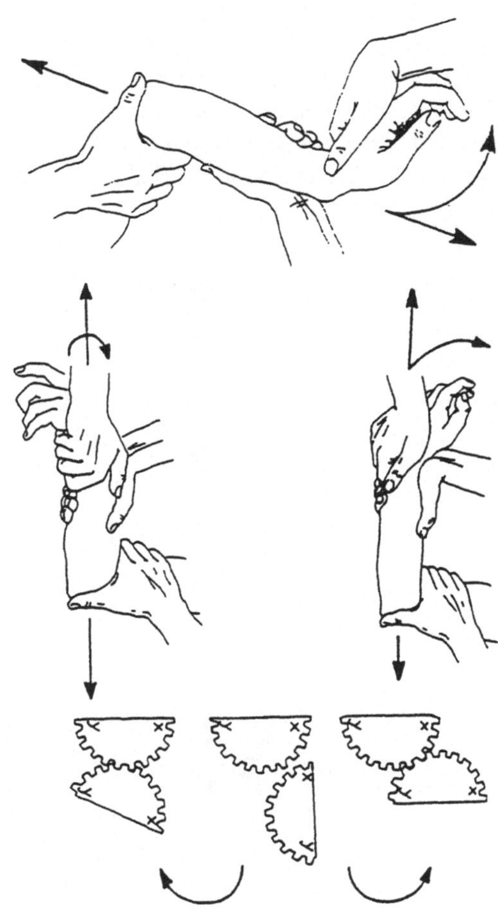

Abb. 2

Die Einrichtung erfolgt mit dem Kleinfingerballen, während der Gegendruck mit dem Daumenballen ausgeübt wird. Ein punktueller Druck von dorsal, nur auf das distale Radiusfragment, kann zu einer Pronationsfehlstellung und damit zu einer Supinationsbehinderung führen.

Repositionstechnik nach Charnley

Charnley vergleicht die Frakturflächen des proximalen und des distalen Fragmentes mit den Zähnen zweier Räder, die falsch ineinandergreifen.

Ist der distale Zahn um zwei Zähne gegen das proximale Rad versetzt, kann einfacher Druck die beiden Räder nicht wieder in die richtige Verzahnung bringen, ohne die Zähne abzuscheren. Mit einfachem Vorwärtsdrehen bleibt die Verschiebung um zwei Zähne bestehen. Charnley hat deshalb vorgeschlagen, die Dorsalabwinkelung vor der weiteren manuellen Reposition zu verstärken und dabei gleichzeitig einen Zug in Längsrichtung auszuüben.

Durch diese beiden Bewegungen wird es möglich, die Zähne des ersten Zahnrades wieder in die richtige Stellung zu den entsprechenden Zähnen des zweiten Zahnrades zu bringen.

Eine dieser beiden Bewegungen allein bringt keine Aufhebung der Verschiebung. Die Reposition gelingt um so leichter, je weniger Weichteile an der Streckseite zerrissen sind, denn das noch vorhandene Periost und die Sehnenscheiden wirken als Zuggurtung für die Reposition der Fraktur und verhindern eine Überkorrektur.

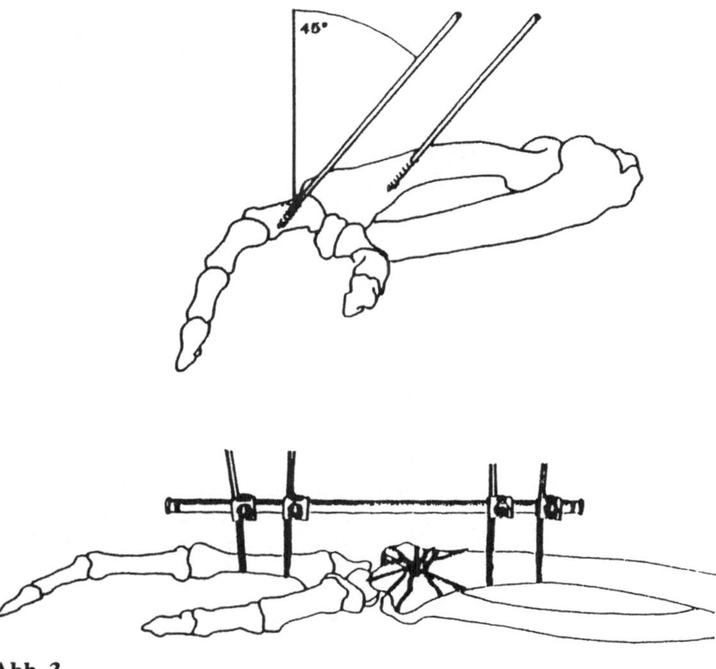

Abb. 3

Reposition über Fixateur externe

Von Anderson wurde die Extensions-/Distraktionsmethode zur Ruhigstellung distaler Radiusfrakturen entwickelt. Die Methode beruht auf der Tatsache, daß eine durch geschlossene Reposition wiederhergestellte Länge des distalen Radius dank erhaltenem Kapselbandapparat lediglich durch Extension zu halten ist. Vidal und Jakob bezeichneten dies als Ligamentotaxis. Methodisch erfolgt das Einsetzen der Schanz'schen Schrauben in den 2. Mittelhandknochen sowie in den distalen Radiusschaft. Dies sollte in einem Winkel von 30° bis 45° geschehen, um nicht die Strecksehnen zu verletzen. Zur Schonung des Ramus superficialis des N. radialis wird auch ein offenes Vorgehen zur Plazierung der Schanz'schen Schrauben empfohlen.

Offene und geschlossene Reposition der Handwurzel, Mittelhand und Finger

H. Towfigh

Unfallchirurgische Klinik, Malteser-Krankenhaus, Albert-Struck-Straße 1, D-59075 Hamm

Die Frakturen an der Hand finden selten die erforderliche Aufmerksamkeit und Beachtung, die sie verdient hätten. Ein großer Teil der Knochenverletzungen an der Hand kann bei sachgemäßer konservativer Behandlung mit gutem funktionellem Ergebnis zur Ausheilung gebracht werden. Es ist daher zu empfehlen und zu fordern, daß zuerst die Möglichkeit und Grenzen der geschlossenen Reposition und konservativer Behandlung überprüft werden sollten, bevor die Indikation zur Durchführung eines operativen Verfahrens empfohlen wird. Die Anwendung differenzierter, aufwendiger und anspruchsvoller Verfahren der Knochen- und Weichteilbehandlungen an der Hand ist nur dann gerechtfertigt, wenn ihr eine ebenso differenzierte Indikationsstellung vorausgeht. Veraltete Luxationen oder Frakturen des Handskeletts können, falls sie eine Funktionsstörung oder anatomische Veränderung verursacht haben, nur operativ korrigiert werden.

Handwurzelknochen

Das Gefüge der Handwurzelknochen ist untereinander, zum Radius und zur Ulna, aber auch zu den Mittelhandknochen hin durch straffe Bänder stabilisiert. Dies ermöglicht einerseits eine differenzierte Funktion und verhindert andererseits die Luxation. Den Luxationen oder Frakturen an den Handwurzelknochen gehen deshalb schwere Quetsch-, Scher- und Stauchungstraumen voraus. Zur Beurteilung und Diagnose ist neben der Anamnese und dem klinischen Bild die Kenntnis der Anatomie

Hefte zu „Der Unfallchirurg", Heft 249
Zusammengestellt von K. E. Rehm

und die Stellung der Handwurzelknochen sowie eine genaue Röntgenanalyse aber auch in letzter Zeit zunehmend eine röntgenkinematographische Untersuchung unerläßlich. Grundsätzlich können Luxationen in drei Hauptgelenkflächen vorkommen (Luxatio radiocarpea, mediocarpea und carpometacarpea), wobei selten die Luxation allein, sondern häufiger Luxationsfrakturen beobachtet werden. Beim Sturz auf die überstreckte, selten auf die überbeugte Hand und durch indirekte Gewalteinwirkung auf die Unterarmachse, entstehen Luxationen und Frakturen der Handwurzelknochen, wobei die Kahnbeinfraktur, perilunäre Luxationen und de Quervain'sche Luxationsfrakturen die häufigsten Handwurzel-Luxationsfrakturen bilden.

Bei der perilunären Luxation erfolgt nach Riß des palmaren schwachen Bandapparates zwischen Lunatum und Capitatum, wobei dann der Unterarm und das Mondbein gegenüber der fixierten Hand nach palmar abrutschen. Bei kompletter perilunärer Luxation steht von der proximalen Handwurzelreihe nur noch das Mondbein in normaler Stellung gegenüber dem Radius. Die gesamten übrigen Handwurzelknochen sind nach palmar oder dorsal luxiert.

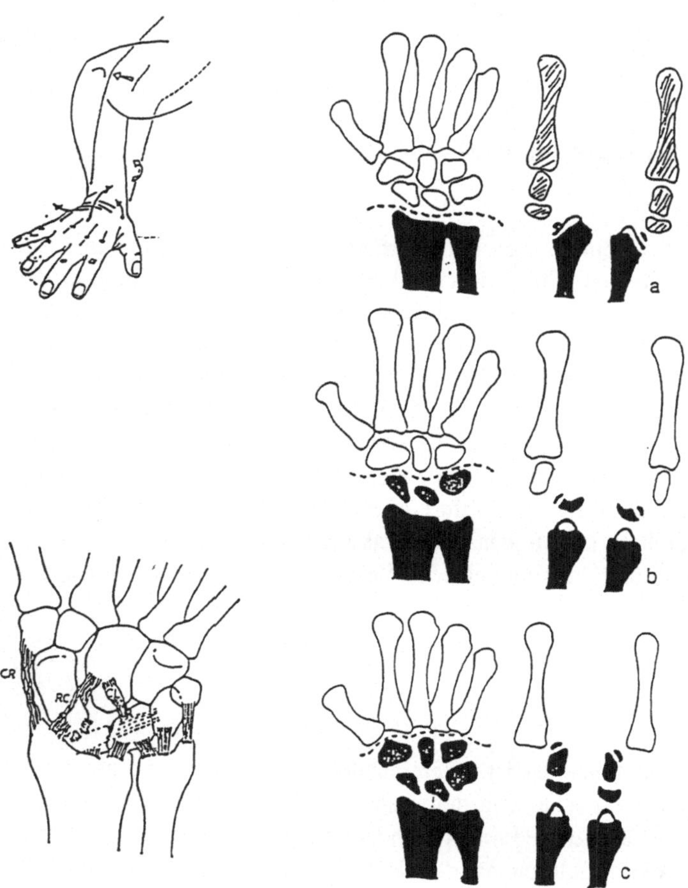

Abb. 1 a–c. Traumavorgang, Bandrupturen und Luxationsebenen an der Handwurzel

Bei vollständiger perilunärer Luxation erscheint röntgenologisch das Mondbein in der a.p.-Aufnahme dreieckig. Auf der seitlichen Aufnahme steht das Mondbein palmar von der Handwurzelreihe ab. Seine Exkavation ist leer. Die Reposition einer solchen Luxation des Mondbeins erfolgt in den ersten Stunden nach Verletzung meist leicht, wobei Zug und Gegenzug am Unterarm mit Druck auf das Mondbein oder lang andauernder gleichmäßiger axialer Zug und Druck auf das Lunatum die Reposition herbeiführen.

Die Röntgenkontrolle nach der Reposition soll die Stabilität der luxierten Handwurzelknochen zeigen, wobei eine Reluxation oder Gefügestörung nicht provozierbar sein darf. Der Oberarmgipsverband für 6 Wochen bringt die Bandruptur zur Ausheilung. Ist die Reposition nicht möglich oder tritt eine Reluxation auf, muß eine offene Reposition und primäre Bandnaht erfolgen.

Die häufigste Form der Instabilität im Handwurzelbereich ist die dorsale Instabilität. Ursächlich liegt hier meist eine perilunäre Luxation oder eine Luxationsfraktur zugrunde. Röntgenologisch ist der Zwischenraum zwischen Mondbein und Kahnbein größer als der der übrigen Handwurzelknochen. Hier ist eine Größe von über 2 mm als Zeichen für eine Verletzung des radioscapholunären Kapselkomplexes, die s.g. scapholunäre Dissoziation, anzusehen, wobei ein Vergleich mit der gesunden Seite hilfreich ist. Bei älteren Luxationen ist die offene Reposition mit Bandnaht oder Bandplastik angezeigt. Nach Reposition werden das rupturierte Band und die Gelenkkapsel genäht. Bei Luxationstendenz ist eine temporäre Arthrodese des Carpalknochens mit einem dünnen, transartikulären Bohrdraht zur Vermeidung einer Reluxation erforderlich. Eine Fixation im Unterarmgips für 4 Wochen ist ausreichend. Eine absolute Indikation zur primären Operation besteht bei Mehrfragmentfrakturen des Lunatum, bei Luxation des Lunatums mit Fraktur eines anderen Handwurzelknochens und bei Frakturen von mehreren Knochen. Bei einer perilunären Luxation mit zusätzlicher Fraktur des Kahnbeins, der s.g. de Quervain'schen Luxationsfraktur, stellen wir die Indikation zur Operation, da nach Erfahrungen von Jana sowie Wagner die konservative Therapie selbst bei sofortiger Reposition bei über 50% und bei verzögerter Reposition bei 100% zu einer Pseudarthrose oder Nekrose des Kahnbeins führt. Nach offener Reposition und Schraubenosteosynthese des Kahnbeins ist die Bandnaht oder Bandplastik evtl. mit einer temporären Arthrodese mit einem dünnen, transartikulären Draht im Handgelenk und Gipsverband für 4 Wochen zu empfehlen. Bei konservativer Behandlung der Frakturen an den Handwurzelknochen sollte entgegen dem Entstehungsmechanismus der Fraktur die Hand in leichte Supination und Pronation, oder auch radiale oder ulnare Abduktion gebracht werden, damit sich die Frakturenden nähern können. Bei Instabilität der Fraktur oder Luxation ist jedoch die Indikation zur offenen Reposition und Fixation gegeben.

Eine gute Prognose bei der konservativen Behandlung zeigen die isolierten Kahn-
einfrakturen mit Brüchen im distalen Bereich bzw. in Korpusmitte, sowie mit que-
em Frakturverlauf. Für eine bessere Position der Kahnbeinfragmente wird der Vor-
erarm supiniert und das Handgelenk in 20° Dorsalflexion und 10–20° Radial-
duktion im Oberarmgipsverband mit Einschluß des Daumens ruhiggestellt. Dabei
gt das Kahnbein in der Gelenkfläche des Radius und die Fragmente nähern sich
ander. Ausnahmen zur konservativen Therapie des Kahnbeinbruches bestehen bei:

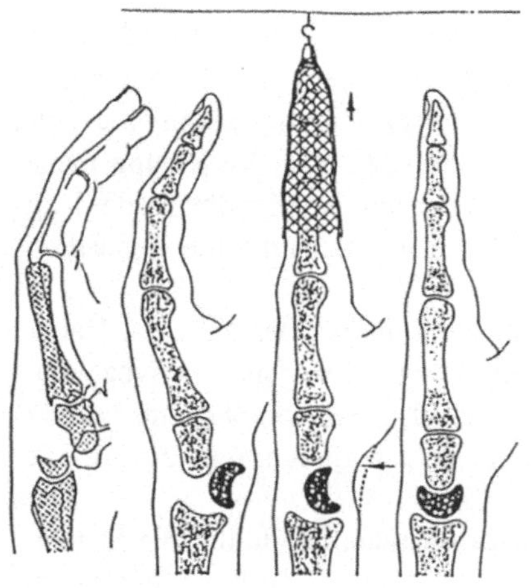

Abb. 2. Geschlossene Repositionsmanöver perilunärer Luxationen und von Lunatumluxationen

a) Fragmentverschiebung mit Diastase
b) perilunären Luxationsfrakturen
c) offenen Frakturen
d) Kombinationsverletzungen mit distalen Unterarmbrüchen
e) verzögerter Heilung (jenseits der 8.–12. Woche)
f) Kahnbeinpseudarthrosen.

Die Frakturen der übrigen Handwurzelknochen sind ebenfalls relativ selten und können konservativ relativ gut zur Ausheilung gebracht werden. Bei Fortbestehen der Beschwerden und PSA-Bildung ist jedoch dann die operative Indikation gegeben. Kombinierte Luxationsfrakturen der Carpometacarpalgelenke und Handwurzelknochen liegen vor allem nach schweren Quetschungen der Hand und nach Mehrfachverletzungen vor. Unter Beteiligung mehrerer Knochen und Weichteilstrukturen ist immer eine operative Intervention angezeigt, wobei die stabile Osteosynthese, wo immer möglich, bevorzugt angewandt werden soll.

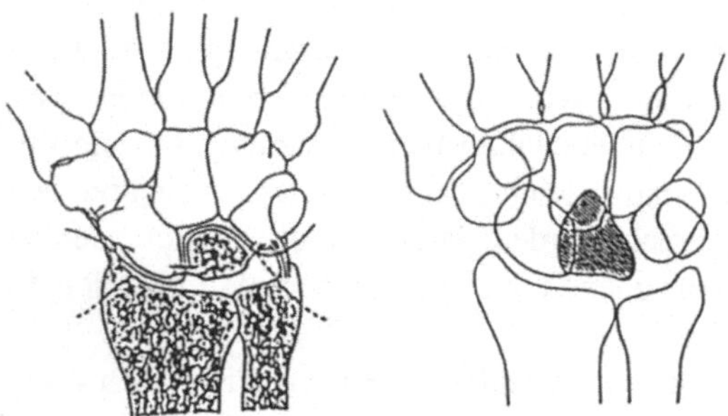

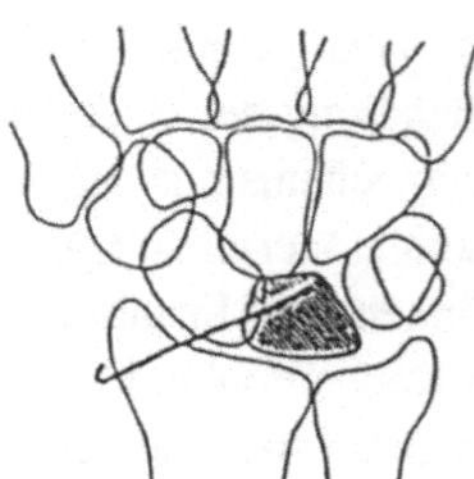

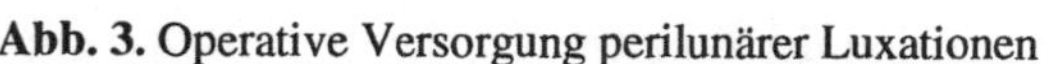

Abb. 3. Operative Versorgung perilunärer Luxationen

Luxationen im Carpometacarpalgelenk

Eine Verrenkung der Carpometacarpalgelenke ensteht durch sehr starke Gewalteinwirkung, durch Sturz aus großer Höhe, aber auch durch Reit- oder Motorradunfälle. Sie ist relativ selten und kann, falls das Repositonsergebnis stabil bleibt, konservativ zur Ausheilung gebracht werden. Bei Reluxationstendenz ist die Indikation zur Adaptationsosteosynthese und Gipsverband für insgesamt 4 Wochen gegeben.

Bei schweren Kettenverletzungen sind diese Verrenkungen mit einer Fraktur oder Luxation der Mittelhandknochen kombiniert. Bei der Luxation oder Luxationsfraktur im I. Mittelhandknochen-Daumensattelgelenk ist der Mittelhandknochen fast immer nach dorsal-radial verschoben. Die Reposition ist leicht und erfolgt durch Zug und Gegenzug am Daumen oder Langfinger bzw. am Unterarm. Die Fixationszeit beträgt 3–4 Wochen. Unzureichende Ruhigstellung nach Reposition oder ein Bestehenbleiben der Subluxation führen zur Instabilität und frühzeitigem Gelenkverschleiß mit schmerzhafter Störung der Greiffunktion. Aus diesem Grund ist die Indikation zur Stabilisierung oder Bandplastik, aber auch Arthrodese gegeben. Für die geschlossenen Frakturen sind folgenden Toleranzgrenzen bei einer „Fehlstellung" ohne funktionelle Einbußen zu erwarten: axiale Fehlstellung zwischen 10 und 20° sowie Verkürzung bis 5 mm an aller Strahlen werden ohne funktionelle Einschränkung toleriert. Rotationsfehler treten bevorzugt am IV. und V. Mittelhandknochen auf, Rotationsfehler bis 15° können am V. Mittelhandknochen vollständig kompensiert werden. Im Bereich der anderen Finger können u.U. bereits bei 10° Störungen der Funktion verursacht werden. Bei Frakturen am Mittelhandknochen ist am häufigsten der V. Mittelhandknochen betroffen, gefolgt vom I., II., IV. und III. Mittelhandknochen.

In diesem Zusammenhang (Mittelhandfrakturen) zählen die subcapitalen Frakturen des V. Mittelhandknochens, des ulnaren Randstrahles, zu den häufigsten Frakturen (20% aller Frakturen an der Hand) des menschlichen Handskelettes. Diese s.g. „boxers-fractures" entstehen durch axiale Gewaltanwendungen auf das gebeugte Metacarpophalangealgelenk. Die typische Dislokation des gebrochenen Mittelhandknochens II–V, nämlich die volare Abkippung des peripheren Fragmentes, kommt durch den Zug vor allem der Mm. interossei, zustande. Dabei entsteht eine typische Fehlstellung im Sinne einer Abwinkelung sowie eine axiale Verkürzung bei radialer oder ulnarer Verschiebung oder Abkippung sowie evtl. Rotation des distalen Fragmentes. Wesentlich für ein optimales Ausheilungsergebnis ist die absolut notwendige Korrektur eines Rotationsfehlers. Diese radiologisch kaum nachweisbare Fehlstellung wird durch Kontrolle der Nagelebene zum Nachbarfinger unter Mitfixation derselben vermieden. Zur Behinderung einer Beugekontraktur des Mittelgelenkes ist die Ruhigstellung derselben in Streckstellung notwendig. Ab einer Fehlstellung von ca. 15° vermehrter palmarer Abwinkelung ist trotz guter Reposition sowie Gipstechnik nicht mit einem Halten des Repositionsergebnisses zu rechnen. Besonders gefährdet für sekundäre Rotationsfehler mit Verkürzung sind wegen nur einseitiger Schienung durch einen gesunden Nachbarfinger instabile Spiralfrakturen des II. und V. Strahles sowie Spiralfrakturen mehrerer Mittelhandknochen. Hier ist die primäre stabile Osteosynthese vorzuziehen. Der Ausgleich einer Verkürzung ist auf konservativem Wege deshalb kaum möglich. Aufgrund der Tatsache, daß sich das radiologische Ergebnis nicht mehr mit dem funktionellen deckt bzw. die meisten Patienten trotz röntgenologischer

Fehlstellung bei freier Beweglichkeit beschwerdefrei sind, sollte die Behandlung der subcapitalen Mittelhandfraktur eine Domäne der konservativen Behandlung bleiben. Nur in Ausnahmefällen wie bei offenen Frakturen oder nicht korrigierbaren Rotationsfehlern sowie bei stark verschobenen Frakturen und ausgeprägter palmarer Abwinkelung, sollte eine Indikation zur Operation überprüft werden.

Bei der Reposition palmar abgekippter subcapitaler oder metaphysärer Metacarpalfrakturen lassen sich durch direkten Druck auf das proximale Fragment handrückenseitig sowie durch mittelbaren Druck über dem gebeugten Finger auf das periphere Fragment beugeseitig die meisten Frakturen reponieren und in Intrensic-plus-Stellung im Gipsverband retinieren. Läßt sich das Repositionsergebnis im Gips nicht retinieren, so ist die Operationsindikation gegeben. Die Luxation im Bereich der Metacarpo-Phalangealgelenke sind sehr selten. Eine geschlossene Reposition dieser Art von Luxation ist meist nicht möglich. Die Verletzung tritt durch Aufschlag des gestreckten Zeigefingers auf einen harten Gegenstand ein, gewöhnlich beim Fall auf die Hand. Das Metacarpalköpfchen wird palmar verschoben. Die proximale Phalanx wird über die dorsale Seite des Mittelhandknochens abgedrängt. Die palmare Fibrokartilagoplatte bleibt zum Teil mit den proximalen Phalangen verbunden und wird zwischen Metacarpalköpfchen und der proximalen Phalanx eingeklemmt. Bei dieser Art von Luxation bleibt eine geschlossene Reponierung erfolglos. Die offene Reposition erfolgt durch eine palmare Schnittführung.

Frakturen der Grundphalangen

Die typische Dislokation bei Frakturen der proximalen Phalangen ist die Beugung des proximalen und Hyperextension des peripheren Fragmentes, der durch den Zug der Intrinsic-Muskulatur an der Basis zustande kommt. Die Extrensic, die Extensoren der Finger, ziehen längs zum distalen Fragment und verstärken so die Dislokation. Die Repositionsmanöver dieser Hyperextensionsfrakturen bestehen aus Längszug und gleichzeitiger Beugung im Grundgelenk über dem Finger des Chirurgen als Hypomochlion. Geht die Reposition durch nachlassende Beugung im Mittelgelenk verloren, muß eine zusätzliche interne Fixierung durchgeführt werden. Die Behandlung der Grundgliederfraktur der Langfinger kann in der überwiegenden Zahl konservativ erfolgen. Bei starker Fehlstellung, Verkürzung, offene Brüchen und Gelenkbeteiligung wird die operative Reposition und Stabilisierung bevorzugt.

Frakturen im Mittelphalangen

Die häufigsten Frakturen am Mittelglied sind quere und kurze Schrägfrakturen des proximalen Schaftes. Der Zug der oberflächlichen Beuger an der Basis des Mittelgliedes ist stärker als der des Strecksehnenmittelzügels. Der übrige Strecksehnenapparat verläuft seitlich palmar der Drehachse des Mittelgelenks, so daß in typischer Weise wieder eine Hyperextensionsfraktur mit Beugung des proximalen und Strekkung des distalen Fragmentes zustande kommt. Die Reposition bei geschlossenen Frakturen ohne Gelenkbeteiligung besteht ebenfalls aus Längszug mit gleichzeitiger

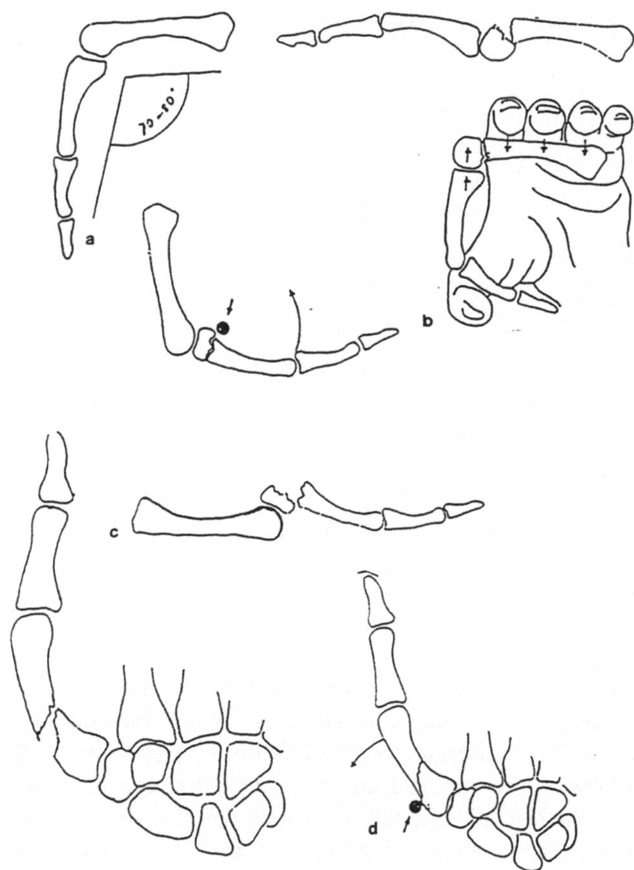

Abb. 4 a–d. Repositionsmanöver bei Frakturen an den Grundphalangen und an der Mittelhand

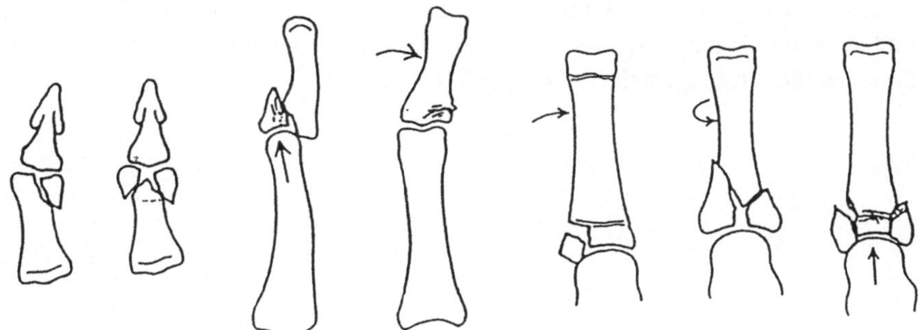

Abb. 5. Frakturen an den Mittelphalangen mit Operationsindikation

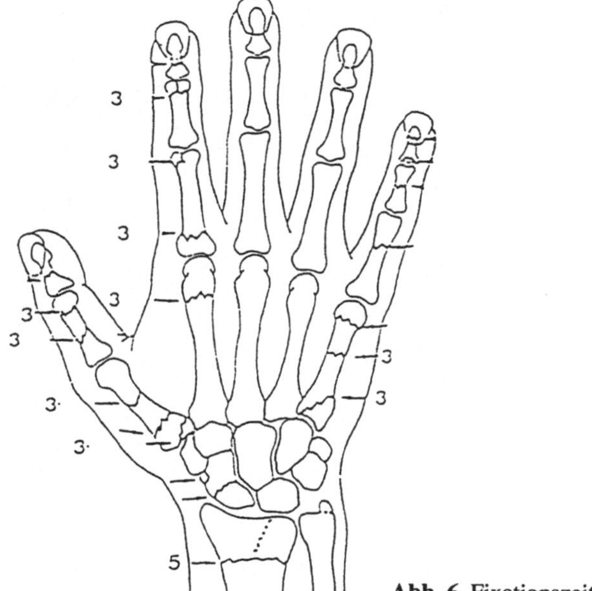

Abb. 6. Fixationszeiten verschiedener Handfrakturen

Beugung des distalen Fragmentes über den Finger des Chirurgen als Hypomochlion. Hier muß ebenso die Drehfehlstellung durch Schienung der Nachbarfinger vermieden werden. Bei konservativer Behandlung der Grund- und Mittelgliedfrakturen werden die Frakturen zusammen mit den Nachbarfingern in intrinsic-plus-Stellung im Gips für 3 Wochen ruhiggestellt. Frakturen der distalen Phalangen, die durch Ansatz von tiefen Beuge- und Strecksehnen mobilisiert werden, lassen sich entsprechend der Dislokation reponieren. Bei fehlender Stabilität erfolgt ebenfalls die externe Fixation. Die Luxation in Grund-, Mittel- und Endgelenken der Finger lassen sich durch Längszug am peripheren Strahl einwandfrei reponieren, wobei klinisch und röntgenologisch nachweisbare Bandinstabilitäten nach Reposition eine Operation erforderlich machen können. Eine Bandruptur im Endgelenkbereich ist selten eine Indikation zur Operation, wobei dies am Daumen und Zeigefinger bei Instabilität am ehesten eine Funktionseinschränkung verursachen kann.

Insgesamt gilt es, folgende Regeln zu beachten:

Adäquate Primärversorgung, Immobilisation in Intrinsic-plus-Stellung der Finger und etwa 0–20° Dorsalflexion im Handgelenk und aktive schmerzfreie Bewegungsübungen nicht ruhiggestellter Extremitätenabschnitte.

Offene und geschlossene Reposition: Wirbelsäule

Kursleiter: H. Tscherne, Hannover

Halswirbelsäule

M. Blauth

Unfallchirurgische Klinik, Medizinische Hochschule Hannover, Konstanty-Gutschow-Straße 8, D-30625 Hannover

Einleitung

Während Repositionstechniken im Bereich der Extremitäten zum Standardrepertoire jedes Unfallchirurgen gehören, besteht bei Fehlstellungen der HWS oft große Unsicherheit: Sollte man, etwa vor einer geplanten Verlegung, überhaupt reponieren und wenn ja, in welcher Form? Muß der Patient dafür intubiert werden? Unbestritten darf ohne ausreichende Röntgendiagnostik, also am Unfallort, *kein* Einrichtungsversuch unternommen werden. Dieses Handout möchte Sie über einen standardisierten Ablauf zur sicheren Reposition und Retention von Läsionen der HWS in der Klinik informieren.

Voraussetzungen

Vor jeder therapeutischen Maßnahme steht eine *ausführliche klinische, neurologische und radiologische Untersuchung des Verletzten* mit dem Ziel einer exakten Diagnose der Läsion. Selbstverständlich muß der Gesamtzustand des Patienten berücksichtigt und in die weitere Planung einbezogen werden. Die *radiologische Beurteilung* der HWS kann schwierig sein und erfordert gute Kenntnisse der anatomischen Verhältnisse. Wir beginnen immer mit gut beurteilbaren Aufnahmen der HWS einschließlich des 7. HWK in zwei Ebenen, Zielaufnahmen der oberen HWS und des Dens transoral. Schrägaufnahmen geben Auskunft über ein- oder beidseitige Verrenkungen der Gelenkfortsätze. Mit diesen einfach und schnell anzufertigenden Aufnahmen lassen sich die meisten Verletzungen bereits feststellen. Für die Abklärung von Densfrakturen eignen sich zusätzlich konventionelle Schichtaufnahmen in zwei Ebenen besonders gut. Das Computertomogramm gibt nicht nur die besten Informationen über den Spinalkanal, sondern bietet auch die Möglichkeit der zweidimensionalen Rekonstruktion in jeder beliebigen Ebene, ein außerordentlich nützliches Werkzeug beim Studium

Hefte zu „Der Unfallchirurg", Heft 249
Zusammengestellt von K. E. Rehm

komplizierter Verletzungen. Dreidimensionale Darstellungen sind dagegen nur selten hilfreich. Die MRT ist wichtig zum Nachweis von Bandscheibenverletzungen sowie zur Beurteilung des Rückenmarkes. Bestimmte Fragen lassen sich manchmal erst durch eine Bildwandleruntersuchung klären. *Erst nach abgeschlossener Diagnostik mit zweifelsfreier Diagnose darf das Repositionsmanöver geplant werden!*

Vorbereitungen

Wache Patienten klären wir vor der Reposition ausführlich über ihre Verletzung, Art und Ziel der geschlossenen Einrichtung und über das Risiko einer möglichen neurologischen Komplikation auf. Da wir, wenn immer möglich, auf *eine Vollnarkose zur Reposition verzichten*, sind wir in besonderem Maße auf eine *erhöhte Kooperationsbereitschaft* angewiesen, wie sie nur durch ein vertrauensvolles Gespräch entstehen kann. Ohne Allgemeinanaesthesie bleiben die Muskeleigenreflexe intakt; sollte es, im Rahmen des Manövers, trotzdem zu neurologischen Symptomen kommen, können diese sofort vom Patienten gemeldet werden. Eine *angemessene Schmerzmedikation* und Sedation ist dagegen in der Regel von Vorteil. Örtliche Betäubung der dorsalen Wirbelelemente und Bänder, wie sie von Lorenz Böhler empfohlen wurde, setzen wir nicht ein.

Das eigentliche Repositionsmanöver wird immer unter *Bildwandlerkontrolle* mit einem von oben über den Patienten geschwenkten C-Arm durchgeführt. Oft sind die Verletzungen instabiler, als zunächst erwartet! Weiter müssen ausreichende *Möglichkeiten zur Retention* der eingerichteten Fehlstellung vorhanden sein. Hierfür hat sich der Halo-Fixateur hervorragend bewährt.

Zeitpunkt der Reposition

Wie bei allen Frakturen und Luxationen gilt grundsätzlich auch an der HWS, daß Repositionen umso leichter gelingen, je früher sie begonnen werden. Abhängig von den diagnostischen und therapeutischen Möglichkeiten einer Klinik ist jedoch eine differenzierte Betrachtungsweise der verschiedenen Verletzungsarten möglich (s. Tabelle 1): Bei Fehlstellungen mit neurologischem Defizit besteht immer höchste Dringlichkeit. Der positive Effekt einer frühzeitigen Reposition ist nachgewiesen. Verletzungen ohne neurologische Ausfälle dagegen, besonders dann, wenn es sich um stabile Fehlstellungen, wie z.B. verhakte Verrenkungen, handelt, *müssen* nicht innerhalb der ersten Stunden eingerichtet werden. Ist der Transport mit ausreichend retinierter HWS (steifer Kragen oder Halo-Fixateur) gewährleistet, kann man z.B. gegen eine Verlegung in luxierter oder subluxierter Stellung nichts einwenden.

Tabelle 1. Spezielle Repositionsmanöver bei häufigen, repositionspflichtigen Verletzungen der Halswirbelsäule

Diagnose	Repositionsmanöver	Besonderheiten
Atlasfraktur mit Dislokation der Gelenkmassive	Längszug	Kontrolle mit BV transoral; schwierig zu retinieren
Transdentale Luxationsfrakturen	In Umkehrung der Luxationsrichtung Inklination oder Reklination, kombiniert mit leichtem Längszug	Meist problemlose Reposition
Traumatische Spondylolyse (Hangman Frakturen)	Hyperreklinationsbewegung des Kopfes; Hypomochlion durch Druck auf den Dornfortsatz des 2. HWK	Anatomische Reposition bei höhergradigen Läsionen meist nicht zu halten und für Ausheilung auch nicht unbedingt erforderlich
Luxationsfrakturen mit Kompressionskomponente	Beseitigung der kyphotischen Fehlstellung durch Reklination der HWS. Dosierter Längszug. Rotationskompenente nur durch Längszug zu beseitigen!	„Entfaltung" der eingestauchten Wirbelkörper wie an der LWS meist nicht möglich. *Cave:* Längszug bei kompletter Instabilität!
Reitende Verrenkung	Reklinationsbewegung ohne wesentlichen Längszug	Meist problemlose Reposition
Einseitig verhakte Verrenkung	Längszug, Neigung des Kopfes auf die der Verrenkung entgegengesetzte Seite, dann Drehen des Kopfes zur Seite der Luxation.	Beim wachen Patienten manchmal schwierig zu reponieren! Kontrolle durch „Stimulation" von Schrägaufnahmen mit dem BV.
Beidseitig verhakte Verrenkung (Abb. 1 und Abb. 2)	Vorwiegend durch Längszug mit leichter Inklination Überführung in reitende Verrenkung, dann Reklinationsbewegung zur Reposition. Ev. Druck auf das Kinn nach hinten.	In der Regel problemlos, aber: *Cave*: traumatische, luxierte Diskushernie! Vor Reposition CT oder MRT! Bei Nachweis, erst Diskektomie, dann offene Reposition (Abb. 3).

Technik

Grundsätzlich unterscheiden wir zwischen einem *kurzzeitigen Repositionsmanöver im Rahmen der Erstbehandlung,* der *unmittelbar prä- und intraoperativen Reposition* und einer oft *mehrtätigen Extensionsbehandlung* der HWS, bei der die Fehlstellung durch einen gerichteten Längszug von bis zu 25 kg allmählich beseitigt werden soll. Die zuletzt genannte Möglichkeit, früher häufiger auch bei frischen Läsionen angewandt, wird heute von uns nur noch bei veralteten Verletzungen eingesetzt und daher nicht näher besprochen.

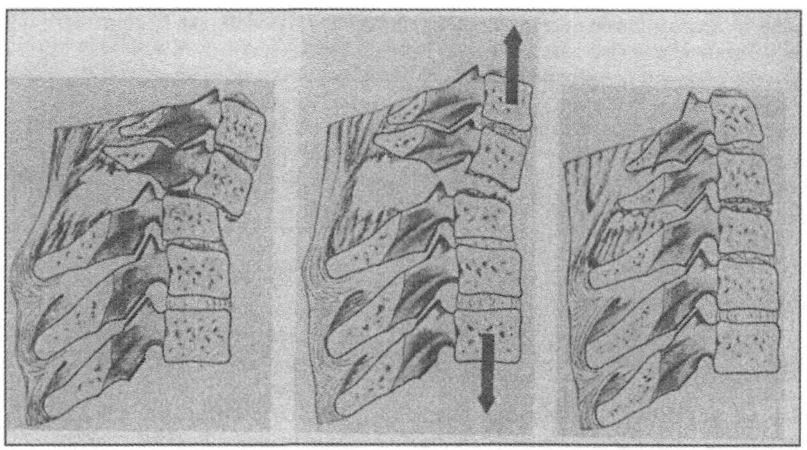

Abb. 1. Reposition einer beidseitig verhakten Verrenkung C6/7 durch Längszug und leichte Überstreckung. (Aus Lorenz Böhler: Die Technik der Knochenbruchbehandlung. I. Band, 12.–13. Auflage 1953, S 438)

Notfallmäßige Reposition

Für das Repositionsmanöver befindet sich der Patient in Rückenlage, seine Schultern schließen mit der Trage ab, der Kopf liegt entweder auf einem schmalen Brett oder dem Knie des am Kopfende auf einem Hocker sitzenden Arztes auf. Der Bildwandler wird seitlich so eingestellt, daß der C-Bogen von oben kommt; er muß in der Längsrichtung des Patienten verfahrbar sein. Der Verunfallte bekommt zunächst in Lokalanästhesie einen Halo-Ring angelegt. Über diesen Ring sind Manipulationen des

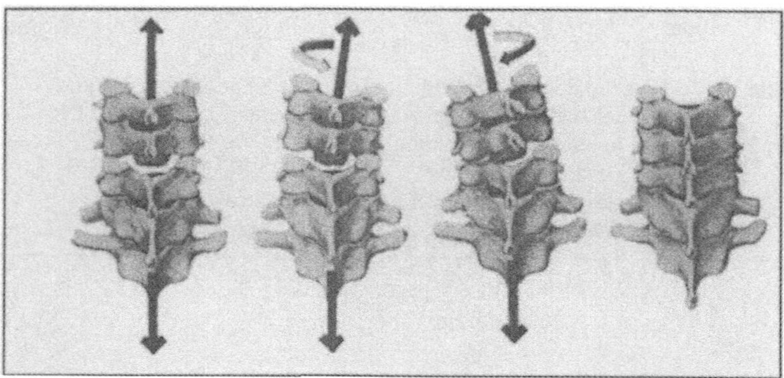

Abb. 2. Repositionsmanöver bei vollständiger Verrenkung C6/7, die durch einfachen Längszug nicht reponierbar ist: Durch Zug teilweise Lösung der Verhakung. Durch Neigung des Kopfes nach rechts vollständige Lösung des linken unteren Gelenkfortsatzes. Durch Drehung des Kopfes nach links Überführung in eine einseitige Verrenkung. Durch Neigung des Kopfes nach links Lösen des rechten unteren Gelenkfortsatzes aus der Verhakung. Drehen und Neigen des Kopfes nach rechts zur vollständigen Reposition. (Aus Lorenz Böhler: Die Technik der Knochenbruchbehandlung. I. Band, 12.–13. Auflage 1953, S 440)

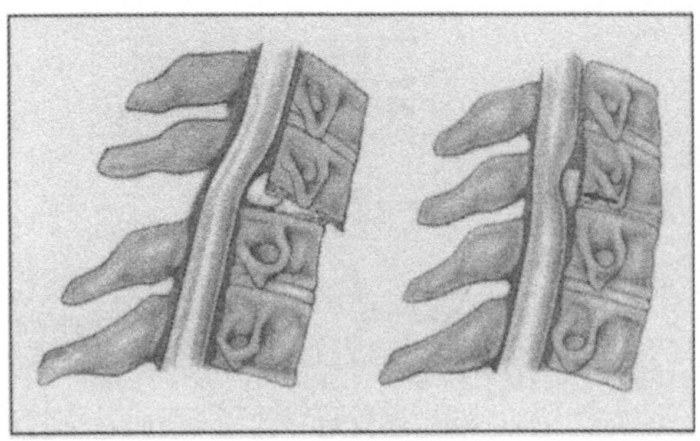

Abb. 3. Luxierte Diskushernie. Bei der Reposition wird nach dorsal und kranial verlagertes Bandscheibenmaterial durch den Wirbelkörper gegen das Rückenmark gedrängt und kann zu einer iatrogenen Tetraperese führen. In diesen Fällen (MRT!) muß das Diskusgewebe vor Reposition operativ entfernt werden! (Aus B. Jeanneret u. F. Magerl (1994): Hakenplattenspondylodese an der Halswirbelsäule. Operat. Orthop. Traumatol. 6 S 71–83)

Kopfes und der HWS sehr dosiert und gezielt möglich; außerdem benötigen wir ihn auch für die spätere Retention. Die Läsionshöhe wird im Bildverstärker streng seitlich eingestellt, d.h. Atlasbogen und Gelenke sollen sich deckungsgleich überlagern. Zur Darstellung der unteren HWS und als Gegenzug kann es erforderlich sein, die Schultern des Patienten auf beiden Seiten herunterzuziehen. Die Halswirbelsäule muß nun frei zu beugen und zu strecken sein, die Unterlage für den Kopf entfernen wir daher in dieser Phase.

Das Repositionsmanöver setzt sich meist aus dosiertem axialem Längszug, Inklination und/oder Reklination, gemäß der vorliegenden Verletzung, zusammen (s. Tabelle 1). Sowohl der gerichtete Längszug als auch alle Bewegungen der Halswirbelsäule werden manuell, äußerst vorsichtig, mit langsamer Steigerung und, in der kritischen Phase, unter ständiger Durchleuchtung und Vergegenwärtigung der anatomischen Verhältnisse ausgeführt. Von entscheidender Bedeutung für eine erfolgreiche Reposition ist eine möglichst entspannte Haltung des Patienten, der dabei jederzeit die Sicherheit haben muß, daß sein Kopf zuverlässig gehalten wird. Die Beseitigung der Fehlstellung empfindet er oft sofort als angenehme Erleichterung. Bis zur Retention der Verletzung, gewöhnlich im Halo-Fixateur, stabilisieren wir die Halswirbelsäule durch Nachlassen des Längszuges und betonte Bewegung in die zuletzt eingenommene Richtung. Über spezielle Repositionsmanöver informiert Tabelle 1. Ein Fließdiagramm zum Ablauf finden Sie auf Seite 866.

Prä- und intraoperative Reposition

Für die Reposition im Operationssaal gelten die gleichen Richtlinien wie in der Notaufnahme. Die Anforderungen an das Repositionsergebnis müssen jedoch höher gestellt werden. In der Regel kann man beim Patienten in Vollnarkose auch leichter und vollständiger reponieren oder nachreponieren als beim wachen Patienten. Außer-

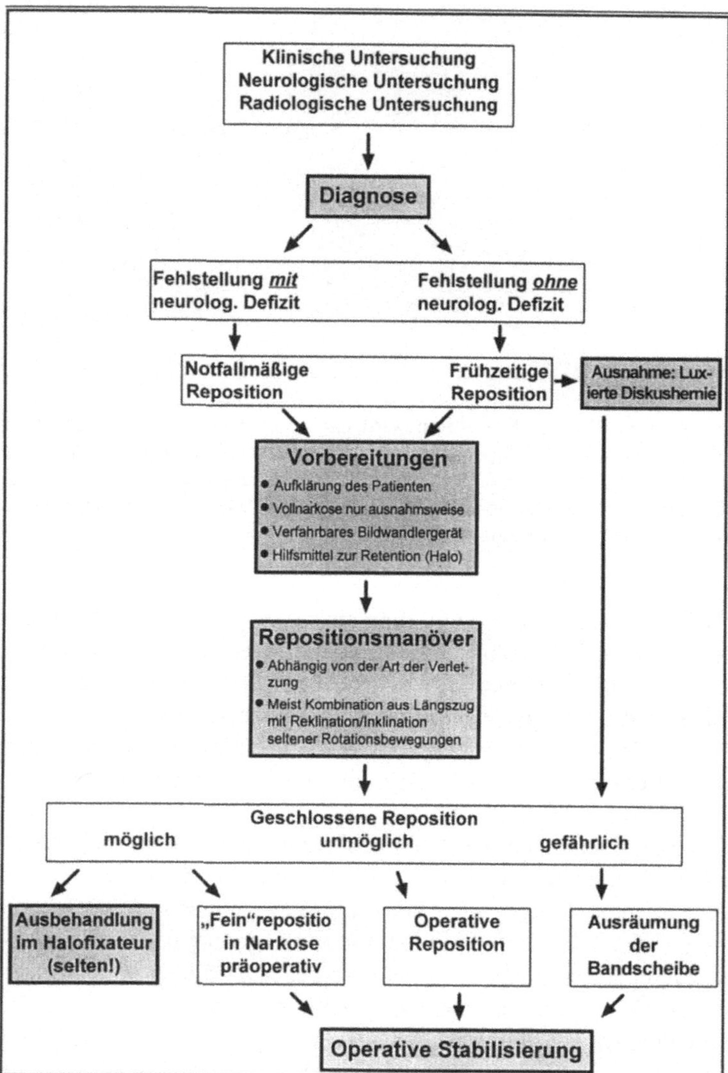

Abb. 4. Fließdiagramm zur Reposition von HWS-Verletzungen

dem stehen uns weitere Hilfsmittel zur Verfügung: Wir verwenden ein spezielles Repositions- und Lagerungsgerät mit Zugspindelaggregat, mit dem eine sehr gute „Feinabstimmung“ der Reposition in verschiedenen Ebenen möglich ist. Lokale kyphotische Fehlstellungen lassen sich trotz maximaler Reklination des Kopfes häufig nur über ein *Hypomochlion*, das von dorsal auf Höhe der Läsion angreift, wirklich vollständig reponieren. Ein *wirksames* Hypomochlion kann man jedoch nur kurzfristig und beim narkotisierten Patienten anwenden; es ist daher ideal für die *intraoperative* Reposition und Lagerung geeignet.

Operative Reposition

Sie sind an der HWS sehr selten notwendig. Beispiele sind Rotationsverletzungen des Dens mit in der Muskulatur verhakter Fragmentspitze, auf die oben beschriebene Art und Weise irreponibel verhakte Luxationen, besonders häufig auf Höhe des zerviko-thorakalen Übergangs, sowie Verrenkungen mit einem Bandscheibensequester hinter dem Wirbelkörper (Abb. 3).

Repositionsmanöver bei instabilen Brüchen an der Brust- und Lendenwirbelsäule

O. Russe

Unfallchirurgische Klinik, Universitätsklinik,
Berufsgenossenschaftliche Kliniken Bergmannsheil, Brükle-de-la-Camp-Platz 1,
D-44789 Bochum

Bis zu 45% mäßige oder schlechte Ergebnisse können bei konservativ behandelten instabilen Brüchen der Brust- und Lendenwirbelsäule gefunden werden (Magerl) [6].

Trojan [10] fand dauerhafte Beschwerden bei Spätkontrollen von Patienten, die einen posttraumatischen Gibbus von mehr als 20° hatten.

Im eigenen Krankengut wiesen Patienten, die wegen einer posttraumatischen Fehlstellung mit und ohne Instabilität dorso-ventral aufgerichtet wurden, präoperativ im Bereich des thoraco-lumbalen Überganges einen Gibbus von 25° und im Bereich der Lendenwirbelsäule von 18° auf [8].

Repositionsziel

Ziel der Reposition und Fixation ist daher, in der sagittalen Richtung die zu erwartende Endfehlstellung im Sinne der Kyphosierung im Bereich des thoraco-lumbalen Überganges unter 20°, im Bereich der mittleren und unteren Lendenwirbelsäule deutlich unter 10° zu halten.

Im thoraco-lumbalen Übergang und im Bereich der Lendenwirbelsäule sind wir im eigenen Krankengut davon ausgegangen, daß bei fehlenden neurologischen Ausfällen Spinalkanalstenosen, die durch große Fragmente bedingt sind, ausreichend rekalibriert wurden, wenn bei der intraoperativen Myelographie die Kontrastmittelpassage frei war.

Hefte zu „Der Unfallchirurg", Heft 249
Zusammengestellt von K. E. Rehm

Verwendete Einteilungen

1. Wirbelbrüche: nach Magerl, Harms und Gertzbein [3, 4, 5] (Abb. 1)
2. Spinalkanalstenosen: eigene Einteilung [9] (Abb. 2).

Erforderliche Röntgendiagnostik

1. Zur Brucheinteiung: Zentrierte Übersichtsaufnahmen (20 x 40 cm) a.p. und seitlich, ggf. seitliche Wirbelsäulentomographien bei Luxations-Frakturen der Brustwirbelsäule.
2. Analyse des Spinalkanals: Computertomographie (mit sagittaler Rekonstruktion).

Zeitpunkte für Repositionen

1. In der (Notfall)-Aufnahme
2. präoperativ mit Lagerung
3. intraoperativ.

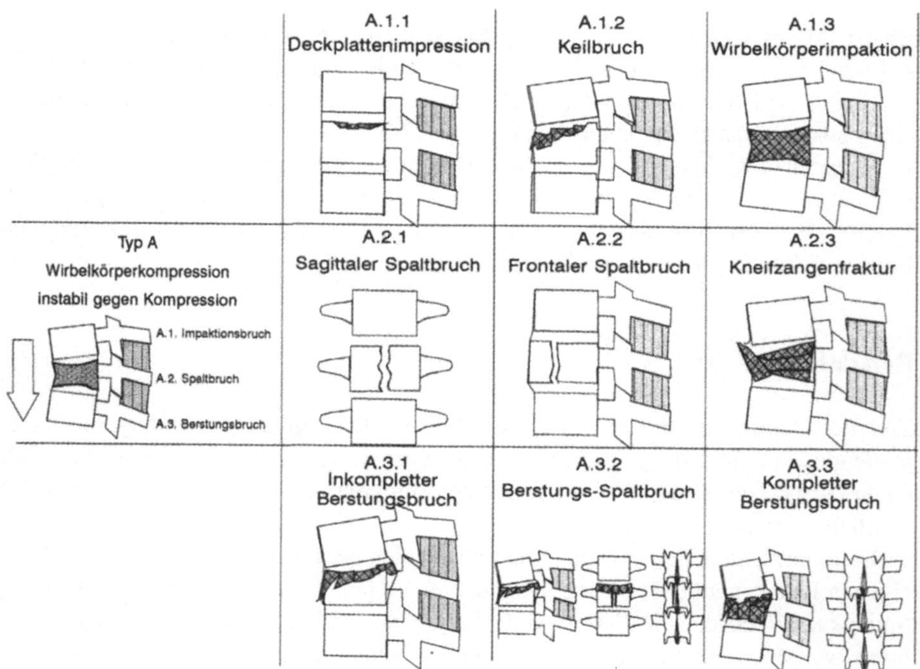

Abb. 1. Klassifikation von Wirbelsäulenverletzungen nach Harms, Gertzbein, Magerl, Aebi, Nazarian

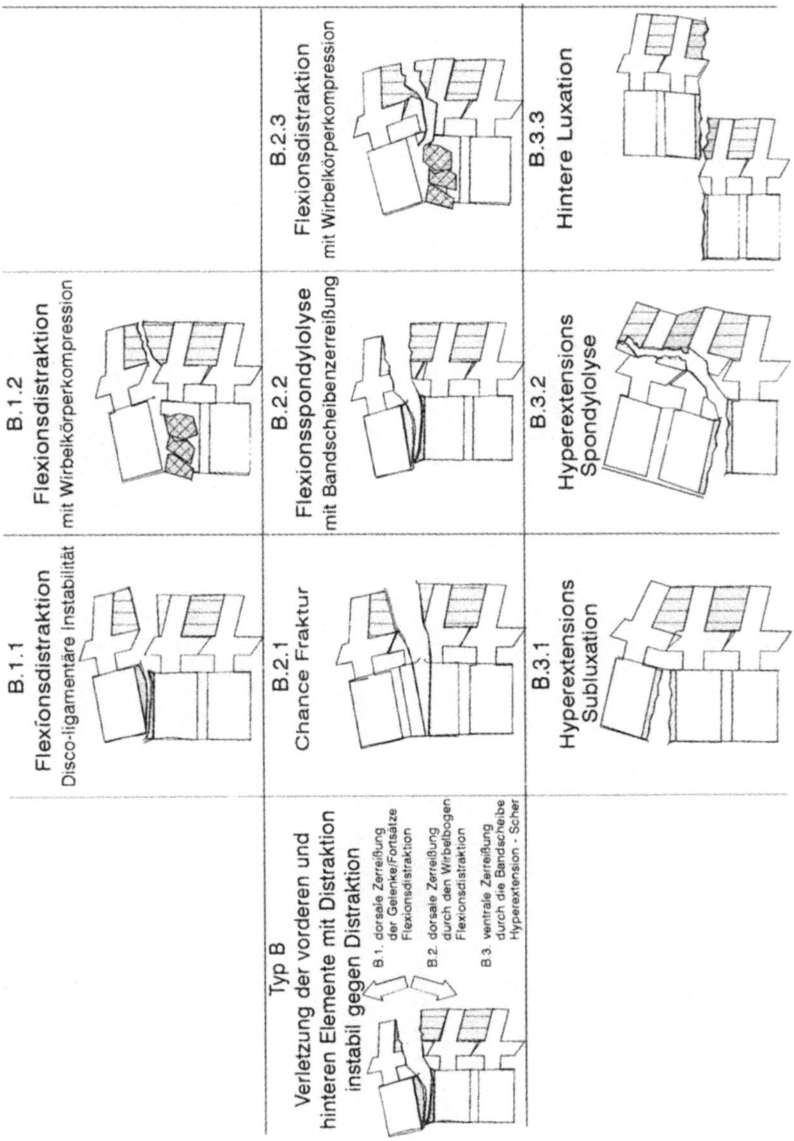

Typ B
Verletzung der vorderen und hinteren Elemente mit Distraktion
instabil gegen Distraktion

B.1. dorsale Zerreißung der Gelenke/Fortsätze Flexionsdistraktion

B.2. dorsale Zerreißung durch den Wirbelbogen Flexionsdistraktion

B.3. ventrale Zerreißung durch die Bandscheibe Hyperextension - Scher

B.1.1
Flexíonsdistraktion
Disco-ligamentäre Instabilität

B.1.2
Flexionsdistraktion
mit Wirbelkörperkompression

B.2.1
Chance Fraktur

B.2.2
Flexionsspondylolyse
mit Bandscheibenzerreißung

B.2.3
Flexionsdistraktion
mit Wirbelkörperkompression

B.3.1
Hyperextensions
Subluxation

B.3.2
Hyperextensions
Spondylolyse

B.3.3
Hintere Luxation

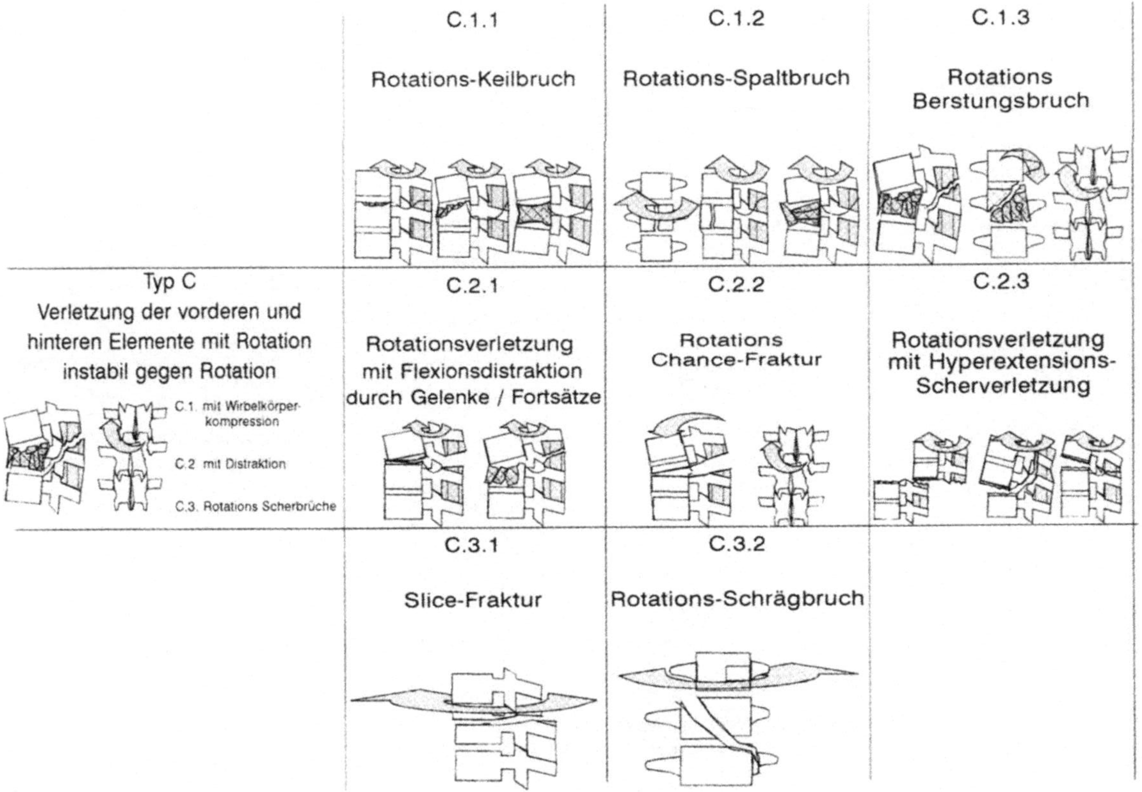

Typ C			
	C.1.1 Rotations-Keilbruch	C.1.2 Rotations-Spaltbruch	C.1.3 Rotations Berstungsbruch
Typ C Verletzung der vorderen und hinteren Elemente mit Rotation instabil gegen Rotation C.1. mit Wirbelkörper-kompression C.2 mit Distraktion C.3. Rotations Scherbrüche	C.2.1 Rotationsverletzung mit Flexionsdistraktion durch Gelenke / Fortsätze	C.2.2 Rotations Chance-Fraktur	C.2.3 Rotationsverletzung mit Hyperextensions-Scherverletzung
	C.3.1 Slice-Fraktur	C.3.2 Rotations-Schrägbruch	

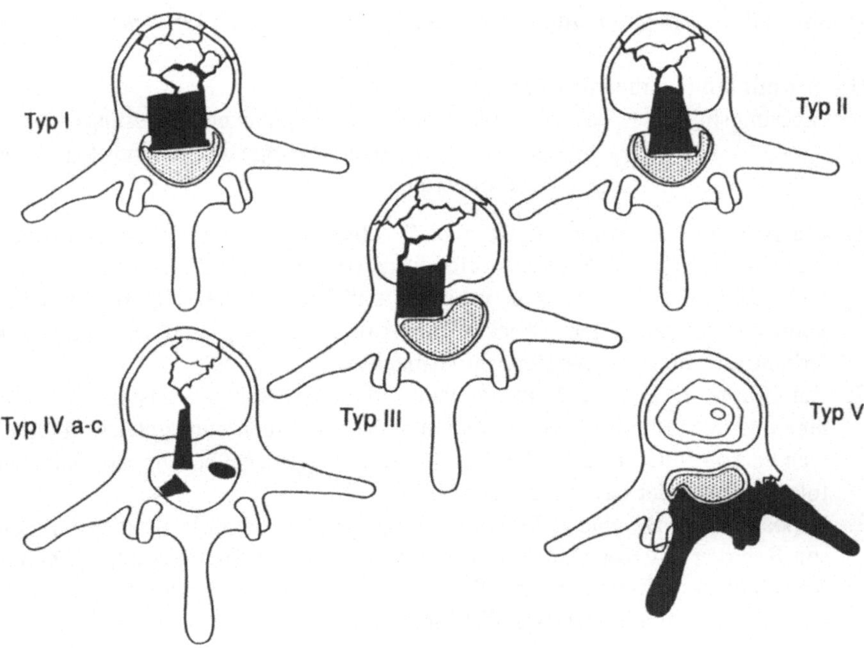

Abb. 2. Gruppeneinteilung der spinalkanaleinengenden Fragmentformen I–V

Repositions- und Lagerungsmittel in der Notfallaufnahme

a) Krankenhausbett (Gitterrost) mit Schaumstoffauflage („Wirbelbett“)
b) Krankenhausbett mit zugeschnittenem „Schmetterlingskissen“, ggf. KIFA-Mulde.

Reposition in der (Notfall)-Aufnahme entsprechend der Wirbelbruchgruppe

Zur Reposition eines Wirbelbruches mit und ohne Neurologie in der Notfallaufnahme sind die zentralen Übersichtsaufnahmen in beiden Ebenen zur Klassifizierung der Wirbelsäulenschädigung erforderlich.

1. Reposition bei den Frakturgruppen A, B_1 und B_2: manueller Längszug und Lagerung auf „Schmetterlingskissen“
2. Bei der Gruppe B_3 (Hyperextensionsverletzung): Lagerung im Bett mit Schaumstoffauflage (flach)
3. Reposition bei Frakturen der Gruppe C: Längszug und Derotation sowie flache Lagerung bis zur dringlich anzusetzenden operativen Stabilisierung.

Präoperative Repositionsmanöver und Lagerung auf dem OP-Tisch

(Immer mit Freilagerung des Abdomens)

Lagerungsmittel a) Wilson-Rahmen (für kyphotische Lagerung)
b) Schaumstoff-Quader, -Ringe und -Halbrolle (für lordotische Lagerung).

1. Bei Brüchen der Gruppe A, B_1 und B_2 ohne revisionspflichtige Spinalkanalstenose: Bauchlage auf Schaumstoffquadern (in Höhe Schultergürtel und Becken), und starker manueller Zug an Schultern und Benen unter seitlicher Bildwandlerkontrolle mit manuellem Druck auf die Bruchzone. A.p. und seitliche Bildwandlerkontrolle am Ende des Repositionsmanövers.
2. Bei Gruppe A, B_1 und B_2 mit revisionspflichtiger Spinalkanalstenose: In Bauchlage und auf mittelhoch eingestelltem Wilson-Rahmen wird unter seitlicher Bildwandlerkontrolle dosierter Zug in Längsrichtung ausgeübt. Die a.p.-Kontrolle erfolgt am Ende der Lagerung präoperativ.
3. Reposition bei B_3- und C-Frakturen: Lagerung auf mittelflach eingestelltem Wilson-Rahmen mit Korrektur der Rotation und Seitverschiebung durch Drehen und Verschieben am Schulter- und Beckengürtel sowie der Kyphose unter wechselnder a.p. und seitlicher Bildwandlerkontrolle.

Intraoperative Reposition in der sagittalen Ebene, frontalen Ebene und von Spinalkanalstenosen

1. *Repositionsmanöver in der Sagittalebene*

1 a. *Sagittale Reposition mit Fixateur interne ohne Distraktor.* Bei Gruppe A_1 und A_2 und B_1 und B_2 mit ausreichender Wirbelköprerhinterwandstabilität bei lordotischer Lagerung auf Schaumstoffquadern. Fixateurlage in Sinne der Zuggurtung

1 b. *Sagittale Reposition mit Fixateur interne und Distraktor (A_3 und C).* Bei stark höhengeminderter Wirbelsäulenhinterwand mit Spinalkanalstenose und/oder Pedikelbruch: Fixateur unter Distraktion.
aber: Cave: Überdistraktion!!

1 c. Sagittale Reposition mit *Plattenosteosynthese (winkelstabil).* Hier kann der Gelenkfortsatz des gebrochenen Wirbels bei intaktem Pedikel als Hypomochlion verwendet werden. Das Ausmaß wird bestimmt durch die dosierte Abtragung des Gelenkfortsatzes des gebrochenen Wirbels und durch die Vorbiegung der Platte (entsprechend der Läsionshöhe an BWS oder LWS).

1 d. *Sagittale Reposition* (an der Brustwirbelsäule bei Verhakung der kleinen Wirbelgelenke). Reposition mit Knochenfaßzangen oder Einzinkerhaken bei intaktem Wirbelbogen und/oder Dornfortsatz. Die kleinen Wirbelgelenke können nach sparsamer Resektion durch Unterhaken mit dem Elevatorium oder dem Cobb-Rasparatrorium reponiert werden. Halten des Ergebnisses mit einer großen spitzen Repositionszange (an den Dornfortsätzen)

2 a. *Reposition in der frontalen Ebene ohne Rotationskomponente.* Die Reposition ist über Fixateur- und Plattensysteme möglich. Zuerst an der konvexen Seite

im Sinne einer Zuggurtung den verletzten Abschnitt besetzen. Entsprechen der intraoperativen a.p.-Röntgenkontrolle dann, wenn noch erforderlich, auf der konkaven Seite distrahieren und besetzen. Anschließend Myelographie

2 b. *Reposition in der frontalen Ebene mit Rotationskomponente.* Wie oben, aber Rotation über konvexseitig angebrachten Fixateuranteil durch ein Derotations-Kompressionsmanöver ausgleichen. A.p.-Röntgenkontrolle nach Besetzen der Gegenseite und der bei diesen Brüchen erforderlichen Quer- oder Diagonalverstrebung. Abschließnede Myelographie

Präoperative Lagerung bei Spinalkanalstenosen

a) bei Stenosen unter 30%
b) bei Stenosen von 30–50% ohne Neurologie
c) bei Stenosen über 30% mit Neurologie und über 50% ohne Neurologie
d) bei Spinalkanalstenosen über 50% mit Riß des Dornfortsatzes

a) Bei Stenosen unter 30%. Lagerung auf Schaumstoffquadern, die Reposition stellt sich bei Stenosen unter 30% ohne Neurologie und Frakturtyp A, B_1 und B_2 häufig präoperativ durch manuelle Distraktion ein. Myelographie vor der Instrumentation und nach eingebrachter transpedikulärer Spongiosaplastik.

b) Bei Stenosen von 30–50% ohne Neurologie (bei Frakturtyp A, B_1 und B_2). Auf Schaumstoffquadern, so daß die Fraktur auf der Höhe der Knickmöglichkeit des Operationstisches ist. Kraftvolle präoperative manuelle Distraktion auf den Schaumstoffquadern, Myelographie nach subperiostaler Freilegung und Bewertung derselben entsprechend des Spinalkanlstenosentyps [9].
Bei freier Passage Instrumentation und transpedikulärer Auffüllung von Wirbel- und Bandscheibenraum, bei einem Stop in der Myelographie Knicken des Tisches zur Kyphosierung und Spinalkanalrevision.

c) Bei Stenosen über 30% (m.N.) und über 50% (o.N.). Lagerung auf dem Wilson-Rahmen, Spinalkanalstenosentyp und deren myeolographische Beurteilbarkeit entscheidet über das Vorgehen, hier ist in der Regel die erweiterte Fensterung oder Hemilaminekotomie, selten Laminektomie mit direkter Spinalkanalrevision mit Reimpaktation bzw. Entfernung der Fragmente erforderlich.

d) Spinalkanalstenose von über 50% mit Rißfraktur an der Innenseite des Dornfortsatzes. Diese Stenoseform ist besonders in der mittleren Lendenwirbelsäule häufig, und zu 50% mit einem Durariß vergesellschaftet, so daß hier die Indikation zur Spinalkanalrevision und evtl. Duranaht gegeben ist. Myelographisch läßt sich ein Durariß nicht immer darstellen. Lagerung wie 3 c.

Intraoperative Repositons- und Rekalibrierungsmethoden bei Spinalkanalstenosen

1. Ligamentotaxis. Präoperativ ist die Ligamentotaxis durch Längszug und Lordosierung effektvoll (besonders bei Typ I, s. Anlage 2). Bei intraoperativer, instrumentierter Ligamentotaxis kommt es schnell zu einer Überdistraktion im instrumentierten Wirbelsäulenabschnitt. Die Überdistraktion führt zu einem Repositionsverlust über Jahre, sowie zu einem zusätzlichen möglichen neurologischen Defizit.
2. Transpedikuläre Manöver. Diese sind im beschränkten Umfang dann erforderlich, wenn ein großes Fragment pedikelnahe mit ausgedehnter ventraler Fragmentlänge ohne Rotation vorhanden ist [2]. Die myeolographische Kontrolle ist nur bei großen block- oder keilförmigen Fragmenten aussagefähig (Typ I und II, s. Anlage 2).
3. Direkte Entfernung oder Impaktation nach (Hemi)-Laminektomie. Myelographisch sind bei exzentrischen, stiftförmigen und freien Fragmenten die Repositionsergebnisse nicht verläßlich kontrollierbar (Typ III und VI, s. Anlage 2), Repositionskontrolle durch Austasten (evtl. durch Sonographie). Bogenbrüche mit dorsaler Stenose (Typ V) bedürfen der Entfernung.
4. Posterolaterale Osteotomie an der BWS mit Entfernung der verlagerten Hinterwandfragmente bei gleichzeitigem Weghalten des Duralsackes, Roy Camille [7]. Osteotomie des Querfortsatzes und Wirbelkörperfenestrierung im oberen hinteren Quadranten an der LWS, Arnold [1].

Nichtossäre Spinalkanalstenosen

Nichtossäre Spinalkanalstenosen stellen sich in der Myelographie:

1. auf der Höhe des Zwischenwirbelraumes dar:
   a) mit Stenose von dorsal (eingeschlagenes Ligamentum flavum),
   b) Stenose von ventral (verlagerte Bandscheibe oder hinteres Längsband)

2. auf des Wirbelkörpers:
   a) bei Durariß mit Caudaprolaps

Diese Repositionsmethoden wurden am Bergmannsheil Bochum in den Jahren 1983 bis 1994 bei etwa 800 instabilen Wirbelbrüchen an der Brust- und Lendenwirbelsäule angewandt. Zuggurtende Implantatanlage und Vermeidung von Überdistraktion haben wesentlich, geringer aber auch die transpedikuläre Auffüllung des Wirbelkörpers und des Bandscheibenraumes sowie Arthrodesen der kleinen Wirbelgelenke Repositionsverluste vermindert. Unterschiede bei den Implantaten ergaben sich vor allem bei der Anwenderfreundlichkeit sowie bei dem Implantatvolumen. Es wurde der Fixateur interne nach Daniaux (AO-Kerbenplatte + USIS-Schrauben), der Fixateur interne nach Kluger und das USS-System der AO angewandt.

Literatur

1. Arnold W (1985) Operative Frühbehandlung mit dem Fixateur externe bei traumatischer Querschnittslähmung. Beitr Orthop Taumatol 32:6–14
2. Daniaux H (1986) Transpedikuläre Reposition und Spongiosaplastik bei Wirbelkörperbrüchen der unteren Brust- und Lendenwirbelsäule. Unfallchirurgie 89:197–213
3. Eggers CH, Grüber (1994) Verletzungen der BWS und LWS Diagnostik, Klassifikation und typische Begleitverletzungen. Hefte zu „Der Unfallchirurg" 241:857–862
4. Gertzbein SD (1992) Fractures of the Thoracic and Lumbar Spine. Williams & Wilkins – Baltimore
5. Harms J (1987) Klassifikation der BWS- und LWS-Frakturen. Fortschr Med 105:545–548
6. Magerl F (1982) External skeletal fixation of the lower thoracic an de lumbar spine. In: Uhthoff HK (ed) Current concepts of external fixation of fractures. Springer Berlin Heidelberg New York, pp 353–366
7. Roy-Camille R, Saillant G, Mazel C (1986) Internal fixation of the lumbar spine with pedicle crew plating. Clin Orthop 203:7–17
8. Russe OJ (1987) Technik und Ergebnisse der operativen Behandlung bei veralteten Instabilitäten an der Wirbelsäule. Deutsche Sektion der Internationalen Arbeitsgemeinschaft für Osteosynthesefragen März 1987
9. Russe O, Bötel U, Biebach A (1991) Intraoperative Myelographie, prae- und postoperatives CT. Vergleich der Wertigkeit bei der Sofort- und Frühversorgung instabiler Brüche der BWS und LWS. Hefte zur Unfallheilkunde 220:175–176
10. Trojan E (1982) Langfristige Ergebnisse von 200 Wirbelbrüchen der Brust/ Lendenwirbelsäule ohne Lähmung. Z Unfallchir Versicherungsmed Berufskr 65:122–134

Offene und geschlossene Reposition: Becken und Acetabulum

Kursleiter: H. Tscherne, Hannover

Repositionstechniken am Becken

T. Pohlemann

Unfallchirurgische Klinik, Medizinische Hochschule Hannover, Kontanty-Gutschow-Straße 30, D-30625 Hannover

Die Prognose instabiler Beckenringfrakturen hängt im wesentlichen von der verbleibenden Fehlstellung im hinteren Beckenring ab. Schon ab 5 mm residualer Dislokation ist signifikant häufiger mit chronischen Schmerzen zu rechnen. Das Therapieziel muß deswegen die anatomische Ausheilung sein. Während sich für die definitive Therapie die offene Reposition und interne Stabilisierung weitestgehend durchgesetzt hat, ist die Akutversorgung noch kontrovers. Eine sofortige Reposition und Notfallstablisierung hat allerdings bei komplexen Beckentraumen mit lebensbedrohlichen Blutungen einen festen Stellenwert im Algorithmus der Akutversorgung.

Notfallreposition und Stabilisierung

Verletzungen vom Typ C (translatorisch instabile Beckenfrakturen, „vertical shear").

Besteht eine beckenbedingte Kreislaufinstabilität ist schon im Schockraum eine sofortige Reposition und Notfallstabilisierung mit der Beckenzwinge nach *Ganz* indiziert.

Indikation:
- beckenbedingte Kreislaufinstabilität
- posteriore Fehlstellung und Diastase über 1 cm
- Zwinge technisch möglich, d.h. keine Iliumtrümmerfrakturen etc.

Technik:
- manueller Längszug und Innenrotation des Beines,
- Röntgenkontrolle (Beckenübersicht a.p., besser Durchleuchtung)
- Anlage der Zwinge und Kompression
- bei SI Luxationen ist die Zwinge als Notfallstabilisierung ausreichend
- transsakrale Instabilitäten früh mit ant. Stabilisierung (z.B. Fix. extern) ergänzen

Hefte zu „Der Unfallchirurg", Heft 249
Zusammengestellt von K. E. Rehm

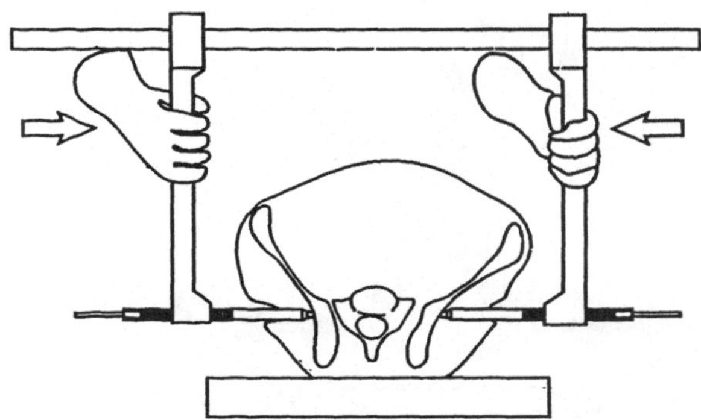

Abb. 1

Cave: Zwingenfehllage (V/N glutea, zentrale Perforation)
Überkompression mit Nervenschäden bei Sakrumtrümmerfrakturen.

Die „Zwinge" ist nur ein Teil des primären Behandlungskonzeptes. Eine weitergehende chirurgische Blutstillung (operative Revision, Tamponade) ist in der Regel unumgänglich!

Verletzungen vom Typ B (post. Stabilität teilweise erhalten, Rotation, bes. „open book".

Hier wird eine sofortige definitive Stabilsierung im Rahmen der Primärversorgung der Organverletzung angestrebt.

Prinzip:
- Innenrotation der Beckenhälfte/n („close the book")
- bei lateraler Kompression in der Regel relativ stabile Situation, aber Gefahr der Organläsion durch Schambeinfragmente. Hier: Außenrotation und Reposition der Fragmente

Stablisierung: Transpubische Instabilität: Einfacher supraacetabulärer 2 Pin Fixateur extern (auch gut als Repositionshilfe einsetzbar), Symphysenruptur: Verplattung (4 Loch DC).

Definitive Beckenstabilisierung

Einer Behandlung durch Extension und Beckenschwebe ist aufgrund erheblicher Nachteile (über 50% polytraumatisierte Patienten, Repositionsverlust, Behandlungsdauer mindestens 12 Wochen) heutzutage nicht mehr indiziert. Standardisierte Osteosyntheseverfahren erlauben in allen Verletzungsregionen des Beckens eine zuverlässige Stabilisierung mit der Möglichkeit der Frühmobilisation.

Spezielle Repositionsmanöver bei der offenen Reposition

Prinzip:
- alle von ventral erreichbaren Frakturformen werden von vorne in Rückenlage des Patienten versorgt

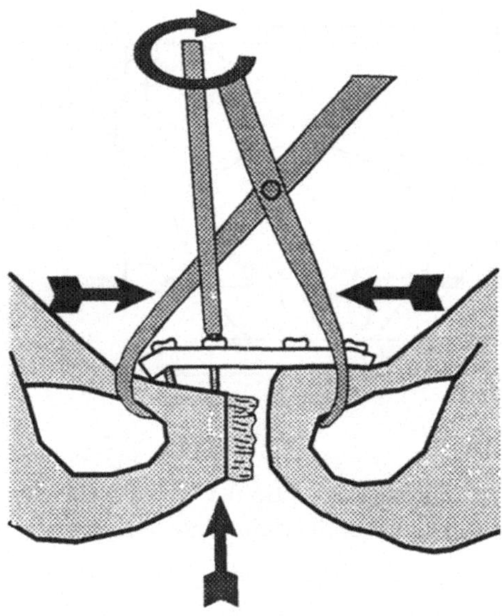

Abb. 2

– Definitive Versorgung der Sakrumfraktur in Bauchlage nach Stabilisierung des Allgemeinzustandes

Vorteil:
- simultane Exposition von Symphyse, Ilium und SI-Gelenk möglich
- SI-Gelenk direkt einsehbar, dadurch anatomische Reposition
- Polytraumatisierte sind in Rückenlage besser zugänglich und eine Simultanversorgungen von weiteren Verletzungen ist möglich

Symphyse: Plattenosteosynthese mit 4 Loch schmaler DC-Platte 4,5 mm

- Symphysenschluß durch die große Repositionszange mit Spitzen
- Feinreposition des „Höhenversatz" und Kompression des Symphyse durch die Platte

SI-Gelenk (ventrale Plattenostesynthese mittels zweier 3-Loch DCP 4,5 mm)

- Grobeinrichtung durch manuelle laterale Kompression
- Derotation durch Schanzschraube im Beckenkamm
- Feinreposition über DC-Wirkung der Platte bzw. endgültiges Anziehen der sakralen Schrauben nach Fixation der Iliumschrauben.

Alternativ:

- Bohren beider sakralen Schraubenlöcher unter Sicht
- Anformen der Platten (2 schmale 3 Loch DC-Platten)
- Einbringen einer Schraube im Sakrum (ohne Platte)
- Hilfsschraube im Ilium und Reposition und präliminäre Stabilisation mit der „Faraboef" Zange (s. Abb. 3)
- Anbringen der ersten Platte.

Sakrum („lokale" Osteosynthese mit AO-Kleinfragmentimplantaten)

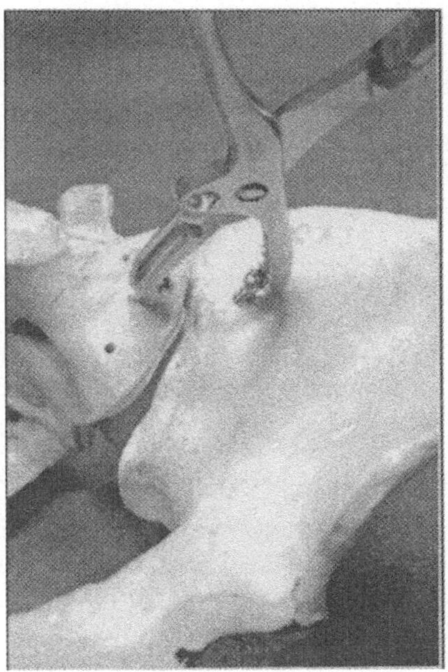

Abb. 3

- ein gerader posteriorer Längsschnitt, Abhebung der Muskulatur
- Dekompression des Zentralkanals und anatomische Einrichtung unter Sicht.

Repositionshilfen:

- AO-Distraktor (Schanz-Schrauben in der Crista iliaca post. sup.)
- Arthrodesenspreizer.

Cave: In Bauchlage muß die lagebedingte Außenrotationsbewegung der Beckenhälften berücksichtigt werden!

Weiterführende Literatur

1. Bernd W, Oestern H-J and Sorge J (1982) Ligamentäre Beckenringverletzungen: Behandlung und Spätergebnisse. Unfallheilkd 85:377
2. Bosch U, Pohlemann T and Tscherne H (1992) Strategie bei der Primärversorgung von Beckenverletzungen. Orthopäde 21:385
3. Ganz R, Krushell R, Jakob R and Küffer J (1991) The antishock pelvic clamp. Clin Orthop 267:71
4. Kellham J and Browner B (1992) Fractures of the pelvic ring. In: Skeletal trauma, Chapter 31, WB Saunders Company, Philadelphia:849
5. Matta J and Saucedo T (1989) Internal fixation of pelvic ring fractures. Clin Orthop 242:83
6. Pohlemann T, Gänsslen A, Kiessling B, Boch U, Haas N and Tscherne H (1992) Indikationsstellung und Osteosynthesetechniken am Beckenring. Unfallchirurg 95:197
7. Pohlemann T, Gänsslen A and Tscherne H (1992) Die Problematik der Sakrumfraktur, klinische Analyse von 377 Fällen. Orthopäde 21:400
8. Tile M (1984) Fractures of the pelvic and acetabulum

Acetabulum

H. Reilman

Unfallchirurgische Klinik, Städtisches Klinikum Braunschweig, Holwedestraße 16, D-38118 Braunschweig

Für die Beurteilung von Acetabulumfrakturen und deren Behandlung ist die Richtung und das Ausmaß der einwirkenden Gewalt entscheidend. Dislokationsgrad und Stabilität der Fraktur bestimmen das weitere Vorgehen. Nicht und minimal dislozierte Acetabulumfrakturen bedürfen keiner Reposition, sofern durch klinische Untersuchung und entsprechende Röntgendiagnostik keine Instabilität nachgewiesen wird.

Ziel der geschlossenen und offen Reposition

- Verbesserung/Wiederherstellung der Gelenkkongruenz
- Entlastung des Femurkopfes vom Fragmentdruck
- Nervendekompression.

Geschlossene Reposition

Jede dislozierte Acetabulumfraktur ist primär instabil. Der Dislokationsgrad und die Richtung der dislozierten Fragmente ist durch die Art der Acetabulumfraktur defi-

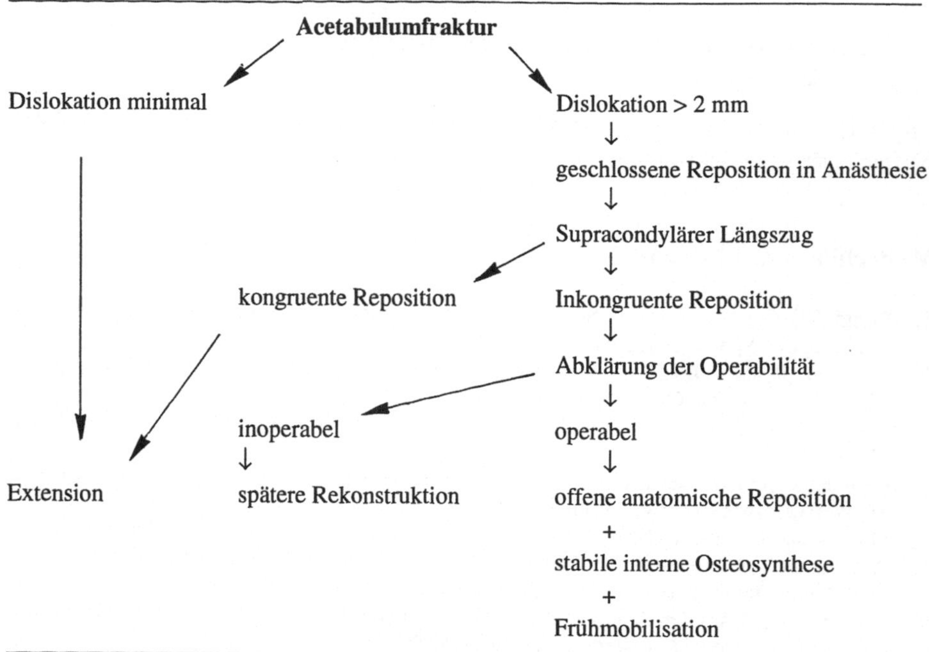

Abb. 1. Algorithmus Acetabulumfraktur – geschlossene, offene Repositionen

Hefte zu „Der Unfallchirurg“, Heft 249
Zusammengestellt von K. E. Rehm

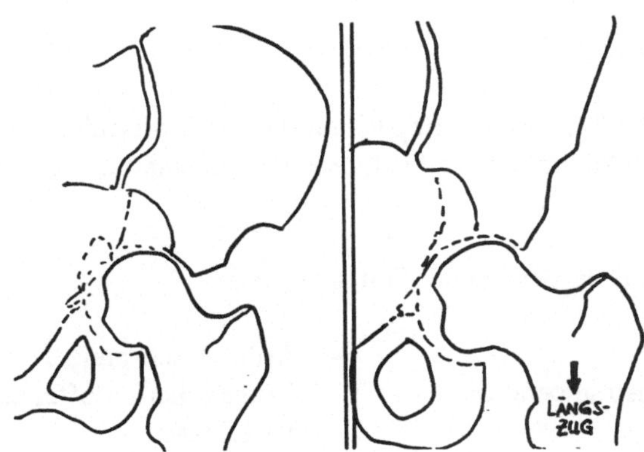

Abb. 2. *Links* zentrale Dislokation des Femurkopfes bei Acetabulumfraktur. *Rechts* durch Längszug wird eine Teilreposition der Fragmente erreicht, der Femurkopf stellt sich im Zentrum der Gelenkpfanne ein

niert. Am häufigsten liegen Verrenkungen des Femurkopfes nach dorsocrananial (hinterer Pfannenrandbruch) oder nach zentral (Querfraktur/kombinierte Frakturformen) vor. Eine Dislokation nach ventral ist selten.

Technik

Die Reposition sollte notfallmäßig schonend und unter ausreichender Schmerzausschaltung, gegebenenfalls durch eine kurze Narkose durchgeführt werden. Sie erfolgt durch einfachen Längszug der Extremität und wird durch Femurcondylenextension und Lagerung des Beines auf einer Schiene gehalten. Das Zuggewicht ist abhängig vom Körpergewicht und liegt zwischen 5–10 kg.

Nach der Reposition wird die Stellung der Fraktur durch Röntgen und CT kontrolliert, sowie der Gefäß- und Nervenstatus überprüft. Der Femurkopf sollte sich zentral ins Gelenk einstellen. Beurteilungskriterium ist die Weite des Gelenkspaltes.

Cave: Ein zu hohes Extensionsgewicht kann Durchblutungsstörungen des Hüftkopfes verursachen! (zu weiter Gelenkspalt).

Offene Reposition

Eine Acetabulumfraktur deren Fragmente eine Dislokation über 2 mm aufweisen sollte zur Wiederherstellung der Gelenkkongruenz offen reponiert werden, sofern keine allgemeinen Kontraindikationen gegen eine Operation vorliegen.

Die offene Reposition ist an folgende Voraussetzungen gebunden:

- Frakturklassifikation
- Zugangswahl und Lagerung
- geeignetes Beckeninstrumentarium.

Technik

Die Technik der Reposition umfaßt 3 verschiedene Schritte. In den einzelnen Schritten kommt unterschiedliches Instrumentarium zur Anwendung:

1. Debridement der Frakturflächen

Instrumentarium:
- Arthrodesenspreizer
- Lange scharfe Löffel und Raspatorien
- Jet-Lavage.

Repositionsmanöver sind nur dann erfolgreich, wenn ein sorgfältiges Debridement der Frakturflächen stattgefunden hat. Am besten lassen sich Weichteilinterpositionen, Hämatome und Knochenfragmente durch Aufspreizen der Frakturflächen mit dem Arthrodesenspreizer entfernen. Gleichzeitig wird hierdurch eine Mobilisation der Fragmente erreicht. Der Einsatz einer Jet-Lavage hat sich bei diesem Schritt der Operation äußerst bewährt.

2. Repositon:

Instrumentarium:
- Extensionstisch
- Fixateur externe
- Schanz'sche Schraube
- Beckenrepositonszange mit Spitze oder Schraube (s. Abb. 3).

Zur Reposition ist Extension erforderlich. Dies geschieht durch:

- Speziellen Repositionstisch
- Zug an der beweglich abgedeckten Extremität (Assisstent)

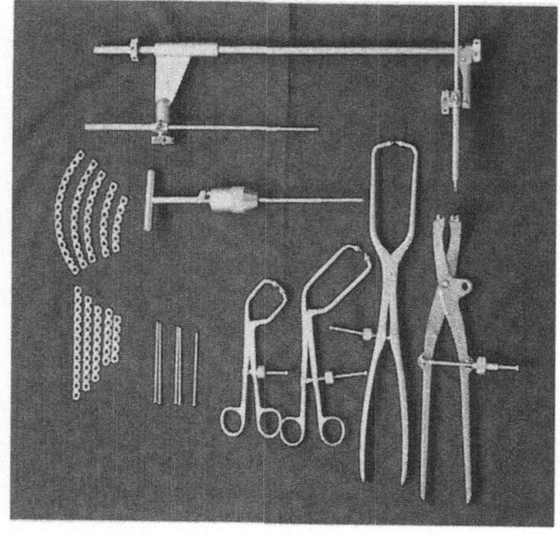

Abb. 3. Beckeninstrumentarium mit Beckenrepositionszangen

- Fixateur externe
- Schanz'sche Schraube im Trochanter major.

Zur Manipulation der Fragmente können verschiedene Repositionshilfen eingesetzt werden. In großen Fragmenten (z.B. dorsaler Pfeiler) läßt sich die Schanz'sche Schraube mit Haltegriff einbringen. Die Fragmente lassen sich in alle Richtungen bewegen und an den gewünschten Ort plazieren. Das Repositionsmanöver erfordert vielfach große Kräfte. Hierfür stehen spezielle Beckenrepositionszangen (s. Abb. 3) zur Verfügung, die in der Beckeninnen- und außenfläche sowie in große Fragmente eingebracht werden können.

3. Repositionskontrolle

Die Reposition wird direkt und durch Inspektion der Gelenkfläche beurteilt. Bei vorderen Zugängen ist der Einblick ins Gelenk nicht möglich. Die Reposition kann über Bildwandlerkontrolle, intraoperatives Röntgenbild oder über die Palpation der äußeren Gelenkfacette (Vierquadrantenplatte) kontrolliert werden. Neuerdings wird die intraoperative Gelenkarthroskopie als weitere Methode zur Beurteilung des Gelenkinnenraumes angewendet.

Offene und geschlossene Repositionen: Untere Extremität

Kursleiter: H. Tscherne, Hannover

Hüftgelenk und proximaler Oberschenkel

R. Hoffmann und P. Schräder

Abteilung für Unfall- und Wiederherstellungschirurgie, Universitätsklinikum Rudolf Virchow, Freie Universität Berlin, Augustenburger Platz 1, D-13353 Berlin

Die traumatische Hüftgelenkverrenkung und die kindliche Oberschenkelhalsfraktur sind chirurgische Notfallsituationen und zwingen zu unverzüglichen therapeutischen Maßnahmen. Ebenfalls erfordert die Schenkelhalsfraktur des Erwachsenen bei fehlender Indikation zum alloplastischen Gelenkersatz und der pertrochantäre Oberschenkelbruch dringlich chirurgisches Eingreifen. Die folgende Übersicht erläutert die typischen Repositionstechniken dieser Verletzungen.

Hüftluxation

Zum besseren Verständnis der Reposition der Hüftgelenksverrenkung ist zunächst eine Erinnerung an die *typischen Luxationsrichtungen* hilfreich. Man unterscheidet die häufige hintere Verrenkung – nach oben als Luxatio iliaca, nach unten als Luxatio ischiadica – von der vorderen Verrenkung – nach oben als Luxatio suprapubica, nach unten als Luxatio obturatoria. Aus der Dislokationsrichtung des Hüftkopfes ergeben sich jeweils typische klinische und radiologische Fehlstellungen. Die Luxatio iliaca stellt die häufigste Hüftgelenksverrenkung überhaupt dar.

Eine Hüftgelenkverrenkung ist ein *dringlicher chirurgischer Notfall.* Die Hüftkopfdurchblutung ist gefährdet. Mit zunehmender Luxationsdauer steigt die Zahl der Hüftkopfnekrosen sowie der schlechten Spätergebnisse. Eine Reposition ist daher unverzüglich nach Diagnosestellung anzustreben.

Eine primäre Schockbehandlung und *Sicherung von Vitalfunktionen* hat bei den häufig polytraumatisierten Patienten Vorrang. Typische Fehlstellungen und klinische Zeichen einer Hüftverrenkung können bei diesen Patienten durch Begleitverletzungen am Kniegelenk und Oberschenkel verschleiert werden, wobei besonders die hintere Luxation übersehen wird.

Die *Notfalldiagnostik* der Hüftgelenkverrenkung umfaßt eine klinische Untersuchung mit Überprüfung und Dokumentation der Durchblutung und Innervation des

Hefte zu „Der Unfallchirurg", Heft 249
Zusammengestellt von K. E. Rehm

Beines. Die radiologische Standarddiagnostik beinhaltet eine Beckenübersicht und eine axiale Hüftgelenkaufnahme sowie 45°-Schrägaufnahmen („Ala- und Obturatoraufnahmen"). Als erweiterte Diagnostik sollte im Intervall ein hochauflösendes CT mit engem Schichtabstand (2 mm) und ggf. eine Kernspintomographie zur Erfassung etwaiger Interponate und Acetabulumfragmente bzw. Femurkopffragmente angefertigt werden.

Unter den *primären Komplikationen* verdienen besonders die N. ischiadicus-Läsion (speziell im peronealen Anteil) und Gefäßverletzungen der großen Femoralgefäße Beachtung. Zeigt eine primäre Ischiadicusläsion in den ersten Tagen nach Reposition keine Rückbildungstendenz, ist eine operative Revision angezeigt. Eine persistierende Durchblutungsstörung der Extremität nach Hüftreposition erfordert die dringende operative Gefäßrevision.

Technik der Hüftgelenkeinrenkung

Die Hüftreposition erfolgt nach Möglichkeit geschlossen. Als wesentliches *Prinzip* bei der Einrichtung kommt der Längszug am im Hüftgelenk rechtwinklig gebeugten Oberschenkel zur Anwendung. Entscheidend für den Repositionserfolg ist eine gute *Vorbereitung* des Patienten. Dabei gewährt eine Vollnarkose im Hinblick auf Analgesierung und Muskelrelaxation bessere Bedingungen als eine Regionalanästhesie. Die Reposition muß behutsam erfolgen. Gelingt sie unter optimalen Bedingungen in geübter Hand nicht im 1. Versuch, ist ein Repositionshindernis anzunehmen und eine offene Reposition angezeigt.

Vordere Hüftverrenkung. Die Reposition der vorderen Hüftverrenkung erfolgt nach dem Prinzip von Allis [1]. Dabei ist der Längszug des Femur in Achsenrichtung und die Hüftbeugung entscheidend. Zur Reposition der *Luxatio suprapubica* wird der Patient in Rückenlage unter Fixierung des Beckens mit einem Gurt gelagert. Unter Gegenzug mit einem gepolsterten Tuch in der Leiste wird ein kontinuierlicher Längszug

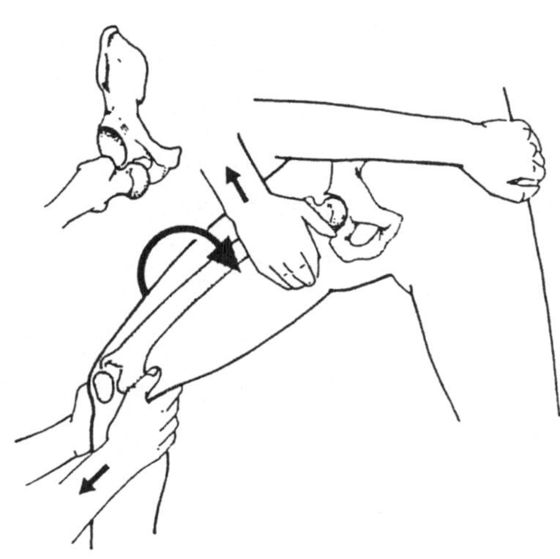

Abb. 1. Reposition der vorderen Luxatio obturatoria nach Allis

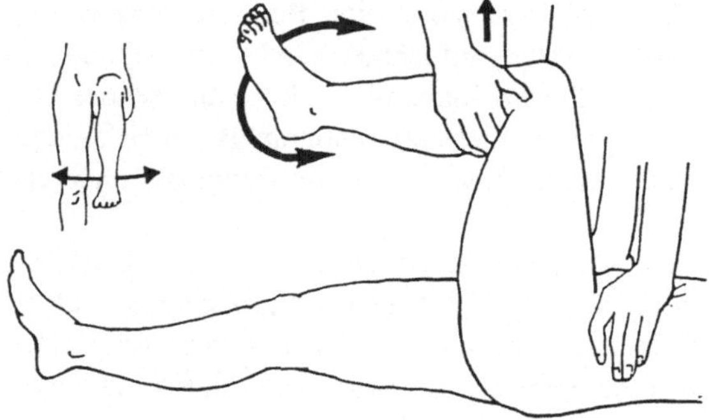

Abb. 2. Reposition der hinteren Hüftgelenkverrenkung nach Allis

in Achsenrichtung des Femur ausgeübt. Hüftbeugung und ggf. Innenrotation werden erst appliziert, wenn der Hüftkopf sicher distal der Pfanne steht. Hierbei bewährt sich der Einsatz der Röntgendurchleuchtung.

Die *Luxatio obturatoria* (Abb. 1) wird bei gleicher Lagerung unter Hüftgelenkbeugung mit kontinuierlichem Längszug in Femurausrichtung und gleichzeitiger Innenrotation und Adduktion erreicht. Bei erfolgreicher Reposition schnappt der Hüftkopf deutlich spürbar in die Pfanne ein.

Hintere Hüftverrenkung. Bei der Reposition der hinteren Hüftverrenkung kommt ebenfalls das Prinzip von Allis zur Anwendung. Unter Längszug im Femurschaftrichtung erfolgt eine Hüftgelenkbeugung bis 90° bei vorsichtigen Rotationsbewegungen (Abb. 2). Im eigenen Vorgehen bewährt sich eine Kombination mit der Böhler-Repositionstechnik (Abb. 3). Dabei liegt der Patient in Vollnarkose mit fixiertem Becken auf der Untersuchungsliege. Der Operateur steht auf einer Bank und hat ein Bein auf die Liege gesetzt, mit dem er das gebeugte Knie des Patienten anhebt. Bei Verrenkung der rechten Hüfte wird das rechte Knie, bei Verrenkung der linken Hüfte das linke Knie untergeschoben. Mit der gleichseitigen Hand wird der Unterschenkel über das Operateurknie nach unten gehebelt. Diese Bewegung wird durch ein um den Oberschenkel des Patienten und den Nacken des Operateurs achtertour-

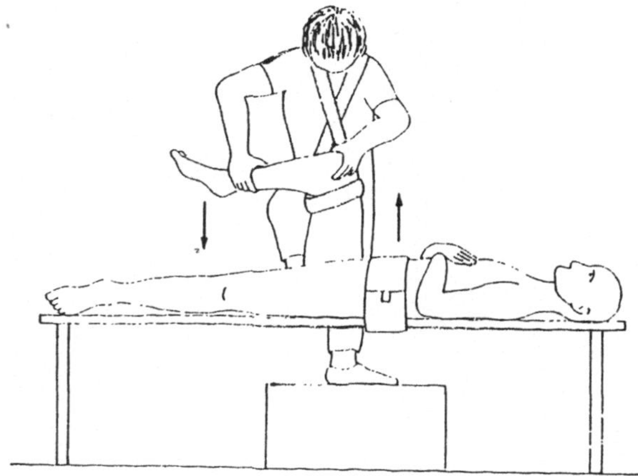

Abb. 3. Hüftgelenkeinrenkung modifiziert nach Böhler und Allis

Tabelle 1. Fehlermöglichkeiten bei der Hüftgelenkeinrenkung

- Übersehen von Gefäß-, Nervenschäden
- Inadäquate Röntgentechnik
- Brüske Repositionsmanöver
- Unzureichende Analgesierung/Muskelrelaxation
- Unterlassene Stabilitätsprüfung nach Reposition
- Unterlassene Verlaufskontrollen

förmig geschlungenes gepolstertes Tuch unterstützt. Zunächst wird der Hüftkopf unter Zug auf Höhe der Pfanne gebracht. Erst dann wird das Hüftgelenk unter Zug gebeugt. Der Kopf schnappt in die Pfanne zurück. Brüske Drehbewegungen sowie Ab- und Adduktionsbewegungen werden vermieden.

Nach erfolgter Reposition muß eine Stabilitätsprüfung des Hüftgelenks durch axialen Druck auf den Oberschenkel erfolgen. Ebenso erfolgt eine klinische Dokumentation von Durchblutung und Innervation des Beines sowie eine Röntgenkontrolle. Diese beinhaltet erneut neben den Standard- auch Schrägaufnahmen. Zu achten ist besonders auf die Gelenkspaltkonfiguration im Seitenvergleich. Seitendifferenzen der Gelenkspaltweite können Hinweise auf Interponate geben. Weiterhin sind regelmäßige Röntgenkontrollen speziell bei beatmeten Patienten erforderlich, um rechtzeitig sekundäre Dislokationen zu erkennen (Tabelle 1).

Eine notwendige offen Reposition bei ggf. begleitenden Femurkopffrakturen oder Pfannenrandabbrüchen sollte durch einen erfahrenen Hüftchirurgen erfolgen, was die rasche Verlegung des Patienten in ein Zentrum bedeuten kann. Indikationen zur offenen Reposition ergeben sich bei Irreponibilität als Notfallindikation. Bei zunächst möglicher geschlossener Reposition können dislozierte Femurkopffrakturen, Pfannenrandabbrüche, Acetabulumfrakturen oder verbleibende Instabilitäten geplant versorgt werden. Ein Computertomogramm zur Operationsplanung ist in diesen Fällen unabdingbar.

Als *Repositionshindernisse* können Einklemmungen des Femurkopfes in Kapseldefekte, knöcherne Blockierungen (z.B. Einklemmung des Femurkopfes im Foramen obturatorium), Weichteilinterponate (Muskeln), Kapsel- bzw. Limbusinterponate oder osteochondrale Femurkopffragmente in Betracht. Bei *älteren*, primär nicht erkannten *Verrenkungen*, kann bis etwa 3 Wochen nach Trauma ein Versuch der geschlossenen Reposition unternommen werden. Bei älteren Verrenkungen ist eine offene Einrichtung erforderlich. Die Nachbehandlung der Hüftluxation erfolgt frühfunktionell (Tabelle 2).

Tabelle 2. Frühfunktionelle Nachbehandlung nach Hüftgelenkverrenkung

- Keine Extension
- Frühmobilisation
- Continuous Passive Motion (CPM, Motorschiene)
- Entlastung 3 (–6) Wochen

Oberschenkelhalsfrakturen

Die dislozierte Oberschenkelhalsfraktur stellt ebenfalls einen chirurgischen Notfall dar, da bei zunehmender Dislokationsdauer durch die schlechte Hüftkopfdurchblutung die Anzahl der aseptischen Hüftkopfnekrosen steigt. Bei fehlender Indikation zur endoprothetischen Versorgung ist eine Reposition und ggf. operative Stabilisierung daher dringlich. Dies gilt insbesondere auch für die *kindliche Schenkelhalsfraktur*, die als absoluter Notfall anzusehen ist. Hier muß das durchblutungsmindernde intraartikuläre Hämatom operativ entlastet werden und eine Frakturstabilisierung mit Kirschner-Drähten erfolgen. Zur Diagnosesicherung genügen in der Regel eine Röntgenbekkenübersichtsaufnahme sowie eine axiale Hüftgelenkaufnahme.

Die *eingestauchte Schenkelhalsabduktionsfraktur* wird nicht reponiert und nicht extendiert, da es sich in der Regel um einen stabilen Bruch handelt, der durch Manipulation gelöst und damit instabil werden kann. Es erfolgt Lagerung und Ruhigstellung in einer Schaumstoffschiene unter Vermeidung von Außenrotation, was z.B. durch zusätzlich lateral am Fuß angebrachte Schaumstoffpolster erreicht werden kann. Der Bettendruck muß durch einen „Bettenbahnhof" von der Extremität genommen werden. Engmaschige Röntgenkontrollen sollen durchgeführt werden, um eine sekundäre, häufig „schleichende", Dislokation des Kopffragmentes bes. nach dorsal (axialer Strahlengang!) frühzeitig zu erkennen.

Technik der Reposition bei dislozierter Schenkelhalsfraktur

Die Repositionstechnik bei dislozierter Schenkelhalsfraktur ist bei fehlender Indikation zum alloplastischen Gelenkersatz zunächst geschlossen. Die operative Stabilisierung schließt sich der Reposition direkt an. Daher findet diese im Operationssaal und in Narkose auf dem Extensionstisch statt.

Als *Prinzipien* kommen Längszug in Femurachsrichtung, Abduktion, Innenrotation und ggf. Einstauchung durch Druck auf den Trochanter major zur Anwendung. Das Manöver muß zur Erhaltung der Femurkopfrestdurchblutung behutsam erfolgen.

Angestrebt wird primär eine *anatomische Reposition*, da eine betonte Valgusüberkorrektur einen zusätzlichen Streß auf die Femurgefäße im Lig. teres und der lateralen

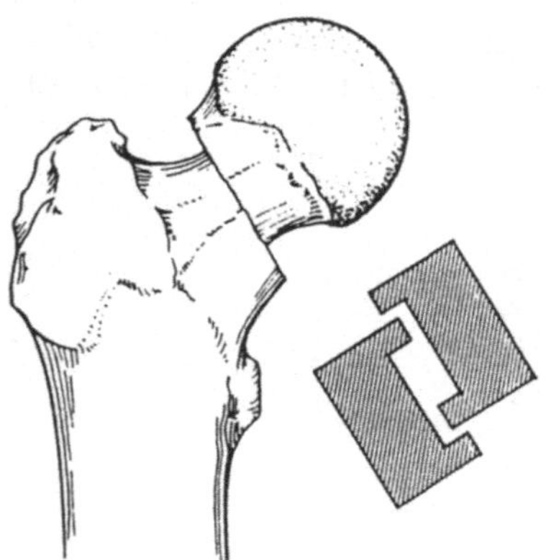

Abb. 4. Überkorrektur bei Schenkelhalsfraktur. Stabilitätsgewinn durch Impaktierung der Femurkortikalis

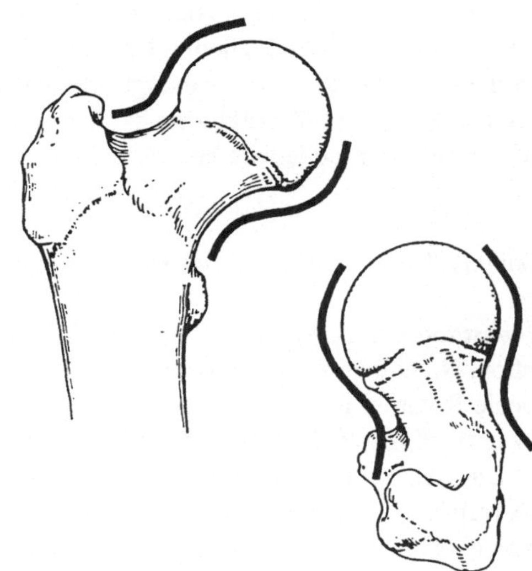

Abb. 5. S-förmig symmetrische Röntgenkonfiguration des intakten Oberschenkelhalses

Epiphyse ausübt. Außerdem führt sie zu einer Inkongruenz zwischen Hüftkopf und Gelenkpfanne bei dem ohnehin nicht ganz symmetrischen Hüftkopf. Eine gewisse Überkorrektur kann jedoch durch eine Impaktierung der Femurkopfkortikalis über der Schenkelhalskortikalis zu einem Stabilitätsgewinn führen (Abb. 4). Stellt sich ein solches Repositionsergebnis ein, wird es nicht wieder gelöst, um eine anatomische Reduktion zu erreichen, da der Schaden für die Durchblutung zu groß ist und erneut instabile Situation resultiert.

In leichter Hüftbeugung wird ein Längszug in Abduktion des Beines ausgeübt. Nach anfänglicher Außenrotation wird zur Innenrotation und voller Extension übergegangen. Mit der flachen Hand kann durch Druck auf das Trochantermassiv ggf. eine Impaktierung und Valgisierung erreicht werden.

Anschließend erfolgt eine *Röntgen-(BV-)-kontrolle* in 2 Ebenen zur Überprüfung des Repositionsergebnisses und zum Erkennen einer ggf. vorhandenen Trümmerzone, die einen Instabilitätsfaktor darstellt. Bei anatomischer Reposition müssen in beiden Ebenen die Ränder von Femurkopf und Femurhals im Röntgenbild S-förmig gegenüberliegend symmetrische Linien bilden (Abb. 5).

Es sollen höchstens 2 geschlossene Repositionsversuche unternommen werden. Dabei ist jedoch zu bedenken, daß die schwierige *offene Reposition* mit einer hohen Rate von Hüftkopfnekrosen einhergeht. Trotzdem muß man sich dazu entschließen, falls bei fehlender Indikation zum prothetischen Gelenkersatz eine geschlossene Reposition mißlingt.

Pertrochantäre Femurfrakturen

Die Reposition der pertochantären Oberschenkelfrakturen erfolgt im eigenen Vorgehen in Narkose auf dem Extensionstisch in Rückenlage. Die operative Stabilisierung schließt sich diesem Manöver an. Ziel ist eine stabile Reduktion der Fraktur, was jedoch einen Kontakt der medialen und posterioren Kortikalis zwischen den Hauptfragmenten voraussetzt. Nicht oder wenig dislozierte Frakturen können auch auf dem normalen Operationstisch versorgt werden. Sofern zwei Röntgenbildverstärker benutzt werden, die präoperativ im axialen und a.p.-Strahlengang eingestellt werden, ist der Extensionstisch jedoch besser geeignet.

Technik der Reposition bei pertrochantärer Oberschenkelfraktur

Repositionsprinzipien sind Zug, Abduktion und bei Trümmerzonen leichte Außenrotation. Nicht dislozierte Frakturen können in Neutralstellung ausgerichtet werden. Die ideale Rotation ist abhängig vom Trümmergrad und kann gegebenenfalls intraoperativ unter digitaler Kontrolle der Frakturvorder- und Hinterkante korrigiert werden.

Das Ausmaß der Extension wird an der Spannung der Adduktorenmuskulatur überprüft, die nur mäßig gespannt und nicht ganz straff sein sollte, um Schäden zu vermeiden. Nach Einbringen der DHS sollte mit Beginn der Implantatfixierung der Zug gelockert werden. Es erfolgt eine Stabilitätsprüfung des Repositionsergebnisses unter Bildwandlerkontrolle. Gute mediale Abstützung der Fraktur und anatomische Reposition mit eventuell leichter Valgusüberkorrektur sind dabei entscheidend.

Ist eine geschlossene stabile Reposition nicht möglich, muß offen reponiert werden. Ebenso weisen bestimmte Frakturformen schon präoperativ auf die Notwendigkeit einer offenen Reposition hin, wie z.B. ein intakter Trochanter minor mit langer Halsspitze, der sich zwischen Schaft und Iliopsoasmuskulatur einklemmt. Hier gelingt die geschlossene Reposition durch Zug nicht, die Befreiung von der Iliopsoassehne muß operativ erfolgen.

Instabile Frakturen können auch bei instabiler geschlossener Reposition durch das Gleitprinzip der DHS zu einer Einstauchung und damit zu einer Stabilisierung gebracht werden. Dabei muß jedoch der Assistent bei einer dorsalen Trümmerzone während der Implantateinlegung die Fraktur mit der Hand von hinten unterstützend reponiert halten. Man kann das gleiche auch durch ein Widerlager (z.B. Kissen) erreichen, das die Hüfte unterpolstert. Hilfreich kann das Einbringen temporärer Spickdrähte sein. Eine weitere Möglichkeit bei geringer Instabilität ist die Valgusreduktion, die den Schaft im Vergleich zur medialen Halscorticalis lateralisiert und somit einen Abstützdefekt gegen eine Varusdeformität erzielt. Postoperative Röntgenkontrollaufnahmen in 2 Ebenen schließen die Primärbehandlung ab.

Bereits *sämtliche Repositionsmanöver* am proximalen Oberschenkel sollten durch einen erfahrenen Operateur vorgenommen werden, da eine schonende Repositionstechnik ein wesentlicher Faktor für den späteren Therapieerfolg ist.

Literatur

1. Allis OH (1896) An Inquiry into the difficulties encountered in the reduction of dislocation of the hip. Dornan Printer, Philadelphia
2. Beck E (1979) Therapie der Hüftluxationen. Hefte Unfallheilkd 140:221–232
3. Eklund J, Ericson F (1964) Fractures of the femoral neck: With special regard to the treatment and prognosis of stable abduction fractures. Acta Chir Scand 127:315–337

4. Epstein HC (1973) Traumatic dislocations of the hip. Clin Orthop 92:116–142
5. Green JT (1960) Management of fresh fractures of the neck of the femur. Instr Course Lect 17:94–105
6. Hilleboe JW, Staple TW, Lansche EW, Reynolds FC (1970) The nonoperative treatment of impacted fractures of the femoral neck. South Med J 63:1103–1109
7. Krüger P, Wischhöfer M, Oberniedermayer M, Schweiberer L (1985) Die dynamische Hüftschraube. Chirurg 56:9–15
8. Oehler WD, Janka P (1983) Zur Osteosynthese instabiler pertrochantärer Oberschenkelfrakturen mit der Kompressionslaschengleitschraube. Aktuel Traumatol 13:172–174
9. De Lee DC (1984) Fractures and dislocations of the hip. In: Rockwood CA Jr, Green DP (eds) Fractures in adults, vol 2. Lippincott, Philadelphia, pp 1211–1356
10. Smith-Petersen MN (1937) Treatment of fractures of the neck of the femur by internal fixation. Surg Gynecol Obstet 64:287–295

Oberschenkel

C. Krettek

Unfallchirurgische Klinik, Medizinische Hochschule Hannover, Konstanty-Gutschow-Straße 8, D-30625 Hannover

Einleitung

Alle geschlossenen Stabilisierungsverfahren und insbesondere die Marknagelung erfordern indirekte Techniken zur Manipulation und Einstellung von korrekter Länge, korrekten Achsen einschließlich der Rotation und zum achsengerechten Einbringen der Implantate. Grundlage für eine wirksame Reposition ist die Kenntnis der dislozierenden Muskeln sowie deren Zugrichtung. Nur so können die dislozierenden Kräfte und Momente wirksam neutralisiert und die verschiedenen Repositionstechniken wirksam und effektiv eingesetzt werden. In Abhängigkeit von der Frakturhöhe sind folgende Dislokationsmuster typisch: Proximale Femurschaftfraktur: Das proximale Fragment wird flektiert, abduziert und außenrotiert (M. iliopsoas, Mm. glutaei), das distale Fragment adduziert und verkürzt (Mm. adductores). Distale Femurschaftfraktur: das distale Hauptfragment wird nach dorsal gekippt und verkürzt (Mm. gastrocnemii, M. quadrizeps), das lange proximale Fragment wird durch die Adduktoren adduzierte [5].

Lagerung

Die Lagerung des Patienten bei aufgebohrter Marknagelung erfolgte überwiegend auf dem Extensionstisch. Bei unaufgebohrter Femurnagelung erweist sich die Lagerung auf einem strahlentransparenten Standardtisch aus zahlreichen Gründen als vorteilhaft

Hefte zu „Der Unfallchirurg“, Heft 249
Zusammengestellt von K. E. Rehm

Tabelle 1

Vorteile der Lagerung ohne Extensionstisch	Nachteile der Lagerung ohne Extensionstisch
– Rücken- und Seitenlagerungseigenschaften durch Positionswechsel des Beines von Neutralstellung in Adduktions-Flexionsstellung jederzeit ineinander überführbar	– Bei Verwendung des Distraktors Zeitbedarf für das Einbringen der Schanzschrauben und Montage des Systems
– Erleichterter Zugang zur Markhöhle in Adduktions-Flexionsstellung	– Bei Verwendung des Distraktors Möglichkeit der Schraubenfehlplazierung
– Erleichtertes Einbringen des Implantates in Adduktions-Flexionsstellung	
– kleine Zugänge möglich (Nagel wird bei ungebohrter Technik perkutan über Stichinzisionen eingebracht)	
– Gute Darstellbarkeit im Röntgenbildverstärker. Bei Frakturen in Schaftmitte oder distal Abbildung in 2 Ebenen ohne komplettes „Durchschwenken“ des Bildverstärkers	
– Versorgung von gleichseitigen Ober- und Unterschenkelfrakturen mit einer Lagerung und Abdeckung möglich	
– Bei offenem Weichteilschaden Exposition der Fragmenten besser möglich	
– Überprüfung der Durchblutungssituation am Fuß jederzeit möglich	
– Keine druckbedingten Lagerungsschäden am Damm (Hautnekrosen, N. pudendus Schaden) durch Lagerungspfosten [2, 3]	
– Lagerungszeit geringer	

[6]. Nach Rotations- und Beinlängenmessung der kontralateralen Seite (s.u.) wird das kontralaterale Bein auf einer Beinstütze in Hüftflexion, -abduktion und -außenrotation gelagert, das Kniegelenk ist gebeugt (Gelkissen im Kniegelenksbereich: N. peronaeus!). Die kontralaterale Beinplatte wird entfernt, dadurch wird der Spielraum für den Röntgenbildverstärker beim „Durchschwenken“ erweitert.

Temporäre intraoperative Retention

Die Verwendung des Extensionstisches ist mit der Einführung der unaufgebohrten Techniken in den Hintergrund geraten, ebenso haben aufwendige temporäre Retentionseinrichtungen wie die von Wittmoser eingeführten Repositionstische keine breite

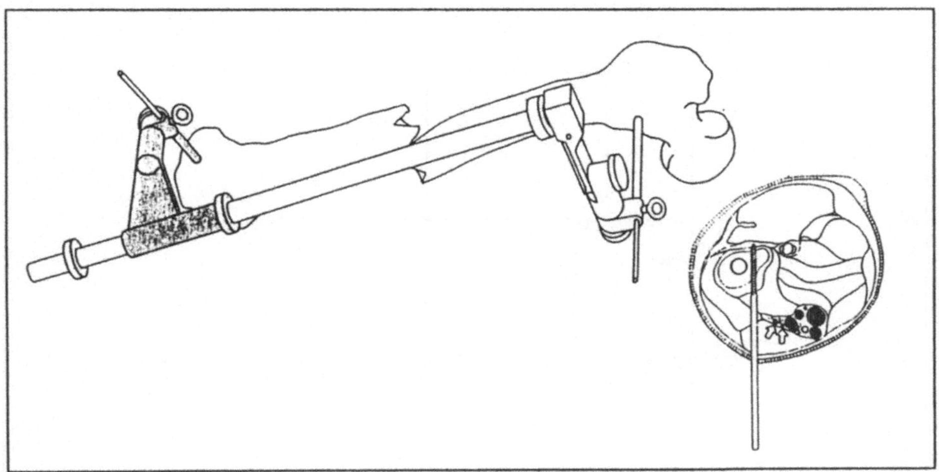

Abb. 1

Verwendung finden können [10]. Die temporäre intraoperative Retention erfolgt entweder manuell oder mit Hilfe des Distraktors. Bei zahlreichen Frakturformen, bei veralteten Verletzungen oder ungeübter Assistenz kann die Verwendung des Distraktors hilfreich sein. Bei Verwendung des Distraktors in Standardtechnik [8, 9] wird die distale Schanz Schraube ohne BV von lateral in Höhe der Patellaoberkante eingebracht werden, die Mitte des Femurs kann mit dem Bohrer gut ertastet werden. Proximal wird leicht schräg von proximal und lateral (20°) unter BV Kontrolle die Schanzschraube in das sich nach proximal erweiternde Femur eingebracht, so daß der UFN später lateral davon passieren kann. Nach Aufbringen der Verbindungsteile wird unter Distraktion der Hauptfragmente zunächst eine Grobreposition und Längenausgleich hergestellt. In einer alternativen Anwendungsform kann die proximale Schanzschraube des Distraktors auch von lateral eingebracht werden. Die Plazierung muß so erfolgen, daß der Nagel bei Insertion ohne Probleme passieren kann [1].

Beinlänge

Bei der überwiegenden Zahl der Frakturen läßt sich die Beinlänge anhand des Frakturmusters ausreichend genau abschätzen. Bei starker Zertrümmerung muß jedoch differenzierter vorgegangen werden: Zunächst erfolgt präop die Analyse der Femurlänge des kontralateralen Beines (Abstandsmessung Femurkopfoberrand – distale Kontur des lateralen Femurkondylus) im streng orthograden Strahlengang. Intraoperativ wird dann die ipsilaterale Seite entsprechend dem zuvor bestimmten Meßwert der Gegenseite eingestellt, ggf. Längenkorrektur. Wichtig: Streng orthograde Plazierung des Bildverstärkers über Hüftkopf und distalem Femurende!

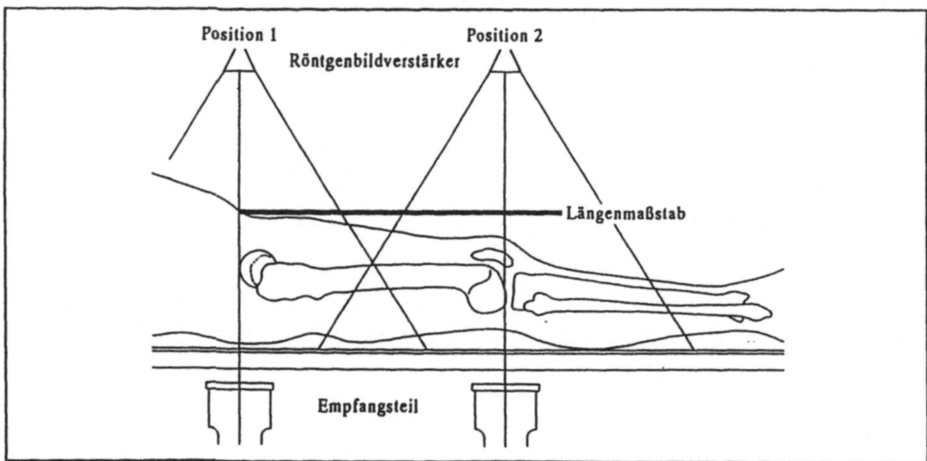

Abb. 2

Rotation

Vor der endgültigen Lagerung erfolgt die Analyse des Rotationsumfanges des kontralateralen Beines im Hüftgelenk zur späteren Abschätzung und Einstellung der Femurantetorsion auf der verletzten Seite in Streck- und 90° Beugestellung des Hüftgelenkes. Die vorteilhafte Lagerung des Patienten auf einem Standardtisch ermöglicht die intraoperative Überprüfung der Torsionsstellung. Bei Lagerung auf dem Extensionstisch erfolgt postop die Rotationsprüfung nach Abnahme der Extension, ggf. muß nach neuerlicher Abdeckung die Rotation korrigiert werden. Die distale Verriegelung sollte grundsätzlich vor der proximalen Verriegelung vorgenommen werden, da das Eintreiben des Implantates in das distale Hauptfragment eine Diastase der Hauptfragmente hervorrufen kann. Die nachfolgende Tabelle zeigt einen Überblick über die mögliche intraoperative klinische Rotationsbestimmung in Abhängigkeit von Durchführung der Verriegelung und Lagerung.

Achsenkontrolle

Die Achsenkontrolle in der Frontalebene bei komplexen gelenknahen Frakturen und/oder vorbestehenden Fehlstellungen erfolgt in Analogie zur „Teleradiographie" mit einer einfachen „Kabeltechnik". Mit sterilem Stift zunächst Markieren der Hüftkopfmitte und Mitte der Talusrolle bei Neutralrotation des Fußes und gestrecktem Kniegelenk auf der Haut bzw. der fixierten Abdeckung unter BV-Kontrolle (streng orthograd). Danach wird Elektrokauterkabel manuell auf diesen beiden Punkten unter Spannung fixiert.

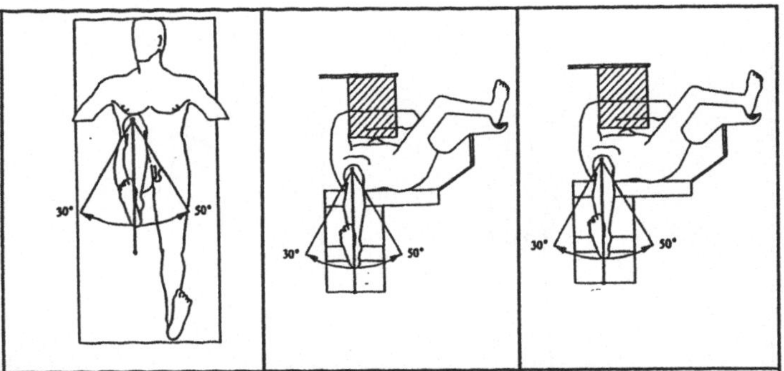

	Methode 1	**Methode 2**	**Methode 3**
Voraussetzung OP Tisch	keine	in Kniehöhe abklappbar	in Kniehöhe abklappbar
Klin. Messung präop	Hüfte gebeugt, Knie gebeugt	Hüfte **gestreckt**, Knie gebeugt	Hüfte **gestreckt**, Knie gebeugt
1.Fixierung distal	Bohrer, temporär	Bohrer, temporär	Bolzen, definitiv
2.Rückschlag oder Längeneinstellung über Einschlaginstrumentarium	möglich	möglich	möglich
3.Fixierung proximal	Bolzen, definitiv	Bolzen, definitiv	Bohrer, temporär
Zielbügel bei Rotationsprüfung	abgenommen	belassen	belassen

Abb. 3

Repositionshilfen

Neben dem Distraktor zur temporären Retention haben sich einige Techniken zur gezielten Manipulation von Fragmenten bewährt: Anwendung von Tuchschlingen, Ausnutzung der Hebelkraft bei der Verwendung von Schanzschrauben als „Joysticks" oder die bereits von Küntscher oder Hackethal in verschiedenen Ausführungen beschriebene Repositionshebeltechnik [4, 7].

Achsenkorrekturen

Achsenfehler können in der Regel vermieden werden, wenn proximal der korrekte Eintrittspunkt in beiden Ebenen beachtet wird und die Nagelspitze in der Mitte der Femurkondylen plaziert wird.

Implantatrotation

Durch die fehlende Verklemmung und die „loose fitting" Eigenschaften des Implantates ist es möglich, durch Rotation des gekrümmten Implantates Achsenkorrekturen in Frontal- und Sagittalebene auch noch nach dem Einbringen des Nagels vorzunehmen. Es muß aber immer berücksichtigt werden, daß hier die Korrektur einer Fehlstellung in der Frontalebene (Varus-/Valgus)mit einer Änderung in der Reduktion Sagittalebene verbunden ist.

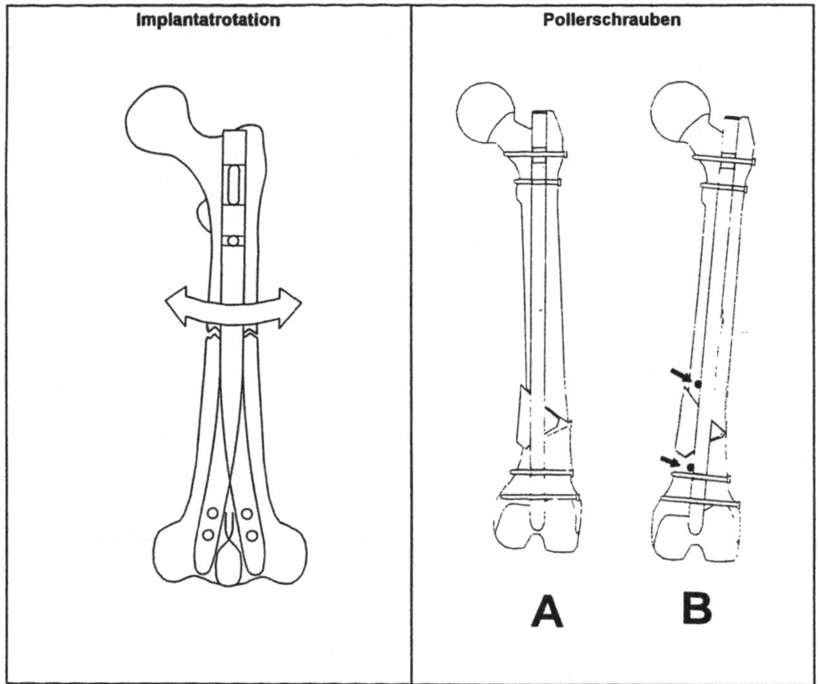

Abb. 4

Pollerschrauben

Achenskorrektur durch „Pollerschrauben". Mit Hilfe dieser „Pollerschrauben" lassen sich unerwünschte Nagelpositionen und Fehlstellungen verhindern bzw. korrigieren. Gleichzeitig wird die Stabilität des Knochenimplantatverbundes erhöht. Dies ist vor allem bei weit proximal oder distal gelegenen Frakturen am Übergang zur Metaphyse hilfreich.

Literatur

1. Baumgärtel F, Dahlen C, Stiletto R, Gotzen L (1994) Technique of using the AO-Femoral Distractor for Femoral Intramedullary Nailing. J Orthop Trauma 8:315–321
2. Brumback RJ, Ellison TS, Molligan H, Molligan DJ, Mabalhey S, Schmidhauser C (1992) Pudendal nerve palsy complicating intramedullary nailing of the femur. J Bone Joint Surg 74A:1450–1455
3. France MP, Aurori BF (1992) Pudendal nerve palsy following fracture table traction. Clin Orthop Rel Res 276:272–276
4. Hackethal KH (1961) Die Bündelnagelung. Springer, Wien
5. Krettek C (1988) Oberschenkelschaft. In: Repositionstechniken bei Frakturen und Luxationen. Nerlich ML, Tscherne H (Hrsg). Springer, Berlin Heidelberg New York, S 187–201

6. Krettek C, Schulte-Eistrup S, Schandelmaier P, Rudolf J, Tscherne H (1994) Osteosynthese von Femurschaftfrakturen mit dem unaufgebohrten AO-Femurnagel (UFN): Operationstechnik und erste klinische Ergebnisse mit Standardverriegelung. Unfallchirurg 97
7. Küntscher G (1949) Zwei einfache Repositionsgeräte für die Marknagelung. Chirurg 30(1):320
8. McFerran MA, Johnson KD (1992) Intramedullary nailing of acute femoral shaft fractures without a fracture table: Technique of using a femoral distractor. J Orthop Trauma 6:271–278
9. Müller M, Allgöwer M, Schneider R, Willenegger H (1991) Manual of internal fixation. Springer, Berlin Heidelberg New York
10. Wittmoser R (1943) Einstellgerät für die Marknagelung. Chirurg 15:52–55

Knie und Tibiakopf

P. Lobenhoffer

Unfallchirurgische Klinik, Medizinische Hochschule Hannover, Konstanty-Gutschow-Straße 8, D-30625 Hannover

Patellaluxation

Reposition

- Reposition immer geschlossen: Streckung des Beines unter Ablenkung des Patienten („Verbalanästhesie"), ggf. manueller Druck von lateral. Selten nötig: i.v. Analgesie für Repositionsmanöver

Diagnostik

- Immer: klin. Stabilitätsprüfung der Patella (massive Retinaculumruptur?)
- Röntgenaufnahmen in 3 Ebenen (wichtig insbesondere Tangentialaufnahme): osteochondralen Abscherfragmente?
- Klin. Verlaufskontrollen: Entwicklung eines Hämarthros erfordert Punktion, ggf. Arthroskopie

Retention

- Immobilisierung nur bei Bedarf und kurzfristig (einfacher Knie-Brace), keine Gipsruhigstellung

OP-Indikationen (Arthroskopie/offene Revision)

- Hämarthros mit Fettaugen
- Radiolog. Nachweis osteochondraler Flakes (Refixation/Entfernung)
- Klin. ausgedehntes Retinaculumruptur (arthroskop. Naht)

Hefte zu „Der Unfallchirurg", Heft 249
Zusammengestellt von K. E. Rehm

Spezielle OP-Techniken

- Fragmentfixation heute mit Biofix-Stiften/Ethipins möglich; spart Implantatentfernung/Implantatkomplikationen; selten auch Differentialgewindeschrauben indiziert

Knieluxation

Reposition

- Reposition schnellstmöglich (Notarzt, Notaufnahme): axialer Zug am Bein
- meist Kurznarkose nötig, selten in Sedation

Diagnostik

- Sorgfältige wiederholte Kontrolle des Gefäß/Nervenstatus. Minimum: seitenvergleichende Palpation der Fußpulse, ggf. Dopplersonographie. Wichtig: warmer Fuß ist kein Beweis für intakte Arterie (Kollateralfluß). Übersehene oder verspätet versorgte Arterienläsion führt in 49% der Fälle zur Amputation!
- In jedem Zweifelsfall sofort Angiographie. Inzidenz von Gefäßverletzungen in der Literatur 22–46%
- Cave: Sekundärverschlüsse der Arterie beschrieben, deswegen Verlaufskontrollen extrem wichtig
- Risiko des Kompartment-Syndroms des Unterschenkels stets berücksichtigen!

Retention

- Kniebrace für viele Fälle ausreichend bis zur Versorgung
- Ventraler unilateraler Fixateur bei hoher Instabilität bzw. nach Gefäßrekonstruktion
- Cave: ausreichender Abstand der Schanz-Schrauben vom Kniegelenk, um sekundäre Bandrekonstruktion nicht zu gefährden

OP-Indikation

- Alle rekonstruierbaren Luxationen, wenn keine Kontraindikationen vorliegen (Polytrauma, Alter, Begleitverletzungen, lokale Weichteilverhältnisse)
- Wenn konservative Behandlung: Fixateur externe für insgesamt 6 Wochen, dann Gelenk öffnen für Bewegungsschiene
- wiederholte sorgfältige Röntgenkontrollen der Repositionsstellung in allen Fällen erforderlich!

Spezielle OP-Technik

- Primär Rekonstruktion der Kreuzbänder anstreben: Naht, augmentierte Naht oder Ersatz mit ortsständigem Bindegewebe je nach Befund

- Seitenbandversorgung nur in Ausnahmefällen sinnvoll (vollständige Ausrisse der Kapselschale). Keine Freilegung von Seitenbandstrukturen, die im Weichteilverbund geblieben sind
- *Wichtig*: funktionelle Nachbehandlung muß ohne Subluxation des Tibiakopfes möglich sein. Daher besondere Bedeutung der Rekonstruktion des hinteren Kreuzbandes. Ggf. auch Olecranisierung oder Fixateur

Tibiakopffrakturen

Reposition (immer unter BV-Kontrolle)

Plateaufrakturen

- Korrektur der Achsenfehlstellung, ggf. manueller („modellierender“) Druck

Luxationsfrakturen

- Repositionsprinzipien für geschlossene Repositon wie oben beschrieben, wegen hoher Instabilität aber immer Extension erforderlich!
  Dorsomedialer Spaltbruch: Extension des Beines, Zug am Unterschenkel
  Vollständiger Kondylenbruch: Externer Druck uner Extension des Beines
  Vierteilbruch: Vorsichtiger Zug, manueller Druck

Retention

- Extension, bei hochgradiger Achseninstabilität Extensionsgips
- Fixateur externe (ventral, unilateral): bei primärer Fascienspaltung, Schanz-Schrauben in ausreichendem Abstand zur Fraktur!

Diagnostik

- Weichteilstatus sorgfältig beurteilen
- Gefäß-Nervenstatus kontrollieren
- Röntgenschichtaufnahmen in zwei Ebenen oder (besser)
- Computertomographie mit Rekonstruktion

Spezielle Operationstechniken

Offene Reposition eines dorsomedialen Kantenfragments

- dorsomedialer Längsschnitt, Retinaculumincision und Längsschnitt zwischen oberflächlichem Innenband und hinterem Schrägband
- Einrichtung des Fragments in Extension, Retention mit Zangen
- Fixation mit Zugschrauben und einer Anti-Gleitplatte über der Fragmentspitze
- Implantate meist aus Kleinfragmentset (Drittelrohrplättchen)

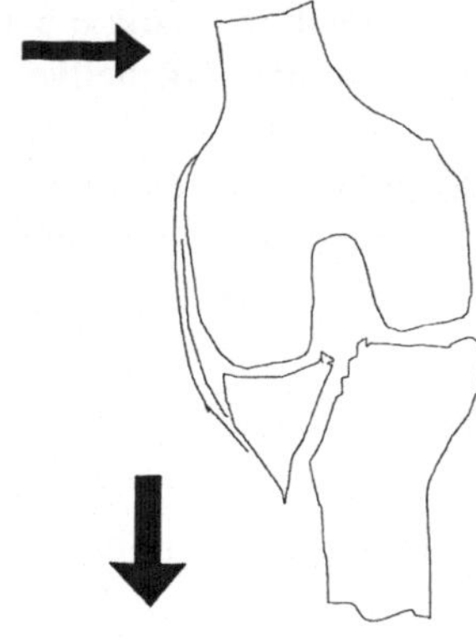

Abb. 1. Geschlossene Reposition einer Plateaufraktur durch Korrektur der Achsenfehlstellung und gleichzeitigem axialem Längszug. Die Ligamentotaxis führt zu einer Ausrichtung des Fragments

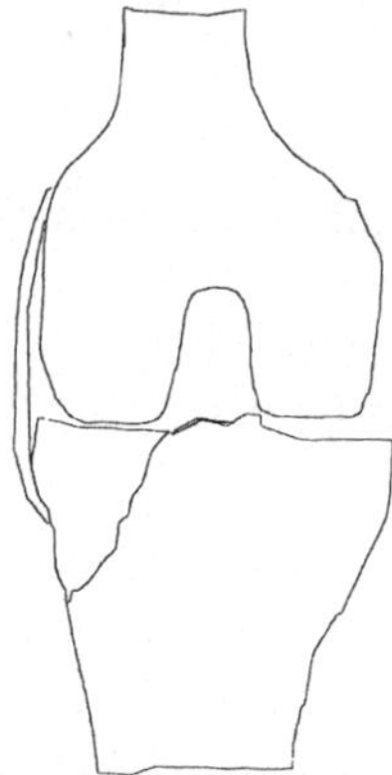

Abb. 2. Die Reposition muß bei instabiler Situation durch axialen Längszug (Calcaneusextension) gehalten werden

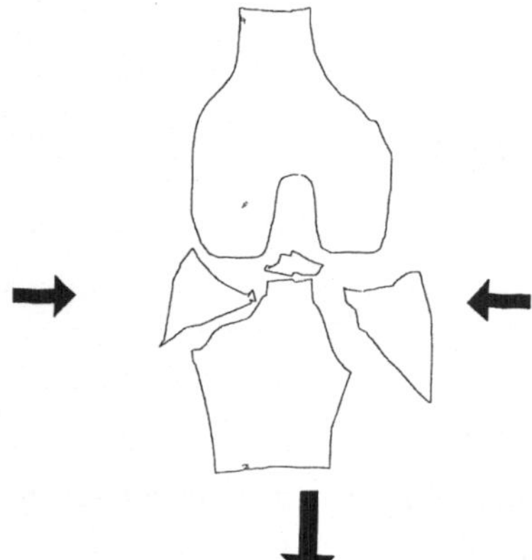

Abb. 3. Bei bicondylären Frakturen kommt neben Längszug vorsichtiger Druck auf die Fragmente zur Anwendung

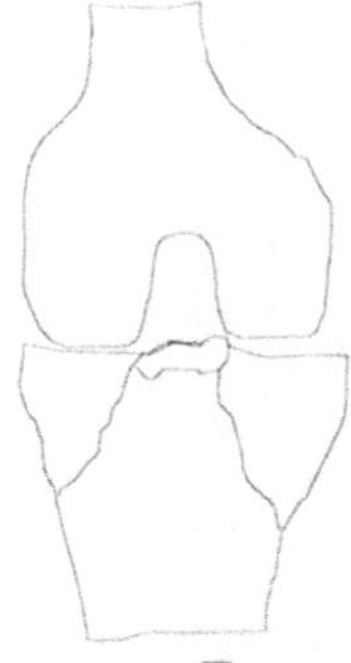

Abb. 4. Eine Calcaneusextension ist stets erforderlich, um die Reposition zu halten. Ggf. muß die Extension mit einem Oberschenkelgips kombiniert werden (Extensiongips)

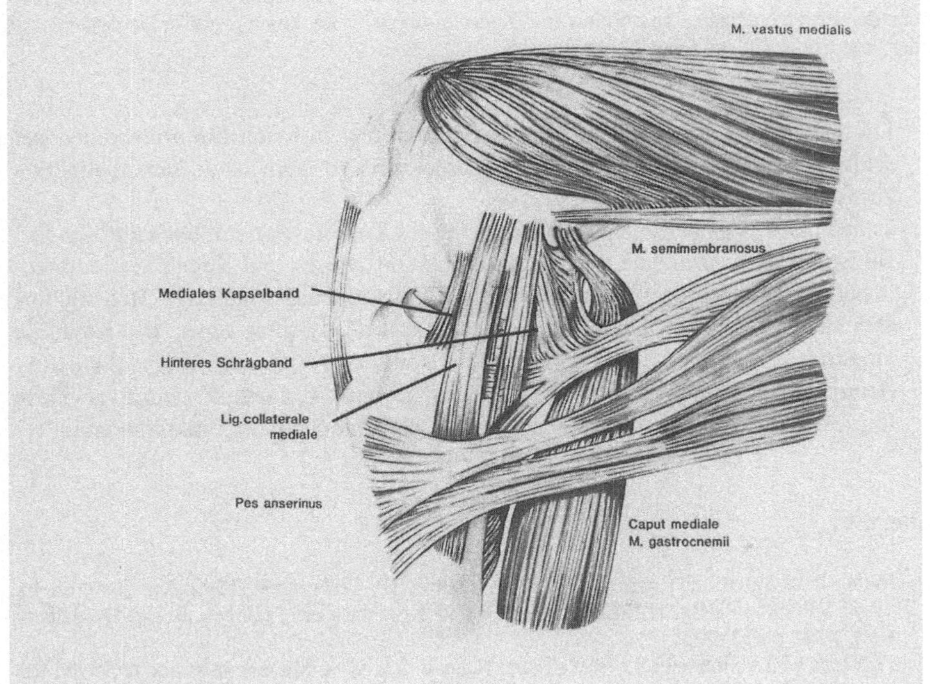

Abb. 5. Anatomie des dorsomedialen Zugangs zur offenen Reposition eines dorsomedialen Kantenfragments: Hautschnitt über dem Epicondylus medialis, Inzision des Retinaculums und Eingehen zwischen Innenband und hinterem Schrägband. Verfolgt man die Corticalis der proximalen Tibia nach distal, gelangt man stets auf die Spitze des Fragments

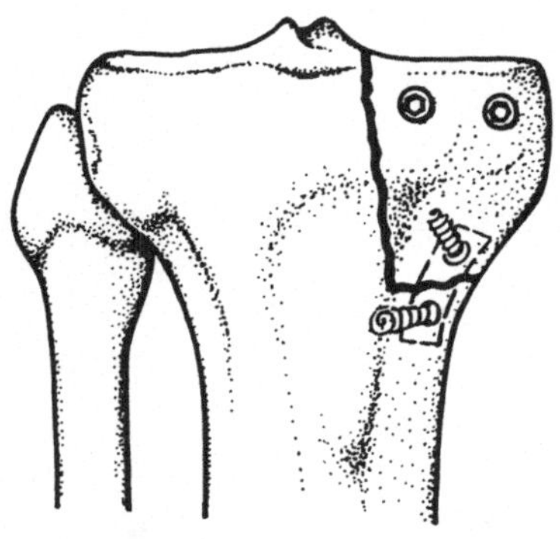

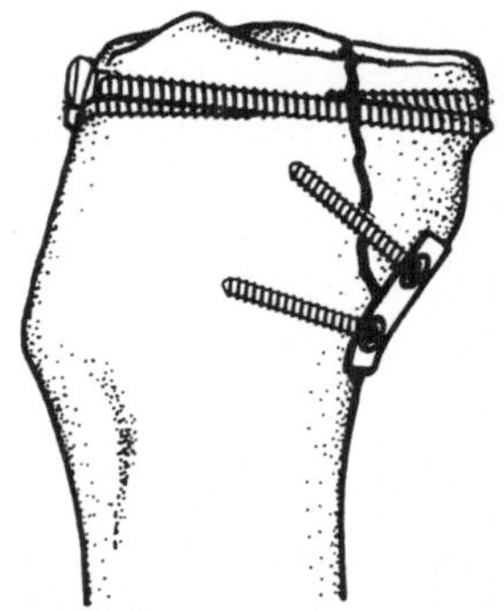

Abb. 6. Osteosynthese eines dorsomedialen Kantenfragments: wichtig ist die Abstützung des Fragments gegen eine Dislokation nach distal. Daher stets Verwendung einer Anti-Gleitplatte über der Fragmentspitze, kombiniert mit Zugschrauben. Diese können entweder von ventral oder vom Fragment aus eingebracht werden

- Ligamentotaxis mittel ein oder zwei Distraktoren: hilfreich bei offener und geschlossener Reposition ermöglicht Achsenkorrektur und axiale Überdistraktion zur Reposition
- Transkutane Reposition: besonders indiziert in Kombination mit hochauflösendem Bildwandler. Instrumente wie Beckenrepositionszangen und Kugelpfriem ermöglichen die atraumatische Manipulation von Fragmenten, indirekte Hebung von Gelenksimpressionen heute durch verbesserte Auflösung unter BV-Kontrolle möglich
- Arthroskopisch kontrollierte Technik: nur geeignet für relativ zentral gelegene Impressionen, sonst durch Außenmeniskus schlechte Sicht der Fraktursituation

Literatur

1. Johner R, Ballmer FT, Rogge D, Burch HB, Jakob RP, Tscherne H (1990) Knieluxation. In: Jakob RP, Stäubli HU (Hrsg) Kniegelenk und Kreuzbänder. Springer, Berlin Heidelberg New York, p 313–327
2. Tscherne H, Lobenhoffer P (1993) Tibial Plateau Fractures. Management and expected Results. Clin Orthop Rel Res 292:87–100
3. Tscherne H, Lobenhoffer P, Russe O (1984) Proximale intraartikuläre Tibiafrakturen. Unfallheilkunde 87:277–289
4. Wagner H, Jakob RP (1986) Zur Problematik der Plattenosteosynthese bei den bicondylären Tibiakopffrakturen. Unfallchirurg 89:304–311

Repositionstechniken an der Tibia

M. Fellinger, J. M. Passler, W. Segel und W. Grechenig

Klinik für Unfallchirurgie, Universitätsklinik, Auenbrugger Platz 29, A-8036 Graz

Einleitung

Nach dem zur Aufrechterhaltung des Repositionsergebnisses gewählten Verfahren richtet sich auch die zur Anwendung gelangende Repositionstechnik, wobei jedoch die gedeckten Repositionsmanöver der konservativen Behandlung weitestgehend die Basis aller Behandlungsmethoden darstellen.

Konservative Frakturbehandlung

Gedeckte Repositionstechniken

Die von Böhler und Jahna beschriebenen Techniken sind nach wie vor die Grundlage aller Repositionsmanöver am Unterschenkel. Sind aufgrund des Frakturtypes und des eingeschlagenen Behandlungsweges bei größerer Fragmentdislokation gedeckte Repositonsmanöver notwendig, wird eine Fersenbeinextension in typischer Weise geschlagen, wobei je nach Dislokations- und Fehlstellungstendenz auch schräge Nagellagen zur Korrektur der Achsenverhältnisse gewählt werden können.

Man versucht nun durch Zug am Extensionsbügel die Verkürzung der Fraktur auszugleichen und unter Bildwandler-Kontrolle manuell durch Druck auf die Fragmente den Bruch zu reponieren. Gelingt dies, so läßt man den Zug nach und bringt so die Frakturenden zum Einrasten. Unter Umständen ist es bei instabilen Bruchformen besser, eine Seitenverschiebung etwa um Kortikalisbreite zu belassen, auch minimale

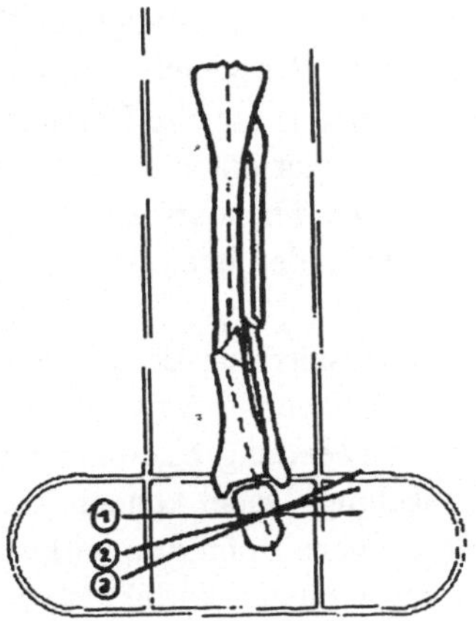

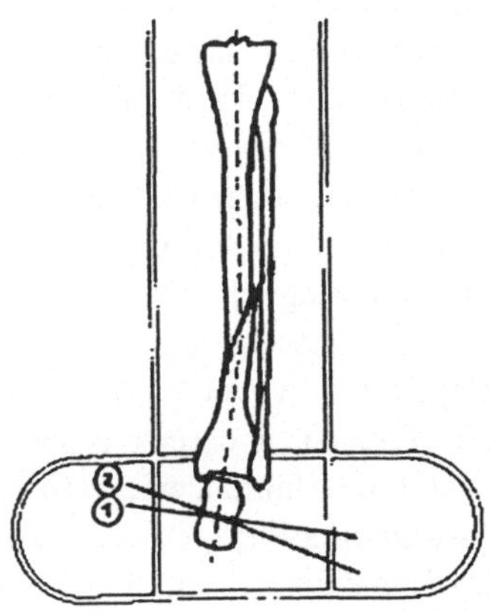

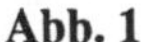
Abb. 1

Hefte zu „Der Unfallchirurg“, Heft 249
Zusammengestellt von K. E. Rehm

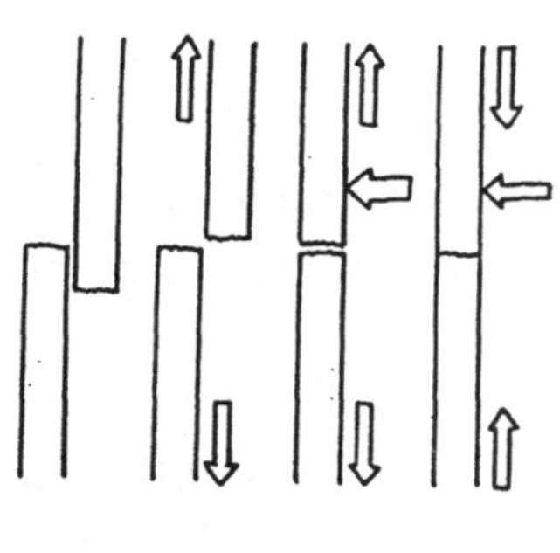

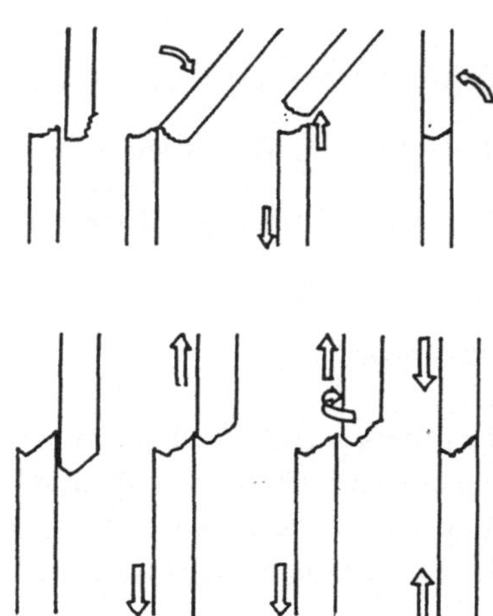

Abb. 2

Verkürzungen bringen oft wesentlich stabilere Repositionsergebnisse als exakt anatomische Stellungen.

Behindern Knochenzacken die Reposition kann durch Abknicken des peripheren Bruchfragmentes mit dadurch erreichter Entlastung der Weichteile eine Reposition der Fragmente ohne übermäßige Distraktion erzielt werden. Desgleichen kann das Umführen eines Fragmentendes um die störende Knochenzacke bei geringem Extensionszug das Einrasten der Fragmente bewerkstelligen.

Operative Frakturbehandlung

Gedeckte Repositionstechniken

Die Verwendung von modularen Fixateuranordnungen erleichtert erheblich die Manipulation der Bruchfragmente und läßt eine achsengerechte Einstellung der Fraktur ohne vorherige längere Planung der Fixateuranordnung zu. Desgleichen ist eine notwendige Distraktion mit einfachen Hilfsmitteln möglich. Das erzielte Repositionsergebnis muß bis zur definitiven Retention durch den Fixateur externe nur kurzzeitig manuell gehalten werden. Bei der Verwendung modularer Fixateursysteme sind zudem nachträgliche Achsenkorrekturen ohne gravierende Änderungen der Fixateuranordnung möglich.

Die Verwendung eines Extensionstisches dient einerseits zur Erleichterung der Reposition, wobei die bereits erwähnten Repositionstechniken zur Anwendung gelangen können, andererseits ist sie Voraussetzung zur Anwendung bestimmter Osteosyntheseverfahren, wie etwa der gedeckten Marknagelung. Dabei können Teile des Instrumentariums, etwa der an der Spitze leicht aufgebogene Bohrdorn, wirkungsvoll als Repostionshilfen eingesetzt werden. Ist der Bohrdorn einmal korrekt im peripheren Hauptfragment plaziert, so wird durch diesen bzw. durch den Führungsspieß die einmal erzielte Reposition bis zum Einbringen des Marknagels gehalten. Bei der

Verwendung unaufgebohrter, solider Marknägel, muß die erzielte Reposition mit Hilfe der durch den Extensionstisch aufgebauten Distraktion und durch das Verzahnen der Fragmentenden bis zum Einschlagen des Nagels aufrecht erhalten werden, notfalls auch durch manuelle Unterstützung, insbesonders zur Achsenkorrektur.

Offene Repositionstechniken

Bei offenen Brüchen stellen die Weichteilwunden in Frakturhöhe bereits vorgegebene, limitierte Zugangswege dar, durch welche hindurch die beschriebenen Repositionsmanöver wirkungsvoll instrumentell unterstützt werden können. An der Tibia sollten zur Schonung des Periostmantels vorzugsweise nur punktförmige Knochenhaltezangen zur Anwendung gelangen. Durch Rotationsbewegungen bei unterer Spannung gehaltenen, jedoch geöffneten Branchen, können Frakturfragmente gut dirigiert werden. Mit dem Raspatorium lassen sich Bruchflächen durch Hebeln, ohne Anwendung einer wesentlichen Distraktion, aufeinanderstellen, falls Knochenzacken das Einrasten der Fragmentenden behindern. Das temporäre Halten des Repositonsergebnisses bis zur Stabilisierung mittels eingebrachtem Implantat läßt sich so im Regelfall durch die Verwendung von punktförmigen Haltezangen bewerkstelligen.

Ist eine offene operative Stabilisierung einer nicht mehr frischen oder bereits veralteten Fraktur mittels Plattenosteosynthese geplant, kann die Anwendung eines Distraktors zum Ausgleich einer eingetretenen Verkürzung wertvolle Hilfe leisten. Nach Herstellung korrekter Längenverhältnisse, die durch den Distraktor aufrecht erhalten werden, kann die Osteosynthese in aller Ruhe durchgeführt werden. Frakturen, die sich zwar hinlänglich reponieren, deren Repositionsergebnis sich jedoch durch den Einsatz von Faß- und Haltezangen nur ungenügend oder überhaupt nicht halten lassen, lassen sich mit gutem Erfolg oft direkt an die Platte reponieren. Zu diesem Zweck wird die Platte nach vorhergehendem Anpassen an das Plattenlager unter Einhaltung der notwendigen Vorspannung zunächst an einem Hauptfragment fixiert. Danach wird das andere Fragmentende an das freie Plattenende herangeführt, wo es nun mittels Haltezangen leicht temporär fixiert werden kann. Durch die nach den Richtlinien der AO vervollständigte Osteosynthese wird einerseits die verbleibende Fehlstellung korrigiert und andererseits die notwendige interfragmentäre Kompression aufgebaut.

Oberes Sprunggelenk

H. Zwipp

Klinik und Poliklinik für Unfall- und Wiederherstellungschirurgie, Universitätsklinikum, Carl Gustav Carus, Technische Universität Dresden, Fetscherstraße 74, D-01307 Dresden

Spezielle Repositions- und Retentionstechniken

Der heute mehr operativ erfahrene Chirurg ist oftmals bei der Reposition und Retention dislozierter und instabiler Knöchelbrüche überfordert, wenn allgemeine Morbidität, Initialphase eines Polytraumatisierten oder lokale Verhältnisse das sonst geübte operative Vorgehen verbieten. Daher sollen im folgenden genetische Klassifikation, Repositions- und Retentionstechnik nach Lauge-Hansen für die 4 verschiedenen OSG-Luxationsfrakturen synoptisch dargestellt werden (Abb. 1–6):

Supinations-Adduktions-Fraktur

Bei forcierter Supination und Adduktion des Fußes kommt es im Stadium I zum intraligamentären Zerreißen der fibularen Bänder oder zum knöchernen Abriß derselben im Sinne der Außenknöchelfraktur vom Typ Weber A.

Im Stadium II kommt die Ruptur des Deltoids bzw. der knöcherne Bandausriß im Sinne der Innenknöchelfraktur hinzu, so daß es durch die Instabilität der Knöchelgabel bis hin zur vollständigen dorsomedialen Luxatio pedis cum talo kommen kann.

Zur *genetischen Reposition* wird der Fuß zunächst noch weiter adduziert, dann nach caudal und fibularwärts gezogen und zuletzt in Pronationsstellung gedreht (Abb. 2). Beim Anlegen eines ungepolsterten Gipsverbandes wird der Rückfuß in Abduktion, der Vorfuß in Pronation und Dorsalflexion gehalten.

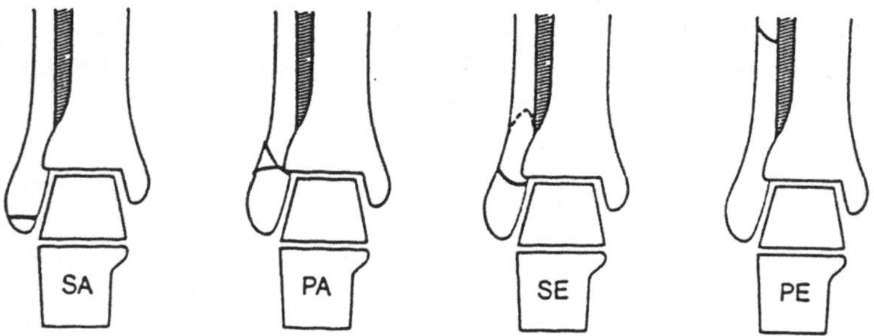

Abb. 1. Die 4 Grundtypen der Knöchelbrüche nach Lauge Hansen [1, 2]. *SA* Supinations-Adduktions Fraktur; *PA* Pronations-Abduktions-Fraktur; *SE* Supinations-Eversions-Fraktur; *PE* Pronations-Eversions-Fraktur

Hefte zu „Der Unfallchirurg", Heft 249
Zusammengestellt von K. E. Rehm

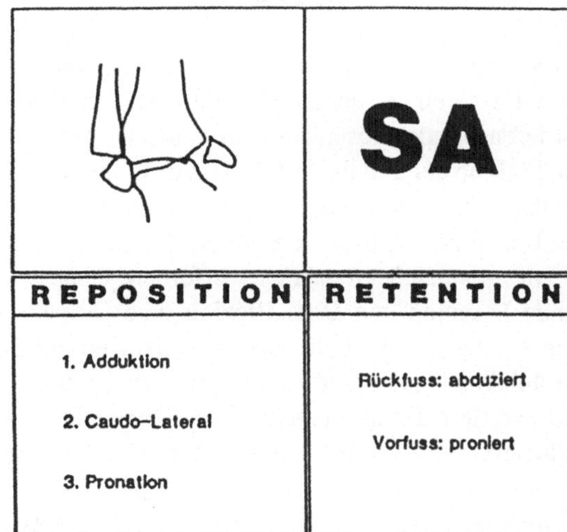

Abb. 2. Konservative Technik zur Supinations-Adduktions-Fraktur

Pronations-Abduktions-Fraktur

Nach der genetischen Klassifikation bricht bei forcierter Abduktion im Stadium I zunächst der Innenknöchel. Im Stadium II reißt zuerst das vordere und dann das hintere Syndesmosenband knöchern aus. Im Stadium III frakturiert der Außenknöchel selbst 1–2 cm oder höher oberhalb des Gelenkspaltes. Zur genetischen Reposition (Abb. 3) wird der Fuß zunächst nach caudal und ventral gezogen, dann nach medial und zuletzt in Pronation/Eversion gehalten.

Zur Erzielung der *genetischen Retention* wird beim Aushärten des Gipsverbandes der Rückfluß in Adduktion gedrückt, der Vorfuß in Pronation gehalten.

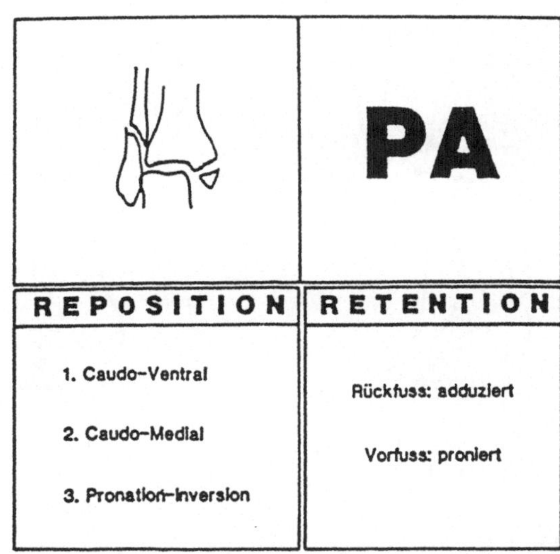

Abb. 3. Konservative Technik zur Pronations-Abduktions-Fraktur

Supinations-Eversions-Fraktur

Lauge-Hansen unterscheidet bei dieser am häufigsten (69%) vorkommenden Frakturform 4 Stadien des genetischen Pathomechanismus. Die zerstörende Kraft beginnt am vorderen Syndesmosenband (Stadium I), setzt sich kreisförmig verlaufend (Abb. 4) zur Fraktur der Fibula fort (Stadium II) zerreißt das hintere Syndesmosenband ligamentär oder im Sinne der Volkmann-Abrißfraktur (Stadium III) und frakturiert zuletzt den Innenknöchel bzw. zerreißt das Ligamentum deltoideum (Stadium IV).

Die *genetische Reposition* erfordert zunächst durch max. Supination, anschließende Eversion und Dorsalflexion eine vermehrte Dislokation mit Lösen der Fragmente (Abb. 6). Anschließend wird der Fuß max. nach caudal, dann nach ventral und anschließend nach medial gezogen. Im letzten Schritt der Reposition wird proniert und evertiert. Beim Aushärten des Gipsverbandes wird der Rückfuß vom Operateur adduziert und invertiert, der Assistent hält den Fuß in Pronation.

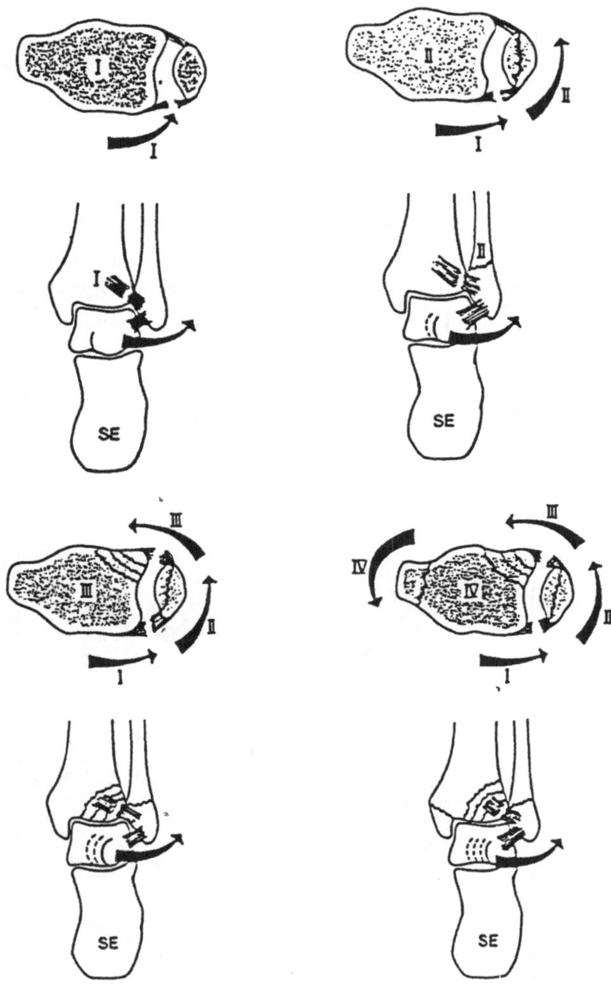

Abb. 4. Die 4 Stadien der Supinations-Eversions-Fraktur (SE)

Beachte: Der Pathomechanismus wird nur verständlich, wenn man weiß, daß Lauge-Hansen mit Eversion nicht die Bewegungsachse des Rückfußes, sondern die Bewegungsrichtung des Talus im Sinne der Außenrotation meint.

Pronations-Eversions-Fraktur

Die 4 Stadien dieser Bruchform haben den gleichen richtungsgebenden pathologischen Kraftablauf wie die der SE-Fraktur, nur daß die Gewalt der Zerstörung im Stadium I beim Innenknöchel beginnt (Abb. 5). Dies ist erklärbar einerseit durch die wirksamen Scherkräfte in Abduktion des Fußes, andererseits durch die Dorsalflexion des Talus, der in dieser Position mit der ventral breiteren Masse fest in der Gabel sitzt und den Innenknöchel zusammen mit der abduktiven Komponente wegschlägt.

Die genetische Reposition und Retention entsprechen der Supinations-Eversions-Fraktur, nur daß initial maximal proniert und invertiert wird (Abb. 6, 7).

Operatives Vorgehen: Allgemeine Richtlinien der Erstversorgung

Eine *sofortige, notfallmäßige Operation* ist bei offenen und/oder geschlossenen OSG-Luxationsfrakturen mit begleitendem Kompartment-Syndrom, schweren Weichteilschäden (Hautinkarzeration, erhebliche Kontusion, Schürfung) *unter Verzicht auf eine Blutsperre* anzustreben.

Bei offenen Frakturen sind nach sparsamer Hautexzision mit gründlichem Débridement die Standard-Inzisionen (Abb. 12) der vorgegebenen Wunde anzupassen. Bei schweren Kontusionen kann und sollte mitten durch diese hindurch die Standardinzision beibehalten werden. Bei zusätzlichem Kompartment-Syndrom kann meist über

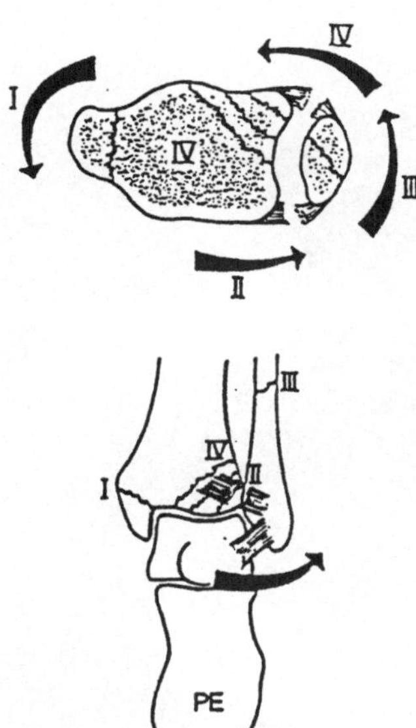

Abb. 5. Pronations-Eversions-Fraktur (*PE*), Stadium I–IV: Die Pathomechanik ist im Bewegungsabluaf wie bei der Supinations-Eversionsfraktur, nur daß die zerstörende Kraft am Innenknöchel beginnt

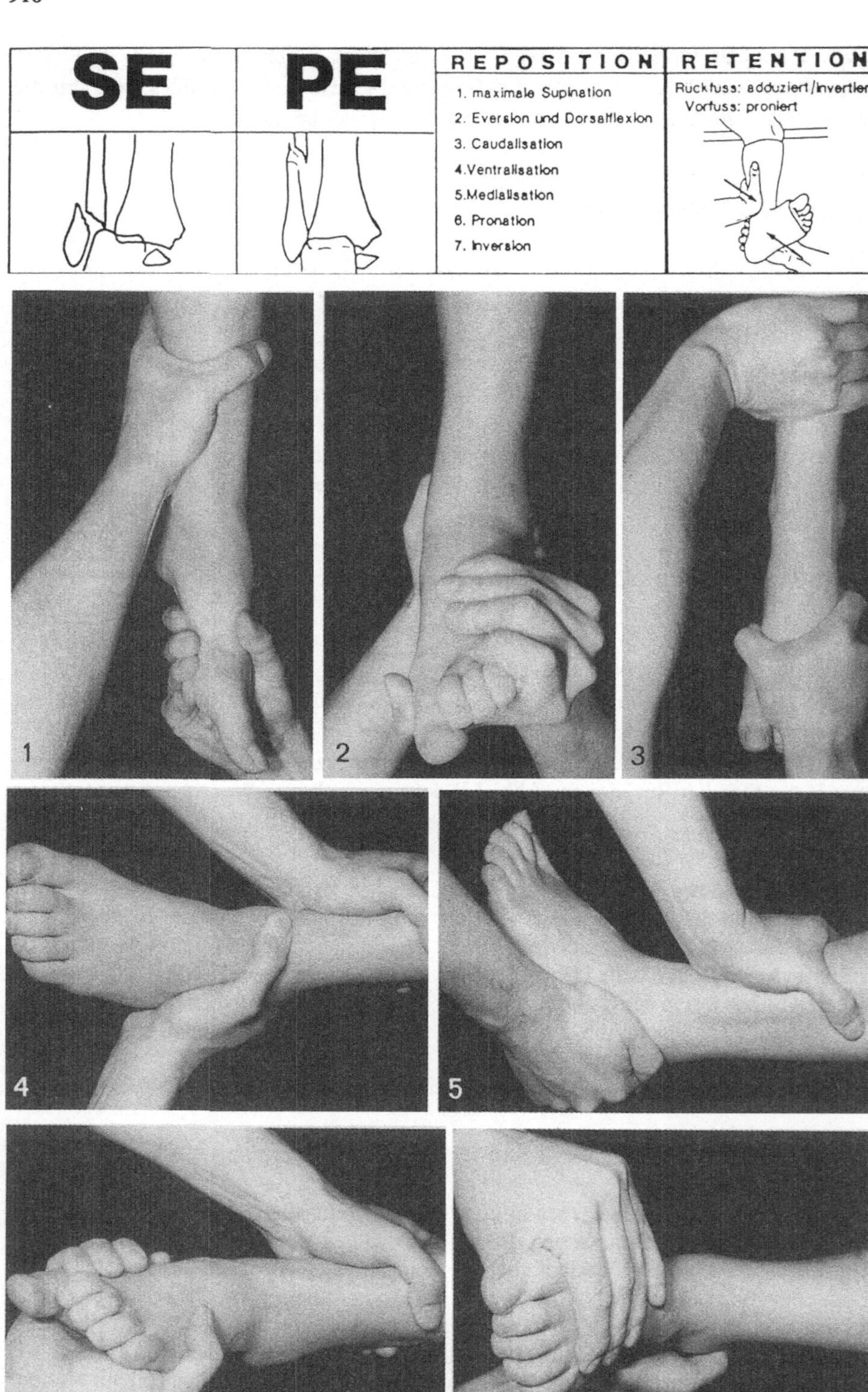
SE
PE
REPOSITION
1. maximale Supination
2. Eversion und Dorsalflexion
3. Caudalisation
4.Ventralisation
5.Medialisation
6. Pronation
7. Inversion
RETENTION
Rückfuss: adduziert/invertiert
Vorfuss: proniert
1
2
3
4
5
6
7

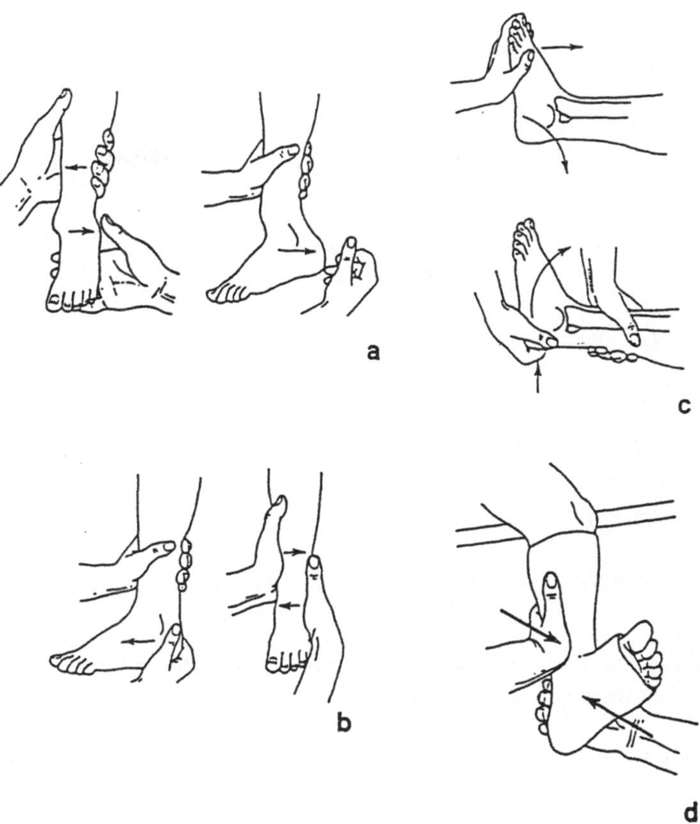

Abb. 7 a–d. Standardisiertes Repositionsmanöver der trimalleolären OSG-Luxationsfraktur. **a, b** Medialisierung und Ventralisierung der dislozierten Fußeinheit. **c** Hyperextension und ventrale Schublade zur Einrichtung des hinteren Volkmann-Dreieckes per Ligamentotaxis. **d** Permanente Fortsetzung der adduzierenden Sprunggelenk-Fußhaltung gegenüber dem distalen Unterschenkel bis zum Aushärten des Gipses

die großzügig anzulegende mediale Inzision die Fascia cruris, das proximale und distale Retinaculum extensorum sowie die Fascia dorsum pedis gespalten werden. Hierbei und bei allen schweren Weichteilschäden sollte die Wunde temporär mit Kunsthaut für einige Tage zur Entlastung bedeckt werden.

Die *verzögerte* (> 6 h) *Operation*, meist nach 3–4 Tagen, sollte insbesondere bei geschlossenen Frakturen dann angestrebt werden, wenn der Patient nach dem Trauma die Extremität noch belastet hat und mit geschwollenen und überwärmten Weichteilen zur Erstbehandlung erscheint oder verzögert (> 6 h) mit Weichteilschwellung eingewiesen wird. Zur Operationsvorbereitung sollte reponiert, im Gipsverband retiniert, hochgelagert und antiphlogistisch behandelt werden. Superinfizierte Schürfwunden

Abb. 6. Konservative Technik zur Supinations-Eversionsfraktur

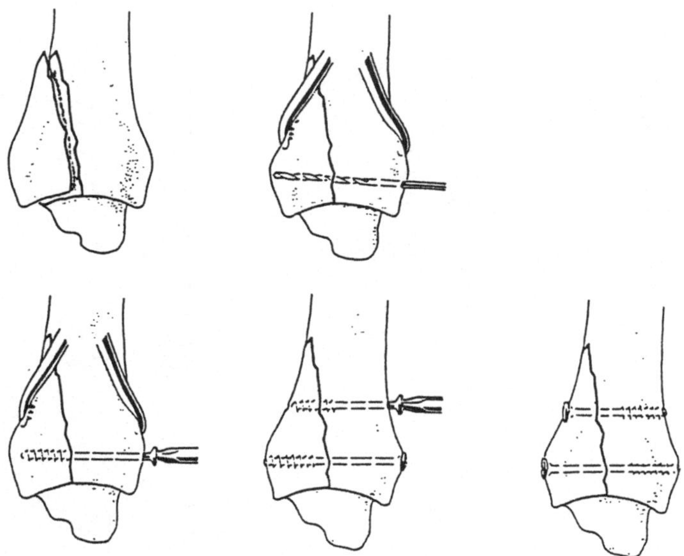

Abb. 8. Repositions- und Verschraubungstechniken des sogenannten Volkmann-Fragmentes

sollten unter trockener, desinfizierender Wundbehandlung erst zur Abheilung gebracht werden, z.B. unter Gipsfensterung.

Beachte:

- Bei Blasenbildung mit objektivierbarem Kompartmentsyndrom (Messung) ist eine notfallmäßige operative Versorgung erforderlich ggf. temporär mit externer Transfixation.
- Vermeide stets jeden Hakenzug,
- Verzichte nie auf qualitativ optimale intraoperative Röntgenbilder

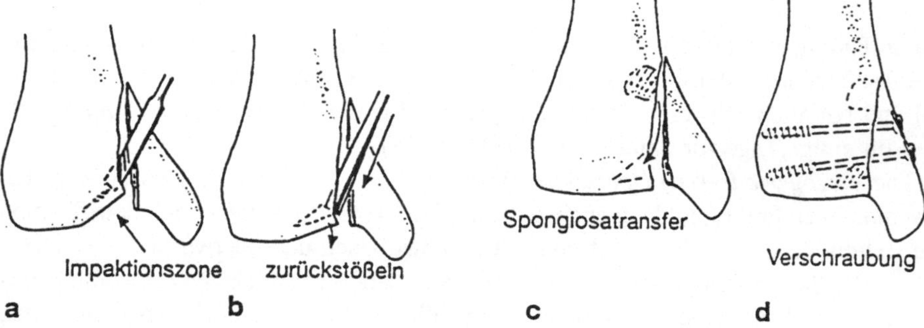

Abb. 9. Bei Knöchelbrüchen mit hoher Stauchungsenergie ist besonders auf Impaktionszonen zu achten

Mono-, bi-, trimalleoläre OSG-Luxationsfrakturen

Die Op-Taktik wird in der Regel dadurch bestimmt, daß zuerst der Außenknöchel, dann der Innenknöchel und zuletzt, meist über den medialen Zugang von posteromedial her möglich, das hintere Volkmann-Fragment stabilisiert. Gelegentlich kann auch dieses durch die dislozierende Fibulafraktur hindurch reponiert werden. Danach erfolgt die stabile Versorgung der ossären intraligamentären Syndesmosenrupturen mit Verschraubung oder transossären Nähten. Führen diese unter provokatorischem Hakenzug nicht zum stabilen Gabelschluß, ist eine temporäre Stellschraube für 6 Wochen in definierter Position (Abb. 11) zu plazieren.

Infrasyndesmale Fibulafraktur (Typ A)

Der dislozierte Außenknöchel wird mit den daran haftenden fibularen Bändern über eine kleine Standardinzision (Abb. 12) reponiert, bei guter Verzahnung mit einer Spongiosaschraube stabilisiert, bei kleinem Fragment oder glattem Querbruch besser mittels Zuggurtung versorgt.

Transsyndesmale Fibularfraktur (Typ B)

Der meist kurze Schrägbruch wird nach offener Reposition zunächst mit einer von dorsal nach ventral, die Fraktur senkrecht komprimierenden 3,5er Zugschraube fixiert. Danach wird eine Drittelrohrplatte exakt anmodelliert (d.h. flachgedrückt und der Außenknöchelkurvation angepaßt) und mit je 2 Schrauben im proximalen und distalen Hauptfragment verankert.

Reine Drehbrüche, die nicht zum Riß des vorderen Syndesmosenbandes führen (B1), können alternativ auch nur verschraubt werden. Bei langen, glatten Schrägbrüchen oder prekären Weichteilen ist die dorsale Plattenlage im Sinne des Antigleitprinzipes vorzuziehen.

Suprasyndesmale Fibulafraktur (Typ C)

Die einfache diaphysäre Fibulafraktur (C1) kann mit einem Drittelrohrplättchen, die diaphysäre Mehrfragment- oder Trümmerfraktur (C2) der Fibula sollte in diesem Bereich zur Erhöhung der Stabilität mit einer 3,5er Rekonstruktionsplatte oder 3,5er DCP versorgt werden, wobei indirekte Repositionstechniken (Abb. 10) vorteilhaft sind.

Die hohe Fibulafraktur (Maisonneuve-Fraktur/C3) sollte zur sicheren Schonung des N. peroneus communis indirekt mittels axialem Zug durch Einzinker/Repositionszange mit Spitzen in Länge, Achse und Rotation reponiert, temporär intraoperativ mit einem 2,0er Spickdraht transsyndesmal gehalten und mit danach exakt positionierter Stellschraube für 6 Wochen retiniert werden (Abb. 11).

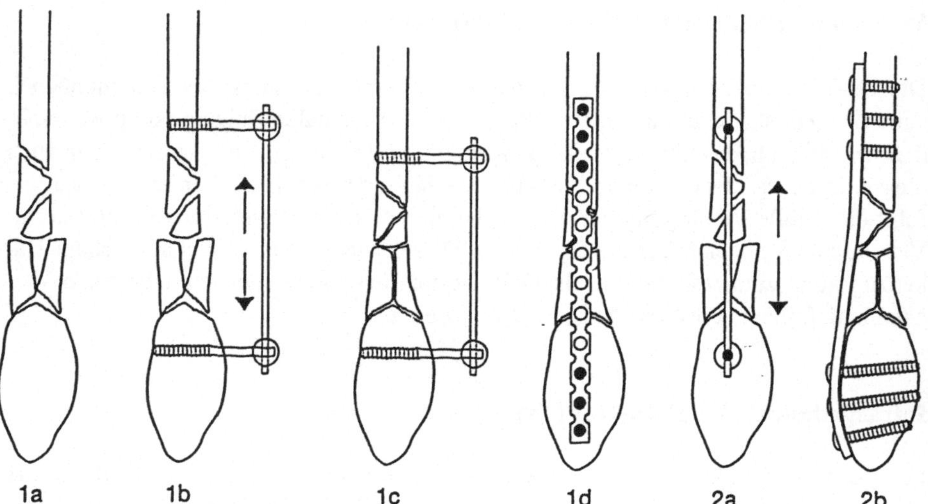

Abb. 10. Prinzip der biologischen Osteosynthesen an der Fibula. 1 (**a–d**) Temporäre Reposition mit dem Mini-Distraktor und Plazierung einer Rekonstruktionsplatte lateral bei guten Weichteilverhältnissen. 2 (**a, b**) Reposition mit Mini-Distraktor, der in diesem Fall nicht ventral, sondern seitlich eingebracht wird, um bei schlechten Weichteilverhältnissen die Platte dorsal anzulegen

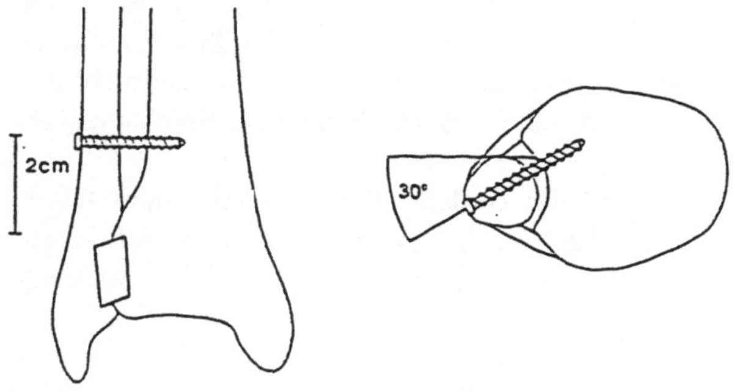

Abb. 11. Positionierung der Stellschraube

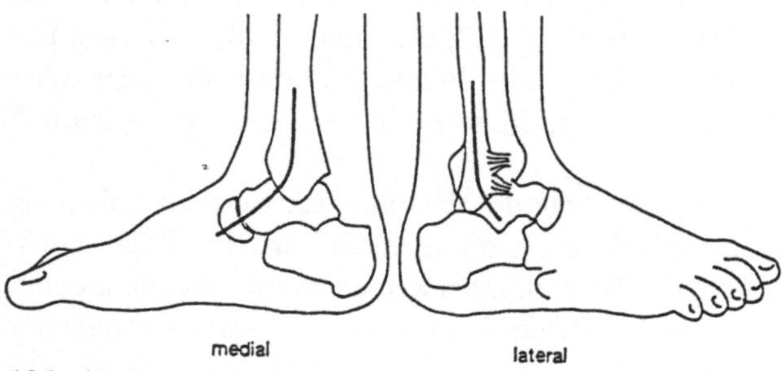

Abb. 12. Standardinizisionen

Fraktur des Malleolus medialis

Je nach Größe wird dieser nach anatomischer Reposition mittels Zuggurtung oder durch 2 parallele 4,0er Spongiosaschrauben stabil fixiert. Besonders zu beachten sind angrenzende, zentrale Impaktionen, die unbedingt gelöst, auf Gelenkniveau gebracht und meist mit Spongiosa unterfüttert werden müssen (Abb. 9).

Fraktur des hinteren Volkmann-Dreieckes

Beträgt seine Größe mehr als 1/4 der gesamten Gelenkfläche und stellt es sich nach Versorgung der Malleolen in Rechtwinkelstellung des Fußes nicht anatomisch ein, so sollte es stabil in anatomischer Position mitversorgt werden. Meist gelingt die indirekte Reposition vom medialen Zugang aus, sodaß es unter passagerer Fixation mit einer Repositionszange über Stichinzisionen von ventral nach dorsal mit zwei 4,0 Spongiosaschrauben oder 3,5 Corticaliszugschrauben stabil versorgt werden kann. Ist ein medialer Zugang nicht notwendig, kann auch durch die Fibulafraktur hindurch das Volkmann-Fragment reponiert werden. Nur gelegentlich ist die Versorgung von posterolateral günstiger,wobei initial der Zugang zur Fibula nicht mittig, sondern dorsal der Fibula ausreichend lang angelegt werden sollte.

Literatur

1. Lauge Hansen N (1942) Ankelbrud 1. Genetisk diagnose og reposition. Munskgaard, Kobenhavn
2. Lauge Hansen N (1963) Knöchelbrüche und Bandverletzungen des Fußgelenkes und des Fußes. Mitteilung Zentralbl Chir 88:545

Der Fuß

R. Reschauer

Unfallchirurgische Klinik, Allgemeines Krankenhaus, Krankenhausstraße 9, A-4020 Linz

Repositionszeitpunkt und Anästhesie

Zur Vermeidung von Hautnekrosen und circulatorischen Schäden müssen Frakturen und Luxationen des Fußes notfallmäßig reponiert werden. Die Reposition erfolgt in Regional- oder Allgemeinnarkose.

Hefte zu „Der Unfallchirurg", Heft 249
Zusammengestellt von K. E. Rehm

Reposition bei Talusluxationsfrakturen

- Talushalsfraktur mit Verrenkung des Fußes nach vorne medial oder vorne lateral.

Repositionstechnik

Rückenlage, Fuß liegt mit Achillessehne über gepolstertem Keil, kräftiger Zug an Vorfuß und Ferse bei maximaler Plantarflexion des Fußes, anschließend Stauchung des Fußes nach hinten (Abb. 1).

Retention in Spitzfußstellung im Unterschenkelspaltgips

- Talushalsfraktur mit Dislokation des Taluskörper nach dorsal.

Repositionstechnik

Rückenlage, Längszug in Schraubenzugapparat über zentral liegenden Steinmann-Nagel, manuelle Reposition des luxierten Fragmentes durch Druck von dorsal (Abb. 2).

Retention in Spitzfußstellung

- Taluskörperfraktur mit Impression und Verkippung des dorsalen Fragmentes.

Repositionstechnik

Rückenlage, Längszug an Vorfuß und Ferse in leichter Spitzfußstellung, bei Bedarf Fersenbeinnagel im hinteren Calcaneusdrittel (Abb. 3).

Retention in leichter Hackenfußstellung

Reposition der Luxatio pedis sub talo

Bei der Verrenkung des Fußes unter dem Sprungbein behält das Sprungbein seine anatomische Position in der Knöchelgabel, während das Fersenbein und Kahnbein mit den übrigen Knochen des Fußes distal vom Sprungbein entweder nach dorsal, medial seltener nach ventral, lateral verschoben sind.

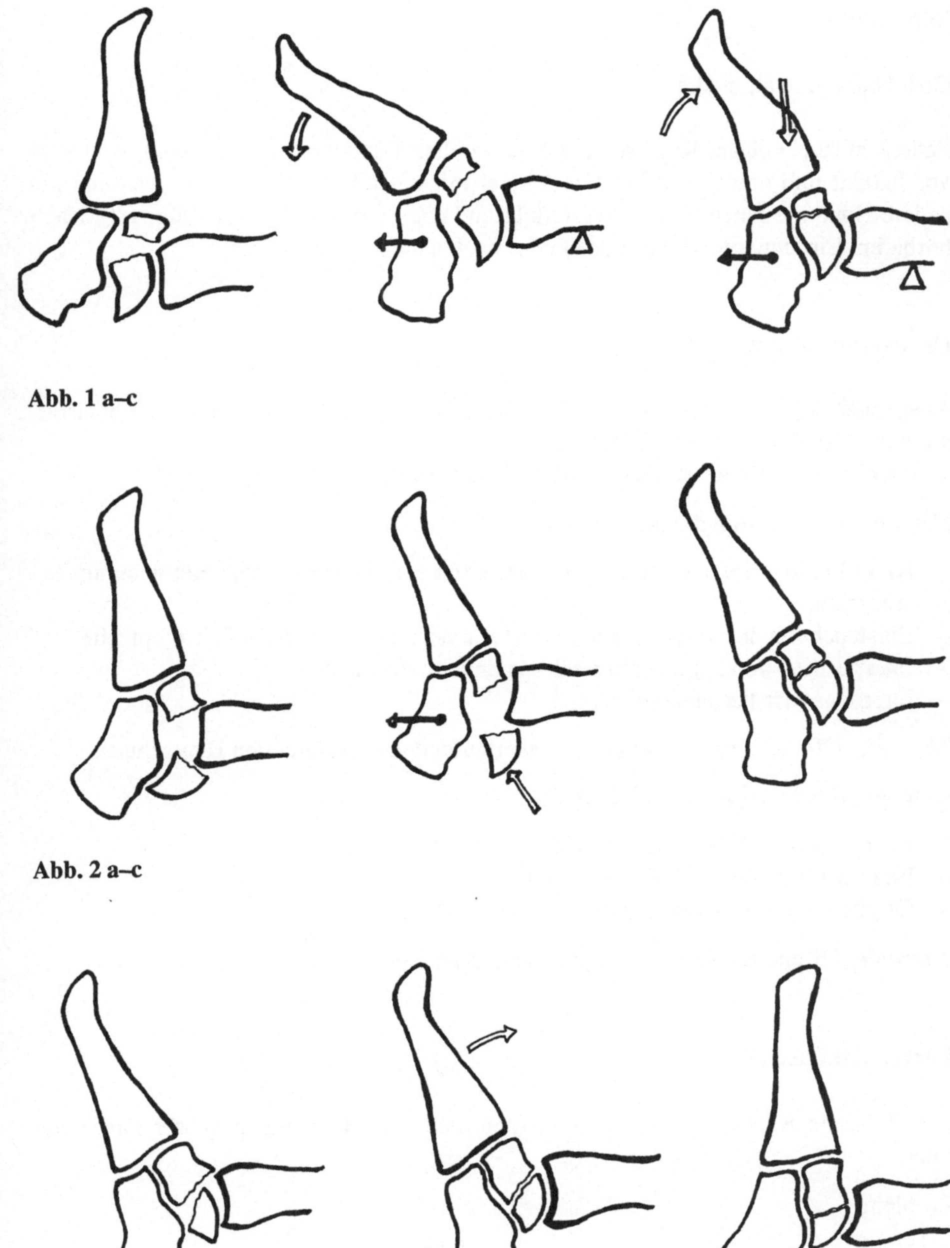

Abb. 1 a–c

Abb. 2 a–c

Abb. 3 a–c

Repositionstechniken

Dislokation dorsal, medial

Patient in Rückenlage, Knie in 90° Beugung über Tisch hängend, Spitzfuß, Arzt sitzt vor Patient und ergreift den Unterschenkel mit einer Hand von vorne, während die andere Hand die Ferse von hinten umfaßt und nach vorne zieht („Stiefelgriff"). Nach hörbarem Einschnappen Druck des Fußes nach außen.

Dislokation nach ventral, lateral

Ausgangsposition idem, maximale Dorsalflexion des Fußes, anschließend Plantarflexion und Druck des Fußes nach innen.

Geschlossene Reposition nicht möglich (10–20%).

Ursache: (Dislokation dorsal, medial).

- Knopflochfixation des Talus durch M. Extensor dig. brevis oder Retinaculum extensorum.
- Einstauchung der lateralen Kante des Os naviculare in mediale Taluskopfseite.
- Interposition von Ligamentum talo-naviculare dorsale.
- Interponat der Peroneussehne.

Therapie: Offene Reposition über längsverlaufenden dorsolateralen Hautschnitt.

Ursache: (Dislokation ventral, lateral)

- Interposition Sehne M. tib. posterior
- Interposition Sehne M. flex. dig. longus
- Osteochondrale Absprengung des Taluskopfes.

Therapie: Offene Reposition über schrägen dorsomedialen Hautschnitt.

Fersenbeinfraktur

Geschlossene Reposition nur bei Patienten über 60 Jahren mit gestörter Durchblutung.

Problem:

1. Verkürzung
2. Verbreiterung und Varusdeformierung
3. Verminderung des Tubergelenkswinkels bei Impression der Tragplatte.

Repositionstechnik

Problem. Anspannung des Musculus gastrocnemius verringert Tubergelenkswinkel, Fußsohlenmuskulatur verkürzt und verbreitert Tuber calcanei.

Technik nach Wendt. Rückenlage des Patienten, Muskelentspannung durch extreme Flexion des Knies über Wirbelgurt bzw. gleichzeitige maximale Plantarflexion.

Anlegen der Fersenzwinge, Kompression derselben, Zug in Richtung Fersenbeinachse gefolgt von plantarer Zugrichtung, damit Beseitigung der Verbreiterung, Verkürzung und Aufrichtung des Tubergelenkwinkels.

Retention nach Wendt durch Oberschenkelgips in 90° Kniebeugung und Spitzfuß.

Alternative: Verspickung.

Technik nach Omoto

Prinzip: Fibolocalcanearer und tibiocalcanearer Bandapparat ist intakt.

Rückenlage des Patienten, Knie 90° flektiert, Ferse wird medial und lateral mit Handfläche umfaßt und Finger dorsal gekreuzt.

Kompression, Zug und Adduktion öffnet lateral Frakturspalt. Anschließender Valgus führt zum Anheben und damit Reposition der zentralen Impression durch das distale Fragment (Abb. 4).

Nachbehandlung: Funktionell ohne Ruhigstellung.

Luxationen und Luxationsfrakturen von Chopart, Lisfranc bzw. Metatarsalia

Repositionstechnik

Reposition über einen gepolsterten Keil

Rückenlage, Kniebeugung 90°, Fuß auf Keil wobei Luxation distal der Keilspitze liegt, Fixierung des Unterschenkels einerseits, andererseits Vorfuß umfassen, längs ziehen und plantar pressen (Abb. 5).

Reposition über gepolsterte Tischkante

Rückenlage, Knie gestreckt, Achillessehne liegt über gepolsterter Tischkante, Unterschenkel gegen Unterlage fixieren, Mittelfußköpfchen umfassen und kräftig plantar flektieren (Abb. 6).

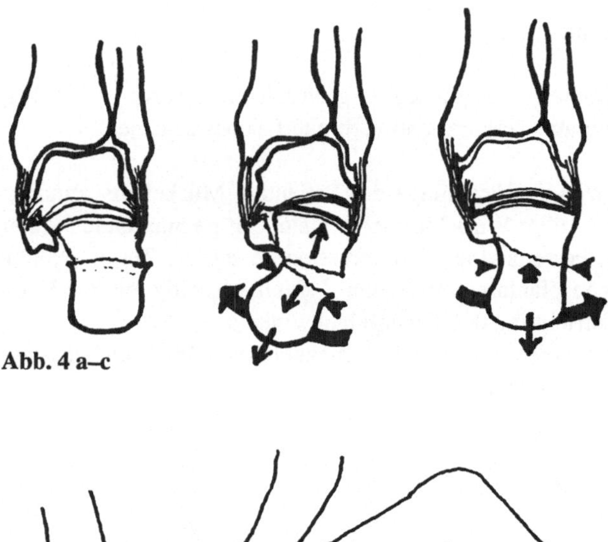

Abb. 4 a–c

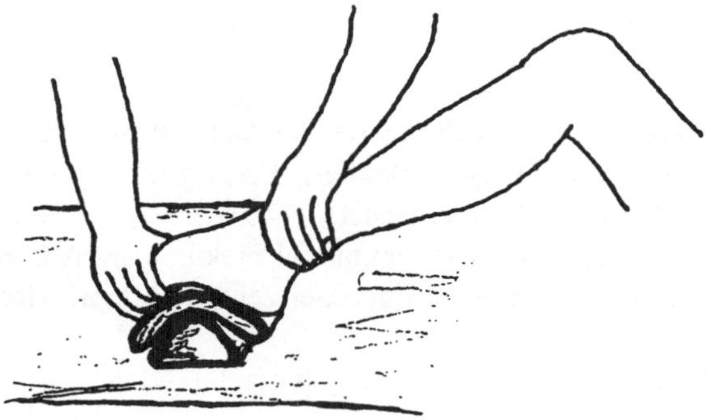

Abb. 5

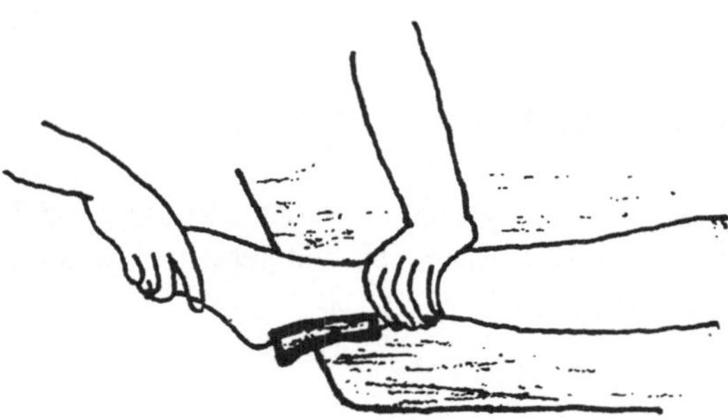

Abb. 6

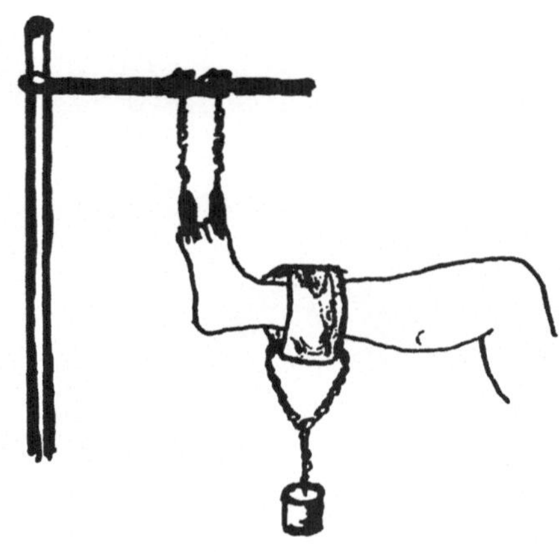

Abb. 7

Reposition am Extensionsgestell

Rückenlage, Knie flektieren, Zehen mit Extensionshülle am Extensionsgestell aufhängen, Gegenzug supramalleolär am Unterschenkel über Extensionsgurt mit 5 kg, durch plantaren Fingerdruck auf Vorfuß Reposition (Abb. 7).

Retention

Nach antomischer Reposition Röntgenkontrolle, eventuell gefolgt von geschlossener Verspickung und Gips.

Dislokation der Metatarsophalangealgelenke und Interphalangealgelenken

Rückenlage, Plantarangulation des Metatarsale durch dorsalen Druck, gleichzeitig Hyperextension der distalen Phalanx, gefolgt von Längszug und Plantarflexion der Phalanx.

Geschlossene Reposition nicht möglich:

- Interposition der Sesambeine
- Fibrocartilago plantaris
- osteochondrale Fragmente.

Therapie: Offene Reposition über dorsalen Längsschnitt.

Sachverzeichnis

C

D

E

F

L

M

N

O

P

Q

R

S

W

X

Z

Springer-Verlag und Umwelt

Als internationaler wissenschaftlicher Verlag sind wir uns unserer besonderen Verpflichtung der Umwelt gegenüber bewußt und beziehen umweltorientierte Grundsätze in Unternehmensentscheidungen mit ein.

Von unseren Geschäftspartnern (Druckereien, Papierfabriken, Verpackungsherstellern usw.) verlangen wir, daß sie sowohl beim Herstellungsprozeß selbst als auch beim Einsatz der zur Verwendung kommenden Materialien ökologische Gesichtspunkte berücksichtigen.

Das für dieses Buch verwendete Papier ist aus chlorfrei bzw. chlorarm hergestelltem Zellstoff gefertigt und im pH-Wert neutral.